河南省“十四五”普通高等教育规划教材

全国普通高等中医药院校药学类专业第三轮规划教材

天然药物化学（第3版）

（供药学、药物制剂、临床药学、制药工程及相关专

主　编　冯卫生　吴锦忠

副主编　周洪雷　熊　亮　唐于平　何　昱　孟永海

编　者　（以姓氏笔画为序）

王莉宁（天津中医药大学）
付雪艳（宁夏医科大学）
刘　毅（湖北中医药大学）
孙　赟（云南中医药大学）
李　兵（广西中医药大学）
吴锦忠（福建中医药大学）
邹忠杰（广东药科大学）
张艳焱（贵州中医药大学）
陈　勇（南京中医药大学）
林朝展（广州中医药大学）
罗浩铭（长春中医药大学）
孟永海（黑龙江中医药大学）
郭夫江（上海中医药大学）
熊　亮（成都中医药大学）
冉小库（辽宁中医药大学）
冯卫生（河南中医药大学）
刘真一（河北中医药大学）
李　军（北京中医药大学）
吴岩斌（福建中医药大学）
何　昱（浙江中医药大学）
张艳丽（河南中医药大学）
陈　杰（江西中医药大学）
邵　晶（甘肃中医药大学）
欧阳文（湖南中医药大学）
周洪雷（山东中医药大学）
原红霞（山西中医药大学）
唐于平（陕西中医药大学）

中国健康传媒集团
中国医药科技出版社

内容提要

本教材是“全国普通高等中医药院校药学类专业第三轮规划教材”之一，系在上版教材基础上，依据教育部相关文件精神，根据本专业教学要求和课程特点，结合《中华人民共和国药典》（2020 年版）和国家执业药师资格考试大纲要求修订编写而成。全书共分十三章，主要介绍了天然药物化学成分的结构特点、物理化学性质、提取分离方法和结构鉴定等基本知识，同时还介绍了天然药物化学成分的研究现状与发展趋势，天然药物研究与开发的一般程序与方法。本教材为书网融合教材，即纸质教材有机融合电子教材，数字配套资源和数字化教学服务（在线教学、在线作业、在线考试），便教易学。

本教材主要供中医药院校药学、药物制剂、临床药学、制药工程及相关专业使用，也可作为医药行业考试与培训的参考用书。

图书在版编目（CIP）数据

天然药物化学/冯卫生，吴锦忠主编. —3 版. —北京：中国医药科技出版社，2023.12（2024.12 重印）

全国普通高等中医药院校药学类专业第三轮规划教材

ISBN 978 - 7 - 5214 - 4010 - 2

Ⅰ. ①天…　Ⅱ. ①冯…　②吴…　Ⅲ. ①生物药 - 药物化学 - 中医学院 - 教材　Ⅳ. ①R284

中国国家版本馆 CIP 数据核字（2023）第 130180 号

美术编辑　陈君杞

版式设计　友全图文

出版　**中国健康传媒集团**｜中国医药科技出版社

地址　北京市海淀区文慧园北路甲 22 号

邮编　100082

电话　发行：010 - 62227427　邮购：010 - 62236938

网址　www.cmstp.com

规格　889mm × 1194mm $^{1}/_{16}$

印张　24 $^{1}/_{4}$

字数　693 千字

初版　2015 年 2 月第 1 版

版次　2023 年 12 月第 3 版

印次　2024 年 12 月第 2 次印刷

印刷　北京印刷集团有限责任公司

经销　全国各地新华书店

书号　ISBN 978 - 7 - 5214 - 4010 - 2

定价　78.00 元

出版说明

“全国普通高等中医药院校药学类专业第二轮规划教材”于2018年8月由中国医药科技出版社出版并面向全国发行，自出版以来得到了各院校的广泛好评。为了更好地贯彻落实《中共中央 国务院关于促进中医药传承创新发展的意见》和全国中医药大会、新时代全国高等学校本科教育工作会议精神，落实国务院办公厅印发的《关于加快中医药特色发展的若干政策措施》《国务院办公厅关于加快医学教育创新发展的指导意见》《教育部 国家卫生健康委 国家中医药管理局关于深化医教协同进一步推动中医药教育改革与高质量发展的实施意见》等文件精神，培养传承中医药文化，具备行业优势的复合型、创新型高等中医药院校药学类专业人才，在教育部、国家药品监督管理局的领导下，中国医药科技出版社组织修订编写“全国普通高等中医药院校药学类专业第三轮规划教材”。

本轮教材吸取了目前高等中医药教育发展成果，体现了药学类学科的新进展、新方法、新标准；结合党的二十大会议精神、融入课程思政元素，旨在适应学科发展和药品监管等新要求，进一步提升教材质量，更好地满足教学需求。通过走访主要院校，对2018年出版的第二轮教材广泛征求意见，针对性地制订了第三轮规划教材的修订方案。

第三轮规划教材具有以下主要特点。

1.立德树人，融入课程思政

把立德树人的根本任务贯穿、落实到教材建设全过程的各方面、各环节。教材内容编写突出医药专业学生内涵培养，从救死扶伤的道术、心中有爱的仁术、知识扎实的学术、本领过硬的技术、方法科学的艺术等角度出发与中医药知识、技能传授有机融合。在体现中医药理论、技能的过程中，时刻牢记医德高尚、医术精湛的人民健康守护者的新时代培养目标。

2.精准定位，对接社会需求

立足于高层次药学人才的培养目标定位教材。教材的深度和广度紧扣教学大纲的要求和岗位对人才的需求，结合医学教育发展“大国计、大民生、大学科、大专业”的新定位，在保留中医药特色的基础上，进一步优化学科知识结构体系，注意各学科有机衔接、避免不必要的交叉重复问题。力求教材内容在保证学生满足岗位胜任力的基础上，能够续接研究生教育，使之更加适应中医药人才培养目标和社会需求。

3. 内容优化，适应行业发展

教材内容适应行业发展要求，体现医药行业对药学人才在实践能力、沟通交流能力、服务意识和敬业精神等方面的要求；与相关部门制定的职业技能鉴定规范和国家执业药师资格考试有效衔接；体现研究生入学考试的有关新精神、新动向和新要求；注重吸纳行业发展的新知识、新技术、新方法，体现学科发展前沿，并适当拓展知识面，为学生后续发展奠定必要的基础。

4. 创新模式，提升学生能力

在不影响教材主体内容的基础上保留第二轮教材中的“学习目标”“知识链接”“目标检测”模块，去掉“知识拓展”模块。进一步优化各模块内容，培养学生理论联系实践的实际操作能力、创新思维能力和综合分析能力；增强教材的可读性和实用性，培养学生学习的自觉性和主动性。

5. 丰富资源，优化增值服务内容

搭建与教材配套的中国医药科技出版社在线学习平台“医药大学堂”（数字教材、教学课件、图片、视频、动画及练习题等），实现教学信息发布、师生答疑交流、学生在线测试、教学资源拓展等功能，促进学生自主学习。

本套教材的修订编写得到了教育部、国家药品监督管理局相关领导、专家的大力支持和指导，得到了全国各中医药院校、部分医院科研机构和部分医药企业领导、专家和教师的积极支持和参与，谨此表示衷心的感谢！希望以教材建设为核心，为高等医药院校搭建长期的教学交流平台，对医药人才培养和教育教学改革产生积极的推动作用。同时，精品教材的建设工作漫长而艰巨，希望各院校师生在使用过程中，及时提出宝贵意见和建议，以便不断修订完善，更好地为药学教育事业发展和保障人民用药安全有效服务！

数字化教材编委会

前言 PREFACE

本教材是在“全国普通高等中医药院校药学类专业‘十三五’规划教材”《天然药物化学》基础上进行修订。内容主要以各类天然药物化学成分为对象，着重介绍各主要类型化学成分的结构特征、物理化学性质、提取、分离、纯化精制、结构鉴定等知识与技能。针对本教材主要供药学、药物制剂、制药工程等药学类专业使用，为培养应用型人才的目标而建设，编写力求体现实用性，注重教材内容与实际工作相结合，在保证教材的系统性、完整性的基础上，以就业为导向，尽可能让教材内容符合实际工作应用的需要。

全书共分十三章。第一章绪论，介绍天然药物化学的基本知识、研究现状与发展趋势；第二章介绍天然药物化学成分的提取、分离和鉴定方法；第三章至第十二章分别讨论各主要类型化学成分的结构特点、物理化学性质、提取分离方法及结构鉴定；第十三章讨论天然药物研究与开发的一般程序和方法，为开发新药奠定基础。每章设有学习目标、思政导航、知识链接、本章小结和目标测试，引导学生掌握重点，融会贯通。本教材为书网融合教材，即纸质教材有机融合电子教材、教学配套资源和数字化教学服务（在线教学、在线作业、在线考试）。

本教材的编写分工如下：冯卫生、吴锦忠（第一章）；熊亮、孙赟（第二章）；唐于平、王莉宁（第三章）；孟永海、付雪艳（第四章）；罗浩铭、陈勇（第五章）；欧阳文、刘毅（第六章）；刘真一、张艳丽（第七章）；邹忠杰、原红霞（第八章）；林朝展、李兵（第九章）；邵晶、陈杰（第十章）；李军、吴岩斌（第十一章）；何昱、冉小库（第十二章）；周洪雷、郭夫江（第十三章）；张艳焱（附录）。本教材主要更新上版教材中知识和技术，并实现“图书－移动终端－互联网”的互动模式，拓展学习资源。教材编写过程中，参考、引用了大量文献资料，并受到参编学校众多专家和同行的热情鼓励与支持，提出了很多宝贵的意见和建议，在此一并表示衷心的感谢！

本教材适用性强，可作为全国高等中医药院校药学类各专业本科生的教学用书，也可供研究生考试、医学相关专业及广大医药工作者参考。为使教材日臻完善，希冀广大师生和读者在使用中如发现不当或错误之处，给予批评和斧正，以便我们重印或再版时予以修改，使教材质量不断提高，逐步完善。

编　者

2023 年 8 月

CONTENTS 目录

第一章　绪　论

PPT

学习目标

知识目标

1. 熟悉　天然药物化学学科的性质、研究内容和在本专业中所处的地位。

2. 了解　天然药物化学的发展概况、主要研究方法和研究方向；天然药物化学成分主要生物合成途径；药用植物内生菌生物转化产物。

能力目标　通过本章学习，能够认清作为药学人的使命和担当，增强对祖国医药学发展的自豪感和使命感，激发对药学专业的热爱，坚定未来致力于医药事业发展的信心；拓展天然药物新药开发的思路，提升挖掘天然药物潜在资源的能力，提高对天然药物化学在药学其他学科中地位的认识，培养分析问题和解决问题的综合性思维能力。

第一节　概　述

天然药物是药物的重要组成部分，主要来源于植物、动物、矿物、微生物和海洋生物等。天然药物之所以能够防病治病，其物质基础是其中所含有的有效成分。运用经典的化学方法和现代的科学技术来研究天然药物化学成分是天然药物化学这一学科的精髓。我国的天然药物资源丰富，为天然药物化学的研究提供了良好的平台。

一、天然药物化学的研究对象、任务和意义

天然药物化学的研究对象是天然药物中防治疾病的物质基础——化学成分，主要研究天然药物中化学成分（主要是有效成分和活性成分）的结构类型、理化性质、提取分离、结构鉴定等方面的理论知识和实践技术。由于天然药物中化学成分结构复杂、种类繁多、含量差别大、理化性质迥异，所以天然药物中化学成分的提取、分离和精制是一项艰巨而细致的工作。随着科学技术日新月异的发展，天然药物化学的研究也进入了快速发展的时期，其研究任务和意义主要如下。

（一）新药研发

天然先导化合物在药理筛选的命中率比合成化合物高。目前天然药物约占全部药物的30%，其中处方药占到50%以上。美国食品药品管理局（FDA）近十年批准的新药中，天然药物及其半合成或类似物的比例接近40%。天然药物化学在新药研究的重要作用主要体现在以下几个方面。

1. 通过天然药物化学成分直接研制出新药。例如麻黄素、黄连素、阿托品、利血平等药物，可以从其原植物中分离出来供临床使用。这些直接分离出来的天然药物有效成分的疗效好，毒副作用小，在植物中含量很高，许多药物目前仍是临床的基本用药。

2. 有些从天然药物中提取出来的有效成分的药物，其化学结构式简单，易于工业大量合成，供临床使用，如麻黄素、阿托品、天麻素等。

3. 从天然活性成分出发，经结构修饰后筛选出疗效更好、毒副作用更小的药物，是国际上研究天然活性成分的主要思路和方法。如从黄花蒿中提取分离出来的抗疟疾有效成分青蒿素，因其溶解度较差而影响疗效，通过化学结构修饰，将其结构中的羰基还原成羟基，再制备成水溶性的青蒿琥珀单酯钠和油溶性的蒿甲醚，毒副作用小、溶解性好、生物利用度高。

4. 扩大药源。有些有效成分在天然药物中含量少，可以从其他植物中寻找代替品，扩大药源。如黄连素是黄连中的有效成分，用量很大，用黄连来提取黄连素成本很高。通过天然药物化学研究发现三颗针、黄柏、古龙山等植物均含有黄连素，现都被用作生产黄连素的原料。

（二）以天然化合物为工具药物，阐明药物防病治病的机制

很多复杂系统疾病，尤其是中枢神经系统、循环系统疾病的发病机制复杂，仅仅依靠病理药理学研究不足以阐明其发病原理。若以天然化合物为工具，以定量构效关系和三维构效关系理论为指导，结合基因、蛋白质、生物酶等靶点的结构来研究其发病机制，同时阐明药物防治疾病的作用原理，这对于新药的开发具有重要意义。

（三）仿生合成

根据天然化合物的亲缘性和生物合成途径及模拟生物酶催化机制，开展仿生合成。生物合成和生物转化可实现许多常规化学方法不能或不易进行的化合物合成，包括合成和制备许多包括光学纯的医药产品及中间体在内的复杂的功能化合物。

（四）天然药物化学的研究对其他学科的发展具有推动作用

天然药物化学是化学、生物学和医学的深度交叉学科，其研究结果必将促进相关学科的发展。如天然药物的化学成分大多属于有机化学范畴，天然药物化学研究涉及的复杂新颖结构分子及对其理化性质与生物活性之间的认识，极大地丰富了有机化学的学科知识，成为有机化学的重要学科分支和应用领域。同时，天然药物化学的研究还为植物化学分类奠定了基础，植物化学分类学是研究与植物亲缘关系有关的特征分子，从化学成分的角度来解释植物的亲缘关系，从分子水平探索生物的进化。另外，天然药物化学的研究对食品科学、精细化工、植物农药等学科都有重要的促进作用。

二、天然药物化学的研究内容、特点和要求

天然药物化学则是以天然药物为研究对象，运用近代科学技术和方法研究天然药物中化学成分（主要是活性成分）的化学结构、理化性质、提取分离方法、结构鉴定、生理活性、生物合成途径及结构修饰等理论知识和实践技术的一门学科。

自古以来，人类在寻找食物时意外地发现服用某些植物和动物后会引起不同的生理反应，在以身试药、日积月累的大量实践经验后，开始利用这些天然物质来治疗疾病，经过无数次的试验和失败，终于发现了药物。在我国，天然药物又称中草药，传统的中医药研究以其独特的理论体系和浩瀚的文献资料为天然药物化学的研究提供了丰富的经验，因而天然药物化学是一门将现代的科学技术与传统的中药研究相结合的学科，既保留了传统中药研究的特色，又体现了日新月异的研究手段及思路，中药现代化与天然药物的发展互相促进，共同发展。

根据天然药物化学的研究特色，其研究内容主要如下。

（一）天然药物化学成分的提取分离和结构鉴定

天然药物往往含有结构、性质不相同的多种成分，其中具生理活性的有效成分才是其发挥防病治病功效的物质基础。采用合理的提取分离手段获得其有效成分并解析其化学结构是研究天然药物的重要内容之一。传统的提取分离技术，如溶剂提取、水蒸气蒸馏、酸碱提取、醇沉淀、重结晶等逐渐被微量、

高效的现代提取技术替代，如逆流液滴分溶色谱（DCCC）、高效液相色谱（HPLC）、离心分配色谱（CPC）、CO_2超临界萃取等。结构鉴定中，紫外光谱（UV）、红外光谱（IR）、磁共振（NMR）、质谱（MS）、圆二色谱（CD）以及X射线单晶衍射等技术被广泛应用到各种化学成分的结构鉴定，计算机技术与分析仪器的结合使分析工作高度自动化和高效化。随着超微量物质的分离及结构测定技术的发展，越来越多的生物资源被开发成天然药物。

知识链接

天然药物化学对中药材规范化生产的作用

2016年，《中医药发展战略规划纲要（2016年—2030年）》第一次从战略层面推动中医药传统优秀文化的普及，同时充分发挥社会组织作用，形成全社会“信中医、爱中医、用中医”的浓厚氛围和共同发展中医药的良好格局。2017年，《关于实施中华优秀传统文化传承发展工程的意见》第一次以中央文件形式推动中华优秀传统文化传承发展，要求把优秀传统文化全方位融入国民教育各个领域、各个环节，把优秀传统文化价值深度嵌入百姓生活。中药材是中医临床治疗疾病的物质基础，然而中药材质量不稳定影响中医临床疗效，而中药材内在化学成分，即天然药物化学成分，是衡量中药材质量的标志物，其化学成分变化贯穿中药材生产全过程，因此规范化生产中药材才能确保内在成分的稳定可控，进而稳定中医临床疗效。天然药物化学对中药材规范化生产的重要作用不言而喻。

（二）中药材生产的规范化

天然药物或中药的有效成分受到原料的产地、采收季节、加工方法、贮存条件等多种因素的影响。如麻黄中的有效成分——麻黄碱在春季含量较低，八、九月含量最高。我国在推进中药现代化的进程中，中药原料生产的规范化是基础，包括中药材的产地、栽培、采收和品种保护各个环节，应将中药材中含有的化学成分建立明确的质量评价标准，并加强中药材的栽培、养殖和品种改良。

（三）建立有效的生物活性评价体系

从植物中得到的成分或化学部位，必须经过生物活性评价，才能确定是否为天然药物发挥药效的有效成分或有效部位（指从单一植物、动物、矿物等物质中提取的一类或数类有效成分组成的提取物，其中结构明确有效成分的含量应占提取物的50%以上），这种有效成分或有效部位最终开发成新药。常用的生物评价方法，如体外细胞测试和动物体内试验的方法，逐渐被各种生物化学方法所取代。酶、受体、细胞等水平的测试和PCR等测试技术的应用，大大提高了生物活性筛选效率，甚至对某些微量成分的活性都能进行测试。但以动物或器官为基础的体内试验仍然不可替代，它能反映出高技术测试与药物真实药理作用间的关系，并能最终评价样品组分或化合物的作用部位。

（四）寻找创新药物研究的候选化合物

从来自天然新骨架化合物中筛选创新药物的候选化合物，其获得生物活性的概率高于合成的小分子化合物，更有希望成为治疗疑难病症的新药。天然的先导化合物为新药的目标化合物研究提供了基本药效结构，从天然结构活性成分出发，经结构修饰、类似物的合成及系统的活性研究，总结结构与活性的相关性，作为设计新药目标化合物的基础。

三、国内外天然药物化学研究进展与发展趋势

从人类文明的启蒙期，人类就开始认识并利用天然药物，各国的民族民间草药是其中的典型代表，天然药物化学即发源于此。国外文献记载从天然药物中分离其中所含的有机化学成分，始于1769年舍

勒（K. W. Schelle）将酒石（酒石酸氢钾）转化为钙盐，再用硫酸分解制得酒石酸。后来，舍勒又用类似方法从天然药物中得到了苯甲酸（1775 年）、乳酸（1780 年）、苹果酸（1785 年）、没食子酸（1786 年）等有机酸类物质。我国古代多部文献在此之前即有记载，例如明代李梴的《医学入门》（1575 年）中记载了用发酵法从五倍子中得到没食子酸的过程；书中谓“五倍子粗粉，并矾、曲和匀，如作酒曲样，入瓷器遮不见风，候生白取出”。《本草纲目》卷 39 中则有“看药上长起长霜，则药已成矣”的记载；这里的“生白”“长霜”均为没食子酸生成的现象，是世界上最早制得的有机酸，比舍勒的发明早了 200 年。又如关于樟脑的记载在中国最早见于 1170 年洪遵著的《集验方》一书，后由马可波罗传至西方。《本草纲目》卷 34 下详尽记载了用升华法等制备、纯化樟脑的过程，欧洲直至 18 世纪下半叶才提出了樟脑纯品。

1806 年，德国学者 Sertürner 从鸦片中分离得到了吗啡，开创了以生物碱为代表的天然药物化学和有机化学研究，被认为是现代天然药物化学的开端。其后有多个生物碱被相继发现，如士的宁（1818 年）、奎宁（1820 年）、可卡因（1860 年）和麻黄碱（1887 年）等。1940 年以前的天然药物化学研究手段非常有限，色谱材料仅有特定规格的氧化铝，结构鉴定仅能估算分子量，再结合元素分析推断分子式，然后推断主要官能团的存在与否，因此这一时期主要集中于分离易得的动植物化学成分及其结构确定。1940 年以后，随着色谱方法的进步及波谱技术和 X 射线单晶衍射技术的发展，天然药物化学进入了一个重要的发展时期，其学科体系于 20 世纪 60 ~ 70 年代趋于完善，天然药物化学的三大代表性刊物《Lloydia》（1938—1978 年）、《Planta Medica》（1953 年至今）和《Phytochemistry》（1961 年至今）在这一时期相继创刊；到 20 世纪 70 年代后，天然药物化学发展到了一个黄金时期，这一时期内，1979 年《Lloydia》更名为《Journal of Natural Products》，天然产物研究的权威综述期刊《Natural Product Reports》也于 1984 年创刊。目前随着研究水平的不断提高，天然药物的研究多由化学基础研究向应用研究发展，其特点是化学与活性紧密结合、加大筛选力度、以数量保质量，主要寻找一些治疗重要疾病（如肿瘤、艾滋病、心脑血管病、神经系统疾病和免疫性疾病等）的有效成分。

>>> 知识链接

伍德沃德的杰出贡献

伍德沃德（Robert B. Woodward）是 20 世纪杰出的有机化学家。在波谱学、合成、结构测定、生源理论以及有机化学理论方面都取得了里程碑式的成就。其最重要的贡献包括：Woodward 规则（1940—1942 年），即估测共轭烯和烯酮最大紫外吸收的经验规律，将紫外光谱应用于结构分析，证实了利用物理方法比化学方法更有利于揭示物质结构；解决了许多重要天然有机化合物的结构问题，如青霉素（1945 年）、番木鳖碱（士的宁，1948 年）、棒曲霉素（1949 年）、土霉素和金霉素（1952 年）、碳霉素（1956 年）、胺霉素（1958 年）、竹桃霉素（1960 年）、链黑霉素（1963 年）、河豚毒素（1964 年）等；合成了胆固醇和可的松（1951 年）、羊毛甾醇、士的宁和麦角酸（1954 年）、利血平（1956 年）、叶绿素（1960 年）、四环素（1962 年）、秋水仙碱（1963 年）、头孢菌素（1965 年）、维生素 B_{12}（1972 年）等 20 余种复杂有机化合物并应用于生产，具有现代合成化学的最高水平；总结出甾体类（1953 年）和大环内酯类（1956）的生源途径；总结了环化反应与分子对称性间的规律，提出分子轨道对称性守恒原理，即伍德沃德 - 霍夫曼（Woodward - Hoffmann）规则。1965 年由于他在天然有机化合物结构和合成方面的卓越成就，而获得诺贝尔化学奖。

值得注意的是，海洋、地区、民间天然资源的研究与开发扩大了新药的来源。为了得到结构新颖的化合物，已有越来越多的人将注意力转向以前较少研究的领域。①中国海域辽阔，生物物种丰富。海洋生物中发现了多种结构新颖的化合物，其中不少有很好的生物活性。②各地区均有特色药材或植物，立足于本地资源的开发研究，补充了新化合物和部分活性化合物的来源。③民间药用资源是中药的宝库之一，各少数民族积累了不少天然药物用药经验。深入研究其活性成分，极有可能发现治疗疑难病症的新药。④苔藓植物是高等植物中最低级的类群，全世界约有 2300 种，我国约有 2100 种。近年来对苔藓的研究发现，其具有大量的高活性抗真菌、抑制肿瘤生长等结构新颖的化合物。

对于某些资源有限的天然药物，结构简单的已可用全合成的方式来生产，较为复杂的则能通过结构改造变成比较容易合成的衍生物。一些植物含有高活性的化合物，但含量极微，若开发利用，天然资源很快就会枯竭。其合成、半合成及生物合成技术的研究是解决供需矛盾的途径之一，如抗癌药物紫杉醇、长春新碱、乙酰胆碱酯酶。对有效成分进行化学结构的改造，从而改变药物的性质（理化特性、生物利用度、治疗指数等），产生高效低毒的新药，这对于天然药物的化学研究具有十分重要的意义。例如，20 世纪 70 年代我国从中草药黄花蒿中发现的新抗疟疾药青蒿素（artemisinin）对于抗氯喹的疟原虫株有特效，但在水和油中都不溶解，无法用于临床。我国科研人员以其为先导物通过结构改造合成了 300 多种衍生物，其中合成了蒿甲醚和蒿乙醚，发现蒿甲醚和蒿乙醚这两种化合物不仅溶于油，抗疟效果还分别提高 14 倍和 3 倍，可满足临床用药要求。

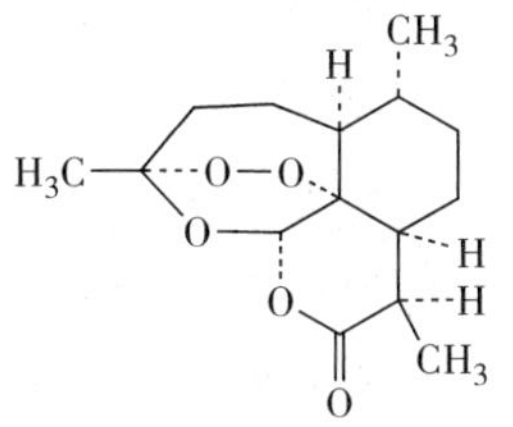

青蒿素

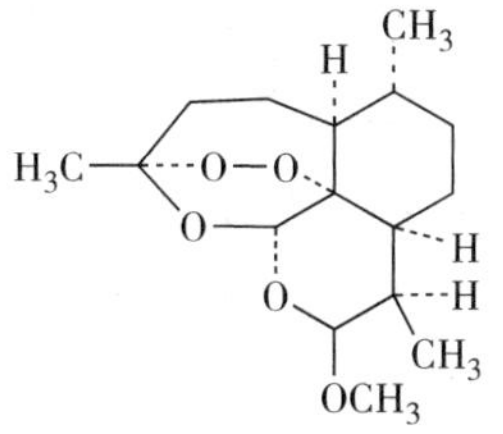

蒿甲醚

现代科学给天然药物的开发利用带来巨大变化，天然活性化合物结构修饰、合成、半合成及生物合成技术研究提供了不依赖自然资源的新药。首先，由于化学的发展，许多天然药物的有效成分被提纯和鉴定，以有效单体为原料的制剂逐步取代了把药材经过初步加工制得的丸丹膏散。这样不仅克服了生药含量不稳的问题，而且使药效明显提高，还减小了副作用。根据部分药用植物有效成分的化学结构可以设计和构建新化合物，并采用相应技术获得毒副作用低而疗效好的新药。目前临床上应用的抗癌、抗感染及抗病毒药物中，约 60% 是以天然药物中所含化学成分为先导物合成的产物，如雷帕霉素、紫杉醇衍生物等。有价值的、来自植物前体的药物可通过化学合成、生物催化或生物转化得到。从美国西海岸的短叶红豆杉（*Taxus brevifolia*）的树皮中分离获得的紫杉醇（paclitaxel）可通过增加微管聚集或降低微管降解速率而影响肿瘤细胞有丝分裂，用于治疗乳腺癌和卵巢癌。紫杉醇及其前体也可通过细胞培养方式获得。在发现紫杉醇后的几年内，许多植物来源的抗癌药物相继开发研究出来。

知识链接

中国科学院磁共振技术联盟的成立

为联合中国科学院磁共振相关技术与应用单位，加强中国科学院磁共振技术使用、交流与服务，2019 年 6 月，由中国科学院武汉物理与数学研究所牵头成立了中国科学院磁共振技术联盟。联盟发布了申报仪器研制及功能开发项目的通知，对磁共振仪器设备相关的硬件研制、现有仪器的功能扩展与提高项目将给予经费支持，要求项目申请必须针对国产磁共振仪器设备研制的瓶颈及应用痛点，并鼓励科研单位与国产仪器厂商密切对接，尽快实施成果转化。联盟拟通过搭建磁共振领域专业技术平台，逐步打造成一个技术交流服务中心、人才培养中心和协同创新中心，在促进磁共振技术发展的基础上，探索关键技术协同创新机制，不断提升科技创新能力。

近年来，现代分离分析技术和基于结构鉴定的光谱技术及活性检测技术取得了飞速发展，许多结构复杂、微量的成分可以获得纯品并确定其化学结构，极大地丰富了天然药物的来源。过去测定化合物的结构常采用经典的化学降解法，或合成适当的衍生物进行对比推断其结构，因而对化合物的量要求较多。从20世纪30年代起，各种色谱分离技术和波谱技术的发展，可以满足低含量化合物研究的要求。中压快速色谱、液滴逆流色谱（DCCC）、高效液相色谱（HPLC）和气相色谱（GC）等，正相与反相色谱用的载体，用于分离大分子的各种凝胶，离子交换树脂、大孔吸附树脂等各种分离方法可以用于分离各类化学成分，甚至可分离含量在千万分之一以下的化合物。各种现代新技术的应用，不仅使非极性的、小分子的化合物分离速度和分离质量有了大幅度提高，而且使那些长期以来分离纯化难度较大（如苷类等）的水溶性化合物也得到较好的分离。在结构鉴定方面，紫外光谱技术、红外光谱技术、核磁共振技术、质谱技术、X射线单晶衍射技术及SDS－PAGE技术等结构检测和纯度鉴定，推动天然化学研究从使用烧瓶、试管的湿法化学时代逐步向使用微量样本和分子模型的干法化学时代发展。

随着现代药理学、毒理学、分子生物学、计算机化学、组合化学等理论及相关技术的发展，天然药物的开发途径和手段也在不断现代化。天然活性成分的构效关系研究对新药研发尤为重要，须结合药理学和毒理学，以了解化合物的活性、毒性及作用机制，为活性分子的设计提供依据。在活性分子的设计方面，利用分子图形学及各种软件包、图形工作站系统等寻找分子活性部位、优化结构、优势构象、活性强弱不同的化合物间立体结构的同一性与差异及活性结构的拓扑特性、药效基团和活性规律；利用计算机辅助设计高活性分子，研究分子的三维结构和活性的关系，并模拟高生物活性的分子结构，使得结构改造、化合物的合成更具有方向性。此外，基于分子水平建立起来的生物活性检测系统，对天然药物化学成分进行广泛筛选，许多生理活性物质将会不断被发现。

目前，国际上采用高通量筛选（high throughput screening，HTS）技术，寻找有效成分或先导化合物进而创制新药。高通量筛选是发现新化合物的重要途径，而通过组合化学技术则可以天然药物化学成分为前体合成大量化合物，建立用于筛选的有机化合物库，可加快先导化合物的发现进程。在多数情况下，有活性的化合物先在最初的随机筛选过程中被偶然发现，经进一步的研究判断其是否可以产生先导化合物，再采用早已建立的药物设计工具来确证这一先导化合物的结构与活性的关系，从而最终发现具有活性的药物。

随着人类基因组的完成和功能基因组学的兴起，创新药物的研究进入了全新时代。以药物基因学为研究基础的创新药物实践将为寻找新的药物作用靶点和阐明药物的分子作用机制提供前所未有的可能性。药物基因学研究的成败依赖于所使用的分子探针有效性。天然药物化学成分作为小分子探针在药物基因学的发展过程中起到了关键的作用。一方面，天然药物化学成分直接作为药物，拯救了无数的生命；另一方面，作为药物研究的先导化合物，天然药物化学成分与它相互作用的生物学靶点间的构效关系，不仅导致了许多奇妙药物的发现，而且是天然药物可以用来治疗重大疾病的分子基础。

今后的天然药物化学深入研究将以定量构效关系和三维构效关系理论为指导，在先导化合物分子结构的优化方面下工夫，即根据疾病的病因、发病机制、细胞生物学特点、受体的结构等寻找活性尤其是有特殊作用机制的先导化合物，利用适当的药理模型研究分子的活性和毒性作用机制，在此基础上进行分子的结构改造，研究分析不同活性分子的结构和构象差异，总结其活性所必需的结构及其与某种药理（毒理）作用之间的规律。

此外，中药复方化学物质基础研究也是天然药物化学研究的热点，中药复方配伍的化学物质基础研究，包括方法学、化学物质基础、化学成分的药代动力学和化学成分的分离分析手段等方面的研究发展迅速。在天然药物研究中建立定量组效关系，通过多变量解析，阐明复方中多个化学成分与中药药效之间的关系；应用高通量筛选技术对复方配伍的化学成分进行多模型、多靶点的筛选等。

第二节 生物合成途径与生物转化

一、生物多样性、化学结构与活性多样性

生物多样性（biodiversity）是指一定范围内多种多样活的有机体（包括动物、植物、微生物）有规律地结合所构成稳定的生态综合体，包括生物的物种多样性、遗传与变异多样性和生态系统多样性等。它是由地球经历40亿年以上的自然演化而形成的，是地球上最宝贵的自然资源。目前已被描述和命名的生物种约有200万种，未被命名的生物种还有很多很多，这些各式各样的生物物种就构成了生物物种的多样性。生物多样性为我们提供了食物、药物、燃料等生产生活资料，为天然药物的研究和开发提供了条件。

生物多样性、生态环境的复杂性以及生物体内代谢过程的多样性和复杂性，导致了天然药物化学结构的多样性。来源于陆地或海洋中的细菌、真菌、植物、无脊椎动物等含有的相对分子质量化合物，表现出了独特的结构多样性。植物和微生物代谢物一直是药物研究的重点。居竹伪角蚜（*Pseudoregma bambusicola*）在《本草纲目》中记载有治疗偏瘫的作用，民间用于治疗各种原因引起的咳喘，近年来经活性跟踪发现了6个具有抗组胺作用的新颖化合物。

生物种类多样性、同种天然药物中结构及活性的多样性、化合物存在的不同形式以及生物间相互作用的多样性在天然药物研究和开发中起着启示作用。这些化学结构特点各异的分子所表现出的生理活性千变万化，也就形成了生物活性的多样性，它为天然药物的开发提供了依据。例如，海洋微生物中的海洋细菌由于环境高压、高盐、低温、低照等特点，而呈现物种和代谢的多样性，大致分为光能自养细菌、化能自养细菌和化能异养细菌三大类。每一类细菌各自又有其菌群的划分，总数量比真菌和放线菌的数量高1~2个数量级。这些细菌所产生的生物活性物质的种类丰富，有抗生素、抗病毒和抗肿瘤物质、毒素、酶类、多糖、酶抑制剂等。

现今，自然界中仍有大量结构多样性的化合物尚未被开发。就植物而言，只有为数不多的植物成分经过生物活性筛选，而进行过系统的化学和药理研究的植物仅数百余种。活性物源于天然产物（动物、植物、微生物等的代谢物）和化学合成的化合物（包括建立在经验和理论上的理性设计而合成的化合物），其发现依赖于体内外生物活性筛选实验。为获得这些多样性的结构，可依据理化特性和化学反应进行筛选。植物多样性及其次生物结构多样性将与以往一样，对开发新药将产生极大的促进作用。

天然药物化学成分一直是活性物质发现的源泉，然而由于化学成分来源的多样性，包括生物的种类、所处生态环境、代谢途径的多样性给药物开发和活性物质的发现带来了许多问题。往往许多同属植物用于同一目的，但成分并不是总相似。因为一种植物中的各种成分有不同活性，不同植物可能有相同活性的相同成分或不同成分，所以有不同植物用于同一疾病，而同一植物用于不同疾病，或不同植物同时用于某种疾病的情况。同一植物又由于产地、气候、采集季节的不同存在成分的差异，这给研究者和生产者带来许多问题。首先，要确定同一植物治疗不同疾病中不同的有效成分，有时要确定同一有效成分的不同作用，这要求对立体异构体、同系物或结构相似的成分进行分离、纯化或结构修饰，获取足量化合物用于复杂的活性试验，并从技术上检测和控制化合物的含量与比例，依具体情况建立活性物质的分离、纯化方法。

毛茛科东亚唐松草（*Thalictrum minus*）与唐松草属其他植物一样，民间多作为清热、燥湿的药物，用于治疗如肠炎、痢疾、黄疸等。然而对其生物碱研究表明，此植物除含本属植物中广泛存在的抗菌活

性成分如小檗碱外，还具有抗癌活性的生物碱，其中的苄基异喹啉－阿朴啡型生物碱与其他唐松草属植物中的同类生物碱的取代和连结方式迥异，而且色谱上都成对出现，分离纯化极困难。从腺毛唐松草（*Thalictrum foetidum*）中分离到的生物碱如 fotidine 具有抗炎降压作用，但与唐松草属其他植物不同，此植物中的抗癌活性成分是三萜苷类化合物 foetoside C。由此可以看出，同一种植物中所含成分由于结构差别导致的活性差异可用于不同目的。另一方面，相关植物中具有相似活性的成分不一定为同类化合物。在考虑进行活性筛选前的样品提取方法时，结构类型不应完全是考虑问题的出发点。化合物多样性和活性多样性以及不同化合物活性的同一性在新药开发和资源的充分利用方面是值得认真思考的问题。

二、天然药物化学成分简介

天然药物的化学成分结构复杂、数量繁多，既包括组成生物体的化学物质，也包括生物体新陈代谢过程中的一系列产物，以及生命活动的作用物质。因此天然药物化学成分通常可根据其化学结构、生理活性、来源、生源关系和生源结合化学结构进行分类，其成分的主要类型分为以下几种。

按物质基本类型分为：有机物、无机物。

按结构母核分为：苷类、醌类、苯丙素类、黄酮类、萜类、甾类、生物碱等。

按物质的酸碱性分为：酸性、碱性、中性。

按物质在溶剂中的溶解性分为：非极性（亲脂性）、中极性、极性（亲水性）。

按化学成分的活性分为：有效成分、无效成分。

按生物合成途径分为：一级代谢产物、二级代谢产物。

下面按照结构母核的分类方式，对重要类型的天然化学成分作一简要介绍。

（一）糖和苷类

糖类在自然界中分布广泛，常占植物干重的80%~90%。糖类又可分为单糖、低聚糖和多糖等。单糖分子为带有多个羟基的醛类或者酮类，为无色晶体，味甜，有吸湿性，极易溶于水，可溶于稀醇，不溶于乙醚。单糖有旋光性，其溶液有变旋现象。低聚糖又称寡糖，指含有2~9个单糖分子脱水缩合而成的化合物。低聚糖易溶于水，可溶于稀醇，难溶于高浓度乙醇等有机溶剂。多聚糖是由10个以上的单糖基通过苷键连接而成的，一般多聚糖常由几百甚至几千个单糖组成。多糖一般不溶于水。常见的多糖有淀粉、菊糖、果胶、树胶和黏液质等，无一般单糖的性质。

苷类是指糖或糖的衍生物与非糖物质（称为苷元或配基）通过糖的端基碳原子连接而成的化合物。苷类也是极性较大的化合物，能溶于水、甲醇和乙醇等极性溶剂，而难溶于三氯甲烷、苯和乙酸乙酯等低极性溶剂。苷元则大多难溶于水，易溶于有机溶剂。

（二）醌类化合物

醌类化合物是分子中具有不饱和环二酮结构（醌式结构）的一类化合物或容易转变成这样结构的天然有机化合物，主要分为苯醌、萘醌、菲醌和蒽醌四种类型。其中蒽醌类化合物数量较多。母核常具有酚羟基，呈一定的酸性。游离醌类化合物多溶于乙醇、乙醚等有机溶剂，微溶或难溶于水。

（三）苯丙素类化合物

以苯丙基（C_6-C_3）为基本骨架单位的一类化合物，其典型的化合物有香豆素和木脂素。

1. 香豆素 有苯骈α－吡喃酮母核，具内酯环的性质。游离香豆素溶于沸水、甲醇、乙醇和乙醚，香豆素苷类则溶于水、甲醇和乙醇。在碱性溶液中，内酯环水解开环，生成能溶于水的顺邻羟桂皮酸盐，加酸又环合为原来的内酯。

2. 木脂素　是一类有两分子苯丙素（C_6-C_3）衍生聚合而成的天然化合物，存在于木质组织中，主要作用是通过形成交织网来硬化细胞壁。难溶于水，能溶于苯、三氯甲烷、乙醚等有机溶剂，木脂素苷类水溶性增大。

（四）黄酮类

以 2－苯基色原酮为母核而衍生的、具有 $C_6-C_3-C_6$ 基本碳架的一系列化合物。天然黄酮类化合物母核上常含有羟基、甲氧基、烃氧基、异戊烯基等取代基。由于这些助色团的存在，使该类化合物多显黄色。分子中多具有酚羟基，显酸性。游离黄酮类化合物易溶于甲醇、乙醇、乙酸乙酯等有机溶剂和稀碱溶液中。

（五）鞣质及其他酚类

鞣质又称单宁或鞣酸，是一类分子较大、结构复杂的多元酚类化合物。鞣质广泛存在于植物界，约70%以上的生药中含有鞣质类化合物。鞣质大多为无定形粉末，能溶于水、乙醇、丙酮、乙酸乙酯等极性溶剂中，不溶于乙醚、三氯甲烷等有机溶剂，可溶于乙醚和乙醇的混合溶液，能与蛋白质结合形成不溶于水的沉淀。

（六）萜类和挥发油

由甲戊二羟酸（mevalonic acid，MVA）衍生，分子式符合 $(C_5H_8)_n$ 通式。根据分子结构中异戊二烯单位的数目，可分为单萜、倍半萜、二萜等。单萜和倍半萜多为具有挥发性、可随水蒸气蒸馏出来的油状液体，或低熔点固体。二萜和二倍半萜多为结晶性固体。游离萜类亲脂性强，易溶于有机溶剂，难溶于水。含内酯结构的萜类化合物能溶于碱水，酸化后又从水中析出。

挥发油类又称精油，是存在于植物中的一类具有芳香气味、可随水蒸气蒸馏出来而又与水不相混溶的挥发性油状液体成分的总称。挥发油为混合物，其组分较为复杂，有萜类化合物（包括单萜和倍半萜）、脂肪族化合物、芳香族化合物，但单萜和倍半萜类化合物是植物挥发油的主要成分。

（七）三萜及其苷类

基本碳架大多由30个碳原子组成的萜类化合物。三萜皂苷元多具有较好结晶，能溶于乙醇、三氯甲烷等亲脂性溶剂，不溶于水。三萜皂苷多为无定形粉末，难溶于有机溶剂，可溶于水，易溶于热水、稀醇、热醇中。其水溶液多具起泡性、溶血性。

（八）甾体及其苷类

结构中具有环戊烷并多氢菲母核，包括强心苷、甾体皂苷、C_{21} 甾类、植物甾醇、胆汁酸、蟾毒配基、昆虫变态激素、甾体生物碱等。甾体皂苷元多具较好结晶，能溶于乙醚、三氯甲烷等亲脂性溶剂，不溶于水。甾体皂苷可溶于水，易溶于热水、稀醇，不溶于苯、乙醚等有机溶剂，其水溶液多具起泡性、溶血性。

（九）生物碱

存在于生物体内的一类含负氧化态氮原子的有机化合物，通常具有碱的性质，大多能与酸结合成盐。大多数生物碱几乎不溶或难溶于水，能溶于乙醇、丙酮、三氯甲烷、乙醚、苯等有机溶剂，也能溶于稀酸的水溶液而成盐。生物碱的盐类大多溶于水。但有不少例外，如麻黄碱可溶于水，也能溶于有机溶剂，草酸麻黄碱不溶于水。

三、主要的生物合成途径

生物合成（biosynthesis）研究包括两层含义：第一是指化学成分（这里主要指次生代谢产物）生物

合成途径的研究。第二是指利用现代细胞学、遗传学和生理学知识以及结合各种现代生物技术手段制备某些具有生理活性的化合物。

植物体内的物质代谢过程是通过不同的生物合成反应进行的，这些生物合成会产生结构各异的代谢产物。其中，糖、蛋白质、脂质、核酸、叶绿素等这些对植物生命活动必不可少的物质称为一次代谢产物（primary metabolites）。某些重要的一次代谢产物，如乙酰辅酶A、丙二酸单酰辅酶A、莽草酸等，在特定的条件下，可作为原料或前体，进一步通过不同的代谢过程，生成黄酮类、萜类、生物碱类等化合物。这个过程对于维持植物生命活动不起重要作用，而相应产生的黄酮类、萜类、生物碱类等化合物被称为二次代谢产物（secondary metabolites）。这些二次代谢产物并非存在于每种植物当中，往往反映植物种、属、科的特征，结构多样、生理活性显著，因而被作为天然药物研究的主要对象。

天然来源的化合物种类繁多，结构复杂，但其化学结构均由一定的基本单位按不同方式组合而成。

天然产物的主要生物合成途径包括乙酸-丙二酸途径、甲戊二羟酸途径、莽草酸途径、桂皮酸途径、氨基酸途径和复合途径。

（一）乙酸-丙二酸途径

脂肪酸类、酚类、蒽酮类等化合物均由乙酸-丙二酸途径（acetate-malonate pathway）生成。

1. 脂肪酸的生物合成 乙酰辅酶A（acetyl CoA）是这一合成过程的起始物质，丙二酸单酰辅酶A（malonyl CoA）起延伸碳链的作用。由缩合及还原两个反应交叉进行，生成各种长碳链的脂肪酸，得到的饱和脂肪酸含碳数均为偶数。如果起始物质为丙酰辅酶A（propionyl CoA），则产生含碳数为奇数的脂肪酸（图1-1）。

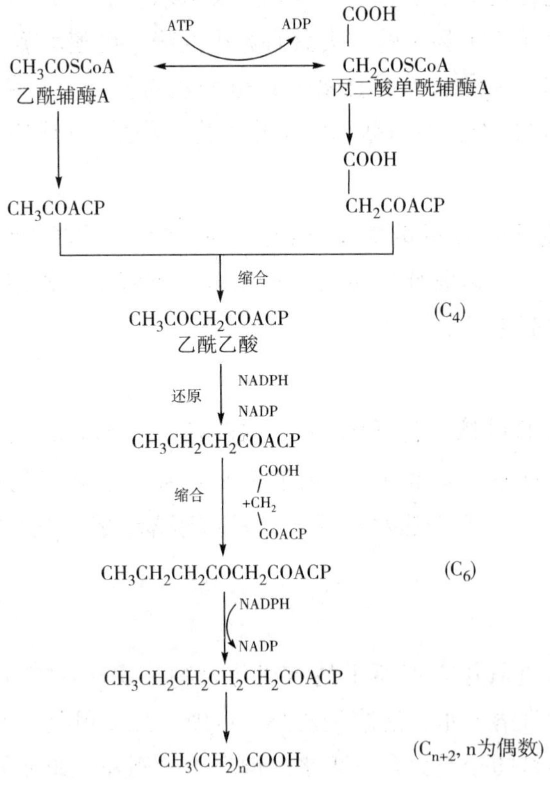

图1-1 饱和脂肪酸的生物合成途径

2. 酚类的生物合成 酚类的生物合成过程中只发生缩合反应。乙酰辅酶 A 直线聚合后再进行环合，生成各种酚类化合物（图 1－2）。

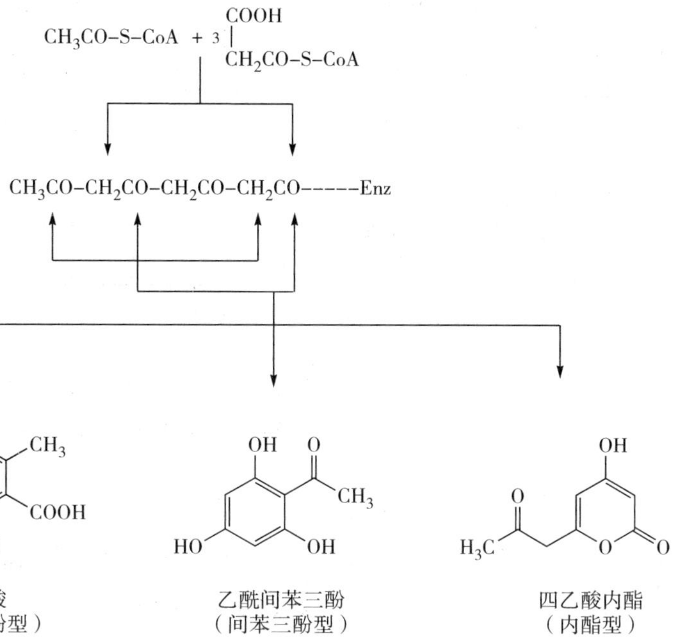

图 1－2 酚类生物合成途径

3. 萘及蒽醌类的生物合成 乙酸－丙二酸途径通过多酮环合生成各种醌类化合物或聚酮类化合物（图 1－3）。

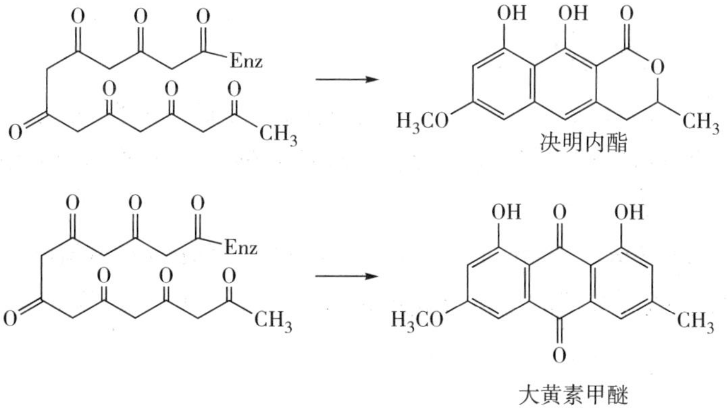

图 1－3 蒽醌类的生物合成途径

（二）甲戊二羟酸途径

萜类、甾体化合物均由甲戊二羟酸途径（mevalonic acid pathway）生成。由乙酰辅酶 A 歧式聚合生成的甲戊二羟酸单酰辅酶 A 是生物合成萜类、甾体化合物的基本单位，也是焦磷酸二甲烯丙酯（DMAPP）及其异构体焦磷酸异戊烯酯（IPP）的前体，它们均由异戊烯单位组成，一般通过头－尾相接。各种萜类分别经由对应的焦磷酸酯得来，三萜及甾体则由反式角鲨烯（*trans*－squalene）转化而来。进而再经过氧化、还原、环合等化学反应，生成各种三萜类及甾类化合物。有些萜类化合物不严格遵循异戊烯法则，这是由于在环化过程中伴随重排反应（图 1－4）。

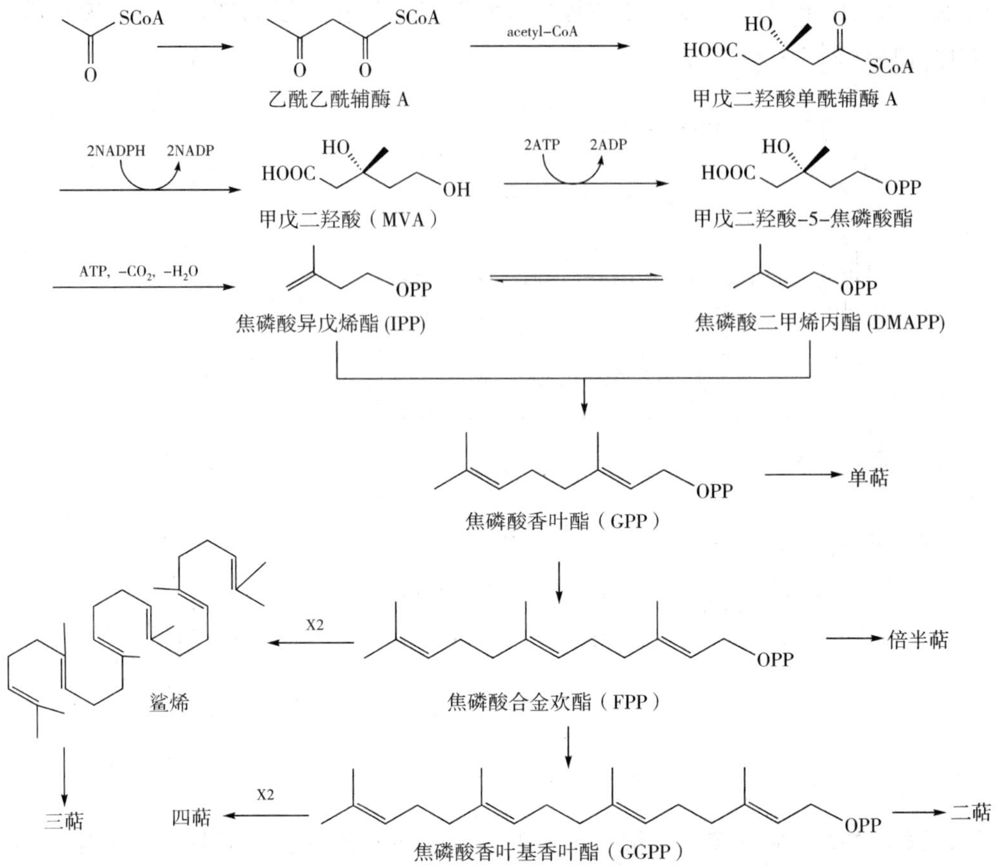

图1-4 萜类、甾体类化合物的生物合成途径

（三）莽草酸途径及桂皮酸途径

1. 莽草酸途径（shikimic acid pathway） 一级代谢过程中的丙酮酸磷酸酯（PEP）和赤藓糖-4-磷酸酯（DEP）缩合后，通过环合、还原等过程，生成莽草酸、奎宁酸、分支酸等重要中间体，进而生物合成一系列化合物（图1-5）。

2. 桂皮酸途径（cinnamic acid pathway） 由莽草酸途径生成的苯丙氨酸，经脱氨及氧化等反应分别生成桂皮酸。之后由桂皮酸、苯甲酸生物合成各种含 C_6-C_2、C_6-C_1 及 C_6 等结构的天然化合物（图1-6）。

（四）氨基酸途径

天然药物中的生物碱均由氨基酸途径（amino acid pathway）生成。作为生物碱前体的主要氨基酸，如鸟氨酸、赖氨酸、苯丙氨酸、酪氨酸及色氨酸等经脱羧成为胺类，再经过一系列化学反应（甲基化、氧化、还原、重排等）生成各种生物碱。芳香族氨基酸来自莽草酸途径，脂肪族氨基酸则大多来自三羧酸循环及糖分解途径中形成的 α-酮酸经还原氨化后生成。在整个生物合成进程中常有各式各样的酶参与，如转氨酶、脱氨酶、脱羧酶、还原酶、氧化酶、异构酶、羟化酶、转甲基酶等（图1-7）。

（五）复合途径

由两种以上不同的生物合成途径组成，即分子中各个部分由不同的生物合成途径产生（图1-8）。常见的复合途径有乙酸-丙二酸/莽草酸途径、乙酸-丙二酸/甲戊二羟酸途径、氨基酸/甲戊二羟酸途径、氨基酸/乙酸-丙二酸途径和氨基酸/莽草酸途径。

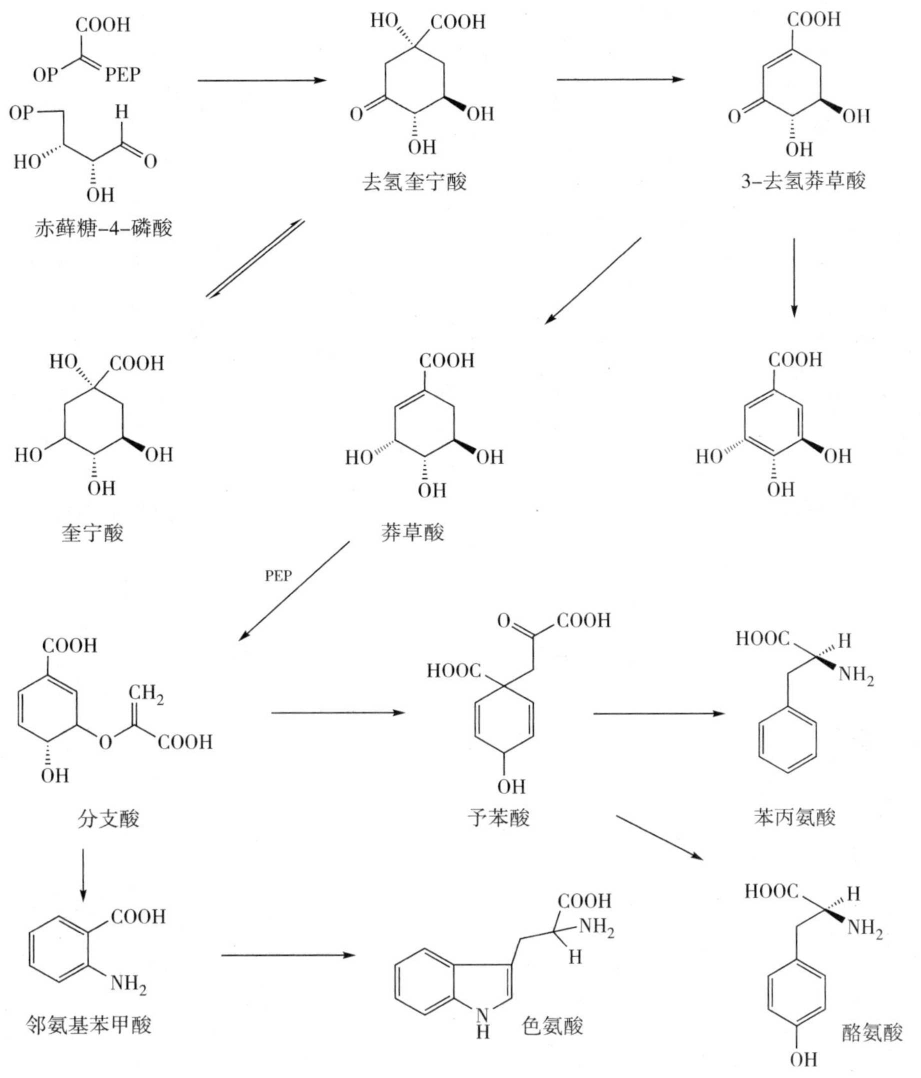

图1-5 莽草酸途径

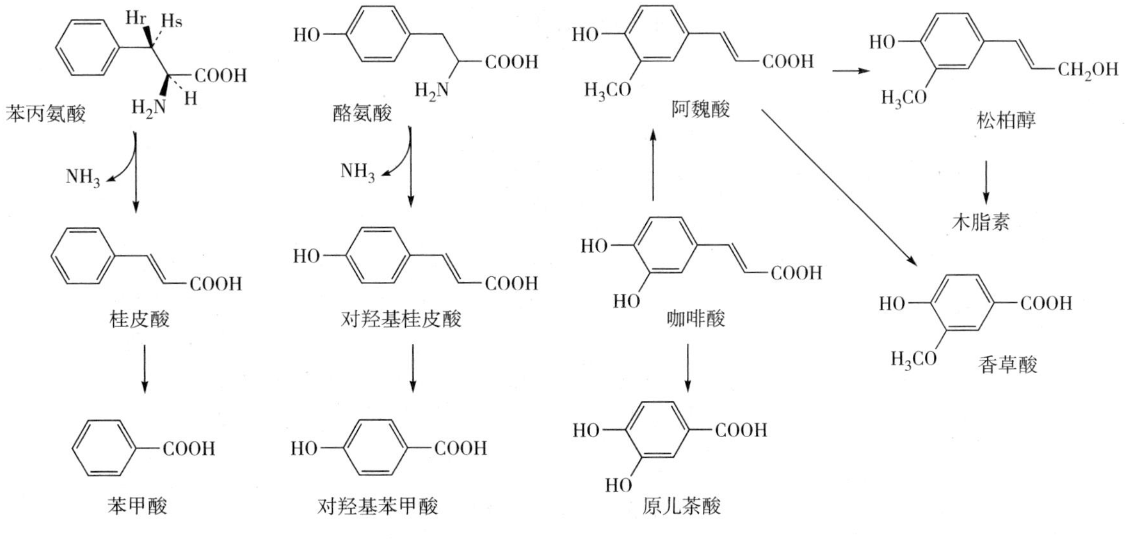

图1-6 桂皮酸途径

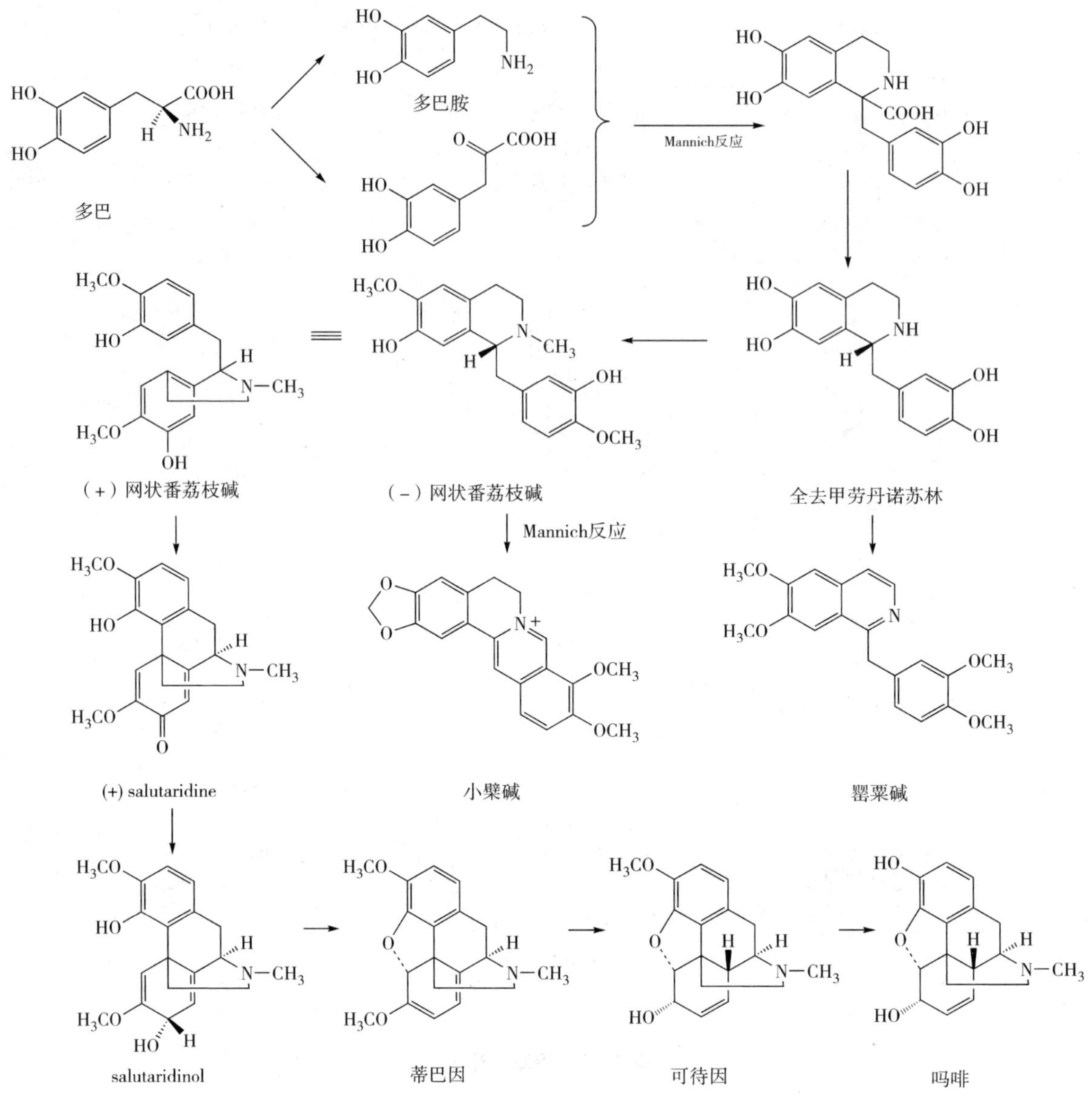

图1-7 氨基酸途径

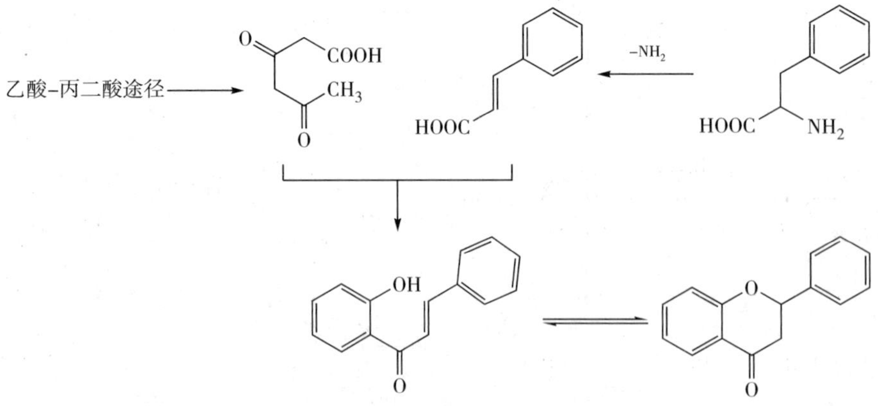

图1-8 查耳酮、二氢黄酮生成的复合途径

四、药用植物内生菌生物转化产物

药用植物内生菌（Endophyte）一般是指在某一时期生活在药用植物体内，但对宿主植物组织不引起明显病害症状的，并与宿主植物建立和谐联合关系的一类菌，包括细菌、真菌、古菌和原生生物。作为药用植物的共生体，内生菌伴随宿主植物生活史中的某一阶段或全部阶段而生存，不仅在药用植物发育、生长、适应和多样化过程中起着至关重要的作用，而且具有丰富的次级代谢产物多样性，是一类能够代谢产生新颖生物分子和多种酶类的重要微生物资源，在制药、农业、植保等领域具有广阔的应用前景。

（一）药用植物内生菌是天然药物的潜在新资源

药用植物内生菌具有合成和宿主植物相同或相似活性成分的能力。1993 年 Stierle 等在 Science 上发表了从短叶红豆杉（*Taxus breviflia*）中分离得到一株能合成抗癌物质紫杉醇的内生菌（Taxomyces amdreanae），表明了有的内生菌具有药用植物体外合成和宿主植物相同或相似活性成分的能力。这一发现掀起了一场从药用植物中分离内生菌的热潮。随后，我国学者从云南红豆杉（*Taxus yunnanensis*）的树皮中分离出一株具有产紫杉醇能力的菌株；从南方红豆杉（*Taxus chinensis*）中分离得到6 株能分泌紫杉烷类化合物的菌株；从抗癌药用植物长春花（*Catharanthus roseus*）、鬼臼类植物桃儿七（*Sinopodophyllum hexandrum*）等植株中分别分离到了产抗癌药物长春新碱和鬼臼毒素类似物的内生菌；从红树林多种内生菌中分离到多种次生代谢产物，如从 *Halascus kanaloanus* 中分离得到 helascolides A 和 B、赭曲霉素；从 *Prenssia aurantiaca* 中分离到具有抗菌活性的化合物 auranticin A 和 B；从 *Hypoxylon oceancum* 分离得到一系列大环内酯类化合物；从内生菌发酵产物中分离的化合物还有 neomangicol A – C、pilifonnic acid、灰黄霉素 A、异香豆素 avicennin A 和 B 及其类似物、麦角甾醇、三羟基麦角甾醇、鞘胺醇苷等；同时，黄酮、生物碱、苯丙素类等抗肿瘤活性成分也相继从其他内生菌发酵产物中提取得到。这些活性化合物是内生菌在药用植物体外通过发酵培养合成的，而另有一些内生菌则需依靠宿主植物的内环境得以实现合成活性化合物的能力，如喜树（*Camptotheca acuminata*）树皮内生的腐皮镰刀菌（*Fusarium solani*）在体外条件下几乎无法合成喜树碱（Camptothecin），主要是由于体外缺少来自宿主植物提供的异胡豆苷合成酶（Strictosidine synthase），该菌虽然能产生喜树碱的前体物质，但不能有效合成喜树碱，这也是较多内生菌在药用植物体外通过发酵培养始终无法实现合成活性物质进而应用于工业化生产的原因之一。

药用植物内生菌是天然药物的潜在新资源。特殊生境下的微生物能够产生特殊的次生代谢产物，内生菌存在药用植物体内的特殊生长环境。据 Dreyfuss 和 Chapela 估计，约有一百万至数百万种内生菌存活于 27 万至 400 万种微管植物细胞内或细胞间隙这样一个特殊环境中。由于宿主植物不同，其内生菌所处的微生态系统的多样性，加上宿主植物本身所处生态环境的多样性，因而其次生代谢产物也具有丰富的多样性，能够为天然药物的研究提供丰富的潜在资源。在自然界中还有 90%～95% 的真菌为未知类群，对它们的研究还仅仅是开始。因此，对这类资源的研究和开发前景十分广阔，将为人类解决某些药用植物生长漫长、资源紧缺等因素带来药源紧张和生态破坏问题，利用药用植物内生菌进行工业化发酵生产某些重要天然药物提供新思路。

（二）影响药用植物内生菌生物转化产物生成的因素

药用植物内生菌生物转化产物受发酵培养条件影响。目前，内生菌发酵培养是产生代谢产物的主要途径，其发酵培养条件包括培养基的组成、营养物质比例、pH、溶解氧、温度、培养时间等，内生菌代谢产物的表达受这些因素的改变而发生变化。如基于模拟红豆杉（*Taxus chinensis*）内皮的糖含量，优化培养基中的糖含量，将苯丙氨酸和乙酸钠作为前体物质加入内生烟曲霉（*Aspergillus fumigatus*）发酵培养体系，发现紫杉醇产量有较大程度提高。另外，通过前体喂养及诱导子的添加提高药用植物内生菌生物转化产物产量。前体喂养是将外源性供应生物合成前体物质或参与生物合成途径的其他中间体物质添加到培养基中，以增加最终产物的产量。如将香叶基香叶基二磷酸合酶（GGPPS）基因整合到产紫杉醇的内生真菌 *Paraconio - thyrium* sp. SSMO01 基因组中，之后在培养基中喂养参与紫杉醇生物合成前体物质戊烯基焦磷酸（IPP）和香叶基香叶基二磷酸（GGPP），可大幅度提高该基因工程菌株合成的紫杉醇产量。此外，以茉莉酸甲酯作为诱导子，内生菌介导的喜树碱产量可增加 50～75 倍。添加表观遗传修饰的特殊诱导子，如 5－氮胞苷、盐酸肼、亚羟胺酸（SBHA）等化合物，可通过抑制 DNA 甲基转移酶和组蛋白去乙酰化酶的活性，改变染色质组织状态，从而诱导生物合成基因簇的表达，调控药用植物内生菌生物转化产物生成。

药用植物内生菌释放的物质对生物转化产物有影响。药用植物内生菌发酵培养分泌的胞内或胞外酶参与药用植物代谢产物合成，使代谢产物转化成新的活性物质或提高代谢物的含量。如从甘草中分离出 2 株 β－葡萄糖苷酶高产内生菌，可将甘草黄酮苷水解成为苷元而提高其抗氧化活性；从矮紫杉（*Taxus cuspidata* var. *nana* rehd.）分离高产胞外多糖的内生菌株 Y19，Y19 产胞外多糖能力可达到 5. 88g/L。内生菌促进药用植物产生并积累活性成分是通过“诱导子效应”或“横向基因转移”等，改变宿主植物的基因表达和代谢途径，即宿主植物能通过化学识别系统检测内生菌释放的物质，进而触发信号转导网络，诱导其相关基因活性产生变化，从而积累某些次生代谢物。如将黄花蒿内生胶孢炭疽菌（*Colletotrichum gloeosporioides*）的细胞寡糖提取液加入黄花蒿发根培养系统中，可促进植物发根青蒿素的合成，与对照相比，青蒿素产量可提高 50% 以上。

药用植物内生菌菌株改良可提高生物转化产物产量。通过诱变、基因工程、基因组编辑等方式对药用植物内生菌株进行遗传修饰，提高代谢物产量。如红豆杉内生菌（*Ozonium* sp. EFY－21）的 txs 基因编码物质是参与紫杉醇生物合成的第一个主要限速步骤，过度表达 txs 基因，可得到产紫杉醇水平是亲代 4 倍的菌株；通过重组内生菌（*Emericella foeniculicola*）的几个突变株基因组，获得高产丹参酮ⅡA 的内生菌株。

自从发现微生物生产紫杉醇以来，微生物因其快速的繁殖特点已被广泛认为是生物转化产物的替代来源，但其生物转化产物的微量产出，迄今利用药用植物内生菌的工业化生产天然药物仍未能得到充分实现。因此提高药用植物内生菌生物转化产物的产量仍然是当前和今后亟待解决的问题。

目标测试

答案解析

一、名词解释

1. 天然药物化学
2. 药用植物内生菌
3. 生物多样性
4. 有效部位
5. 天然先导化合物

二、单选题

6. 脂肪酸的生物合成途径是（　）

A. 乙酸－丙二酸途径　　B. 桂皮酸途径　　C. 莽草酸途径

D. 氨基酸途径　　E. 复合途径

7. 生物碱的生物合成途径是（　）

A. 乙酸－丙二酸途径　　B. 桂皮酸途径　　C. 莽草酸途径

D. 氨基酸途径　　E. 甲戊二羟酸途径

8. 环烯醚萜的生物合成途径是（　）

A. 乙酸－丙二酸途径　　B. 桂皮酸途径　　C. 莽草酸途径

D. 氨基酸途径　　E. 复合途径

9. 下列化合物属于二次代谢产物的是（　）

A. 糖　　B. 黄酮　　C. 蛋白质

D. 叶绿素　　E. 树脂

10. 以下属于体现天然药物化学与中药化学区别是（　）

A. 研究对象

B. 研究采用技术手段

C. 研究所遵循的理论依据

D. 提供先导化合物

E. 化学成分理化性质

书网融合……

思政导航　　本章小结　　题库

第二章　天然药物化学成分的提取、分离和鉴定方法

PPT

学习目标

知识目标

1. 掌握　天然药物化学成分的提取及各种分离、纯化方法。
2. 熟悉　天然药物化学成分结构研究的主要程序及主要方法。
3. 了解　天然药物化学成分的预试方法。

能力目标　通过本章的学习，能够掌握天然药物化学成分的提取、分离和纯化理论知识。

天然药物大多来源于自然界的动植物，其化学成分十分复杂，往往多种有效成分和大量杂质共存，各成分的含量差别也较大，多则百分之十几，少则千万分之几甚至更少。因此，进行天然药物的化学成分研究时，就必须首先将化学成分从天然药物中提取分离出来，得到单一化合物（单体），才能进一步进行结构鉴定、活性筛选、药效学、毒理学等研究，为研制新药奠定基础。从天然药物中提取分离出有效成分的单体并进行化学结构鉴定，是天然药物化学研究的重要任务之一。天然药物有效成分的提取分离最好在生物活性跟踪下进行，以提高对有效成分研究的针对性和有效性。

天然药物有效成分的提取方法应根据被提取成分的主要理化性质和不同提取分离方法的原理及特点进行选择。在进行化学成分提取之前，应对所用药材的种类、产地、药用部位、采集时间与方法进行考察和系统的文献查阅，以充分了解、借鉴前人的经验。重点指出的是为了保证天然药物化学成分研究的顺利进行，所使用的原料需要请生药学专家进行基原鉴定。

随着科学技术的发展，我国经济实力的不断提高，天然药物化学成分提取、分离和结构鉴定方面的新技术不断出现，新方法不断更新、普及，极大地推动了天然药物化学成分分离和分析的速度。

第一节　天然药物化学成分的预试方法

同一天然药物中往往含有多种化学成分，在着手研究其化学成分时，要大致知道含有哪些类型的化学成分，才便于根据各类化合物性质选择合理的研究方法，这就需要有一些比较简单的对各类化学成分的定性预实验方法。天然药物化学成分的预实验可以归纳为两类：一类是单项预试法，即为寻找某类成分而做的有针对性的检查，例如甾体皂苷及其苷元是合成甾体激素的前提原料，因此在自然界中寻找甾体皂苷及其苷元时，就要建立简便具有针对性的预实验方法。另一类是系统预试法（系统分析），即在未知情况下对天然药物中可能含有的各类成分进行比较全面系统的定性检查。

预实验采用的方法要求简便快速，并且结果尽可能准确。无论哪类方法，直接用药物原料进行试验都有些盲目，而且各种化学成分间还可能相互干扰，从而影响实验结果的正常显示，因此通常应做预处理，一般是先用不同极性的溶剂分别进行提取（按照极性递增的顺序），获得不同极性的提取部位，再

对各部位有所侧重地进行各类化学成分的预实验，甚至可对各部位先进行生物效价筛选，确定有效部位后再进行各类化学成分的预实验，缩小预实验范围。

预实验的原理是根据各部位可能含有的化学成分类型，选择各类成分特有的化学反应如显色反应、沉淀反应、荧光性质等做一般定性预实验。具体操作一般采用试管实验。如果植物提取液颜色较深，颜色变化在试管内观察有困难时，可采用纸片法或薄层法，即把样品和试剂点在滤纸或薄层上，来观察颜色变化。如果这样还难以确定，可进一步采用色谱法将各类成分在滤纸或薄层上初步分离后喷洒各类显色剂，再加以判断。

在天然药物预实验中，通常将药材分别用石油醚、95%乙醇和水提取。这样便可以把大部分天然药物成分提取出来（表2－1）。

表2－1　不同溶剂提取液预实验检查的主要化学成分类型

提取液	水浸液	乙醇提取液	石油醚提取液
检查化学成分	氨基酸、多肽、蛋白质、糖类、有机酸、皂苷、苷类、酚类、生物碱	生物碱、黄酮、苷类、蒽醌、香豆素、萜类内酯、甾体皂苷、酚类、鞣质、有机酸	游离甾体、游离萜类、挥发油、油脂

1. 水浸液　取药材粉末约10g，加水100ml，室温下浸泡过夜或者于50～60℃水浴加热1小时左右，滤过。滤液可供糖类、苷类、皂苷、有机酸、酚类、生物碱、多肽、氨基酸、蛋白质等化学成分的检查。

2. 乙醇提取液　取药材粉末约10g，加95%乙醇100ml，水浴加热回流提取1小时，滤过。滤液可用于进行鞣质、酚类、有机酸等化学成分的预实验检查。其后将滤液减压浓缩至浸膏状，置于研钵中加少量5%盐酸搅拌提取，分取酸液进行生物碱的预实验。残留浸膏分作两部分，一部分再以少量乙醇（约15ml）溶解，溶液可作黄酮、苷类、蒽醌等化学成分的检查；另一部分溶于乙酸乙酯（约20ml）中，溶液转移至分液漏斗中，加适量5%氢氧化钠溶液振摇，使酚性物质及有机酸等转入下层碱水溶液中，分取乙酸乙酯层，蒸馏水洗掉碱性成分，则主要含有中等极性非酸性成分，可进行萜类及萜类内酯、香豆素、甾体化合物等化学成分的检查。

如样品为叶类等叶绿素含量较高的植物，其大量叶绿素会妨碍实验的进行，因此首先尽可能除去叶绿素，以免影响预试的效果。方法一：将植物的95%乙醇提取液用水稀释至70%左右浓度，倒入分液漏斗后加入等体积石油醚或汽油振摇，大部分叶绿素进入上层石油醚中，分出乙醇提取液，低温减压浓缩至浸膏状再进行上面的实验。方法二：将乙醇提取液中加入适量活性炭，趁热过滤，即可脱去一部分色素。

3. 石油醚提取液　取药材粉末约10g，加100ml石油醚浸泡2～3小时，滤过，滤液倒入蒸发皿或者低温减压浓缩，提取物进行游离甾体、游离萜类、挥发油与油脂等化学成分的检查。

预实验试剂的配制和各类成分检识可参阅各章节。

需要说明的是预实验仅是初步分析，由于很多定性试剂并不是完全专一的仅与某种成分反应，加上天然药物所含成分复杂，可能相互干扰，因此不能根据预实验的结果肯定或否定某种成分存在。例如用以检查生物碱的碘化铋钾试剂，对香豆素、萜类内酯等中性化合物也能发生反应，只是对生物碱更敏感，能立即产生橘红色沉淀，而对中性内酯化合物反应较慢，需放置片刻才有红色沉淀出现。当植物中中性内酯化合物含量较高时就很难以反应时间加以区别，这时就容易把内酯类化合物误认为生物碱。又如麻黄碱虽是生物碱，对碘化铋钾试剂却呈阴性反应。另外由于植物内有些成分的含量很低，运用一般的预实验方法可能不易发现。同时可能存在难以预料的新型成分，目前的预实验方法不一定能做到全部检查。因此要完全肯定或否定某类化学成分，往往需要通过进一步的化学工作确定。

第二节 天然药物化学成分的提取

我国天然药物资源丰富，为了阐明天然药物化学物质组成及其物质基础，发现新的活性成分，寻找新的药物及先导化合物，必须首先对天然药物化学成分进行提取，才能更好地加以研究和利用，因此，提取是研究天然药物的第一个步骤，也是有效成分分离的必需工作。提取是指采用适当的溶剂和方法，将目标成分尽可能完全从天然药物中提取出来，同时要尽可能避免或减少杂质的溶出。经典的提取方法有溶剂提取法、水蒸气蒸馏法、升华法、压榨法等，此外近年来在天然药物提取方面出现了许多新技术、新方法。不同的天然药物含有的成分不同，提取方法也有所不同。提取方法选择是否合理，操作是否正确，将直接影响有效成分的分离和纯化。

提取前要根据药材的性质对药材进行预处理，主要包括粉碎、切断或干燥，以提高提取效率。对于干燥的根茎类药材可粉碎成粗粉，以增加药材的比表面积，提高提取效率，但如果粉碎过细，比表面积太大，反而影响溶剂扩散速度，同时杂质的溶出率也会随之增高；种子类药材常含有大量油脂，通常先选用压榨法或者石油醚脱去油脂；叶、茎类药材因含有较多的叶绿素，通常先除去叶绿素；苷类成分的提取，为防止酶的水解，可用乙醇或沸水处理，抑制或杀灭酶的活性，但苷元或次生苷的提取，则要保留酶的活性。

>>> 知识链接

麻黄碱类制毒物品的非法提取

部分中药既是药品，也可以作为生产毒品的前体物、原料。例如麻黄是麻黄碱类制毒物品的天然植物来源，可用作制造甲基苯丙胺（冰毒）的主要原料。可采用水提、醇提等方法进行提取。而一些不法分子将麻黄碱经过一定化学转化，就制成了冰毒。为了严厉打击非法买卖麻黄等违法犯罪活动，根据《中华人民共和国刑法》《国务院关于禁止采集和销售发菜 制止滥挖甘草和麻黄草有关问题的通知》（国发〔2000〕13号）等相关规定，最高人民法院会同最高人民检察院、公安部、农业部、国家食品药品监督管理总局下发了《关于进一步加强麻黄草管理严厉打击非法买卖麻黄草等违法犯罪活动的通知》，强化对麻黄的行政监管，明确涉麻黄犯罪案件的法律适用，从源头上遏制中国制造毒品犯罪的蔓延趋势。

一、一般提取方法

（一）溶剂提取法

溶剂提取法是提取天然药物有效成分最常用的方法，主要是根据天然药物中各种化学成分在不同的溶剂中溶解度不同，选择对有效成分溶解度大、对杂质溶解度小的溶剂，将有效成分从药材组织中溶解出来。其作用原理是溶剂穿透药材粉末的细胞膜，溶解溶质，形成细胞内外溶质浓度差，将溶质渗出细胞膜，达到提取目的。影响溶剂提取法的因素较多，最主要是选择合适的溶剂与方法，但对药材的粉碎度、提取温度及时间等也要注意，特别是工业化生产时，需对这些因素进行优化选择。

1. 溶剂的选择 溶剂提取法的关键是选择适当的溶剂。选择溶剂的要点是根据药材中的化学成分与溶剂之间存在“相似相溶”的规律，即亲水性的化学成分易溶于亲水性的溶剂，难溶于亲脂性的溶剂；反之，亲脂性的化学成分易溶于亲脂性的溶剂，难溶于亲水性的溶剂。溶剂或化学成分的亲水性或亲脂性可通过其极性的大小来估计。对化学成分而言，如果两种化学成分基本母核相同，其分子中官能团的极性越大或者极性官能团数目越多，则整个分子的极性越大，亲水性越强；若非极性部分越大或碳链越长，则极性越小，亲脂性越强，而亲水性越弱。如果两种化学成分结构类似，分子的平面性越强，亲脂性越强。如果化合物结构中含有酸性或碱性基团，则常可与碱或酸反应生成盐而增大溶解性。

常用于天然药物化学成分提取的溶剂按极性由弱到强的顺序：石油醚＜四氯化碳＜苯＜二氯甲烷＜三氯甲烷＜乙醚＜乙酸乙酯＜正丁醇＜丙酮＜甲醇（乙醇）＜水。

水是强极性溶剂，也是最价廉易得、安全无毒的溶剂。可用于提取亲水性强的天然药物化学成分，如无机盐、糖类、氨基酸、鞣质、蛋白质、有机酸、生物碱及其苷类等都能被水溶出。有时为了增加某类成分的溶解度，常常采用酸水或碱水作为提取溶剂。使用酸水进行提取时，可使生物碱等具有碱性的物质与酸生成盐而被提取出来；使用碱水进行提取时，可使有机酸、蒽醌、黄酮、香豆素以及酚类成分等具有酸性的物质生成盐而被提取出来。以水为溶剂时的缺点是水提液易发霉变质、不易保存，而且水的沸点高，水提液浓缩时间长，同时水中含有大量蛋白质、果胶、鞣质、黏液质、无机盐等杂质，给分离目标成分带来不便。

亲水性有机溶剂是指能与水混溶、有较强极性的有机试剂，如甲醇、乙醇、丙酮等，以乙醇最为常用。乙醇的溶解性能比较好，对天然药物细胞的穿透能力较强。天然药物中的亲水性成分除蛋白质、果胶、淀粉、黏液质、部分多糖，以及亲脂性成分油脂及石蜡等外，大部分成分在乙醇中都具有一定程度的溶解度；一些难溶于水的亲脂性成分，在乙醇中的溶解度也较大。而且可以根据被提取物质的性质采用不同浓度的乙醇进行提取。乙醇提取还具有浓缩回收方便、价格便宜、来源方便、毒性小、提取苷类成分不易发生水解、提取液不易发霉变质等优点，因此是实验室和工业生产中应用范围最广的一种溶剂，是提取工艺中最常用的一种溶剂。甲醇的性质虽然和乙醇相似，沸点也较低，但毒性较大，因此提取时少用，使用时应注意安全。丙酮是良好的脱脂溶剂，常用于脂溶性物质的提取，不同浓度的丙酮水溶液是动物组织提取的常用溶媒，但易挥发易燃烧，具有一定毒性。

亲脂性有机溶剂是指不能与水混溶的极性较小的有机溶剂，如石油醚、苯、三氯甲烷、乙醚、乙酸乙酯、二氯甲烷等，可以用于提取亲脂性成分，如挥发油、油脂、叶绿素、内酯、植物固醇、游离生物碱及某些苷元（如黄酮、蒽醌、甾体苷元等）。这类溶剂的优点是选择性强、提取物纯度高、沸点低、浓缩回收方便。而这类溶剂的缺点是挥发性大、提取过程损失较多、大多数易燃、有毒、价格昂贵，而且它们的亲脂性强，不易溶胀植物细胞组织。

2. 提取方法　溶剂法提取按照是否加热大致分为冷提和热提。主要有浸渍法、渗漉法、煎煮法、回流提取法和连续回流提取法等几种方法。

（1）浸渍法　适用于有效成分遇热易破坏或含大量淀粉、果胶、树胶、黏液质的药材的提取。按溶剂的温度分为冷浸和温浸等。浸渍法的操作是将药材粉末或者碎片装入适当的容器，加入适宜的溶剂（如水、乙醇或稀醇等）浸渍药材，间断式搅拌或者振摇，浸渍至规定时间使有效成分溶出的一种方法。本法操作简单易行，但提取效率低，并且如果以水作为溶剂时，其提取液易于发霉变质，须注意添加适当的防腐剂。

（2）渗漉法　是为了提高浸渍法的提取效率而发展的方法。具体操作是将药材粗粉装入渗漉器中，用提取溶剂浸渍一定时间后，再不断在渗漉器的上部添加新溶剂，使其自上而下渗透药材粉末，从渗漉器下端流出收集浸渍液的一种浸出方法。本法提取时，由于药材和溶剂之间保持了较大浓度差，因此除了具有浸渍法不用加热的优点外，还具有提取效率高的特点。此法在提取过程中由于随时保持浓度差，故提取效率高于浸渍法。但此法溶剂消耗量较大，操作时间较长。

（3）煎煮法　是我国应用最早的提取方法。将药材切成小段、薄片或者粉碎成粗粉，装入容器中，加水加热煮沸提取。此法简便易行，大部分成分可被不同程度地提取出来，但煎出液中杂质较多，且容易发生霉变。此法对含挥发性成分及加热易破坏的成分不宜使用。此外，多糖类成分含量较高的中药，用水煎煮后药液黏度较大，滤过困难。

>>> 知识链接

煎煮时间对天然药物有效成分的影响

煎煮法是我国应用最早的提取方法，古人在天然药物的应用中已经发现了煎煮时间会影响中药的疗效。例如：大黄含有蒽醌、鞣质等多种化学成分，其中蒽醌类成分是其泻下活性的代表性成分。长时间煎煮能够破坏大黄的蒽醌类成分，使大黄水煎液中的蒽醌类成分含量降低。再比如附子在临床中都需先煎或久煎，长时间的高温煎煮能够使乌头碱类水解，达到减毒的目的。由此可见，古人通过临床应用总结出的使用规律是"祖先留给我们的宝贵财富"。现代学者对天然药物成分的逐步揭示和药理作用的阐明，更是对古人智慧结晶的有力佐证，中医药文化是伴随华夏民族生生不息的精神瑰宝，如今也在世界上造福更多的人。

(4) 回流提取法　是使用易挥发的有机溶剂加热回流提取药材成分的方法。必须采用回流装置，以免溶剂挥发损失，并且可以减少有毒溶剂对实验操作人员的毒害和对环境的破坏。适用于脂溶性较强的天然药物化学成分的提取，如甾体、蒽醌、萜类等，若用甲醇或者含水乙醇等溶剂提取，可提出水溶性化合物且杂质较少。本法的提取效率高，但溶剂消耗量较大，操作较麻烦，且由于受热时间长，对热不稳定成分的提取不宜采用此法。

(5) 连续回流提取法　是在回流提取法的基础上发展的一种提取方法。实验室常用的连续回流装置为索氏提取器。该法提取效率高，溶剂用量少，提取也较完全，但由于受热时间长，所以遇热不稳定而易变化的天然药物成分不宜采用此法。

(二) 水蒸气蒸馏法

水蒸气蒸馏法通常适用于难溶或不溶于水，能随水蒸气蒸馏而不被破坏的挥发性成分的提取。主要用于天然药物中的挥发油、某些小分子的生物碱和小分子酚性物质的提取。此类成分的沸点多在100℃以上，并在100℃左右有一定的蒸气压。当与水在一起加热时，其蒸气压和水的蒸气压总和为1个大气压时，水蒸气将挥发性物质一并带出。馏出液往往分出油水两层，将油层分出即得挥发性成分，或将馏出液经盐析法并用低沸点溶剂（常用乙醚、环己烷）将挥发性成分萃取出来，回收溶剂即得挥发性成分。

(三) 升华法

固体物质受热后直接变成气体过程称为升华，气体遇冷又凝结为固体的过程称为凝华。利用升华和凝华过程提取天然药物化学成分的方法称为升华法。一些天然药物化学成分具有升华的性质，利用升华的方法可将这些成分直接从药材中提取出来。例如从樟木中提取樟脑，在《本草纲目》中已有详细的记载。茶叶中的咖啡因在178℃以上就可升华而不分解。另外，有些小分子生物碱、香豆素、有机酸等成分也具有升华性，例如七叶内酯和苯甲酸等。但是，本法操作时间长，易使天然药物炭化，伴随产生的挥发性焦油状物常黏附在升华物上，难以去除，且往往伴有热分解现象，产率较低，且不适宜大规模生产。

(四) 压榨法

某些天然药物中的有效成分含量比较高且存在于植物的汁液中时，可以用压榨法对新鲜原料直接压出汁液再进行提取。还可以用机械压榨法把挥发油从植物组织中压榨出来，如橙皮油、柠檬油等多采用本法压榨。此法在常温下进行，其成分不会受热分解，但所得产品不纯，往往含有水分、黏液质及细胞组织等杂质，因而常呈浑浊状，同时不易将药材中挥发油压榨干净。因此常将压榨后的药渣进行水蒸气蒸馏，以便使挥发油提取更完全。黑大豆中黑大豆油的提取即是采用的低温压榨法，方便易得。

二、提取新技术、新工艺、新方法

传统的药材化学成分提取方法虽然应用较为普遍，但大多具有使用有机溶剂、处理时间长、操作步骤多的缺点。这些方法不但容易损失样品、产生较大误差，而且溶剂的使用会影响操作人员健康，污染周围环境。为此，对于准确度高、快速简单的提取方法的研究已成为天然药物化学成分提取分离的热点。随着技术的进步和发展，天然药物化学成分提取过程不断从环境、化工、食品等行业引入新方法，并结合自身特点发展了一些新技术和新方法。以下主要介绍近年研究和应用较多的几种新技术及其在天然药物有效成分提取中的应用。

（一）超临界流体萃取法

超临界流体萃取（supercritical fluid extraction，SFE）技术是20世纪70年代末发展起来的一种集提取和分离于一体，又基本上不用有机溶剂的新技术。它具有低温下提取，没有溶剂残留和可以选择性分离等特点，正被越来越多的科技工作者所重视。有关研究方兴未艾，新的研究成果不断问世。超临界流体具有溶解其他物质的现象，早在100年前已被英国科学家J. B. Hannay和J. Hogarth所发现，但由于技术、装备等原因，时至20世纪30年代，Pilat和Gadlewicz才有了用液化气体提取“大分子化合物”的设想。1954年原联邦德国的Zosol用实验的方法证实了二氧化碳超临界萃取（以下简称SFE－CO_2）可以萃取油料中的油脂。直到70年代的后期，德国的Stahl等人首先在高压实验装置的研究取得了突破性进展之后，SFE这一新的提取、分离技术的研究及应用，才有了可喜的实质性进展。

SFE与天然药物现代化关系密切，SFE对非极性和中等极性成分的萃取，可克服传统的萃取方法中因回收溶剂而导致样品损失和对环境的污染，尤其适用于对热不稳定的挥发性化合物提取。SFE的优点是可以在近常温的条件下提取分离，几乎保留产品中全部有效成分。过程中无有机溶剂残留，产品纯度高、收率高、操作简单、节能。我国利用SFE技术对天然药物的研究和开发也取得了很大进步，国产SFE设备已研制成功，具备生产分析型和生产型两种设备。研究和开发出了成熟的SFE工艺技术的中草药有：银杏叶、紫草、金银花、怀牛膝、紫杉、没药、乳香、黄花蒿、月见草、生姜、白芍、珊瑚姜、当归、常春藤、石菖蒲、飞龙掌血、光菇子、茵陈、大蒜等近30种。

1. 超临界流体萃取的基本原理　任何一种物质都存在三种相态：气相、液相和固相。三相成平衡态共存的点叫三相点。液、气两相平衡状态的点叫作临界点。在临界点时的温度和压力称为临界温度（T_c）和临界压力（P_c）。高于临界温度和临界压力而接近临界点的状态称为超临界状态。不同的物质其临界点所要求的压力和温度各不相同。超临界流体（supercritical fluid，SF）指其温度、压力处在临界点以上，介于气体和液体之间的流体，兼具气、液两者的特点，同时具有液体的密度和气体的低黏度的双重特性。SF有很大的扩散系数，对许多化学成分有很强的溶解性。SFE分离过程的实现是利用超临界流体的溶解能力与其密度的关系，即利用压力和温度对超临界流体溶解能力的影响而进行的。超临界流体的密度对温度和压力的变化很敏感，而其溶解能力在一定压力范围内与其密度成比例，因此可以通过控制温度和压力来改变物质在超临界流体中的溶解度，特别是在临界点附近，温度和压力的微小变化可导致溶质溶解度发生几个数量级的突变，这就是SFE的依据。

可以作为超临界流体的物质很多，如CO_2、NH_3、C_2H_6、CCl_2F_2、C_7H_{16}等，实际应用CO_2较多。CO_2的临界温度（T_c = 31.26℃）接近室温，临界压力（P_c = 7.2MPa）也不太高，具有无毒、无臭、无味、不燃烧、化学性质稳定、不易与溶质反应、价廉、易与溶质分离、使用安全等优点，成为天然药物超临界流体萃取中一种较理想和最常用的溶剂。然而由于二氧化碳是非极性物质，比较适合于脂溶性物质的萃取，对极性较强的物质来说，其溶解能力明显不足，这限制了该技术对极性较大物质的实际应用。为了增加 CO_2 超临界流体的溶解性，可采用加入夹带剂的方法予以解决。夹带剂是在超临界流体中加入少量的溶剂，以增加超临界流体的溶解性。常用的夹带剂有甲醇、乙醇、水、丙酮、乙酸乙酯及乙腈等。

2. 超临界流体萃取的特点 与其他常规分离方法相比，SFE 具有以下优点：不残留有机溶剂、萃取速度快、工艺流程简单、收率高、操作方便；无传统溶剂法提取的易燃易爆的危险，无公害，无污染；萃取温度低，适用于对热不稳定成分的提取；萃取介质的溶解特性容易改变，在一定温度下只需改变压力；可以加入夹带剂，改变萃取介质的极性来提取极性物质；萃取介质可循环利用，成本低；可与 GC、IR、GC－MS、HPLC 等波谱或色谱技术联用，可高效快速地对天然药物进行提取、分离、测定，实现提取与质量分析一体化。

但是超临界萃取也有一定的局限性：对脂溶性成分溶解能力强，对水溶性成分溶解能力弱；设备造价高，从而导致产品成本升高，设备折旧费比例过大；更换产品时清洗设备较困难。

（二）超声波提取技术

超声波指频率高于 20kHz，人的听觉阈以外的声波，具有频率高、波长短、方向性好、功率大、穿透率强等特点。天然药物中许多有效化学成分为细胞内成分，提取时需要破碎细胞壁或细胞膜，而现有的化学和机械方法破碎细胞往往很难取得理想的效果，从而影响提取结果。超声提取以其独特的提取机制及理想的提取效果，在天然药物化学成分的提取中已经显示出了明显优势。

1. 超声提取原理 是利用超声波辐射产生的强烈的空化效应、机械振动和热效应等多种作用，击破植物细胞壁，并增加物质分子运动的频率和速度及溶剂的穿透力，从而加速目标成分进入溶剂，实现高效、快速提取细胞内容物。

（1）空化效应 一般被认为是超声提取的主要机制。通常情况下，介质内部或多或少地溶解了一些微气泡，这些气泡在超声波的作用下产生振动，当声压达到一定值时，气泡由于定向扩散（rectied diffusion）而增大，形成共振腔，然后突然闭合，这就是超声波的空化效应。这种气泡在闭合时会在其周围产生几千个大气压的压力，形成微激波，它可造成植物细胞壁及整个生物体破裂，而且整个破裂过程在瞬间完成，有利于有效成分的溶出。

（2）机械效应 指超声波在介质中的传播可以使介质质点在其传播空间内产生振动，从而强化介质的扩散、传播，这就是超声波的机械效应。超声波在传播过程中产生一种辐射压强，沿声波方向传播，对物料有很强的破坏作用，可使细胞组织变形，植物蛋白质变性；同时，它还可以给予介质和悬浮体以不同的加速度，且介质分子的运动速度远大于悬浮体分子的运动速度。从而在两者间产生摩擦，这种摩擦力可使生物分子解聚，使细胞壁上的有效成分更快地溶解于溶剂之中。

（3）热效应 与其他形式的能一样，超声波在介质中的传播过程也是一个能量的传播和扩散过程，即超声波在介质的传播过程中，其声能不断被介质的质点吸收，介质将所吸收的能量全部或大部分转变成热能，从而导致介质本身和药材组织温度的升高，增大了药物有效成分的溶解速度。由于这种吸收声能引起的药物组织内部温度的升高是瞬间的，因此可以使被提取的成分的生物活性保持不变。

此外，超声波还可以产生许多次级效应，如乳化、扩散、击碎、化学效应等，这些作用也促进了植物体中有效成分的溶解，促使药物有效成分进入介质，并与介质充分混合，加快了提取过程的进行，并提高了药物有效成分的提取率。

2. 超声波提取的特点 ①提取效率高：超声波独具的物理特性，能促使植物组织破壁或变形，使天然药物中有效成分提取更充分，有利于天然药物资源的充分利用。②提取温度低：超声提取天然药物最佳温度在40～60℃，避免了天然药物常规煎煮法、回流提取法长时间加热对有效成分的不良影响，适用于对热敏物质的提取。③提取时间短：超声波强化天然药物提取通常在20～40分钟即可获得最佳提取效率，提取时间较传统工艺缩短2/3以上。④适应性广：超声波提取药材不受化学成分性质、分子量大小的限制，适用于绝大多数种类天然药物的各类成分提取。⑤能耗少：由于超声波提取不用加热或加热温度低，提取时间短，因此能大大降低能耗。此外，超声波提取还具有提取物有效成分含量高，有利于进一步精制，操作简单易行，设备的维护和保养方便等优点。

（三）微波提取法

微波是指波长在1mm～1m（相对频率为300MHz～300000MHz）的电磁波，介于红外与无线电波之间。微波以直线方式传播，并具有反射、折射、衍射等光学特性；大多数良导体能够反射微波而不吸收，绝缘体可穿透并部分反射微波，吸收较少，而介质如水、极性溶剂、被处理的物料等具有吸收、穿透和反射微波的性质。微波提取是把微波作为一种与物质相互作用的能源来使用，是在传统的有机溶剂萃取基础上发展起来的。在我国，微波萃取技术已经用于上百种天然药物化学成分的提取生产线，如葛根、三七、茶叶、银杏等。

1. 微波提取法的原理 分子对微波具有选择性吸收，极性分子可吸收微波能，然后弛豫，以热能形式释放能量，使介质内部温度迅速上升，造成内部压力过大，导致成分流出溶解于溶剂中；另一方面，微波所产生的电磁场可使部分成分向萃取溶剂界面扩散，加速其热运动，缩短提取时间，既提高了提取效率，又降低了提取温度，对不耐热物质实用性较好。

2. 微波提取法的特点 与传统提取方法相比，微波提取的优势包括选择性高、可以提高收率及提取物纯度、高效快速、节省溶剂、污染小、质量稳定、节能等。可以避免长时间的高温引起样品的分解，特别适合于处理热敏性组分或从天然物质中提取有效成分，可实行多份试样同时处理，也特别适合于处理大批量样品。

（四）生物酶解技术

酶是由活细胞产生，并可在细胞内或细胞外起催化作用的一类蛋白质。具有催化效率高，作用专一性强和催化条件温和等特点，用于工业可提高生产率，降低能耗，改善劳动条件，减少污染，简化工艺程序，还可以生产出其他方法难以得到的产品。因此，酶不仅用于食品和化工行业，还可用于基因工程、细胞工程等新技术领域。在天然药物提取中的应用研究才十几年的历史，但已取得了较好的效果，还有很大的发展空间。

大部分植物药的有效成分都是包裹在细胞壁内，而植物药的细胞壁是由纤维素、半纤维素、果胶质、木质素等物质构成的致密结构。在提取药用植物有效成分过程中，有效成分向提取介质扩散时，必须克服细胞壁及细胞间质的双重阻力。选用适当的酶作用于药用植物材料，如能水解纤维素的纤维素酶、水解果胶质的果胶酶等，可以通过酶反应温和地分解细胞壁及细胞间质中的纤维素、半纤维素、果胶质等成分，破坏细胞壁的致密构造，引起细胞壁及细胞间质结构产生局部疏松、膨胀、崩溃等变化，减小细胞壁及细胞间质等传质屏障对有效成分从胞内向提取介质扩散的传质阻力，从而有利于有效成分的溶出。在提高溶出效率的同时，还可选用木瓜蛋白酶、菠萝蛋白酶、葡萄糖苷酶等适当的酶作用于药用植物，将通常认为无效的杂质如淀粉、蛋白质、果胶等分解除去，为后续的分离精制、改善提取澄清度创造有利条件。选用适当的酶，还可以促进某些极性低的脂溶成分转化成糖苷类易溶于水的成分而有利于提取。

第三节 天然药物化学成分的分离精制方法

天然药物的提取液通常是混合物，需要进一步分离才能得到化学成分的单体。天然药物化学成分的分离是根据提取物中各种成分之间物理或者化学性质的差异，运用一定的方法使各成分彼此分开从而获得单一化合物的过程。当获得的化学成分有一定纯度但仍有一些杂质时，进一步将杂质除去的分离过程习惯上称为纯化或精制。分离过程可粗略地分为部位分离和单体分离两个阶段，但这两个阶段并没有明显的界限，根据不同药材化学成分的具体情况可以灵活取舍。

天然药物化学成分的分离方法很多，分离原理通常是根据天然药物中各化学成分在溶解度、两相溶剂中分配系数、吸附性、解离程度和分子大小等性质上的差异进行分离。下面介绍天然药物化学成分分离的一些常用方法。

一、溶剂法

（一）酸碱溶剂法

利用混合物中各组分酸碱性的不同而进行分离。对于难溶于水的有机碱性成分，如生物碱类可与无机酸成盐溶于水，借此可与非碱性难溶于水的成分分离；对于具有羧基或酚羟基的酸性成分，难溶于酸水可与碱成盐而溶于水；对于具有内酯或内酰胺结构的成分可被皂化溶于水，借此与其他难溶于水的成分分离。具体操作时，可将总提取物溶于亲脂性有机溶剂（常用乙酸乙酯），用酸水、碱水分别萃取，将总提取物分成碱性、酸性、中性三个部位。当然也可将总提取物溶于水，调节 pH 后用有机溶剂萃取。如此所得碱性或酸性部位中，存在着碱度或酸度不同的成分，还可用 pH 梯度法萃取进一步分离各碱度或酸度不同的成分。

使用酸碱溶剂法时要注意酸性或碱性的强度、与被分离成分接触的时间、加热温度和时间等，避免在剧烈条件下某些化合物结构发生不可逆变化。

（二）溶剂萃取法

根据被分离物质在两相溶剂中的溶解度即分配系数不同而达到分离与精制目的的分离方法。不同天然药物、不同化学成分有不同分离方法，除各自特定的分离方法外，一般是将天然药物先用甲醇或乙醇提取，提取液回收溶剂后，将得到的提取物水溶液（或水混悬液）先用石油醚（或环己烷）萃取，再用乙酸乙酯（或三氯甲烷）萃取，最后用水饱和正丁醇萃取。石油醚层含极性小的脂溶性化合物；乙酸乙酯层含中等极性化合物如单糖苷类、黄酮及多极性官能团化合物；正丁醇层含有极性较大的化合物，如低聚糖苷类及其他水溶性成分；水层中的化合物极性最大，如含糖数目较多的苷类、糖类、氨基酸、蛋白质以及其他极性很大的水溶性化合物等（图 2－1）。

二、沉淀法

沉淀法是基于有些天然药物中化学成分能与某些试剂生成沉淀，或加入某些试剂后可降低某些成分在溶液中的溶解度而自溶液中析出的一种方法。如果将需要分离获得的成分生成沉淀，这种沉淀反应必须是可逆的；如果是不需要的成分，则将生成的沉淀除去，故此时所应用的沉淀反应可以是不可逆的。

（一）溶剂沉淀法

在混合组分的溶液中加入与该溶液能互溶的溶剂，改变混合组分溶液中某些成分的溶解度，使其从

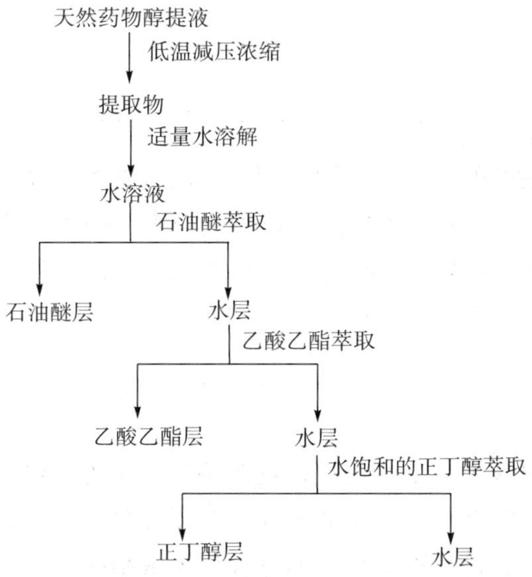

图 2－1　溶剂萃取法

溶液中析出。改变加入溶剂的极性或数量而使沉淀逐步析出称为分级沉淀。如在含有多糖类或蛋白质的水溶液中，分次加入乙醇，使含醇量逐步增高，逐级沉淀出分子量范围由大到小的蛋白质、多糖、多肽等；在含皂苷的乙醇溶液中分次加入乙醚或乙醚－丙酮混合液可使极性有差异的皂苷逐段沉淀出来。

（二）专属试剂沉淀法

某些试剂能选择性地沉淀某类成分，称为专属试剂沉淀法。如雷氏铵盐等生物碱沉淀试剂能与生物碱类生成沉淀，可用于分离生物碱与非生物碱类成分，以及季铵型生物碱与其他生物碱的分离；胆甾醇能使甾体皂苷在乙醇溶液中生成沉淀，进而与其他苷类成分分离；明胶能沉淀鞣质，可用于分离或除去鞣质等。

（三）盐析法

在天然药物水提液中，加入无机盐至一定浓度或达到饱和状态，可使某些成分在水中的溶解度降低，从而与水溶性大的杂质分离。常用作盐析的无机盐有氯化钠、硫酸钠、硫酸镁、硫酸铁等。例如在黄藤中提取掌叶防己碱、自三颗针中提取小檗碱，在生产上都是用氯化钠或硫酸铵盐析制备。有些成分如原白头翁素、麻黄碱、苦参碱等水溶性较大的物质，在提取时，亦往往先在水提液中加入一定量的食盐，再用有机溶剂提取。

三、透析法

透析法就是利用半透膜（或透析袋）能够透过小分子而留下大分子的特性，将大分子有效成分与无机盐、单（双）糖、氨基酸等小分子分离的操作方法。在生物大分子制备过程中除去盐、少量有机溶剂、生物小分子杂质和浓缩样品，透析法最简便。常用的半透膜有：动物体的生物膜（如猪、牛的膀胱膜）、火棉胶膜、羊皮纸膜、玻璃纸膜、蛋白胶膜。但用得最多的是纤维素制成的透析膜，为了加快透析速度，还可应用电透析法，即在半透膜旁边纯溶剂两端放置两个电极，接通电路，则透析膜中带有正电荷的成分如无机阳离子、生物碱等向阴极移动，而带负电荷的成分无机阴离子、有机酸等则向阳极移动，中性化合物及高分子化合物则留在透析膜中。

四、分馏法

对于完全能够互溶的液体系统，可利用各成分沸点的不同而采用分馏法。天然药物化学成分的研究工作中，挥发油及一些液体生物碱的分离即常用分馏法。例如毒芹总碱中的毒芹碱和羟基毒芹碱，前者沸点166~167℃，后者为226℃，彼此相差较远，即可利用沸点的不同通过分馏法分离。一般来说，液体混合物沸点相差在100℃以上，可将溶液重复蒸馏多次即可达到分离目的，沸点相差在25℃以下，则需要采用分馏柱，沸点相差越小，需要的分馏装置越精细。

五、结晶法

结晶是溶质从成分复杂的母液中析出的过程，是制备纯物质的有效方法。是利用混合物中各成分在溶剂中的溶解度差异及与温度的相互依赖关系的不同，将要分离纯化的化合物从粗品混合物中分离出来的方法。初析出的结晶往往不纯，进行再次结晶的过程称为重结晶。

结晶法的关键是选择适宜的结晶溶剂。理想的结晶溶剂应该具备以下条件：对欲纯化的成分热时溶解度大、冷时溶解度小，而对杂质则冷热都不溶或者冷热都易溶；溶剂的沸点适中；与欲结晶的成分不发生化学反应，尽可能安全、廉价、易得等。常用于结晶的溶剂有甲醇、乙醇、丙酮、乙酸乙酯、乙酸、吡啶等。当用单一溶剂不能达到结晶时，可用两种或两种以上溶剂组成的混合溶剂进行结晶操作。混合溶剂一般由两种互溶的溶剂组成，其中一种对欲结晶的成分溶解度大，而另一种则溶解度小。先将欲结晶的样品加热溶解于尽可能少量的对其溶解度大的溶剂中，然后向热溶液中滴加溶解度小的第二种溶剂至浑浊，这时再滴加第一种易溶的溶剂使其溶解，溶液在该点达到饱和状态，当冷却时则析出结晶。结晶的纯度可由化合物的晶型、色泽、熔点和熔距、薄层色谱或高效液相色谱法等作初步鉴定。

六、色谱分离法 微课1

色谱分离法是天然药物化学成分分离中最常应用的方法，其最大的优点在于分离效能高、快速简便。通过选用不同分离原理、不同操作方式、不同色谱材料或将各种色谱组合应用，可达到对各类型药物成分的分离和精制，亦可用于化合物的鉴定。

（一）吸附色谱

吸附色谱是利用吸附剂对被分离化合物分子的吸附能力的差异，而实现分离的一类色谱。常用的吸附剂包括硅胶、氧化铝、活性炭、聚酰胺等。硅胶吸附色谱的应用较广泛，天然药物各类化学成分大多均可用其进行分离；氧化铝吸附色谱的应用范围有一定限制，主要用于碱性或中性亲脂性成分的分离，如生物碱、甾体类、萜类等成分；活性炭主要用于分离水溶性物质如氨基酸、糖类及某些苷类；聚酰胺色谱以氢键作用为主，主要用黄酮类、蒽醌类及鞣质类等成分的分离。

（二）凝胶色谱（排阻色谱、分子筛色谱）

凝胶色谱原理主要是分子筛作用，根据凝胶的孔径和被分离化合物分子的大小而达到分离目的。凝胶是具有多孔隙网状结构的固体物质，被分离物质的分子大小不同，它们能够进入到凝胶内部的能力不同，当混合物溶液通过凝胶柱时，比凝胶孔隙小的分子可以自由进入凝胶内部，而比凝胶孔隙大的分子不能进入凝胶内部，只能通过凝胶颗粒间隙。因此移动速率有差异，分子大的物质不被迟滞（排阻），保留时间则较短，分子小的物质由于向孔隙沟扩散，移动被滞留，保留时间则较长，而达到分离（图2-2）。

商品凝胶的种类很多，常用的是葡聚糖凝胶、羟丙基葡聚糖凝胶。

葡聚糖凝胶（Sephadex G）是由葡聚糖（右旋糖酐）和甘油基通过醚桥（—O—CH_2—CHOH—CH_2

O—）相交联而成的多孔性网状结构，在水中溶胀。凝胶颗粒网孔大小取决于所用交联剂的数量及反应条件。加入交联剂越多（即交联度高），网孔越紧密，孔径越小，吸水膨胀也越小；交链度低则网孔稀疏，吸水后膨胀大。商品型号即按交联度大小分类并以吸水量（干凝胶每1g吸水量×10）表示，如Sephadex G－75，含义是此干凝胶吸水量为7.5ml/g，Sephadex G－100的吸水量为10ml/g。Sephadex G只适于水中应用，不同规格适合分离不同分子量的物质。有关性能见表2－2。

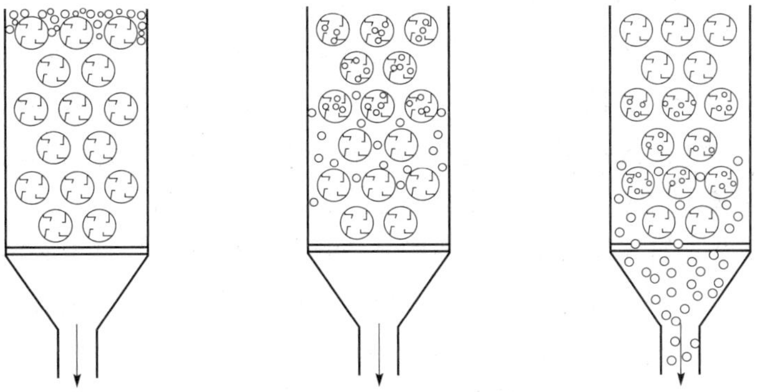

图2－2 凝胶过滤色谱示意图

（a）样品通过凝胶柱前待分离的混合样品液通过凝胶柱，不同分子量物质聚集于柱床表面；（b）样品液正通过凝胶柱，小分子物质进入凝胶内部孔隙，大分子物质随流动相直接往下移动；（c）样品通过凝胶柱后，大分子物质行程短，通过凝胶柱快，先流出凝胶柱；小分子物质在不同凝胶孔隙中移动，逐步往下移动，通过凝胶柱慢

表2－2 Sephadex G的性质

型号	吸水量（ml/g）	柱床体积（ml/g）	分离范围（分子量）		最少溶胀时间（小时）	
			蛋白质	多糖	室温	沸水浴
G－10	1.0±0.1	2～3	<700	<700	3	1
G－15	1.5±0.2	2.5～3.5	<1500	<1500	3	1
G－25	2.5±0.2	4～6	1000～1500	100～5000	6	2
G－50	5.0±0.3	9～11	1500～30000	500～10000	6	2
G－75	7.5±0.5	12～15	3000～70000	1000～50000	24	3
G－100	10.0±1.0	15～20	4000～150000	1000～100000	48	5
G－150	15.0±1.5	20～30	5000～400000	1000～150000	72	5
G－200	20.0±2.0	30～40	5000～800000	1000～200000	72	5

羟丙基葡聚糖凝胶（Sephadex LH－20）既有亲水性又有亲脂性，它是在Sephadex G－25的羟基上引入羟丙基而成醚状结合态。与Sephadex G比较，Sephadex LH－20分子中羟基总数不变，但碳原子所占比例相对增加，因此不仅可在水中应用，也可在极性有机溶剂或它们与水组成的混合溶剂中膨胀使用，扩大了使用范围。亲水性凝胶尚有聚丙烯酰胺凝胶（Sephacrylose）、琼脂糖凝胶（Sepharose）等，都适用于分离水溶性大分子化合物。

（三）离子交换色谱

离子交换色谱法是利用各种离子型化学成分与离子交换树脂等进行交换反应时，因交换平衡的差异或亲和力差异而达到分离的一种分离方法。该法是以离子交换树脂为固定相，用水或与水混合的溶剂为流动相，在流动相中存在的离子型成分与树脂进行离子交换反应而被吸附。离子交换色谱法主要适合离子型化合物的分离，如生物碱、氨基酸、有机酸、肽类和黄酮类成分。化合物与离子交换树脂进行离子交换反应的能力强弱，主要取决于化合物解离度的大小和带电荷的多少等因素，化合物解离度大（酸性或碱性强），则易交换在树脂上，而较难洗脱。因此，当具不同解离度成分的混合物被交换在树脂上时，解离度小的化合物先于解离度大的化合物被洗脱。

1. 离子交换树脂的类型 离子交换树脂是一种不溶性的高分子化合物，具有特殊的网状结构，网状结构的骨架是由苯乙烯通过二乙烯苯交联聚合而成，骨架上带有能解离的基团作为交换离子。根据交换离子的不同可将其分为阳离子交换树脂和阴离子交换树脂。

2. 离子交换树脂的选择 ①被分离的物质为生物碱阳离子时，选用阳离子交换树脂；为有机酸阴离子时，选用阴离子交换树脂。②被分离的离子吸附性强，选用弱酸或弱碱型离子交换树脂，如用强酸或强碱型树脂，则由于吸附力过强而很难洗脱；被分离的离子吸附性弱，应选用强酸或强碱型离子交换树脂，如用弱酸或弱碱型离子交换树脂则不能很好地交换或交换不完全。③被分离物质分子量大，选用低交联度的树脂；分子量小，选用高交联度的树脂。④作分离色谱用的离子交换树脂颗粒要求较细，一般用200目左右；作提取离子型成分用的树脂，粒度可较粗，可用100目左右；制备无离子水用的树脂可用16～60目。

除了离子交换树脂外，还可用离子交换纤维和离子交换凝胶来进行分离。离子交换纤维和离子交换凝胶是在纤维素或葡聚糖等大分子的羟基上，通过化学反应引入能释放离子的基团所形成，如二乙氨基乙基纤维素（DEAE－cellulose）和羧甲基纤维素（CM－cellulose）、二乙氨基乙基葡聚糖凝胶（DEAE－sephadex）、羧甲基葡聚糖凝胶（CM－sephadex）等。它们既有离子交换性质，又有分子筛的作用，对水溶性成分的分离十分有效。主要用于分离纯化如蛋白质、多糖、生物碱和其他水溶性成分等。

（四）大孔吸附树脂色谱

一般为白色球状颗粒，通常分为非极性和极性两类。因其理化性质稳定，不溶于酸、碱及有机溶剂中，所以在天然化合物的分离和富集工作中被广泛应用。大孔吸附树脂主要以苯乙烯、α－甲基苯乙烯、甲基丙烯酸甲酯、丙氰等为原料，加入一定制孔剂甲酰胺聚合而成，多为球状颗粒，直径一般在0.3～1.25nm，有非极性（产品如HPD－100，HPD－300，D－101，X－5，H－103）、中等极性（产品如AB－8，DA－201，HPD－400）和极性（产品如NKA－9，S－8，HPD－500）之分。大孔吸附树脂是吸附性和分子筛原理相结合的分离材料，它的吸附性是由于范德华力或产生氢键的结果。大孔树脂包含许多具有微观小球的网状孔穴结构，颗粒的总面积很大，具有一定的极性基团，使大孔树脂具有较大的吸附能力；另一方面，分子筛原理是由于其本身多孔性结构的性质所决定，这些网状孔穴的孔径有一定的范围，使得它可根据分子量的不同，对通过孔径的化合物具有一定的选择性。

实际工作中，常先将欲分离的混合物的水溶液通过非极性大孔树脂柱后，依次用水、浓度由低到高的含水甲（乙）醇溶液、甲（乙）醇洗脱，可将混合物分离成若干组分。大孔吸附树脂的再生处理比较方便，再生时用1mol/L盐酸和1mol/L氢氧化钠溶液顺次浸泡洗涤，最后用蒸馏水洗至中性，浸泡于甲醇或乙醇中贮存，临用前用蒸馏水洗尽醇即可使用。

（五）分配色谱

分配色谱是以液体作为固定相和流动相的液相色谱法。其原理是利用混合物中各成分在固定相和流动相两种不相混溶的液体之间连续分配，由于各种成分在两相间的分配系数不同，从而达到相互分离的目的。若固定相的极性大于流动相的极性，称为正相分配色谱，若固定相的极性小于流动相的极性，则称反相分配色谱。

在分配色谱中，由于固定相和流动相均为液体，选用的溶剂应该是互不相溶的，但实际上相互间总会有少许的溶解，即使是极少量的互溶，在大量的洗脱剂的洗脱下，会使固定相液膜流失而影响分离，故在操作前，要使两相预先相互饱和。为了避免操作上的麻烦和提高固定相的稳定性，现在一般使用键合固定相材料，如常用的反相硅胶分配色谱填料系将普通硅胶经下列方式化学修饰，键合上长度不同的烃基（R），在载体硅胶上形成一层亲油性表面。

$$-\overset{|}{\underset{|}{\mathrm{Si}}}-\mathrm{OH} + \mathrm{X}-\overset{|}{\underset{|}{\mathrm{Si}}}-\mathrm{R} \longrightarrow -\overset{|}{\underset{|}{\mathrm{Si}}}-\mathrm{O}-\overset{|}{\underset{|}{\mathrm{Si}}}-\mathrm{R} + \mathrm{HX} \quad (\mathrm{X}=\text{卤原子、烷氧基})$$

键合的烃基通常为乙基（$-C_2H_5$）、辛基（$-C_8H_{17}$）和十八烷基（$-C_{18}H_{37}$），分别命名为 RP－2、RP－8 和 RP－18，它们的亲脂性强弱顺序为：RP－18 > RP－8 > RP－2。

七、分离新技术和新方法

（一）高效液相色谱

高效液相色谱（high performance liquid chromatography，HPLC）是在经典的常规柱色谱基础上发展起来的一种新型快速分离分析技术，其分离原理与常规柱色谱相同，包括吸附色谱、凝胶色谱、分配色谱、离子交换色谱等多种方法。高效液相色谱采用了微粒型填充剂和高压匀浆装柱技术，洗脱剂由高压输液泵压入柱内，并配有高灵敏度的检测器和自动描记及收集装置，从而使它在分离速度和分离效能等方面远远超过常规柱色谱，具有高效化、高速化和自动化的特点。而且高效液相色谱还保持了液相色谱对样品的适用范围广，流动相改变灵敏度大的优点，对于难气化、分子量较高的成分或对热不稳定的成分都可应用。制备型的高效液相色谱还能用于较大量分离制备纯度较高的样品，因而在天然药物化学成分的分离、定性检识和定量分析等方面已占有越来越重要的地位。

（二）液滴逆流色谱

液滴逆流色谱（droplet counter current chromatography，DCCC）是一种在逆流分配法基础上改进的液－液分配技术，它要求流动相通过固定液相柱时能形成液滴。流动相形成的液滴在细的分配萃取管中与固定相有效地接触、摩擦、不断形成新的表面，促进溶质在两相溶剂中的分配，使混合物中的各化学成分在互不混溶的两相液滴中因分配系数不同而达到分离。该法适用于各种极性较强的天然药物化学成分的分离，如苷类等难分离的强极性成分，更适用于制备性纯化。其分离效果往往比逆流分配法好，且不会产生乳化现象，用氮气压驱动流动相，被分离物质不会因遇大气中氧气而氧化，但本法必须选用能生成液滴的溶剂系统，且处理样品量小，并需要有专门设备。

（三）高速逆流色谱

高速逆流色谱（high speed counter current chromatography，HSCCC）是一种不用固态支撑体或者载体的液－液分配色谱技术。该法利用聚氟乙烯螺旋分离柱的方向性和特定的高速行星式旋转所产生的离心力作用，使无载体支持的固定相稳定地保留在分离柱中，并使样品和流动相单向、低速通过固定相，使互不相溶的两相不断充分地混合，随流动相进入螺旋分离柱的混合物中的各成分在两相之间反复分配，按分配系数的不同而逐渐分离并被依次洗脱。在流动相中分配系数大的化学成分先被洗脱，反之，在固定相中分配系数大的化学成分后被洗脱。

高速逆流色谱法由于不需要固体载体，克服了其他液相分配色谱中因为采用固体载体所引起的不可逆吸附消耗、样品的变性污染和色谱峰畸形拖尾等缺点，且溶剂固定相保留值高达 50% 以上，性能稳定，样品可定量回收，还具有重现性好、分离纯度高和速度较快等特点，适用于皂苷、生物碱、黄酮、蒽醌、木脂素、三萜酸性化合物、蛋白质和糖类等化合物的分离和精制。

（四）高效毛细管电泳色谱

高效毛细管电泳色谱（high performance capillary electrophoresis，HPCE）是 20 世纪 80 年代末发展起来的，是经典的电泳和现代微柱分离相结合的一种仪器分析方法。在药物分析中，最常用的分离模式有毛细管区带电泳，胶束电动毛细管色谱电泳和毛细管凝胶电泳。是一种在空芯、微小内径的毛细管（内径10～200μm）中进行的大、小分子的高效分离技术，毛细管两端分别浸入缓冲液中，分别插入连有高压电源的电极，该电压使分析样品沿毛细管迁移，根据被分离物之间电荷和体积的不同，各种分子在高电压下被分离，在自由区带毛细管电泳中，电泳的移动和电渗流导致了分离。电渗流的大小取决于电场强度、电解质的pH、缓冲液的组成和离子强度、内摩擦和毛细管表面等特点，这些因素能单一或互相结合地提高分离效果，检测可使用UV直接通过毛细管上的小窗口进行检测，也可选择二极管阵列、激光诱发荧光、电化学和质谱检测器检测。样品进样方式是应用气压或电压将样品压入毛细管中完成。高效毛细管电泳具有多样化分离模式，其分离的机制是不同的，它们之间具有相互补充的作用。

毛细管电泳具备以下优点：高效，理论塔板数大于10^5；快速，一般在十几分钟内完成分离；微量，进样所需的样品体积一般为1～50μl；多模式，可根据需要选用不同的分离模式且仅需一台仪器；经济，实验消耗不过几毫升缓冲溶液，维持费用很低；自动化程度高；应用范围广等。

但是毛细管电泳同时也有它的缺点：进样量少，因而制备能力差；毛细管直径小，光路短，灵敏度较低；电渗会因样品组成不同而变化，进而影响分离重现性等。

（五）亲和色谱

亲和色谱（affinity chromatography，AC）是基于分子间高亲和力与高专一性可逆结合原理的一种独特的色谱分离方法，通过模拟生物分子之间可逆的特异性相互作用，利用偶联了亲和配基的吸附介质为固定相来亲和吸附目标化合物，是吸附色谱的发展。该方法能从复杂的样品中选择性分离和分析特定化学成分。在亲和色谱中，先将能与目标化合物特异结合的配基固定于填料载体上制备色谱柱，再将含目标化合物的混合物通过色谱柱，只有与色谱柱中配基表现出亲和性的目标化合物才可与配基结合，保留在色谱柱上，最后被吸附的目标化合物通过改变流动相的组成被洗脱，从而与其他化学成分分离。亲和色谱主要用于蛋白质尤其是酶、抗原、抗体的分离与纯化。随着技术的不断发展，其应用范围也不断扩大。

第四节　天然药物有效成分化学结构的研究方法

从天然药物中经过提取、分离、精制得到的有效成分，必须鉴定或测定其化学结构，才可能为深入探讨有效成分的生物活性、构效关系、体内代谢以及进行结构改造、人工合成等研究提供必要的依据。因此，天然药物中有效成分的鉴定和结构测定，是本学科的重要内容之一。

从天然药物中分离得到生理活性物质，获得量甚少，有时仅几个毫克，难以采用经典的化学方法（如化学降解、衍生物合成等）进行结构研究，所以主要依靠谱学分析的方法解决问题。即尽可能在不消耗或少消耗试样的条件下通过测定得到各种图谱，获取尽可能多的结构信息，而后加以综合分析，并充分利用文献数据进行比较分析，必要时配合化学手段，以推断并确认化合物的平面结构乃至立体结构。

>>> 知识链接

严谨的天然药物有效成分结构鉴定

天然药物化学研究极其重要的一个部分就是化合物结构鉴定。研究的一般程序包括化合物类型初步判断、分子量的确定、平面结构的确定以及立体结构的确定等。对于不同的环节常常可选用多种方法、技术、手段。可以通过样品在提取分离时的理化性质或者结合相关文献对化合物结构类型进行初步判断；紫外光谱主要提供分子部分的结构信息，只能作为化合物结构鉴定的辅助手段；红外光谱主要用于官能团的确认、芳环取代类型的判断等；化合物分子式可以利用元素分析和质谱进行确定，目前高分辨质谱具有突出优势，用微量样品就可得到准确的分子式和大量的结构信息。核磁共振谱对于化合物精确结构的鉴定极为重要，能提供分子中有关氢及碳原子的类型、数目、互相连接方式、周围化学环境以及构型、构象等结构信息；旋光光谱、圆二色光谱、X射线衍射等方法可以确定化合物的绝对构型。天然药物化学成分结构的准确性对药物的安全性至关重要，因此，对化合物进行结构鉴定常常复杂且繁琐，往往需要通过多种手段进行确证。

一、化合物的纯度测定

在进行有效成分的结构研究之前，必须对该成分的纯度进行检验，以确证其为单体化学成分，这是鉴定或测定化学结构的前提。纯度检查的方法很多，除检查有无均匀一致的晶形，有无明确、敏锐的熔点等外，一般常用各种色谱法如薄层色谱（TLC）、纸色谱（PC）、气相色谱（GC）或高效液相色谱（HPLC）等方法对其进行纯度检验。通常样品在薄层板上用三种展开系统进行检查均显示单一斑点，GC 或 HPLC 显示单峰，结晶样品的熔距为 0.5～1.0℃，液体样品的沸程在 5℃以内，即认为是较纯的单体化学成分，可用于化合物的鉴定和结构测定。

二、结构研究的主要程序

天然药物化学成分研究的程序和采用的方法大致如图 2－3 所示。

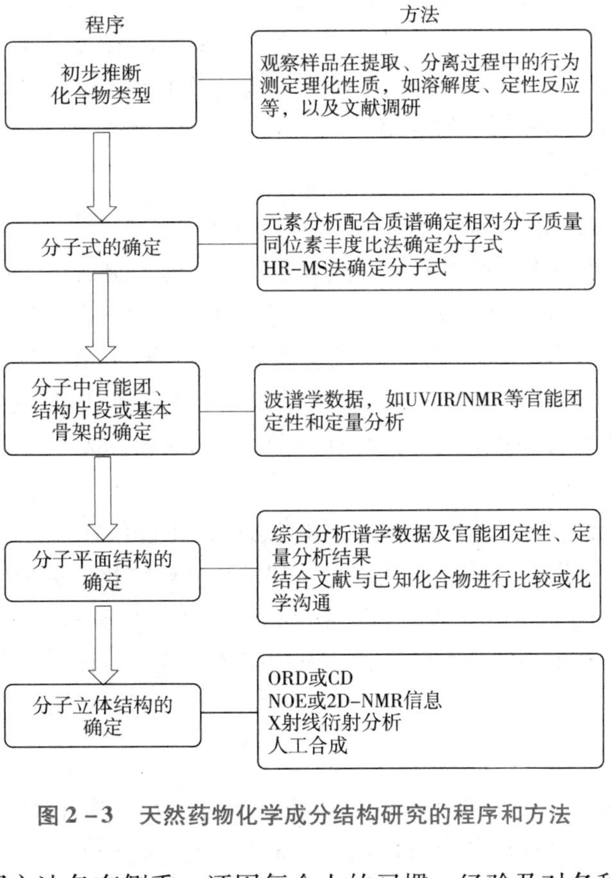

图 2－3　天然药物化学成分结构研究的程序和方法

其中，每个环节的应用方法各有侧重，还因每个人的习惯、经验及对各种方法熟练运用、掌握的程度而异。对已知化合物的结构鉴定更可大大简化，很难说有一个固定的过程。通过一定的依据判断其可能为已知化合物时，在有对照品的情况下，最好用对照品同时进行熔点、混合熔点、色谱和红外光谱（IR）对照。如果样品与对照品的熔点相同，混合熔点不降低，色谱中的 R_f 值相同，IR 谱相同，则可判定样品与对照品为同一化合物。

另外，无论对于未知还是已知化合物的结构鉴定有一点是共同的，即文献检索、调研工作几乎贯穿结构研究工作的全过程。大量事实证明，分类学上亲缘关系相近的植物，如同属、同种、相近种属的植物，往往含有结构类型、结构骨架类似甚至结构相同的化合物，因而在进行提取分离工作之前，要先利用中、外文主题索引按中药名称或者拉丁学名查阅同属、同种、相近种属的化学研究文献，充分了解和利用前人的研究工作。了解前人从该种或相近属种植物的哪个药用部位中分到了哪些成分的同时，还要去深入了解该种或该类成分出现在哪个溶剂提取部位、用哪种方法得到的、具有什么性质、分子式、熔点、颜色反应、色谱行为以及各种谱学数据和它们的生物合成途径，最好整理概括成一览表用于检索、比较。通常在确认所得化合物的纯度后，要根据该化合物在提取、分离过程中的行为、物理和化学性质的有关数据，对比上述文献调研结果，分析推断所得化合物的类型及基本骨架，可利用如分子式索引或主题索引（如推测为已知化合物）查阅各种专著、手册、综述，或通过系统查阅美国化学文摘，进一步全面比较有关数据来判断所得化合物是“已知”还是“未知”化合物。目前，通过 SciFinder Scholar 数据库检索，可以很快达到此目的。

三、结构测定常用的波谱分析技术 微课2

目前，波谱分析等近代技术已成为确定天然药物有效成分化学结构的主要手段，尤其是最近发展起来的超导核磁共振技术的普及和各种二维核磁共振谱（two dimension nuclear magnetic resonance）及质谱新技术的开发利用，使其进一步具备了灵敏度高、选择性强、用量少及快速、简便的优点，大大加快了确定化合物结构的速度并提高了准确性。红外光谱（IR）、紫外光谱（UV）、核磁共振光谱（NMR）和质谱（MS）等波谱分析方法的基本知识已在分析化学课程中作过介绍，这里仅对这些波谱方法在天然药物有效成分结构鉴定中的应用做简要的介绍。

（一）紫外 - 可见吸收光谱

化合物的紫外光谱（ultraviolet-visible spectra，UV - vis）是由分子中的价电子吸收一定波长（200 ~ 800nm）的光从基态跃迁到激发态而产生的。一般来说，对于饱和碳氢化合物，由于 $\sigma \rightarrow \sigma^*$ 跃迁需要较高的能量，超出了正常的紫外可见光范围，所以在上述区域无吸收；若含有杂原子基团（如 *N*、*O*、*S*）时，虽有 $n \rightarrow \sigma^*$ 跃迁，但只能在 200 ~ 210nm 附近有末端吸收，对于结构解析提供的信息较少。一般来说，UV 光谱主要提供分子中的共轭体系的结构信息，如分子中含有共轭双键、α,β - 不饱和羰基（醛、酮、酸、酯）结构的化合物及芳香化合物。这些化合物可因 $n \rightarrow \pi^*$ 或 $\pi \rightarrow \pi^*$ 跃迁而在紫外光谱中显示强吸收，因而能够提供的信息较多。

一般来说，UV 光谱主要可提供分子部分的结构信息，而不能给出整个分子的结构信息，所以只能作为化合物结构鉴定的辅助手段。对具有共轭体系结构的天然药物化学成分的结构确定具有一定的实际应用价值。如黄酮类、香豆素类等化合物的 UV 光谱，在加入一定诊断试剂后因分子结构中的取代类型、数目、排列方式不同而发生一定规律的变化，可根据这些变化推断化合物的精细结构，如取代基的位置、种类和数目。

（二）红外光谱

红外光谱（infrared spectra，IR）是由分子的振动—转动能级跃迁引起的，范围在 4000 ~ 625cm^{-1} 区域。其中 1250cm^{-1} 以上的区域为特征频率区（functional group region），特征官能团如羟基、氨基、羰基、芳环等的吸收均出现在这个区域。1250 ~ 625cm^{-1} 的区域为指纹区（finger print region），出现的峰主要是由 C - X（X = *C*，*O*，*N*）单键的伸缩振动及各种弯曲振动而引起。峰带特别密集，形状比较复杂。如果被测物质与已知对照品的红外光谱完全一致，则可推测是同一物质。但在少数情况下也有例外，如正二十二烷与正二十三烷，它们的官能团和化学环境基本一致。红外光谱主要用于官能团的确认、芳环取代类型的判断等。在某些情况下 IR 也可以用于天然药物化学成分构型的确定，如 25*R* 与

25*S* 型螺甾烷型皂苷元，在 960 ~ 900cm^{-1}附近有显著区别，很容易鉴别。

如果被测定物是已知物，只要和已知对照品做一张共红外光谱图，如果二者红外光谱完全一致，则可推测是同一物质。如无对照品，也可检索有关红外光谱数据图谱文献。如果被测物结构基本已知，可能某一局部构型不同，在指纹区就会有差别。

（三）质谱

质谱（mass spectrometry，MS）是利用分子被离子化后在电场与磁场的共同作用下进入收集器被记录到的分子离子及碎片的质量和强度信息，横坐标以质荷比表示（m/z），纵坐标以相对强度表示。与红外光谱、紫外光谱和核磁共振谱不同，MS 是表征碎片离子的质量谱，而不是吸收光谱。质谱仪按应用可分为同位素质谱仪、无机质谱仪和有机质谱仪，有机化合物结构解析主要应用有机质谱仪。质谱仪包括进样系统、离子源、质量分析器、离子收集、检测和记录系统。质谱法的优点是用微量样品就能得到大量的结构信息。

随着现代分析技术的飞速发展，新的离子源不断出现，使质谱在确定化合物分子量、元素组成和由裂解碎片检测官能团、辨认化合物类型、推导碳骨架等方面发挥着重要作用。在结构解析中主要是通过分子离子峰获得分子量信息，运用高分辨的质谱还可获得化合物的分子式；用碎片峰结合分子离子峰推测结构；运用串联质谱技术还可以达到对混合离子信息进行分离后再鉴定的目的。按离子源划分常见的电子轰击质谱、快原子轰击质谱、电喷雾质谱等。

1. 电子轰击质谱（electron impact mass spectrometry，EI－MS）　EI 是目前应用最普遍、发展最成熟的电离方法。样品气化后，气态分子受到一定能量的电子轰击，大多数分子电离后生成缺一个电子的分子离子，并可以继续发生键的断裂形成“碎片”离子。EI 的特点是样品需要气化，能得到较多的碎片离子信息，为解析化合物的结构提供较多的信息，有较好的重现性，其裂解规律的研究也最为完善，已经建立了数万种有机化合物的标准谱图库可供检索，但当样品相对分子质量较大或对热稳定性差时，常常得不到分子离子峰，因而不能测定这些样品的相对分子质量。后来开发的各种离子源技术基本上都是为了弥补电子轰击离子源的不足。

2. 化学电离质谱（chemical ionization mass spectrometry，CI－MS）　CI 的离子源与 EI 相似，区别是离子源中含有较高浓度的反应气体，如 CH_4、H_2、NH_3等。化学电离中样品经加热气化后，进入反应室，与反应气体发生离子－分子反应，使样品分子实现电离。利用化学电离源，即使是不稳定的化合物，也能得到较强的准分子离子峰，即 M ±1 峰，从而有利于确定其分子量。化学电离的特点是样品需要气化，准分子离子峰的强度高，便于推算分子量，但此法的缺点是碎片离子峰较少，可提供的有关结构方面信息少。

3. 场解吸质谱（field desorption mass spectrometry，FD－MS）　将样品吸附在作为离子发射体的金属丝上送入离子源，只要在细丝上通以微弱电流，提供样品从发射体上解吸的能量，解吸出来的样品即扩散到高场强的场发射区域进行离子化。FD－MS 特别适用于难气化和热稳定性较差的固体样品分析，如有机酸、糖苷类、甾体类、氨基酸、生物碱、肽类和核苷酸等。此法的特点是常产生明显的准分子离子 $[M+1]^+$、$[M+Na]^+$、$[M+K]^+$峰，并且随着发射丝电流的降低离子碎片峰越来越少，而准分子离子峰越发突出。

4. 快原子轰击质谱（fast atom bombardment mass spectrometry，FAB－MS）　将样品分散于基质（常用甘油等高沸点溶剂）制成溶液，涂布于金属靶上送入 FAB 离子源中，将经强电场加速后的惰性气体中性原子束对准靶上样品轰击。基质中存在的缔合离子及经快原子轰击产生的样品离子一起被溅射进入气相，并在电场作用下进入质量分析器。样品若在基质中的溶解度小，可预先用能与基质互溶的溶剂（如甲醇、乙腈、H_2O、DMSO、DMF 等）溶解，然后再与基质混匀。此方法常用于大分子极性化合物特别是糖苷类化合物的研究。除得到分子离子峰外，还可得到糖和苷元的结构碎片峰，从而弥补了

FD－MS 的不足。由于配备了阴离子捕获器，还可以给出相应的阴离子质谱。另外，由于离子寿命较长，可以获得高分辨质谱。

5. 基质辅助激光解吸电离质谱（matrix-assisted laser desorption mass spectrometry，MALDI－MS） 是将样品溶解于在所用激光波长下有强吸收的基质中，利用激光脉冲辐射分散在基质中的样品使其解离成离子，并根据不同质荷比的离子在仪器无场区内飞行和到达检测器时间，即飞行时间的不同而形成质谱，此种质谱技术除可用于小分子化合物测定外，特别适用于结构较为复杂，不易气化的大分子如多肽、蛋白质的研究。

6. 电喷雾电离质谱（electrospray ionization mass spectrometry，ESI－MS） ESI－MS 是目前使用较多的质谱测定方法之一，常与 HPLC 联合使用。样品溶液被喷成在溶剂蒸气中的无数细微带电荷的液滴，液滴在进入质谱仪之前，溶剂不断蒸发，样品分子和溶剂从液滴中排除，产生的离子可能带单电荷或多电荷。是一种使用强静电场的电离技术，既可分析大分子也可分析小分子。对于分子量在 1000D 以下的小分子，会产生 $[M+H]^+$ 或 $[M-H]^-$ 离子，选择相应的正离子或负离子形式进行检测，就可得到物质的分子量。而分子量高达 20000D 的大分子会生成一系列多电荷离子，通过数据处理系统能得到样品的分子量。例如，毛蕊花糖苷的(－)－ESI－MS 谱（图 2－4）中只出现准分子离子峰，测得 m/z 623.2 $[M-H]^-$，所以分子量为 624.2。

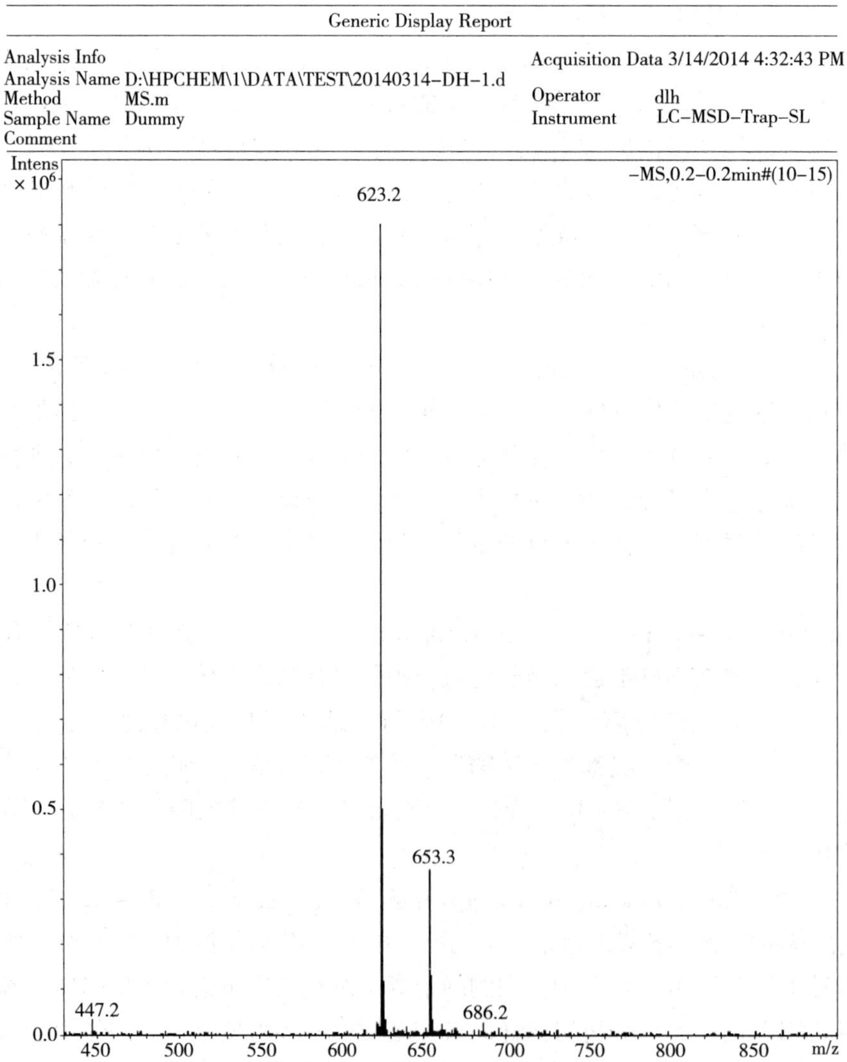

图 2－4 毛蕊花糖苷的(－)－ESI－MS 谱

7. 串联质谱（tendem mass spectrometry，MS-MS） 串联质谱可简称为 MS-MS，随着串联级数的增加进而表示为 MS^n，其中 n 表示串联级数。串联质谱技术已经广泛的用于分析混合物和分子结构鉴定，其过程的完成至少需要经过 3 个质量分离器串联而成，所以在大型质谱仪应用串联质谱技术成本会较高，而且操作比较复杂，从而限制了该技术的应用，但随着离子阱质谱的出现，解决了这一难题。利用其可实现时间串联的特点，即串联质谱的每个阶段在不同时间段进行，使用一个离子阱质量分离装置就可以完成串联质谱分析，甚至可以进行多级质谱分析。这样不仅使串联质谱分析的成本降低，还使该分析的操作变得十分容易。

（四）核磁共振谱

核磁共振谱（nuclear magnetic resonance，NMR）是根据有磁矩的原子核在磁场的作用下能够产生能级间跃迁的原理的一种技术。自 1945 年发现核磁共振现象，经历了脉冲傅里叶变换核磁共振波谱仪的问世、电子计算机技术和超导磁体的普及以及核磁共振成像和二维核磁共振技术的开发等，核磁共振技术现已有很大的发展。目前，由其所得到的信息已经在物理学、化学、生物学和医学等学科和领域中得到了广泛的应用。其中，在有机化合物结构研究方面，通过测定样品的高分辨核磁共振图谱，配合质谱、红外光谱以及紫外光谱等，多数情况下可以很快地把某一化合物的结构确定下来。

NMR 谱是化合物分子在磁场中受电磁波的辐射，有磁距的原子核吸收一定的能量产生能级的跃迁，即发生核磁共振，以吸收峰的频率对吸收强度作图所得之图谱。它能提供分子中有关氢及碳原子的类型、数目、互相连接方式、周围化学环境以及构型、构象的结构信息。

实验室常规测试的原子核主要有氢、碳、氮、氟和磷的同位素 ^{1}H、^{13}C、^{15}N、^{19}F 和 ^{31}P，分别称其为氢谱、碳谱、氮谱、氟谱和磷谱；其中氢谱和碳谱的应用最广泛。在图谱类型的分类方面，高分辨核磁共振谱可根据图谱中所包含的频率变量数目总体上分为一维核磁共振谱、二维核磁共振谱、三维核磁共振谱。不同的图谱分别提供不同的结构信息，它们互为补充，特别是一维谱和二维谱。目前，分子量在 1000 以下、几个毫克的微量物质单用 NMR 也可确定它们的分子结构。因此，在进行有机化合物结构鉴定时，NMR 谱与其他光谱相比，其作用最为重要。

1. 核磁共振氢谱（proton nuclear magnetic resonance spectroscopy，^{1}H-NMR） ^{1}H-NMR 是氢质子在外加磁场中吸收不同频率电磁波后产生的共振吸收峰，其灵敏度较高，测定比较容易，应用较多而且广泛。^{1}H-NMR 谱能提供的结构信息参数，主要是化学位移（chemical shift），用 δ 表示；偶合常数（coupling constant），用 J 表示，可表明氢核与氢核之间的偶合关系；质子数（各吸收峰覆盖的面积与引起该吸收的氢质子数目成正比），在分析图谱时，通过比较吸收峰的面积，就能判断各类型氢质子的相对数目。

^{1}H 核因周围化学环境不同，其外围电子云密度及绕核旋转产生的磁屏蔽效应不同，不同类型的 ^{1}H 核共振信号出现在不同区域，据此可以识别。通常采用四甲基硅烷（tetramethylsilane，TMS）作参照物质。与一般化合物相比，TMS 中甲基上氢、碳原子核外电子的屏蔽作用都很强，因此，无论氢谱或碳谱，一般化合物的峰都比 TMS 出现在低场，即图谱的左侧，按照"左正右负"的规定，一般化合物的 δ 值为正值。^{1}H-NMR 谱的化学位移多数在 δ 0～20 范围内。一些典型的 ^{1}H 核化学位移，如醛基 δ 9.5～10.5，糖端基 δ 4.5～6.0，烷基 δ 0.8～1.3，烷氧基 δ 3.3～3.5，双键、羰基和芳环上的甲基 δ 1.6～2.5，炔氢 δ 2～3，烯氢 δ 5～7，芳氢 δ 6～9，而活泼氢的化学位移不定，加 D_2O 后消失。

共振峰的裂分是由氢核的自旋裂分引起的。自旋裂分是磁不等同的两个或两组氢核，在一定距离内因相互自旋偶合干扰使信号发生裂分，其形状有二重峰（d）、三重峰（t）、四重峰（q）及多重峰（m）等。裂分间的距离为偶合常数（J）。偶合常数反映的是两个核之间作用的强弱，其数值与仪器的工作频率无关。谱线裂分的数目符合"n+1"规律，即某基团的氢与 n 个相邻氢偶合时被裂分为 n+1

重峰。偶合常数有正、负之分，一般来说，通过偶数个化学键偶合的氢质子 J 为负值，通过奇数个化学键偶合的氢质子 J 为正值，J 值绝对值的大小为裂分峰每个小峰 δ 值之差乘以所用核磁共振仪器的频率。各种不同环境下^{1}H 核相邻结构具有一定的偶合常数值。间隔的键数越少，则 J 值越大；反之则越小。通常超过三个单键以上的偶合可以忽略不计。但在 π 系统中，如烯丙基及芳环，因电子流动性较大，即使间隔超过了三根键，仍可发生偶合，但作用较弱，如：

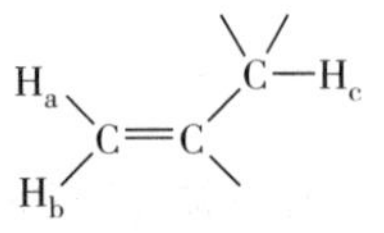

J_{ac}(trans)=1.6~2.0Hz
J_{bc}(cis)=0~1.5Hz

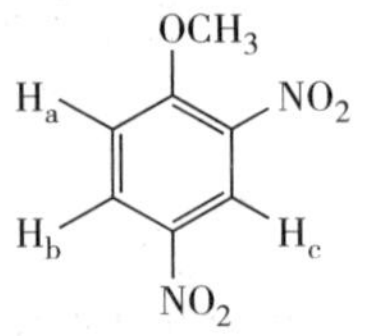

$^3J_{ab}$(ortho)=8Hz
$^4J_{bc}$(meta)=2Hz
$^5J_{ac}$(para)=0Hz

现以地黄中分离得到的苯乙醇苷类化合物毛蕊花糖苷为例，图 2－5 为毛蕊花糖苷的^{1}H－NMR（CD_3OD，500MHz）谱。在芳香区共出现 8 个氢质子信号，其中 δ 7.04（1H，d，J＝2.0，H－2），6.94（1H，dd，J＝8.2，2.0 Hz，H－6），6.77（1H，d，J＝8.2Hz，H－5）形成一个苯环 ABX 系统；δ 6.68（1H，d，J＝2.0，H－2′），6.64（1H，d，J＝ 8.0Hz，H－5′），6.52（1H，dd，J＝8.0，2.0Hz，H－6′）也形成一个苯环 ABX 系统，以上数据说明结构中存在两个苯环且均为三取代，δ 7.58（1H，d，J＝15.8Hz，H－7），6.27（1H，d，J＝15.8Hz，H－8）为一个典型反式双键上的两个氢；在 δ 5.20～3.00 之间共有 17 个氢质子信号，其中 δ 5.18（1H，d，J＝1.6Hz，H－1‴）为鼠李糖端基氢信号，δ 4.36（1H，d，J＝7.8Hz，H－1″）为葡萄糖上的端基氢信号，根据其偶合常数判断葡萄糖为 β 构型；δ 2.78（2H，t，H－7′）为苯乙醇苷元 7′位的特征信号峰，在 δ 5.30～3.00 中含有两个苯乙醇苷 8 位上的氢信号即 δ4.03（1H，m，H－8′a）和 3.72（1H，m，H－8′b）。

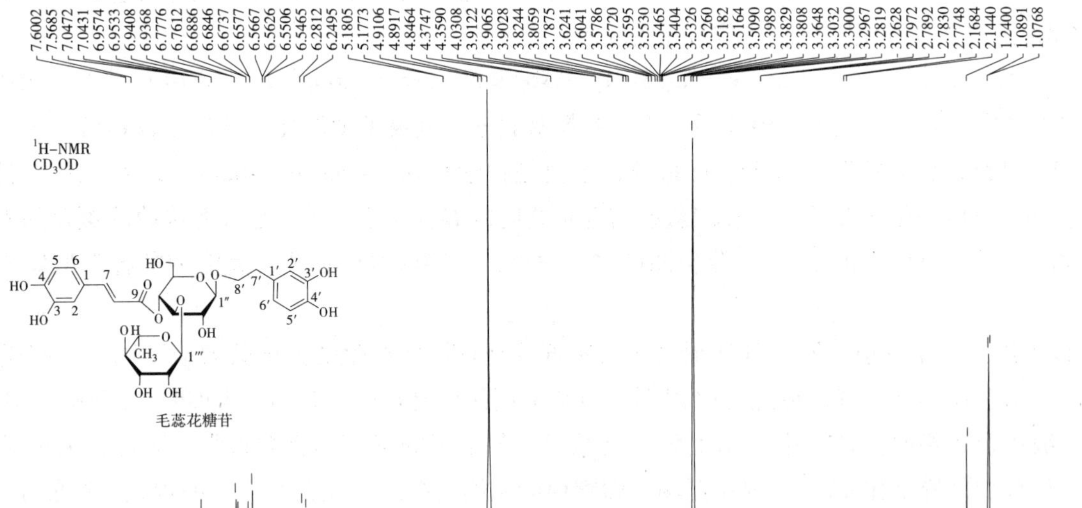

图 2－5 毛蕊花糖苷的^{1}H－NMR（CD_3OD，500MHz）谱

各种不同环境下[1]H 核相邻结构具有一定的偶合常数值。除了正常[1]H－NMR 谱技术外，还有一些帮助结构分析的辅助技术，如选择性去偶、重氢交换、加入反应试剂、各种双照射等。

核磁共振氢谱解析时碰到的一些主要问题是：①样品问题。进行核磁共振测定时，样品纯度要求达到95%以上，为了得到分辨率很高的图谱，应将样品用溶剂溶解制成具有一定浓度的溶液，其具体浓度以仪器的灵敏度、化合物相对分子质量而定。②溶剂问题。由于[1]H－NMR谱测定的是样品分子中的氢原子核，因此所选用的溶剂本身应不含氢原子，含氢原子的溶剂应是重氢溶剂。常用的溶剂有：CCl_4、$CDCl_3$、DMSO－d_6、D_2O、CD_3OD、C_5D_5N、C_6D_6、CD_3CN 等。③内标物的选择。选择内标物需要的条件是：具有高度的化学惰性、必须是磁各向异性或接近磁各向异性、给出一个简单尖锐易于识别的共振信号、与大量的溶剂易于混溶、尽可能易于挥发。

2. 核磁共振碳谱（^{13}C nuclear magnetic resonance spectroscopy，^{13}C－NMR） ^{13}C－NMR 谱可以提供有机化合物分子中碳原子的数目、类型、化学环境等结构信息，与氢谱互为补充，是鉴定有机化合物结构的重要手段之一，特别是对于氢谱中共振信号严重重叠或分子中含有多个不直接与氢相连的季碳原子时，^{13}C－NMR 谱所提供的信息对于结构鉴定起到重要的作用。但是，由于^{13}C 的天然丰度很低，其磁旋比 γ 也很小，仅是[1]H 的四分之一，而磁性核在核磁共振实验中的灵敏度与 γ^3 成正比，因此在相同的磁场强度下，^{13}C 信号强度仅是[1]H 信号强度的 10^{-4}倍。常见的^{13}C－NMR 测定技术如下。

（1）噪音去偶谱（proton noise decoupling spectrum） 最常见的^{13}C－NMR 测定技术也称质子宽带去偶或全氢去偶。方法是采用宽频的电磁辐射照射所有的[1]H 核使之饱和后测定^{13}C－NMR 谱。此时，[1]H 对^{13}C 的偶合影响全部消除，所有的^{13}C 信号在图谱上均作为单峰出现，对判断^{13}C 信号的化学位移十分方便。另外，因照射[1]H 后产生的 NOE 效应，连有[1]H 的^{13}C 信号强度将会增加，季碳信号因不连有[1]H，将表现为较弱的吸收峰，但该谱无法确定其上连接的[1]H 数。

例如：在地黄中分离得到的毛蕊花糖苷的^{13}C－NMR（CD_3OD，125MHz）谱（图 2－6）。图谱中共给出 29 个碳信号。可见质子宽带去偶谱具有信号分离度好，强度高的优点，常用于确定分子中不等价碳的数目，以及测定各碳的化学位移值，但不能区分伯、仲、叔碳。

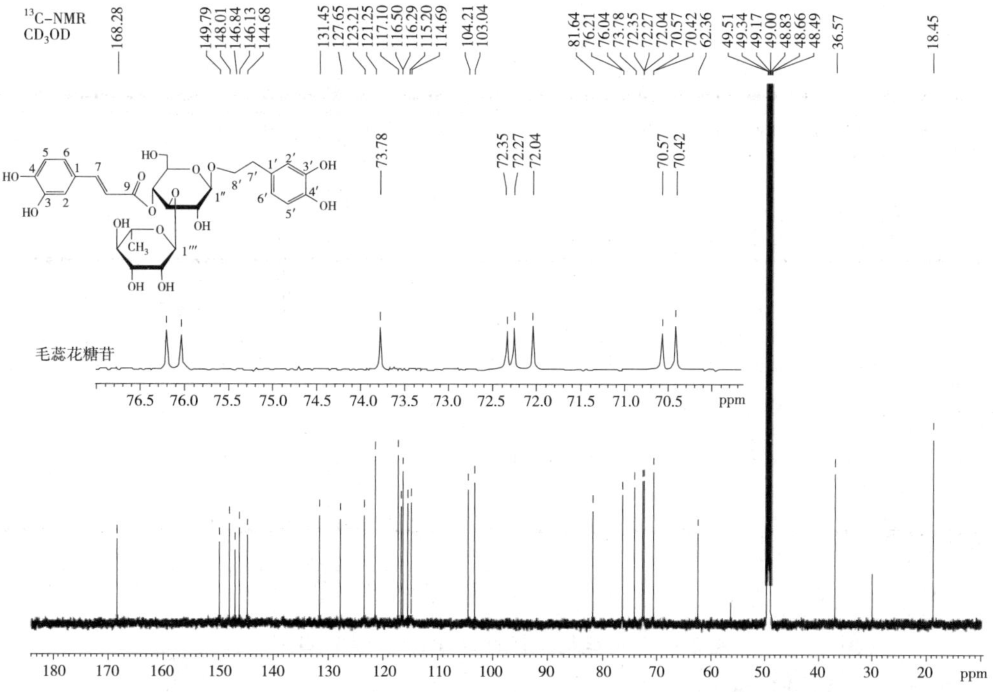

图 2－6 毛蕊花糖苷的^{13}C－NMR（CD_3OD，125MHz）谱

（2）偏共振去偶谱（off resonance decoupling spectrum，OFR） 在偏共振去偶谱中，每个连接质子的碳有残余裂分，故在所得图谱中次甲基（CH）碳核呈双峰，亚甲基（CH_2）呈三重峰，甲基（CH_3）呈四重峰，季碳为单峰强度最低。由此可获得碳所连接的质子数、偶合情况等信息。但此法常因各信号的裂分峰相互重叠，对结构比较复杂的天然药物有效成分，有些信号难于全部识别或解析，远不及下述的 INEPT 和 DEPT 法易于解析。实际上，后两种方法已基本完全取代了偏共振去偶技术。

（3）低灵敏核极化转移增强法（insensitive nuclei enhanced by polarization transfer，INEPT） 用调节弛豫时间（Δ）来调节 CH、CH_2、CH_3信号的强度，从而有效地识别 CH、CH_2、CH_3。季碳因为没有极化转移条件，所以在 INEPT 谱中无信号。当 $\Delta=1/4\ (J_{CH})$ 时，CH、CH_2、CH_3皆为正峰；当 $\Delta=2/4\ (J_{CH})$ 时，只有正的 CH 峰；当 $\Delta=3/4\ (J_{CH})$ 时，CH、CH_3为正峰，CH_2为负峰。由此可以区分 CH、CH_2和 CH_3信号。再与质子宽带去偶谱对照，还可以确定季碳信号。

（4）无畸变极化转移增强法（distortionless enhancement by polarization transfer，DEPT） 是 INEPT 的一种改进方法。在 DEPT 法中，通过改变照射^{1}H 的脉冲宽度（θ），使为 45°、90°和 135°变化并测定^{13}C－NMR 谱。灵敏度高，信号之间很少重叠，目前已成为^{13}C－NMR 谱的一种常规测定方法。所得结果与 INEPT 谱类似。即当 θ＝45°时，所有的 CH、CH_2、CH_3均显正信号；当 θ＝90°时，仅显示 CH 正信号；当 θ＝135°时，CH 和 CH_3为正信号，而 CH_2为负信号。季碳同样无信号出现。

毛蕊花糖苷的 DEPT 谱如图 2－7，将碳谱与 DEPT135 和 DEPT90 对比，可以指认碳谱中的各个碳的类型，如 CH_3、CH_2、CH 或 C。解析^{13}C/DEPT 谱最简单的方法是先找去偶 C 谱中有而在其他两种 DEPT 谱中没有的峰。这些峰可标为季碳，然后，观察 DEPT135 谱所标出的所有 CH_2，因为它们为负信号，易于识别。最后，对比 DEPT135 和 DEPT90，识别 CH_3和 CH，因为 DEPT90 只给出 CH，所以 DEPT135 中与之不同的其他正信号就是 CH_3的峰。

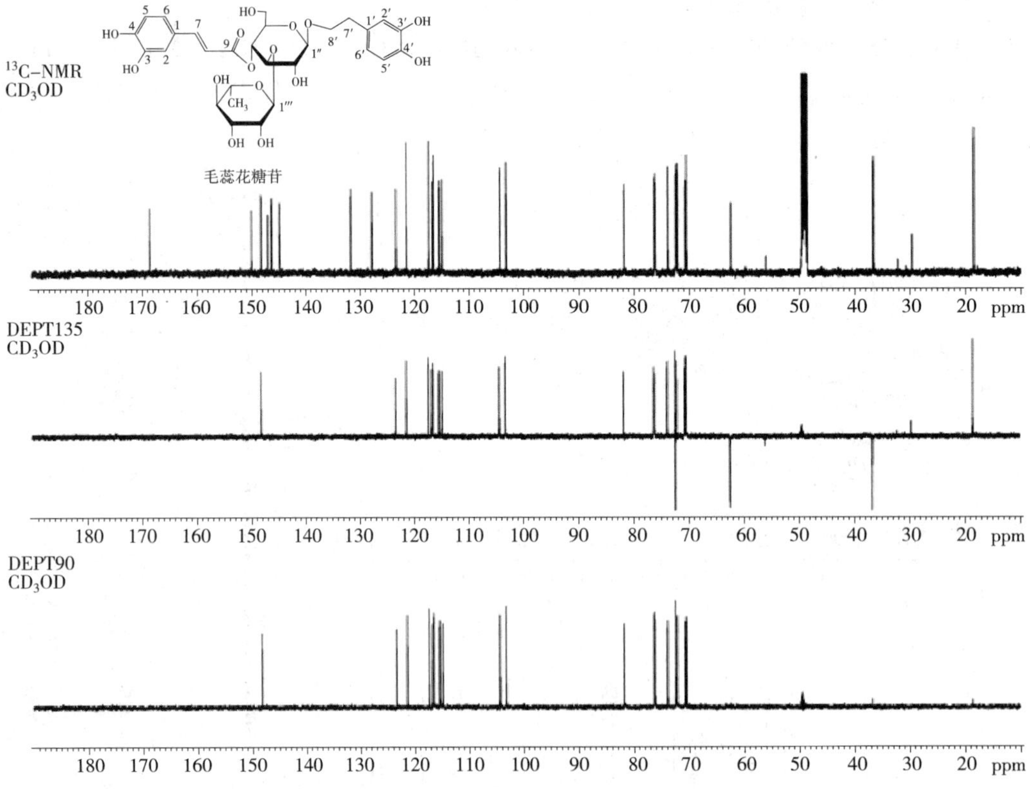

图 2－7 毛蕊花糖苷的 DEPT 谱（CD_3OD）

3. 二维核磁共振谱（two dimension nuclear magnetic resonance spectroscopy，2D－NMR） 2D－

NMR 的出现开创了核磁共振波谱学的新时期。2D－NMR 要应用各种脉冲序列，图谱的表现形式主要有堆积图和等高线图两种，其中等高线图最常用，位移相关谱全部采用等高线图。与等高线地图相似，等高线图最中心的圆圈表示峰的位置，圆圈的数目表示峰的强度；最外圈表示信号的某一定强度的截面，其内第二、第三、第四圈分别表示强度依次增高的截面。这种图的优点是易于找出峰的频率，作图快；缺点是低强度的峰可能漏画，另外，在二维谱中常有假峰出现，这在看图时应该注意。

二维核磁共振谱包括 J 分辨谱（J resolved spectroscopy）和二维化学位移相关谱（2－dimensional-chemical shift correlation spectroscopy，2D－COSY）。2D－COSY 谱是 2D－NMR 谱中最重要、最常用的测试技术。2D－NMR 谱又分为同核和异核相关谱两种。相关谱的二维坐标 F_1轴（垂直轴）和 F_2轴（水平轴）都表示化学位移。种类很多，这里介绍几种天然化合物结构研究中常用的 2D－NMR 谱。

（1）^{1}H－^{1}H COSY　也称氢－氢化学位移相关谱，是同一个偶合体系中质子之间的偶合相关谱。是指把同一偶合系统里质子之间的偶合相关，这种方法把复杂的自旋系统中有关自旋偶合的信息用二维谱的形式绘制出来。图谱多以等高线图表示，同一氢核信号在对角线上相交，交点为对角峰，对角峰两侧对称出现的峰为相关峰，相互偶合的两个或两组^{1}H 核信号将在相关峰上相交。因此，若以某一确定的质子着手分析，依次就可以对其自旋系统中各质子的化学位移进行精确归属（图 2－8）。^{1}H－^{1}H COSY 谱可以确定相邻含氢基团（氢原子之间的偶合常数为^3J）的偶合关系，从而确定两个相邻的含氢基团，此外芳香体系、含有双键的体系（以及一些特殊构型的体系）中可能显示^4J，甚至更远的偶合关系，这些对于推导未知物结构起到非常重要的作用。例如，图 2－9 是毛蕊花糖苷的^{1}H－^{1}H COSY 放大谱，在图谱中能清楚地看到咖啡酰基反式双键上 7 位氢 δ 7.58（1H，d，J＝15.8Hz）与 8 位氢 δ 6.27（1H，d，J＝15.8Hz）的相关峰，咖啡酰基苯环上 6 位氢 δ 6.94（1H，d，J＝8.2Hz）与 5 位氢 δ 6.77（1H，d，J＝8.2Hz）的相关峰，3，4－二羟基苯乙醇片段中苯环上 5′位氢 δ 6.64（1H，d，J＝8.0Hz）与 6′氢 δ 6.52（1H，dd，J＝8.0，2.0Hz）的相关峰。

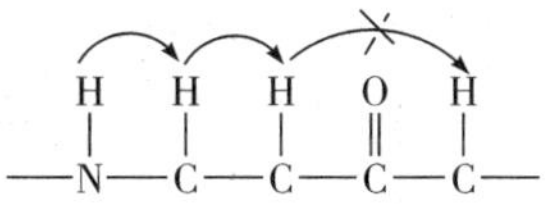

图 2－8　^{1}H－^{1}H COSY 谱能观测到有相关峰氢核之间的示意图

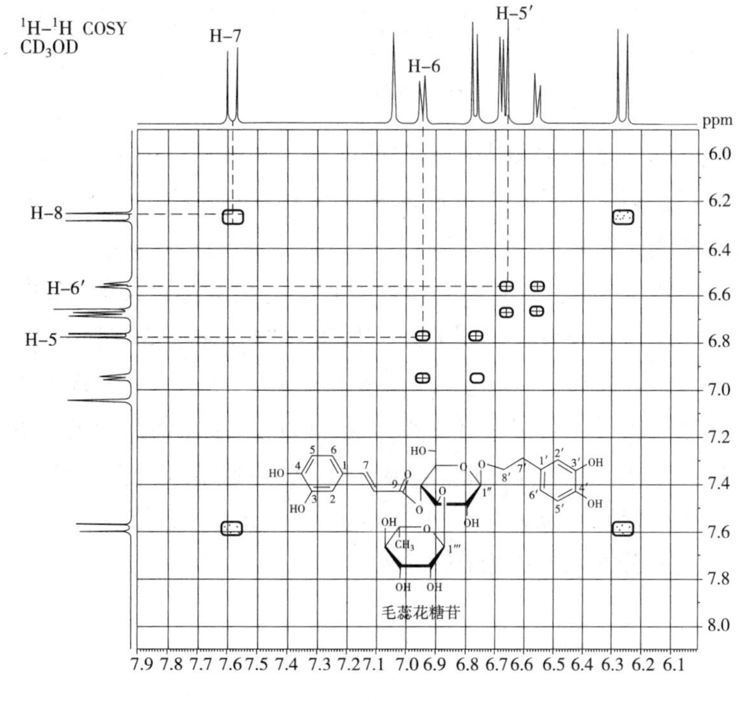

图 2－9　毛蕊花糖苷的^{1}H－^{1}H COSY 放大谱

(2) $^{13}C-^{1}H$ COSY 是指碳－氢化学位移相关谱，属异核化学位移相关谱。此谱能反映^{1}H核和与其直接相连的^{13}C的关联关系，以确定C－H偶合关系（$^{1}J_{CH}$）。^{1}H核检测的异核单量子相关谱（^{1}H detected heteronuclear single quantum coherence，HSQC）测定。在HSQC谱中，F_1域为^{13}C化学位移，F_2域为^{1}H化学位移。直接相连的碳与氢将在对应的^{13}C和^{1}H化学位移的交点处给出相关信号。由相关信号分别沿两轴画平行线，就可将相连的^{13}C与^{1}H信号予以直接归属，其C－H相关关系见图2－10。例如，在毛蕊花糖苷的HSQC谱（图2－11）中，可找到各碳、氢的相关峰，由此可容易确定各碳氢的归属。

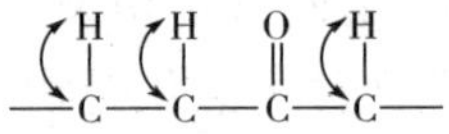

图2－10 HSQC能观测到有相关峰的原子核之间的示意图

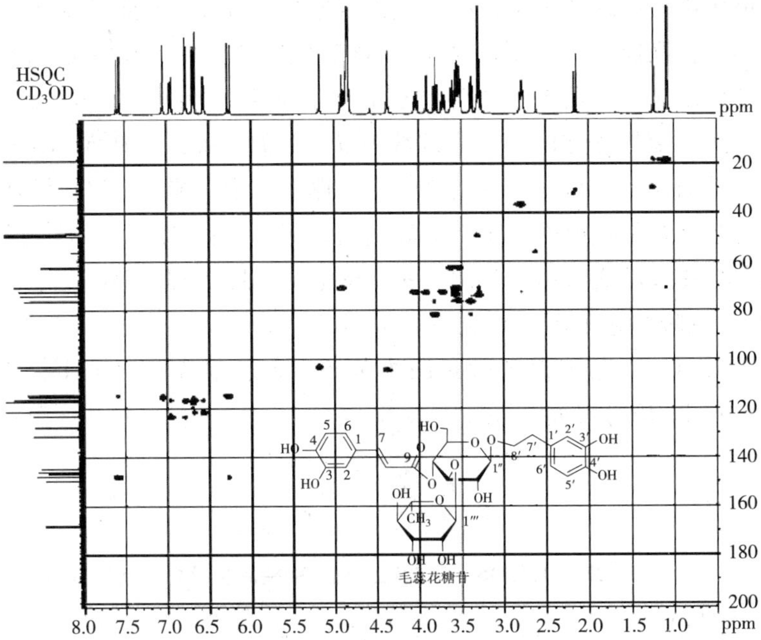

图2－11 毛蕊花糖苷的HSQC图谱

(3) HMBC 是通过^{1}H核检测的异核多键相关谱（^{1}H detected heteronuclear multiple bond correlation HMBC），它把^{1}H核和与其远程偶合的^{13}C核关联起来。在HMBC谱中，F_1域为^{13}C化学位移，F_2域为^{1}H化学位移，HMBC可以高灵敏地检测$^{1}H-^{13}C$远程偶合($^{n}J_{CH}$，n≥2)，通过2～3个键的质子与季碳的偶合也有相关峰，相关关系见图2－12。从HMBC谱中可得到有关碳链骨架的连接信息、有关季碳的结构信息及因杂原子存在而被切断的偶合系统之间的结构信息。例如在毛蕊花糖苷的HMBC谱（图2－13）中显示，葡萄糖的端基氢质子δ4.36（1H，d，J=7.8Hz）与3，4－二羟基苯乙醇8′位碳（δ72.2）有远程相关关系，鼠李糖端基氢质子δ5.18（1H，d，J=1.6Hz）与葡萄糖上的3″位碳（δ81.6）有相关关系，葡萄糖的4″位上的氢质子δ4.90（1H，t，J=9.4Hz）与咖啡酸的9位碳（δ168.3）有相关关系，因此确定葡萄糖连在苯乙醇苷苷元8′位碳上，两个糖的链接方式为葡萄糖（3→1）鼠李糖，咖啡酸9位羧基与葡萄糖4″位羟基失去一分子水形成酯苷。

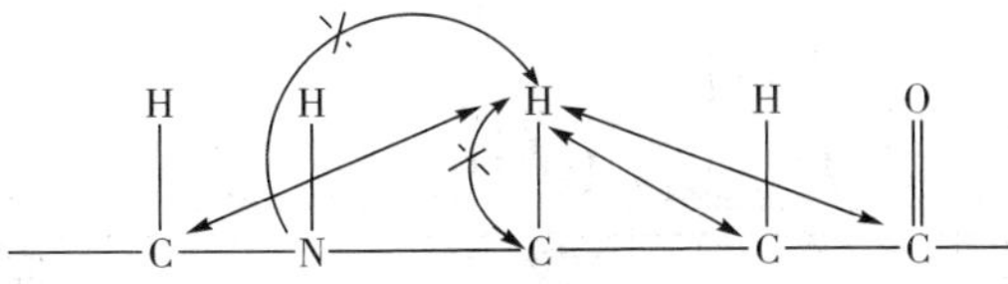

图 2-12　HMBC 谱能观测到有相关峰的原子核之间的示意图

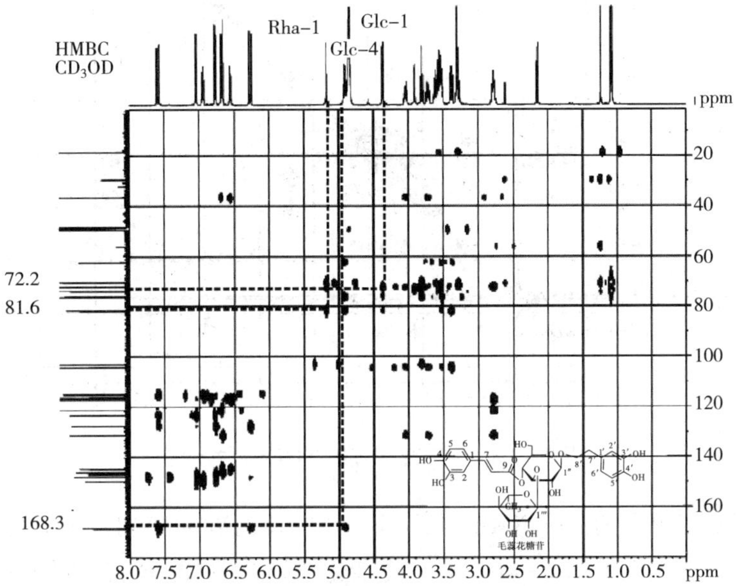

图 2-13　毛蕊花糖苷的 HMBC 图谱

（4）NOESY 谱（nuclear overhauser enhancement spectroscopy）　两个（组）不同类型质子位于相近的空间距离时，照射其中一个（组）质子会使另一个（组）质子的信号强度增强，这种现象称为核的 Overhauser 效应，简称 NOE。NOE 通常以照射后信号增强的百分率表示。NOE 与距离的 6 次方成反比，故其数值大小反映了相关质子的空间距离，可据以确定分子中某些基团的空间相对位置、立体构型及优势构象，对研究分子的立体化学结构具有重要的意义，尤其是对蛋白质等生物大分子的研究十分有用。二维 NOE 谱简称 NOESY，表示的是质子的 NOE 相关关系，横纵坐标均为质子的化学位移值，其图谱外观与 COSY 谱类似。NOESY 谱的最大作用在于一张谱图中同时给出了所有质子间的 NOE 信息，但不是所有的信号都为 NOE 相关，常常混有质子 COSY 残留峰，结构解析时需加以注意。

（5）TOCSY 谱　总相关谱（total correlation spectroscopy），与普通的 $^1H-^1H$ COSY 不同，TOCSY 显示的是整个自旋系统的相关性，其产生相关峰的原子核之间的关系见图 2-14。不仅能观察到某质子相邻碳上质子的相关信号，还能看到它与整个自旋体系中其他质子的相关信号，这为结构片段的连接提供重要的依据。图 2-15 为毛蕊花糖苷糖片段的 TOCSY 放大谱，在该 TOCSY 谱中，从葡萄糖和鼠李糖端基氢出发，获得各糖基的自旋偶合体系。

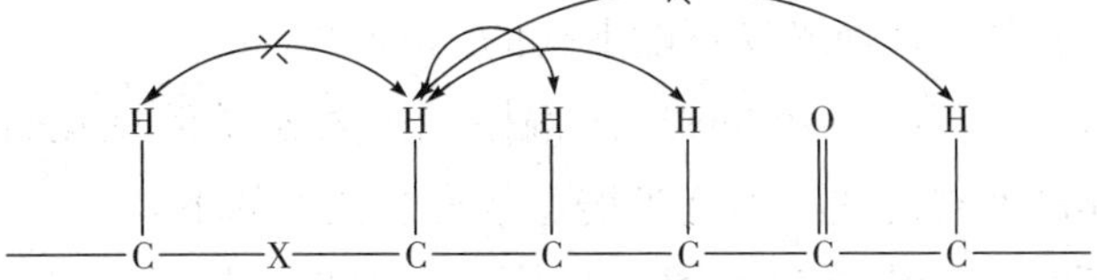

图 2-14　TOCSY 能观测到有相关峰的原子核之间的示意图

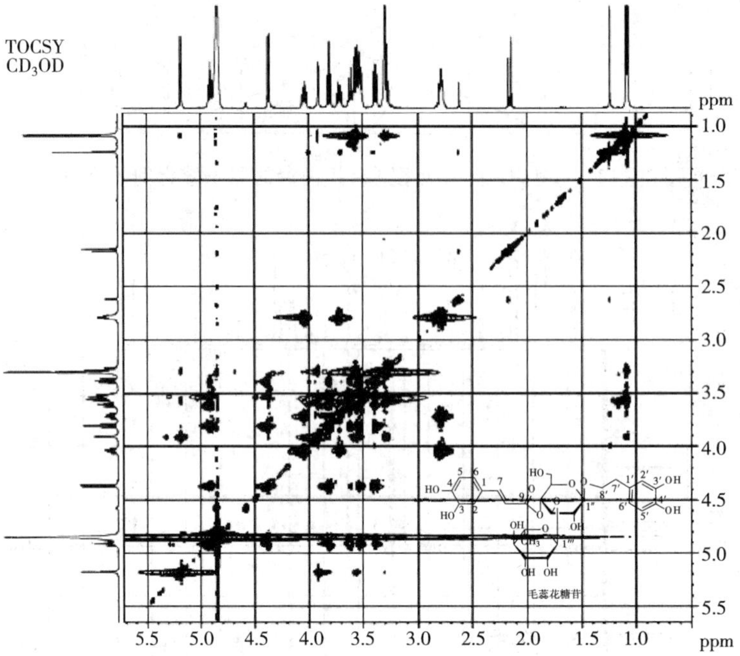

图2-15 毛蕊花糖苷的TOCSY放大谱

HSQC-TOCSY谱属于组合的二维NMR谱，用一种较长的脉冲序列，得到综合HSQC和HMBC两种2D-NMR的结果，相关关系见图2-16。对于复杂化学结构中C、H信号的归属非常有用。例如对含糖数目较多的皂苷类化合物，NMR图谱中糖区的信号常常堆积得非常严重，糖链部分的解析和数据归属很困难，HSQC-TOCSY谱将起到重要作用。如HSQC-TOCSY谱包括$^1J_{C-H}$、C、H远程相关和$^1H-^1H$ COSY的信息，从一个氢信号峰出发，可找到该氢所处的偶合体系中所有与该氢有偶合关系的碳。

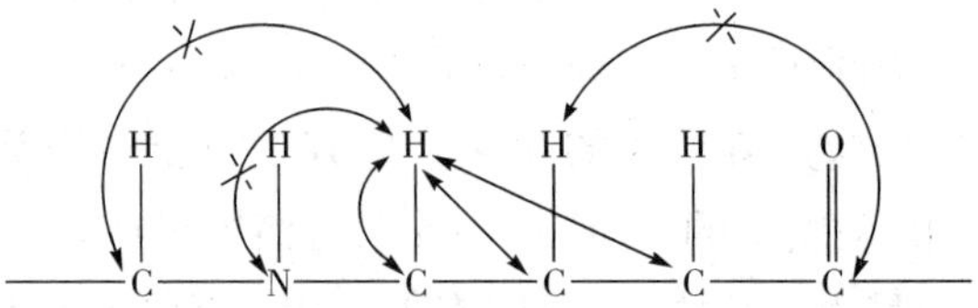

图2-16 HSQC-TOCSY能观测到有相关峰的原子核之间的示意图

（五）旋光光谱和圆二色光谱

旋光法（polarimetry）是一种很早就出现并应用广泛的研究分子非对称性结构的光学方法。随着旋光光谱（optical rotatory dispersion，ORD）和圆二色光谱（circular dichroism，CD）这些灵敏方法的出现，使得人们有可能从这些实验技术中得到一些新的结构信息，为更深入地研究分子的立体化学和结构提供了条件，二者都是与化合物的光学活性有关的光谱，它们在提供手性化合物的绝对构型、优势构象和反应历程的信息方面，具有其他任何光谱不能取代的优越性。

1. 旋光光谱 用不同波长（200～760nm）的偏振光照射光学活性化合物，并用波长对比旋光度［α］或摩尔旋光度［φ］作图所得的曲线即旋光谱。常见的类型如下。

（1）平坦谱线 光学活性分子没有发色团的，其旋光谱是平坦的，没有峰和谷。比旋光度向短波处升高的谱形是正性谱线（图2-17A），向短波处降低的谱形是负性谱线（图2-17B）。谱形的正负性与旋光值的正负无关。

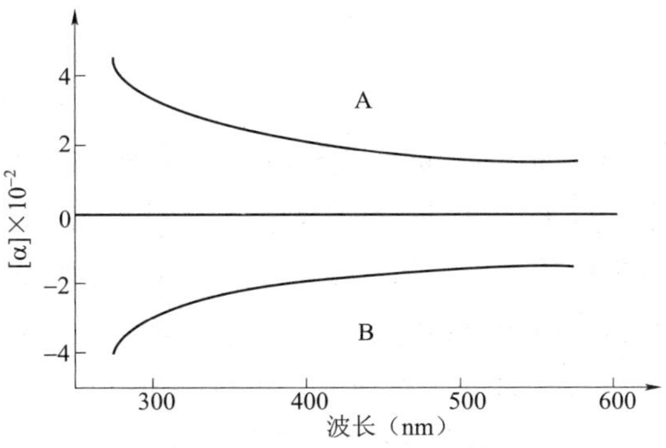

图 2－17　平坦谱线

A. 正性　B. 负性

（2）Cotton 谱线　如果分子中有一个简单发色团，其 ORD 谱线与无发色团的 ORD 谱线存在很大的差别。在发色团吸收波长区域附近，旋光度发生显著变化，产生峰和谷的现象称为 Cotton 效应，所绘制的谱图称为 Cotton 谱线。谱线中只有一个峰和谷的称为单纯 Cotton 谱线，有数个峰和谷的称复合 Cotton 谱线。图 2－18 为胆甾酮（$\triangle^5$－cholestenone）的 Cotton 谱线。波长短波方向为谷，长波方向为峰的为正性 Cotton 效应，相反则为负 Cotton 效应。由图 2－18 可知 A、B 两个化合物结构式相同，但绝对构型不同。

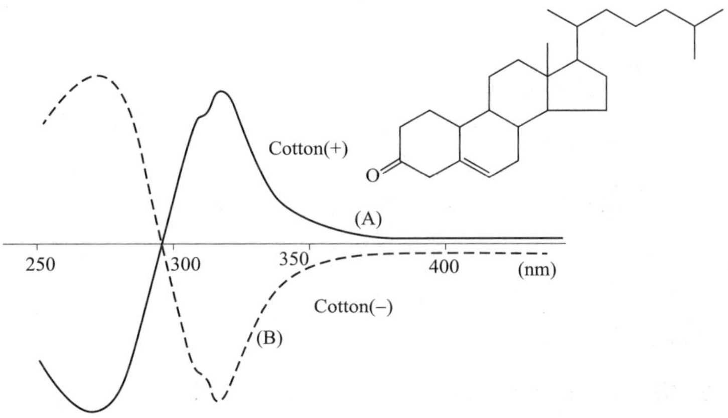

图 2－18　$\triangle^5$－胆甾酮 的 Cotton 谱线

实线（A）天然胆甾酮（＋）Cotton

虚线（B）绝对构型相反的胆甾酮（－）Cotton

（3）复合 Cotton 效应曲线　有些化合物同时含有两个以上不同的发色团，其 ORD 谱可有多个峰和谷，呈复合 Cotton 效应曲线。每一个实际的 ORD 曲线是分子中各个发色团的平均效应，以及分子的每种取向及每种构象的贡献。因此 ORD 谱线常呈复杂的情况。

2. 圆二色谱　旋光性化合物对组成平面偏振光的左旋圆偏振光和右旋圆偏振光的摩尔吸光系数是不同的，这种现象称之为圆二色性。两种摩尔吸光系数之差 $\Delta\epsilon = \epsilon_L - \epsilon_R$，随入射偏振光的波长变化而变化。以 $\Delta\epsilon$ 或有关量为纵坐标，波长为横坐标，得到的图谱称为圆二色谱。由于 $\Delta\epsilon$ 绝对值很小，常用摩尔椭圆度［θ］来代替，它与摩尔吸光系数的关系是：

$$[\theta] = 3300\Delta\epsilon$$

因为［θ］＝3300Δϵ，Δϵ 可为正值亦可为负值，所以圆二色性曲线也有正性谱线（向上）和负性谱线（向下）。运用 CD 谱研究有机化合物的构型或构象，得出的结论与 ORD 是一致的。CD 谱比较明确，容易解析。

（六）X 射线衍射法

单晶 X 射线衍射法（*X*-ray diffraction method）结构分析是一种独立的结构分析方法，可独立地完成样品的结构、组分、含量、构型、构象、溶剂、晶型等各类分析研究。它可以应用于天然药物中所含化学成分和合成化合物、多肽类与蛋白质类、药物与受体靶点等分子的立体结构研究，其测定结构分子量可达数百万，因此，是现代天然药物结构与功能研究领域中一种必备的物理分析方法与常用技术。

单晶 X 射线衍射结构分析是一种定量的分析技术，可以提供分子的三维立体结构信息，包括原子坐标、原子间键长与键角、扭角（二面角）值、成环原子的平面性质、氢键、盐键、配位键等相关晶体学参数，同时也是确定手性药物分子绝对构型、分子立体结构中差向异构体的权威分析技术。

随着提取分离技术的不断提高，在自然界中存在的许多新颖结构骨架化合物被不断发现。这些全新未知化合物的结构测定依赖于单晶 X 射线衍射分析，以阐明其准确的立体结构特征。目前，国际化学界对发现的具有新颖骨架类型的化合物结构，需要应用全合成方法或者单晶 X 射线衍射法之一来证明其结构的存在，由此可见 X 射线衍射分析技术在天然化合物结构分析中的权威性。

目标测试

答案解析

【A 型题】

1. 下列溶剂中极性最弱的是（　）

A. 乙醇　B. 甲醇　C. 丙酮　D. 乙酸乙酯　E. 三氯甲烷

2. 适用于含有大量淀粉、树胶、果胶、黏液质的中药提取方法是（　）

A. 浸渍法　B. 水蒸气蒸馏法　C. 煎煮法　D. 回流提取法　E. 连续回流提取法

3. 两相溶剂萃取法的原理为（　）

A. 根据物质在两相溶剂中分配比（或称分配系数 K）不同
B. 根据物质的熔点不同
C. 根据物质的沸点不同
D. 根据物质的类型不同
E. 根据物质的颜色不同

4. 分配纸色谱的固定相是（　）

A. 纤维素　B. 纸　C. 滤纸中所含的水　D. 醇羟基　E. 展开剂中极性小的溶剂

5. 硅胶作为吸附剂用于吸附色谱时其为（　）

A. 非极性吸附剂　B. 极性吸附剂　C. 两性吸附剂　D. 化学吸附剂　E. 半化学吸附剂

6. 大孔吸附树脂吸附的化合物用水充分洗脱后，再用丙酮洗下的通常是（　）

A. 单糖　B. 鞣质　C. 低聚糖　D. 中性亲脂性成分　E. 氨基酸

7. 凝胶过滤色谱中，适合于分离糖、蛋白、苷的葡聚糖凝胶 G（Sephadex G），其分离原理是根据（　）

A. 吸附性能　B. 分配比　C. 分子大小

D. 离子交换　E. 水溶性大小

8. 判定单体化合物纯度的方法是（　）

A. 膜过滤　B. 显色反应　C. 液－液萃取

D. 溶解度测定　E. HPLC

【B 型题】

（1～2 题共用备选答案）

A. 浸渍法　B. 渗漉法　C. 煎煮法

D. 回流法　E. 索氏提取法

1. 提取非挥发性、对热稳定的成分，以水为溶剂的常用方法是（　）

2. 一种省溶剂、效率高的连续提取装置，但有提取物受热时间较长缺点的方法是（　）

（3～4 题共用备选答案）

A. 阳离子交换树脂　B. 透析膜　C. 活性炭

D. 硅胶　E. 氧化铝

3. 适合分离酸性物质的常用极性吸附剂是（　）

4. 常用于吸附水溶液中非极性色素的是（　）

【X 型题】

1. 可以与水以任意比例混溶的有机溶剂是（　）

A. 乙醇　B. 乙酸乙酯　C. 丙酮

D. 甲醇　E. 正丁醇

2. 硅胶、氧化铝作为吸附剂用于分离化合物时，具有的特点为（　）

A. 吸附性强者将优先吸附

B. 溶剂极性增强，吸附剂对溶质的吸附力减弱

C. 吸附性弱者将优先吸附

D. 溶剂极性增强，吸附剂对溶质的吸附力也增强

E. 溶质被吸附剂吸附后，可被极性更强的溶剂置换下来

3. 中药的酸水提取液，碱化后用三氯甲烷萃取，留于水层的主要有（　）

A. 蛋白质　B. 可待因　C. 鞣质

D. 小檗碱　E. 莨菪碱

书网融合……

思政导航　本章小结　微课 1　微课 2　题库

第三章　糖及苷类化合物

PPT

学习目标

知识目标

1. **掌握**　糖和苷的分类及理化性质。
2. **熟悉**　苷键的裂解方法及特点。
3. **了解**　糖的提取分离、纯化方法，糖链的结构测定方法。

能力目标　通过学习糖及苷类化合物的理化性质、提取分离方法和结构鉴定方法，能够掌握常见单糖和苷类的结构特征，能根据其化学反应进行分析鉴别，并应用不同的结构特性设计分离方案，进行结构的分析。

糖类（saccharides）亦称碳水化合物，是多羟基醛或多羟基酮及其衍生物、及其形成的聚合物的总称。糖类是植物光合作用的产物，常占植物干重的80%～90%，是植物细胞的重要营养物质和支持物质。糖类广泛分布于天然药物中，如人参、黄芪、党参、枸杞子、山药、灵芝、香菇等中含有大量的糖类，其中某些糖类具有抗肿瘤、抗衰老、保护肝肾、调节机体免疫力、治疗心血管疾病等多种生物活性。糖类与蛋白质和核酸共同构成最基本的生命物质，对细胞间及生物大分子间的相互识别起着复杂的生物学作用，如参与生物体内的免疫、细胞分化、衰老和胚胎的发育等复杂的生理过程。对糖生物学功能的认识，奠定了糖类药物研究的分子和生物学基础，因此糖类化合物被认为是当前药物发现先导化合物的重要来源之一。

苷类（glycosides）亦称配糖体，是糖或糖的衍生物与另一类非糖物质通过糖的半缩醛或半缩酮羟基脱水连接而成的一类化合物。苷的共性在糖的部分，而苷元部分几乎包罗各种类型的天然成分，是普遍存在的天然产物。苷类化合物具有多种生物活性，如番泻叶中的番泻苷具有促进肠胃蠕动及致泻作用；黄山药中的薯蓣皂苷具有降脂、抗炎作用；毛花洋地黄中的强心苷具有强心作用；黄芩中的黄芩苷具有抗病毒作用，是黄芩的主要活性成分。

知识链接

糖类药物广泛的治疗作用

糖类分子是生命的基本物质，参与了生命活动的几乎所有环节，发挥着各种重要的生物学功能。自2000年以来，糖化学、糖生物学和糖化学生物学领域迅猛发展，糖类药物研究进入繁荣期。比如SGLT1/2抑制剂降糖药的发现，不仅为糖尿病患者带来全新作用机制药物，还发现对于糖尿病诱发的心肾损伤带来更多的额外保护作用。虽然多样化的糖分子和糖缀合物功能的解析，带有复杂糖基分子的大量合成和规模化仍然是糖类药物开发的瓶颈，但随着这个领域的继续进展，糖类药物的发展非常值得期待。“糖”产业是一个充满希望的领域。抗肿瘤糖疫苗、糖基化修饰抗体、糖基修饰mRNA等新兴领域不断涌现，其发展空间不可估量。在更广阔的糖科学领域，糖蛋白组学和糖基因组、糖芯片的发展，都将促进创新型糖类药物的涌现，为人类健康带来持续福祉。

第一节　糖和苷的分类

糖类物质根据其能否水解和分子量的大小可分为单糖（monosaccharides）、低聚糖（oligosaccharides）和多糖（polysaccharides）三大类。

苷类组成复杂，几乎所有的天然产物均能与糖或其衍生物形成苷。一般根据苷键原子的不同将苷分为氧苷、硫苷、氮苷及碳苷。

一、糖的分类

（一）单糖

单糖（monosaccharides）是多羟基醛或多羟基酮类化合物，是糖类物质的最小单位，也是组成糖类及其衍生物的基本单元。现已发现的天然单糖有200多种，从三碳糖到九碳糖都有，以五碳、六碳糖多见。大多数单糖在生物体内呈结合状态，仅葡萄糖（glucose）和果糖（fructose）等少数单糖呈游离状态存在。

单糖根据分子中所含的碳原子数目可分为五碳糖（戊糖）、六碳糖（己糖）等；根据羰基在糖环中的位置可分为醛糖和酮糖。羰基位于碳链末端，称为醛糖；羰基位于碳链中间，称为酮糖。单糖的英文命名中，醛糖词尾为-ose，酮糖词尾为-ulose，五元环呋喃糖为furanose，六元环吡喃糖为pyranose，单糖的醛基或酮基被还原成羟基后称为糖醇（-itol），伯醇羟基被氧化成羧基后称为糖醛酸（-uronic acid），苷则是将词尾ose改为oside。

中药中还含有多种糖的衍生物，如糖醛酸、糖醇、去氧糖、氨基糖等。下面列举一些常见的单糖及其衍生物。

1. 五碳醛糖　常见的有D－木糖（D－xylose，Xyl），D－核糖（D－ribose，Rib），L－阿拉伯糖（L－arabinose，Ara）等。

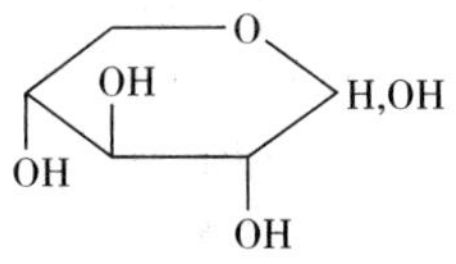

D-木糖

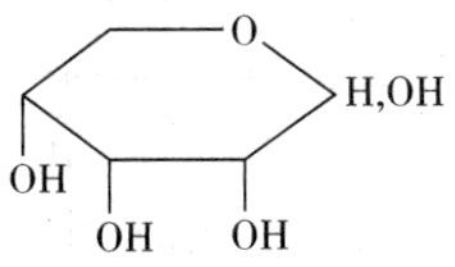

D-核糖

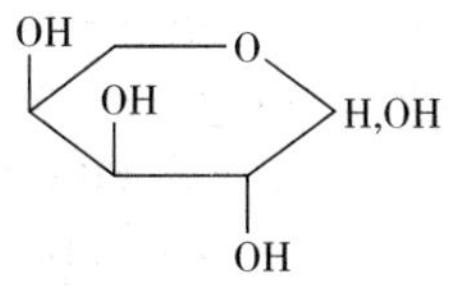

L-阿拉伯糖

2. 甲基五碳醛糖　常见的有L－岩藻糖（L－fucose，Fuc），L－鼠李糖（L－rhamnose，Rha），D－鸡纳糖（D－quinovose，Qui）等。

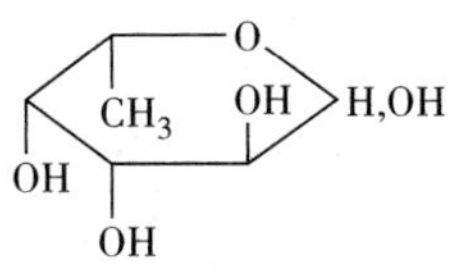

L-岩藻糖

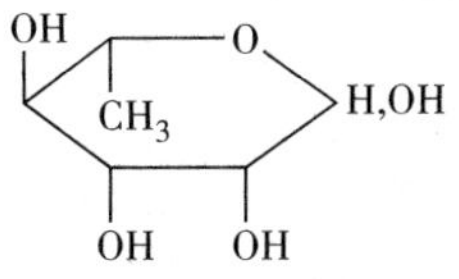

L-鼠李糖

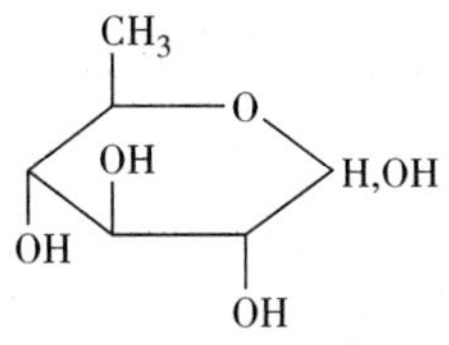

D-鸡纳糖

3. 六碳醛糖　常见的有D－葡萄糖（D－glucose，Glc），D－甘露糖（D－mannose，Man），D－半乳糖（D－galactose，Gal），D－阿洛糖（D－allose，All）等。

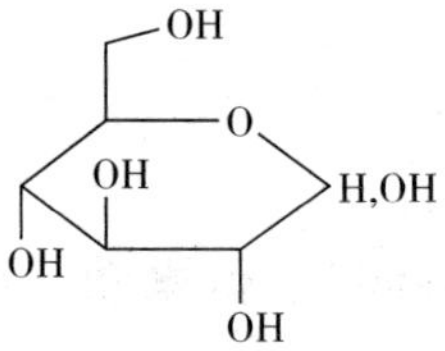

D-葡萄糖

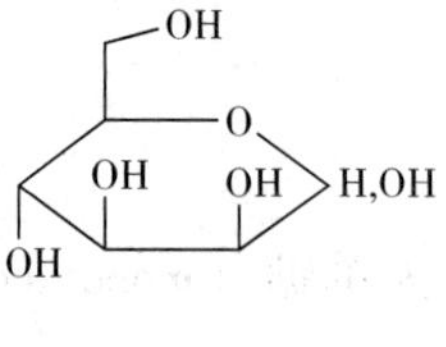

D-甘露糖

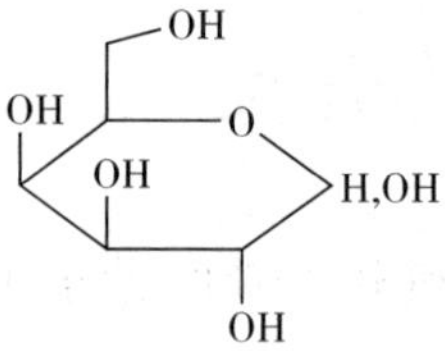

D-半乳糖

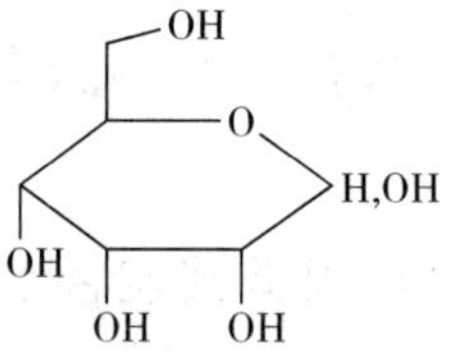

D-阿洛糖

4. 六碳酮糖 常见的有 D－果糖（D－fructose，Fru），L－山梨糖（L－sorbose，Sor）等。

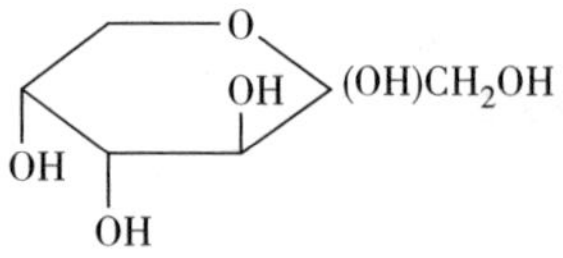

D-果糖

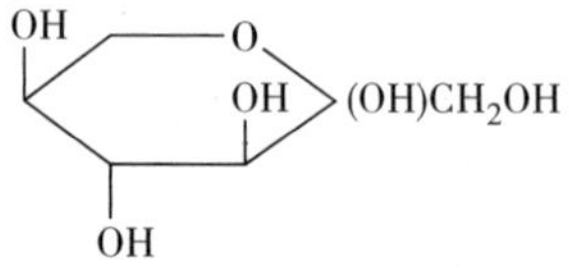

L-山梨糖

5. 七碳酮糖 常见的有 D－甘露庚酮糖（D－mannoheptulose）、D－景天庚酮糖（D－sedoheptulose）等。

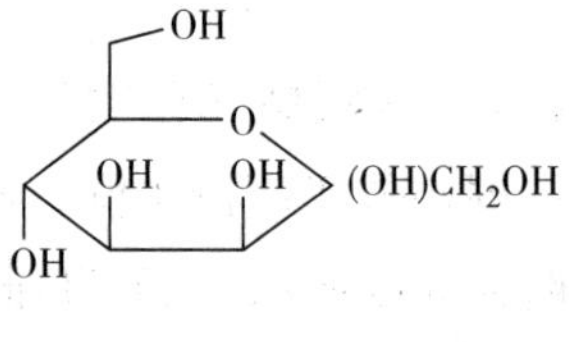

D-甘露庚酮糖

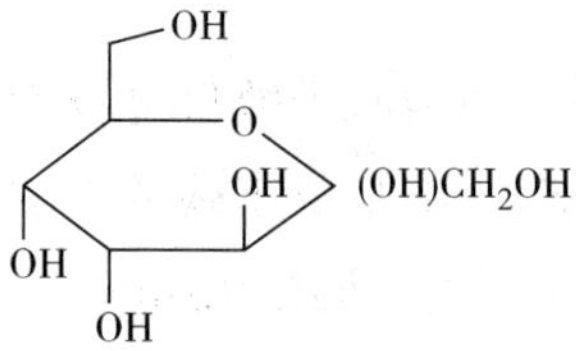

D-景天庚酮糖

6. 支碳链糖 带有非线性碳链的糖称为支链糖。较常见有芹糖（D－apiose），金缕梅糖（D－hamamelose），L－链霉糖（L－streptose）等。

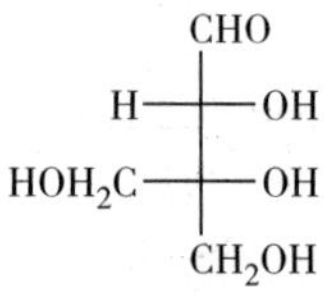

D-芹糖

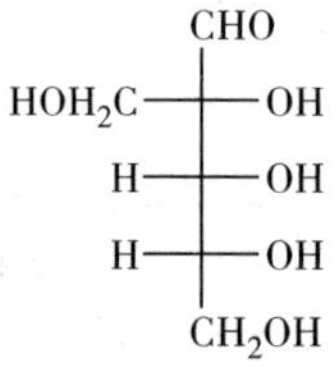

D-金缕梅糖

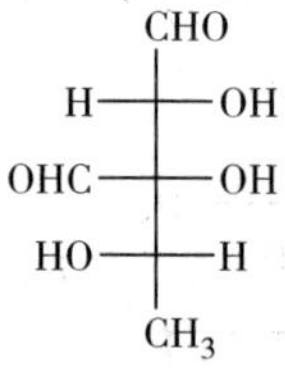

L-链霉糖

7. 去氧糖 单糖分子的一个或两个羟基被氢原子取代的糖称为去氧糖。常见的有 6－去氧糖、2,6－二去氧糖等。如 L－黄花夹竹桃糖（L－thevetose）为 6－去氧糖，D－洋地黄毒糖（D－digitoxose）、L－夹竹桃糖（L－oleandrose）及 D－加拿大麻糖（D－cymarose）属于 2，6－二去氧糖。去氧糖在强心苷及 C_{21} 甾类中多见，并具有一些特殊的性质。

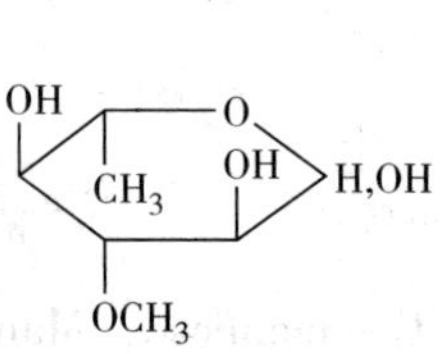

L-黄花夹竹桃糖

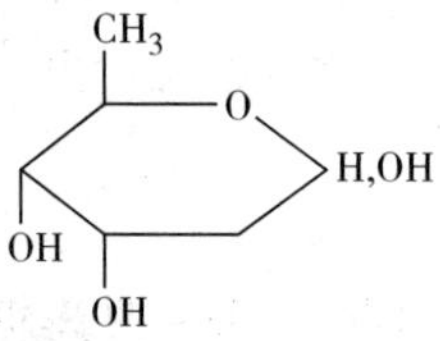

D-洋地黄毒糖

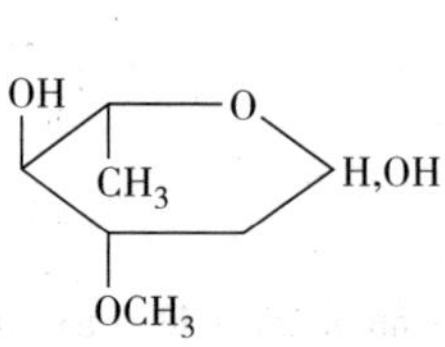

L-夹竹桃糖

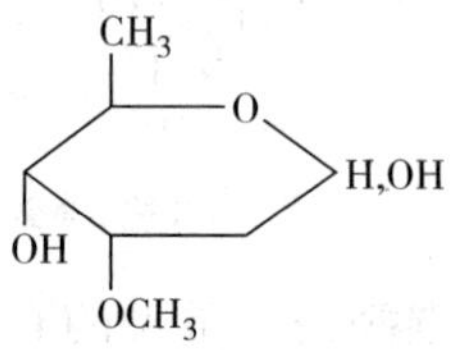

D-加拿大麻糖

8. 糖醛酸 单糖分子中的伯醇羟基氧化成羧基的化合物称为糖醛酸。如葡萄糖醛酸（D－glucuronic

acid）和半乳糖醛酸（D－galacturonic acid）。糖醛酸常存在于苷类及多糖化合物中。

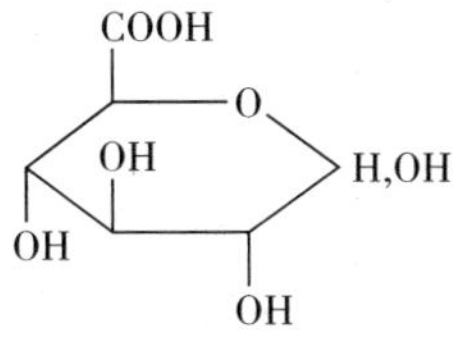

D-葡萄糖醛酸

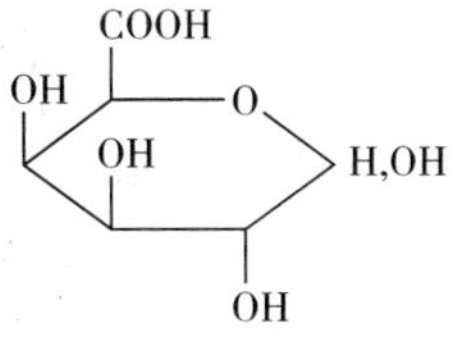

D-半乳糖醛酸

9. 氨基糖　单糖中的一个或几个醇羟基置换成氨基的化合物，则称作氨基糖。天然存在的大多是 2－氨基－2－去氧六碳醛糖，主要存在于动物和微生物中，是一类重要的生理活性物质。如从龙虾甲壳中分得的 2－氨基－2－去氧－D－葡萄糖（又称葡糖胺），以乙酰化形式构成了多糖甲壳质，葡糖胺还出现在哺乳动物的糖蛋白中，其中蛋白质通过葡糖胺与肽链相连。某些抗生素如庆大霉素、链霉素、新霉素、卡那霉素等含有氨基糖。

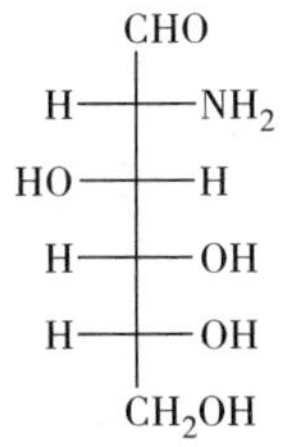

2-氨基-2-去氧-D-葡萄糖

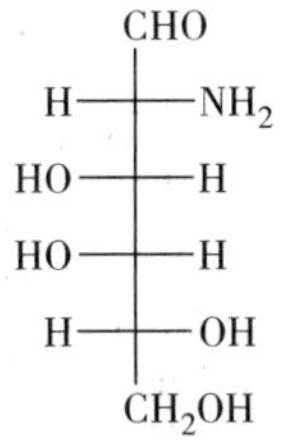

2-氨基-2-去氧-D-半乳糖

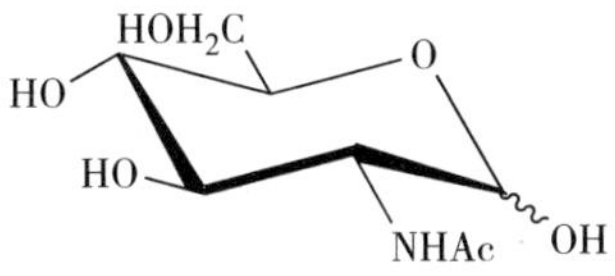

2-乙酰氨基-2-去氧-D-葡萄糖

10. 糖醇　单糖的醛或酮基还原成羟基后所得到的多元醇称为糖醇。糖醇在天然界分布很广泛，有甜味。如 L－卫矛醇（L－ducitol），山梨醇（D－sorbitol），甘露醇（D－mannitol），及可代替糖用的木糖醇（D－xylitol）。

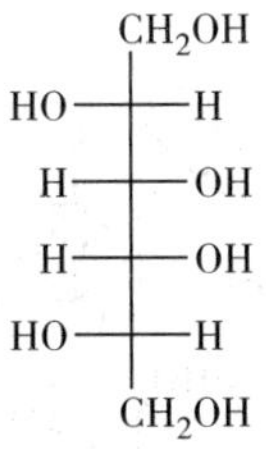

L-卫矛醇

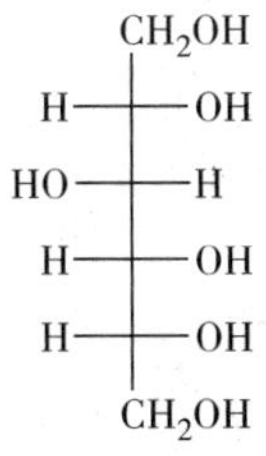

D-山梨醇

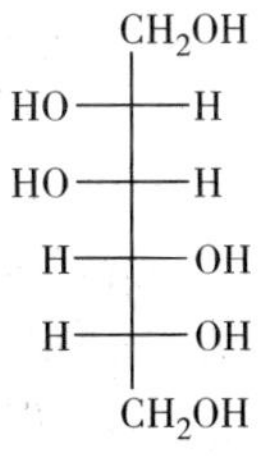

D-甘露醇

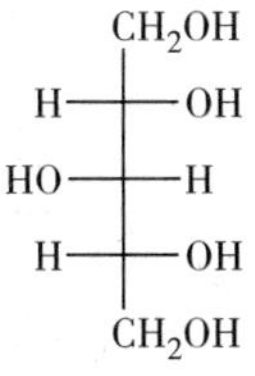

D-木糖醇

（二）低聚糖

由 2～9 个单糖基通过苷键连接而成的化合物称为低聚糖（oligosaccharides），又称寡糖。按组成低聚糖的单糖基个数进行分类，可分为二糖（双糖）、三糖、四糖直至九糖，实际上最常见的是双糖类和三糖类；根据低聚糖中是否存在游离的醛基或酮基，又可将它们分成还原糖和非还原糖。具有游离的醛基或酮基的糖，称为还原糖，如常见的二糖中的槐糖（sophorose）、芸香糖（rutinose）、龙胆二糖（gentiobiose）、麦芽糖（maltose）等为还原性糖。若两个单糖分子均以其半缩醛羟基脱水缩合形成的二糖，分子中没有游离的醛基或酮基，失去了还原性，称为非还原糖，例如海藻糖（trehalose）是 D－葡萄糖 $1\alpha \to 1\alpha$－D－葡萄糖，蔗糖（sucrose）是 D－葡萄糖 $1\alpha \to 2\beta$－D－果糖，均属非还原糖。

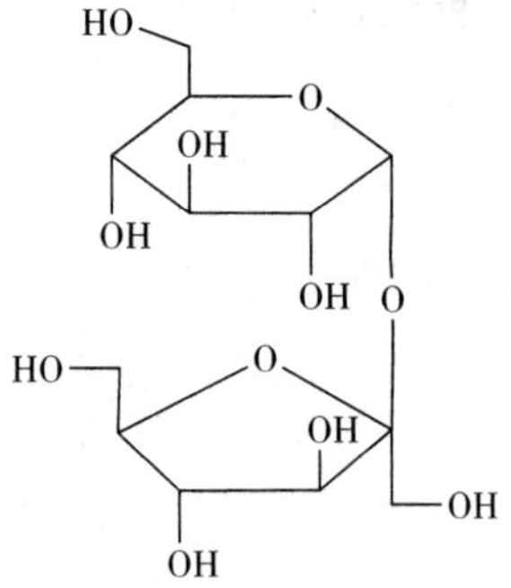

蔗糖

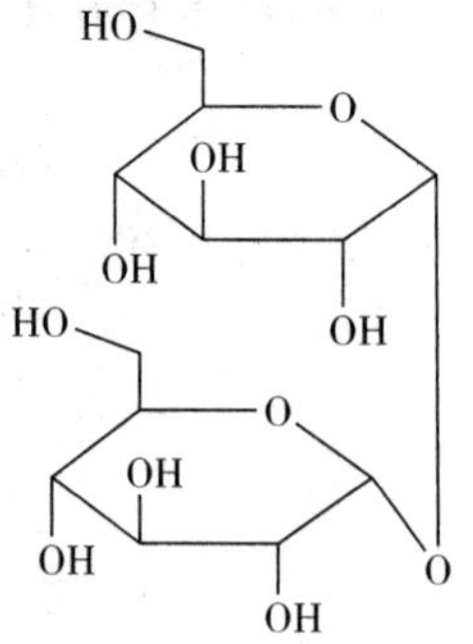

海藻糖

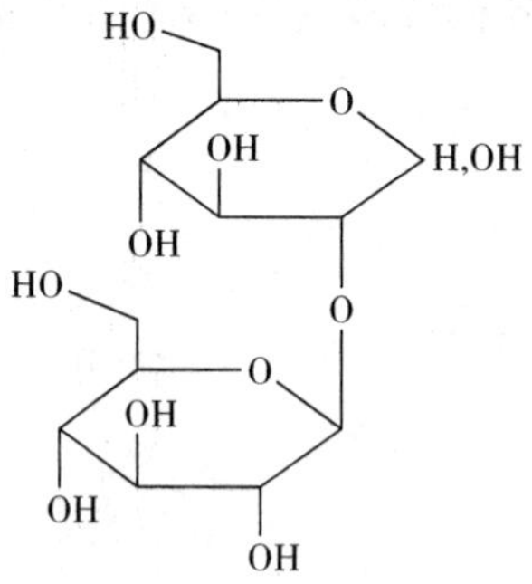

槐糖

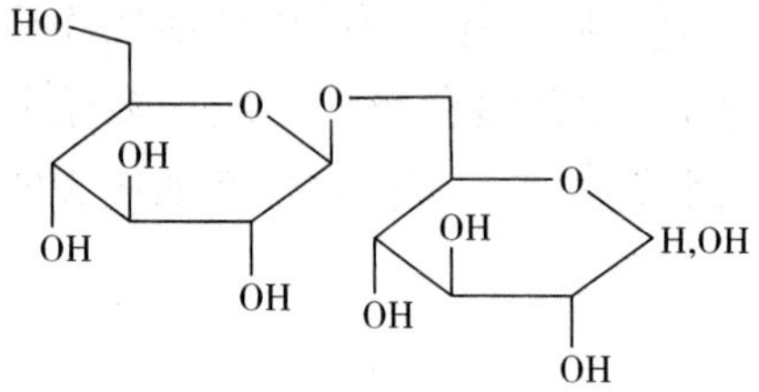

龙胆二糖

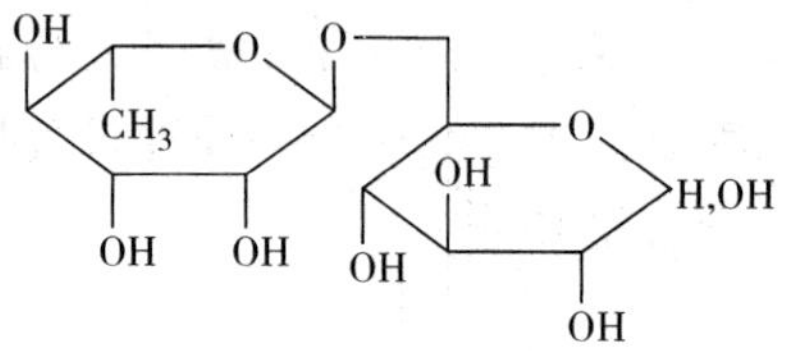

芸香糖

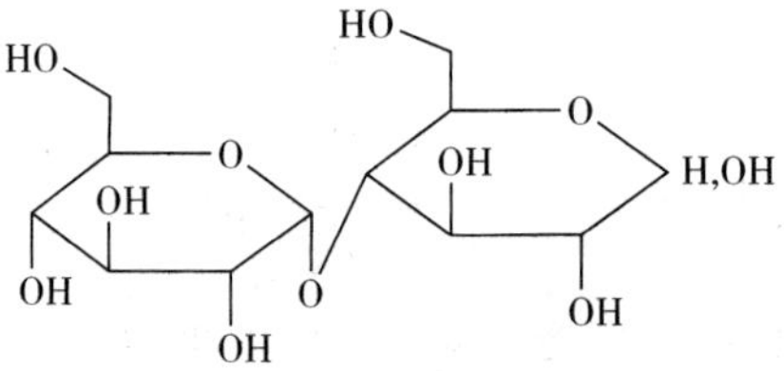

麦芽糖

植物中的三糖及其以上的低聚糖多为蔗糖的衍生物，即在蔗糖的基本结构上再连接糖而成非还原性糖。如棉子糖（raffinose）、水苏糖（stachyose）、毛蕊糖（verbascose）。

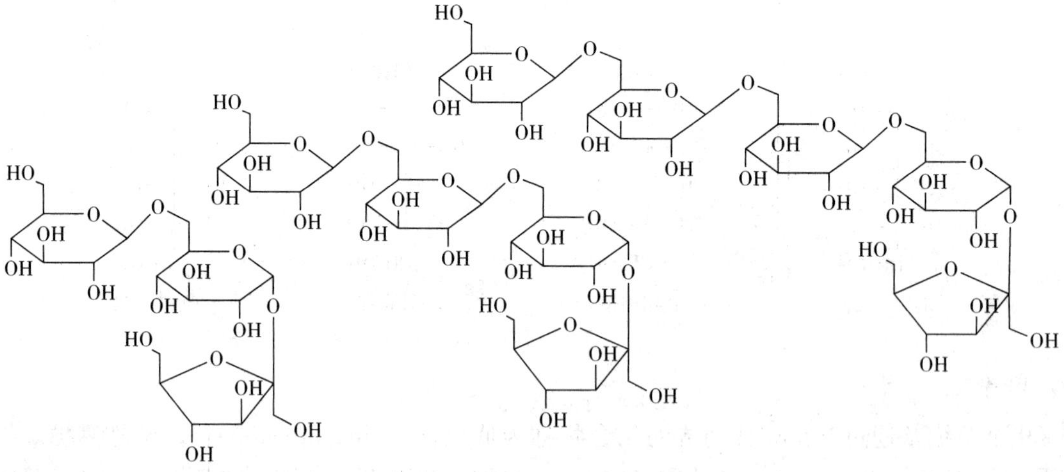

棉子糖　　水苏糖　　毛蕊糖

低聚糖的命名一般以末端糖为母体，其余糖为取代糖基，还原糖以还原端的糖为母体，非还原端的糖为取代基，并标明连接位置、糖的成环方式、连接方式以及苷键构型等，如槐糖可命名为 2 – *O* – β – D – glucopyranosyl – D – glucopyranose 或 β – D – glucopyranosyl –（1→2）– D – glucopyranose，麦芽糖为 4 – *O* – α – D – glucopyranosyl – D – glucopyranose 或 α – D – glucopyranosyl –（1→4）– D – glucopyranose。

（三）多糖

多聚糖（polysaccharides），简称多糖，是由10个以上的单糖基通过苷键连接而成的糖类物质。大部分的天然多糖含有80～100个单糖基，有些可由数万个单糖基组成。多糖的性质明显不同于单糖，一般无甜味，无还原性。多糖分子的种类繁多，分类方法也不同。根据多糖在生物体内的功能不同分为两类，一类主要是形成动植物的支持组织，如植物中的纤维素和半纤维素，甲壳类动物的甲壳素等，分子呈直链型，不溶于水；另一类为动植物体内贮存的营养物质，如淀粉、菊糖、肝糖原等，多数为支链型分子，可溶于热水成胶体溶液。根据单糖的组成，又可将多糖分为均多糖（homosaccharides）和杂多糖（heterosaccharides），由一种单糖组成的多糖为均多糖，均多糖的系统命名是在糖名后加字尾 -an，如葡聚糖为 glucan，果聚糖为 fructan，木聚糖为 xylan 等；由二种以上单糖组成的多糖为杂多糖，其命名是将单糖名按字母顺序排列先后，再加字尾 -an，如葡萄甘露聚糖为 glucomannan，半乳甘露糖为 galactomannan，有些多糖习惯上以 in 为字尾，如肝素为 heparin、菊糖为 inulin、甲壳素为 chitin。

多糖类广泛存在于高等植物、动物、微生物、地衣和海藻中，具有抗肿瘤、抗炎、抗病毒、降血糖、抗衰老、抗凝血、免疫促进等多种生物活性作用。如人参多糖、党参多糖具有明显抗肿瘤作用和抗突变作用，山茱萸多糖、灵芝多糖具有抗氧化和抗衰老作用，夏枯草多糖、香菇多糖具有较强的抗病毒作用，枸杞多糖及云芝多糖具有明显的增强机体免疫作用。

知识链接

21世纪中药研究热点领域——多糖研究

多糖生物学研究是国际争夺生物化学研究领域的制高点，以多糖为重点的糖工程研究是继蛋白质工程、基因工程后生物化学和分子生物学领域中的科学前沿。中药多糖是特定空间结构的复杂聚合物，具有丰富生物信息的能力。目前关于中药多糖的制备、结构、合成、药理学、临床学等方面已有大量研究，其多方面的生物活性也得到开发和应用。但目前中药多糖制剂质量难以控制、药性重复性差以及难以在分子水平阐明药理作用和作用机制。中药多糖的分离纯化和结构分析，是中药多糖研究和开发的基础，利用我国现有的化学、物理学和生物学等分析技术对其的分子结构进行深入研究，在此基础上探讨中药多糖的构效关系、量效关系及中药多糖的免疫作用机制，加强中药多糖的分析制备、纯化结构、活性鉴定、质量标准、给药途径等技术问题的研究，可为中药多糖的合成、药理学及临床学的研究奠定坚实的理论基础，以不断扩大中药多糖在临床领域的应用。

1. 植物多糖　植物多糖中常见的有以下几种。

（1）淀粉（starch）　淀粉广泛存在于植物体内，在植物的叶、根及种子里呈颗粒状，不溶于水，加热后颗粒破裂才能与水混合成胶态悬浮液。淀粉是葡萄糖的高聚物，由直链的糖淀粉（amylose）和支链的胶淀粉（amylopectin）组成。糖淀粉为无分支的螺旋结构，约占淀粉总量的15%～35%，是由 $1\alpha\rightarrow4$ 苷键连接的 D-葡萄吡喃聚糖，聚合度一般为300～500，高的可达1000，可溶于热水得澄明溶液；胶淀粉由24～30个葡萄糖残基以 $1\alpha\rightarrow4$ 糖苷键首尾相连而成，在支链处为 $1\alpha\rightarrow6$ 糖苷键，胶淀粉约占淀粉总量的73%，聚合度为3000左右，不溶于冷水，溶于热水成黏胶状。淀粉分子呈螺旋状结构，每一个螺环由6个葡萄糖组成。因碘分子和碘离子可以进入螺环通道中形成有色包合化合物，故遇碘而呈色，所呈颜色与聚合度有关。随着聚合度的增加，其颜色呈紫色→紫蓝色，聚合度4～6不呈色，12～18呈红色，50以上呈蓝色。糖淀粉遇碘呈蓝色，而胶淀粉聚合度虽高，但螺旋结构的通道在分支处中断，支链的平均聚合度只有20～25，不能有效的盘卷形成包结复合物所需要的螺旋结构，故遇碘仅呈暗红色。

（2）纤维素（cellulose） 是由3000～5000分子的D－葡萄糖通过1β→4苷键聚合而成的直链葡聚糖。其最小重复单位是纤维二糖，分子结构呈直线状，具有一定的强度和刚性，不易为稀酸或碱水解，是高等植物细胞壁的主要组成成分，并为细胞壁提供支撑结构。纤维素的衍生物具有多方面的用途，如羧甲基纤维素钠可作为医药品的混悬剂和黏合剂。

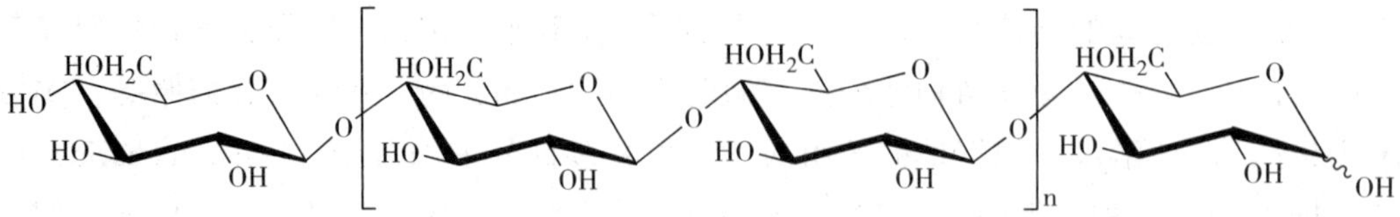

纤维素

（3）果聚糖（fructans） 果聚糖在高等植物以及微生物中均有存在。菊淀粉（inulin）又称菊糖，是果聚糖的一种，广泛存在于菊科植物中，是由D－果糖2β→1连接而成，最后接D－葡萄糖，其聚合度为35左右，可用于测定肾脏的清除率。另有一类果聚糖Levans是D－果糖通过2β→6连接的，并有2β→1分支，聚合度为20～50，存在于草的茎叶中。

（4）半纤维素（hemicellulose） 是一类不溶于水而能被稀碱（2%～20%氢氧化钠）溶出的酸性多糖的总称，与纤维素、木质素共同构成了植物细胞壁，是植物的支持组织。它包括木聚糖、甘露聚糖、半乳聚糖等；也包括杂多糖，如葡萄甘露聚糖，阿拉伯半乳聚糖等。在糖的支链上多连接有糖醛酸，故为酸性多糖。

（5）果胶（pectin） 是植物细胞壁成分之一，存在于相邻细胞壁间的胞间层中，起着将细胞黏在一起的作用。柑橘、柠檬、柚子等果皮中约含30%果胶，是果胶的最丰富来源。按果胶的组成可分为均多糖和杂多糖两种类型。均多糖型果胶如D－半乳聚糖、L－阿拉伯聚糖和D－半乳糖醛酸聚糖等；杂多糖果胶最常见，是由半乳糖醛酸聚糖、半乳聚糖和阿拉伯聚糖以不同比例组成，通常称为果胶酸。果胶多以钙盐、镁盐等形式存在于植物果实中。

（6）树胶（gum） 是植物受伤后或毒菌类侵袭后分泌的保护性胶质半透明状物质。如来源于桃（*Prunus persica*）或山桃（*Prunus davidiana*）中桃胶可应用于食品及医药领域，可以利用桃胶的增稠、乳化、凝固等性质生产糖果、胨胶性食品，可食性食品的保鲜膜，其单糖组成主要为D－半乳糖、L－阿拉伯糖、葡萄糖醛酸、鼠李糖等。

（7）黏液质（mucilage） 是存在于植物种子、果实、根、茎的黏液细胞和海藻中的一类黏性多糖，是保持植物水分的基本物质，是植物正常的生理产物。

2. 微生物多糖 微生物多糖可由许多细菌和真菌产生。其中真菌特别是担子菌类真菌，如灵芝、香菇、黑木耳、白木耳、茯苓等食用菌和药用菌所产生的菌多糖具有免疫调节、抗肿瘤、抗病毒、抗氧化等功能，广泛应用于医疗保健、食品等领域，并已成为微生物药物的一个重要组成部分。

（1）猪苓多糖（polyporus polysaccharide，PPS） 为多孔菌科真菌猪苓（*Polyporus umbellatus*）中提取得到，主链是由1β→3糖苷键连接而成的葡聚糖，在主链上每3～4个残基之间出现一个以1β→6糖苷键连接的β－D－吡喃葡萄糖作为支链。猪苓多糖具有明显的抗肿瘤活性和调节机体细胞免疫功能的作用。临床上主要用于原发性肺癌、肝癌、子宫颈癌和白血病等放、化疗的辅助治疗。此外，猪苓多糖具有保肝作用，对慢性肝炎具有良好的疗效。

（2）茯苓多糖（pachyman） 是从多孔菌科真菌茯苓（*Poria cocos*）中得到的一种多糖，是具有1β→6吡喃葡萄糖为支链的1β→3的葡聚糖。茯苓多糖本身无抗肿瘤作用，经过碘酸钠氧化、四氢硼钠还原和酸部分水解得到不含1β→6吡喃葡萄糖支链的新多糖，即茯苓异聚糖或茯苓次聚糖（pachymaran）则具有明显的抗肿瘤作用。

（3）香菇多糖（lentinan）　是从人工培养的伞菌科真菌香菇（*Lentinus edodes*）子实体中提取分离纯化获得的均一组分多糖。其化学结构以 $1\beta\rightarrow3$ 葡萄糖残基为主链，$1\beta\rightarrow6$ 葡萄糖残基为侧链的葡聚糖，重复单位一般含有 7 个葡萄糖残基，其中 2 个在侧链上。香菇多糖具有免疫调节、抗肿瘤、抗病毒和抗感染作用。

3. 动物多糖　动物多糖有糖原、肝素、甲壳素等。

（1）糖原（glycogen）　糖原又称为"动物淀粉"，是动物贮藏能量的多糖形式，在肌肉和肝脏中较多，约占肝重量的5%，肌肉重量的0.5%。其结构类似于胶淀粉，为 $1\alpha\rightarrow4$ 连接的葡聚糖，并有 $1\alpha\rightarrow6$ 分支糖链，但聚合度比胶淀粉大，分枝程度更高，平均支链长 12～18 个葡萄糖单位，故遇碘呈红褐色。

（2）肝素（heparin）　肝素是高度硫酸酯化的黏多糖，分子量 5000～15000，由两种双糖单元 A 和 B 组成。A 为 L－艾杜糖醛酸通过 $1\alpha\rightarrow4$ 苷键与葡萄糖胺相连的单元，而 B 是 D－葡萄糖醛酸通过 $1\beta\rightarrow4$ 苷键与葡萄糖胺相连的单元。葡萄糖胺的2，6 位均成硫酸酯，使得肝素分子中带有许多硫酸残基，相互之间有非常强的静电作用，是已知的带负电荷最多的生物大分子。肝素是柱状细胞分泌并进入血液的一种天然抗凝剂，它能够连接并激活抗凝血酶Ⅲ，从而防止血液凝固。肝素钠盐在临床用于预防或治疗血栓。

（3）甲壳素（chitin）　甲壳素是组成甲壳类昆虫外壳的多糖，其构造和稳定性与纤维素类似，由 *N*－乙酰葡萄糖胺以 $1\beta\rightarrow4$ 反向连接的直线状结构组成。甲壳素为昆虫、蟹、龙虾等动物甲壳的主要有机成分，不溶于水，对稀酸和稀碱都很稳定。甲壳素经浓碱处理可得脱乙酰甲壳素（chitosan）。甲壳素和脱乙酰甲壳素在医药上具有广泛用途，可制成透析膜、超滤膜，用作药物的载体具有缓释、控释的优点，还可用作人造皮肤、人造血管、手术缝线等。

（4）硫酸软骨素（chondroitin sulfate）　硫酸软骨素是动物组织的基础物质，其作用是保证机体的软骨、腱、韧带和血管壁具有一定的弹力。硫酸软骨素由 D－葡萄糖醛酸和 *N*－乙酰半乳糖胺－4－硫酸酯经 $1\beta\rightarrow3$ 苷键连接的二糖单元通过 $1\beta\rightarrow4$ 键缩合而成的直链分子，具有降血脂、改善动脉粥样硬化的作用，可用于治疗高脂血症及防治冠心病、冠状动脉粥样硬化等症。

（5）透明质酸（hyaluronic acid）　透明质酸是由 D－葡萄糖醛酸和 *N*－乙酰葡萄糖胺残基交替结合而成一种酸性黏多糖，其中每个重复单位由 D－葡萄糖醛酸和 *N*－乙酰葡萄糖胺通过 $1\beta\rightarrow3$ 苷键连接，而重复的二糖单位通过 $1\beta\rightarrow4$ 苷键连接。透明质酸可以形成透明的高黏稠的液体，主要作为脊椎动物关节和眼睛的润滑剂，具有特殊的保水作用，是目前发现的自然界中保湿性最好的物质，在临床上广泛应用于各类眼科手术，如晶体植入、角膜移植和抗青光眼手术等，并作为非甾体消炎药治疗关节炎。透明质酸还作为天然保湿因子广泛用于各种化妆品中。

二、苷的分类

苷类化合物是由糖或糖的衍生物与非糖类化合物（称为苷元或配基），通过糖的半缩醛或半缩酮羟基脱水形成的一类化合物。苷中的苷元与糖之间的化学键称为苷键，苷元上形成苷键以连接糖的原子，称为苷键原子，也称为苷原子。

$$\text{糖}-\text{OH}+\text{HO}-\text{R}\xrightarrow{-H_2O}\text{糖}-\text{OR}\xrightarrow[+H_2O]{H^+}\text{糖}-\text{OH}+\text{HO}-\text{R}$$

苷元　　　　苷　　　　苷元

苷的分类有多种方式，如按苷元的类型分，可分为香豆素苷、黄酮苷、蒽醌苷、木脂素苷等；按苷在植物体内的存在状态分为原生苷与次生苷（原存在于植物体中的苷称为原生苷，原生苷水解失去一部分糖后生成的苷称为次生苷）；按连接糖基的数目可分为单糖苷、二糖苷、三糖苷等；按连接糖链的数目可分为单糖链苷、双糖链苷、三糖链苷等；按苷键原子不同可将苷分为氧苷、硫苷、氮苷和碳苷。最常见的苷的分类方法是按苷键原子不同进行分类。以下介绍的是按苷键原子不同进行分类的方法。

（一）氧苷

苷元通过氧原子和糖连接而成的苷称为氧苷。氧苷是数量最多（占苷类的 90% 以上）、最常见的苷类。根据形成苷键的苷元羟基类型不同，又分为醇苷、酚苷、酯苷、氰苷、吲哚苷等，其中以醇苷和酚苷居多，酯苷较少见。

1. 醇苷 通过苷元的醇羟基与糖的半缩醛羟基脱水而成的苷。如红景天（*Rhodiola crenulata*）中具有抗疲劳、抗衰老、免疫调节等作用的红景天苷（rhodioloside），毛茛（*Ranunculus japonicus*）中具有杀虫、抗菌作用的毛茛苷（ranunculin），地黄（*Rehmannia glutinosa*）中具有降血糖作用的梓醇（catalpol），香加皮（*Periploca sepium*）中具有强心作用的杠柳毒苷（periplocoside）等均属于醇苷，醇苷的苷元以三萜和甾体类化合物居多。

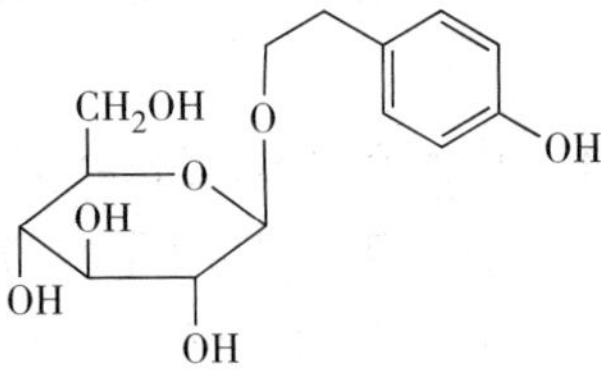

红景天苷

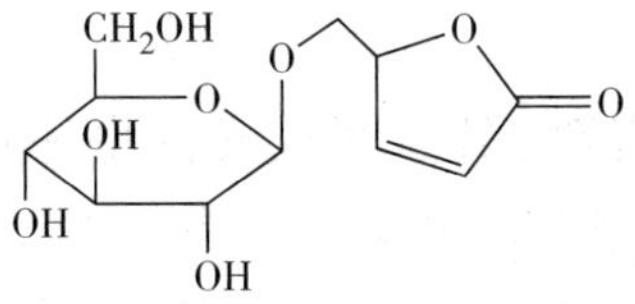

毛茛苷

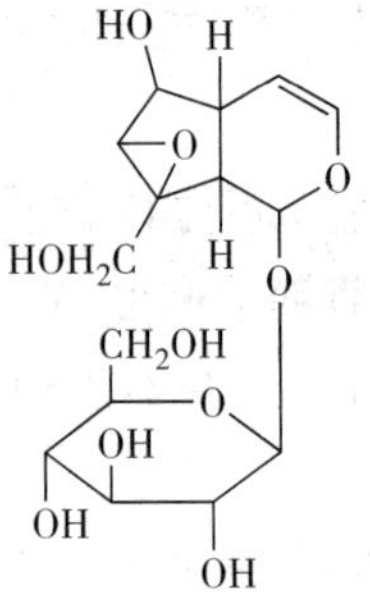

梓醇

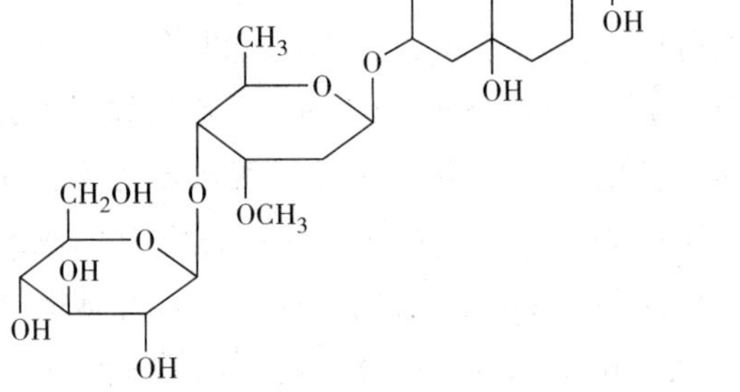

杠柳毒苷

2. 酚苷 通过苷元的酚羟基与糖的半缩醛羟基脱水缩合形成的苷，中药有效成分中很多都为酚苷。天麻（*Gastrodia elata*）中的天麻苷（gastrodin）具有镇静作用；熊果叶（*Arctostaphylos uvaursi*）中的熊果苷（arbutin）具有减少皮肤色素沉积，祛除色斑和雀斑，同时还有杀菌、消炎的作用；牛蒡子（*Arctium lappa*）中的牛蒡子苷（arctiin）具有抗肿瘤和神经保护作用，其苷元具有较强的抗炎及免疫调节活性。

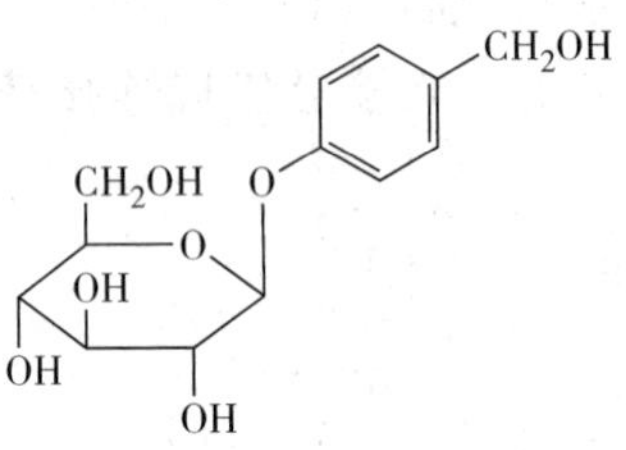

天麻苷

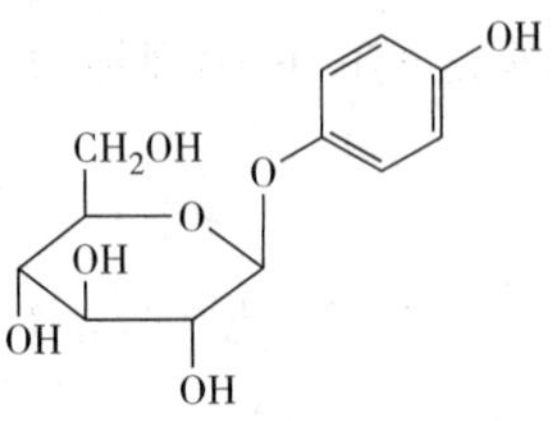

熊果苷

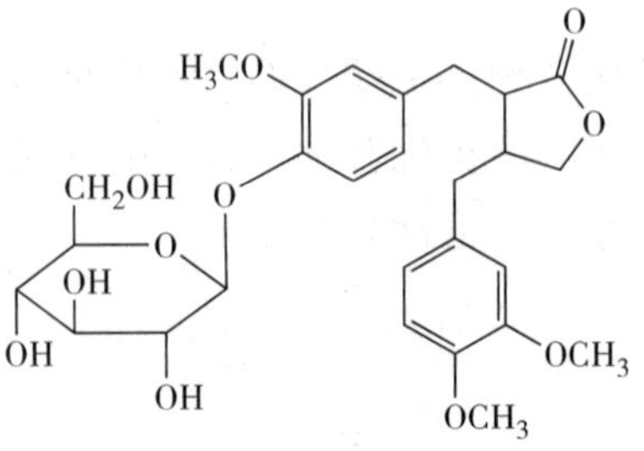

牛蒡子苷

3. 酯苷 苷元以羧基和糖的半缩醛羟基脱水缩合而成的苷。所形成的酯苷键既有缩醛性质又有酯的性质，可被稀酸和稀碱水解。如山慈姑苷 A 和 B（tuliposide A，B）均具有抗霉菌活性，但二者不稳定，放置后易产生酰基重排反应，苷元由 C_1—OH 转至 C_6—OH 上，同时失去抗霉菌活性，若水解，苷元立即环合成山慈菇内酯 A 和 B（tulipalin A，B）。

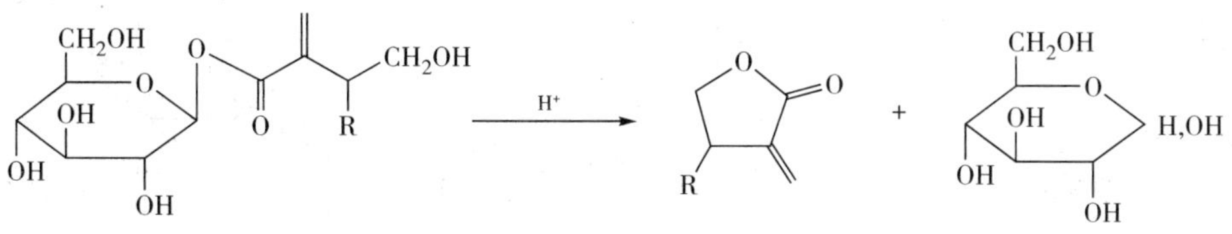

R=H　山慈菇苷A　　　　R=H　山慈菇内酯A

R=OH　山慈菇苷B　　　　R=OH　山慈菇内酯B

4. 氰苷　主要是指一类具有 α－羟腈的苷。现已发现五十多种，分布广泛。其特点是易水解，尤其是有酸和酶催化时水解更快，生成的苷元 α－羟腈很不稳定，立即分解为醛（或酮）和氢氰酸。如苦杏仁苷（amygdalin）、野樱苷（prunasin）、亚麻氰苷（linamanin）和百脉根苷（lotaustralin）等都属于α－羟腈苷。

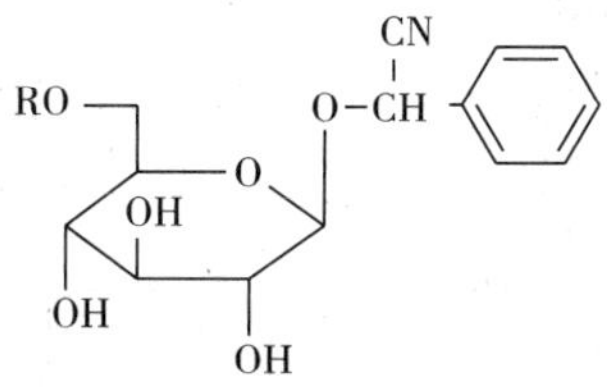

野樱苷　R=H

苦杏仁苷　R= β－D－Glc

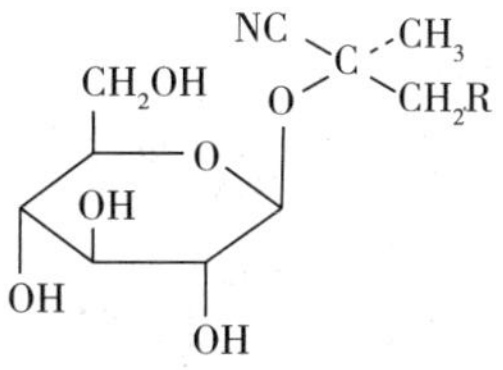

亚麻氰苷　R=H

百脉根苷　R=CH_3

苦杏仁苷存在于蔷薇科多种植物的种子中，如桃、杏、李、梅、枇杷等。苦杏仁苷在体内受到各种微生物产生的酶作用下，缓慢分解生成不稳定的 α－羟基苯乙腈，进一步分解成为具有苦杏仁味的苯甲醛及氢氰酸，口服小剂量时，释放的小剂量 HCN，可起镇咳作用，但大剂量时因氢氰酸能引起人及动物中毒，严重者可导致死亡。

5. 吲哚苷　苷元具吲哚母核，以苷元吲哚醇中的羟基与糖的端基羟基脱水缩合而成的苷。如靛苷（indican）为大青叶（*Isatis indigotica*）的主成分（1%）。靛苷的苷元吲哚醇无色，易氧化成暗蓝色的靛蓝（indigo dye）与靛玉红（indirubin）。靛蓝与靛玉红为青黛（Indigo Naturalis，为大青叶水提并经石灰处理加工所得的干燥粉末或团块）的主成分，其中靛蓝含 5%～8%，靛玉红含 0.1%，青黛与靛玉红可用于治疗慢性粒细胞白血病，对于急性粒细胞白血病也有一定疗效。

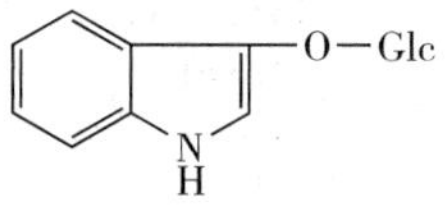

靛苷

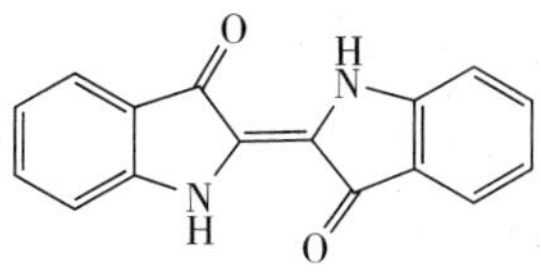

靛蓝

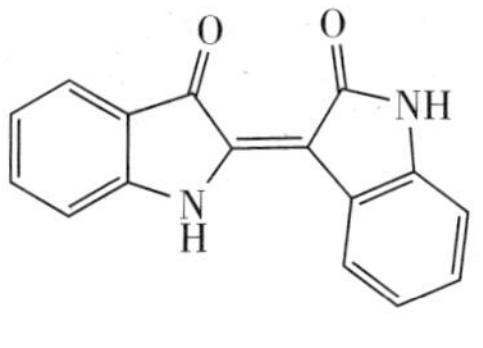

靛玉红

（二）硫苷

苷元中巯基与糖的半缩醛羟基脱水缩合而形成的苷称为硫苷。这类苷的数量较少，常存在于十字花科植物中，如萝卜（*Raphanus satvus*）中的萝卜苷（glucoraphenin），以及黑芥（*Brassica nigra*）中的黑芥子苷（sinigrin）和白芥子（*Semen sinapis*）中的白芥子苷（sinalbin）等均为硫苷。该类苷的苷元性质不稳定，水解后的苷元进一步分解，形成异硫氰酸的酯类。

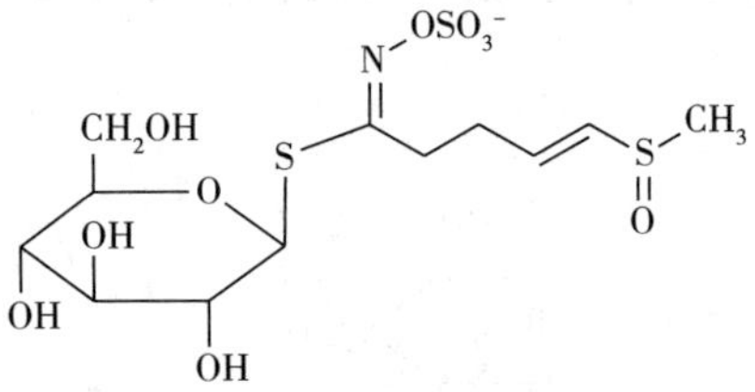

萝卜苷

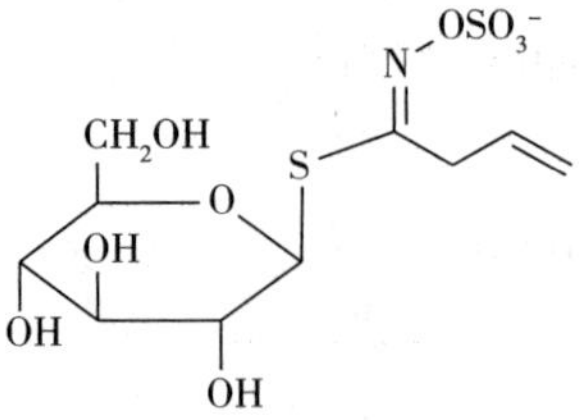

黑芥子苷

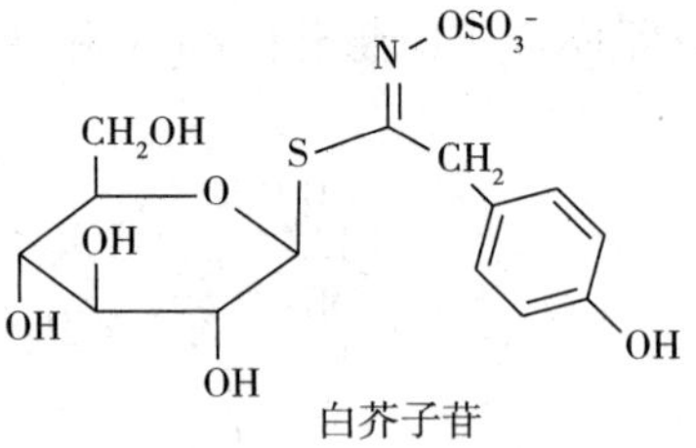

白芥子苷

（三）氮苷

苷元上氨基与糖的半缩醛羟基脱水缩合而成化合物称为氮苷。如腺苷（adenosine）、鸟苷（guanosine）、胞苷（cytidine）、尿苷（uridine）等均属于氮苷。另外，从麦角菌科真菌冬虫夏草（*Cordyceps sinensis*）中的得到虫草素（cordycepin）为氮苷，该化合物是第一个从真菌中分离出来的核苷类抗生素，具有抗肿瘤、抗衰老、抗菌、抗病毒、免疫调节、改善新陈代谢、清除自由基等多种药理作用，有良好的临床应用前景。

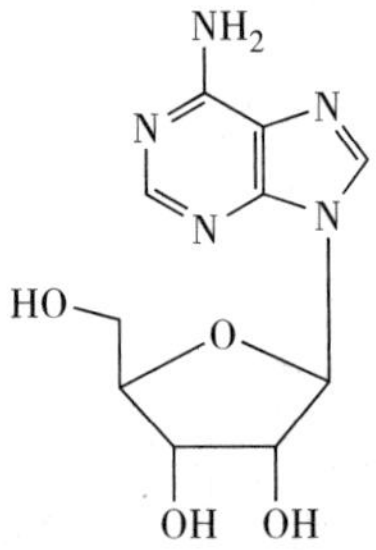

腺苷

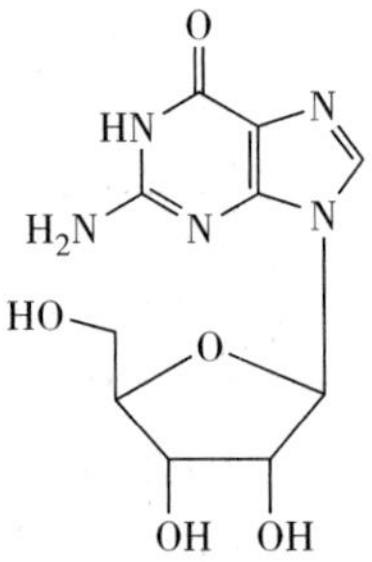

鸟苷

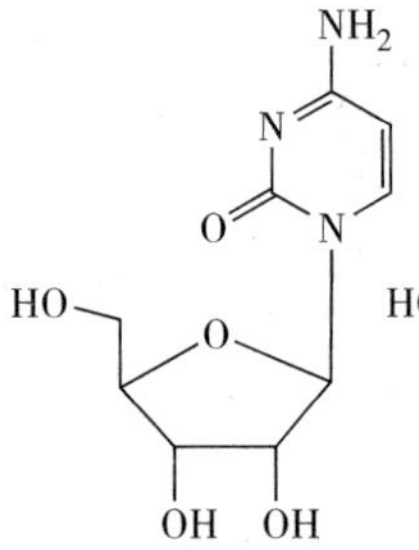

胞苷

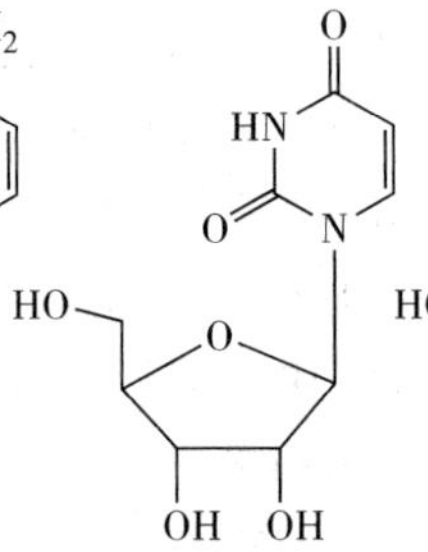

尿苷

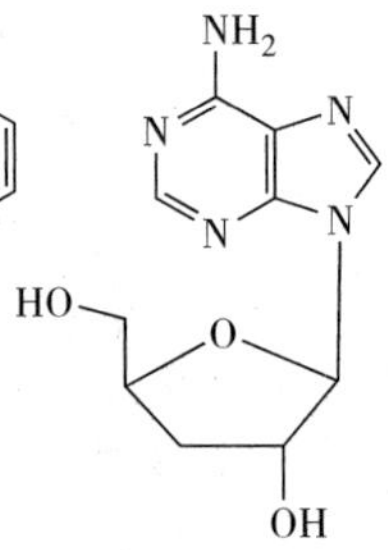

虫草素

（四）碳苷

通过苷元碳上的氢与糖的半缩醛羟基脱水缩合形成的化合物称为碳苷。这是一类糖基直接连在苷元碳原子上的苷类。组成碳苷的苷元多为黄酮类、蒽醌类化合物，它的形成是由于苷元酚羟基所活化的邻或对位氢，即苷元的活泼氢与糖的端基羟基脱水缩合而成，因此在碳苷分子中，糖总是连接在有间二酚或间三酚结构的环上。碳苷类具有水溶性小，难于水解的共同特点。

如金莲花（*Trollius chinensis*）中的荭草苷（orientin）和牡荆素（vitexin）具有较好抗氧化、降压、抗炎、解痉作用。芦荟苷（Aloin）系芦荟（*Aloe barbadensis*）的致泻有效成分之一。

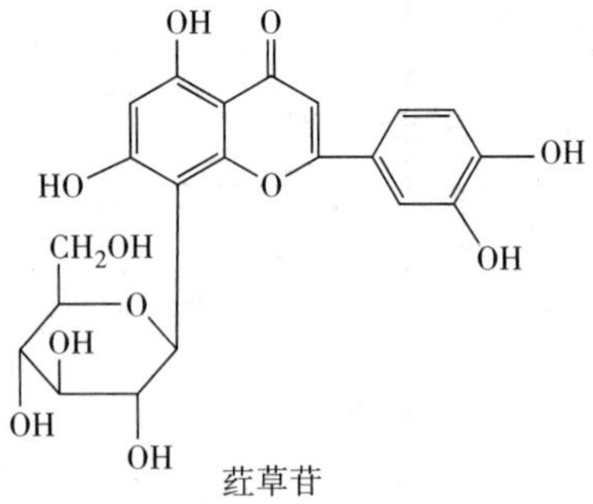

荭草苷

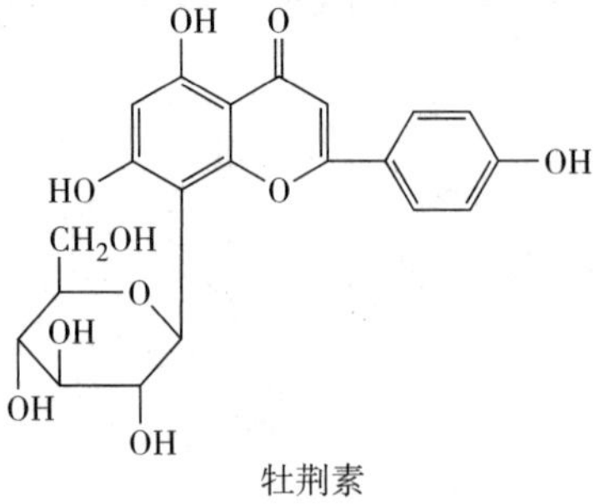

牡荆素

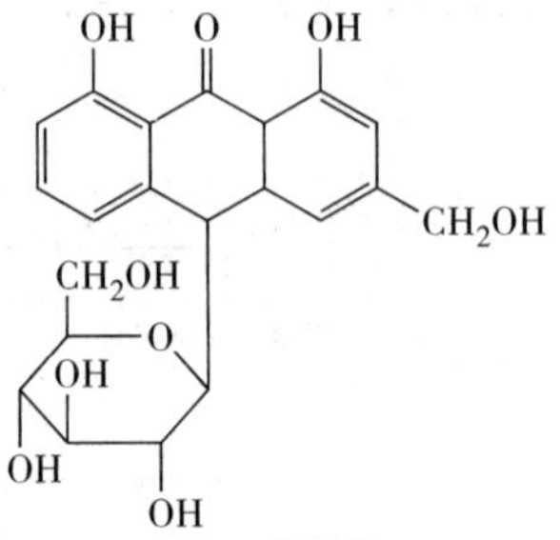

芦荟苷

第二节　糖和苷的理化性质

一、糖类的理化性质　微课 1

（一）性状

单糖及低聚糖（聚合度小于 4）为具有甜味的无色或白色结晶；多糖为白色或类白色的无定形粉末，无甜味、无还原性。

（二）溶解性

单糖和低聚糖易溶于水，不溶于乙醚、苯、三氯甲烷等亲脂性有机溶剂。随着聚合度的增大，多糖的性质与单糖和低聚糖相比发生了很大的变化，如多糖不溶于冷水，可溶于热水成胶体溶液，不溶于乙醇等有机溶剂。

（三）糖的构型和旋光性

1. 糖的构型　单糖在水溶液中主要以环状半缩醛或半缩酮形式存在，通常以 Haworth 式表示。在 Haworth 投影式中，糖的绝对构型表示为：五碳吡喃型糖，C－4 位取代基向下的为 D 型糖，向上的为 L 型糖；五糖呋喃型糖、甲基五碳和六糖吡喃型糖，则看编号最大的不对称碳原子上的取代基，即 C－4 位取代基（五碳呋喃型糖）和 C－5 位取代基（甲基五碳和六糖吡喃型糖）向上的为 D 型，向下的为 L 型。

单糖成环后形成了一个新的手性碳原子（不对称碳原子），该碳原子称为端基碳（anomeric carbon），形成的一对异构体称为端基差向异构体，有 α 和 β 两种构型。在 Haworth 投影式中，五碳吡喃型糖的 C－1 位羟基（端基碳上的羟基）与 C－4 位取代基在同侧的为 α 构型，在异侧的为 β 构型；五糖呋喃型糖、甲基五碳和六糖吡喃型糖的 C－4 位（五碳呋喃型糖）和 C－5 位（甲基五碳和六糖吡喃型糖）的取代基与 C－1 位羟基在环同侧者为 β 构型，在环异侧者为 α 构型。α 和 β 构型仅表示端基碳的相对构型，从糖的端基碳的绝对构型看，β－D 和 α－L、α－D 和 β－L 构型是一样的（以下糖在 Haworth 投影式中的部分羟基未画出）。

由于单糖有 α 和 β 两种端基异构体，因此可形成两种构型的苷，即 α 型和 β 型苷，在天然的苷类化合物中，由 D 型糖形成的苷大多为 β－型苷，由 L－型糖形成的苷大多为 α－型苷，在这两种苷键构型中苷元均处在横键上，较稳定。

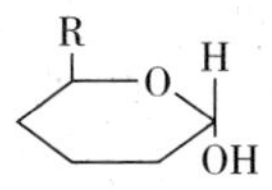

α－D－吡喃糖

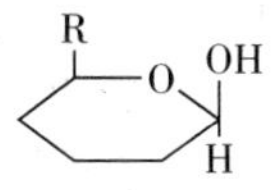

β－D－吡喃糖

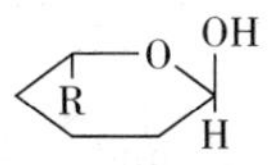

α－L－吡喃糖

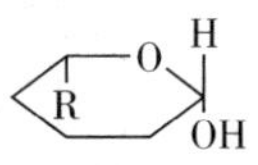

β－L－吡喃糖

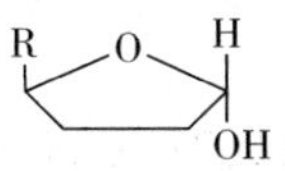

α－D－呋喃糖

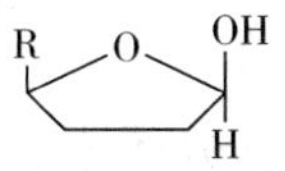

β－D－呋喃糖

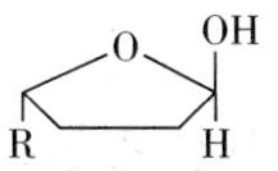

α－L－呋喃糖

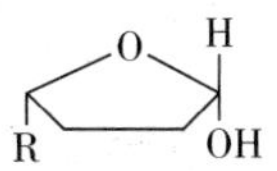

β－L－呋喃糖

>>> 知识链接

Haworth 因糖结构研究和首次人工合成维生素 C 获得诺贝尔奖

1893 年，Fischer 提出糖苷的环状结构。1903 年，Armstrong 提出葡萄糖的 1，4－氧环式（五元环）半缩醛环式结构，成功解释了成苷反应、变旋现象等问题。1910 年，Hudson 总结出糖酸内酯规律。

Haworth 从糖的 *O*－甲基化开始研究糖化学。1925 年，他巧妙地运用 *O*－甲基化反应和 Hudson 糖酸内酯规则，证明半乳糖苷的环状结构是1，5－氧环式，并通过裂解氧化法进一步确认了半乳糖的1，5－氧环式结构。采用相同的方法，他测定了许多单糖的环式结构，发现戊醛糖和己醛糖的环式结构都是以1，5－氧环式（六元环）为主。1926 年单糖的结构被建议采用正多边形透视式，也就是今天的 Haworth 式。1929 年，Haworth 在他的专著《The Constitution of Sugars》中预言，吡喃糖的构象应是与环己烷构象一致的椅式构象。随着二十世纪六、七十年代核磁共振谱、质谱、X 射线晶体分析等手段的出现，吡喃糖被证实主要以椅式构象存在。1934 年，Haworth 人工合成第一种维生素—维生素 C，并因在糖类和维生素合成中的贡献，获得 1937 年诺贝尔化学奖。

2. 糖的旋光性 糖的分子中有多个手性碳，故有旋光性。天然存在的单糖左旋、右旋均有，以右旋为多。

（四）糖的化学性质

1. 氧化反应 单糖分子中具有醛（酮）基、伯醇基、仲醇基和邻二醇等结构，通常醛（酮）基最易被氧化，伯醇次之。在控制反应条件的情况下，不同的氧化剂可选择性氧化某些特定的基团，如 Ag^+、Cu^{2+}以及溴水可将糖的醛基氧化成羧基。碱性酒石酸铜试剂（Fehling 试剂）和氨性硝酸银试剂（Tollen 试剂）可将还原糖氧化成酸类，分别称之为菲林反应及银镜反应。

在糖结构研究中，过碘酸氧化反应是一个常用的反应，该反应可在水溶液中进行，能够选择性氧化裂解邻二醇、*α*－氨基醇、*α*－羟基醛（酮）、邻二酮、酮酸以及某些活性亚甲基等结构。由于在反应过程中形成过碘酸酯中间体，因此两个邻位羟基的立体关系会影响氧化反应的速度。如在环式糖结构中，顺式二醇比反式二醇的氧化速度更快。过碘酸开裂邻二醇羟基的反应几乎是定量进行的，可以依据消耗的过碘酸摩尔数以及氧化产物（甲酸、甲醛等）的结构和数量，推测糖的结构，如 *α*－D－吡喃葡萄糖甲苷消耗 2mol 试剂，释放 1mol 甲酸，说明糖分子为吡喃环，并且说明 3 个羟基彼此相邻。

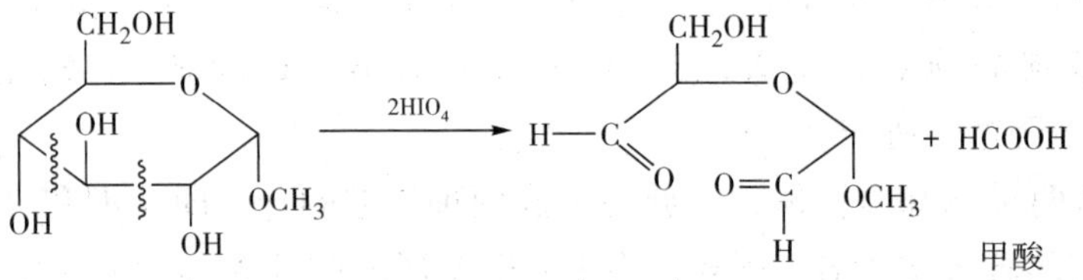

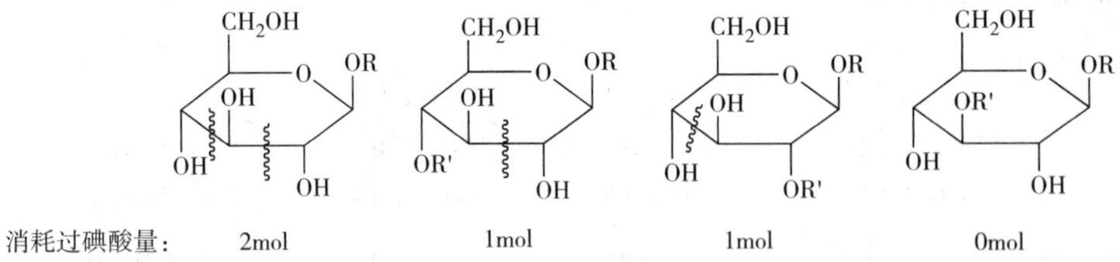

2. 糖醛形成反应 单糖在浓酸加热作用下，失去三分子水，生成具有呋喃环结构的糠醛衍生物。多糖在无机酸作用下先水解成单糖，再脱水生成相应的产物。由五碳醛糖生成的是糠醛，甲基五碳醛糖生成的是 5－甲基糠醛，六碳糖生成的是 5－羟甲基糠醛，六碳糖醛酸生成的是 5－羧基糠醛，在此条件下往往脱羧，并最终形成糠醛。

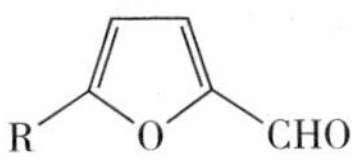

五碳糖	R = H	糠醛
甲基五碳糖	$R = CH_3$	5 - 甲基糠醛
六碳糖	$R = CH_2OH$	5 - 羟甲基糠醛
六碳糖醛酸	R = COOH	5 - 羧基糠醛

糠醛衍生物和许多芳胺、酚类以及具有活性亚甲基的化合物可缩合成有色物质。许多糖类的显色剂就是根据这一原理配制而成的。如常用于糖和苷类检识的 Molish 反应试剂是浓硫酸和 α - 萘酚，糖的纸色谱常用的显色剂是邻苯二甲酸和苯胺。这些显色试剂所用的酸有无机酸如硫酸、磷酸等，有机酸如三氯乙酸、草酸、邻苯二甲酸等，其中酸又兼有水解苷键的作用。常用的酚如苯酚、间苯二酚、萘酚、间萘二酚；所用的芳胺如苯胺、二苯胺、联苯胺、氨基酚，所用的活性亚甲基的化合物如蒽酮等。由于各类糖形成糠醛衍生物的难易程度不同、生成的产物不同、形成的缩合产物的颜色也不同，因此可利用该反应的不同颜色来区别五碳糖、六碳酮糖、六碳醛糖以及糖醛酸等。

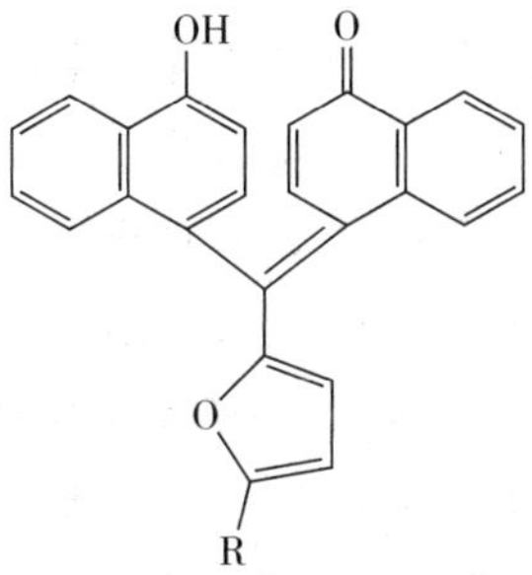

糠醛及其衍生物与 α-萘酚缩合物（紫色）
R=H或CH_3

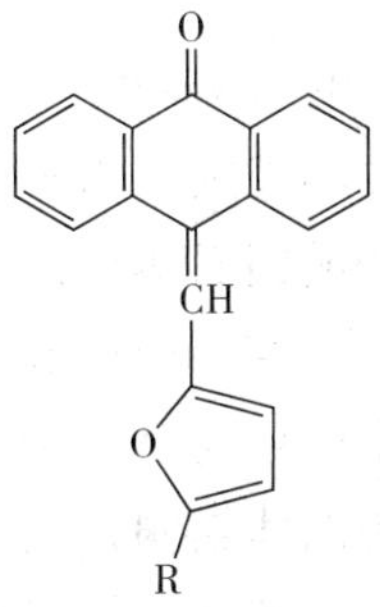

糠醛及其衍生物与蒽酮缩合物
R=H或CH_3

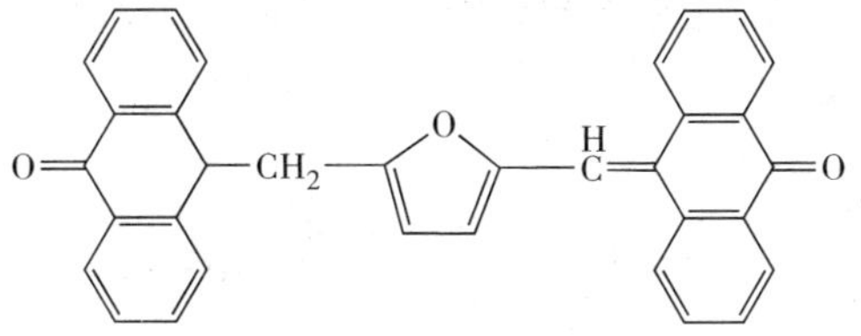

5-羟甲基糠醛与蒽酮缩合物（蓝色）

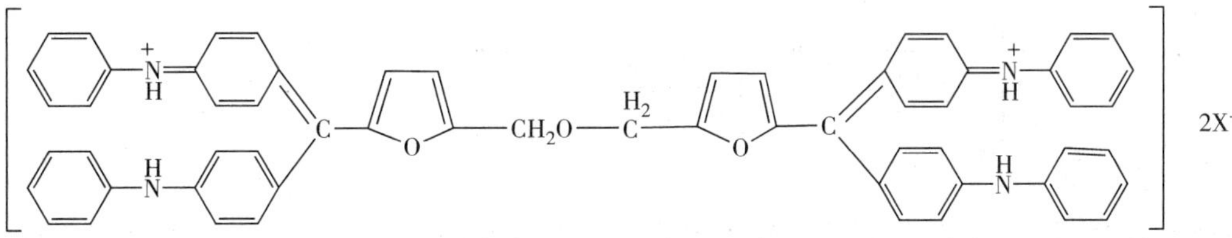

5-羟甲基糠醛与二苯胺缩合物（蓝色）

3. 羟基反应　糖的羟基反应包括酯化、醚化、缩醛（酮）化及硼酸的络合反应。反应活性最高的是半缩醛羟基，其次是伯醇基，仲醇羟基更次之，其中以 2 位碳羟基较为活泼，其主要原因是半缩醛羟基和伯醇基位于末端，空间位阻小，而 2 位碳羟基受 1 位碳羰基诱导效应使得酸度较其他仲羟基有所增强所致。在环状结构中，横键羟基较竖键羟基易反应。

（1）醚化反应　糖苷类最常用的醚化反应，有甲基醚化、三甲基硅醚化和三苯甲醚化反应等。其中甲醚化反应有 Haworth 法、Hakomori 法、Purdic 法和 Kuhn 法等，Haworth 法是以 $(CH_3)_2SO_4$ 为试剂，在浓 NaOH 溶液中反应，若要得到全甲基化产物需反复多次进行反应。如果试剂与反应物的摩尔比为

1∶1，则可获得糖的甲苷。Hakomori 法是以碘甲烷和 NaH 为试剂，二甲基亚砜（DMSO）为溶剂，反应机制为：首先 NaH 与二甲基亚砜反应形成的二甲基亚砜负碳离子与糖中醇羟基反应生成氧负离子，然后氧负离子与碘甲烷反应生成甲醚化物，此反应一次即可获得全甲醚化物。Purdic 法用碘甲烷为试剂，氧化银为催化剂，但全甲基化也要反复多次，且因 Ag_2O 有氧化作用，该法不宜用于还原糖的甲基化。目前糖类甲基化最常用的 Kuhn 法是以二甲基甲酰胺（DMF）为溶剂，用 CH_3I 和 Ag_2O 进行反应，此法甲基化能力较强，后处理也相对简单。

（2）酰化反应　糖苷类的酰化反应最常用的是乙酰化和对甲苯磺酰化。乙酰化反应在糖类的分离和结构鉴定最常用。反应常以乙酸酐为试剂，以乙酸钠、氯化锌、吡啶为催化剂，通常室温下放置即可得全乙酰化的糖，必要时也可加热。糖的乙酰化反应无选择性，反应条件不同，乙酰化反应则不同，如 D－葡萄糖用乙酸酐－氯化锌乙酰化主要得 α－乙酰化物，而用乙酸酐－乙酸钠主要得 β－乙酰化物。若将糖做成缩醛（酮）后则可进行部分乙酰化。

4. 硼酸络合反应　含有邻二羟基结构的化合物可与硼酸、钼酸、碱土金属等多种试剂生成络合物，如硼酸络合物、铜氨络合物、碱土金属络合物等，借助生成络合物的某些物理常数改变，常用于糖的分离、鉴定和构型的确定。

硼酸是可以接受电子对的 Lewis 酸，在水溶液中与 OH^- 络合后，硼原子的结构由平面三叉体变成四面体，但硼酸四面体结构并不稳定，当和二个具有适当空间位置的羟基（1，2 或 1，3）形成五元或六元环状络合物之后，硼原子变成四面体结构，其酸性和导电性均增加。该络合反应分两步进行：第一步硼酸与 1，2－二羟基或 1，3－二羟基化合物生成络合物Ⅰ，由于络合物Ⅰ不稳定易脱水生成平面三叉体的中性酯Ⅱ，第二步络合物Ⅰ可再与另一分子 1，2－二羟基或 1，3－二羟基化合物络合形成螺环状络合物Ⅲ。络合物Ⅲ具有稳定的四面体结构，在溶液中完全解离，呈强酸性。实际上，这三种络合物在硼酸溶液中是同时存在的，彼此间处于平衡状态。其比例受溶液 pH、糖和硼酸的比例、糖的结构等因素影响。

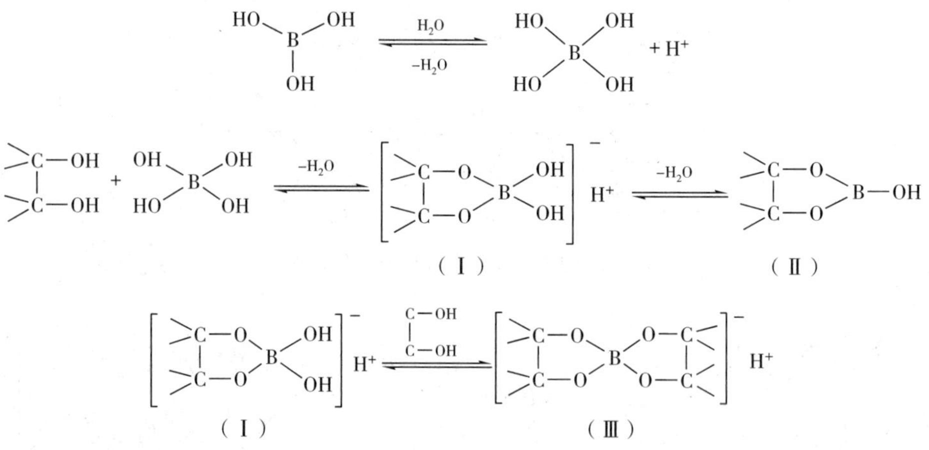

硼酸络合反应对两个羟基的位置要求较为严格，只有处在同一平面上才能形成稳定的络合物，糖的碳链上醇羟基愈多，愈易造成有利的位置，越有利于络合物的形成，呋喃糖苷络合能力最强，单糖次之，吡喃糖苷络合能力最弱，六碳醛糖由于形成呋喃环阻力较大，与硼酸的络合能力低于五碳醛糖。

多羟基化合物与硼酸络合后，由原来的中性变为酸性，因此可以利用酸碱中和滴定进行含量测定，此外由于糖、苷或多羟基类化合物中羟基的位置及空间结构不同，与硼酸形成络合物的能力不同，利用此性质可采用离子交换法、电泳法、或在混有硼砂缓冲液的硅胶薄层色谱中进行糖类的分离和鉴定。糖自动分析仪对糖的检测，其原理就是将糖制成硼酸络合物后进行离子交换色谱分离和分析。

二、苷的理化性质

（一）性状

苷类成分多为无定形粉末，含糖基较少的苷可能为结晶态。苷类多无色，但某些特殊的苷元中若发色团、助色团较多，则能使苷显色，如蒽醌苷多为黄色，花色素苷则呈红、蓝、紫色。苷类多无味，但有极苦的苷（如穿心莲内酯苷、龙胆苦苷、新橙皮苷等），也有甜味的苷，如甜菊苷。

（二）溶解性

苷类的结构中含有糖基，大多数具有一定的水溶性，且可溶于极性较大的有机溶剂如甲醇、乙醇、正丁醇中，而难溶于亲脂性有机溶剂如石油醚、苯、三氯甲烷中。

苷类的溶解度随着苷元的结构及所连糖的数目不同而有所差别，苷元上极性基团少或糖基数目少的苷类脂溶性增大，甚至可溶于含水的乙醚、乙酸乙酯和含醇三氯甲烷中，反之，苷元上极性基团多，糖基数目多，则水溶性增大，脂溶性减小。碳苷的溶解性较特殊，在水和有机溶剂中溶解度一般都较小。

（三）旋光性和还原性

苷类均有旋光性，且多数呈左旋，苷水解后生成的糖多数呈右旋。

苷类一般无还原性，但水解后产生的单糖往往有还原性。可比较水解前后旋光性与还原性的变化，初步进行苷类的鉴别。

三、糖和苷的检识

（一）理化检识

糖和苷的理化检识通常在水溶液中进行。

1. 菲林反应 还原糖能使碱性酒石酸铜试剂还原，产生砖红色的氧化亚铜。多糖、苷水解后也可产生此类反应。

2. 多伦反应 还原糖与氨性硝酸银试剂反应产生金属银，呈银镜或黑色沉淀。

3. Molish 反应 在糖或糖苷的水或乙醇溶液中加入 α－萘酚乙醇溶液，沿器壁滴加浓硫酸，二液层交界处呈现紫色环。该反应的机制可能是糖先转变为糠醛或其衍生物，再与酚缩合并经氧化而产生有色物质。若为证实苷的存在时，需作进一步纯化处理。另外，应注意，碳苷及葡萄糖醛酸苷与 Molish 试剂反应常呈阴性。

4. 苯胺－邻苯二甲酸试剂反应 糖类与邻苯二甲酸作用生成糠醛衍生物，再与苯胺缩合生成有色物质，可用于糖类化合物的检识或色谱显色剂。

苷结构中糖的部分表现出与糖相同的性质，可用糠醛形成反应（如 Molish 反应、苯胺－邻苯二甲酸反应等）、氧化亚铜反应等鉴别。苷元部分根据苷元化学结构不同，可用不同显色反应鉴别，这部分内容将在相应章节中分别介绍。

（二）色谱检识

1. 纸色谱（PC） 水为固定相，展开剂多为含水溶剂系统，常用的如正丁醇－乙酸－水（4：1：5上层，BAW）、正丁醇－乙醇－水（4：2：1）、水饱和的苯酚等。

2. 薄层色谱（TLC） 糖及苷类化合物极性较大，常用极性较大的含水溶剂系统为展开剂，如正丁醇－乙酸－水（4：1：5，上层，BAW）、三氯甲烷－甲醇－水（65：35：10，下层）等三元溶剂系统。对于极性较小的苷类，也常用一定比例的三氯甲烷－甲醇、丙酮－甲醇等二元溶剂系统。反相硅胶薄层色谱时，常用不同比例的甲醇－水、乙腈－甲醇－水为展开剂。

3. 显色剂 色谱显色主要是利用糖的还原性或形成糠醛后引起的显色反应，常用的显色剂有苯胺－邻苯二甲酸试剂、对茴香胺－邻苯二甲酸试剂、蒽酮试剂等。

第三节 苷键的裂解

苷键的裂解反应是研究苷类和多糖结构的重要方法。苷键具有缩醛结构，在稀酸或酶的作用下，苷键可以发生断裂，水解成为苷元和糖。通过苷键的裂解反应将有助于了解苷元的结构、糖的种类和组成，确定苷元与糖、糖与糖之间的连接方式。苷键裂解常用方法有酸水解、碱水解、酶水解、乙酰解、氧化开裂法等。

一、酸水解

苷键属于缩醛结构，易为稀酸催化水解。常用的酸有盐酸、硫酸、甲酸、乙酸等，反应一般在水或稀醇溶液中进行。其反应的机制为：苷键原子首先质子化，然后苷键断裂，生成苷元与糖的阳碳离子或半椅型的中间体，该中间体在水中溶剂化，释放催化剂的氢离子形成糖分子。以氧苷中的葡萄糖苷为例，酸催化水解反应如下。

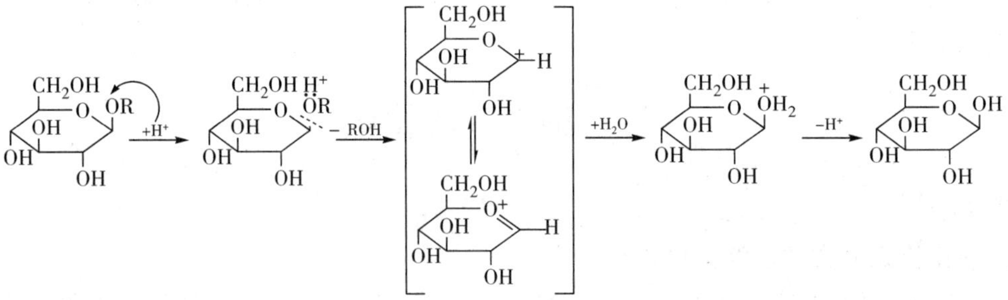

从酸催化的反应机制可知酸水解难易与苷键原子质子化及糖中间体的形成有密切关系。如苷键原子周围的电子云密度越高，空间位阻越小，有利于苷键质子化，则有利于水解反应的进行；当糖易形成中间体也有利于苷键的水解。通常苷键酸水解的难易有如下的规律。

（一）按苷键原子的不同

在形成苷键的N、O、S、C原子中，酸水解的易难程度为：*N*－苷＞*O*－苷＞*S*－苷＞*C*－苷。N上电子云最丰富，碱性强，易接受质子，故最易水解。而C上无未共用电子对，不能质子化，很难水解。

虽然氮苷易水解，但当氮原子处于酰胺或嘧啶环上时，由于受到p－π共轭效应和诱导效应影响，此时的N几乎无碱性，这类氮苷也很难水解。

（二）根据苷上糖的种类不同

1. 呋喃糖苷较吡喃糖苷易水解 其前者较后者水解速率大50～100倍。因呋喃糖为五元环，它的平面性使各取代基处于重叠位置，张力大于吡喃六元环，水解形成中间体可使张力减小，故有利于水解，六元环处于椅式结构较稳定，因而较难水解。天然糖苷中，阿拉伯糖以呋喃糖环或吡喃糖环两种形式存在，当用盐酸－甲醇（HCl－MeOH）水解时，由于酸水解生成呋喃糖甲苷和吡喃糖甲苷的色谱行为不同，可用于确定糖是吡喃糖环还是呋喃糖环。

2. 酮糖苷较醛糖苷易水解 因酮糖大多为呋喃糖结构，而且酮糖端基连有一个大基团－CH_2OH，水解时形成的中间体可减少分子中的立体障碍，使反应利于向水解方向进行。

3. 其他 吡喃糖苷中，由于吡喃环C－5上的取代基会对质子进攻苷键形成立体障碍（空间位阻），故C－5上取代基越大越难水解，因此水解速率顺序是：五碳糖苷＞甲基五碳糖苷＞六碳糖苷＞七碳糖

苷 > 糖醛酸苷。当 C－5 上没有取代基，最易水解，如果连接有—COOH，则最难水解。

（三）按糖环上的取代基不同

根据糖部分的结构，分为氨基糖、去氧糖、羟基糖等，不同取代基糖苷水解的易难顺序为：2，6－二去氧糖苷 > 2－去氧糖苷 > 6－去氧糖苷 > 2－羟基糖苷 > 2－氨基糖苷。其原因是 C－2 上的 $-NH_2$、$-OH$ 对质子产生竞争性吸引，使苷键原子接受 H^+ 质子的概率减少，使苷键原子质子化困难，而不利于水解的进行。如 6－去氧糖苷比同样的羟基己糖苷水解速率快 5 倍，2，6－去氧糖苷用 0.02～0.05mol/L 的稀盐酸或硫酸就可水解。

（四）按苷元的不同

苷类化合物酸水解的易难顺序为：芳香族苷 > 脂肪族苷。芳香族苷因苷元部分有供电子结构，苷键原子易质子化，如蒽醌苷，香豆素苷甚至不用酸，只加热也能发生水解，而脂肪族苷如萜苷、甾苷等，要在剧烈的酸水解条件下才可发生水解。

当苷类化合物中的苷元为小基团时，苷键为平伏键 > 直立键，因为平伏键暴露在外，苷键原子更易质子化；而苷元为大基团时，苷键为直立键 > 平伏键，因为苷元大，处于直立键不稳定促使水解。

在剧烈的酸水解条件下，水解过程中，苷元发生脱水而不能得到真正的苷元。为防止结构发生变化，可采用二相酸水解法，即在反应混合液中加入与水不相混溶的有机溶剂（如苯等），苷元一旦生成即刻进入有机相，避免与酸长时间接触，以保持苷元结构的完整，从而获得真正的苷元。

二、碱水解

由于苷键是缩醛型的醚键，对稀碱较稳定，不易被碱水解，所以苷类化合物很少用碱催化水解。但酯苷、酚苷、烯醇苷和 β－位有吸电子基团的苷易被碱水解，其中酯苷则更易为碱所水解。

三、酶催化水解

酶水解具有专属性高、条件温和等特点。α－苷酶一般只能水解 α－苷键，β－苷酶一般只能水解 β－苷键。因此，用酶水解苷键可以得知苷键的构型，并可保持苷元和糖的结构不变，还可保留部分苷键得到次级苷或低聚糖，以获知苷元和糖、糖和糖之间的连接方式以及糖的类型等信息。如麦芽糖酶（maltase）只水解 α－葡萄糖苷键，纤维素酶（cellulase）只水解 β－葡萄糖苷键，苦杏仁苷酶（emulsin）为一种混合酶，可水解 β－葡萄糖苷键及其他的 β－六碳醛糖苷键。

采用酸碱水解时由于反应选择性较差，所得产物较复杂，而使用酶水解，水解反应温和（30～40℃），专属性强，易得到真正的原苷元。如穿心莲（*Andrographis paniculata*）中的穿心莲内酯葡萄糖苷（andrographoside）用硫酸水解，生成的苷元发生脱氧和末端双键移位，而用纤维素酶水解则可获得原苷元穿心莲内酯。

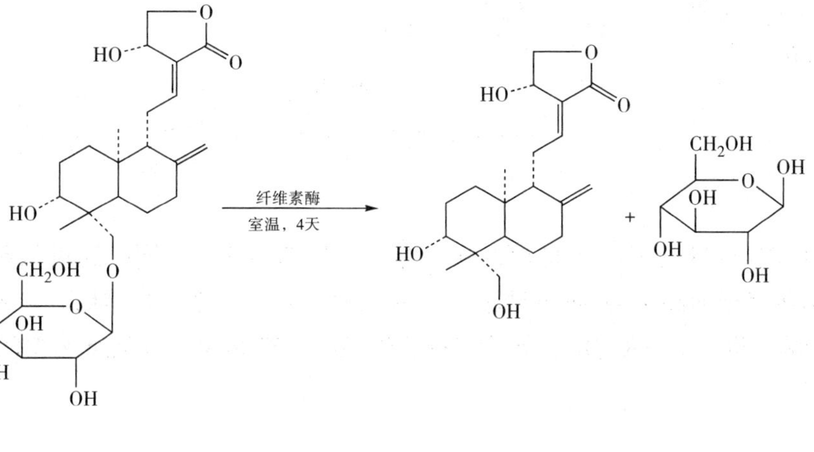

酶水解与温度、pH 有关。如对芥子苷键（S－苷键）起专属性水解的芥子苷酶，在不同的 pH 条件下，得到的水解产物不同。在 pH 7 或弱酸条件下，芥子苷酶解生成异硫氰酸脂；在 pH 3～4 的酸性条件下，芥子苷酶解生成腈和硫黄。

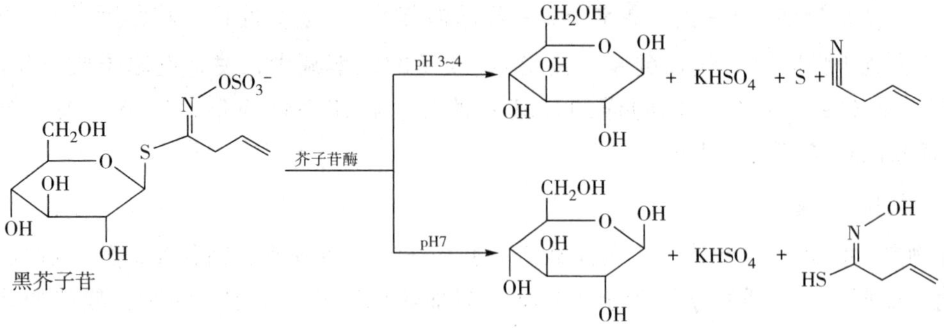

四、乙酰化水解反应

在多糖苷的结构研究中，常用乙酰化水解反应开裂一部分苷键，保留另一部分苷键，在水解产物中得到乙酰化的低聚糖，再用薄层色谱法或气相色谱法鉴定得到的乙酰化单糖或乙酰化低聚糖，分析确定糖与糖之间的连接位置。乙酰化水解所用试剂为乙酸酐与不同酸组合的混合液，常用酸有 H_2SO_4、$HClO_4$或 Lewis 酸如 $ZnCl_2$、BF_3等。反应机制与酸水解相似，以 CH_3CO^+为进攻基团，水解反应的速度与糖苷键的位置有关，如果在苷键的邻位有可乙酰化的羟基，可使乙酰化水解的速度减慢，以 β－苷键的葡萄糖双糖为例，乙酰化水解反应速度为 1→6 > >1→4 >1→3 >1→2，即 1→6 连接的苷键最易断裂，而 1→2 连接的苷键最难开裂。

五、氧化裂解法

苷类化合物中的糖基具有邻二醇结构，可被过碘酸氧化开裂。过碘酸裂解法亦称 Smith 裂解法是常用的氧化裂解法，多用于糖、苷、多元醇的鉴定和结构研究中。Smith 裂解法的特点是具有高选择性，作用缓和，易得到原苷元。

Smith 裂解反应分为三步：第一步，过碘酸氧化开裂反应，室温下在水或稀醇中用过碘酸将糖基中具邻羟基结构的基团氧化开裂为二元醛；第二步，四氢硼钠还原反应，用四氢硼钠将二元醛还原成醇，以防醛与醇进一步缩合而使水解困难；第三步，酸水解反应，加酸调节反应液 pH 2 左右，室温放置让其水解成苷元、多元醇和羟基乙醛。由于这种醇的中间体具有真正的缩醛结构，比糖的环状缩醛更易被稀酸催化水解。

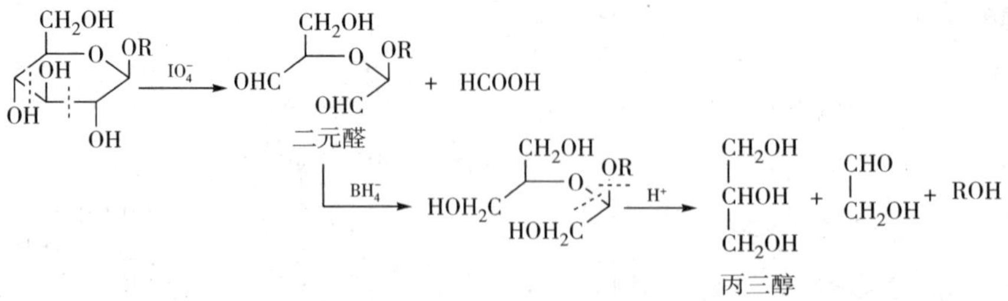

Smith 裂解法可用于碳苷水解，反应后得到连有一个醛基的苷元，同时还可从裂解产物中判断苷中糖基的类型。如六碳醛糖的碳苷经 Smith 降解，得丙三醇，如葡萄糖、甘露糖、半乳糖；甲基五碳醛糖的碳苷经 Smith 降解，得 1,2－丙二醇，如鼠李糖、岩藻糖、鸡纳糖；五碳吡喃糖的碳苷经 Smith 降解，

得乙二醇，如阿拉伯糖、木糖、核糖等。

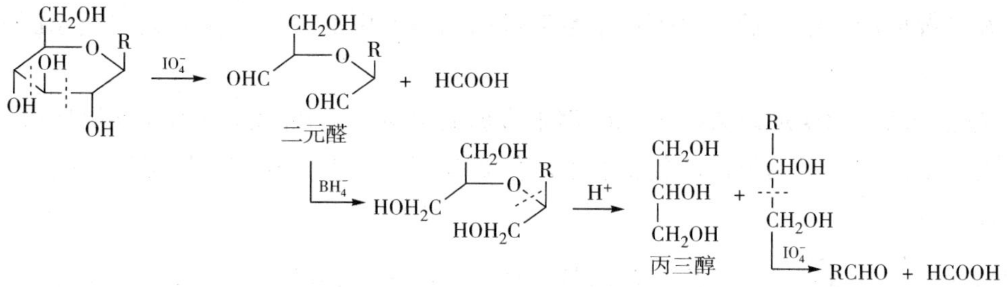

对一些苷元结构不太稳定的苷类，如某些皂苷类，为了避免在酸水解过程中，苷元发生脱水或结构产生变化，常用 Smith 裂解法进行水解，以获得真正的皂苷元。如人参、远志、柴胡等皂苷，用 Smith 降解法得到了真正的苷元，以人参皂苷 Rb_1（gensenoside Rb_1）为例，只有用 Smith 降解法才可得到保持原来构型的苷元 20 - *S* - 原人参二醇（20 - *S* - protopanaxadiol）。在使用 Smith 裂解法时需注意，如果苷元中具有邻二醇、邻三醇或α - 氨基醇的结构，则一般不用此法裂解苷键，以免苷元中的结构发生裂解而受到破坏。

第四节　糖和苷的提取分离

一、糖类的提取分离

（一）提取

糖类极性较大，可溶于水和稀醇，不溶或难溶于亲脂性有机溶剂。从药材中提取糖类成分常用溶剂为冷或热水，冷或热的 0.1 ~ 1mol/L 的氢氧化钠或氢氧化钾溶液，冷或热的 1% 的醋酸溶液等。提取糖类成分之前，药材通常可先用有机溶剂如乙醇、丙酮、乙醚脱脂除杂，然后用相应的提取溶剂冷浸或煎煮提取。由于植物中存在有水解聚合糖的酶，提取多糖时，首先要破坏酶的活性，如利用沸水、沸稀醇、石灰水、盐水等进行药材处理，以保持糖的原存在状态。在提取多糖时应注意避免使用强酸碱以防止多糖水解损失，尽量在中性条件下提取。

从天然产物中提取单糖及低聚糖的一般方法如下。

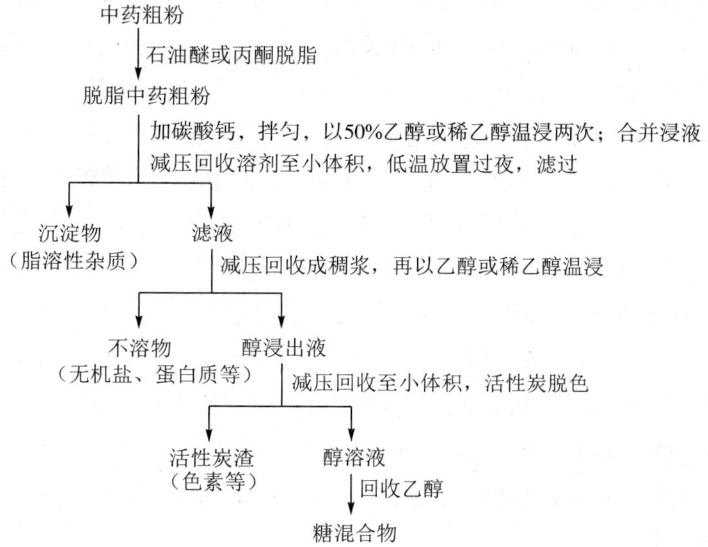

多糖以及聚合度较大的低聚糖可用水提取。多糖的提取过程中常伴有多种成分，可利用多糖不溶于乙醇的性质，在水提取液浓缩以后加入等量或数倍量的乙醇或甲醇，使多糖从提取液中沉淀出来，得到粗多糖。

近年来，微波和超声波法亦越来越多地应用于多糖的提取。利用微波技术辅助提取可以增加多糖的得率，并且缩短提取时间。虽然超声波辅助提取不能提高得率，但可显著缩短提取时间。

（二）分离纯化

在多糖提取之后，经常伴有蛋白质、色素等杂质，同时由于糖类极性较大，结构复杂，其分离纯化较其他很多天然产物困难，多糖类常需要综合采取多种方法进行除杂纯化后，再进行分离。

1. 分级沉淀法 利用多糖可溶于水难溶于有机溶剂的特性，在多糖的浓缩水溶液中加入乙醇（丙酮）使之沉淀析出，反复用水－乙醇（丙酮）处理多次可得粗多糖。也可以在多糖的浓缩水溶液中，以从小到大按比例加入乙醇或丙酮进行分步沉淀，得到分子量（由大到小）不同的多糖。

2. 蛋白质去除法 蛋白质在水、稀醇中的溶解性与多糖相似，但蛋白质在特定条件下会变性，利用这一特点可以去除多糖中的大部分蛋白质。最常用的方法是 Sevag 法、三氟三氯乙烷法、三氯醋酸法，前两者多用于微生物多糖，后者多用于植物多糖。

（1）Sevag 法 根据蛋白质在三氯甲烷等有机溶剂中变性的特点，去除蛋白质。按多糖水溶液体积的 1/4～1/3 加入三氯甲烷－戊醇或三氯甲烷－正丁醇（4∶1），混合后剧烈振荡 20～30 分钟，离心，去除含有蛋白质的三氯甲烷和正丁醇的混合液。该方法条件温和，可避免多糖的降解，但效率不高，如能在多糖的水提液中加入中性蛋白质水解酶，再用 Sevag 法效果较好。

（2）三氟三氯乙烷法 按多糖溶液与三氟三氯乙烷 1∶1 比例混合，在低温下搅拌约 10 分钟，离心，过滤除去蛋白质沉淀，水层继续用上述方法重复处理几次，得无蛋白质的多糖溶液。此法效率高，但溶剂易挥发，不宜大规模应用。

（3）三氯乙酸法 在多糖水溶液中滴加 10% 三氯乙酸，直至溶液不再浑浊为止，5～10℃ 放置过夜，离心除去沉淀即可。此法缺点是易引起某些多糖的降解。

3. 透析法 利用一定大小孔目的半透膜允许小分子、无机离子通过，而大分子的多糖被截留的特性除去多糖中的单糖、氨基酸、无机盐等小分子杂质。为快速透析，需经常更换清水使透析膜内外溶液的浓度差加大，也可用电透析法。

4. 凝胶色谱法 凝胶色谱是根据分子大小和形状来分离混合物的一种色谱方法，具有设备简单、操作方便、分离迅速及不影响生物活性等优点，广泛用于分离和纯化多糖。常用的凝胶有葡聚糖凝胶（sephadex）、琼脂糖凝胶（sepharose）、聚丙烯酰胺凝胶（polyacrylamidegel）等。常用的洗脱剂是各种浓度的盐溶液及缓冲液，但它们的离子强度最好不低于 0.02。洗脱的顺序是分子量大的先被洗脱出来，分子量小的后被洗脱出来。此法对于不同分子量的糖类分离特别有效。

5. 离子交换色谱法 根据糖类在纸色谱上具有较好的分离效果而将纤维素改性，将离子交换和纤维素色谱结合起来制成一系列离子交换纤维素，用于多糖的分离的方法。常用的阴离子交换纤维素有 DEAE－纤维素（二乙基氨乙基纤维素）、ECTEOLA－纤维素（3－氯－1，2－环氧丙烷三乙醇胺纤维素）、PAB－纤维素（对氨基苯甲酸纤维素）和 TEAE－纤维素（三乙基氨基乙基纤维素）等。洗脱剂多为不同浓度的碱溶液、硼砂溶液、盐溶液，适合于分离酸性多糖、中性多糖和黏多糖。

6. 大孔吸附树脂法 一般选用非极性或低极性大孔吸附树脂作吸附剂，将糖混合物用适量水溶解，加到大孔树脂柱的顶端，待样品充分吸附后，先用水洗脱，洗脱液中含无机盐、氨基酸及单糖，后用含水醇（浓度由低至高）洗脱，10% 的稀醇可洗脱下二糖，15% 的稀醇可洗脱下三糖，通常 35%～45% 的稀醇可洗脱出所有的低聚糖。

7. 其他方法　在多糖分离和纯化中，超滤、超速离心、区带电泳、活性炭柱色谱、季铵盐沉淀法、金属离子（铅盐、铜盐等）沉淀法等均有使用。

（三）提取分离实例

1. 桑白皮多糖 CMA－a－1、CMA－a－5 和 CMA－b1－1 的分离纯化　桑白皮（*Mori Cortex*）为桑科植物桑（*Morus alba*）的干燥根皮，性寒味甘，归肺经，是临床上常用的止咳平喘中药。桑白皮常用于水肿实证，小便不利，面目浮肿或胀满喘急等症，研究报道桑白皮成分中的多糖具有促进免疫细胞增殖的活性。下面是桑白皮多糖 CMA－a－1、CMA－a－5 和 CMA－b1－1 的分离纯化流程。

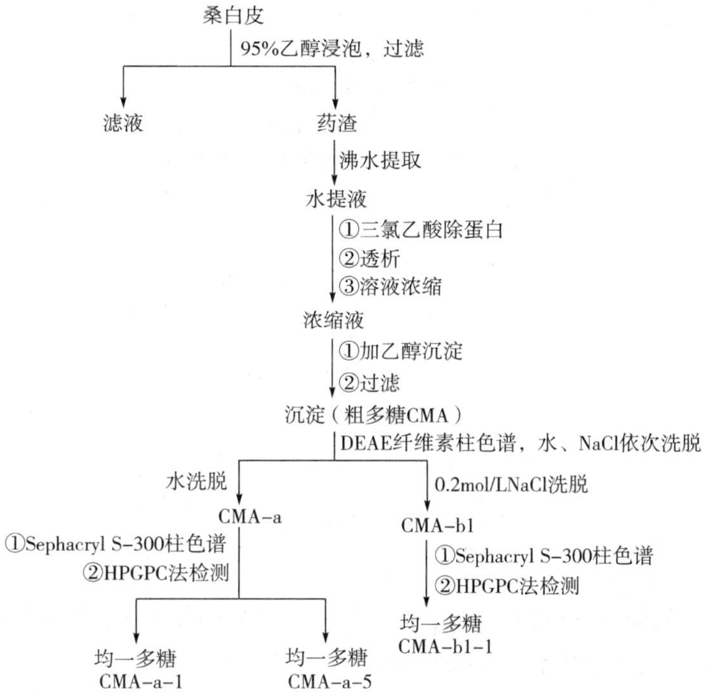

HPGPC：高效凝胶色谱法

2. 金莲花纯多糖的分离纯化　金莲花为毛茛科植物金莲花（*Trollius chinensis*）的干燥花及其花蕾，临床上主要用于抗炎、抗病毒等方面的治疗。金莲花多糖具有较好的抗氧化作用。以下是金莲花纯多糖的分离纯化流程（见 70 页）。

二、苷类的提取分离

苷的种类较多，性质差异较大，需根据苷的性质及提取目的综合考虑。由于苷类分子的苷元不同，所连接糖的种类和数目不同，使得苷的极性差异较大，提取时没有统一的方法，通常用水、稀醇，或乙酸乙酯等溶剂提取。在具体操作时，应充分考虑苷类化合物的共性及个性具体分析，同时提取苷还需明确目的，即是提取原生苷、次生苷还是苷元。由于苷类与水解它的酶常共存于同一植物体中，在提取过程中还需考虑酶的影响。

若提取原生苷，则需先破坏或抑制酶的活性，防止酶解。使蛋白质变性或抑制的方法如下。①硫酸铵法：提取时加入硫酸铵或新鲜植物采集后即与饱和的硫酸铵水液混合研磨，使酶沉淀；②碳酸钙法：提取前加入一定量的碳酸钙拌匀使酶失活；③溶剂法：用 70% 乙醇、甲醇或沸水提取，可使酶变性或抑制酶活性。

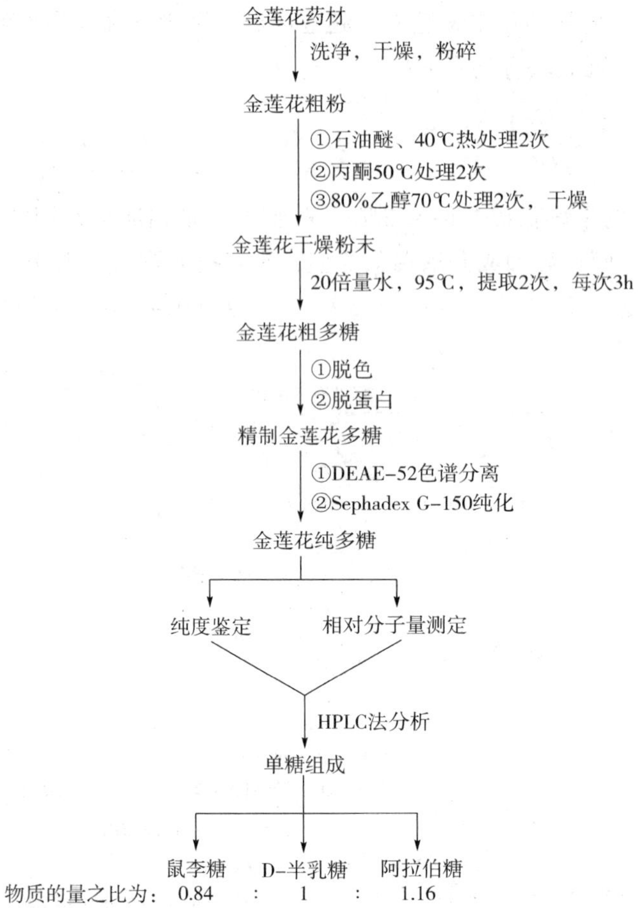

提取次生苷时，则需利用酶的活性，促使苷酶解。可在潮湿状态下，30～40℃保温数天（酶在此温度下活性较强），使原生苷变为次生苷，再进行提取。

提取苷元时，可采用适当的水解方法使苷键裂解，如果苷元不稳定可采用乙酰解、酶解、氧化开裂法等，而对于结构较稳定的苷元，一般先将中药用酸水解，水解液用碱中和至中性，然后用三氯甲烷（或者乙酸乙酯、石油醚）提取苷元。有时也可先提取出总苷，再将总苷水解为苷元。

各类苷由于苷元结构不同，还有着各自的提取分离方法，这部分内容将在以后各章中加以介绍。

第五节　糖和苷的结构研究

多糖是生物高分子化合物，其结构对生物活性有极其重要的影响，多糖的生物活性不仅与其分子量、溶解度、黏度和糖链的结构等一级结构有关，而且与高级结构也有密切的关系。一级结构是指糖基的组成、糖基的连接位置和顺序、端基碳构型及糖链分支情况等；二级结构是指多糖主链间以氢键为主要次级键而形成的有规则的构象；以多糖的二级结构为基础，糖单位上羧基、羟基、氨基以及巯基通过非共价键形成的结构，称为三级结构；而多聚链间以非共价键形成的聚合物为多糖的四级结构。由于组成多糖的单糖种类繁多，连接方式的多样性以及端基糖的构型等问题，使得多糖的一级结构测定成为一项复杂的工作。糖和苷的共性是糖链，对于含低聚糖的苷的测定中，糖链的测定占主导地位，苷元的组成种类各异，其结构测定将在以后的各章节中介绍。本节重点介绍糖链的测定，包括纯度测定、分子量测定、单糖的组成、糖与糖连接位置和顺序，苷键的构型等。

一、多糖和苷的纯度测定

（一）多糖的纯度测定

多糖是高分子聚合物，其纯度不能用普通化合物的纯度标准来衡量，因为即使是多糖纯品其微观也是不均一的，因此多糖纯品实质上是指一定分子量范围的均一组分，其纯度只代表相似链长的平均分布。目前多糖纯度测定常用的方法有超离心法、高压电泳法、高效凝胶色谱法等。

（二）苷的纯度测定

物理常数的测定，如固体测定熔点，旋光度。液体测定沸点，旋光度，折光率。色谱方法常用TLC、PC及HPLC等进行检测。

二、多糖和苷的分子量的测定

（一）多糖分子量的测定

多糖属于高分子聚合物，相对分子量可以从几万到几百万，虽经纯化，仍可能为分子大小不等的混合物，通常所说的多糖纯品实际上是一定分子量范围的均一成分，习称均多糖，所测得的分子量只是一种统计平均值。目前多糖分子量常用的测定方法如下。

1. 质谱法　目前单糖、低聚糖及其苷的分子量测定大多采用快速、准确的质谱法。常用的质谱方法有快原子轰击质谱（FAB - MS）、电喷雾质谱（ESI - MS）、基质辅助激光解析电离飞行时间质谱（MALDI - TOF - MS）等。ESI电离技术可得到一组带不同电荷的分子离子峰，根据每个峰的质荷比和电荷数可算出相对分子量，ESI - MS测定的相对分子量可达10万，误差仅为0.01%~0.05%。近年发展起来的MALDI - TOF - MS灵敏度极高，能更准确地测定多糖的相对分子量，给多糖分子量的测定工作带来了极大方便。

2. 凝胶过滤法　是测定多糖分子量常用的方法。根据在凝胶柱上分子量不同的多糖与洗脱体积成一定关系的特性，将充分膨胀好的葡聚糖凝胶湿法装柱，用一定离子强度的氯化钠水溶液进行平衡，然后将各种不同的已知分子量的多糖分别上柱，用同一离子强度的氯化钠水溶液洗脱，分步收集，苯酚 - 硫酸法检测，求得洗脱体积Ve，然后再将葡聚糖（MW > 200万）上同一色谱柱，求出柱的空体积Vo，根据Ve/Vo与logM之间存在着线性关系，绘制标准曲线，最后，将待测样品按相同条件上柱，求得待测多糖的Ve，通过标准曲线上的Ve/Vo，查得待测多糖的分子量对数，便可求出分子量。

多糖的分子量也可用化学方法测定多糖末端（如甲基化法和过碘酸氧化法），然后再进行推算。

（二）苷类分子量的测定

目前测定苷的分子量、分子式大多采用质谱法，但由于其极性较大导致热挥发性差，电子轰击法（EI）和化学电离（CI）常不能得到理想的结果，一般采用场解吸质谱（FD - MS）、快原子轰击质谱（FA - MS）、电喷雾质谱（ESI - MS）等方法获得 $[M+H]^+$、$[M+Na]^+$ 等准分子离子峰。

三、糖的种类和数目的测定

通常将多糖、低聚糖或苷类成分的苷键全部水解，采用纸色谱（PC）、薄层色谱（TLC）、气相色谱（GC）、高效液相色谱（HPLC）、离子色谱（IC）等方法对水解液进行单糖种类及组成比例检测。糖类采用PC或TLC色谱时，以已知单糖点样做对照共同展开确定糖的种类，显色后用薄层扫描的方法确定出各糖之间分子比。也可采用GC或HPLC的方法对各单糖进行定性定量分析。应用GC分析时，可将化合物进行甲醇解使半缩醛甲基化，形成甲基糖苷后用硅化烷试剂进行硅醚化后测定，通常以甘露醇或肌醇为内标，以已知的各种单糖做对照品。

目前多用波谱方法直接对苷中的糖进行鉴定。在$^{1}H-NMR$中，根据苷中组成糖上的不同质子的化学位移及相邻质子间的偶合常数，结合$^{13}C-NMR$中糖端基碳信号的数目来确定单糖的种类与数目。

表3－1、表3－2分别列出部分常见单糖及单糖甲苷的$^{1}H-NMR$化学位移和$^{13}C-NMR$化学位移数据，在对糖进行结构研究时具有一定的参考价值。

表3－1　部分单糖及单糖甲苷的$^{1}H-NMR$谱数据（δ）

糖（苷）	H－1	H－2	H－3	H－4	H－5	H－6
β－D－葡萄糖	4.64	3.25	3.50	3.42	3.46	3.72　3.90
α－D－葡萄糖	5.23	3.54	3.72	3.42	3.84	3.76　3.84
β－D－半乳糖	4.53	3.45	3.59	3.89	3.65	3.64　3.72
α－D－半乳糖	5.22	3.78	3.81	3.95	4.03	3.69　3.69
β－D－甘露糖	4.89	3.95	3.66	3.60	3.38	3.75　3.91
α－D－甘露糖	5.18	3.94	3.86	3.68	3.82	3.74　3.84
β－L－鼠李糖	4.85	3.93	3.59	3.38	3.39	1.30
α－L－鼠李糖	5.12	3.92	3.81	3.45	3.86	1.28
β－L－夫糖	4.55	3.46	3.63	3.71	3.79	1.26
α－L－夫糖	5.20	3.77	3.86	3.81	4.20	1.21
甲基β－D－葡萄糖苷	4.27	3.15	3.38	3.27	3.36	3.82　3.62
甲基α－D－葡萄糖苷	4.70	3.46	3.56	3.29	3.54	3.77　3.66
甲基β－D－半乳糖苷	4.20	3.39	3.53	3.81	3.57	3.69　3.74
甲基α－D－半乳糖苷	4.73	3.72	3.68	3.86	3.78	3.67　3.61
甲基β－D－甘露糖苷	4.47	3.88	3.53	3.46	3.27	3.83　3.63
甲基α－D－甘露糖苷	4.66	3.82	3.65	3.53	3.51	3.79　3.65

表3－2　部分单糖及单糖甲苷的$^{13}C-NMR$数据

糖（苷）	C－1	C－2	C－3	C－4	C－5	C－6
β－D－葡萄糖	96.8	75.2	76.7	70.7	76.7	61.8
α－D－葡萄糖	93.0	72.4	73.7	70.7	72.3	61.8
β－D－半乳糖	97.4	72.9	73.8	69.7	75.9	61.8
α－D－半乳糖	93.2	69.3	70.1	70.3	71.3	62.0
β－D－甘露糖	94.5	72.1	74.0	67.7	77.0	62.0
α－D－甘露糖	94.7	71.7	71.2	67.9	73.3	62.0
β－L－鼠李糖	94.4	72.2	73.8	72.8	72.8	17.6
α－L－鼠李糖	94.8	71.8	71.0	73.2	69.1	17.7
β－L－夫糖	97.2	72.7	73.9	72.4	71.6	16.3
α－L－夫糖	93.1	69.1	70.3	72.8	67.1	16.3
β－D－阿拉伯糖	93.4	69.5	69.5	69.5	63.4	—

续表

糖（苷）	C－1	C－2	C－3	C－4	C－5	C－6
α－D－阿拉伯糖	97.6	72.9	73.5	69.6	67.2	—
β－D－木糖	97.5	75.1	76.8	70.2	66.1	—
α－D－木糖	93.1	72.5	73.9	70.4	91.9	—
甲基β－D－葡萄糖苷	104.0	74.1	76.8	70.6	76.8	61.8
甲基α－D－葡萄糖苷	100.0	72.2	74.1	70.6	72.5	61.6
甲基β－D－半乳糖苷	104.5	71.7	73.8	69.7	76.0	62.0
甲基α－D－半乳糖苷	100.1	69.2	70.5	70.2	71.6	62.2
甲基β－D－甘露糖苷	102.3	71.7	74.5	68.4	77.6	62.6
甲基α－D－甘露糖苷	102.2	71.4	72.1	68.3	73.9	62.5
甲基β－D－鼠李糖苷	102.4	71.8	74.1	73.4	73.4	17.9
甲基α－D－鼠李糖苷	102.1	71.2	71.5	73.3	69.5	17.9
甲基β－D－夫糖苷	97.2	72.7	73.9	72.4	71.6	16.3
甲基α－D－夫糖苷	93.1	69.1	70.3	72.8	67.1	16.3

四、苷分子中苷元和糖、糖和糖之间连接位置的确定

（一）苷元和糖之间连接位置的确定

目前多用NMR谱的解析确定苷元和糖之间连接位置。^{13}C－NMR是确定苷元和糖之间连接位置的有效方法。糖与苷元成苷后，在^{13}C－NMR谱中，苷元羟基的成苷碳原子（称为α－碳原子）和与其相邻的碳原子（称为β－碳原子）、糖的端基碳原子的化学位移值均发生了变化，这种改变称为苷化位移（glycosylation shift，GS）。苷化位移的方向和位移值与发生苷化的羟基的种类及苷元的种类有关。当使用苷化位移规律确定苷元与糖之间的连接位置时，是将苷与相应的苷元的^{13}C－NMR化学位移数据进行比较。一般情况下，苷元醇类羟基的苷化，可引起苷元α－碳原子向低场位移4～10，相邻碳（β－碳）向高场位移0.9～4.6；而苷元酚羟基苷化时，则苷元α－碳原子向高场位移，相邻碳向低场位移，利用苷化位移规律，将苷和苷元的^{13}C－NMR谱比较，即可确定苷元中与糖相连接的碳原子。当糖与羟基形成酯苷键时，苷化位移值比较特殊，羰基碳不是向低场位移而是向高场位移。

二维核磁技术广泛应用于天然产物结构鉴定中，其中HMBC谱常用于确定苷元与糖连接位置。在HMBC谱中，可以观察到糖的端基质子与苷元α－碳信号以及苷元α－碳原子上质子与糖的端基碳信号之间的相关关系，据此确定糖和苷元之间的连接位置。

（二）糖和糖之间连接位置的确定

用于确定糖与糖之间连接位置的方法有化学法及波谱法。化学方法一般使用甲基化－水解法。先将分子中所有羟基甲基化后水解苷键，鉴定得到的全部甲基化单糖，其中具有游离羟基的部位是糖的连接位点，而全甲基化的单糖即是连接在糖链最末端的糖（末端糖）。通常全甲基化的糖苷先用90%甲酸全水解，再用0.05 mol/L硫酸或三氟乙酸水解，将水解的甲醚化单糖进行TLC或GC鉴定，通过与已知糖对照，获知甲醇解的终产物。该方法虽然可确定糖的连接位点及末端糖，但糖的连接顺序仍需要采用其他方法解决。

常用甲基化方法有Haworth法、Purdie法、Kuhn法和Kakomori法等。化学方法的特点是样品需要量

大，化学结构易受到破坏等。

目前确定糖连接位置最常用是^{13}C－NMR 法。苷化位移规律也可用于确定糖与糖之间的连接位置，即将苷的^{13}C－NMR 化学位移数据与相应单糖的化学位移数据进行比较，若某糖有取代，则取代碳向低场位移 4～7，而相邻两碳向高场位移 1～4。根据此规律，常可方便地判断出糖与糖之间的连接位置。同样 HMBC 谱也广泛用于确定糖与糖之间的连接位置。

五、糖和糖之间连接顺序的确定

早期确定单糖之间连接顺序的方法主要是部分水解法，即以缓和酸水解、酶水解、甲醇解、乙酰解、碱水解等方法，将苷的糖链水解成较小的各种低聚糖或单糖，然后分析这些低聚糖的连接顺序，从低聚糖的结构推测到整个糖链的结构。

近年来，质谱法已成为解决糖连接顺序的一个有力工具，经典的电子轰击质谱（EI－MS）和化学电离质谱（CI－MS）适用于测定单糖衍生物的结构，在明确单糖的组成后，通常先将糖类化合物制备成全乙酰化物、全甲基化物或完全三甲基硅醚化物等挥发性的衍生物，然后测定衍生物的质谱，利用质谱中有关糖基的碎片离子峰或各种分子离子脱糖后的碎片离子峰，可确定单糖的连接顺序。

采用 FD－MS、FAB－MS、ESI－MS 等质谱方法可直接测定低聚糖、多糖或苷类样品，通过分析糖基断裂的碎片信息确定单糖之间的连接顺序。

目前，2D－NMR 技术是常用的确定糖与糖之间连接顺序的有效方法。

六、苷键构型的确定 微课 2

苷键构型的确定是天然糖苷类化合物结构测定的重要内容。核磁共振法是确定吡喃醛糖苷键构型（α 或 β）最常用的方法。利用^{1}H－NMR 谱中组成苷的端基质子的偶合常数判断苷键的构型，方法简便且常用。当糖与苷元相连时，糖上端基质子信号与其他质子信号比较，常位于较低场，一般 δ 为 4～6。在吡喃糖的优势构象中，当 C_2－OH 位于横键，同时 C_1－OR 亦位于横键，端基质子和 H－2 均为竖键，其两面角为 180°，端基质子的偶合常数通常为 6～9Hz，并呈现 1 个二重峰，此时为 β－型苷键，如木糖、葡萄糖、半乳糖等；当苷键为 α－构型时，端基质子处于横键，H－2 处于竖键，两个质子之间夹角为 60°，所以偶合常数较小，通常为 2～4Hz，故从^{1}H－NMR 的偶合常数值可确定 H－2 为竖键的糖的苷键构型。注意 H－2 为横键的糖，如鼠李糖、甘露糖等，由于 α－型苷键与 β－型苷键中糖的端基质子与 H－2 分别为竖键－横键偶合和横键－横键偶合，两个质子之间夹角均为 60°，偶合常数值相近，故^{1}H－NMR 法不能用于判别 H－2 为横键的苷键构型。

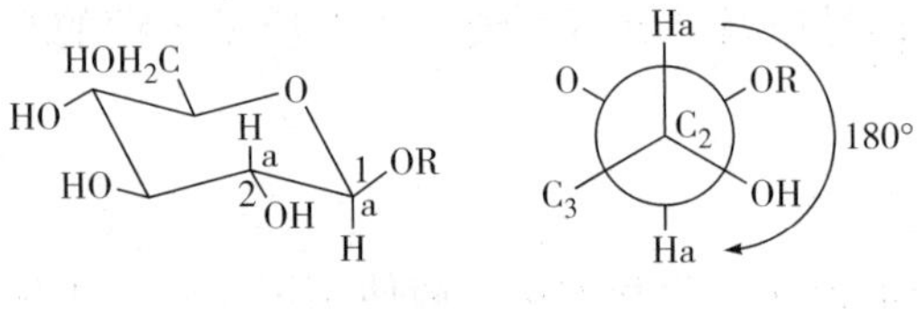

β－D－吡喃葡萄糖苷

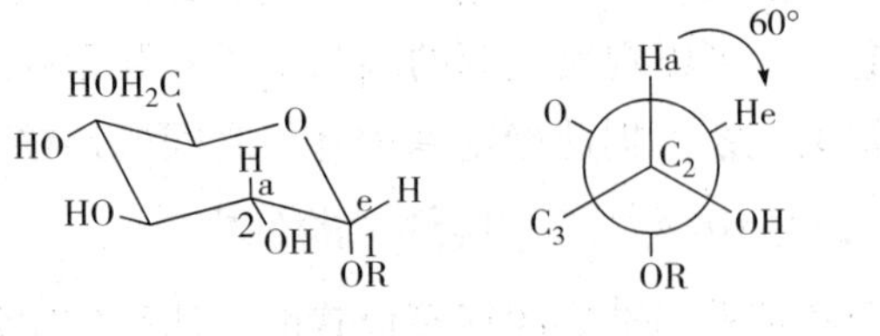

α－D－吡喃葡萄糖苷

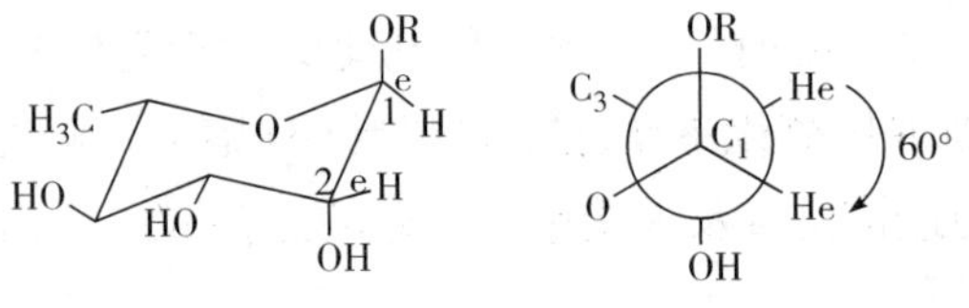

α－L－吡喃鼠李糖苷

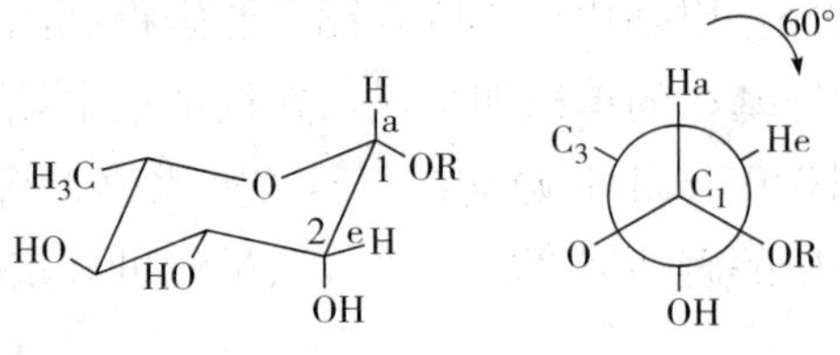

β－L－吡喃鼠李糖苷

$^{13}C-NMR$ 谱也可用于苷键构型的确定。当糖与苷元连接后，糖中端基碳原子的化学位移值明显增加（$\delta \approx 100$），而其他碳原子的化学位移值则变化不大（$\delta < 80$）。某些 β-糖苷与 α-糖苷的端基碳化学位移值常相差较大（通常为 2~4 个化学位移单位），故可以通过糖端基碳化学位移值判断糖苷键的构型。如 β-葡萄糖苷端基碳的化学位移值为 103~106，α-葡萄糖苷端基碳的化学位移值为 97~101。

除采用核磁共振法外，还可利用糖链中某些特殊官能团的特征红外吸收，用红外光谱法判断苷键构型和氧环的大小。其他的苷键构型的确定方法包括酶水解法、分子旋光差法（Klyne 法）等。

七、多糖类化合物研究实例

（一）番木瓜低聚糖

番木瓜（*Carica papaya*）是番木瓜科番木瓜属多年生肉质草本植物，是一种热带常绿果树，又名“万寿果”，俗名“木瓜”。番木瓜营养丰富，药食兼用，其低聚糖含量较其他成分含量高，其中番木瓜低聚糖Ⅰ、Ⅱ和Ⅲ有一定的生物活性。

1. 番木瓜低聚糖Ⅰ和Ⅱ提取分离 番木瓜果实去皮籽，打浆后，加入 4 倍去离子水煎 3 次，每次 1 小时，合并提取液，减压浓缩。浓缩液加 95% 乙醇沉淀，至乙醇浓度为 75%，静置，滤过，得上清液，经大孔树脂柱纯化，得低聚糖部分 CPI，CPI 经 DEAE-纤维素柱及 HW-40 凝胶柱纯化，TLC 法和苯酚-硫酸法跟踪检测，合并相同馏分，冷冻干燥得纯化番木瓜低聚糖Ⅰ和Ⅱ。

2. 酸水解 用三氯乙酸水解 3 种低聚糖后，由气相色谱分析低聚糖Ⅰ的单糖组成为半乳糖-葡萄糖-果糖（1∶1∶1），低聚糖Ⅱ的为葡萄糖-果糖（2∶1）。

3. 低聚糖的结构鉴定 低聚糖Ⅰ的结构鉴定：白色粉末，ESI-MS 中有 *m/z* 503.3 $[M-H]^-$ 离子峰，表明该化合物的分子量为 504。

^1H-NMR 中可见到 2 个端基质子，分别位于 δ 5.13、4.73 处，表明该化合物含有 2 个糖，δ 3~4 之间为糖上其他质子，δ 4.73 处的质子的偶合常数 $J=2.8Hz$，表明该糖苷键为 α-构型，δ 5.13 处的质子的偶合常数 $J=6.2Hz$，表明该糖苷键为 β-构型。在 $^{13}C-NMR$ 谱中可见，该糖含有 3 个端基碳，表明低聚糖Ⅰ由 3 个糖基组成的低聚糖，从 DEPT 谱中可见只有 2 个端基碳信号，表明该低聚糖可能存在有酮糖。从 HSQC 和 HMBC 可知，δ 5.13（δ 101.1）的质子与 δ 68.6 相关，δ 4.73（δ 94.8）与 δ 106.5 相关，可以得出端基质子 δ 5.13 的糖连在另一个糖的 δ 68.6 的碳上，端基碳 δ 94.8 的糖连在 δ 106.5 的碳上（表 3-3）。

综合以上信息，并和参考文献对照，可推断低聚糖Ⅰ的结构为 gal-β-（1→6）-glc-α（1→2）-fru。

低聚糖Ⅱ的结构鉴定：白色粉末，易溶于水和含水乙醇，ESI-MS 中有 *m/z* 505.5 $[M+H]^+$、539.7 $[M+Cl]^-$ 2 个峰，表明低聚糖Ⅱ的分子量为 504。

从 ^1H-NMR 可得：δ 5.26（d，$J=3.7Hz$），4.68（d，$J=7.9Hz$）为 2 个糖的端基质子信号，表明该化合物含有 2 个糖，从偶合常数值可得 δ 5.26 的糖为 α-构型，δ 4.68 的糖为 β-构型，其他的质子信号为糖上其余质子信号。

从 $^{13}C-NMR$ 可得，有 3 个糖的端基碳信号 δ 100.7，98.6，94.7，表明该化合物含有 3 个糖，从 DEPT 谱中可见只有 2 个端基碳信号，说明可能有酮糖存在。从 HSQC 和 HMBC 谱图上可知，δ H5.26（δ C94.7）的端基糖质子与 δ 74.1 碳相关，δ H3.26（δ C71.9）的质子与 δ C100.7 碳相关，可以得出端基质子 δ 5.26 的糖连在一个糖的 δ 74.1 的碳上，端基碳 δ 100.7 的糖连在另一个糖的 δ 71.9 的碳上。综合以上信息并和表 3-1 和表 3-2 单糖及单糖苷的核磁数据比较，推断该化合物具有的结构为 fru-β-（2→4）-glc-α-（1→4）-β-glc。

表 3-3 低聚糖 Ⅰ、Ⅱ的^{13}C-NMR 化学位移数据

C	低聚糖Ⅰ	低聚糖Ⅱ	C	低聚糖Ⅰ	低聚糖Ⅱ
	β-D半乳糖	β-D-葡萄糖	C4	71.2	71.9
C1	101.1	98.6	C5	73.6	72.2
C2	71.9	72.3	C6	68.6	63.3
C3	74.1	78.4		β-D-果糖	β-D-果糖
C4	71.9	74.1	C1	65.4	66.6
C5	72.1	75.4	C2	106.5	100.7
C6	63.8	63.5	C3	84	78.6
	α-D-葡萄糖	α-D-葡萄糖	C4	79.1	76.8
C1	94.8	94.7	C5	75.3	74.0
C2	72.1	72.0	C6	64.1	66.0
C3	76.7	75.4			

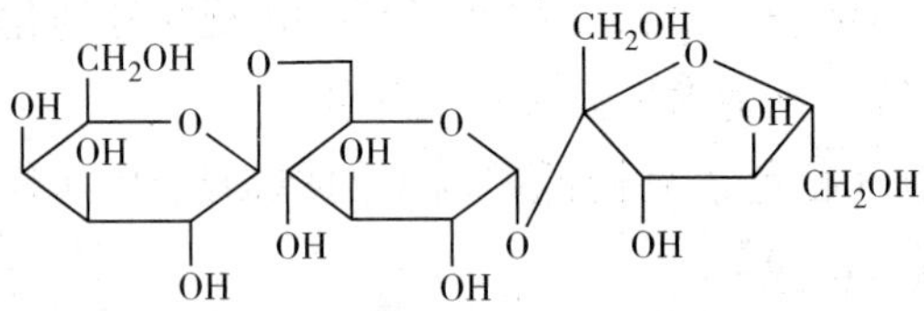

低聚糖Ⅰ

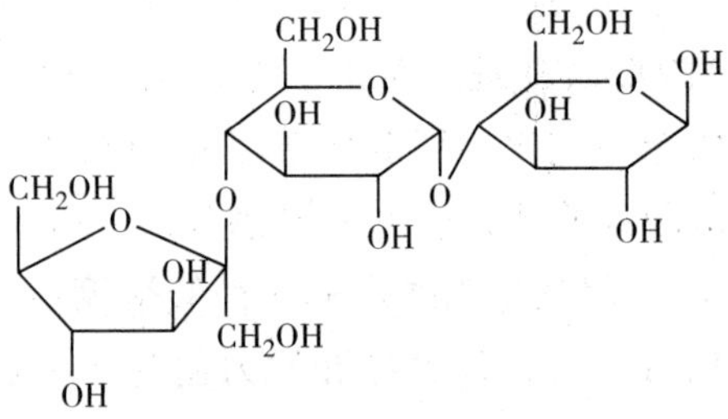

低聚糖Ⅱ

（二）牛蒡寡糖

牛蒡（*Arctium lappa*）系菊科牛蒡属植物，是较好的药食同源植物，经常食用牛蒡能降血脂、防便秘、促进血液循环，具有抗衰老和提高人体免疫力的功效。牛蒡中含有多种糖类成分，以下是其中之一牛蒡寡糖 BOS-2 的研究过程。

1. 提取分离 新鲜牛蒡根于60℃下干燥后粉碎，以 10 倍水 70℃下浸提 2 次，每次 90 分钟，合并提取液浓缩，DA201 树脂脱色，木瓜蛋白酶-Sevag 法除蛋白，以 3 倍体积无水乙醇或 4 倍 95% 乙醇分级沉淀，离心，收集沉淀物，用乙醚、丙酮和无水乙醇依次洗涤，抽滤，除去溶剂后，将样品冷冻干燥，得牛蒡寡糖粗品（BOS-1）。

将 BOS-1 溶于水，经 Sephadex-G-50 柱色谱，水洗，TLC 法和苯酚-硫酸法跟踪检测，于 490nm 下测定吸光值，合并单一高峰区的寡糖，减压浓缩，冷冻干燥，得牛蒡寡糖纯品（BOS-2）。

2. 纯度与分子量的测定 BOS-2 样品溶液的碘-碘化钾反应呈阴性，表明样品中不含淀粉；双缩脲反应呈阴性，表明样品中不含蛋白质；Molish 反应试剂显色反应呈阳性，表明样品是糖组分。测得样品的水溶液为左旋。经 HPLC 色谱分析，呈现形状对称的单一峰，表明样品纯度较高，为均一性的糖；BOS-2 经高效凝胶渗透色谱（HP-GPC）法测定分子量为 2134，以苯酚-硫酸法测得 BOS-2 中寡糖的含量为 98%。

3. 糖组成分析 BOS-2 用三氟乙酸（TFA）水解，除去 TFA 后，水解产物溶于水。将样品水解液及标准单糖（葡萄糖和果糖）分别点样于硅胶板上，展开剂为正丁醇-乙醇-水（10：1：2），用改良的苯胺-二苯胺-三氯乙酸显色剂喷雾，于室温下风干，80℃下烘 10 分钟显色。结果显示 2 个斑点，R_f值分别与葡萄糖和果糖一致，提示它由葡萄糖和果糖组成。剩余水解产物经硼氢化钠还原，制备成三甲基硅醚衍生物，进行 GC 分析，样品衍生物出现 2 个峰，与葡萄糖和果糖标样的保留时间一致，质谱

分析表明，标准单糖与样品衍生化后的产物结构完全一致，证明 BOS－2 由果糖和葡萄糖两种单糖组成，二者的摩尔比为 12∶1。

4. 结构确定　IR 分析结果显示，BOS－2 在 4000～500cm^{-1} 范围内具有呋喃糖类物质的特征吸收峰，3356cm^{-1} 处的强吸收峰是糖分子中羟基 O－H 的伸缩振动吸收，2895～2940cm^{-1} 的一组峰是糖分子中 C－H 的伸缩振动吸收，1400～1200cm^{-1} 的一组峰是糖分子中 C－H 键的变角振动吸收，由此可初步判断该物质是糖类化合物；799cm^{-1} 处的峰是糖分子中 β 型的 C－H 直立键的变角振动吸收，表明 BOS－2 主要是由 β－呋喃构型的果糖组成。

^{1}H－NMR 和 ^{13}C－NMR 分析结果：^{1}H－NMR 的特点是葡萄糖端基质子于低场区，H－2 和 H－4 位于高场区，呈现特征的裂分信号，其余信号都在两组信号之间。δ 4.5～4.3 区域是果糖端基质子的信号区。这一部分的峰面积积分值（11.94）与葡萄糖端基质子的 1－H 信号区的峰面积积分值（1.00）的比值约为 12∶1，因此可以初步判断该化合物上果糖片段的聚合度为 12，即该化合物包含 12 个果糖单元。^{13}C－NMR 的特点是果糖端基的 C－2（季碳）信号在最低场，果糖和葡萄糖残基上的亚甲基（－CH_2）碳信号在高场，而次甲基（－CH）碳信号均在该两组碳信号之间。另外，可将信号分为若干区域。①端基碳信号区：果糖端基季碳区在 δ 104～103.4，葡萄糖端基碳区在 δ 92.8 处；②果糖次甲基碳信号区：果糖的 C－5，C－3，C－4 在 δ 81.6～74.4 区域；③葡萄糖次甲基碳信号区：葡萄糖的 C－3 和 C－5 在 73～72.8 区域；C－2 和 C－4 则分别在 71.5 和 69.7 处；④亚甲基碳信号区：果糖的 C－6 在 δ 62.6～62.4 区域，C－1 在 δ 61.5～61.1 区域；葡萄糖的 C－6 在 δ 60.6 附近，位于碳谱的最高场。

结合上述分析结果，BOS－2 的分子结构为 GFn（G 代表葡萄糖，F 代表果糖，n＝12），是一种聚合度为 13 的菊糖构型的低聚果糖，即由 12 个呋喃型的果糖以 β（2→1）糖苷键相连，1 个吡喃型的葡萄糖以 α（1→2）糖苷键连接在果糖末端的线性直链结构。

目标测试

答案解析

【A1 型题】

1. Smith 裂解属于（　）
   A. 缓和酸水解法　　B. 强烈酸水解法　　C. 碱水解法
   D. 氧化开裂法　　E. 盐酸－丙酮水解法
2. 提取苷类成分时，为抑制或破坏酶常加入一定量的（　）
   A. 硫酸　　B. 酒石酸　　C. 碳酸钙
   D. 氢氧化钠　　E. 碳酸钠
3. 不能利用氢谱中糖的端基质子的偶合常数判断苷键构型的糖是（　）
   A. D－葡萄糖　　B. D－半乳糖　　C. D－木糖
   D. L－鼠李糖　　E. D－葡萄糖醛酸
4. 中药苦杏仁引起中毒的成分是（　）
   A. 挥发油　　B. 蛋白质　　C. 苦杏仁酶
   D. 苦杏仁苷　　E. 脂肪油
5. 苦杏仁苷酶水解的最终产物包括（　）
   A. 葡萄糖、氢氰酸、苯甲醛
   B. 龙胆二糖、氢氰酸、苯甲醛

C. 野樱苷、葡萄糖

D. 苯羟乙腈、葡萄糖

E. 苯羟乙腈、龙胆二糖

【B 型题】

（6 ~ 10 题共用备选答案）

A. 芸香糖　B. 葡萄糖　C. 鼠李糖

D. 果糖　E. 阿拉伯糖

6. 属于五碳醛糖的是（　）

7. 属于六碳醛糖的是（　）

8. 属于甲基五碳醛糖的是（　）

9. 属于六碳酮糖的是（　）

10. 属于二糖的是（　）

【X 型题】

11. 下列有关苷键酸水解的论述，正确的是（　）

A. 氮苷比氧苷易水解

B. 葡萄糖苷比葡萄糖醛酸苷易水解

C. 呋喃糖苷比吡喃糖苷易水解

D. 酮糖苷比醛糖苷易水解

E. 去氧糖苷比羟基糖苷易水解

12. 能发生碱催化水解的是（　）

A. 酚苷　B. 酯苷　C. 烯醇苷

D. 醇苷　E. 碳苷

13. 酶水解具有（　）

A. 专属性　B. 选择性　C. 氧化性

D. 温和性　E. 不可逆性

书网融合……

思政导航　本章小结　微课 1　微课 2　题库

第四章　醌类化合物

PPT

学习目标

知识目标

1. 掌握　醌类化合物的结构类型、理化性质和提取分离方法。

2. 熟悉　蒽醌类化合物的波谱特征。

3. 了解　醌类化合物代表性成分和生物活性。

能力目标　通过学习醌类化合物，能够根据天然药物中所含醌类化合物的结构类型和理化性质，设计提取分离方案。

醌类（quinones）化合物是一类分子中具有不饱和环二酮（醌式结构）或容易转变成这样结构的天然有机化合物。主要分为苯醌、萘醌、菲醌和蒽醌四种类型，其中以蒽醌及其衍生物的数量最多。醌类化合物多具有颜色，是天然产物中一类比较重要的活性成分。

醌类在植物界的分布非常广泛。如蓼科的大黄、何首乌；豆科的决明子、番泻叶；鼠李科的鼠李；百合科的芦荟；唇形科的丹参；茜草科的茜草；紫草科的紫草等，均含有醌类化合物。除高等植物外，在一些低等植物，如地衣类和菌类的代谢产物中也有存在。

醌类化合物具有多种生物活性和药用价值，如大黄中大黄素、大黄酸等具有抗菌活性；大黄和番泻叶中的番泻苷类化合物具有较强的致泻作用；丹参中丹参醌类具有扩张冠状动脉的作用，用于治疗冠心病、心肌梗死等；紫草中的紫草素及其衍生物具有抗肿瘤、抗菌、抗病毒、抗炎、抗血栓、降血糖、保肝护肝等多种生物活性；青龙衣中的胡桃醌等萘醌类成分也具有显著的抗肿瘤活性，且治疗范围广，目前临床上已用于治疗胃癌、肺癌、食管癌等疾病；生物发酵法生产的辅酶 Q_{10} 作为呼吸链上的电子载体已用于辅助治疗心脑血管及抗肿瘤，广泛应用化妆品、食品及保健品领域；维生素 K 类具有血液凝固作用等。此外，醌类化合物还具有抗病毒、抗氧化、止血、驱绦虫、解痉、利尿、利胆、镇咳、平喘等作用。

第一节　醌类化合物的结构、分类与生物活性

一、苯醌类

苯醌类（benzoquinones）化合物是醌类中最简单的一类化合物，从结构上分为邻苯醌和对苯醌两大类。前者结构不稳定，故天然存在的苯醌化合物多为对苯醌的衍生物。其结构中常有—OH、—CH_3、—OCH_3或其他烃基等取代基。该类物质多呈黄色或橙色。

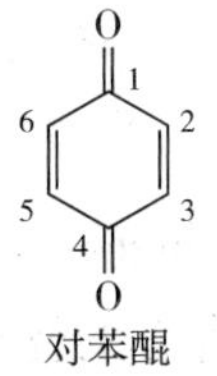

对苯醌

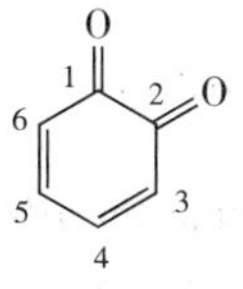

邻苯醌

天然苯醌类化合物主要分布于高等植物中，如中药凤眼草（*Ailanthus altissima*）果实中的2，6－二甲氧基对苯醌，具有较强的抗菌作用；白花酸藤果（*Embelia ribes*）以及木桂花（*Embelia oblongifolia*）果实中分离得到的信筒子醌（embelin）等，是带有高级烃基侧链的对苯醌衍生物，具有驱虫作用。

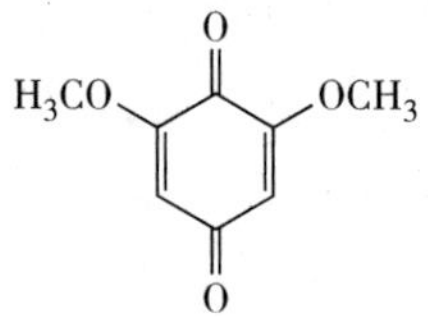

2，6－二甲氧基对苯醌

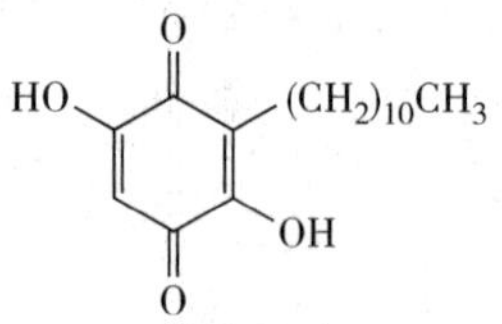

信筒子醌

具有苯醌类结构的泛醌类（ubiquinones），又称辅酶Q（coenzymes Q），是自然界中广泛存在的脂溶性醌类化合物。能参与生物体内氧化还原过程，对生物体的电子转移系统具有重要作用，其中辅酶Q_{10}（$n=10$）已用于心血管疾病、肝炎、癌症等疾病的辅助治疗。

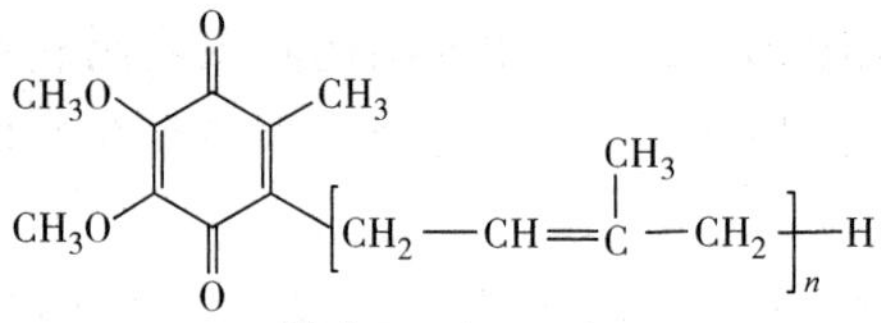

辅酶Q_{10}（$n=10$）

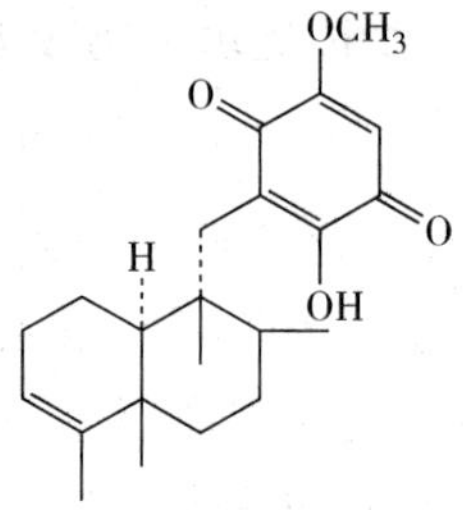

isospongiaquinone

从澳大利亚一种海绵 *Spongia hispida* 中分离得到一系列结构中含有倍半萜的对苯醌类衍生物，如isospongiaquinone。

从天然药物软紫草（*Arnebia euchroma*）根中分离得到的arnebinone和arnebifuranone两个化合物，也属于对苯醌类化合物，对前列腺素PGE_2的生物合成具有抑制作用。

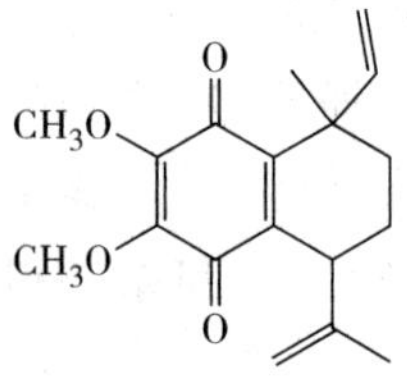

arnebinone

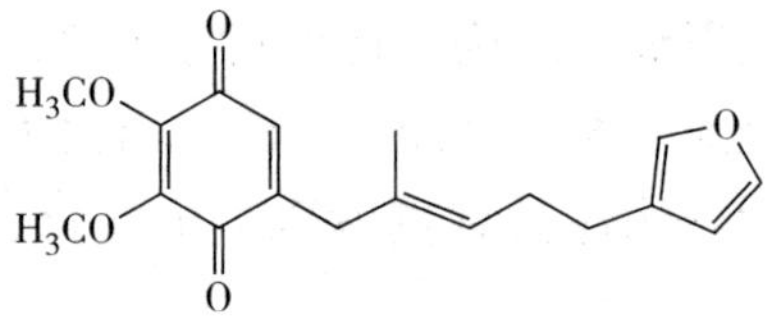

arnebifuranone

二、萘醌类

萘醌类（naphthoquinones）化合物从结构上考虑可以有α－(1，4)、β－(1，2)及amphi－(2，6)三种类型，但至今实际分离得到的绝大多数为α－萘醌类，其衍生物多为橙黄色或橙红色结晶，个别呈紫色。

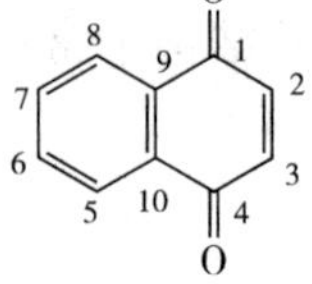

α－(1，4)萘醌

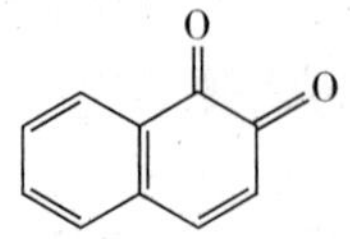

β－(1，2)萘醌

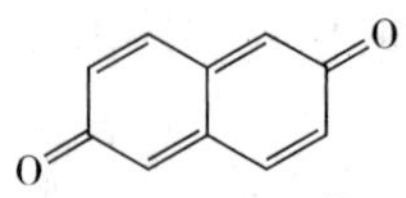

amphi－(2，6)萘醌

胡桃科植物核桃楸（*Juglans mandshurica*）中含有的胡桃醌（juglone）具有抗菌、抗癌及中枢神经镇静作用；白花丹科植物白花丹（*Plumbago zeylanica*）根和叶中含有的蓝雪醌（plumbagin）具有抗菌、止咳及祛痰作用；紫葳科植物梓（*Catalpa ovata*）的木材及根皮中含有的拉帕醇（lapachol）具有抗癌活性。

中药紫草（*Lithospermum erythrorhizon*）及软紫草中亦含有多种具有抗菌、抗病毒及止血作用的萘醌类成分，如紫草素（shikonin）及异紫草素（alkanin）。《中国药典》(2020 年版）规定含羟基萘醌总色素以左旋紫草素计，不得少于 0. 80%。维生素 K 类化合物是一类存在于自然界的萘醌衍生物，如维生素 K_1 具有促进血液凝固作用，可用于新生儿出血、肝硬化及闭塞性黄疸出血等症。

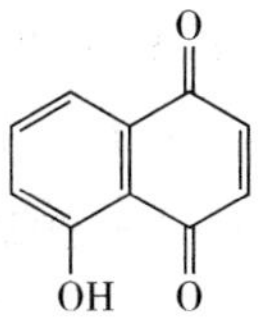
胡桃醌

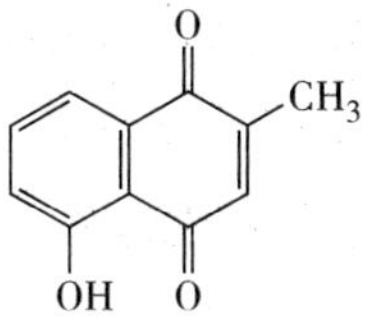
蓝雪醌

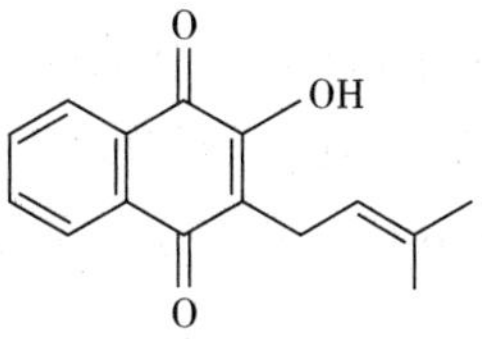
拉帕醇

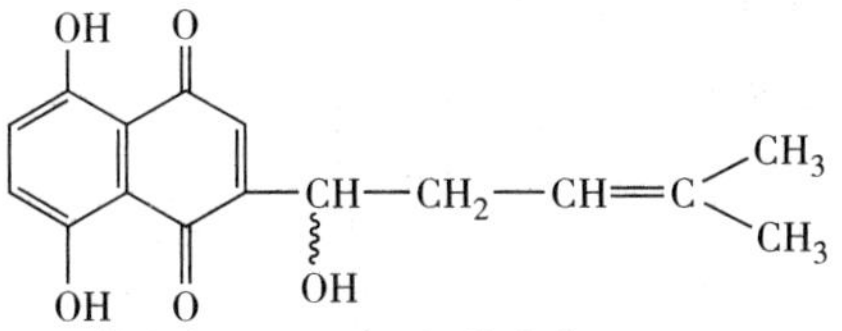
紫草素 ……OH、异紫草素 ━OH

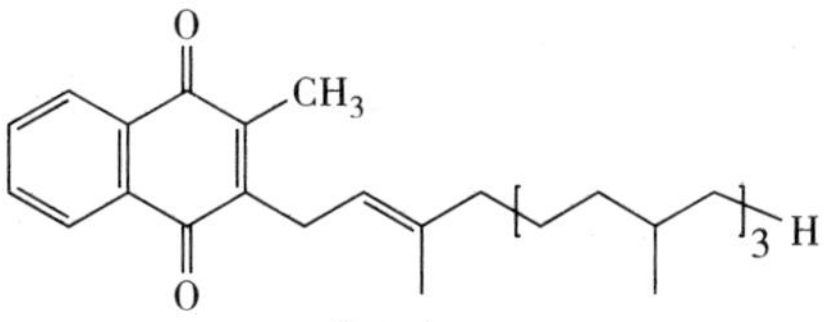
维生素 K_1

三、菲醌类

天然菲醌衍生物（phenanthraquinones）包括邻菲醌及对菲醌两种结构类型。例如从中药丹参（*Salvia miltiorrhiza*）根中分离得到多种菲醌衍生物，均属于邻菲醌类和对菲醌类化合物。

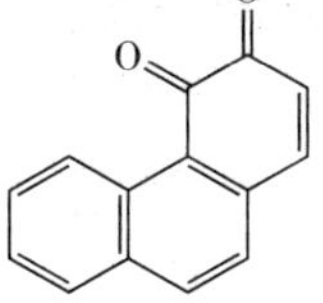
邻菲醌

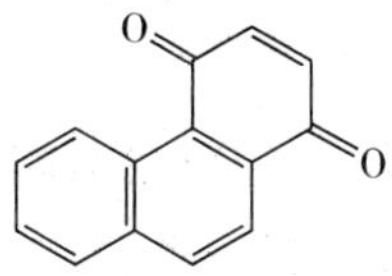
对菲醌

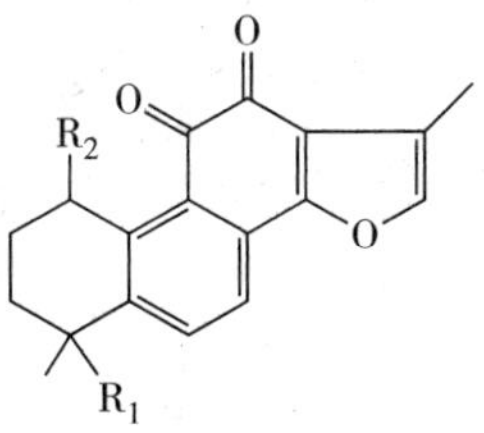

丹参醌 $Ⅱ_A$	$R_1 = CH_3$	$R_2 = H$
丹参醌 $Ⅱ_B$	$R_1 = CH_2OH$	$R_2 = H$
羟基丹参醌 $Ⅱ_A$	$R_1 = CH_3$	$R_2 = OH$
丹参酸甲酯	$R_1 = COOCH_3$	$R_2 = H$

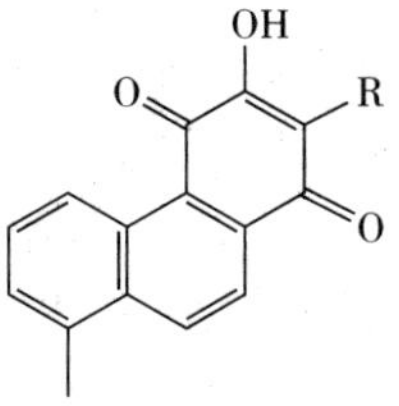

丹参新醌甲	$R = CH(CH_3)CH_2OH$
丹参新醌乙	$R = CH(CH_3)_2$
丹参新醌丙	$R = CH_3$

丹参醌类成分具有抗菌、扩张冠状动脉的作用。由丹参醌Ⅱ$_A$制得的丹参醌Ⅱ$_A$磺酸钠注射液可增加冠脉流量，治疗冠心病、心肌梗死等疾病。

丹参醌类成分虽然在结构上为菲醌类，但从与其共存的同系物结构来看，在生物合成上属于二萜类，故也可把丹参醌类看成是二萜萘醌的脱氢衍生物，归属到萘醌类中。

四、蒽醌类 微课1

蒽醌类（anthraquinones）化合物是醌类中数量最多的一类化合物，也包括氧化蒽酚、蒽酚、蒽酮及二蒽酮等蒽醌衍生物及其不同程度的还原产物。基本结构中1、4、5、8位为α位，2、3、6、7位为β位，9、10位为meso位（中位）。天然蒽醌类化合物多数为9，10-蒽醌，1，4-蒽醌比较少见。

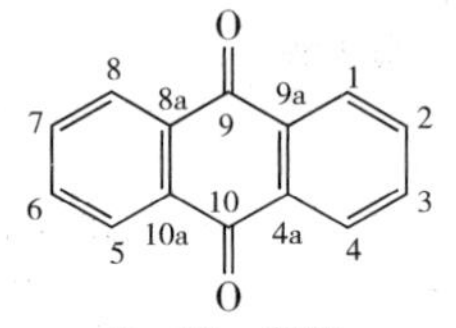

9，10-蒽醌

天然蒽醌类化合物主要存在于高等植物中，茜草科、芸香科、鼠李科、豆科、蓼科、紫葳科、马鞭草科、玄参科及百合科植物中蒽醌类化合物较多。霉菌中曲霉属及青霉属中也发现多种蒽醌类化合物，但动物中仅发现少数。

（一）蒽醌衍生物

天然存在的蒽醌类成分在蒽醌母核上常有羟基、羟甲基、甲氧基以及羧基等取代，其中以羟基蒽醌类化合物为主。以游离或成苷的形式存在于植物体内。根据羟基在蒽醌母核上的分布情况，可将羟基蒽醌衍生物分为两种类型。

1. 大黄素型 羟基取代分布在两侧的苯环上，多数化合物呈黄色至棕色。例如常用天然药物大黄中的主要蒽醌衍生物多属于这一类型。

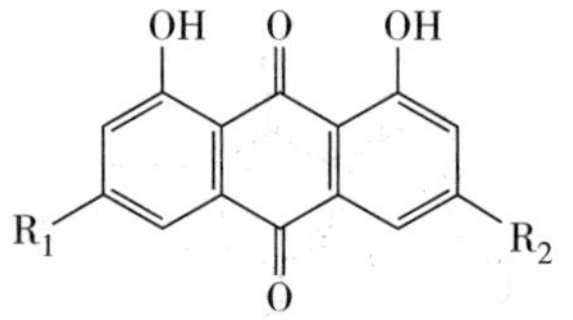

大黄酚	$R_1=CH_3$	$R_2=H$
大黄素	$R_1=CH_3$	$R_2=OH$
大黄素甲醚	$R_1=CH_3$	$R_2=OCH_3$
芦荟大黄素	$R_1=H$	$R_2=CH_2OH$
大黄酸	$R_1=H$	$R_2=COOH$

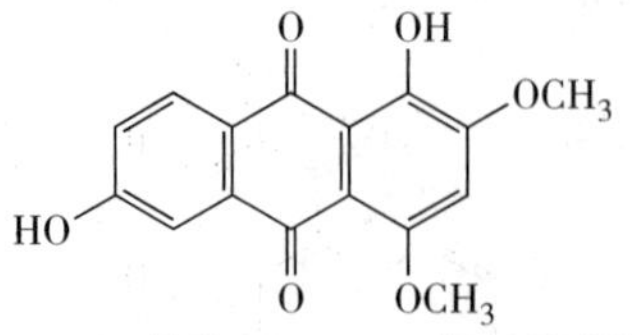

1，6-二羟基-2，4-二甲氧基蒽醌

天然药物巴戟天（*Morinda officinalis*）中分离得到的1，6-二羟基-2，4-二甲氧基蒽醌也属于大黄素型。中药虎杖（*Reynoutria japonica*）中也含有较大量的蒽醌类成分，《中国药典》（2020年版）规定，含大黄素不得少于0.60%。

2. 茜草素型 羟基取代分布在一侧的苯环上，颜色较深，多呈橙黄、橙红色。例如天然药物茜草（*Rubia cordifolia*）中的茜草素（alizarin）等化合物即属于这一类型，茜草素体外抗结核杆菌活性显著。

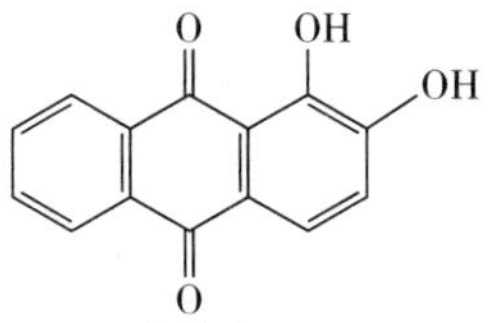
茜草素

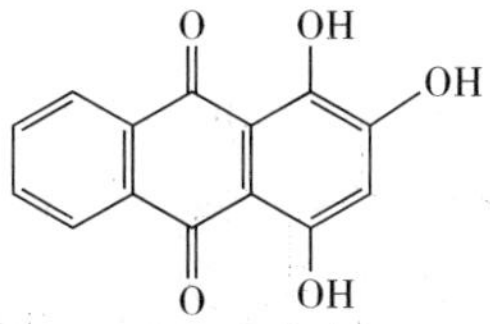
羟基茜草素

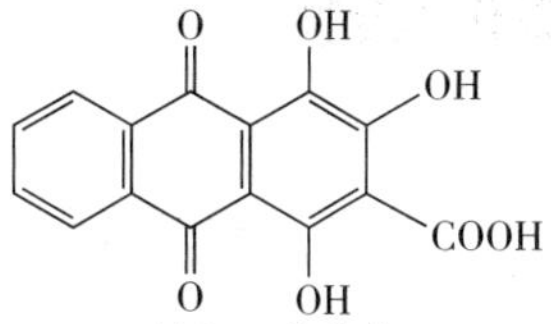
伪羟基茜草素

茜草中除含有游离蒽醌外，还含有木糖和葡萄糖的蒽醌苷类化合物，已分离得到的有单糖苷和双糖苷。

（二）蒽酚或蒽酮衍生物

蒽醌在酸性环境中被还原，可生成蒽酚及其互变异构体蒽酮。

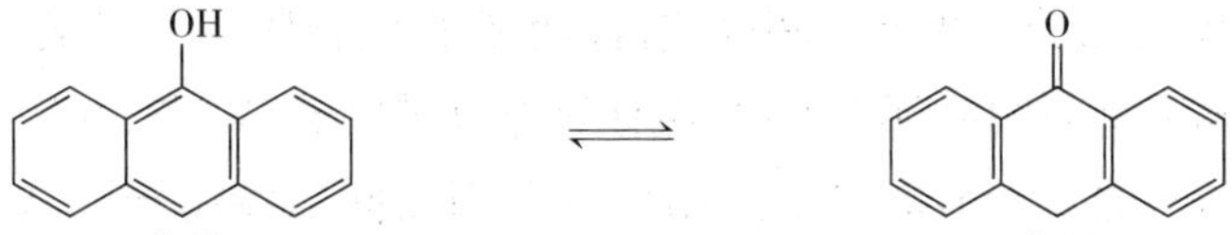
蒽酚 蒽酮

知识链接

蒽酮（蒽酚）与蒽醌的转化

新鲜大黄通常放置1～2年后使用效果最佳，其原因主要在于新鲜大黄中的蒽酚类成分会逐渐自然氧化为活性更强的蒽醌类化合物，这也解释了传统大黄采收加工经验的合理性与科学性。当然也可应用鼓风干燥法、热泵干燥法、微波干燥法、远红外干燥法等现代加工处理方法来加速蒽酚类成分的氧化过程，从而提高疗效。由此，可以看出从化学成分角度可在一定程度上阐释传统中药基本理论与经验的科学性，同时也可利用现代技术手段进一步完善和发展中医药理论和技术。

由于蒽酚（或蒽酮）类成分可以慢慢被氧化成蒽醌类化合物，一般仅存在于新鲜植物中，如贮存时间较长，则基本检识不到蒽酚或蒽酮的存在。如新鲜大黄通常放置1～2年后使用效果最佳，其原因主要在于新鲜大黄中的蒽酚类成分会逐渐自然氧化为活性更强的蒽醌类化合物，这也解释了传统大黄采收加工经验的合理性与科学性。当然也可应用鼓风干燥法、热泵干燥法、微波干燥法、远红外干燥法等现代加工处理方法来加速蒽酚类成分的氧化过程，从而提高疗效。由此，可以看出从化学成分角度可在一定程度上阐释传统中药基本理论与经验的科学性，同时也可利用现代技术手段进一步完善和发展中医药理论和技术。

蒽酚衍生物以游离苷元和结合成苷两种形式存在，当meso位上的羟基与糖缩合成苷，则其性质比较稳定，不易被氧化。

羟基蒽酚类化合物对真菌有较强的杀灭作用，是治疗皮肤病的有效药物，如柯桠素（chrysarobin）治疗疥癣效果较好。

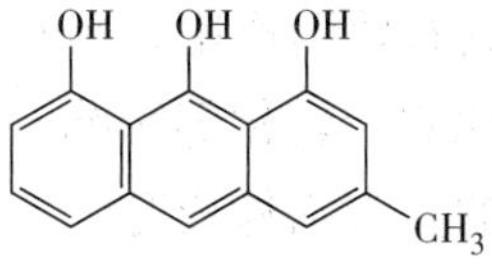
柯桠素

此外，自然界中还有少量蒽酮衍生物存在，如芦荟中的具有软化血管、降低血压和血液黏度、促进血液循环、防止动脉硬化等作用的芦荟苷等，为蒽酮的 meso 位碳与葡萄糖的端基碳通过碳 - 碳键结合而成的一类碳苷化合物。

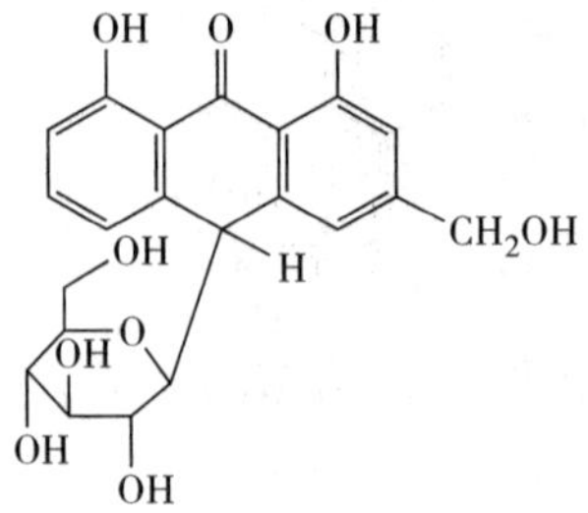

芦荟苷

（三）二蒽酮类衍生物

二蒽酮类成分可以看成是两分子的蒽酮相互结合而成的化合物，其结合方式可分为 meso（中位）连接及其他位置连接。大黄及番泻叶中致泻的主要有效成分番泻苷 A、B、C、D 等皆为二蒽酮衍生物。

番泻苷 A（sennoside A）是黄色片状结晶，由两分子葡萄糖和番泻苷元 A（sennidin A）结合而成。番泻苷元 A 是两分子的大黄酸蒽酮通过 10 位碳与 10′位碳反式连接而成的二蒽酮二葡萄糖苷。番泻苷 B（sennoside B）是番泻苷 A 的异构体，其 10 位碳与 10′位碳为顺式连接。番泻苷 C（sennoside C）是一分子大黄酸蒽酮与一分子芦荟大黄素蒽酮通过 10 位碳与 10′位碳反式连接而形成的二蒽酮二葡萄糖苷。番泻苷 D（sennoside D）为番泻苷 C 的异构体，其 10 位碳与 10′位碳为顺式连接。

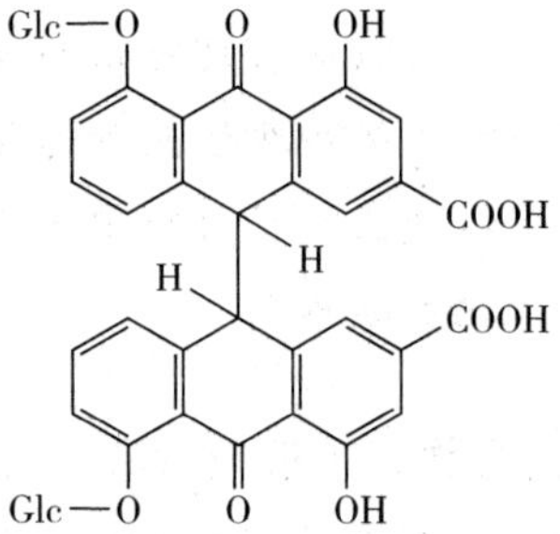

番泻苷 A

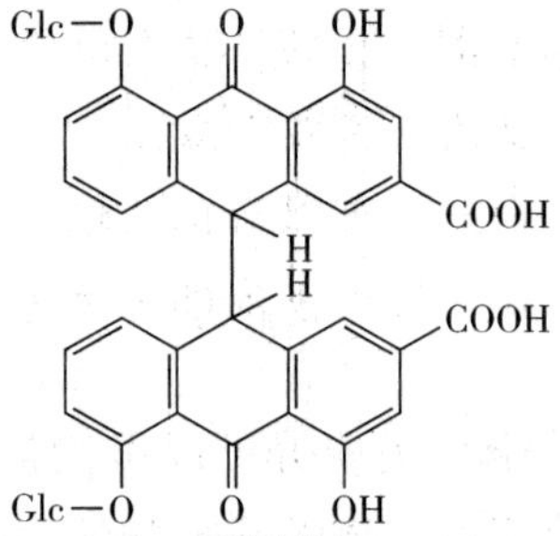

番泻苷 B

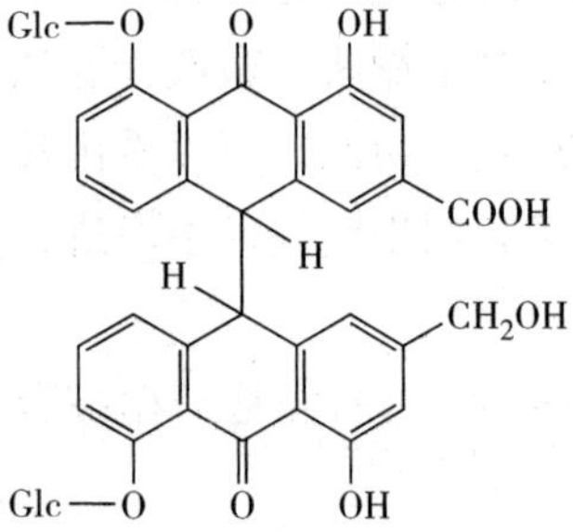

番泻苷 C

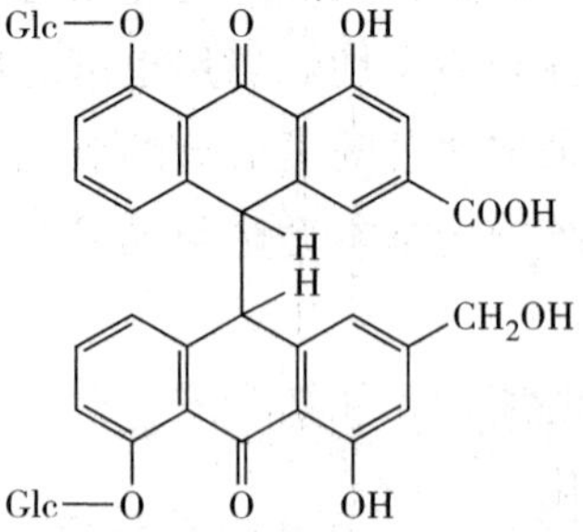

番泻苷 D

二蒽酮类化合物的 10 位碳与 10′位碳键与通常碳 - 碳键不同，易于断裂，生成稳定的蒽酮类化合物。如大黄及番泻叶中含有的番泻苷 A，具有致泻作用，因其在肠内转变为大黄酸蒽酮。显然，中药的有效成分在进入人体后，通常会受到肝脏代谢、转化等影响，而产生相应的代谢产物。有的情况下，这种相互作用或代谢产物才是药物成分起效的真正活性成分。

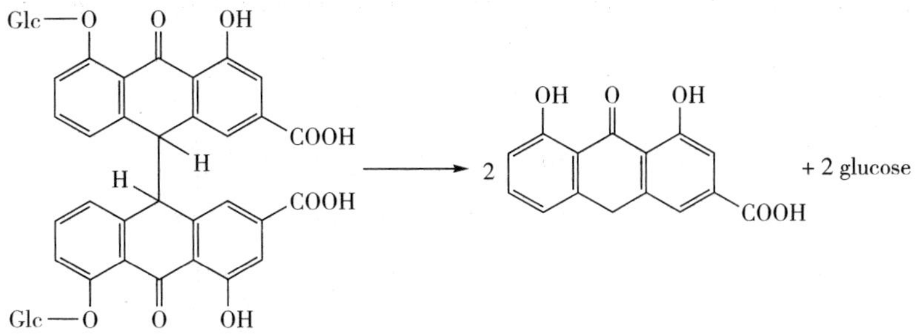

番泻苷 A　　大黄酸蒽酮

知识链接

天然药物成分的体内转化与药效

天然药物的有效成分在进入人体后，通常会受到肝脏代谢、转化等影响，而产生相应的代谢产物，有的情况下，这种相互作用或代谢产物才是药物成分起效的真正活性成分。实验中当体内实验与体外实验结果不一致时，要善于发现问题、分析问题。采用科学合理的实验设计，找到问题的根本原因，揭示其科学内涵。显然，善于发现问题及科学的实验方法是创新成果发现的必要途径。

二蒽酮衍生物除 10 位碳与 10′位碳的结合方式外，尚有其他连接形式。如具有抑制中枢神经及抗病毒作用的金丝桃素（hypericin）等，为萘骈二蒽酮衍生物。二蒽醌类衍生物多在其他位置结合，如天精（skyrin）和山扁豆双醌（cassiamine）都属于其他位置相连的二蒽醌类化合物。

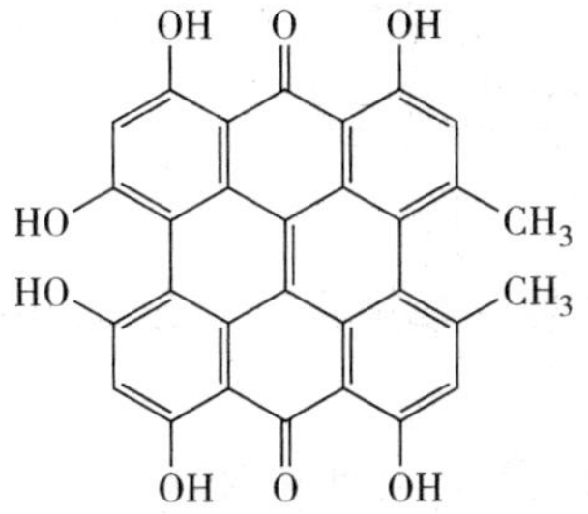

金丝桃素

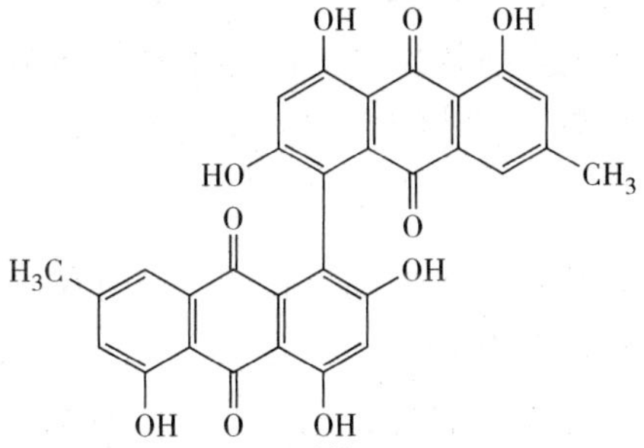

天精

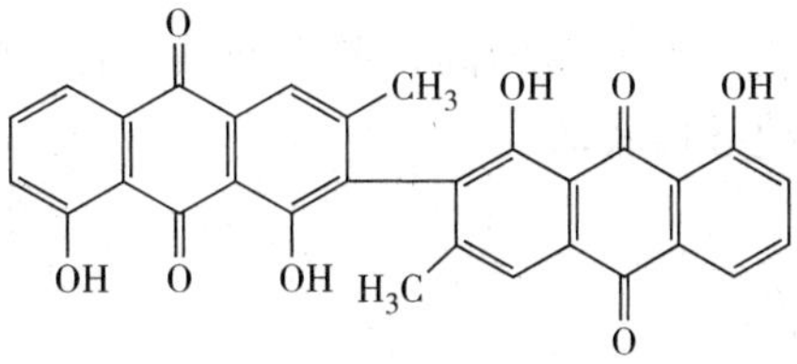

山扁豆双醌

此外，中位二蒽酮进一步氧化，两环之间以双键相连者称为去氢二蒽酮。此类化合物颜色多呈暗紫红色。去氢二蒽酮进一步氧化，α 与 α'位相连组成一新六元环，称为日照蒽酮类。

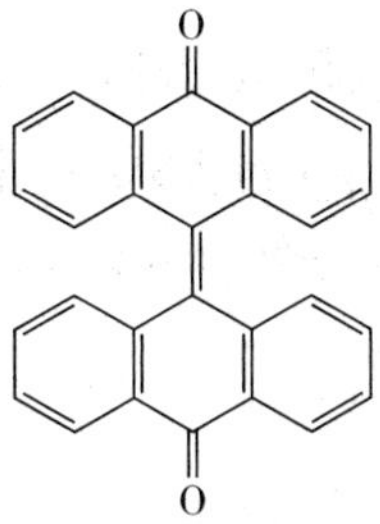

去氢二蒽酮

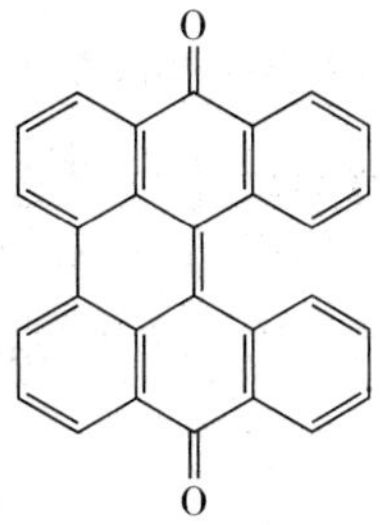

日照蒽酮

近年来，从海洋生物中也分离到多种醌类化合物，其中的许多种衍生物被证实具有显著的生物活性。

第二节 醌类化合物的理化性质与显色反应

一、理化性质 微课2

（一）性状

天然醌类化合物多为有色晶体，酚羟基等助色团的引入可以增强化合物的颜色，呈现黄、橙、棕红色以至紫红色等。取代的助色团越多，颜色越深。

苯醌、萘醌和菲醌多以游离态存在，多为结晶。而蒽醌一般以苷的形式存在于植物体中，因极性较大，通常为不定型粉末。

（二）溶解性

游离醌类化合物极性较小，一般溶于乙醇、丙酮、乙酸乙酯、三氯甲烷、乙醚、苯等有机溶剂中，不溶或难溶于水。成苷后极性显著增大，易溶于甲醇、乙醇中，可溶于热水，不溶或难溶于亲脂性有机溶剂。蒽醌的碳苷难溶于水及常见的亲脂性有机溶剂，易溶于吡啶。

（三）升华性和挥发性

游离的醌类化合物一般具有升华性，如加热大黄粉末，可见大黄素、大黄酸等游离成分结晶。小分子的苯醌和萘醌类还具有挥发性，能随水蒸气蒸馏，也是构成芳香族挥发油的重要组成成分。可以利用此性质进行提取分离。有些醌类成分易被氧化，对光不稳定，应注意避光储存。

（四）酸性

醌类化合物多数带有酚羟基，有的还带有羧基，因此具有酸性，酸性强弱与分子内是否存在羧基以及酚羟基的数目和位置有关。

一般来说，带有羧基的醌类化合物的酸性较强。不含羧基的醌类化合物随酚羟基数目增多酸性增强，当酚羟基数目相同时，酚羟基的位置对酸性强弱产生影响。由于受羰基吸电子作用的影响，β－羟基上氧原子的电子云密度降低，故质子解离度增高，酸性较强。α－羟基上的氢因与相邻羰基形成分子内氢键，降低了质子的解离程度，故酸性较弱。

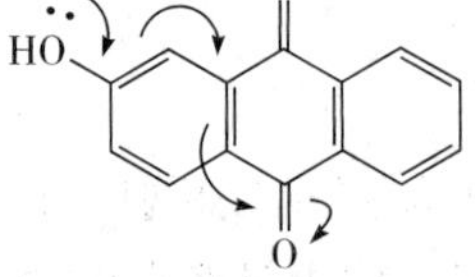

β－羟基蒽醌

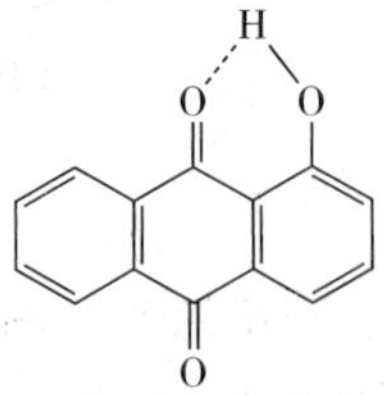

α－羟基蒽醌

根据醌类酸性强弱的差异，可用pH梯度萃取法进行这类化合物的分离。以游离蒽醌类衍生物为例，酸性强弱按下列顺序排列：含—COOH > 含两个或两个以上β—OH > 含一个β—OH > 含两个或两个以上α—OH > 含1个α—OH。故可从有机溶剂中依次用5%碳酸氢钠、5%碳酸钠、1%氢氧化钠及5%氢氧化钠水溶液进行梯度萃取，从而达到分离的目的。

（五）碱性

由于羰基上氧原子的存在，蒽醌类成分也具有微弱的碱性，可与强酸形成锌盐，再转化成阳碳离子，同时伴有颜色的变化。如大黄酚为暗黄色，溶于浓硫酸中而呈红色，大黄素则由橙红色变为红色，其他羟基蒽醌在浓硫酸中一般呈红色至红紫色。

二、显色反应

醌类的颜色反应主要基于其氧化还原性质以及其结构中酚羟基的性质。

1. Feigl 反应　醌类衍生物在碱性条件下与醛类和邻二硝基苯加热，能迅速反应生成紫色化合物。在此反应中，醌类在反应前后并无变化，只是起到传递电子的媒介作用。醌类成分含量越高，反应速度越快。实验时取醌类化合物的水或苯溶液 1 滴，加入 25% 碳酸钠水溶液、4% 甲醛及 5% 邻二硝基苯的苯溶液各 1 滴，混合后置水浴上加热，在 1 ~4 分钟内产生显著的紫色。

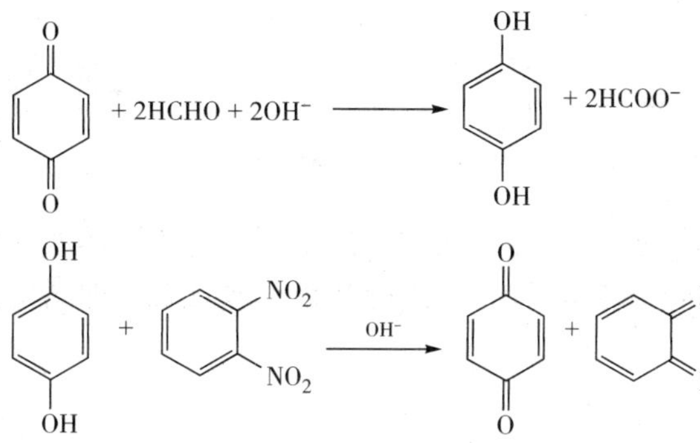

2. 无色亚甲蓝反应　无色亚甲蓝（leucomethylene blue）溶液是检出苯醌类及萘醌类的专用显色剂。此反应可在纸色谱或薄层色谱上进行，样品在白色背景显蓝色斑点，可与蒽醌类化合物相区别。

无色亚甲蓝溶液可按下法配制：取 100mg 亚甲蓝于 100ml 乙醇中，加入 1ml 冰醋酸及 1g 锌粉，缓缓振摇直至蓝色消失，备用。

3. 碱性条件下的显色反应　羟基蒽醌类由于酚羟基的存在，在碱性溶液中发生颜色变化，呈现红至紫红色的反应称为 Bornträger 反应。

该显色反应是由于分子中的酚羟基与羰基形成新的共轭体系，因而发生颜色变化。是检识中药中羟基蒽醌成分最常用的方法之一。但蒽酚、蒽酮、二蒽酮类化合物则需氧化形成羟基蒽醌类化合物后才能呈色。

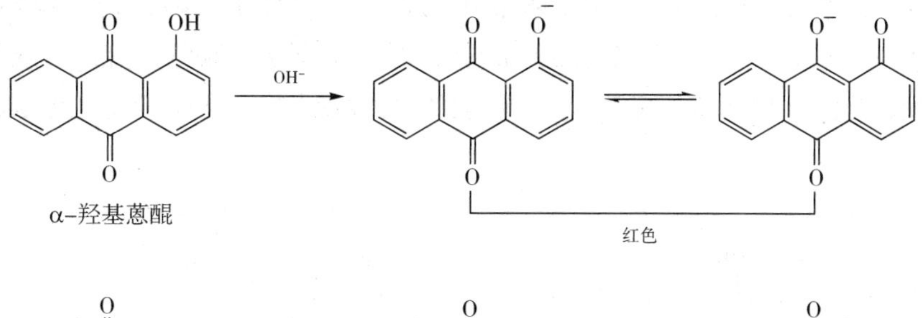

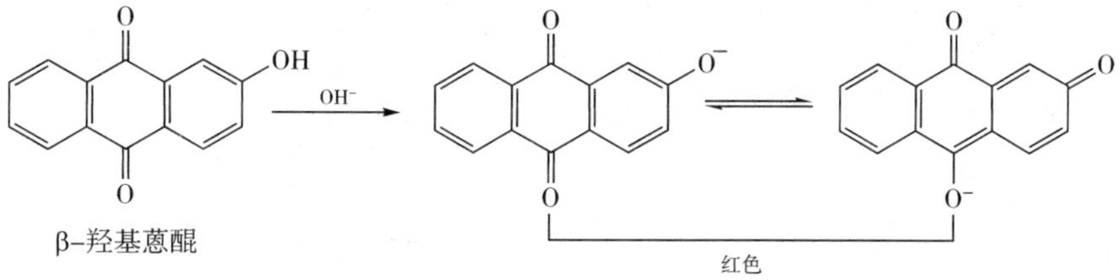

用本反应进行鉴别时，取样品粉末约 0. 1g 加 10% 硫酸水溶液 5ml，置水浴上加热 2 ~10 分钟趁热滤过，滤液冷却后加乙醚 2ml 振摇，静置后分取醚层溶液，加入 5% 氢氧化钠水溶液 1ml，振摇。如有羟

基蒽醌存在，醚层则由黄色褪为无色，而碱水层显红色。

4. 活性次甲基试剂反应（Kesting-Craven 法） 苯醌及萘醌类化合物的醌环上有未被取代的位置时，可在碱性条件下与一些含有活性次甲基试剂（如乙酰乙酸酯、丙二酸酯、丙二腈等）的醇溶液反应，呈现蓝绿色或蓝紫色。蒽醌类化合物因醌环两侧有苯环，不能发生该反应，故可加以区别。萘醌的苯环上如有羟基取代，此反应即会受到抑制。

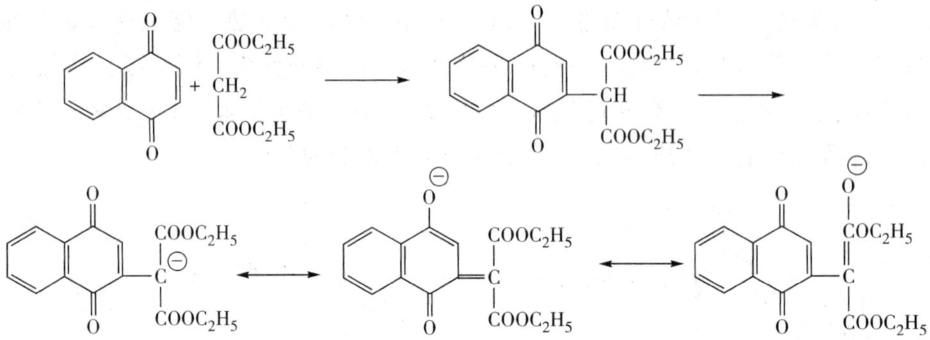

5. 与金属离子的反应 在蒽醌类化合物结构中，如果有 α－酚羟基或邻二酚羟基时，则可与 Pb^{2+}、Mg^{2+} 等金属离子形成络合物。以乙酸镁为例，生成的产物可能具有下列结构：

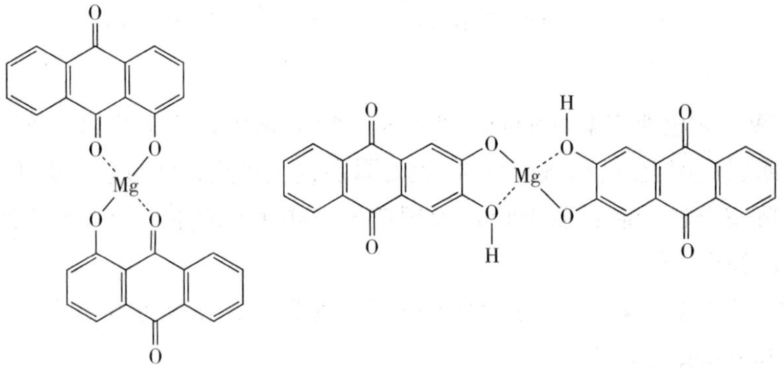

与 Pb^{2+} 形成的络合物，在一定 pH 下还可使蒽醌类物质沉淀析出，故可用于精制该类化合物。

当蒽醌化合物具有不同的结构时，与乙酸镁形成络合物的颜色也不同，如橙黄、橙红、紫红、蓝色等，据此可帮助鉴别羟基的取代位置。

6. 对亚硝基二甲苯胺反应 9 位或 10 位未被取代的羟基蒽酮类化合物，其羰基对位的亚甲基上的氢很活泼，可与 0.1% 对亚硝基－二甲苯胺吡啶反应缩合而呈现紫色、绿色、蓝色及灰色等颜色。

本反应可用作蒽酮类化合物的定性检查，不受蒽醌类、黄酮类、香豆素类、糖类及酚类化合物的干扰。

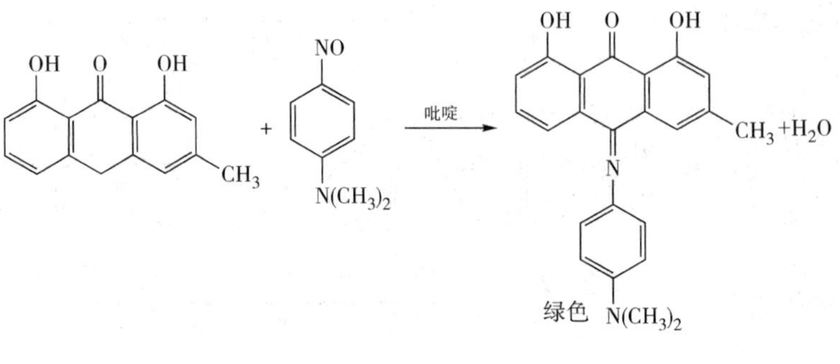

第三节 醌类化合物的提取与分离

由于醌类化合物在植物体内常以游离苷元或糖苷的形式存在，其理化性质特别是在极性和溶解度方面差异很大，难以有通用的提取分离方法。常用的提取分离方法介绍如下。

一、醌类化合物的提取

1. 有机溶剂提取法 一般多采用甲醇或乙醇等有机溶剂，游离蒽醌及其苷均可被提取出来。对含脂质较多的药材（如种子类），可以先用石油醚进行脱脂，后提取。对于游离的多羟基蒽醌或具有羧基的醌类化合物，有时是以盐的形式存在，提取时应先用酸将其转化为游离状态，再用醇提取。对于蒽醌苷的提取要注意到酸、碱和酶对结构的破坏。极性较小的游离醌类，可用三氯甲烷、乙酸乙酯等亲脂性有机溶剂提取，提取液有时在浓缩过程中即可析出结晶。

2. 碱提取－酸沉淀法 该法可用于提取含游离酚羟基或羧基且性质较稳定的醌类化合物。酚羟基或羧基与碱成盐而溶于碱水溶液中，酸化后醌类化合物被游离而沉淀析出。

3. 水蒸气蒸馏法 该法适用于具有挥发性的分子量小的苯醌及萘醌类化合物。

4. 其他方法 近年来超临界流体萃取法和超声波提取法在醌类成分提取中也有应用，提出率高，避免了醌类成分的破坏。

在提取方式上，常采用浸渍法、渗漉法、超声法、回流法以及多种方式的组合应用进行醌类成分的提取。如大黄流浸膏采用渗漉法，大黄利胆胶囊中大黄和余甘子药材则采用回流法，大黄䗪虫丸的鉴别样品则采用超声直接提取。

二、醌类化合物的分离

醌类化合物主要根据其酸性、极性差异及分子量大小等进行分离纯化。

1. 游离蒽醌的分离 分离游离蒽醌类化合物常采用 pH 梯度萃取法和色谱法。pH 梯度萃取法是最常用的手段，蒽醌类化合物可先溶于三氯甲烷、乙醚等有机溶剂中，使用 pH 由低到高的碱性水溶液依次萃取，再酸化即可依次得到酸性不同的羟基蒽醌类化合物，分离流程如下。

色谱法分离游离蒽醌类衍生物常用的吸附剂主要有硅胶、聚酰胺，一般不用氧化铝，尤其不用碱性氧化铝，以避免发生化学吸附而难以洗脱。对于结构相近的蒽醌衍生物，需用色谱法进行分离，而且往往需要改变吸附剂或溶剂进行反复多次分离才能取得较好的效果。

2. 蒽醌苷类与游离蒽醌衍生物的分离 蒽醌苷类与游离蒽醌衍生物的极性差别较大，苷在亲脂性有机溶剂中不溶，而苷元及其他游离蒽醌衍生物则易溶于有机溶剂，故可据此进行分离。但应当注意一般羟基蒽醌类衍生物及其相应的苷类在植物体内多通过酚羟基或羧基结合成镁、钾、钠、钙盐形式存在，为充分提取出蒽醌类衍生物，必须预先加酸酸化使之全部游离后再进行提取。

3. 蒽醌苷类的分离 蒽醌苷类极性较大，水溶性较强，分离和纯化都较为困难，一般多用色谱法进行分离。但在色谱分离之前，往往采用溶剂法萃取粗提物，除去大部分杂质，制得较纯的总苷后再进行分离。如用极性较大的溶剂如正丁醇、乙酸乙酯等，将蒽醌苷从水溶液中萃取出来，回收溶剂得总蒽醌苷，再用色谱法进一步分离。蒽醌苷类的柱色谱常用的载体有硅胶、聚酰胺、反相硅胶及葡聚糖凝胶等。

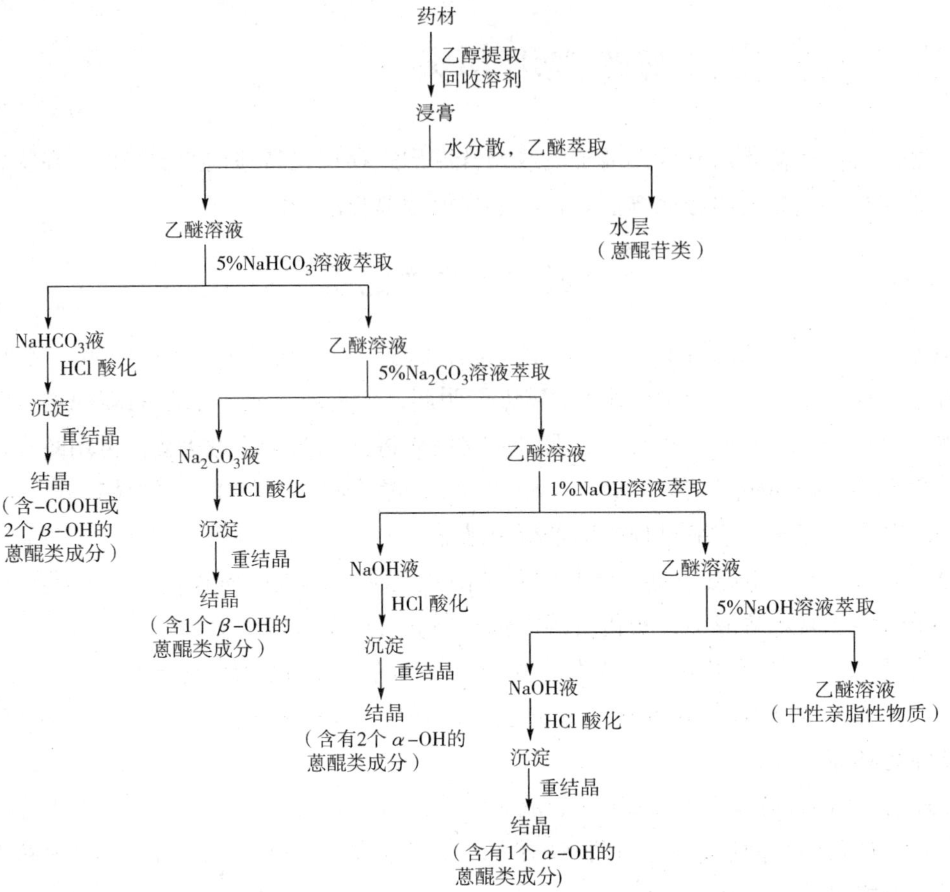

随着高效液相色谱的普及和各种制备型中、低压液相色谱的应用，越来越多的蒽醌类化合物得到了满意的分离效果。高速逆流色谱、毛细管电泳也已广泛地应用于蒽醌苷类的分离。

三、提取与分离实例

（一）大黄

大黄为常用中药之一，是蓼科植物掌叶大黄（*Rheum palmatum*）、唐古特大黄（*Rheum tanguticum*）或药用大黄（*Rheum officinale*）的干燥根及根茎。其味苦、性寒，具有泻实热，破积滞、行瘀血等功效。现代药理研究证明，大黄具有泻下作用，产生泻下的有效成分为番泻苷类，游离蒽醌类的泻下作用较弱；其中含有的芦荟大黄素、大黄素及大黄酸还具有较强的抗菌作用，它们对多数革兰阳性细菌均有抑制作用。此外，大黄还具有抗肿瘤、利胆保肝、利尿、止血等作用。

大黄的化学成分已被阐明化学结构的至少已有130余种，但其主要成分为蒽醌类化合物，总含量为2%~5%，其中游离的羟基蒽醌类化合物仅占10%~20%，主要为大黄酚、大黄素、大黄酸、大黄素甲醚和芦荟大黄素等5种较为重要的成分。大多数的羟基蒽醌类化合物是以苷的形式存在，如大黄酚葡萄糖苷、大黄素葡萄糖苷、大黄酸葡萄糖苷、芦荟大黄素葡萄糖苷、一些双葡萄糖链苷及少量的番泻苷A、B、C、D。其结构式见本章第一节。

大黄酚为长方形或单斜形结晶（乙醚或苯），能升华，几乎不溶于水，难溶于石油醚，略溶于冷乙醇，溶于苯、三氯甲烷、乙醚、冰乙酸及丙酮中，易溶于沸乙醇、氢氧化钠水溶液。大黄素为橙色针状结晶（乙醇），几乎不溶于水，溶于碳酸钠水溶液、氨水、氢氧化钠水溶液、乙醇、甲醇、丙酮。大黄素甲醚为金黄色针晶，几乎不溶于水、碳酸钠水溶液，微溶于乙酸乙酯、甲醇、乙醚，溶于苯、吡啶、三氯甲烷、氢氧化钠水溶液。芦荟大黄素为橙色针状结晶（甲苯），略溶于乙醇、苯、三氯甲烷、乙醚和石油醚，溶于碱水溶液和吡啶，易溶于热乙醇、丙酮、甲醇、稀氢氧化钠水溶液。

此外，大黄中还含有鞣质、脂肪酸及少量的土大黄苷（rhaponticin）及其苷元。土大黄苷及其苷元在结构上为二苯乙烯的衍生物，也存在于其他大黄属植物的根茎中。一般认为在大黄中土大黄苷的含量越高则质量越差，在不少国家的药典中规定大黄中不得检出这一成分。《中国药典》(2020 年版）规定，含芦荟大黄素、大黄酸、大黄素、大黄酚和大黄素甲醚的总量不得少于 1.5%。

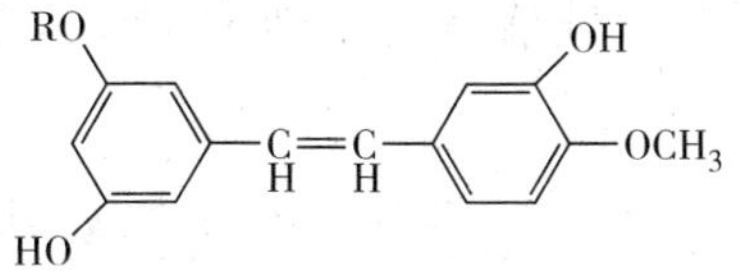

土大黄苷元 R = H

土大黄苷 R = Glc

大黄中含有很多羟基蒽醌类化合物，在植物中主要以苷的形式存在。利用蒽醌苷类成分酸水解形成的苷元极性较小、溶于有机溶剂的性质，采用两相水解法得总蒽醌苷元。游离羟基蒽醌类成分由于结构中羟基、酚羟基和醇羟基的数目及位置的不同而表现出不同程度的酸性和极性，根据此性质，采用 pH 梯度萃取法结合色谱法进行分离。

大黄素的提取分离流程如下。

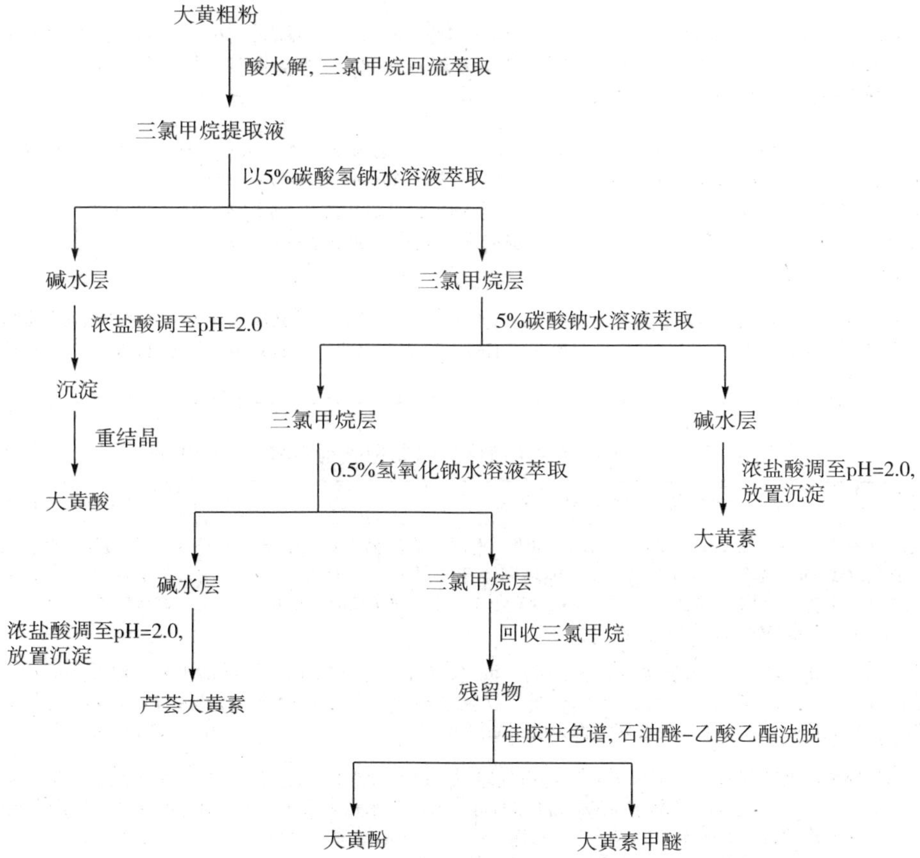

大黄具有泻下攻积、清热泻火、凉血解毒、逐瘀通经等功效，其主要有效成分为蒽醌苷类化合物。《中国药典》(2020 年版）中详细记载了有关大黄药材、大黄流浸膏、大黄浸膏、大黄利胆胶囊、大黄清胃丸、大黄䗪虫丸、九制大黄丸等制剂的提取分离方法、鉴别以及含量测定中样品提取纯化方法。药典中大黄相关制剂的提取工艺，尤其是鉴别及含量测定方法主要是围绕大黄中蒽醌苷（元）为主要成分进行质量控制，在大黄流浸膏等相关制剂的提取纯化方法主要包含浸渍法、渗漉法、回流提取法等（表4－1），考虑到大黄有效成分的溶解性特点，以及制剂基本要求采用60%乙醇作为提取溶剂。在药材及其制剂鉴别中除以传统性状鉴别、纤维鉴别外，主要采用薄层色谱法进行质量控制，其薄层样品制备主要有浸渍法、超声波提取法以及酸水回流（酸水解）提取法、萃取法等提取纯化方法（表4－2），通常以大黄单体及对照药材样品进行薄层色谱鉴别质量。在含量测定中主要采用高效液相色谱法（通则0512）测定蒽醌类成分的含量，样品处理时，在充分考虑精密性的同时，可采用乙醇回流提取法提取，两相酸水解萃取法进行样品的制备，在大黄清胃丸中则采用加入等量硅藻土，甲醇为溶剂，超声波提取，制备样品（表4－3）。

表4－1 大黄流浸膏等大黄制剂主要提取工艺

制剂	主要提取分离工艺	方法与特点
大黄流浸膏	大黄粗粉1000g，60%乙醇浸渍24小时，渗漉提取（1～3ml/min），收集初滤液850ml后保存；继续渗漉至色淡为止，浓缩至稠膏状后，加入初滤液，混匀，用60%乙醇稀释至1000ml，静置，滤过，即得	采用冷提的浸渍法和渗漉法；浸渍与渗漉双提取；60%乙醇适合有效成分的溶出
大黄浸膏	大黄粗粉1000g，60%乙醇浸渍12小时，渗漉提取(1～3ml/min)，收集渗漉液8000ml；(或75%乙醇回流提取2次（10000ml，8000ml），每次1小时，合并提取液)，滤过，减压回收乙醇至稠膏状，低温干燥后，研细粉，过四号筛，即得	方法一，采用浸渍法和渗漉法双提取；方法二，采用回流法进行提取
大黄利胆胶囊	手参100g粉碎细粉备用；大黄、余甘子（各100g）粉碎粗粉，60%乙醇回流提取三次（2、1、0.5小时）滤过，合并滤液，减压回收浓缩至适量后，加入手参细粉，干燥，粉碎，加入淀粉适量，混匀，装胶囊1000粒，即得	大黄、余甘子回流提取，手参以细粉形式加入，处理后制胶囊
大黄清胃丸	大黄504g、木通63g、槟榔63g、黄芩96g、胆南星42g、羌活42g、滑石粉168g、白芷42g、炒牵牛子42g、芒硝63g，以上十味，粉碎成细粉，过筛，混匀。每100g粉末加炼蜜120～150g制成大蜜丸，即得	传统蜜丸常采用直接粉成细粉加炼蜜制丸
大黄䗪虫丸	熟大黄300g、土鳖虫（炒）30g、水蛭（制）60g、虻虫（去翅足，炒）45g、蛴螬（炒）45g、干漆（煅）30g、桃仁120g、炒苦杏仁120g、黄芩60g、地黄300g、白芍120g、甘草90g，以上十二味，粉碎成细粉，过筛，混匀。每100g粉末用炼蜜30～45g加适量的水泛丸，干燥，制成水蜜丸；或加炼蜜80～100g制成小蜜丸或大蜜丸，即得	粉碎后可制成水蜜丸、小蜜丸和大蜜丸
九制大黄丸	大黄500g，取大黄酌予碎断，加入黄酒250g与水适量，加盖密闭，高压或隔水加热炖至黄酒基本蒸尽，取出，干燥，粉碎成细粉，过筛，混匀，用水泛丸，干燥，即得	“酌予碎断”根据药材情况，来粉碎或切。经黄酒处理后制水丸

表4－2 大黄药材及大黄流浸膏等制剂鉴别中样品处理方法

制剂	制剂鉴别中样品处理方法	方法与特点
大黄	取本品粉末0.1g，加甲醇20ml，浸泡1小时，滤过，取滤液5ml，蒸干，残渣加水10ml使溶解，再加盐酸1ml，加热回流30分钟，立即冷却，用乙醚分2次振摇提取，每次20ml，合并乙醚液，蒸干，残渣加三氯甲烷1ml使溶解，作为供试品溶液	浸渍法后，酸水解法水解蒽醌苷，萃取法富集得样品。与大黄对照药材样品薄层色谱法鉴别
大黄流浸膏	取本品0.1ml，蒸干，残渣加水20ml使溶解，滤过，滤液加盐酸2ml，加热回流30分钟，立即冷却，用乙醚20ml分2次振摇提取，合并乙醚液，蒸干，残渣加三氯甲烷1ml使溶解，作为供试品溶液	酸水解法水解蒽醌苷，萃取法富集得样品。与大黄对照药材样品薄层色谱法鉴别。另有碱液反应定性鉴别等
大黄利胆胶囊	取本品内容物1g，研细，加甲醇15ml，超声处理30分钟，滤过，取滤液回收溶剂至干，残渣加水10ml使溶解，再加盐酸1ml，置水浴中加热30分钟，立即冷却，用乙醚振摇提取2次，每次20ml，合并乙醚液，回收溶剂至干，残渣加三氯甲烷1ml使溶解，作为供试品溶液	超声法提取后，酸水解、萃取。与大黄对照药材及大黄酸样品薄层色谱法鉴别
大黄䗪虫丸	取本品水蜜丸1.5g，研细，加甲醇4ml，超声处理10分钟，滤过，滤液作为供试品溶液。另取大黄对照药材0.3g、黄芩对照药材0.2g，分别加甲醇3ml，超声处理10分钟，取上清液作为对照药材溶液	样品研细后超声直接提取，与大黄、黄芩对照药材样品薄层色谱法鉴别

表 4-3　大黄药材及大黄清胃丸制剂含量测定中样品制备方法

制剂	制剂含量测定中样品处理方法	方法与特点
大黄药材	取本品粉末（过四号筛）约 0.15g，精密称定，置具塞锥形瓶中，精密加入甲醇 25ml，称定重量，加热回流 1 小时，放冷，再称定重量，用甲醇补足减失的重量，摇匀，滤过。精密量取续滤液 5ml，置烧瓶中，挥去溶剂，加 8% 盐酸溶液 10ml，超声波提取 2 分钟，再加三氯甲烷 10ml，加热回流 1 小时，放冷，置分液漏斗中，用少量三氯甲烷洗涤容器，并入分液漏斗中，分取三氯甲烷层，酸液再用三氯甲烷提取 3 次，每次 10ml，合并三氯甲烷液，减压回收溶剂至干，残渣加甲醇使溶解，转移至 10ml 量瓶中，加甲醇至刻度，摇匀，滤过，取续滤液，即得	精密称定，甲醇回流提取，8% 盐酸超声处理后，两相酸水解提取，分取有机层，再 2 次萃取酸水层后，制备样品溶液。以芦荟大黄素、大黄酸、大黄素、大黄酚和大黄素甲醚的总量计，不得少于 0.20%
大黄清胃丸	取重量差异项下的本品，剪碎，混匀，取约 5g，精密称定，精密加入等量的硅藻土，研匀，取约 2g，精密称定，精密加入甲醇 25ml，称定重量，超声波提取（功率 360W，频率 50kHz）10 分钟，放冷，称定重量，用甲醇补足减失的重量，摇匀，滤过，取续滤液，即得	加入等量硅藻土，甲醇超声处理，制备样品。以大黄以大黄素和大黄酚的总量计，不得少于 4.7mg

（二）丹参

丹参为唇形科多年生植物丹参（*Salvia miltiorrhiza*）的干燥根及根茎。性味苦、微寒，具有祛瘀生新、活血通经、养心除烦等功效。现代药理研究表明，丹参具有改善外周循环、提高机体的耐缺氧能力、扩张冠状动脉与外周血管、增加冠脉血流量、改善心肌收缩力等作用，临床上常用以治疗冠心病。另外还有抗菌、抗肿瘤、镇静、镇痛和保肝等作用。

丹参的主要化学成分为脂溶性成分和水溶性成分两大类，脂溶性成分为菲醌衍生物，有丹参醌Ⅰ、丹参醌$Ⅱ_A$、丹参醌$Ⅱ_B$、羟基丹参醌、丹参酸甲酯、隐丹参醌、次甲基丹参醌、二氢丹参醌、丹参新醌甲、乙、丙等，其结构式见本章第一节。水溶性成分主要为丹参素、丹酚酸 B、原儿茶醛和原儿茶酸等。《中国药典》(2020 年版）规定，含丹参醌$Ⅱ_A$不得少于 0.2%，含丹酚酸 B 不得少于 3.0%。

丹参醌$Ⅱ_A$为红色小片状结晶，丹参醌$Ⅱ_B$为紫色针状结晶，隐丹参醌为橙色针状结晶，丹参新醌甲为橙黄色粉末，丹参新醌乙为橙红色针状结晶，丹参新醌丙为红色针状结晶。丹参醌类化合物不溶于水，溶于有机溶剂。此类化合物多数呈中性，但丹参新醌甲、乙、丙因其醌环上含有羟基，显示较强的酸性，可溶于碳酸氢钠水溶液。

丹参醌类成分具有抗菌及扩张冠状动脉的作用，由丹参醌$Ⅱ_A$制得的丹参醌$Ⅱ_A$磺酸钠注射液已用于临床，用于治疗冠心病、心肌梗死。从丹参中提取分离丹参$Ⅱ_A$的分离流程如下。

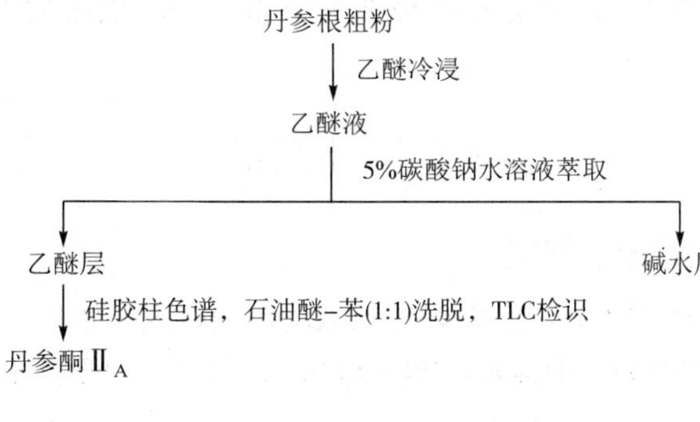

在上述流程中除可用乙醚冷浸外，还可直接用 95% 的乙醇回流提取，然后回收乙醇，浓缩物用乙醚、三氯甲烷溶解，再用碳酸钠水溶液萃取纯化后，进一步用柱色谱分离。

第四节 醌类化合物的检识

一、薄层色谱

常用硅胶、聚酰胺作吸附剂，展开剂多采用混合溶剂如苯或苯－甲醇（9∶1）、庚烷－苯－三氯甲烷（1∶1∶1）等，对蒽醌苷则采用极性较大的溶剂系统。

蒽醌类及其苷在可见光下多显黄色，在紫外光下则显黄棕、红、橙色等荧光，可直接观察。如果需用显色剂，常以10%氢氧化钾甲醇溶液、3%氢氧化钠或碳酸钠溶液喷之，颜色可加深或变色。

二、纸色谱

羟基蒽醌类化合物的纸色谱，一般常用甲醇饱和的石油醚、浓氨水饱和的正丁醇等作为展开剂，显色剂与薄层色谱相同。蒽醌苷类具有较强亲水性，可采用含水量较大的溶剂系统展开，才能得到满意结果。常用展开剂为苯－丙酮－水（4∶1∶2）、苯－吡啶－水（5∶1∶10）、三氯甲烷－甲醇－水（2∶1∶1，下层）等。

三、高效液相色谱

适用于已知化合物的检识。如应用此法分析丹参中隐丹参酮、丹参酮Ⅰ、丹参酮$Ⅱ_A$。柱的填料为Agilent ZORBAX SB－C18（250mm×4.6mm，5μm）；流动相为甲醇－水梯度洗脱；流速为1ml/min；检测波长为245nm（丹参酮Ⅰ）和269nm（隐丹参酮和丹参酮$Ⅱ_A$）。

第五节 醌类化合物的结构测定

醌类化合物的结构测定，一般可以先利用Feigl反应、无色亚甲蓝显色反应和Keisting-Craven反应等呈色反应来鉴定苯醌、萘醌类衍生物，利用Bornträger反应初步确定羟基蒽醌化合物，利用对亚硝基二甲苯胺反应鉴定蒽酮类化合物之后，再进行各种波谱分析，并辅以必要的化学方法才能确定其化学结构。

一、紫外光谱

（一）苯醌和萘醌类的紫外光谱特征

醌类化合物由于存在较长的共轭体系，在紫外区域均出现较强的紫外吸收。苯醌类主要有三个吸收峰：①～240nm，强峰；②～285nm，中强峰；③～400nm，弱峰。萘醌类主要有四个吸收峰，其与结构的大致关系如下所示。

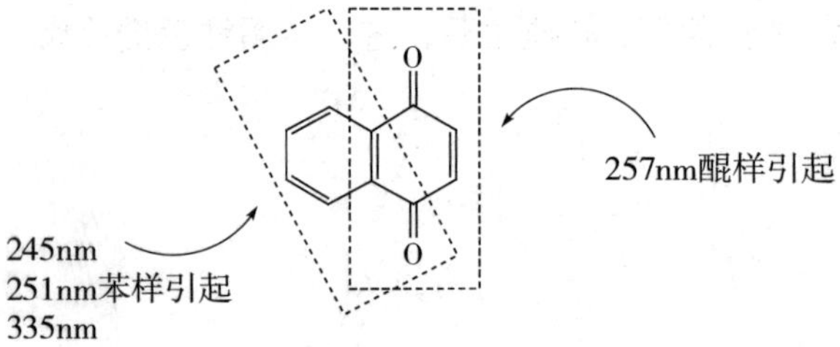

当分子中引入羟基、甲氧基等助色团时，可引起分子中相应的吸收峰红移。例如 1，4 - 萘醌，当醌环上引入 +I 或 +M 取代基时，只影响 257nm 峰红移，而不影响苯环引起的吸收。但当苯环上引入上述取代基时，如 α - 羟基时将使 335nm 的吸收峰红移至 427nm。

（二）蒽醌类的紫外光谱特征

蒽醌类化合物具有更长的不饱和共轭结构，使其有多个吸收峰。9，10 - 蒽醌母核主要有四个吸收峰，分别由苯样结构（a）及醌样结构（b）引起，如下所示：

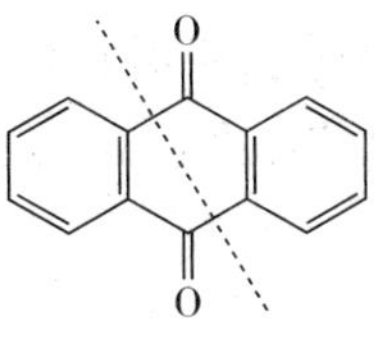

苯样结构引起
252nm 325nm

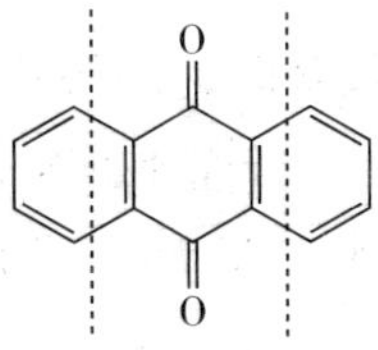

醌样结构引起
272nm 405nm

羟基蒽醌衍生物的紫外光谱与蒽醌母核类似。此外，多数在 230nm 附近还有一强峰，故羟基蒽醌类化合物主要有五个吸收带。

第Ⅰ峰：230nm 左右（与酚羟基有关）；

第Ⅱ峰：240 ~ 260nm（由苯样结构引起）；

第Ⅲ峰：262 ~ 295nm（由醌样结构引起）；

第Ⅳ峰：305 ~ 389nm（由苯样结构引起）；

第Ⅴ峰：>400nm（由醌样结构中的羰基引起）。

以上各吸收带的具体峰位和吸收强度与蒽醌母核上取代基的性质、数目及取代位置有关。峰带Ⅰ的最大吸收波长（λ_{max}）随分子中酚羟基数目的增多而红移。峰带Ⅰ的最大吸收波长与羟基数目及取代位置之间的关系如表 4 - 4 所示。

表 4 - 4　羟基蒽醌类紫外吸收光谱（第Ⅰ峰）

OH 数	OH 位置	λ_{max}，nm
1	1 - ；2 -	222.5
2	1，2 - ；1，4 - ；1，5 -	225
3	1，2，8 - ；1，4，8 - 1，2，6 - ；1，2，7 -	230 ± 2.5
4	1，4，5，8 - ；1，2，5，8 -	236

峰带Ⅲ（262 ~ 295nm）受 β - 酚羟基的影响明显，β - 酚羟基的存在可使该带红移，且吸收强度增加。蒽醌母核上具有 β - 酚羟基则第三峰吸收强度 $\lg\varepsilon > 4.1$，若 $\lg\varepsilon < 4.1$，表示无 β - 酚羟基。

峰带Ⅳ（305 ~ 389nm）受苯环上供电基影响，一般规律是 α 位有—CH_3、—OH、—OCH_3 时，峰位红移，强度降低；而当 β 位取代时，吸收峰强度增大。

峰带Ⅴ主要受 α - 羟基的影响，α - 羟基数目越多，峰带Ⅴ红移值也越大，如表 4 - 5 所示。

表 4 - 5　羟基蒽醌类峰带Ⅴ的紫外吸收

α—OH 数	—OH 位置	λ_{max}，nm（$\lg\varepsilon$）
无		356 ~ 362.5（3.30 ~ 3.88）
1		400 ~ 420
2	1，5 - 二羟基	418 ~ 440（二个峰）
	1，8 - 二羟基	430 ~ 450
	1，4 - 二羟基	470 ~ 500（靠 500nm 处有一肩峰）
3		485 ~ 530（二至多个吸收）
4		540 ~ 560（多个重峰）

二、红外光谱

醌类化合物红外光谱的主要特征是羰基吸收峰以及双键和苯环的吸收峰。羟基蒽醌类化合物的红外光谱中，主要有 $\upsilon_{C=O}$（1675～1653cm^{-1}）、υ_{OH}（3600～3130cm^{-1}）及 $\upsilon_{芳环}$（1600～1480cm^{-1}）的吸收峰。其中 $\upsilon_{C=O}$吸收峰位与分子中 α－酚羟基的数目及位置有较强的相关性，对分析结构中 α－酚羟基的取代情况有重要的参考价值。

当9，10－蒽醌母核上无取代基时，因两个 C＝O 的化学环境相同，只出现一个C＝O 吸收峰，在石蜡糊中测定的峰位为 1675cm^{-1}。当芳环引入 α－酚羟基时，因 α－酚羟基可与羰基缔合，引起羰基的吸收显著降低，包括以下几种情况，如表 4－6 所示。

表 4－6 α－羟基的数目及位置与 $\upsilon_{C=O}$吸收的关系

α—OH 数	蒽醌类型	游离 $\upsilon_{C=O}$ cm^{-1}	缔合 $\upsilon_{C=O}$ cm^{-1}	$\Delta\upsilon_{C=O}$ cm^{-1}
0	无 α－羟基	1678～1653	—	—
1	1－羟基	1675～1647	1637～1621	24～38
2	1，4－或 1，5－二羟基	—	1645～1608	—
2	1，8－二羟基	1678～1661	1626～1616	40～57
3	1，4，5－三羟基	—	1616～1592	—
4	1，4，5，8－四羟基	—	1592～1572	—

羟基蒽醌中，α－羟基和β－羟基的伸缩振动谱带有很大变化。α－羟基因与相邻的羰基缔合，其吸收频率均移至 3150cm^{-1}以下，多与不饱和 C－H 伸缩振动频率相重叠。β－羟基振动频率在 3600～3150cm^{-1}区间，若只有一个β－羟基（包括一个—CH_2OH）时，吸收峰在 3300～3390cm^{-1}；两个或多个β－羟基时，吸收峰在 3600～3150cm^{-1}。

三、核磁共振谱

（一）^{1}H－NMR 谱

1. 醌环上的质子 在醌类化合物中，只有苯醌及萘醌在醌环有质子，在无取代时化学位移分别为 δ 6.72（s）（*p*－苯醌）及 6.95（s）（1，4－萘醌）。

2. 芳环质子 在醌类化合物中，具有芳氢的只有萘醌（最多 4 个）及蒽醌（最多 8 个），可分为 α－H 及β－H 两类。其中 α－H 因处于羰基的负屏蔽区，受影响较大，共振信号出现在低场，化学位移值较大；β－H 受羰基的影响较小，化学位移值较小。1，4－萘醌的共振信号分别在 δ 8.06（α－H）及 7.73（β－H），蒽醌的芳氢信号出现在 δ 8.07（α－H）及 7.67（β－H）。

3. 取代基质子

（1）甲氧基（—OCH_3） 一般为 δ 4.0～4.5，单峰。

（2）甲基（—CH_3） 芳环或醌环上的甲基一般出现在 δ 2.0～2.5，α－甲基可出现在更低场（δ 2.7～2.9），均为单峰。若甲基邻位有质子，则由于远程偶合而表现为宽单峰。

（3）羟甲基（—CH_2OH） 与芳环相连的—CH_2OH，其—CH_2—质子在 δ 4.5～4.8，单峰，但有时因与羟基质子偶合而呈现双峰。羟基上的质子一般在 δ 4.0～6.0。

（4）乙氧甲基（—CH_2—O—CH_2—CH_3） 与芳环相连的—CH_2——一般在 δ 4.4～5.0，单峰。乙基中的—CH_2—则在 δ 3.6～3.8，四重峰。甲基在 δ 1.3～1.4，三重峰。

（5）酚羟基　α – 酚羟基受羰基影响大，出现在较低场，δ 值约为 11 ~ 12，β – 酚羟基的化学位移在较高场，δ 值多小于 11。

（二）^{13}C – NMR 谱

^{13}C-NMR 作为一种结构测定的常规技术已广泛用于醌类化合物的结构研究，并已测定了大量数据，积累了一些较成熟的经验规律。这里主要介绍 1，4 – 萘醌及蒽醌类的^{13}C – NMR 谱基本特征。

1. 1，4 – 萘醌类化合物　1，4 – 萘醌母核的^{13}C – NMR 化学位移值（δ）如下所示。

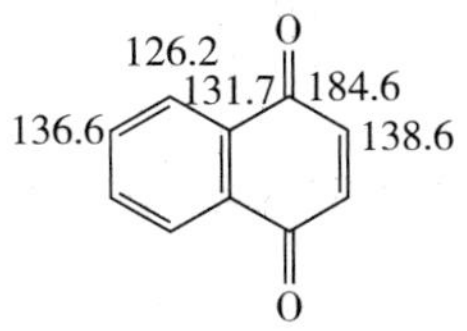

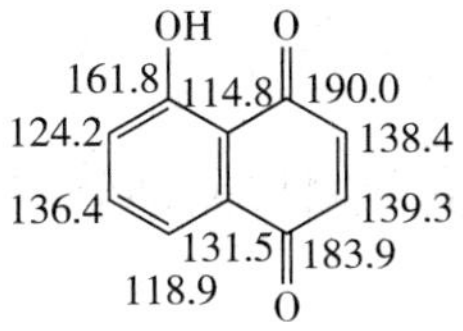

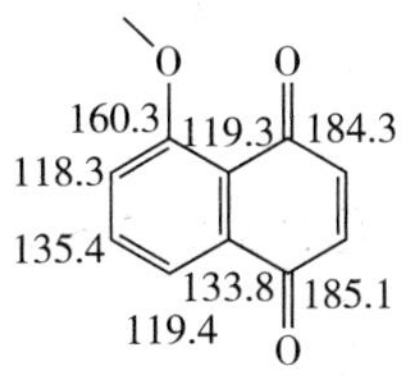

取代基对醌环和苯环碳化学位移值的影响与简单烯烃的情况类似。一般取代基使直接相连的碳移向低场，供电子取代基使邻位碳移向高场，吸电子取代基使邻位碳移向低场。例如，3 位 C 有—OH 或—OR 基取代时，引起 3 位 C 向低场位移约 20 个化学位移单位，并使相邻的 2 位 C 向高场位移约 30 个化学位移单位。如果 2 位 C 有烃基（R）取代时，可使 2 位 C 向低场位移约 10 个化学位移单位，3 位 C 向高场位移约 8 个化学位移单位，且 2 位 C 向低场位移的幅度随烃基 R 的增大而增加，但 3 位 C 则不受影响。但当取代基增多时，对^{13}C – NMR 谱信号的归属比较困难，一般须借助 DEPT 技术以及 2D – NMR 技术，特别是 HMBC 谱才能得出可靠结论。

2. 蒽醌类化合物　蒽醌母核及 α – 位有一个—OH 或—OCH_3时，其碳原子化学位移如下所示。

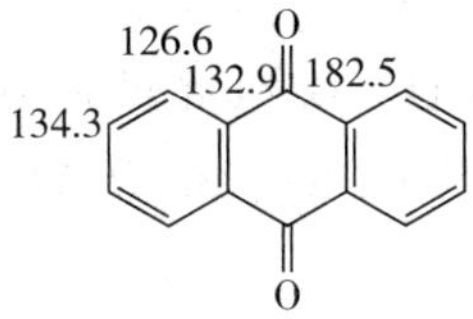

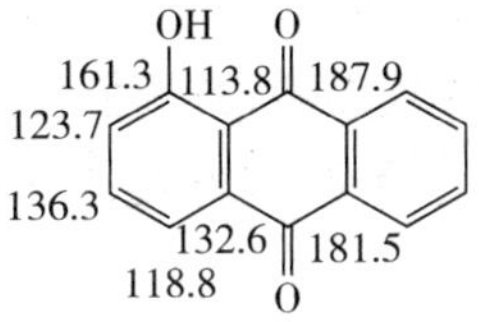

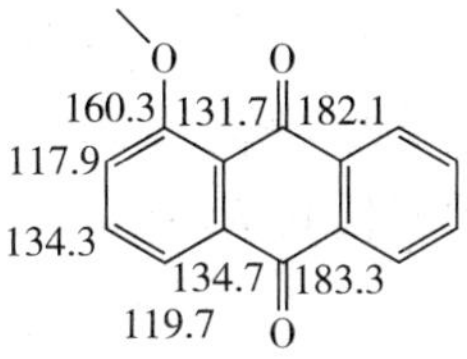

当蒽醌母核每一个苯环上只有一个取代基时，母核各碳信号化学位移规律已有很好的总结，如表 4 – 7 所示。

表 4 – 7　蒽醌^{13}C – NMR 谱的取代基位移值（$\Delta\delta$）

C	C_1—OH	C_2—OH	C_1—OMe	C_2—OMe	C_1—Me	C_2—Me	C_1—OCOMe	C_2—OCOMe
C – 1	+34. 73	– 14. 37	+33. 15	– 17. 13	+14. 0	– 0. 1	+23. 59	– 6. 53
C – 2	– 0. 63	+28. 76	– 16. 12	+30. 34	+4. 1	+10. 1	– 4. 84	+20. 55
C – 3	+2. 53	– 12. 84	+0. 84	– 12. 94	– 1. 0	– 1. 5	+0. 26	– 6. 92
C – 4	– 7. 80	+3. 18	– 7. 44	+2. 47	– 0. 6	– 0. 1	– 1. 11	+1. 82
C – 5	– 0. 01	– 0. 07	– 0. 71	– 0. 13	+0. 5	– 0. 3	+0. 26	+0. 46
C – 6	+0. 46	+0. 02	– 0. 91	– 0. 59	– 0. 3	– 1. 2	+0. 68	– 0. 32
C – 7	– 0. 06	– 0. 49	+0. 10	– 1. 10	+0. 2	– 0. 3	– 0. 25	– 0. 48
C – 8	– 0. 26	– 0. 07	0. 00	– 0. 13	0. 0	– 0. 1	+0. 42	+0. 61
C – 9	+5. 36	+0. 00	– 0. 68	+0. 04	+2. 0	– 0. 7	– 0. 86	– 0. 77
C – 10	– 1. 04	– 1. 50	+0. 26	– 1. 30	0. 0	– 0. 3	– 0. 37	– 1. 13
C – 10a	– 0. 03	+0. 02	– 1. 07	+0. 30	0. 0	– 0. 1	– 0. 27	– 0. 25
C – 8a	+0. 99	+0. 16	+2. 21	+0. 19	0. 0	– 0. 1	+2. 03	+0. 50
C – 9a	– 17. 09	+2. 17	– 11. 96	+2. 14	+2. 0	– 0. 2	– 7. 89	+5. 37
C – 4a	– 0. 33	– 7. 84	+1. 36	– 6. 24	– 2. 0	– 2. 3	+1. 63	– 1. 58

当蒽醌母核上仅有一个苯环有取代基，另一苯环无取代基时，无取代基苯环上各碳原子的信号化学位移变化很小，即取代基的跨环影响不大。

（三）2D－NMR 谱

在醌类化合物的结构研究中，2D－NMR 技术的应用提供了强有力的手段。因为蒽醌类化合物中季碳较多，故$^{13}C-^{1}H$远程相关谱（COLOC 或 HMBC 谱）和 NOESY 谱对确定蒽醌类化合物中取代基的取代位置具有重要作用。

四、质谱

在所有游离醌类化合物的 MS 谱中，其共同特征是分子离子峰通常为基峰，且出现丢失 1～2 分子 CO 的碎片离子峰。

苯醌及萘醌易从醌环上脱去 1 个 CH≡CH 碎片，如果在醌环上有羟基，则断裂同时将伴随有特征的 H 重排。

（一）对－苯醌类化合物

苯醌母核的主要开裂过程如下所示。

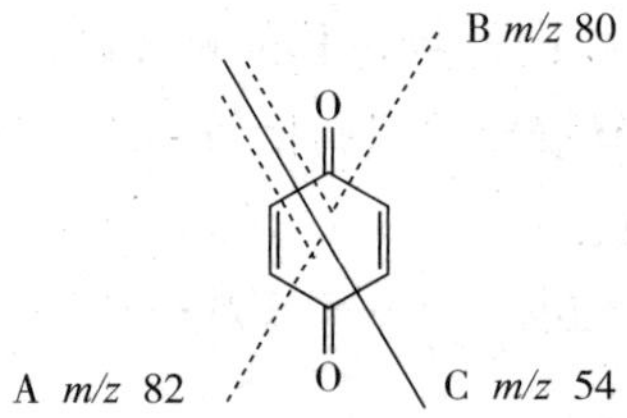

通常分子离子峰为基峰。无取代的苯醌连续脱去两个分子的 CO，得到重要的 *m/z* 52 碎片离子峰（环丁烯离子）。无取代的苯醌由 A、B、C 三种开裂方式，分别得到*m/z* 82、80 及 54 三种碎片离子。

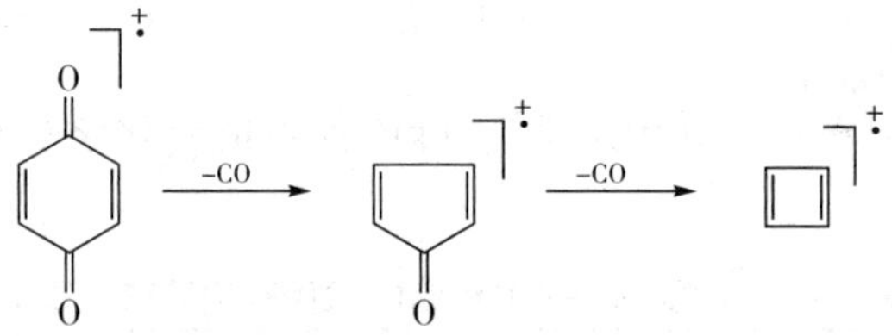

（二）1，4－萘醌类化合物

分子离子峰为基峰。苯环上无取代时，将出现 *m/z* 104 的特征碎片离子及其分解产物 *m/z* 76 及 *m/z* 50 的离子。当苯环上有取代时，上述各峰将相应移至较高质荷比处。例如2，3－二甲基萘醌的开裂方式如下所示。

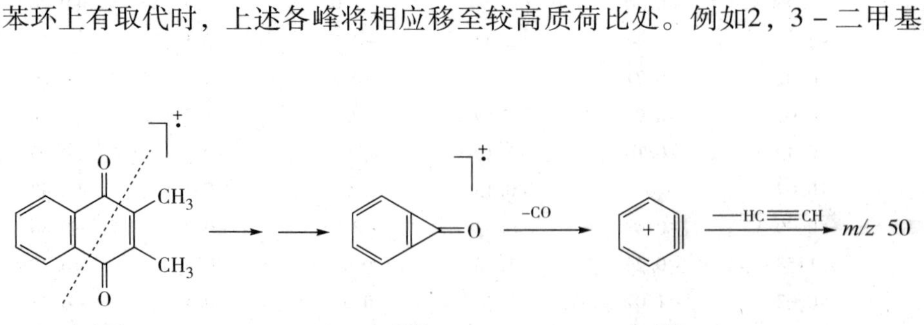

（三）9，10－蒽醌类化合物

9，10－蒽醌类衍生物的分子离子峰通常也为基峰，依次脱去两个分子 CO，在 *m/z* 180（M－CO）

及 152（M－2CO）处得到强峰，并在 m/z 90 及 m/z 76 处得到它们的双电荷峰。

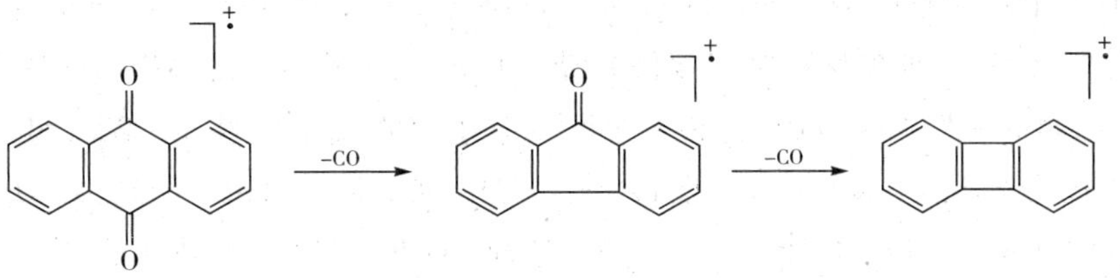

m/z 208　　m/z 180　　m/z 152

蒽醌苷类化合物用常规电子轰击质谱不易得到分子离子峰，其基峰常为苷元离子，需用场解吸质谱（FD－MS）或快原子轰击质谱（FAB－MS）才能出现苷的准分子离子峰，以获得分子量的信息。

五、醌类化合物衍生物的制备

醌类化合物的结构研究，在进行各种波谱数据分析前，有时须结合必要的衍生物制备等化学方法。在实际工作中主要制备醌类化合物的甲基化或乙酰化的衍生物，有助于推测分子中羟基的数目和位置。

（一）甲基化衍生物的制备

甲基化反应的目的主要是保护羟基、测定羟基数目及确定成苷位置等。甲基化反应的难易及作用位置主要取决于醌类化合物结构中羟基的类型与化学环境以及甲基化试剂的种类及反应条件。

结构类型及化学环境不同的羟基甲基化难易程度不同，一般来讲酸性越强，甲基化反应越容易进行，反应按难易顺序依次为醇羟基、α－酚羟基、β－酚羟基、羧基等。

常用的甲基化试剂活性强弱顺序依次为碘甲烷（CH_3I）、硫酸二甲酯［$(CH_3)_2SO_4$］、重氮甲烷（CH_2N_2），溶剂的极性越强，甲基化能力超强。

因此，采用不同的甲基化试剂，控制适当的反应条件，可以得到不同程度的甲基化衍生物，然后分别作元素分析和波谱分析，就可确定各衍生物中甲氧基的数目，进而可以推测原来分子中羟基的数目和位置。

（二）乙酰化衍生物的制备

反应物不同羟基的乙酰化难易顺序为 α－酚羟基、β－酚羟基、醇羟基，一般来说，亲核性越强，越容易被酰化。

常用的乙酰化试剂乙酰化能力强弱顺序排列为 CH_3COCl、$(CH_3CO)_2O$、CH_3COOR、CH_3COOH；催化剂的催化能力：吡啶强于浓硫酸。

不同的乙酰化试剂在一定的反应条件下可选择不同的羟基进行乙酰化反应。

六、结构研究实例

紫草，清热凉血药，味甘、咸，性寒；归心、肝经。具有清热凉血，活血解毒，透疹消斑。用于血热毒盛，斑疹紫黑，麻疹不透，疮疡，湿疹，水火烫伤。为紫草科植物新疆紫草（*Arnebia euchroma*）或内蒙紫草（*Arnebia guttata*）的干燥根。主要含紫草素、乙酰紫草素、去氧紫草素、异丁酰紫草素、甲基阿卡宁、乙酰阿卡宁等萘醌类化合物及软脂酸、油酸及亚油酸等脂肪酸类化合物。

化合物 1，2，3 均为暗红色固体，溶于三氯甲烷。化合物 1 的 HR－ESI－MS 中［M＋H］$^+$ 峰为 m/z 273.1118（计算值为 $C_{16}H_{17}O_4^+$，273.1121），推测其分子式为 $C_{16}H_{16}O_4$。化合物 2 的 HR－ESI－MS 中［M＋H］$^+$ 峰为 m/z 289.1073（计算值为 $C_{16}H_{17}O_5^+$，289.1071），推测其分子式为 $C_{16}H_{16}O_5$。化合物 3 的

HR－ESI－MS 中［M＋H］$^+$峰为 m/z 331.1174（计算值为 $C_{18}H_{19}O_6^+$，331.1176），推测其分子式为 $C_{18}H_{18}O_6$。高分辨质谱中化合物 1 和 2 相差约 16Da，推测化合物 2 可能多一个—OH 取代，化合物 2 和 3 相差约 42Da（推测 C_2H_2O），根据性状结合核磁共振谱信息，推测三个化合物可能为萘醌系列化合物。

化合物 1 的^{1}H－NMR（$CDCl_3$，600 MHz）中可见 2 个芳香质子信号 δ 7.22（1H，s，H－6），7.22（1H，s，H－7）；2 个双键氢信号 δ 5.16（1H，t，J＝7.0Hz，H－13），6.86（1H，s，H－3）；在高场区可见 2 个甲基质子信号 δ 1.62（3H，s，H－16），1.72（3H，s，H－15）；另外在低场区还存在 2 个羟基质子信号 δ 12.49（1H，s，8－OH），12.65（1H，s，5－OH）。

^{13}C－NMR（$CDCl_3$，150 MHz）中共出现 16 个碳信号，其中包括 1 组 5,8－二羟基萘醌的特征碳信号 δ 111.7，111.9，130.8，131.2，134.5，151.5，162.3，162.9，183.0，183.1；其余还有 6 个碳，结合 DEPT 谱可知在 δ 17.8（C－16），25.7（C－15）为 2 个甲基碳信号；在 δ 26.6（C－12），29.7（C－11）处观察到 2 个亚甲基碳信号；在 δ 122.3（C－13）处观察到 1 个烯烃碳信号；在 δ 133.6（C－14）处观察到 1 个季碳信号。比较化合物 1 与去氧紫草素的^{1}H－NMR 和^{13}C－NMR 数据基本吻合，鉴定化合物 1 为去氧紫草素。

与化合物 1 相比，化合物 2 碳谱数据主要差异在 δ 68.5（C－11），35.8（C－12）；氢谱数据主要差异在 δ 4.91（dd，4.2，7.0），显然造成此差异的主要原因极有可能是 C－11 位为羟基取代而致，结合质谱数据可基本推定化合物为 11 位羟基取代的去氧紫草素，即紫草素。将化合物 2 与紫草素的^{1}H－NMR 和^{13}C－NMR 数据基本吻合，化合物 2 为紫草素。

化合物 3 中^{1}H－NMR（$CDCl_3$，600 MHz）中可见 2 个芳香质子信号 δ 7.18（1H，s，H－6），7.18（1H，s，H－7）；2 个双键氢信号 δ 5.12（1H，t，J＝7.3Hz，H－13），6.99（1H，s，H－3）；在高场区可见 3 个甲基质子信号 δ 1.57（3H，s，H－16），1.69（3H，s，H－15），2.14（3H，s，H－18）；另外在低场区还存在 2 个羟基质子信号 δ 12.42（1H，s，5－OH），12.58（1H，s，8－OH）。

^{13}C－NMR（$CDCl_3$，150 MHz）中共出现 18 个碳信号，其中包括 1 组 5，8－二羟基萘醌的特征碳信号 δ 111.7，112.0，131.6，132.9，133.0，148.4，167.2，167.8，176.8，178.3；其余还有 8 个碳，结合 DEPT 谱可知在 δ 18.1（C－16），21.1（C－18），25.9（C－15）为 3 个甲基碳信号；在 δ 33.0（C－12）处观察到 1 个亚甲基碳信号；在 δ 69.7（C－11）处观察到 1 个连氧次甲基碳信号；在 δ 117.8（C－13）处观察到 1 个烯烃碳信号；在 δ 136.3（C－14）处观察到 1 个季碳信号；在 δ 169.9（C－17）处观察到 1 个羰基碳信号。将化合物 3 与乙酰紫草素文献中的^{1}H－NMR 和^{13}C－NMR 数据，两者基本一致，鉴定化合物 3 为乙酰紫草素。

化合物 1，2 和 3 的^{1}H－NMR 和^{13}C－NMR 数据见表 4－8。

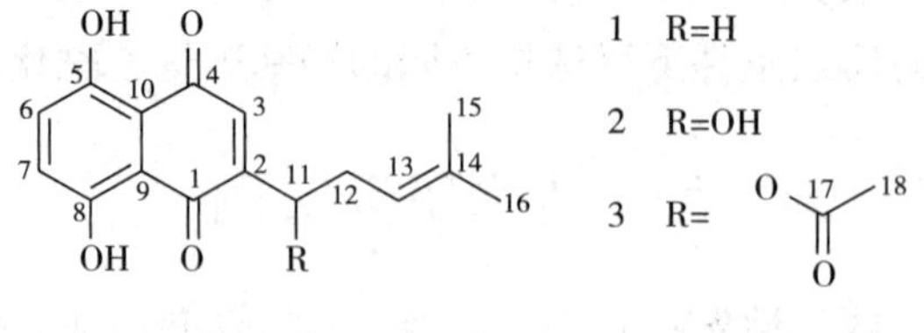

化合物 1，2，3 的结构（1. 去氧紫草素；2. 紫草素；3. 乙酰紫草素）

表 4－8 化合物 1，2，3 的^{1}H－NMR（600 MHz，$CDCl_3$）与^{13}C－NMR 数据归属（150 MHz，$CDCl_3$）

化合物 1			化合物 2			化合物 3		
NO.	δ_C	δ_H	NO.	δ_C	δ_H	NO.	δ_C	δ_H
1	183.0		1	180.7		1	176.8	
2	151.5		2	151.6		2	148.4	

续表

化合物 1			化合物 2			化合物 3		
NO.	δ_C	δ_H	NO.	δ_C	δ_H	NO.	δ_C	δ_H
3	134.5	6.86 (s)	3	132.0	7.16 (s)	3	131.6	6.99 (s)
4	183.1		4	179.9		4	178.3	
5	162.3		5	165.1		5	167.2	
6	130.8	7.22 (s)	6	132.4	7.18 (s)	6	132.9	7.18 (s)
7	131.2	7.22 (s)	7	132.5	7.19 (s)	7	133.0	7.18 (s)
8	162.9		8	165.7		8	167.8	
9	111.9		9	112.2		9	112.0	
10	111.7		10	111.7		10	111.7	
11	29.7	2.66 (t, 7.4)	11	68.5	4.91 (dd, 4.2, 7.0)	11	69.7	6.02 (q, 7.3)
12	26.6	2.33 (q, 7.4)	12	35.8	2.35 (m)	12	33.0	2.48 (m)
					2.63 (m)			2.62 (m)
13	122.3	5.16 (t, 7.0)	13	118.6	5.20 (t, 7.0)	13	117.8	5.12 (t, 7.3)
14	133.6		14	137.5		14	136.3	
15	25.7	1.72 (s)	15	26.1	1.75 (s)	15	25.9	1.69 (s)
16	17.8	1.62 (s)	16	18.2	1.65 (s)	16	18.1	1.57 (s)
5-OH		12.65 (s)	5-OH		12.58 (s)	17	169.9	
8-OH		12.49 (s)	8-OH		12.48 (s)	18	21.1	2.14 (s)
						5-OH		12.42 (s)
						8-OH		12.58 (s)

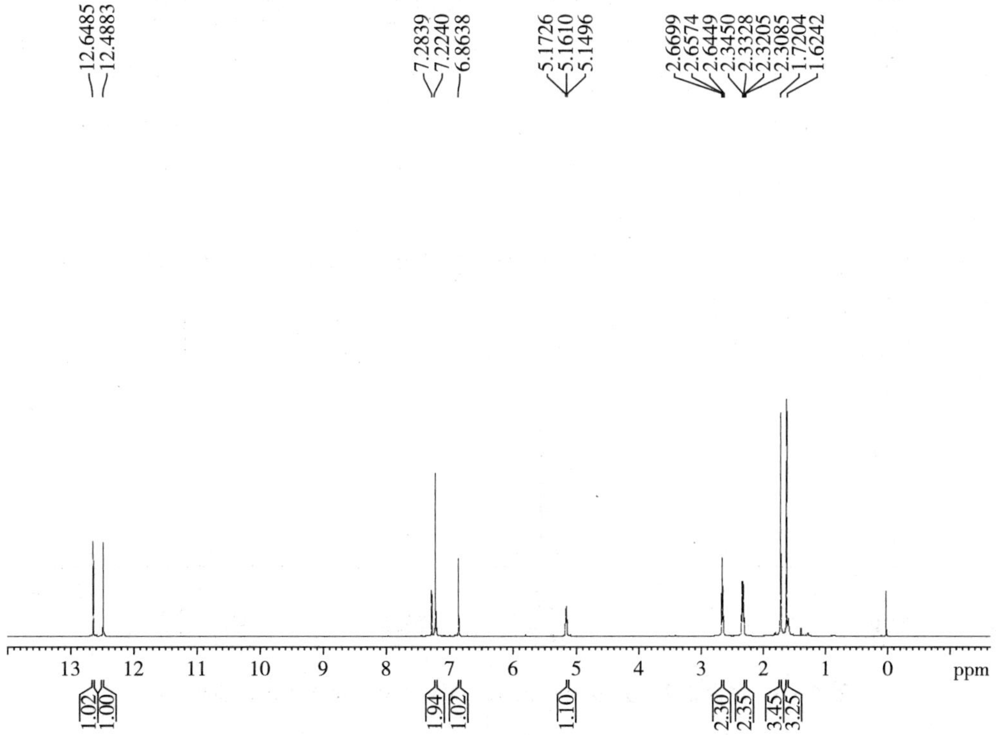

图 4-1 化合物 1（去氧紫草素）的[1]H-NMR 谱（600MHz，$CDCl_3$）

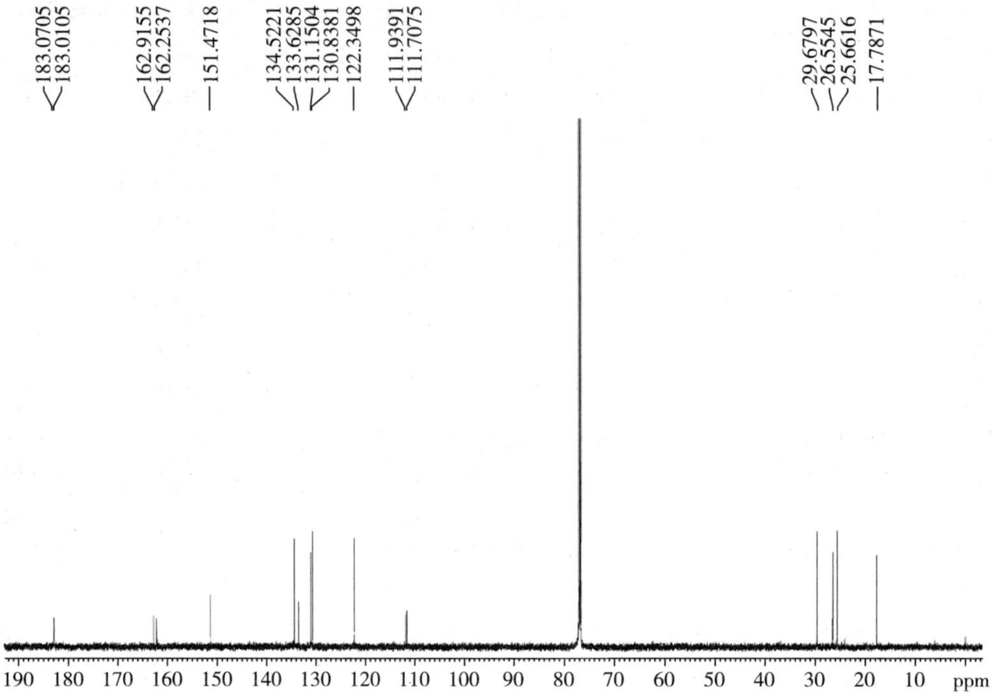

图 4-2 化合物 1（去氧紫草素）的 ^{13}C-NMR 谱（150MHz，$CDCl_3$）

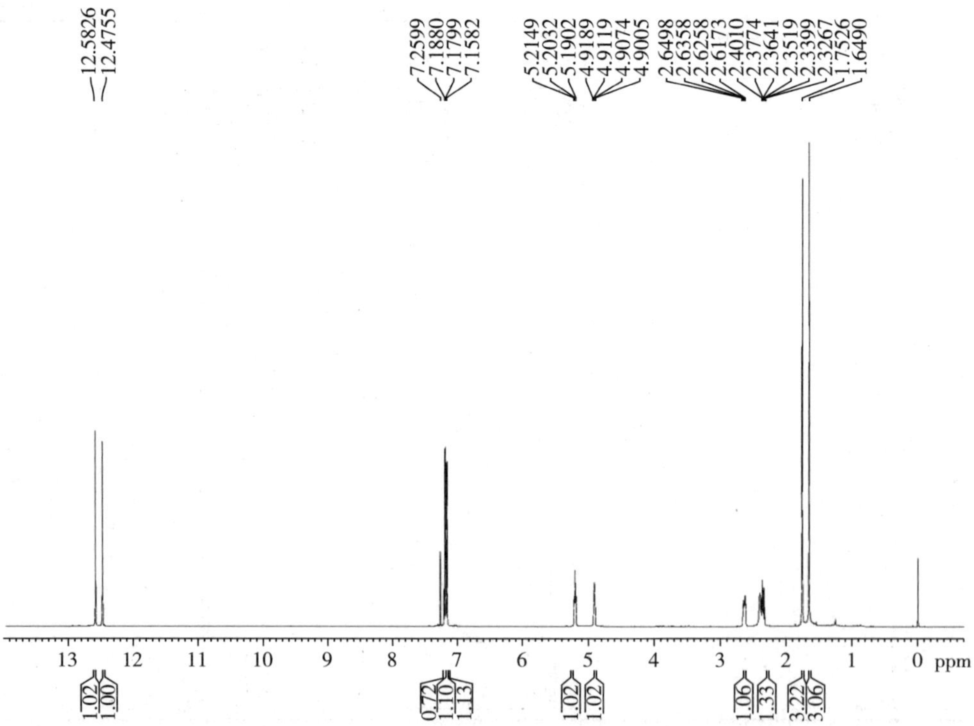

图 4-3 化合物 2（紫草素）的 ^1H-NMR 谱（600MHz，$CDCl_3$）

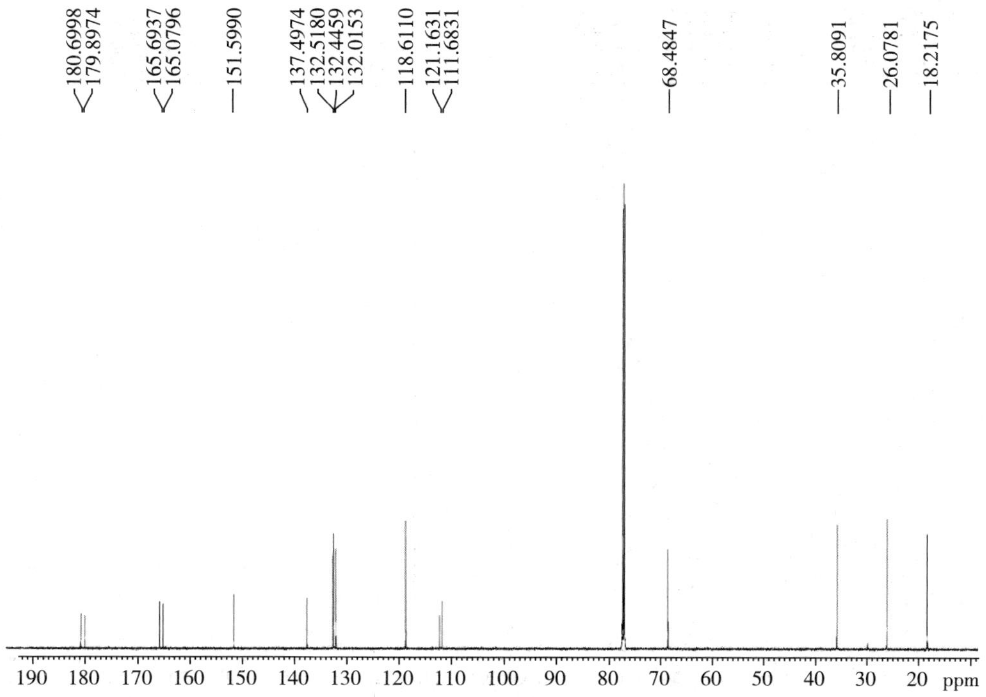

图 4－4　化合物 2（紫草素）的 ^{13}C－NMR 谱（150MHz，$CDCl_3$）

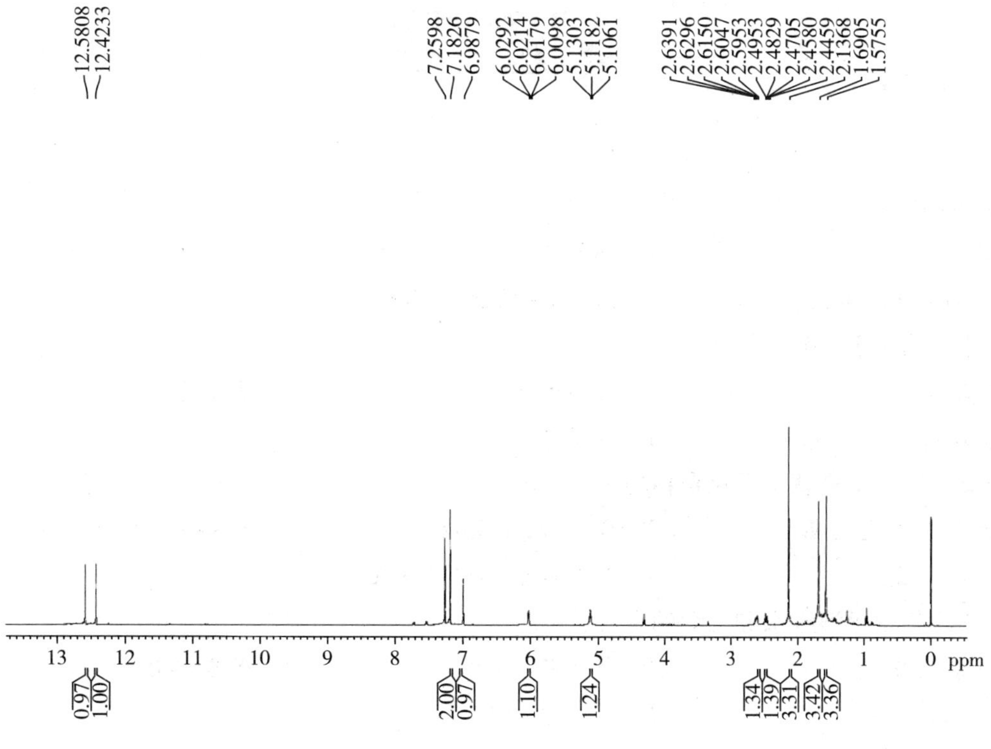

图 4－5　化合物 3（乙酰紫草素紫草素）的 ^{1}H－NMR 谱（600MHz，$CDCl_3$）

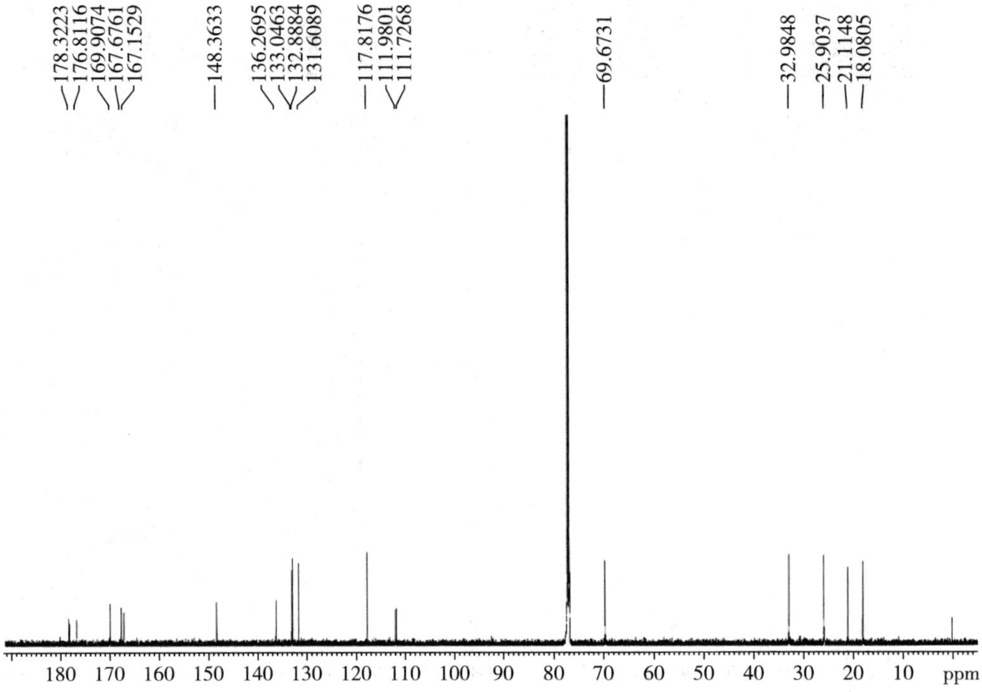

图 4-6　化合物 3（乙酰紫草素紫草素）的 ^{13}C-NMR 谱（600MHz，$CDCl_3$）

目标测试

答案解析

一、选择题

1. 胡桃醌结构属于（　）

A. 对苯醌　　B. 邻苯醌　　C. α-(1,4) 萘醌

D. β-(1,2) 萘醌　　E. amphi-(2,6) 萘醌

2. 下列化合物属于萘醌的是（　）

A. 紫草素　　B. 丹参醌甲　　C. 大黄素

D. 番泻苷　　E. 茜草素

3. 下列反应用于鉴别蒽酮类化合物的是（　）

A. 无色亚甲蓝反应　　B. Bornträger 反应　　C. Kesting-Craven 反应

D. Molish 反应　　E. 对亚硝基二甲苯胺反应

4. 下列化合物中不溶于水和乙醇的是（　）

A. 红景天苷　　B. 芦荟苷　　C. 苦杏仁苷

D. 天麻苷　　E. 茜草素

5. 属于二蒽酮苷的是（　）

A. 芦荟苷　　B. 番泻苷　　C. 紫草素

D. 二氢丹参醌　　E. 丹参素

6. 大黄素型蒽醌与茜草素型蒽醌不同，羟基等取代基分布于两侧苯环上，且大黄中的游离蒽醌类化合物的基本结构为 1，8-二羟基蒽醌。下列化合物的结构中还有以下取代基。

A. 大黄酸　　B. 芦荟大黄素　　C. 大黄素甲醚

D. 大黄素　　E. 大黄酚

（1）β位有 $-COOH$ 取代的是（　）

（2）β位有 $-OH$ 和甲基取代的是（　）

（3）β位有 $-CH_2OH$ 取代的是（　）

（4）β位有 $-CH_3$ 和 $-OCH_3$ 取代的是（　）

（5）β位仅有 $-CH_3$ 取代的是（　）

二、填空题

1. 中药中苯醌类化合物主要分为__________和__________两大类。

2. 萘醌类化合物分为__________、__________及__________三种类型。

3. 中药中具抗菌、抗癌及中枢神经镇静作用的胡桃醌属于__________结构类型。

4. 新鲜大黄含有__________和__________较多，但它们在存放过程中，可被氧化成为__________。

5. 根据羟基在蒽醌母核上位置不同，羟基蒽醌可分为__________和__________两种，前者羟基分布在__________上，后者羟基分布 __________上。

6. Bornträger 反应主要用于检查中药中是否含__________及__________化合物。

7. 对亚硝基－二甲苯胺反应是用于检查中药中是否含__________类化合物的专属性反应。

三、简答题

1. 蒽醌类化合物的酸性大小与与结构中的哪些因素有关？其酸性大小有何规律？

2. 新鲜大黄与贮存 1～2 年的大黄在所含的化学成分上有何差异？

书网融合……

思政导航　　本章小结　　微课 1　　微课 2　　题库

第五章　苯丙素类

PPT

学习目标

知识目标

1. **掌握**　香豆素的结构类型、理化性质和提取、分离方法。

2. **熟悉**　木脂素的结构类型、理化性质。

3. **了解**　香豆素类化合物的核磁共振波谱特征、简单苯丙素类化合物的结构特点、木脂素结构鉴定方法及生理活性。

能力目标

通过本章学习，能够掌握简单苯丙素类、香豆素类和木脂素类化合物的结构类型、理化性质和提取分离等理论知识，针对含有苯丙素类天然药物的研究，提升分析问题和解决问题的能力。

苯丙素类（phenylpropanoids）是天然存在的一类苯环与三个直链碳连接为单元（C_6-C_3）构成的化合物，主要分为简单苯丙素、香豆素和木脂素三类成分。从生物合成途径来看，苯丙素类化合物均由桂皮酸途径（cinnamic acid pathway）合成而来。由莽草酸经苯丙氨酸或者酪氨酸，脱氨羟基化生成多种C_6-C_3型化合物的前体——对羟基桂皮酸，逐步形成各类衍生物（图 5-1）。

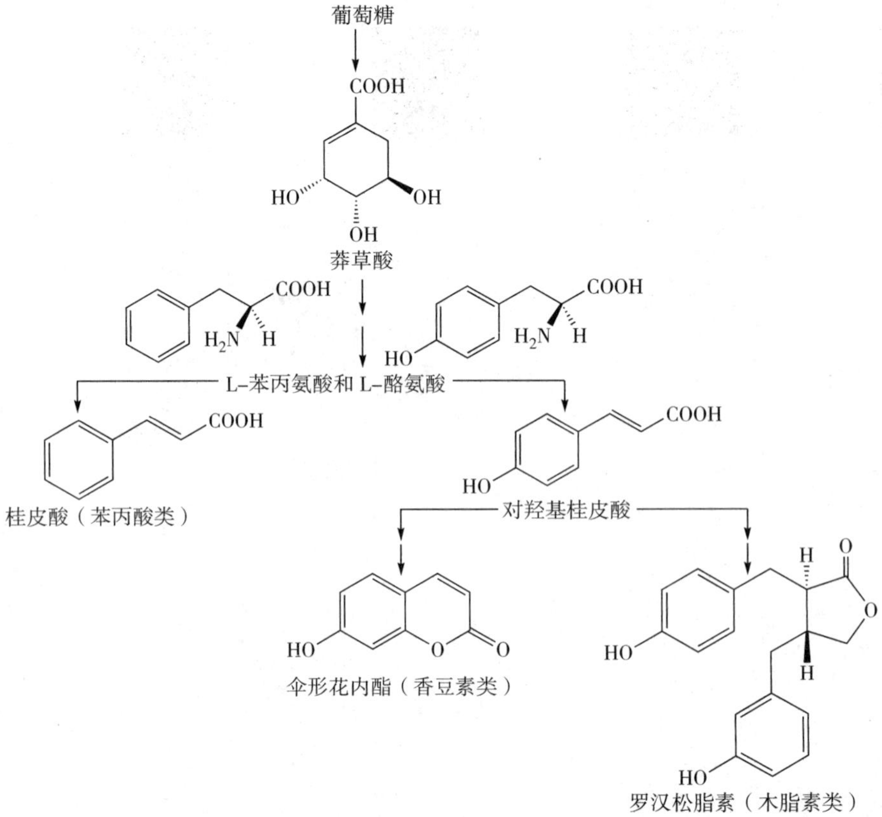

图 5-1　苯丙素类化合物的生物合成途径

作为关键前体的对羟基桂皮酸既可以由苯丙氨酸经脱氨、羟化而来，也可由酪氨酸脱氨而来。但酪氨酸脱氨酶（tyrosine ammonia - lyase，TAL）几乎不存在于高等植物中，故可认为对羟基桂皮酸均来源于苯丙氨酸。

第一节　简单苯丙素类

简单苯丙素类是天然药物中常见的芳香族化合物。根据简单苯丙素类 C_3 侧链的结构不同可分为苯丙烯、苯丙醇、苯丙醛、苯丙酸等。

一、简单苯丙素的分类

（一）苯丙烯类

苯丙烯类化合物常见的有茴香挥发油成分中的草蒿脑（estragole），八角茴香挥发油中的主要成分茴香脑（anethole），细辛、菖蒲及石菖蒲挥发油中的主要成分 α - 细辛醚（α-asarone）、β - 细辛醚（β-asarone）等。

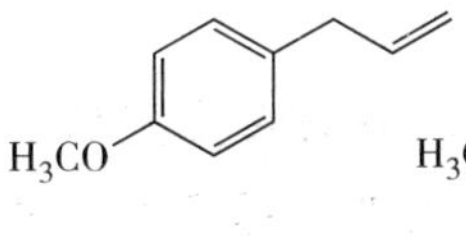

草蒿脑

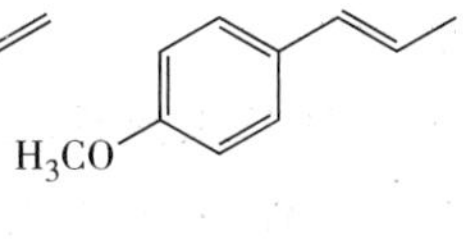

茴香脑

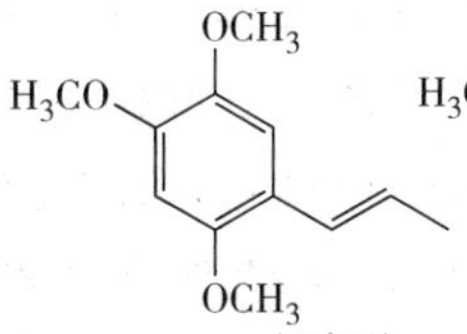

α-细辛醚

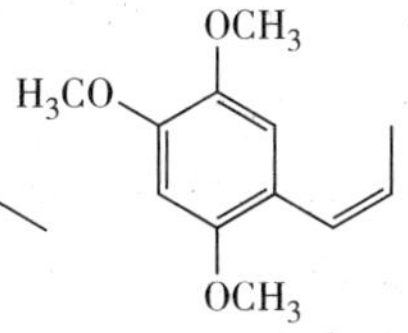

β-细辛醚

（二）苯丙醇类

桂皮醇（cinnamyl alcohol）是常见的苯丙醇类化合物，存在于桂皮中。松柏醇（coniferol）亦是常见的苯丙素类化合物，在植物体中缩合后形成木脂素。

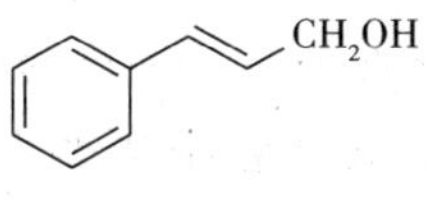

桂皮醇

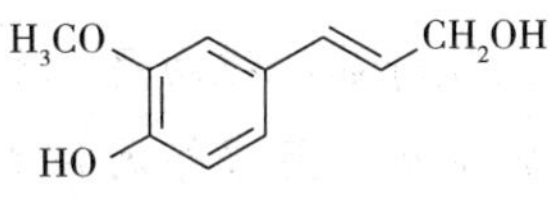

松柏醇

（三）苯丙醛类

桂皮醛（cinnamaldehyde）是桂皮的主要成分，大量存在于肉桂等植物体内，属苯丙醛类衍生物。

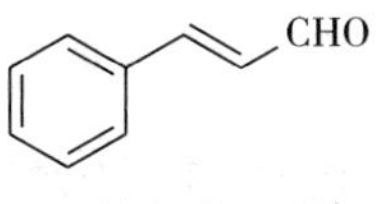

桂皮醛

（四）苯丙酸类

苯丙酸类是指具有 $C_6 - C_3$ 结构的芳香羧酸，主要是桂皮酸的衍生物。苯丙酸类成分在植物中广泛分布，常见的苯丙酸类成分有桂皮酸（cinnamic acid）、咖啡酸（caffeic acid）和阿魏酸（ferulic acid）等，丹参素（danshensu）是丹参活血化瘀的水溶性主要成分，亦属于苯丙酸类。

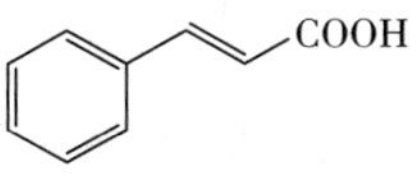

桂皮酸

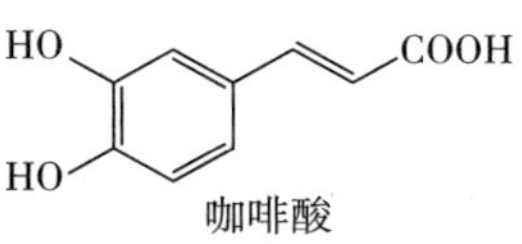

咖啡酸

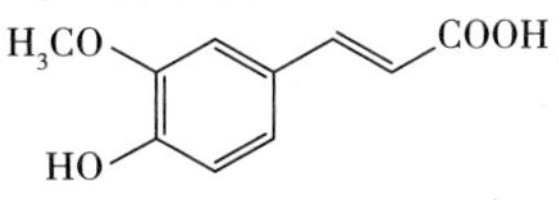

阿魏酸

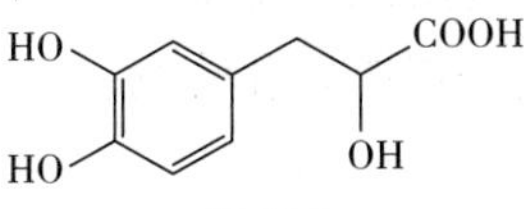

丹参素

苯丙酸类常与不同的醇、糖、有机酸等结合，以苷或酯的形式存在于植物中。如具有抗菌利胆功效的绿原酸（chlorogenic acid），由咖啡酸（caffeic acid）和奎宁酸（quinic acid）结合成酯的形式存在于茵陈（*Artemisiae scopariae* Herba）、金银花（*Lonicerae japonicae* Flos）、升麻（*Cimicifuga heracleifolia*）等常用中药中。

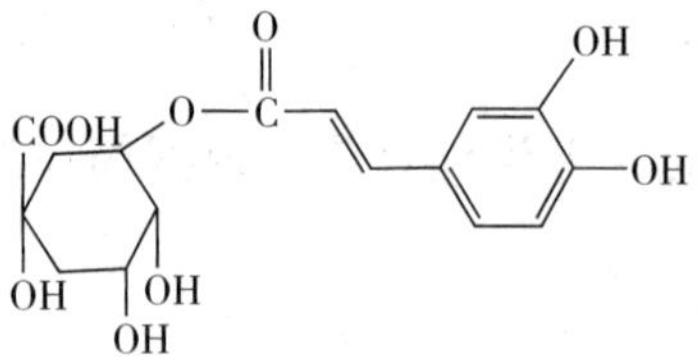

绿原酸

>>> 知识链接

首创Ⅰ类新药注射用绿原酸的研发

绿原酸是苯丙素类代表性成分，是很多常用中药如杜仲叶、金银花等含有的主要活性成分，具有抗菌、抗病毒、增高白细胞、保肝利胆、抗肿瘤等作用。

1900 年，英国科学家 Osbome 和 Cambell，发现了一种可能使葵花籽蛋白变黑的活性物质。12 年以后 Corter 等人将这种活性物质命名为绿原酸（在特定条件下可呈现出油绿色）。1947 年，Rudkin 和 Nelson 确定了绿原酸的分子结构（分子量为 354.31）。

天然小分子抗肿瘤免疫治疗药物——注射用绿原酸，抗肿瘤机制研究显示，绿原酸为多通道多靶点的天然活性物质（单体），通过免疫和细胞两个层面发挥抗肿瘤作用。其特点是低毒、低刺激、无致敏性。免疫层面，绿原酸具有多通道多靶点的特性，可识别并调节多个免疫“哨卡”，如 LAG－3；另外，绿原酸还可对肿瘤相关巨噬细胞起到调节作用，抑制 M_2 的增殖并促使 M_2 向 M_1 的转化。细胞层面，绿原酸可诱导肿瘤细胞分化，促使肿瘤细胞向恶性程度低的形式转变。目前的临床试验研究结果显示，绿原酸的优势瘤谱为肺癌、脑胶质瘤、肝癌等恶性肿瘤，在临床试验受试者中有良好的安全性和耐受性，临床未见明显的毒副作用。药代动力学研究结果表明，药物在体内消除较快，半衰期（$t_{1/2}$）为 1.15h，未出现药物蓄积。该制剂于 2013 年获得国家食品药品监督管理总局颁发的临床批件。围绕疾病治疗、绿原酸相关衍生物、核心工艺、新型剂型，共申报了国际国内发明专利 85 项（拥有独立知识产权），实用新型专利 1 项，已获授权专利 20 项。其他 66 项均在正常的审查程序当中。

二、简单苯丙素的提取与分离

简单苯丙素类成分按其极性大小和溶解性的差异，一般可用水或有机溶剂提取，其中苯丙酸及其衍生物是植物酸性成分，故还可用有机酸的常规方法提取。苯丙烯、苯丙醛及苯丙酸的简单酯类衍生物多具有挥发性，可用水蒸气蒸馏法提取。

简单苯丙素的分离可按一般方法分离，如硅胶柱色谱、高效液相色谱等。其中苯丙酸类成分常与其他一些酚酸、鞣质、黄酮苷共存，分离有一定的难度。一般用大孔吸附树脂、聚酰胺、硅胶等多次纯化才能获得单体化合物。

三、简单苯丙素类研究实例

蒲公英为菊科植物蒲公英（*Taraxacum mongolicum*）、碱地蒲公英（*T. borealisinense*）或同属数种植物的干燥全草，具有清热解毒、消肿散结的功效。常用于乳痈，瘰疬，疔疮肿毒，咽痛，目赤，湿热黄疸，热淋涩痛。蒲公英的根部含有咖啡酸、咖啡酸甲酯、对羟基苯乙酸等苯丙酸类成分，提取分离方法如下：

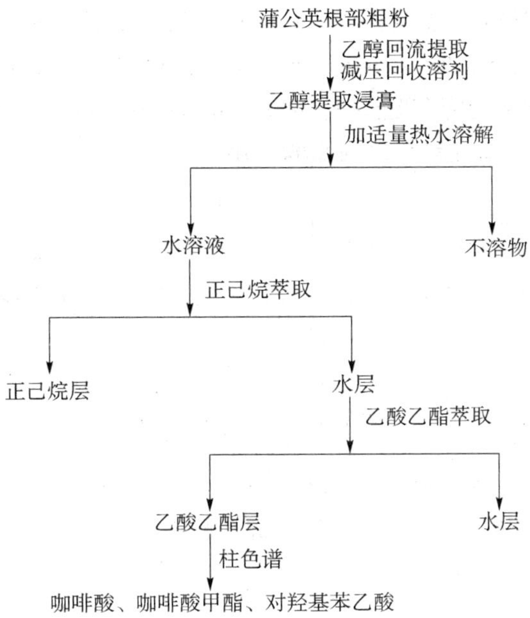

第二节　香豆素类

香豆素类（coumarins）是邻羟基桂皮酸内酯类化合物的总称，具有苯骈 α－吡喃酮母核的基本骨架。大多数香豆素类化合物都具有在 7 位连接含氧官能团的特点，因此，7－羟基香豆素（伞形花内酯，umbelliferone）被认为是香豆素类化合物的母核。

1812 年，Vauquelin 从植物 *Daphne alpina* 中首次得到香豆素类化合物瑞香苷（daphnin）。目前，已经超过 1500 个天然香豆素类成分被发现，香豆素类化合物也成为天然药物化学成分研究的一个重要类群。

香豆素类化合物广泛存在于芸香科、伞形科、菊科、豆科、瑞香科、茄科等高等植物中，在动物及微生物代谢产物中也有存在。香豆素类化合物广泛分布于植物的根、茎、叶、花、果实、皮和种子等各个部位。同科属植物中的香豆素类化合物常具有类似的结构特点，往往是一族或几族混合物共存于同一植物中。香豆素是自然界重要的一类天然药物，具有抗 HIV、抗癌、降压、抗心律失常、抗骨质疏松、镇痛、平喘及抗菌等生物学活性。

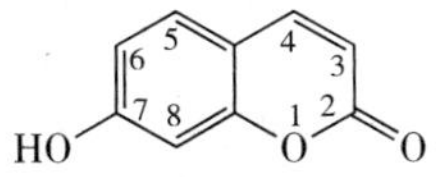

伞形花内酯

一、香豆素的结构类型与生理活性 微课1

香豆素母核上常有羟基、烷氧基、糖基、苯基和异戊烯基等取代。根据香豆素母核上的取代基和苯环情况可以分为四大类，即简单香豆素类、呋喃香豆素类、吡喃香豆素类和其他香豆素类。

（一）简单香豆素类

简单香豆素类（simple coumarins）是只在苯环上有取代，且7位羟基与6位或者8位没有形成呋喃环和吡喃环的香豆素类。常见的取代基为羟基、甲氧基、亚甲二氧基和异戊烯氧基等，如茵陈素（capillarin）、茵芋苷（skimmin）、当归内酯（angelicon）、滨蒿内酯（scoparone）、七叶内酯（esculetin）、七叶苷（aesculin）等。七叶内酯和七叶苷是秦皮（Fraxini Cortex）的主要有效成分，用于治疗痢疾。滨蒿内酯是茵陈的主要有效成分，具有解痉、利胆的作用。

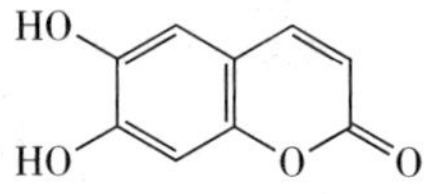

七叶内酯

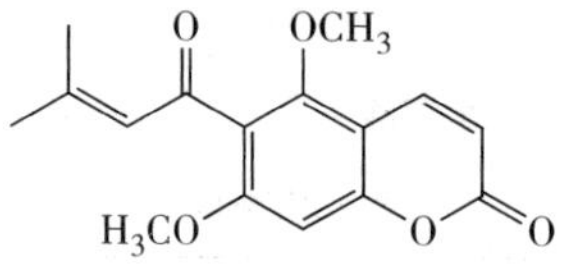

当归内酯

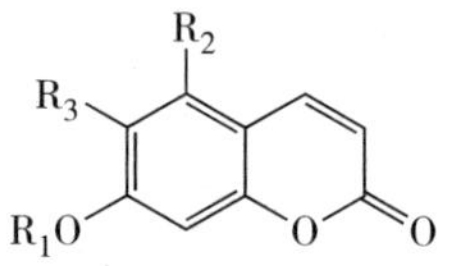

茵陈素 R_1=CH_3 R_2=OCH_3 R_3=H
茵芋苷 R_1=Glc R_2=R_3=H

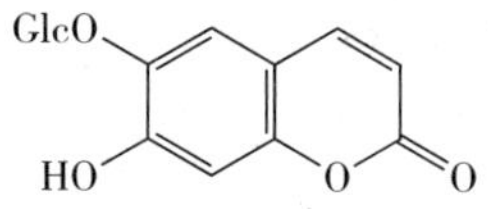

七叶苷

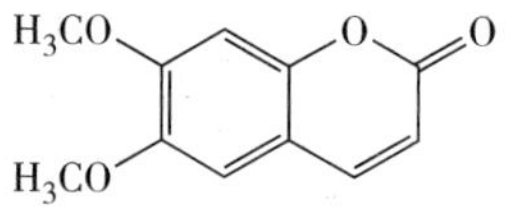

滨蒿内酯

（二）呋喃香豆素类

呋喃香豆素（furanocoumarins）是香豆素母核上的异戊烯基与邻位酚羟基环合而成呋喃环的一类化合物。环合成后常伴有降解，失去异戊烯基上的三个碳原子。根据骈合的位置可以分为线型呋喃香豆素与角型呋喃香豆素。线型呋喃香豆素是由C-6位异戊烯基与C-7位羟基环合成呋喃环，结构中呋喃环、苯环和α-吡喃酮环处在一条直线上，也称为6,7-呋喃骈香豆素型。如补骨脂（*Psoralea corylifolia*）中的补骨脂素（psoralen）、牛尾独活（*Heracleum hemsleyanum*）中的佛手柑内酯（bergapten）、白芷（Angelicae Dahuricae Radix）中的欧芹属素乙（imperatorin）均属于线型呋喃香豆素类。紫花前胡（*Peucedanum decursivum*）中的紫花前胡苷（nodakenin）及其苷元（nodakenetin）属于线性二氢呋喃香豆素类。补骨脂素对人黏液表皮样癌、白血病、乳腺癌等均有抑制作用。紫花前胡苷具有抗心律紊乱、心律失常的作用。

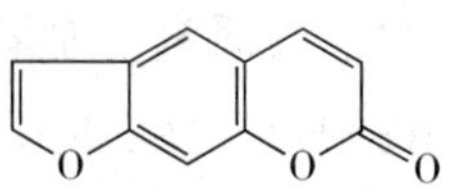

补骨脂素

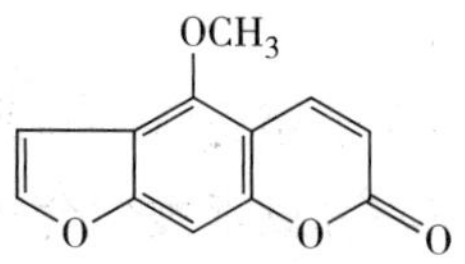

佛手柑内酯

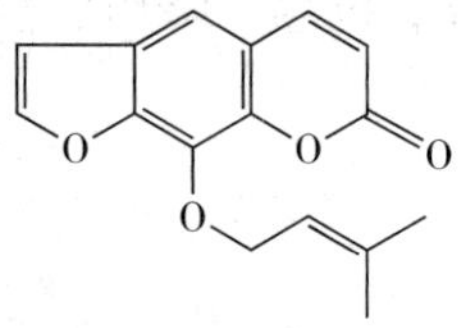

欧芹属素乙

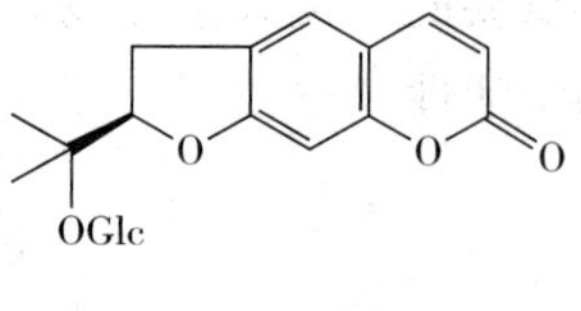

紫花前胡苷

角型呋喃香豆素是由C-8位异戊烯基与C-7位羟基环合成呋喃环，结构中呋喃环、苯环和α-吡喃酮环处在一条折线上，也称为7，8-呋喃骈香豆素型。存在于当归中［*Angelica sinensis*（Oliv.）

Diels] 的当归素（angelicin）、牛尾独活（*Heracleum hemsleyanum*）中的虎耳草素（pimpiellin）、异佛手柑内酯（isobergapten）属于角型呋喃香豆素。伞形科植物羽苞藁本（*Ligusticum daucoides*）的干燥根中的旱前胡甲素、乙素（daucoidin A，B）属于角型二氢呋喃香豆素。

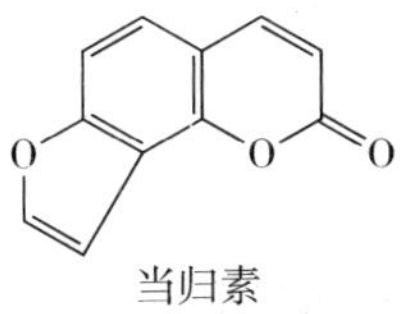

当归素

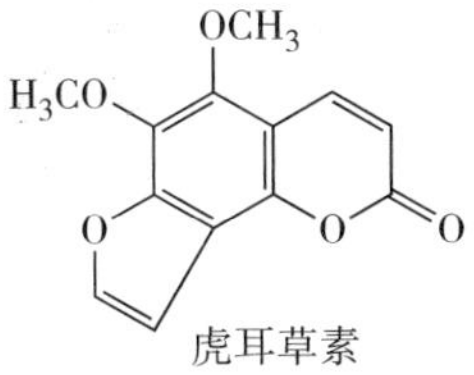

虎耳草素

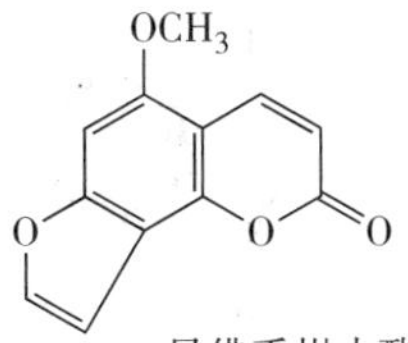

异佛手柑内酯

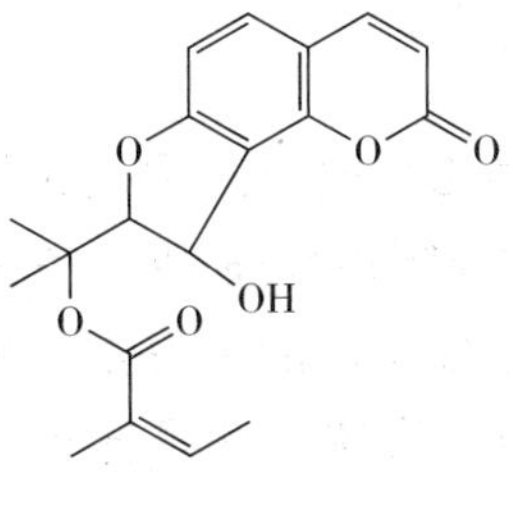

旱前胡甲素

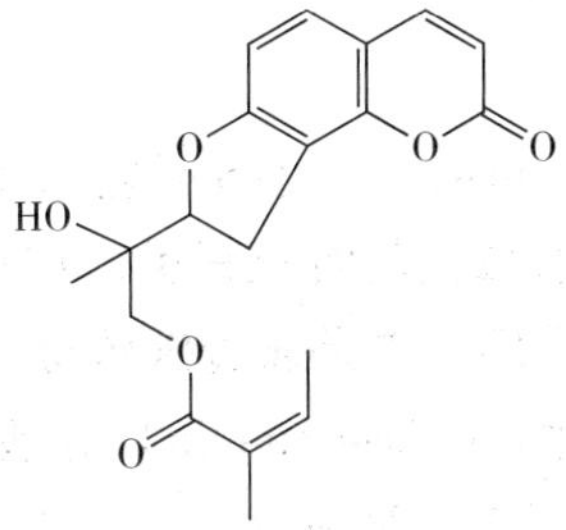

旱前胡乙素

（三）吡喃香豆素类

吡喃香豆素类（pyranocoumarins）是香豆素母核上 C－7 位羟基与 C－6 位或者 C－8 位上取代的异戊烯基缩合而成吡喃环的一类化合物。C－7 位羟基与 C－6 位异戊烯基形成吡喃环时，结构中吡喃环、苯环和 α－吡喃酮环处于一条直线上，称为线型吡喃香豆素，也称为6，7－吡喃骈香豆素型。如紫花前胡素（decursin）、紫花前胡醇（1－decursidinol）、美花椒内酯（xanthoxyletin）等，其中如紫花前胡素、紫花前胡醇具有抗血小板凝集活性，有镇痛、抗炎的作用。美花椒内酯具有解痉作用，且对人子宫颈癌 HeLa 细胞培养有抑制作用。C－7 位羟基与 C－8 位异戊烯基形成吡喃环时，结构中吡喃环、苯环和 α－吡喃酮环处于一条折线上，称为角型吡喃香豆素，也称为 7，8－吡喃骈香豆素型，如白花前胡丙素[（+）praeruptorin C]，北美芹素（pteryxin），白花前胡苷Ⅱ（praeroside Ⅱ），其中白花前胡丙素对心血管系统有保护作用，且具有降血压、阻滞钙内流和防止心血管肥厚的作用。

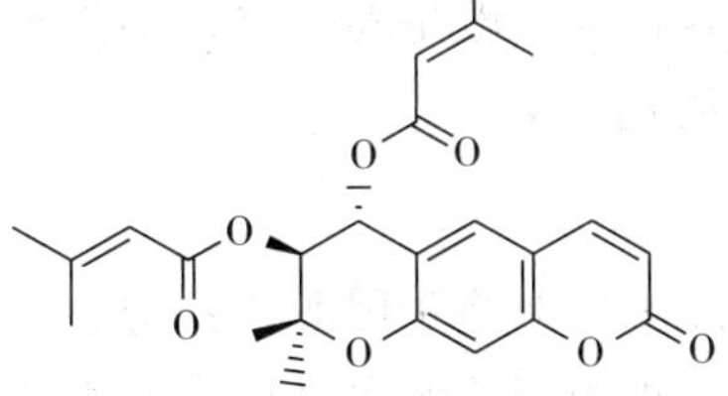

紫花前胡素

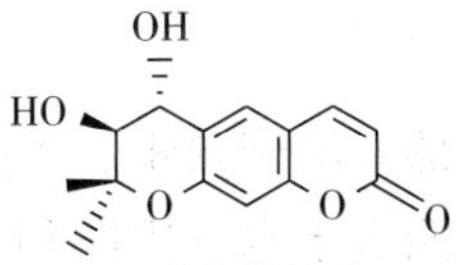

紫花前胡醇

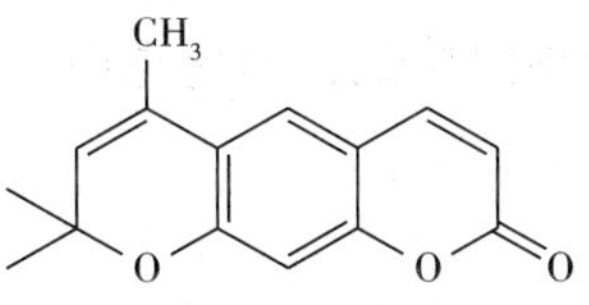

美花椒内酯（线型）

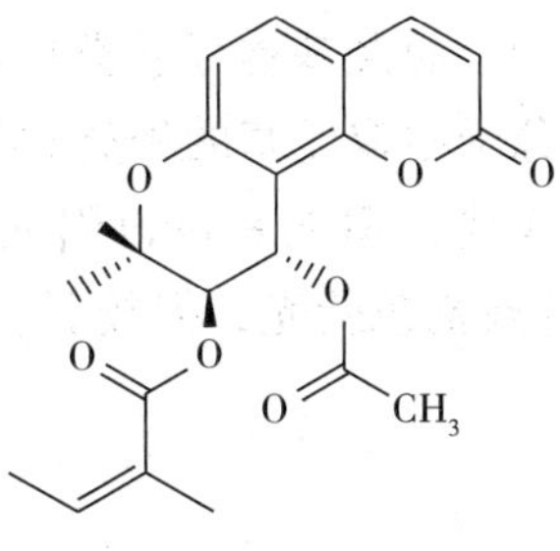

白花前胡丙素

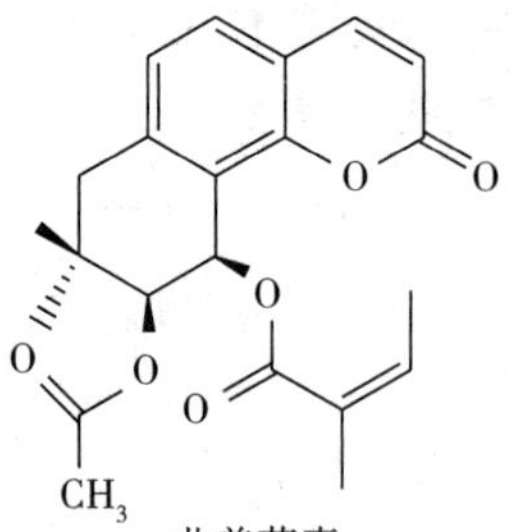

北美芹素

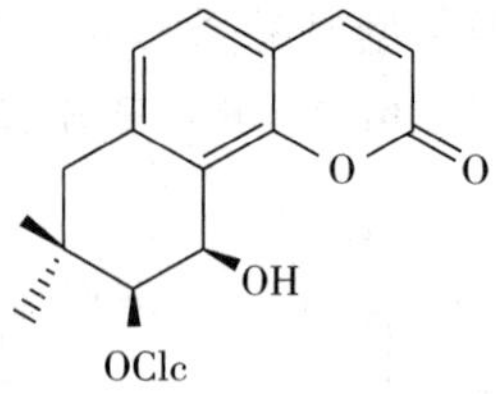

白花前胡苷Ⅱ

（四）其他香豆素类

其他香豆素类（other coumarins）是指不能归属于上述几个类型的香豆素类化合物。它们主要有三类：一是在 α - 吡喃酮环上有取代的香豆素类，如从胡桐中得到的胡桐素 A 在 4 位是烷基取代，具有显著的抑制 HIV - 1 逆转录酶作用。二是通过碳碳键或醚键连接而成的香豆素二聚体和三聚体衍生物，如从续随子中得到的双七叶内酯（bisaesculetin）是香豆素的二聚体。三是异香豆素类，如从茵陈中得到的茵陈内酯（capillarin）则属于此类成分。

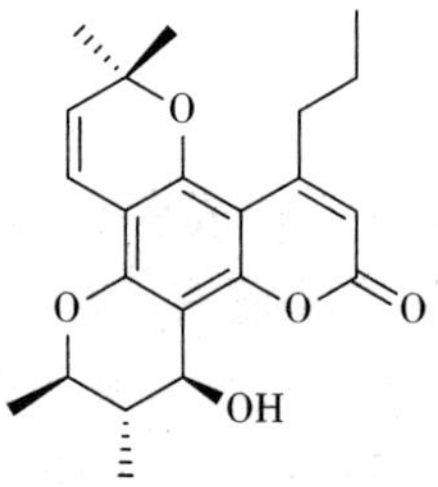

胡桐素A

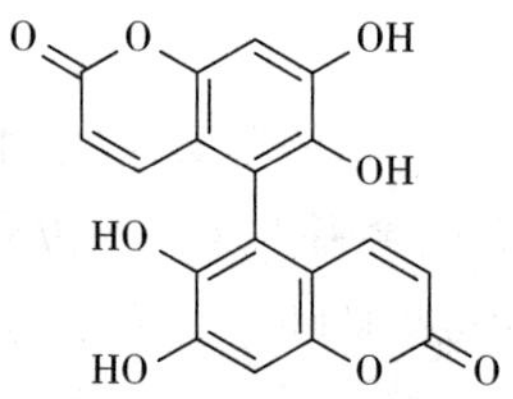

双七叶内酯

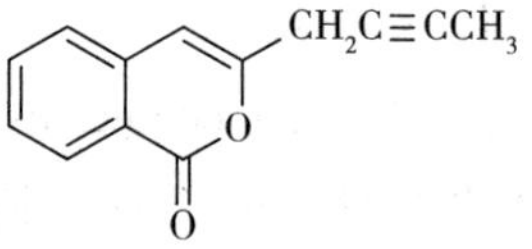

茵陈内酯

二、香豆素的理化性质 微课 2

（一）性状

游离的香豆素多数有较好的结晶，有较敏锐的熔点，且大多数有香味。分子量小的香豆素类化合物具挥发性，可以随水蒸气蒸馏，并能升华。香豆素苷类一般呈粉末状，不具香味、挥发性和升华性。在紫外光照射下，香豆素类成分多显现蓝色或紫色荧光。

（二）溶解性

游离的香豆素是可以部分溶于热水，难溶于冷水，易溶于甲醇、乙醇、三氯甲烷、苯、丙酮和乙醚等有机溶剂；香豆素苷类能溶于水、甲醇和乙醇，难溶于乙醚等极性小的有机溶剂。

（三）荧光性质

香豆素母核本身无荧光，而羟基香豆素类在紫外光下大多能显蓝色荧光，在碱液中荧光更为显著。香豆素类荧光的有无，与分子中取代基的种类和位置有一定关系，一般在 7 位引入羟基即有强烈的蓝色荧光，加碱后可变为绿色荧光；但在 8 位再引入一个羟基，则荧光减至极弱，或不显荧光（如白瑞香素）。呋喃香豆素多显蓝色或褐色荧光，但较弱，有时难以辨认，如比克白芷素和脱水比克白芷素在紫外光下都呈褐色荧光。

（四）与碱的反应

香豆素及其苷类因分子中具有内酯环，在热稀碱溶液中内酯环可以开环生成顺式邻羟基桂皮酸盐，该水解产物经酸化至中性或酸性即闭环恢复成内酯结构。但长时间在碱中放置或紫外光照射，顺式邻羟基桂皮酸盐再转变为稳定的反式邻羟基桂皮酸盐，再加酸则不能环合成内酯。

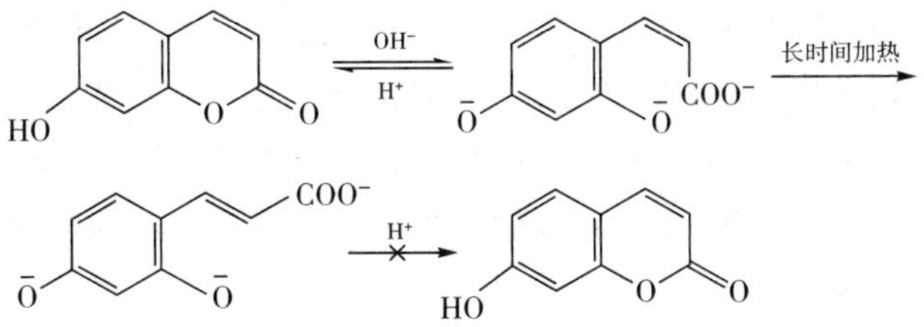

由于香豆素类化合物结构中往往含有其他的酯基，因此，在内酯环发生水解的同时，其他酯基也会水解，尤其是取代侧链上的酯基如处在苄基碳上则极易水解。

（五）显色反应

1. 异羟肟酸铁反应 香豆素类具有内酯结构，在碱性的条件下开环，与盐酸羟胺缩合可生成异羟肟酸，在酸性的条件下再与 Fe^{3+} 络合呈现红色。

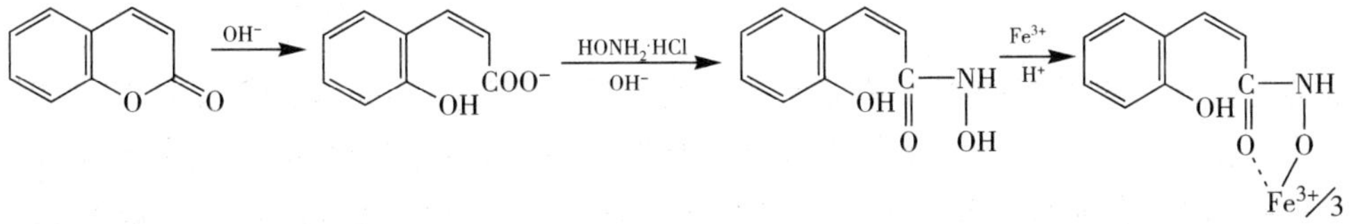

2. 酚羟基反应 在酸性条件下，具有酚羟基的香豆素可与三氯化铁反应产生绿色至墨绿色的沉淀，若酚羟基的邻位、对位无取代基，可与重氮化试剂反应生成红色至紫红色的偶氮染料。

3. Gibb's 反应 香豆素类化合物在弱碱性的条件下水解能产生游离的酚羟基，且对位（6 位）无取代者，则能与 2，6 - 二氯（溴）苯醌氯亚胺（Gibb's 试剂）反应而显蓝色。

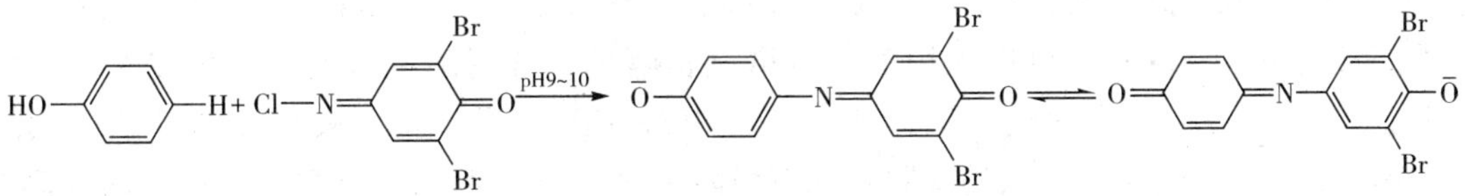

4. Emerson 反应 与 Gibb's 反应相似，酚羟基对位无取代基可发生此反应。香豆素成分如在 6 位无取代，内酯环在碱性条件下开环后与 4 - 氨基安替比林和铁氰化钾（Emerson 试剂）反应可以生成红色缩合物。

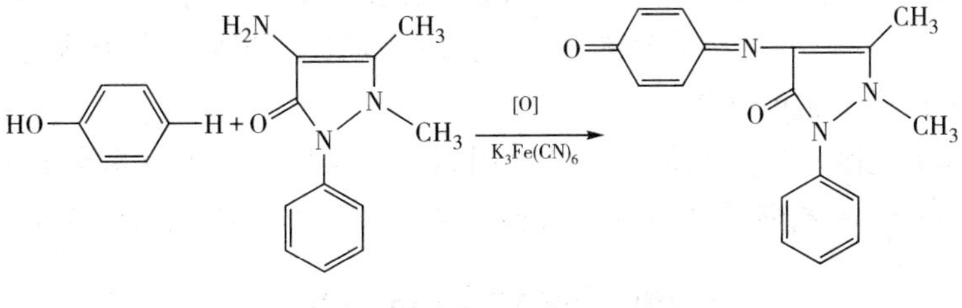

香豆素类化合物具有酚羟基取代且酚羟基的对位无取代，则可发生 Gibb's 反应和 Emerson 反应。判断香豆素碳 6 位是否有取代基的存在，可使其内酯环碱化开环生成一个新的酚羟基，然后再用 Gibb's 或 Emerson 试剂反应加以鉴别。如为阳性反应，表示 C - 6 无取代。

三、香豆素的提取分离方法

通常根据香豆素类化合物的溶解性、挥发性、升华性及内酯环结构的性质和不稳定性，选用适当的方法进行提取分离。

（一）系统溶剂提取法

香豆素类化合物可用多种溶剂提取，如甲醇、乙醇、丙酮、水等。其提取方法可用乙醚等溶剂先提取脂溶性成分，再用甲醇（乙醇）或水提取极性大的成分。也可先用甲醇（乙醇）或水提取，再用溶剂法或大孔吸附树脂法分为脂溶性部位和水溶性部位。溶剂提取法是香豆素类成分提取的主要方法，如从前胡中提取香豆素类成分，可先用乙醇回流提取，回收溶剂得浸膏。醇浸膏分散在水中，先以乙酸乙酯萃取得到脂溶性部分，再以正丁醇萃取得到香豆素苷类。

（二）水蒸气蒸馏法

根据小分子香豆素具有挥发性，采用水蒸气蒸馏的方法进行提取。本方法受热温度高、时间长，有可能引起结构的变化，目前应用较少。

（三）碱溶酸沉法

用溶剂法提取香豆素类成分，常有大量中性杂质存在，可利用香豆素类具有内酯结构，能溶于稀碱液而和其他中性成分分离，碱溶液酸化后内酯环合，香豆素类成分即可游离析出，或用乙醚等有机溶剂萃取得到。

因香豆素类的开环产物顺式邻羟基桂皮酸在碱液中长时间加热会异构化为反式邻羟基桂皮酸，故碱溶酸沉法必须严格控制在比较温和的条件下进行。此外，一些对酸碱敏感的香豆素类成分不能用碱溶酸沉法提取，如 C－8 位具有酰基则碱开环后不能酸化闭环；具有侧链酯基的会发生碱水解；具有烯丙醚或邻二醇结构的会在酸作用下水解或重排。

（四）色谱方法

结构相似的香豆素选用溶剂法、结晶法难以分离，多数情况下选用色谱方法才能有效地分离纯化。常用的色谱分离方法有柱色谱、制备薄层色谱、高效液相色谱及气相色谱。

柱色谱是最常用的分离方法，吸附剂一般采用硅胶、聚酰胺、中性或酸性氧化铝，而碱性氧化铝一般不用于香豆素的分离。洗脱剂可以先用薄层色谱试验筛选，常用的洗脱剂系统可以用环己烷（石油醚）－乙酸乙酯、环己烷（石油醚）－丙酮、三氯甲烷－丙酮等。香豆素苷类的分离可用反相硅胶（Rp－18、Rp－8 等）柱色谱，常用的洗脱系统有甲醇－水、三氯甲烷－甲醇。香豆素的分离也常用葡聚糖凝胶 Sephadex LH－20 柱色谱。

高效液相色谱法也常用于香豆素的分离，尤其是对极性很小的多酯基香豆素类，极性较强的香豆素苷类分离效果好。对于极性小的香豆素类，一般用正相（Si－60）或反相色谱，而香豆素苷类，多数情况下选用反相色谱（Rp－18、Rp－8 等）。如高效液相色谱法分离化橘红（Citri Grandis Exocarpium）中的羟甲基香豆素、香豆素、7－甲氧基香豆素及呋喃香豆素等十种香豆素类成分。采用反相色谱条件，洗脱系统为水－甲醇－乙腈，实现分离。

香豆素类成分在薄层色谱上显荧光斑点，则可用制备薄层色谱对香豆素类成分分离，极性小的香豆素类可用环己烷（石油醚）－乙酸乙酯系统，极性大的香豆素类可用三氯甲烷－甲醇系统。

四、香豆素的检识

（一）理化检识

1. 荧光 香豆素类化合物可以在紫外光（365nm）照射下显蓝色或紫色的荧光，7－羟基香豆素有较强的蓝色荧光，在碱液中荧光大都增强，颜色变为绿色。羟基香豆素醚化，或导入非羟基取代基会使荧光强度减弱；多烷氧基取代的呋喃香豆素一般呈黄绿色或褐色荧光。

2. 显色反应 香豆素中含有酚羟基及内酯结构，常用这些基团的显色反应来鉴别香豆素类成分。

例如香豆素类成分的内酯环常用异羟肟酸铁反应检识，酚羟基结构常用三氯化铁溶液的反应检识，C－6位是否有取代基可用 Gibb's 反应或 Emerson 反应判断。

（二）色谱检识

香豆素类化合物也可以通过薄层色谱来检识，常用硅胶作为吸附剂。游离的香豆素可选用环己烷（石油醚）－乙酸乙酯（5：1～1：1）、三氯甲烷－丙酮（9：1～5：1）等溶剂系统展开，香豆素苷可选用不同比例的三氯甲烷－甲醇作为展开剂。在紫外灯下观察香豆素多显蓝色、紫色荧光斑点，或喷以异羟肟酸铁显色剂。香豆素类化合物的检识也可用纸色谱法、聚酰胺色谱法等。

五、香豆素的结构研究

香豆素类化合物目前主要用紫外光谱、红外光谱、核磁共振谱、质谱等各种波谱进行结构测定。

（一）紫外光谱

香豆素类化合物的紫外光谱是由苯环、α－吡喃酮和含氧取代基等官能团的吸收所产生的。无氧取代的香豆素类成分，在 274nm（lgε 4.03）和 311nm（lgε 3.72）呈现两个吸收峰，分别由苯环、α－吡喃酮环所致。香豆素母核引入烷基取代，其最大吸收值变化不大；但母核上有含氧基取代时，其最大吸收波长将发生红移。如7－羟基、7－甲氧基、5，7－及7，8－二氧取代的香豆素，即在 217nm 及 315～325nm 处有强吸收峰。在碱性溶液中，多数含有酚羟基的香豆素类成分比在中性或酸性溶液中有显著的红移现象，且吸收度也有所增大。

（二）红外光谱

香豆素类成分属于苯骈 α－吡喃酮，故其红外光谱同样是由内酯环和芳环的结构所引起。内酯环结构在 1750～1700cm^{-1}出现一个强的吸收峰，这个吸收峰一般是其 IR 光谱的最强峰。如果内酯环羰基附近有羟基等基团与其形成分子内氢键，内酯环羰基基团的吸收带将移至 1680～1660cm^{-1}；内酯环在 1270～1220cm^{-1}、1100～1000cm^{-1}显示较强的吸收。利用以上特征吸收峰可以确定被测定的化合物是否为香豆素类化合物。

（三）质谱

香豆素类化合物一般具有较强的分子离子峰，基峰是失去 CO 的苯骈呋喃离子。由于香豆素分子中一般具有多个和芳环连接的氧原子、羟基、甲氧基，故其质谱经常出现一系列连续失去—CO、—OH 或者 H_2O、甲基或甲氧基的碎片离子峰。

母体香豆素产生失去 CO 的苯骈呋喃离子。

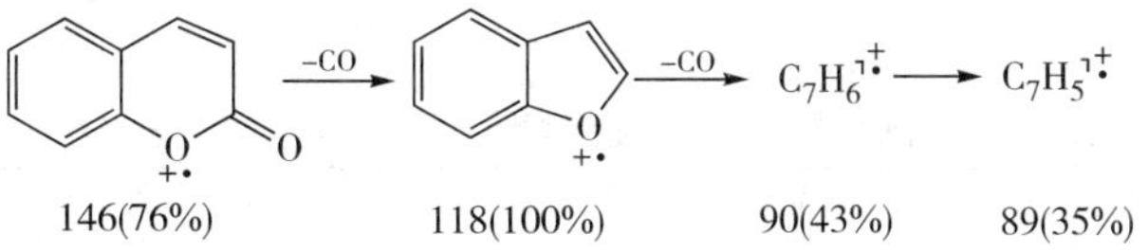

取代香豆素出现一系列失去 CO 峰。

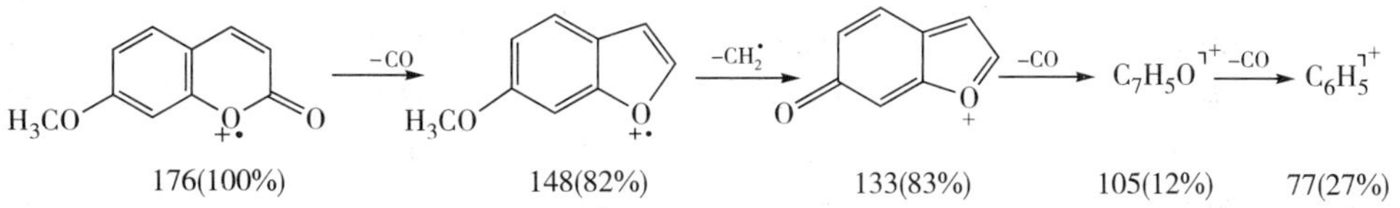

（四）核磁共振谱

核磁共振技术是香豆素类化合物进行结构鉴定时最重要的方法之一，它包括氢谱（^{1}H－NMR）、碳谱（^{13}C－NMR）及二维谱（2D－NMR）等。

在^{1}H－NMR谱中，香豆素类化合物最为显著的吸收特征是H－3、H－4分别出现在δ6.1～6.5和δ7.5～8.2区域，均为d峰，偶合常数大约为9.5Hz。

苯环上的5、6、8位质子的信号和一般芳环质子信号特征类似，它们的化学位移出现在δ6.0～8.0范围。如为7位取代香豆素类，H－5因和H－6偶合，呈现为d峰（*J*大约8.0Hz），且受到内酯上的羰基影响，出现在低场；H－6与H－5、H－8分别偶合，呈现dd峰（*J*大约8.0Hz、2.0Hz）；如为5、7位取代香豆素类，就只有H－6和H－8二个呈间位偶合的质子信号；如为6、7取代香豆素类，则H－5和H－8分别呈现为单峰信号，线型呋喃或吡喃香豆素类属此类取代模式；如为7、8位取代，则只有H－5和H－6二个呈邻位偶合的质子信号，角型呋喃或吡喃香豆素类属此类取代模式。

呋喃香豆素类成分呋喃环上两个质子是AB系统，其吸收各以d峰分别出现在δ7.5～7.7和δ6.7～7.2处，具有特征的偶合常数（2.0～2.5Hz）。芳环上如有甲氧基取代，一般以单峰出现在δ3.8～4.0处。此外，香豆素类分子结构中常见的结构片段，如异戊烯基、乙酰氧基、当归酰氧基、千里光酰氧基等，也有相应的^{1}H－NMR特征可供确定。表5－1列出白芷内酯等四个化合物的^{1}H－NMR数据供参考。

表5－1　部分香豆素类化合物的^{1}H－NMR数据（δ）

H	Ⅰ（$CDCl_3$）	Ⅱ（$CDCl_3$）	Ⅲ（DMSO－d_6）	Ⅳ（DMSO－d_6）
3	6.39（d）（9.5Hz）	6.38（d）（9.6Hz）	6.27（d）（9.6Hz）	6.21（d）（9.5Hz）
4	7.81（d）（9.5Hz）	7.80（d）（9.6Hz）	7.63（d）（9.6Hz）	7.88（d）（9.5Hz）
5	7.37（d）（8.5Hz）	7.69（d）	7.35（d）（8.2Hz）	7.07（s）
6	7.42（d）（8.5Hz）		6.80（dd）（8.2，2.5Hz）	
8	7.69（d）（2.3Hz）	7.48（s）	6.60（d）（2.5Hz）	6.65（s）
2′	7.12（d）（2.4Hz）	7.70（d）（1.8Hz）		
3′		6.83（dd）（2.5，0.9Hz）		
4′				

注：Ⅰ，白芷内酯；Ⅱ，补骨脂内酯；Ⅲ，伞形花内酯；Ⅳ，七叶内酯。

在^{13}C－NMR谱中，香豆素类成分母核骨架9个碳原子出现在δ100.0～160.0之间。C－2是羰基碳，C－7由于常连接羟基或者其他含氧基团，加上羰基共轭的影响，信号均低场移动，二者一般都出现在δ160.0左右；香豆素化合物中C－3、C－4多数没有取代，其化学位移值也较固定，C－3出现在δ110.0～113.0之间，而C－4则在δ143.0～145.0范围内产生信号；母核上的C－9信号出现在δ149.0～154.0区间，而C－10在δ110.0～118.0范围出现信号。表5－2列出白芷内酯等四个化合物的^{13}C－NMR数据供参考。

表5－2　部分香豆素类化合物的^{13}C－NMR数据（δ）

C	Ⅰ（$CDCl_3$）	Ⅱ（$CDCl_3$）	Ⅲ（DMSO－d_6）	Ⅳ（DMSO－d_6）
2	160.7	160.8	161.3	161.4
3	114.1	114.7	111.5	112.1
4	144.4	144.0	144.6	144.3
5	123.8	119.8	130.0	113.1
6	108.7	124.8	113.2	143.2
7	157.3	151.7	160.5	151.2
8	116.9	99.9	102.3	103.0
9	148.5	156.4	155.7	149.7
10	113.5	115.2	111.4	111.4
2′	145.8	146.9		

续表

C	Ⅰ（$CDCl_3$）	Ⅱ（$CDCl_3$）	Ⅲ（DMSO－d_6）	Ⅳ（DMSO－d_6）
3′	104.0	106.3		
4′				

注：Ⅰ，白芷内酯；Ⅱ，补骨脂内酯；Ⅲ，伞形花内酯；Ⅳ，七叶内酯。

六、香豆素的研究实例

秦皮是常用中药，首载于《神农本草经》，列为上品。具有清热燥湿、收涩、明目等功效，用于痢疾、泄泻、赤白带下、目赤肿痛等症。据《中国药典》(2020 年版）收载，秦皮的来源为木犀科植物苦枥白蜡树（*Fraxinus rhynchophylla*）、白蜡树（*F. chinensis*）、宿柱白蜡树（*F. stylosa*）等的干燥枝皮或干皮，主产于吉林、辽宁及河南等地。

秦皮的主要化学成分是香豆素类，其中苦枥白蜡树树皮含有七叶内酯、七叶苷；白蜡树树皮含有七叶内酯、秦皮素；宿柱白蜡树含有七叶内酯（秦皮乙素）、七叶苷（秦皮甲素）、秦皮素等。香豆素类成分也是中药秦皮的主要药效物质，《中国药典》(2020 年版）规定，本品按干燥品计算，含秦皮甲素（$C_{15}H_{16}O_9$）和秦皮乙素（$C_9H_6O_4$）的总量，不得少于 1.0%。

七叶内酯：分子式 $C_9H_6O_4$，黄色针状结晶（稀醇）或黄色叶状结晶（真空升华），熔点 268～270℃。易溶于甲醇、乙醇及冰醋酸，可溶于丙酮，不溶于乙醚和水，也易溶于稀碱液，并显蓝色荧光。

七叶苷：分子式 $C_{15}H_{16}O_9$，浅黄色针状结晶（热水），为倍半水合物，熔点 204～206℃。易溶于甲醇、乙醇和醋酸，可溶于沸水。也易溶于稀碱液，并显蓝色荧光。

从秦皮（苦枥白蜡树树皮）中提取分离七叶内酯和七叶苷的一般方法如下。

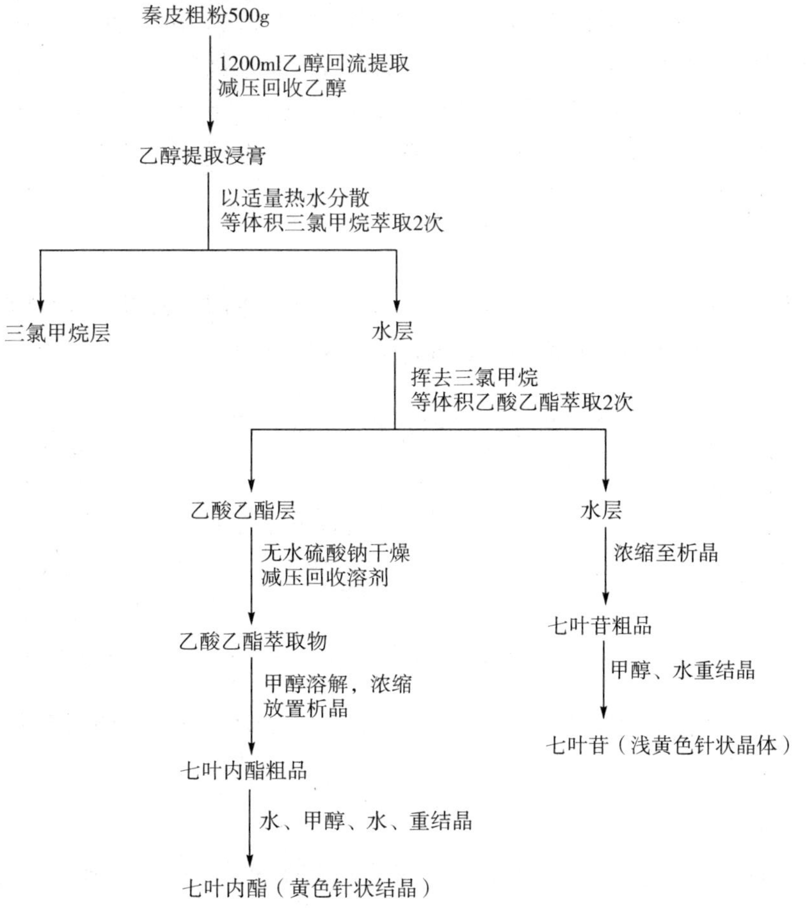

第三节 木脂素

木脂素（lignans）是一类由两分子（少数为三分子或四分子）苯丙素（C_6-C_3）衍生聚合而成的天然化合物。主要存在于植物的木质部和树脂中，因此得名。木脂素多为二聚体，少数为三聚体和四聚体。大多呈游离状态，少数与糖结合成苷。

木脂素是自然界中分布较广的一类化合物，具有抗肿瘤、抗病毒、保肝、抗氧化等多种生物活性。如小檗科鬼臼属八角莲（*Dysosma versipellis*）所含的鬼臼毒素类木脂素具有很强的抑制癌细胞增殖作用；从南五味子（*Kadsura longipedunculata*）中得到的戈米辛等木脂素可明显抑制艾滋病病毒（HIV）的增殖；五味子（*Schisandra chinensis*）中木脂素成分五味子酯甲、乙、丙及丁（schisantherin A、B、C、D）能保护肝脏，降低血清谷丙转氨酶（GPT）水平；从愈创木树脂中分得的二氢愈创木脂酸（dihydroguaiaretic acid，DGA）是一个具有广泛生物活性的化合物，尤其是对合成白三烯的脂肪氧化酶和环氧化酶具有抑制作用。

一、木脂素的结构类型与生物活性

组成木脂素的单体主要有桂皮酸（cinnamic acid），桂皮醇（cinnamyl alcohol），丙烯苯（propenyl benzene）和烯丙苯（allyl benzene）。前两种单体的侧链 γ－碳原子是氧化型的，后两种单体的 γ－碳原子是非氧化型的。

对于木脂素的分类，最早 Haworth 把 C_6-C_3单元通过侧链 β－碳聚合而成的化合物称为木脂素类，后来 Gottlich 把新发现的由其他位置连接生成的化合物称为新木脂素（neolignan）类。另一种分类法是，将由 γ－氧化型苯丙素生成的木脂素称为木脂素类，而由 γ－非氧化型苯丙素生成的木脂素称为新木脂素类。除此两类外，木脂素还有一些新类型：多聚木脂素，包括三聚体、四聚体等；杂木脂素，包括黄酮木脂素、香豆素木脂素等；降木脂素，比一般木脂素少 1～2 个碳原子的木脂素。本章根据其化学结构，将木脂素分成下列几类。

（一）简单木脂素

简单木脂素（simple lignans）又称二芳基丁烷类。由两分子苯丙素通过 β 位碳原子（$C_8-C_{8'}$）连接而成。此类化合物是其他一些类型木脂素的生源前体。

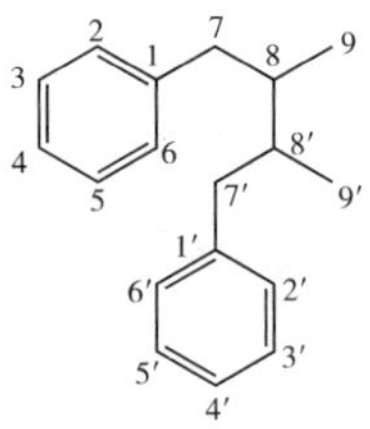

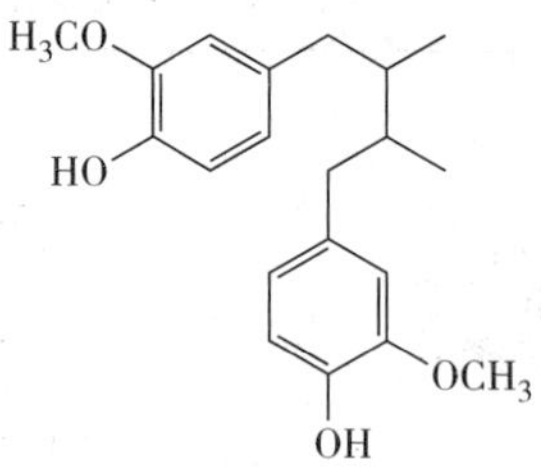

二氢愈创木脂酸

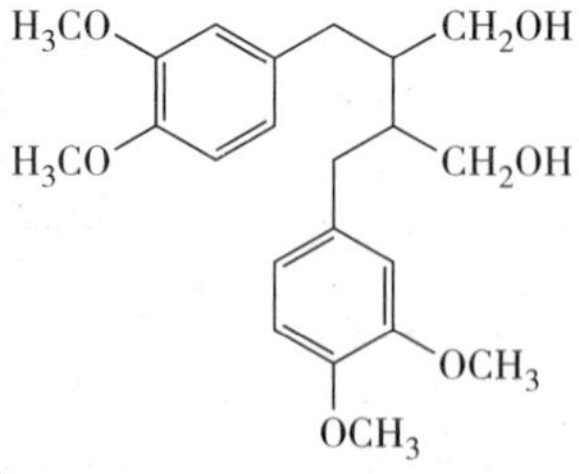

叶下珠脂素

愈创木树脂中的二氢愈创木脂酸及珠子草（*Phyllanthus niruri*）中的叶下珠脂素（phyllanthin）均属于简单木脂素。

（二）单环氧木脂素

单环氧木脂素（monoepoxylignans）又称四氢呋喃类，是在简单木脂素基础上，还存在7－O－7′或9

-O-9′或7-O-9′等相连形成的四氢呋喃结构。

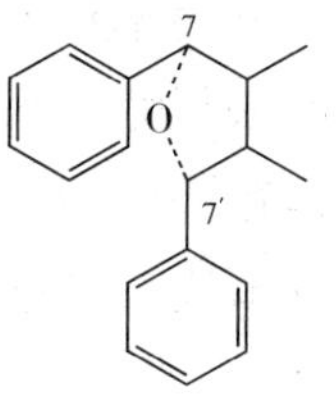

7-O-7′-环合

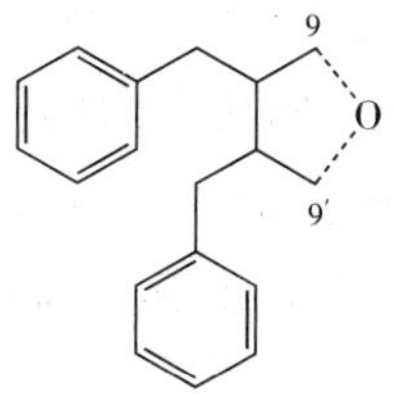

9-O-9′-环合

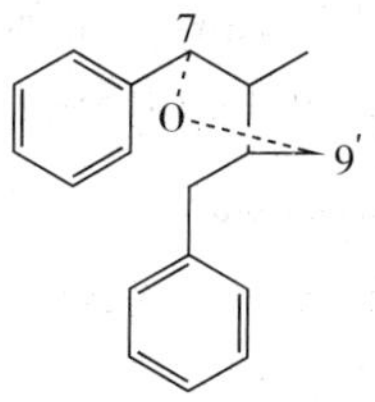

7-O-9′-环合

如从翼梗五味子（*Schisandra henryi*）中分离得到的恩施脂素（enshizhisu）是7，7′位环氧；从荜澄茄（*Litsea cubeba*）果实中分得的荜澄茄脂素（cubebin）是9-O-9′位环合的单环氧木脂素。而从中药祖师麻的原植物之一陕甘瑞香（*Daphne tangutica*）中分得的落叶松脂素（lariciresinol）则为7-O-9′位环氧的单环氧木脂素。

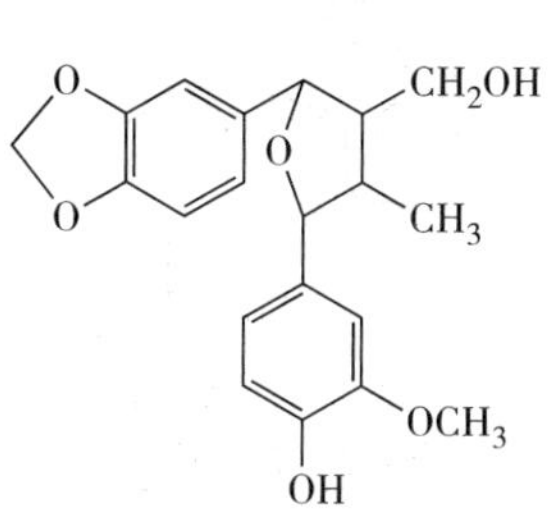

恩施脂素

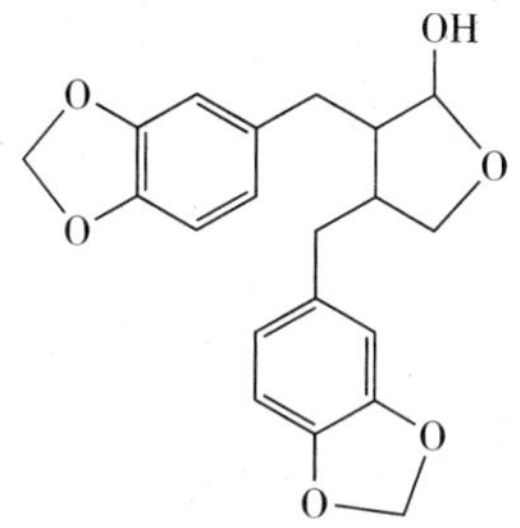

荜澄茄脂素

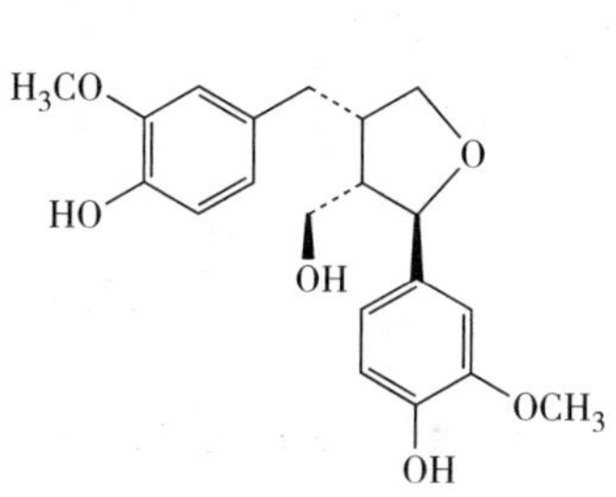

1-落叶松脂素

（三）木脂内酯

木脂内酯（lignanolides）又称二芳基丁内酯类，是木脂素侧链形成内酯环结构的衍生物。木脂内酯常与其单去氢或双去氢化合物共存于同一植物中。

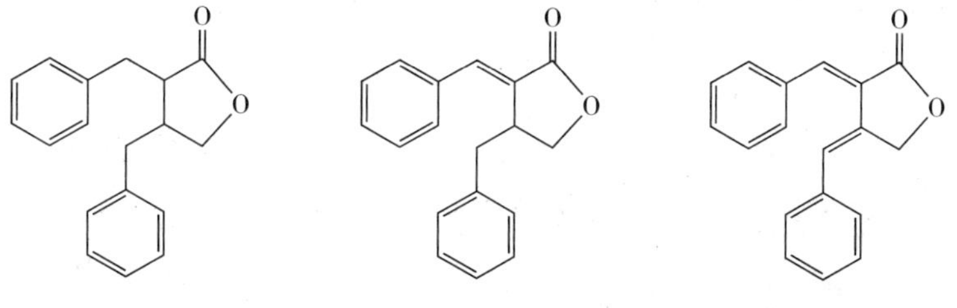

牛蒡子（*Arctium lappa*）的主要成分牛蒡子苷（arctiin）和牛蒡子苷元（arctigenin）属于木脂内酯。从桧柏（*Sabina chinensis*）和台湾杉（*Taiwania cryptomerioides*）心材中获得的桧脂素（savinin）和台湾脂素A（taiwanin A）都是侧链去氢的木脂内酯。

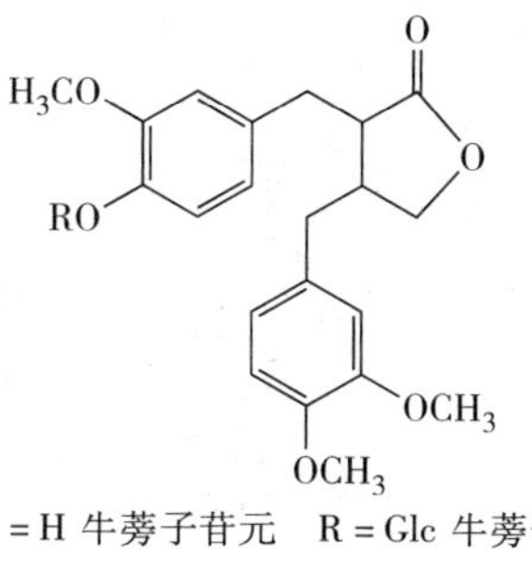

R = H 牛蒡子苷元 R = Glc 牛蒡子苷

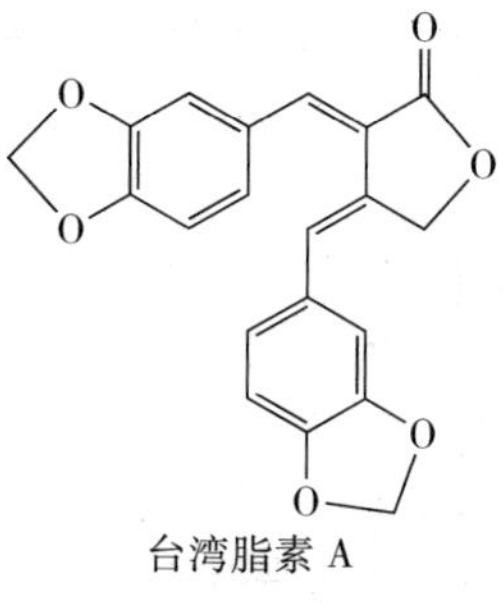

台湾脂素 A

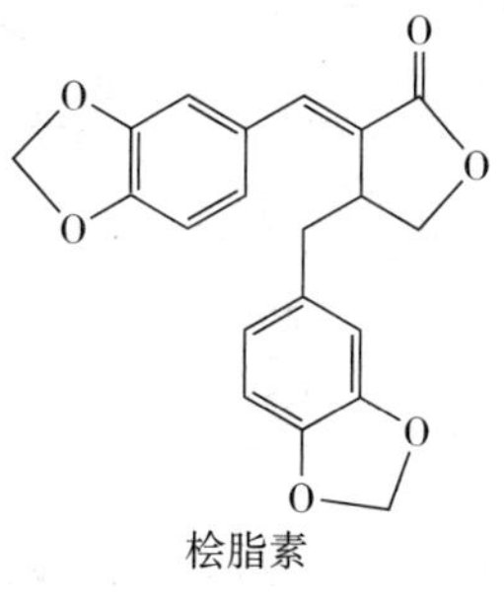

桧脂素

（四）环木脂素

环木脂素（cyclolignans）又称芳基萘类，由简单木脂素环合而成。可分为苯代四氢萘、苯代二氢萘及苯代萘3种，自然界中以苯代四氢萘型居多。如从鬼臼属植物中分得的去氧鬼臼毒脂素葡萄糖酯苷和从中国紫杉（*Taxus cuspidata*）中分得的异紫杉脂素（isotaxiresinol）均具有苯代四氢萘结构。来自奥托肉豆蔻（*Myristica fragrans*）果实中的奥托肉豆蔻烯脂素（otoboene）具有苯代二氢萘结构。

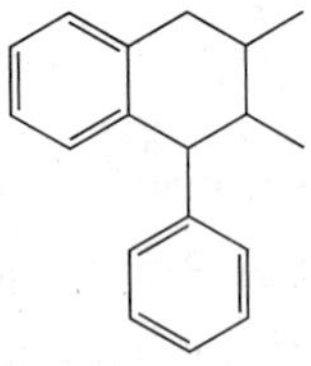

苯代四氢萘型

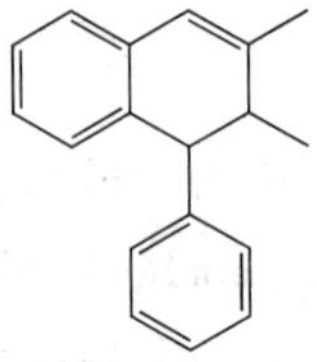

苯代二氢萘型

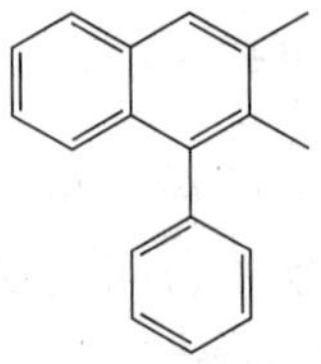

苯代萘型

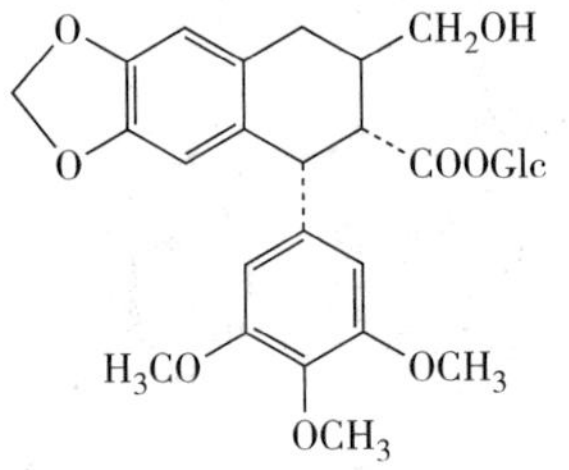

去氧鬼臼毒脂素葡萄糖酯苷

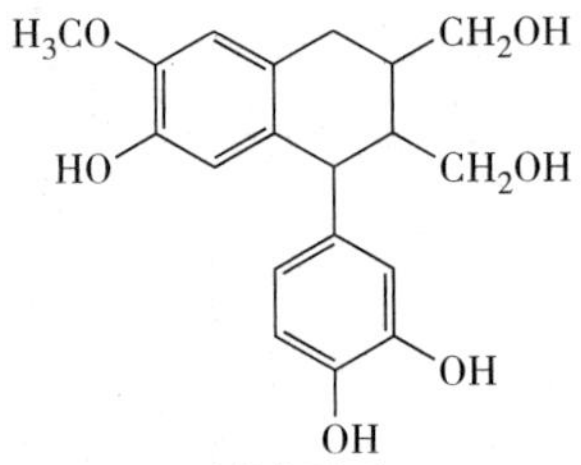

异紫杉脂素

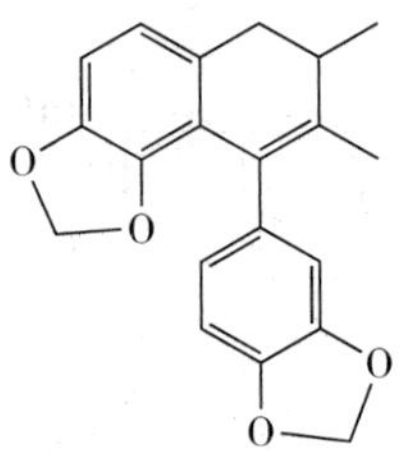

奥托肉豆蔻烯脂素

（五）环木脂内酯

环木脂内酯（cyclolignolides）又称芳基萘内酯。环木脂内酯是苯代萘类以 γ－碳原子缩合成内酯环而形成的衍生物。按其内酯环上羰基的取向可分为上向和下向两种类型。上向的称为4－苯代－2，3－萘内酯，下向的称为1－苯代－2，3－萘内酯。如 l－鬼臼毒脂素（*l*－podophyllotoxin）及其葡萄糖苷属1－苯代－2，3－萘内酯；赛菊芋脂素（helioxanthin）属4－苯代－2，3－萘内酯。

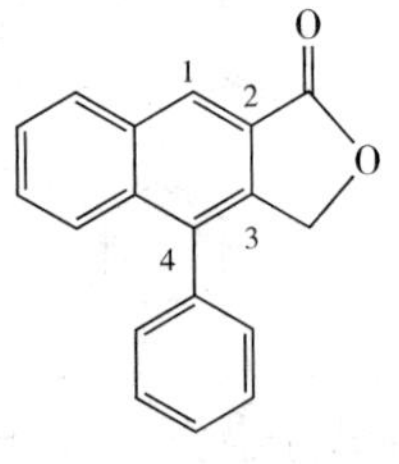

4－苯代－2，3－萘内酯

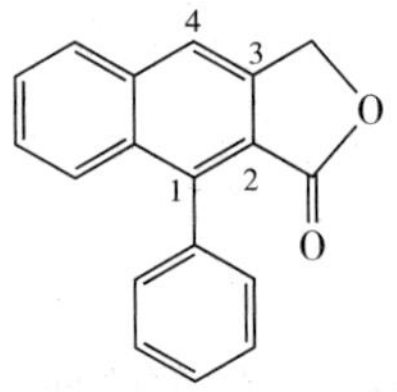

1－苯代－2，3－萘内酯

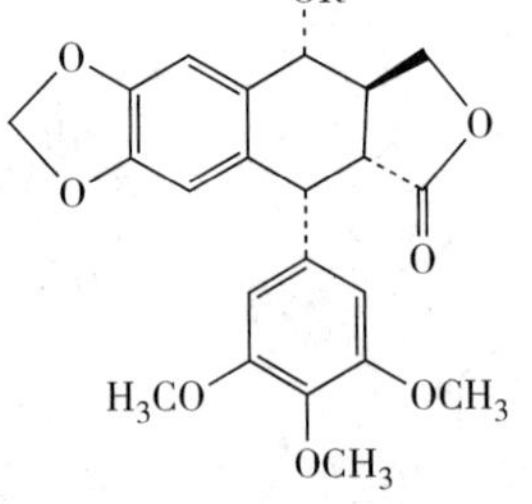

R＝H　*l*－鬼臼毒脂素
R＝Glc　*l*－鬼臼毒脂素－β－O－葡萄糖苷

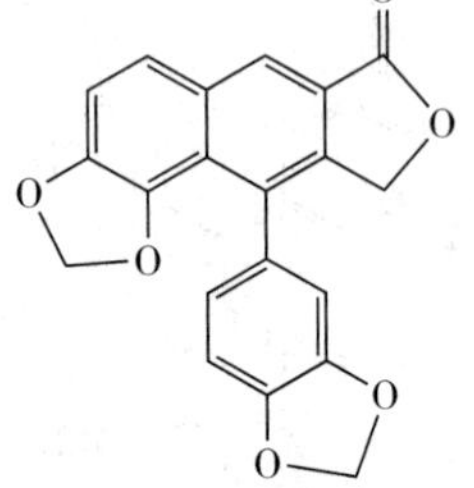

赛菊芋脂素

（六）双环氧木脂素

双环氧木脂素（bisepoxylignans）又称双四氢呋喃类，是由两分子苯丙素侧链相互连接形成两个环氧（即具有双骈四氢呋喃环）结构的一类木脂素。存在许多光学异构体，常见的有以下 4 种。

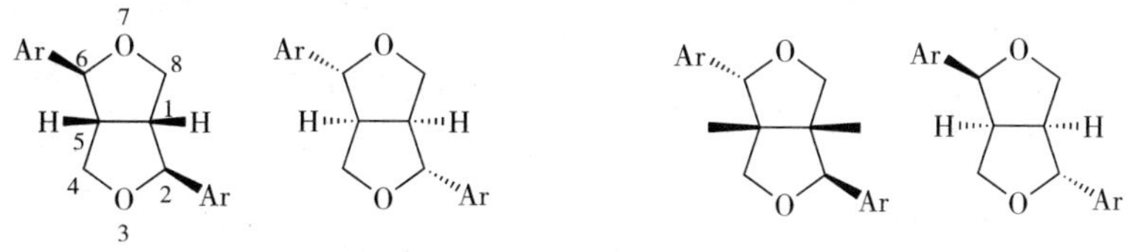

对映体　　　　对映体

Ar为芳基

连翘中的连翘脂素（phillygenol）及连翘苷（phillyrin），刺五加中的丁香脂素（syringaresinol），细辛中的 *l* – 细辛脂素（*l* – asarinin）均为双环氧木脂素。

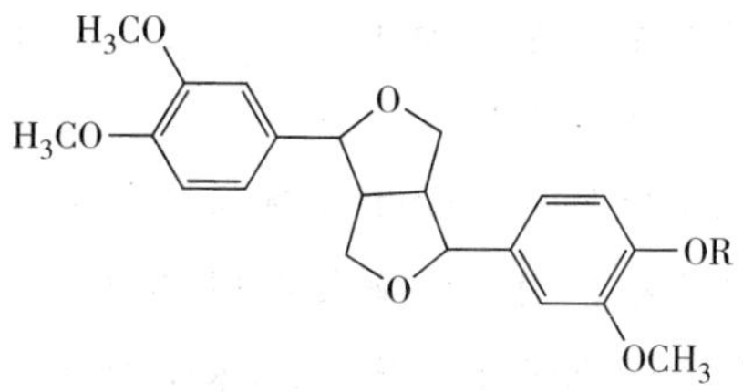

连翘脂素 R = H　　连翘苷　R = Glc

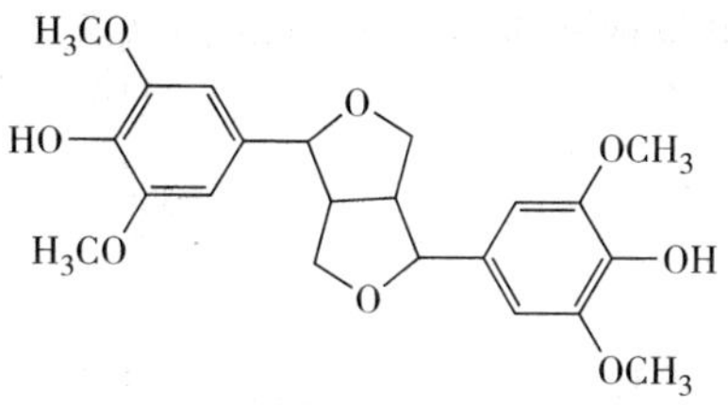

丁香脂素

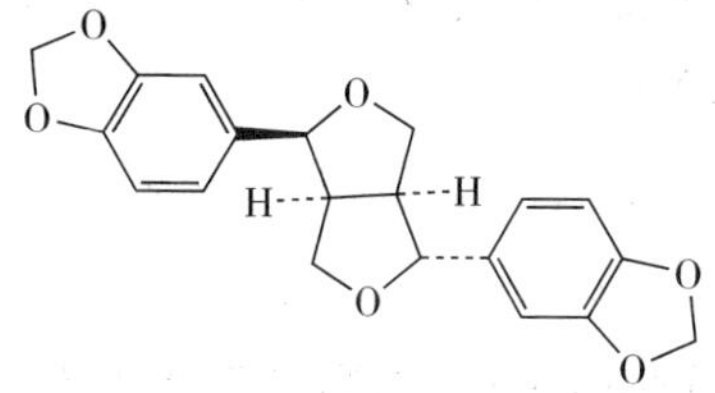

l – 细辛脂素

>>> 知识链接

金银花、连翘在新冠疫情防治中发挥重要作用

在新冠疫情防治过程中，中医药发挥了极其重要的作用。中医药早期介入干预，稳定人心，减少新发患者，从源头上防控疫情蔓延发挥了作用。疫情期间开出的预防及治疗型的药方，几乎全含有金银花和连翘这一组合。“金翘”配伍拥有几百年的中医药使用背景，是温病防治中常用的清热解毒的“药对”之一。众所周知的“银翘散、连花清瘟胶囊、双黄连”等都是以“金翘”为主要成分的复方药。张伯礼院士团队研究发现连翘败毒片等能抑制冠状病毒。钟南山院士团队最新研究证实连花清瘟胶囊在体外试验具有抗新冠病毒的作用。

中医药是中华文明的瑰宝，博大精深。中国历史上至少发生过 350 次以上的瘟疫，中医药辨治疫病已有数千年的历史，在治疗疫病过程积累了大量的成功经验和著作，这些成功经验今天仍然行之有效。

（七）联苯环辛烯类

联苯环辛烯类（dibenzocyclooctenes）具有联苯环辛烯结构。五味子属植物中的木脂素多属于这一类。如五味子醇（schizandrol），五味子素（schizandrin）。

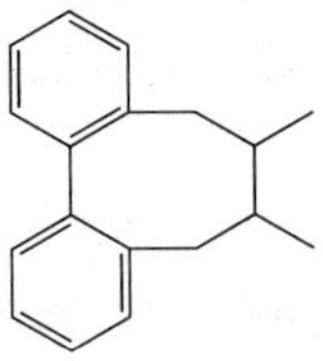

联苯环辛烯

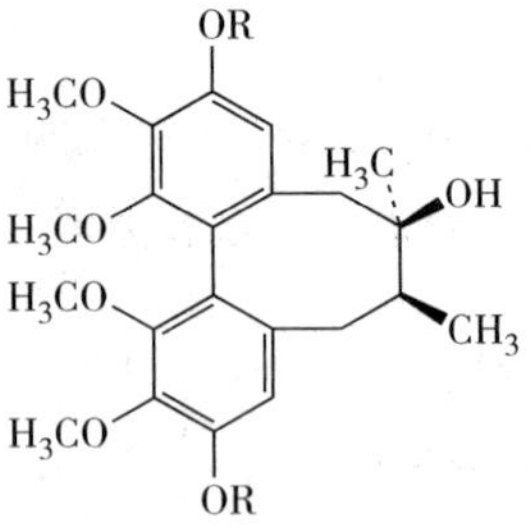

R = H　五味子醇
R = CH_3　五味子素

>>> 知识链接

我国自主研发的护肝药物 - 从五味子到联苯双酯

五味子是中医临床常用中药，具有收敛固涩，益气生津，补肾宁心的功效。20 世纪 60 ~ 70 年代，我国临床首次发现五味子对病毒性肝炎患者有降血清谷丙酶和改善症状的作用。在此期间，我国学者对五味子化学成分及其人工合成进行了大量研究，由于难度较大，无法提供满足药理研究的样品。在对五味子丙素合成中间体之一联苯双酯的药理活性研究中发现，其对四氯化碳中毒小鼠有降谷丙酶作用，后续研究中继续发现联苯双酯对多种化学性肝损伤动物均有保护作用，经临床试验肯定了联苯双酯对病毒性肝炎患者有降谷丙酶及主要指标的改善作用。经有关部门批准，联苯双酯成为我国首创的一种治疗肝炎的新药。五味子中含有的有效成分，如五味子醇甲、五味子甲素、五味子乙素等绝大多数均为木质素类衍生物，药理研究表明对蛋白质合成和肝糖原生成、化学性肝损伤有显著活性。从五味子到联苯双酯的发现，说明在开展天然药物化学研究中，多学科紧密配合的重要性，也是我国从天然产物中发现临床有效活性药物的典范。

（八）联苯类

联苯类（biphenylenes）木脂素中两个苯环通过 3 - 3′直接相连而成，其侧链是未氧化型。从中药厚朴树皮中分到的厚朴酚（magnolol）及日本厚朴树皮中的和厚朴酚（honokiol）是典型的联苯类木脂素。

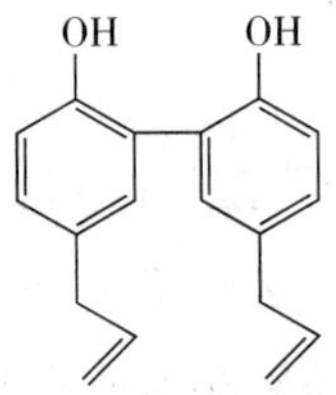

厚朴酚

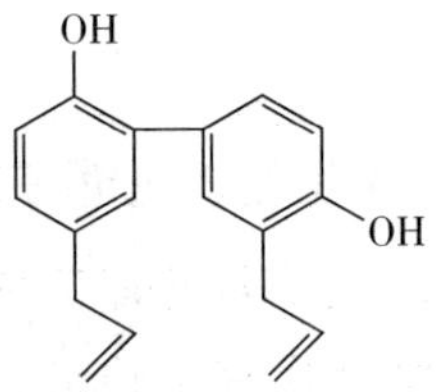

和厚朴酚

（九）苯骈呋喃类

苯骈呋喃类（benzofurans）是苯环与侧链连接形成呋喃氧环的一类木脂素。如马尾松苷 C（massonianoside C），Phyllnirurin 等。

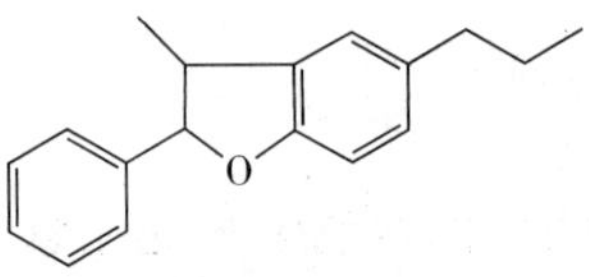

苯骈呋喃

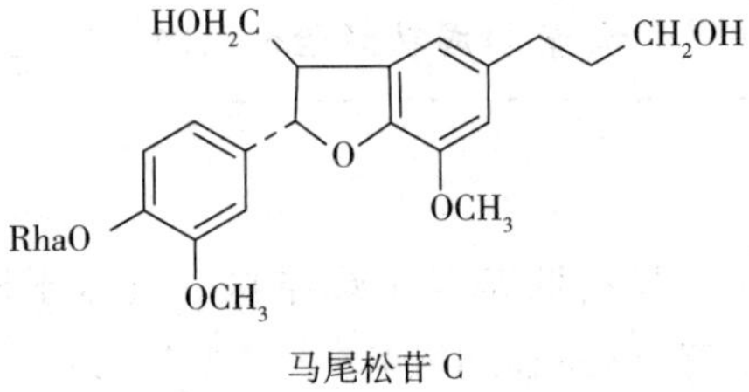

马尾松苷 C

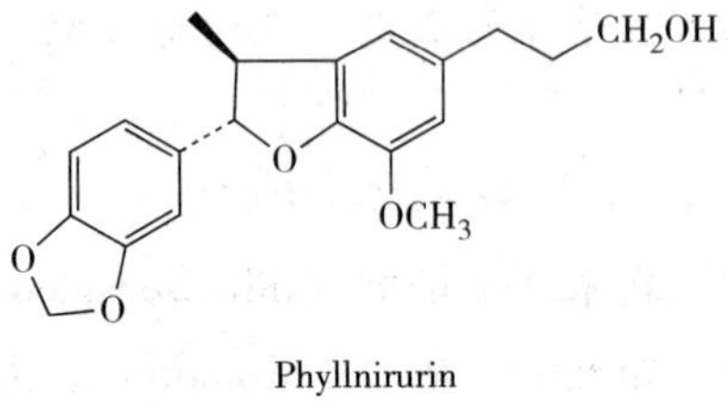

Phyllnirurin

还有一些混杂结构的木脂素，如具有保肝作用的水飞蓟素（silymarin）既有木脂素结构，又有黄酮结构。临床上用作保肝药治疗急性、慢性肝炎和肝硬化。

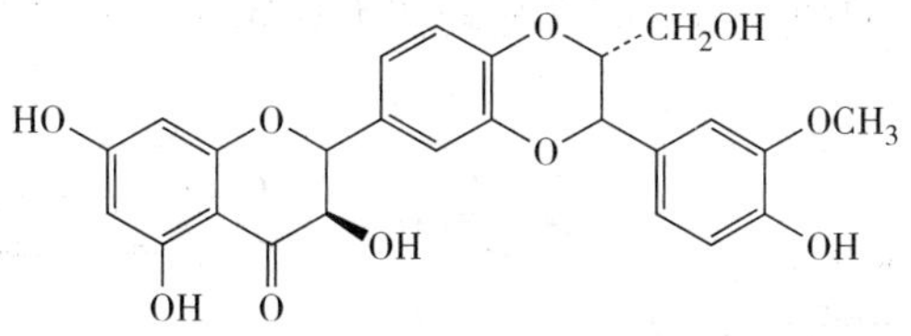

水飞蓟素

牛蒡根中的拉帕酚 A（lappaol A）、拉帕酚 B（lappaol B）均由 3 分子 C_6-C_3单体缩合而成，为三聚体，也可称为倍半木脂素（sesquilignans）。

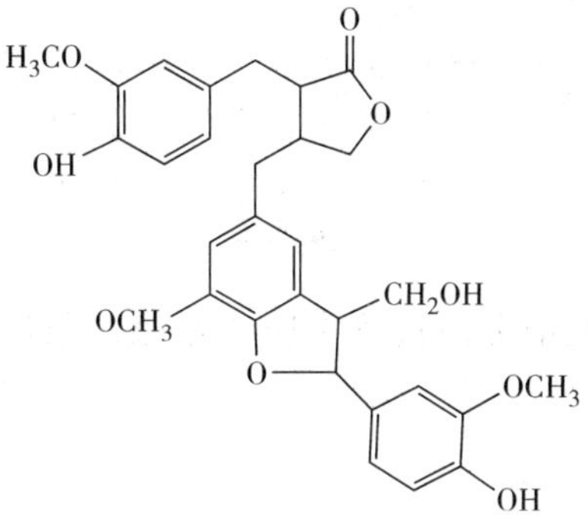

拉帕酚 A

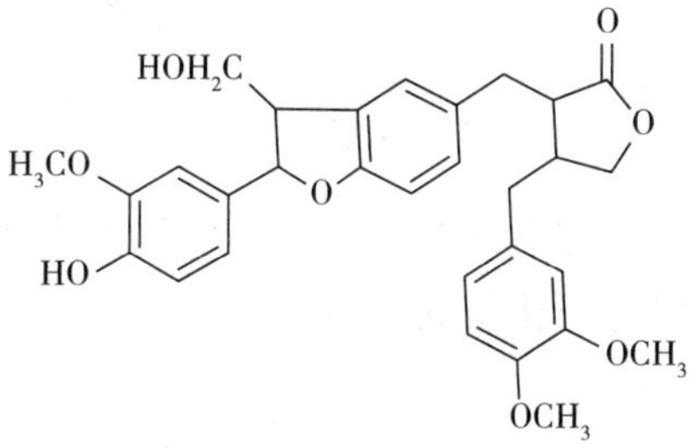

拉帕酚 B

二、木脂素的理化性质

（一）性状及溶解度

多数木脂素化合物是无色结晶，一般无挥发性，少数具升华性，如二氢愈创木脂酸。游离木脂素多具有亲脂性，一般难溶于水，易溶于苯、乙醚、三氯甲烷及乙醇等有机溶剂，具有酚羟基的木脂素类可溶于碱性水溶液中。木脂素苷类水溶性增大。

（二）光学活性与异构化作用

木脂素结构中常有多个手性碳原子或手性中心，大部分具有光学活性，遇酸易异构化。如天然鬼臼毒脂素具有苯代四氢萘环和 2α，3β 的反式构型的内酯环结构，其抗癌活性与分子中 C_1-C_2顺式和 C_2-C_3反式的构型有关，在光学活性上为左旋性 $[\alpha]_D-133°$。如在碱溶液中其内酯环很容易转变为 2β，3β 的顺式结构，所得异构体苦鬼臼脂素（picropodophyllin）的旋光性为右旋性 $[\alpha]_D+9°$，即失去抗癌活性。

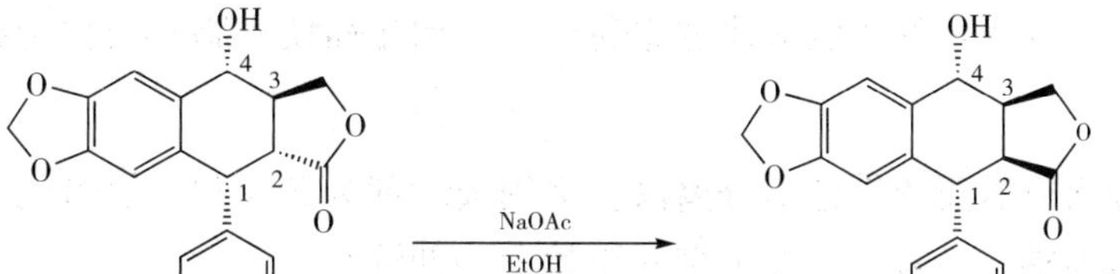

鬼臼毒脂素　　　　苦鬼臼脂素

此外，双环氧木脂素类常具有对称结构，在酸的作用下，呋喃环上的氧原子与苄基碳原子之间的键易于开裂，在重新闭环时构型即发生了变化。例如从麻油的非皂化物中提得的右旋 *d*－芝麻脂素（*d*－sesamin）在盐酸乙醇中加热时，部分转变为立体异构体 *d*－细辛脂素（*d*－asarinin）而达到平衡。又如细辛根中左旋的 *l*－细辛脂素，在盐酸乙醇中加热，即部分转变为立体异构体左旋的 *l*－芝麻脂素而达到平衡。

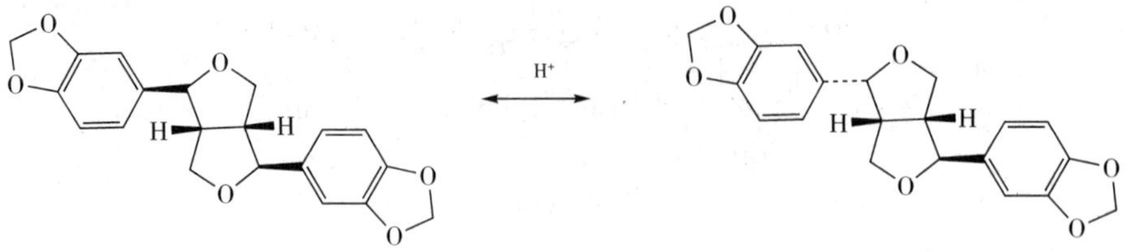

d–芝麻脂素　　　　*d*–细辛脂素

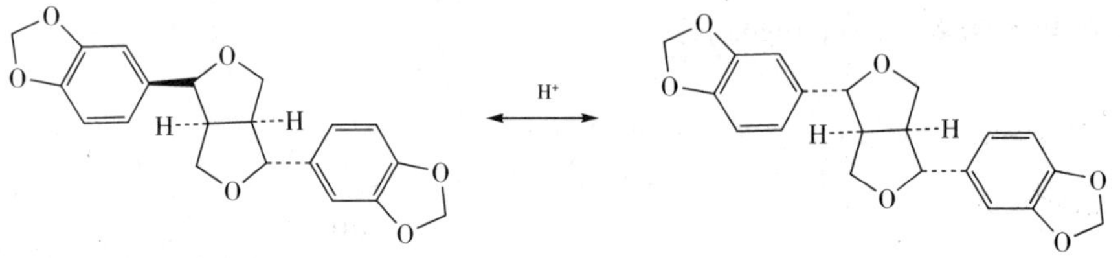

l–细辛脂素　　　　*l*–芝麻脂素

由于木脂素生理活性常与手性碳的构型有关，因此在提取分离过程中应注意操作条件，尽量避免与酸、碱接触，以防止构型的改变。

（三）显色反应

木脂素类母核类型较多，没有共同的特征反应。但一些木脂素结构中的特殊基团可产生显色反应，如酚羟基、亚甲二氧基及内酯环等，可利用这些功能基的性质和反应进行木脂素的检识，如用三氯化铁反应检查酚羟基的有无；用 Labat 反应检查亚甲二氧基的存在与否等。Labat 试剂为浓硫酸－没食子酸，与有亚甲二氧基的化合物反应产生蓝绿色。

三、木脂素的提取分离

（一）溶剂法

游离的木脂素亲脂性较强，能溶于乙醚等弱极性溶剂，在石油醚和苯中溶解度比较小。木脂素苷类极性较大，可按苷类的提取方法提取，如用甲醇或乙醇提取。一般常将药材先用乙醇或丙酮提取，提取液浓缩成浸膏后，用石油醚、乙醚、乙酸乙酯等依次萃取，可得到极性大小不同的部位。木脂素在植物体内常与大量的树脂状物共存，在用溶剂处理过程中容易树脂化，这是在提取分离过程中需要注意解决的问题。

（二）碱溶酸沉法

某些具有酚羟基或内酯环结构的木脂素可用碱水溶解，碱水液加酸酸化后，木脂素游离又沉淀析出，从而达到与其他组分分离目的。但应注意避免产生异构化而使木脂素类化合物失去生物活性。

（三）色谱法

木脂素的进一步分离还需要依靠色谱分离法。常用吸附剂为硅胶和中性氧化铝，洗脱剂可根据被分离物质的极性，选用石油醚－乙醚、三氯甲烷－甲醇等溶剂洗脱。

随着新技术的发展，最近有学者用超临界 CO_2 萃取法提取分离五味子中的木脂素成分，超临界 CO_2 萃取法与传统的提取分离法相比，没有有机溶剂残留，而且大大简化了工艺。

（四）提取分离实例

连翘苷的提取分离：连翘为木樨科植物连翘（*Forsythia suspense*）的干燥果实。连翘性微寒，味苦。

归肺、心、小肠经。具有清热解毒、消肿散结之功效。用于痈疽、瘰疬、乳痈、丹毒、风热感冒、温病初起、温热入营、高热烦渴、神昏发斑、热淋尿闭等症。药理研究证明连翘有显著的抑菌作用，其煎剂并有镇吐作用和抗肝损伤作用。

连翘果实含木脂素类成分，如连翘苷、连翘脂素、右旋松脂酚（pinoresinol）等；黄酮类化合物，如芦丁（rutin）；苯乙醇苷类如连翘酯苷类（forsythosides），具有较强的抑菌活性。连翘中的木脂素类有抑制磷酸二酯酶活性的作用。

连翘苷的提取分离流程如下。

连翘粗粉
↓ 75%乙醇回流提取
提取液
↓ 回收乙醇，依次用三氯甲烷、乙酸乙酯、正丁醇萃取
乙酸乙酯萃取物
↓ 硅胶柱色谱，三氯甲烷－甲醇（10∶1）洗脱
洗脱物
↓ 反复硅胶柱层析2～3次，甲醇重结晶
连翘苷

四、木脂素的结构鉴定

（一）紫外光谱

多数木脂素的两个取代芳环是两个孤立的发色团，其紫外吸收峰位置相似，吸收强度也具有加和性。一般在220～240nm（lgε>4.0）和280～290nm（lgε3.5～4.0）出现两个吸收峰。木脂素的立体构型对紫外光谱一般无影响，但在某些类型的木脂素中，紫外光谱亦可提供重要的结构信息。4－苯基萘类化合物在260nm显示最强峰（lgε>4.5），并在225、290、310和355nm显示强吸收峰，成为此类化合物的显著特征。根据这一特点，可将苯代四氢萘类化合物经化学脱氢后变成苯代萘类，再根据后者的紫外吸收确定其骨架类型。

（二）红外光谱

木脂素结构中常有羟基、甲氧基、亚甲二氧基、芳环及内酯环等基团，在IR光谱中均可呈现其特征吸收峰。例如，扁柏脂素（hinokinin）除具有苯环的特征吸收（1600cm^{-1}，1585cm^{-1}和1500cm^{-1}）外，还含有亚甲二氧基的特征吸收峰936cm^{-1}及饱和五元内酯环的吸收峰1780～1760cm^{-1}。苯代萘型木脂素中，多数有不饱和内酯环结构，在1760cm^{-1}显示特征吸收。

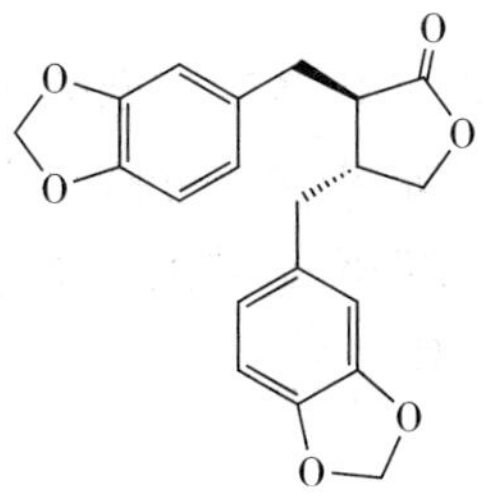

扁柏脂素

（三）核磁共振谱

木脂素的结构类型较多，其 NMR 光谱特征常因结构而异。下面仅就木脂素中几个类型化合物的 $^{1}H-NMR$ 和 $^{13}C-NMR$ 光谱规律作一简单介绍。

1. $^{1}H-NMR$ 谱

（1）单环氧木脂素　加尔巴新（galbacin）属于具有对称结构的单环氧木脂素，其结构和 $^{1}H-NMR$ 谱部分数据及归属如下表 5-3。

表 5-3　加尔巴新部分 $^{1}H-NMR$ 数据及归属

δ 值	归　属
1.05（6H，d）	H-9 和 H-9′
1.78（2H，m）	H-8 和 H-8′
4.61（2H，d）	H-7 和 H-7′
5.96（4H，s）	亚甲二氧基质子
6.82～6.93	芳环质子

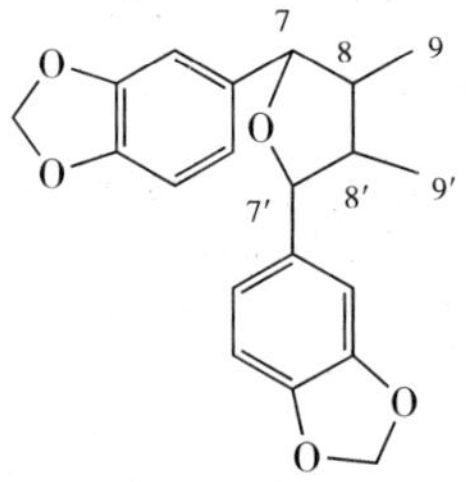

加尔巴新

从其数据可以看出，加尔巴新是具有对称结构的。

（2）环木脂内酯　用 $^{1}H-NMR$ 谱可以区别上向和下向两种类型的环木脂内酯。内酯环上向者，其 H-1 的 δ 值约为 8.25；而下向者，其 H-4 的 δ 值为 7.6～7.7。此外，内酯环中亚甲基质子的 δ 值与环的方向也有关，下向者 δ 值为 5.32～5.52，而上向者其 δ 值为 5.08～5.23。

这是因为 C（苯）环平面与 A、B（萘）环平面是垂直的，内酯环上向时，环中亚甲基处在 C 环面上，受苯环各向异性屏蔽效应的影响，故位于较高磁场。

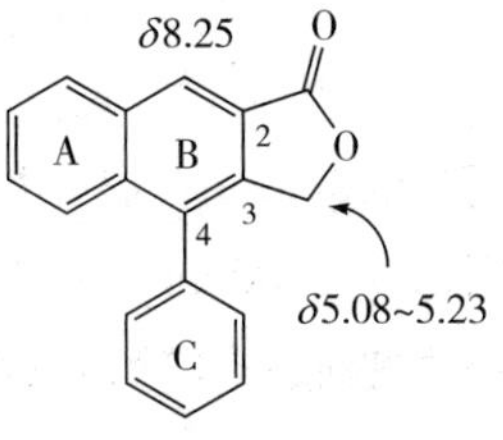

4-苯代萘内酯

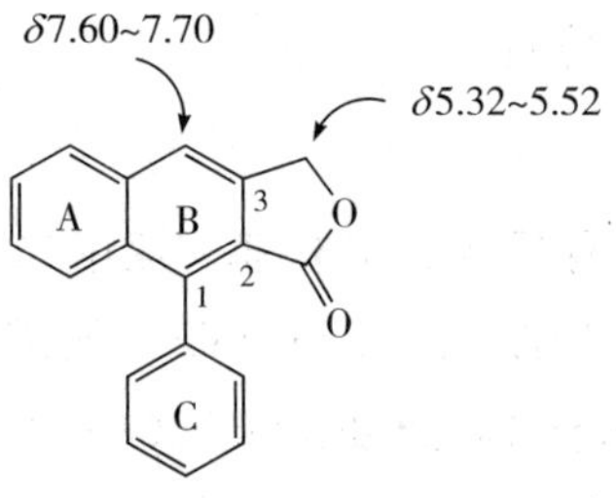

1-苯代萘内酯

（3）双环氧木脂素　在双环氧木脂素的异构体中，根据 $^{1}H-NMR$ 谱中 H-2 和 H-6 的 J 值，可以判断两个芳香基是位于同侧还是位于异侧。如果位于同侧，则 H-2 与 H-1 及 H-6 与 H-5 均为反式构型，其 *J* 值相同，为 4～5Hz；如两个芳香基位于异侧，则 H-2 与 H-1 为反式构型，*J* 值为 4～5Hz，而 H-6 与 H-5 则为顺式构型，*J* 值约为 7Hz。

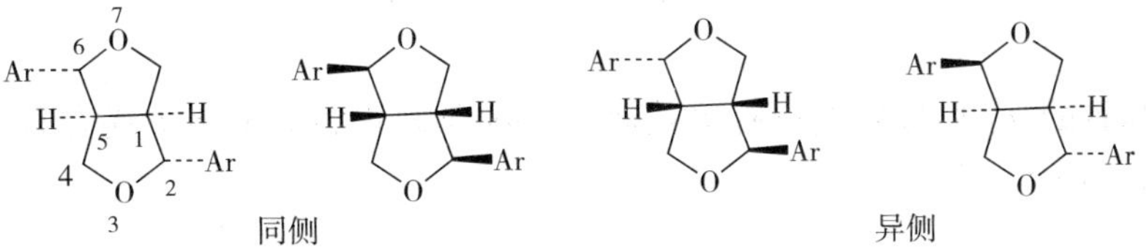

同侧　　　　异侧

2. ^{13}C－NMR 谱 化合物Ⅰ、Ⅱ、Ⅲ分别属简单木脂素、木脂内酯和环木脂素，其^{13}C－NMR 信号如表 5－4 所示。

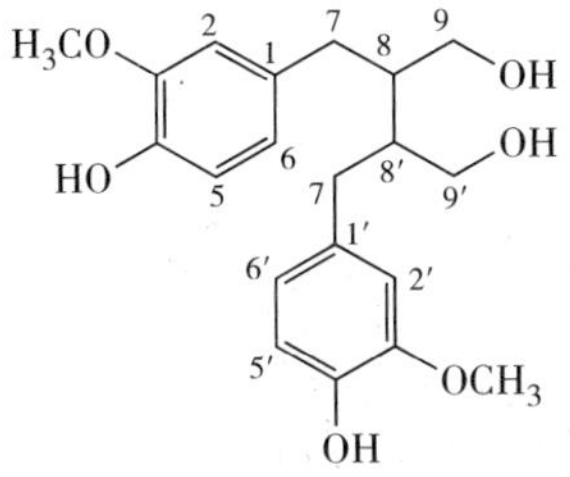

（Ⅰ）

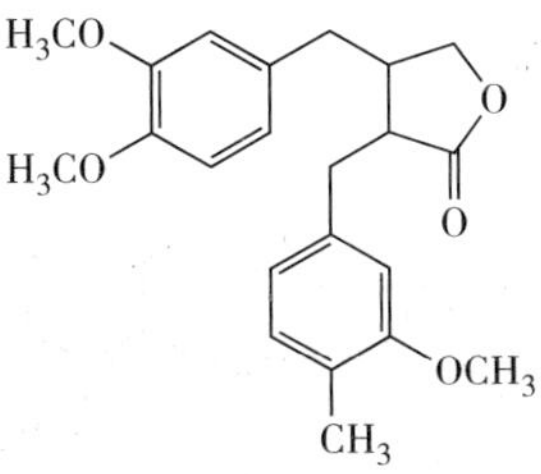

（Ⅱ）

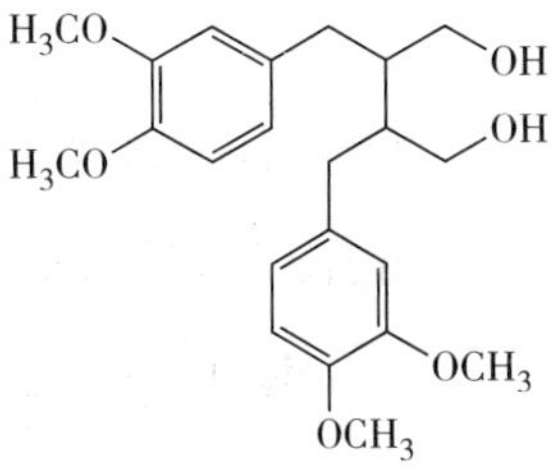

（Ⅲ）

表 5－4　三种木脂素的^{13}C－NMR 谱数据

化合物	Ⅰ	Ⅱ	Ⅲ
C－1	132.4	129.4	131.7
C－2	111.7	110.8	112.8
C－3	146.6	146.4	148.9
C－4	143.7	144.2	146.9
C－5	114.3	113.9	110.8
C－6	121.5	121.2	121.7
C－7	35.8	38.3	48.0
C－8	43.7	40.9	48.2
C－9	60.5	71.3	62.6
C－1′	132.4	129.5	128.1
C－2′	111.7	111.3	110.7
C－3′	146.6	146.5	147.3
C－4′	143.7	144.3	147.0
C－5′	114.3	114.3	111.9
C－6′	121.5	121.9	137.6
C－7′	35.8	34.5	33.2
C－8′	43.7	46.5	39.9
C－9′	60.5	178.6	66.2
OMe	55.7	55.7	55.7

从表 5－4 可以看出有以下规律：

（1）化合物Ⅰ中 $C_1－C_9$位碳的 δ 值和与之相对应的 $C_{1'}－C_{9'}$位碳的 δ 值分别相同，其他碳的化学位移也完全相同，这是由于它所连接的两个芳香基是对称的。

（2）化合物Ⅰ、Ⅱ和Ⅲ的 3，4 位和 3′，4′位 δ 值均高于芳香环上其他位置上碳的 δ 值，因为它们都连有含氧基团（羟基或甲氧基）。

（3）化合物Ⅱ的9′位碳δ值为178.6（一般酯中羰基碳的δ值范围为165～180），位于最低场，因其是内酯环羰基。

（4）化合物Ⅰ和Ⅲ的9、9′位碳上连有醇羟基，而化合物Ⅱ的9位碳上连有氧，因此其δ值均高于7、8、7′和8′位碳的δ值。

（四）MS谱

游离木脂素可用EI－MS谱测定，多数木脂素可得到分子离子峰。木脂素因有苄基基团，从而可发生苄基裂解。

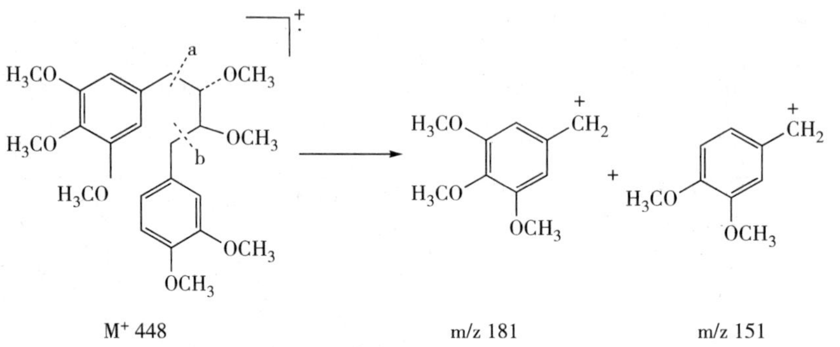

通常用FAB法测定木脂素苷类的质谱，如phyllanthostatin A用FAB－MS法在给出分子离子峰同时，并进一步失去糖基，产生M^+－162离子峰。

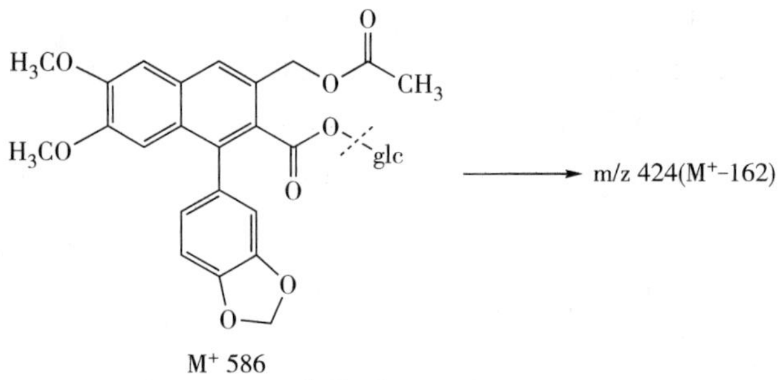

phyllanthostatin A

五、木脂素的研究实例

牛蒡子中牛蒡苷的研究：牛蒡子为菊科植物牛蒡（*Arctium lappa*）的干燥成熟果实。其味辛、苦，性寒。归肺、胃经。具有疏散风热，宣肺透疹，解毒利咽的功效。用于风热感冒，咳嗽痰多，麻疹，风疹，咽喉肿痛，痄腮，丹毒，痈肿疮毒等症。

取干燥的牛蒡子药材粗粉2.0kg，用石油醚脱脂。脱脂后的药材粉末用70%乙醇回流提取3次，每次1.5小时。合并提取液，减压浓缩干燥，得到干浸膏230g。浸膏加水混悬，用乙酸乙酯萃取，得乙酸乙酯萃取部分110g。取乙酸乙酯萃取物40g，经常压硅胶柱层析，以二氯甲烷－甲醇（100∶1～10∶1）梯度洗脱，每100ml收集为一个流分，共收集64份。第6～15流分，以石油醚－乙酸乙酯（10∶1～1∶10）经常压硅胶柱层析梯度洗脱，每5ml收集一个流分，共收集35份，薄层色谱跟踪检测，合并第32～38流分，回收溶剂后放置析晶，得粗晶。将粗晶用乙酸乙酯洗2次，出现纯白色沉淀，减压过滤，得到纯白色粉末10g，标记为化合物Ⅰ。化合物Ⅰ的结构确定方法如下。

化合物Ⅰ为白色无定形粉末，易溶于三氯甲烷。$[\alpha]_D$－48.8°；UVλ_{max}^{MeOH}nm：199（末端吸收），228，278；IR（KBr）cm^{-1}：3422.97（OH），1763.26（C＝O），1607.2（C＝C）；API－ESm/z：577

[M + Na]⁺，示其分子量为535，分子式 $C_{27}H_{34}O_{11}$（计算值：534.5523）；$^{1}H-NMR$ 谱数据及归属见表5－5，$^{13}C-NMR$ 谱数据及归属见表5－6。由以上数据推断化合物Ⅰ为牛蒡子苷（arctin），结构式为：

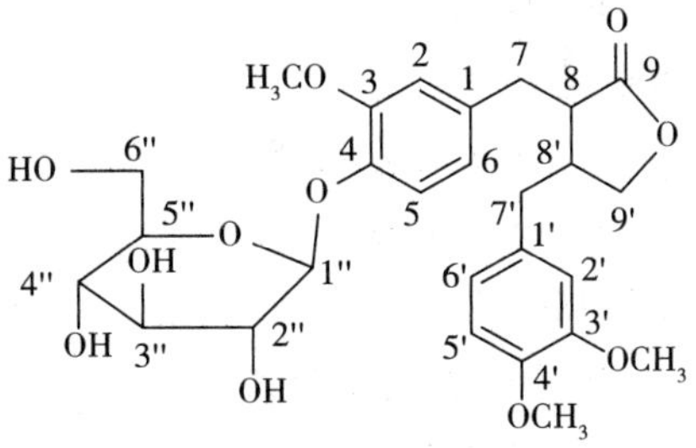

表5－5　化合物Ⅰ的 $^{1}H-NMR$ 谱数据

No.	δ	No.	δ
2	6.67（d，2Hz）	5′	6.66（dd，8，2Hz）
5	6.88（dd，8，2Hz）	6′	6.60（d，8Hz）
6	6.56（d，8Hz）	7′	2.64（m）
7	2.87（m）		2.68（m）
8	2.60（m）	8′	2.56（m）
	2.56（m）	9′	4.33（m）
2′	6.47（m）		

表5－6　化合物Ⅰ的 $^{13}C-NMR$ 谱数据

No.	δ	No.	δ
1	134.1	6′	122.0
2	113.4	7′	38.8
3	150.5	8′	42.4
4	149.0	9′	72.9
5	117.7	1″	102.8
6	122.9	2″	74.8
7	35.3	3″	77.7
8	47.6	4″	71.3
9	181.3	5″	78.1
1′	132.6	6″	62.4
2′	112.9	OCH_3	56.7
3′	150.3		56.4
4′	146.8		56.4
5′	114.6		

答案解析

目标测试

一、选择题

【A型题】

1. 与碱作用发生开环的化合物是（　）
   A. 厚朴酚　　B. 麻黄碱　　C. 大黄素
   D. 紫草素　　E. 紫花前胡素

2. 香豆素类化合物具有荧光的原因是结构中的7位连有（　）

A. 酚羟基　　B. 苯环　　C. 烷基

D. 甲氧基　　E. 羧基

3. 中药五味子中所含的主要木脂素是（　）

A. 简单木脂素　　B. 单氧环木脂素　　C. 环木脂内酯木脂素

D. 联苯环辛烯型木脂素　　E. 新木脂素

4. 香豆素类在Gibb's反应中主要是判断（　）

A. 6位有无取代基　　B. 7位有无取代基　　C. 8位有无取代基

D. 是否开环　　E. 是否氧化

5. 主要含有木脂素类成分的中药是（　）

A. 人参　　B. 五味子　　C. 三七

D. 柴胡　　E. 薄荷

6. 香豆素的Emerson反应阳性应是（　）

A. 蓝色　　B. 黄色　　C. 绿色

D. 红色　　E. 橙色

【B型题】

（1～2题共用备选答案）

A. 简单香豆素　　B. 呋喃香豆素　　C. 新木脂素

D. 黄酮苷　　E. 简单木脂素

1. 补骨脂中主要成分的类型是（　）

2. 秦皮中主要成分的类型是（　）

【X型题】

1.《中国药典》中质量控制成分为香豆素类的是（　）

A. 秦皮　　B. 大黄　　C. 前胡

D. 马兜铃　　E. 补骨脂

2. 香豆素的荧光性质包括（　）

A. 香豆素母体无荧光　　B. 呋喃香豆素显红色荧光

C. 在碱溶液中荧光加强　　D. 在C_8位引入羟基后荧光加强

E. 在C_7位引入羟基后荧光加强

二、简答题

1. 连翘中主含的木脂素属于什么类型？
2. 木脂素的基本结构是什么？
3. 木脂素的性状如何？
4. 木脂素有哪些溶解度特征？
5. 木脂素类成分在提取时有哪些注意事项？

书网融合……

思政导航　　本章小结　　微课1　　微课2　　题库

第六章　黄酮类化合物

PPT

学习目标

知识目标

1. 掌握　黄酮类化合物的含义和结构类型；黄酮类化合物理化性质和不同类型的化学鉴别方法；黄酮类化合物的提取与分离方法和检识方法。

2. 熟悉　黄酮类化合物的波谱特征。

3. 了解　黄酮类化合物结构研究中应注意的问题。

能力目标　通过本章学习，能够融会贯通黄酮类化合物需要掌握的知识点，能够自主对以黄酮类化合物为主要成分的植物设计提取、分离、纯化、鉴定的实验，并初步解析主要成分的化合物。

黄酮类化合物（flavonoids）是广泛存在于自然界且具有广泛生物活性的一类重要化学成分，其多存在于高等植物及蕨类植物中，而在菌类、藻类、地衣类等低等植物中较少存在。黄酮类化合物在植物体内大部分以与糖结合成苷的形式存在，一部分以游离形式的苷元存在。在植物的花、叶、果实等器官中，多为苷类，而在木质部坚硬组织中，则多为游离的苷元。

1952 年以前，黄酮类化合物主要是指基本母核为 2－苯基色原酮（2－phenylchromone）的一类化学成分。现在则是泛指两个苯环（A 环与 B 环）通过三个碳原子相互连接而成的一系列化合物，大多具有 $C_6-C_3-C_6$ 的基本骨架。

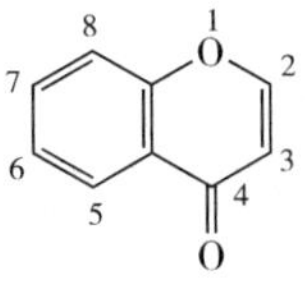

色原酮

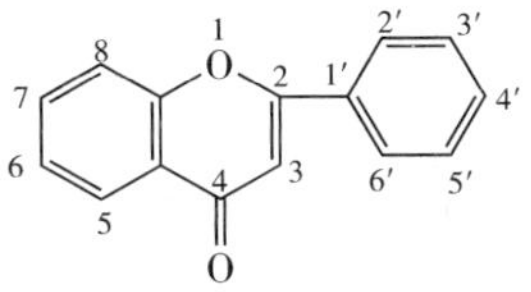

2－苯基色原酮

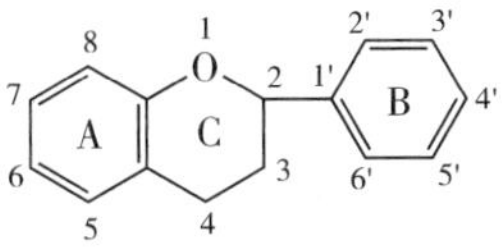

$C_6-C_3-C_6$

黄酮类化合物是天然药物中一类重要的有效成分，具有多方面的生物活性。主要有：①对心血管系统的作用。如葛根总黄酮及葛根素（puerarin）、银杏叶总黄酮等具有扩张冠状血管、降低心肌耗氧量的作用，临床上可用于治疗冠心病；芦丁（rutin）、橙皮苷（hesperidin）、新橙皮苷（neohesperidin）、（＋）－儿茶素[（＋）－catechin]、香叶木苷（diosmin）等成分具有降低毛细血管脆性及异常通透性的作用，能缩短流血时间，可用作防治高血压及动脉硬化的辅助治疗剂。②保肝作用。如水飞蓟素（silymarin）、异水飞蓟素（silydianin）及次水飞蓟素（silychristin）等有肝保护作用，临床上用于治疗急、慢性肝炎，肝硬化及多种中毒性肝损伤等疾病；另外，（＋）－儿茶素近来也用作抗肝脏毒药物。③抗菌、抗病毒作用。如木犀草素（luteolin）、黄芩苷（baicalin）、黄芩素（baicalein）、汉黄芩素（wogonin）等均有一定程度的抗菌作用；二氢槲皮素（dihydroquercetin）及山柰酚（kaempferol）等有抗病毒作用；茶叶中富含的黄酮类化合物也有抑制经口腔传播的病原体的作用。④抗肿瘤作用。如牡荆素（vitexin）、桑色素（morin）、（＋）－儿茶素等具有抗肿瘤作用。⑤抗炎作用。金荞麦（*Fagopyrum dibotrys*）中的双聚原矢车菊苷元有抗炎、祛痰、解热、抑制血小板聚集与提高机体免疫功能的作用，临床用于肺脓肿及其他感染性疾病；羟乙基芦丁及棉花皮苷（gossypin）对胃溃疡有治疗及预防作用，其抗炎作用可能与前列腺素（PG）生物合成过程中的脂氧合酶（lipoxygenase）受到抑制有关。⑥解痉作用。如异甘草素（isoliquiritigenin）及大豆素（daidzein）等具有类似罂粟碱（papaverine）解除平滑肌痉挛的作用；大豆苷（daidzin）、葛根素（puerarin）等葛根黄酮类成分可以缓解高血压患者的头痛等症状。⑦雌激素样作用。如染料木素（genistein）、大豆素（daidzein）、鹰嘴豆芽素 A（biochanin A）等异黄酮类均具有雌性激素样作用，这可能是由于它们与己烯雌酚结构相似的缘故。⑧抗氧化作用。如银杏黄酮、甘草黄酮、沙棘总黄酮、大豆异黄酮、芦丁、槲皮素（quercetin）、灯盏花素等能明显清除自由基，有较强的抗氧化作用。⑨对呼吸系统的作用。如杜鹃素（farrerol）、川陈皮素（nobiletin）及槲皮素具有止咳祛痰作用；异芒果素存在于石韦、芒果和知母中，有止咳祛痰作用。⑩泻下作用。如多花蔷薇果实中的营实苷 A（multiflorin A）有致泻作用。此外，有研究表明，黄酮化合物对糖尿病及其并发症均有一定的预防或治疗效果；有些黄酮类化合物有良好的中枢神经保护作用和抗辐射的能力。

知识链接

黄酮类化合物的研究

黄酮类化合物的发现历史十分悠久。早在20世纪30年代初，欧洲一位药物化学家在研究柠檬皮的乙醇提取物时无意中得到一种白色结晶，将其命名为“维生素 P”。动物试验证实：维生素 P 的抗坏血作用胜过维生素 C 10 倍。2 年后，这位科学家进一步发现：维生素 P 实际上是一种由黄酮组成的混合物而非单一物质，故后来有人形象化地将维生素 P 更名为柠檬素。据后人研究，柠檬素含多种黄酮，其主要组分为橙皮苷。这位最早发现维生素 P 的科学家在 8 年后荣获诺贝尔化学奖。遗憾的是，包括柠檬素在内的黄酮的药用研究却始终未有实质性进展。

第一节 黄酮类化合物的结构与分类

一、结构与分类 微课 1

根据黄酮类化合物中 A 环与 B 环间三碳链的氧化程度、B 环连接位置（2－或 3－位）以及三碳链是否构成环状等特点，可将主要的天然黄酮类化合物分类，如表 6－1 所示。

表 6－1 黄酮类化合物的主要结构类型

类型	基本结构	类型	基本结构
黄酮类（flavones）	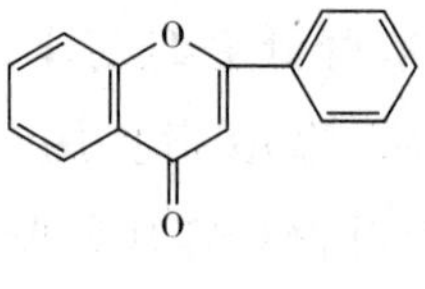	二氢黄酮类（flavanones）	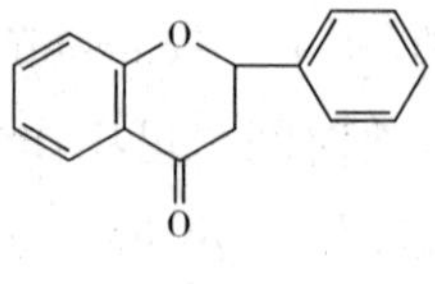
黄酮醇类（flavonols）	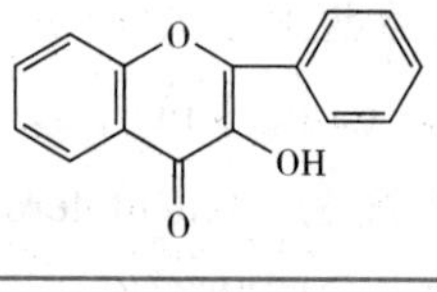	二氢黄酮醇类（flavanonols）	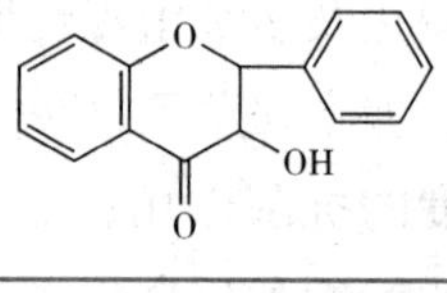

续表

类型	基本结构	类型	基本结构
异黄酮类（isoflavones）	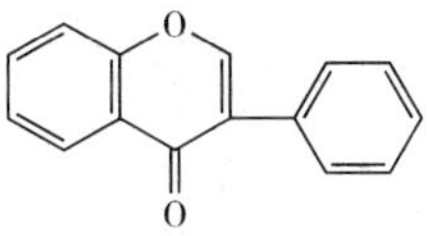	二氢异黄酮类（isoflavanones）	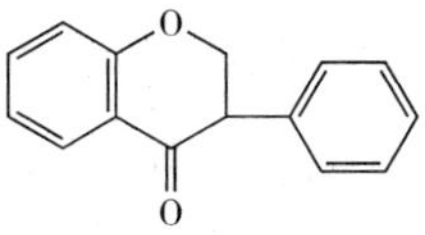
查耳酮类（chalcones）	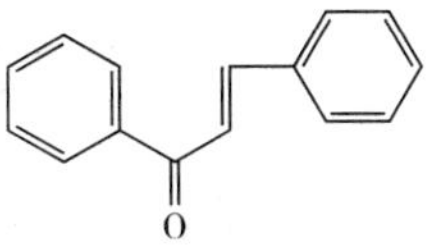	二氢查耳酮类（dihydrochalcones）	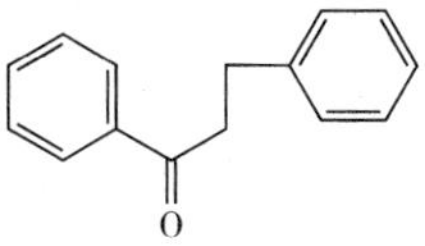
橙酮类（噢哢类）（aurones）	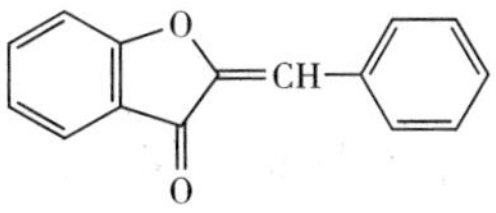	花色素类（anthocyanidins）	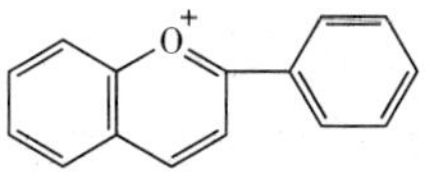
黄烷－3－醇类（flavan－3－ols）	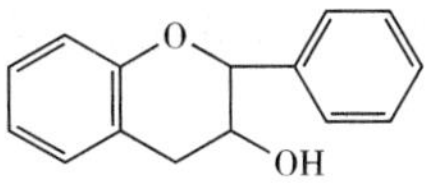	黄烷－3，4－二醇类（flavan－3，4－diols）	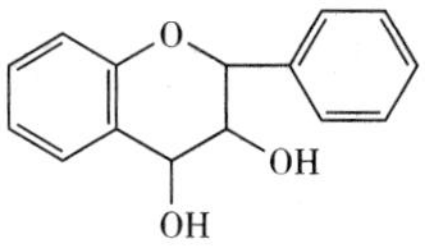
双黄酮类（bisflavones）	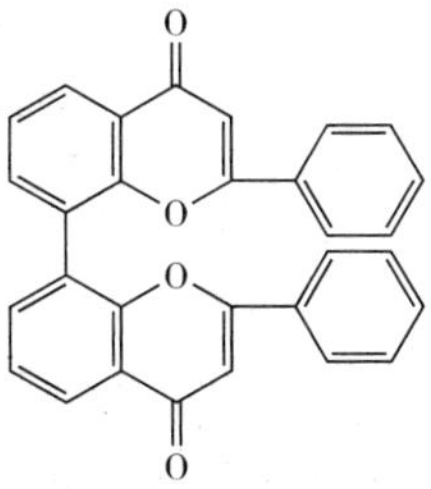	吅酮类（双苯吡酮类）（xanthones）	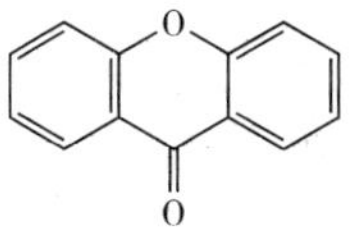

黄酮类化合物在天然药物中大多以苷类形式存在，由于苷元不同，以及糖的种类、数目、连接位置、连接方式的不同，形成了数目众多、结构各异的黄酮苷化合物。组成黄酮苷的糖类主要有：

单糖类：D－葡萄糖（D－glucose）、D－半乳糖（D－galactose）、D－木糖（D－xylose）、L－鼠李糖（L－rhamnose）、L－阿拉伯糖（L－arabinose）及D－葡萄糖醛酸（D－glucuronic acid）等。

双糖类：槐糖（Glcβ1→2Glc）（sophorose）、龙胆二糖（Glcβ1→6Glc）（gentiobiose）、芸香糖（Rhaα1→6Glc）（rutinose）、新橙皮糖（Rhaα1→2Glc）（neohesperidose）、刺槐二糖（Rhaα1→6Gal）（robinobiose）等。

三糖类：龙胆三糖（Glcβ1→6Glcβ1→2Fru）（gentianose）、槐三糖（Glcβ1→2Glcβ1→2Glc）（sophorotriose）等。

酰化糖类：2－乙酰基葡萄糖（2－acetylglucose）、咖啡酰基葡萄糖（caffeoylglucose）等。

在黄酮类的氧苷中，糖的连接位置与苷元结构类型有关。例如：黄酮、二氢黄酮和异黄酮苷类，多在7－OH上形成单糖链苷。黄酮醇和二氢黄酮醇苷类中多在3－，7－，3′－，4′－OH上形成单糖链苷或在3，7－，3′，4′－及7，4′－二OH上形成双糖链苷。在花色苷类中，多在3－OH上连接一个糖或形成3，5－二葡萄糖苷。

除常见的O－苷外，在天然药物中还发现C－苷，在C－苷中糖多连接在6位或8位或6、8位都连接，如牡荆素、葛根素等。

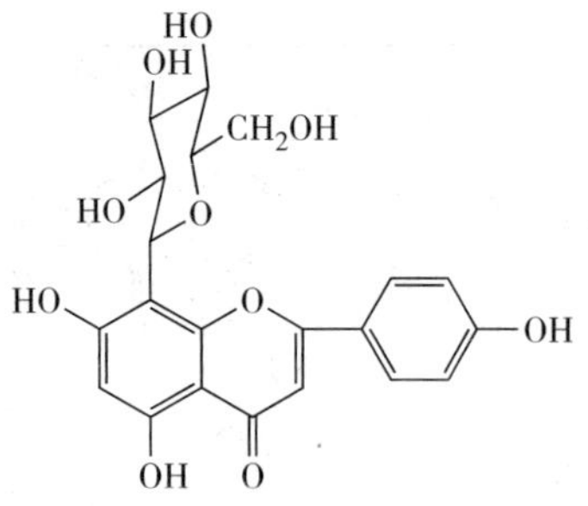

牡荆素

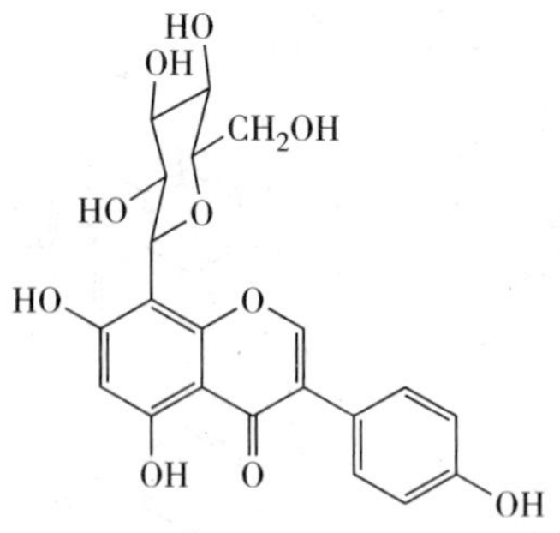

葛根素

（一）黄酮类

黄酮类即以 2 - 苯基色原酮为基本母核，且 3 位上无含氧基团取代的一类化合物。广泛分布于被子植物中，以芸香科、蔷薇科、唇形科、玄参科、爵床科、苦苣苔科、菊科等植物中存在较多。常见的黄酮及其苷类有芹菜素（apigenin）、木犀草素（luteolin）、黄芩苷（baicalin）等。

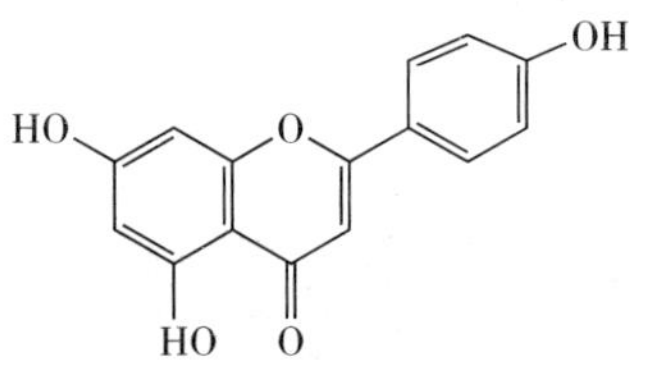

芹菜素

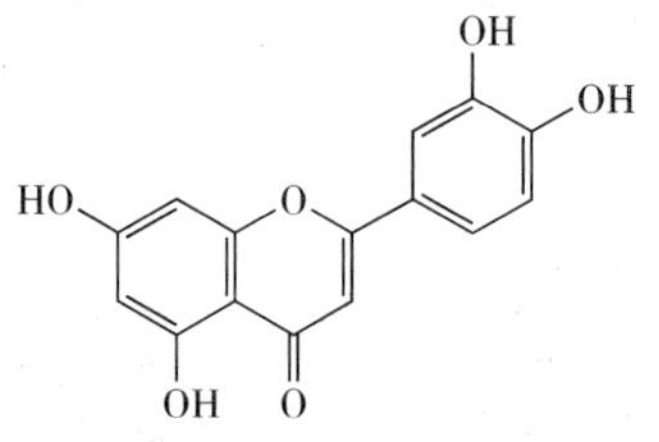

木犀草素

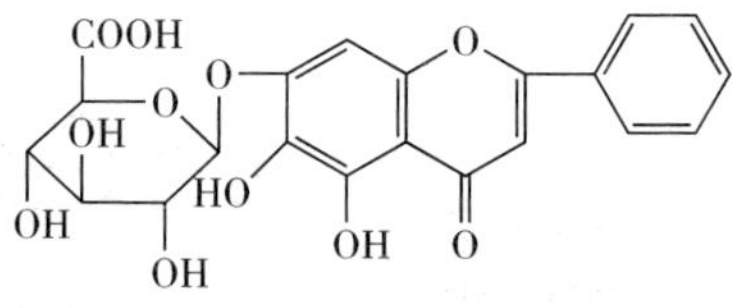

黄芩苷

唇形科植物黄芩（*Scutellaria baicalensis*）中分离出的黄酮类化合物有黄芩苷（baicalin）、黄芩素（baicalein）、汉黄芩苷（wogonoside）、汉黄芩素（wogonin）、汉黄芩素 - 5β - D - 葡萄糖苷（wogonoside - 5β - D - glucoside）、木蝴蝶素 A（oroxylin A）、黄芩黄酮Ⅰ（skullcapflavone Ⅰ）、黄芩黄酮Ⅱ（skullcapflavone Ⅱ）、白杨素（chrysin）等 20 种成分，其中黄芩苷是解热、镇静和利尿作用的主要有效成分。《中国药典》(2020 年版）规定，本品含黄芩苷（$C_{21}H_{18}O_{11}$）不得少于 9.0%。黄芩苷具有抗菌抗炎以及利胆、抗过敏、解热和解毒作用，是成药“银黄片”的主要成分，用于治疗传染性肝炎，对降低急性黄疸型、无黄疸型及慢性肝炎活动期中谷丙转氨酶的效果良好。

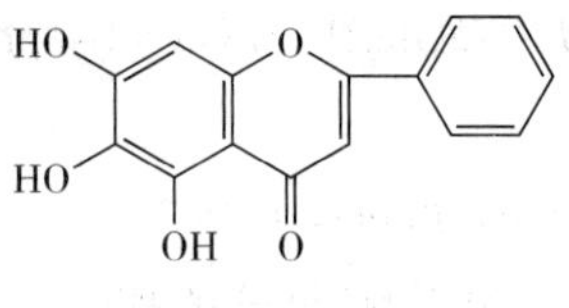

黄芩素

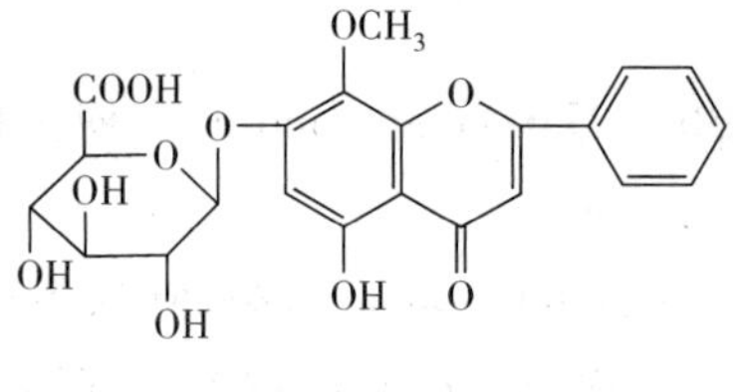

汉黄芩苷

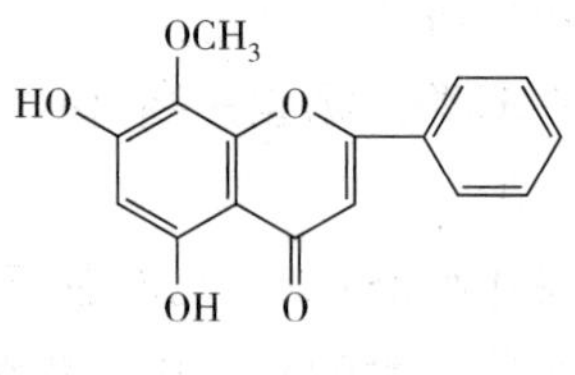

汉黄芩素

（二）黄酮醇类

黄酮醇类的结构特点是在黄酮基本母核的 3 位上连有羟基或其他含氧基团。较广泛分布于双子叶植物，特别是一些木本植物的花和叶中。常见的黄酮醇及其苷类有山柰酚（kaempferol）、槲皮素（quercetin）、杨梅素（myricetin）、芦丁（rutin）等。

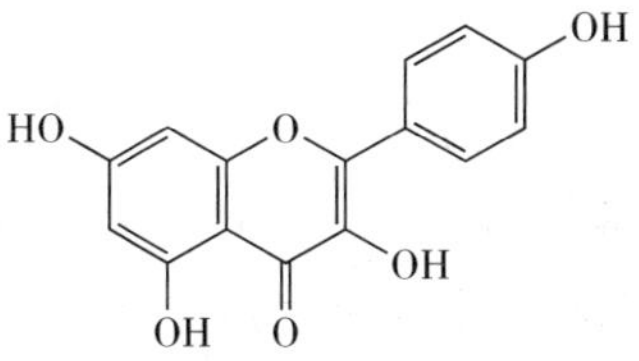

山柰酚

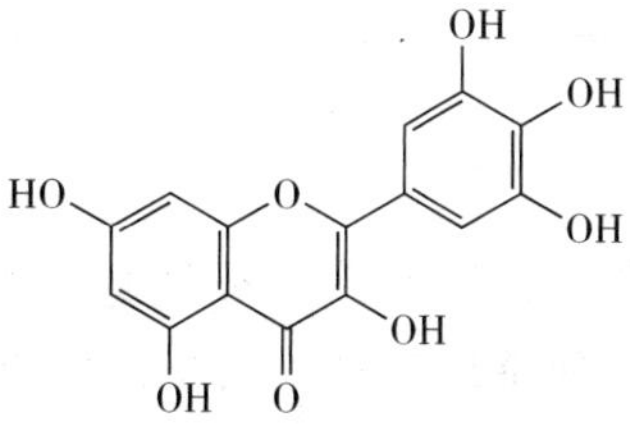

杨梅素

槐米为豆科植物槐（*Sophora japonica*）的花蕾，含有黄酮醇类化合物，主要是芦丁和槲皮素等成分。芦丁可用于调节毛细血管壁渗透的作用，临床上用于治疗毛细血管脆性引起的出血症，作为高血压症的辅助治疗药物。

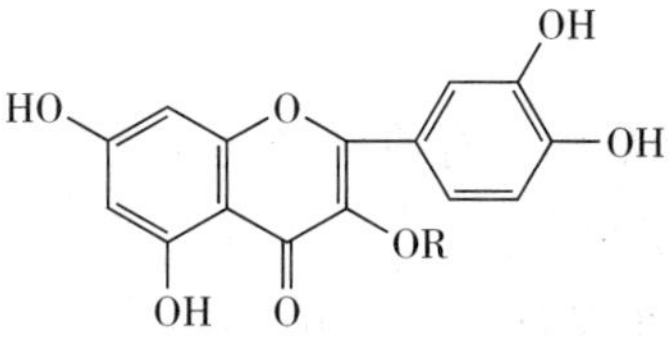

槲皮素　R = H

芦丁　R = 芸香糖基

小檗科植物淫羊藿（*Epimedium brevicomu*）主要包括淫羊藿苷（icariin）、淫羊藿次苷（icariside）、淫羊藿新苷（epimedoside A ~ E）、淫羊藿素（noricaritin）、淫羊藿脂素（icariresinol）等。淫羊藿苷具有抗神经元损伤、促神经突触生长、促成骨、抗炎症、抗肿瘤、抗抑郁等作用。

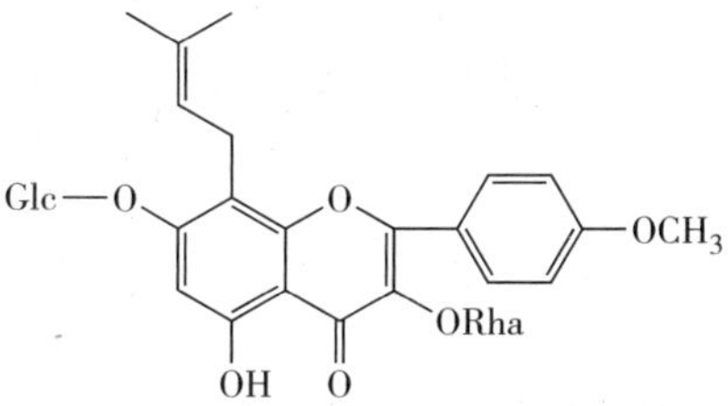

淫羊藿苷

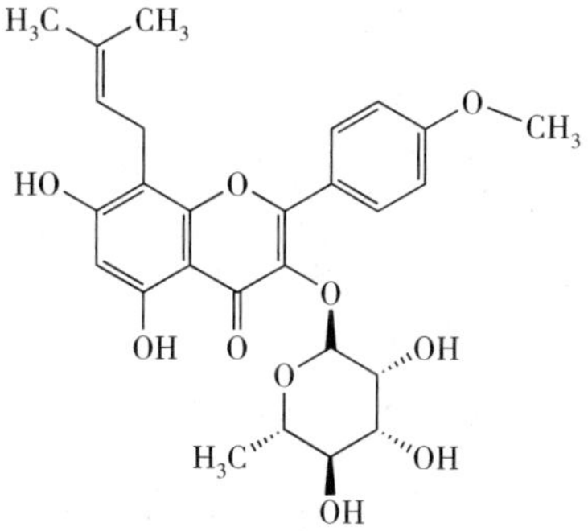

淫羊藿次苷

（三）二氢黄酮类

二氢黄酮类结构可视为黄酮基本母核的 2、3 位双键被氢化而成。分布较普遍，被子植物中的蔷薇科、芸香科、豆科、杜鹃花科、菊科、姜科中较为常见。如酸橙（*Citrus aurantium*）中的橙皮素（hesperitin）和橙皮苷（hesperidin）；甘草（*Glycyrrhiza uralensis*）中对消化性溃疡有抑制作用的甘草素（liquiritigenin）和甘草苷（liquiritin）。

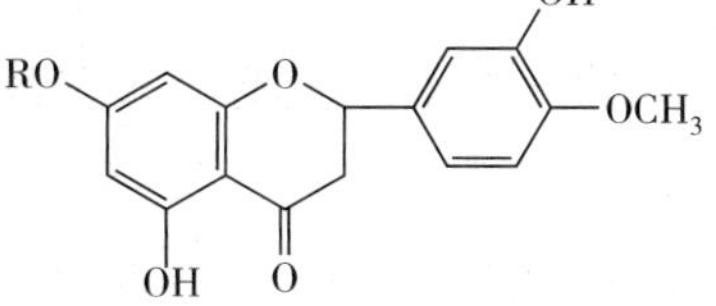

橙皮素　R = H

橙皮苷　R = 芸香糖基

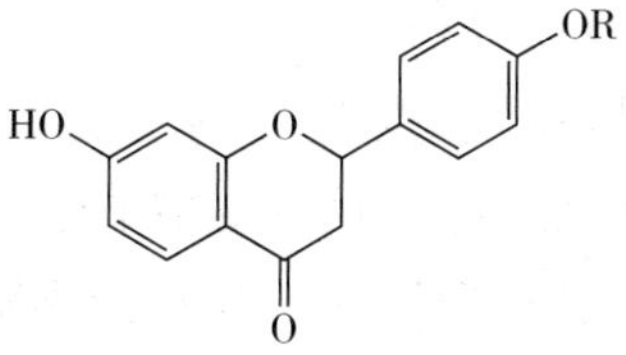

甘草素　R = H

甘草苷　R = Glc

>>> 知识链接

神奇甘草成“治沙标兵”

在自然界中，有很多中药都含有黄酮类成分，例如“十药九草”的甘草。甘草在食品、工业、酿造等许多行业都得到了广泛应用，需求量极大。我国新疆塔里木河流是甘草的生产基地，占全国供应量的70%，且品质优良。由于需求巨大，且缺乏科学管理与保护自然的理念，曾经使得该地区的生态环境遭到严重破坏，一度濒临灭绝。近年来在党的“绿水青山就是金山银山”可持续发展理念的指导下，人们逐渐意识到保护生态环境的重要性，利用科学的方法种植并管理甘草，不仅给该地区的人民带来了经济收入，还有效防治了土地沙漠化。

（四）二氢黄酮醇类

二氢黄酮醇类具有黄酮醇的2、3位被氢化的基本母核结构。存在于裸子植物、单子叶植物姜科的少数植物中，双子叶植物中较普遍存在，尤以豆科植物中较为常见。

黄皮树（*Phellodendron chinense*）中的黄柏素-7-O-葡萄糖苷（phellamurin）具有一定的抗癌活性。胡桃科黄杞（*Engelhardtia roxburghiana*）根皮中的落新妇苷（astilbin）具有多种显著的生物活性，包括抑制辅酶A还原酶、抑制醛糖还原酶、保护肝脏、镇痛、抗水肿的作用。

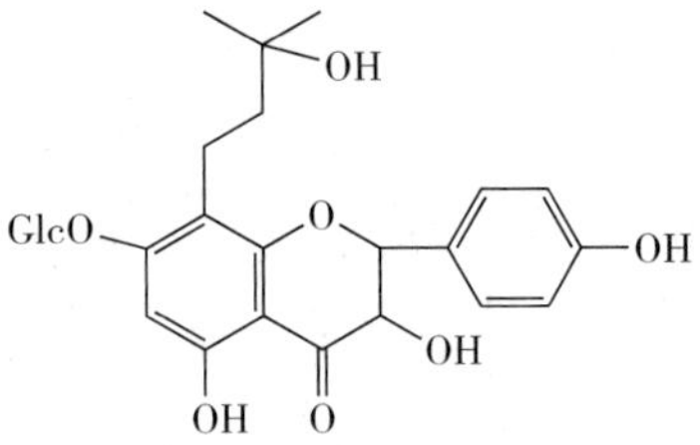

黄柏素-7-*O*-葡萄糖苷

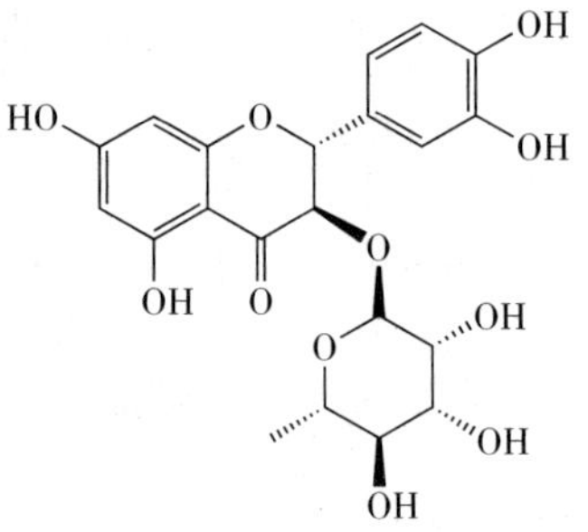

落新妇苷

二氢黄酮与二氢黄酮醇常共存于同一植物体中，如满山红（*Rhododendron dauricum*）叶中的二氢槲皮素（dihydroquercetin）和槲皮素共存，桑枝中的二氢桑色素（dihydromorin）和桑色素（morin）共存。

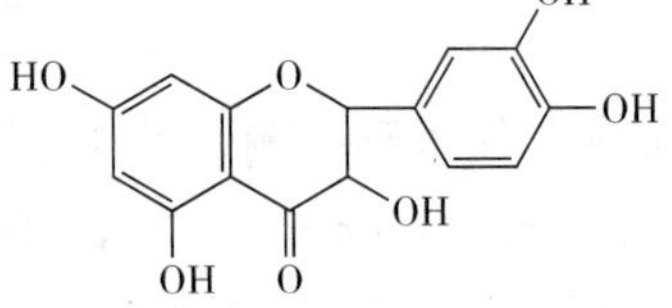

二氢槲皮素

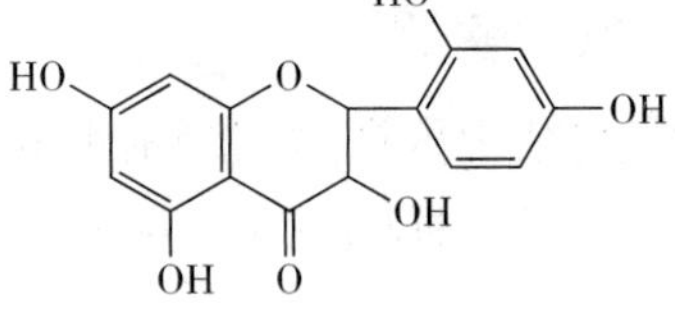

二氢桑色素

（五）异黄酮类

异黄酮类基本母核为3-苯基色原酮的结构，即B环连在C环的3位上。主要分布在被子植物中，以豆科蝶形花亚科和鸢尾科植物中存在较多。

葛根为豆科植物野葛（*Pueraria lobata*）的干燥根，所含的大豆素（daidzein）、大豆苷（daidzin）、大豆素-7，4′-二葡萄糖苷（daidzein-7，4′-diglucoside）、葛根素（puerarin）和葛根素木糖苷（puerarin-xyloside）等均属异黄酮类化合物。大豆苷具有降低血压影响、改善脑循环、扩张冠脉、改善心肌功能、解热和松弛平滑肌的作用。

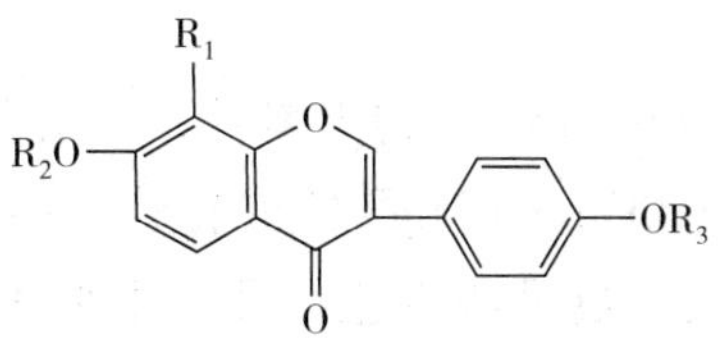

大豆素　$R_1 = R_2 = R_3 = H$
大豆苷　$R_1 = R_3 = H$　$R_2 = Glc$
葛根素　$R_2 = R_3 = H$　$R_1 = Glc$
大豆素-7，4′-二葡萄糖苷　$R_1 = H$　$R_2 = R_3 = Glc$
葛根素木糖苷　$R_1 = Glc-Xyl$　$R_2 = R_3 = H$

红车轴草（*Trifolium pratense*）为豆科车轴草属植物，所含有的染料木素（genistein）、刺芒柄花素（formononetin）、大豆素等属于异黄酮的衍生物，结构式如下。

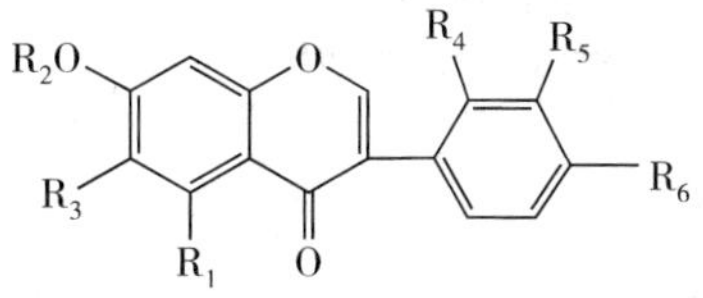

染料木素　$R_2 = R_3 = R_4 = R_5 = H$　$R_1 = R_6 = OH$
刺芒柄花素　$R_1 = R_2 = R_3 = R_4 = R_5 = H$　$R_6 = OCH_3$
刺芒柄花苷　$R_1 = R_3 = R_4 = R_5 = H$　$R_2 = Glc$　$R_6 = OCH_3$

（六）二氢异黄酮类

二氢异黄酮类具有异黄酮的2、3位被氢化的基本母核结构。

越南槐（*Sophora subprostrata*）中所含有的紫檀素（pterocarpin）、三叶豆紫檀苷（trifolirhizin）和高丽槐素（maackiain）等均属二氢异黄酮衍生物，具有抗癌活性，苷的活性均强于苷元。

毛鱼藤（*Derris elliptica*）所含的鱼藤酮（rotenone）也属于二氢异黄酮的衍生物，具有较强的杀虫和毒鱼作用，可作为农药杀虫剂。

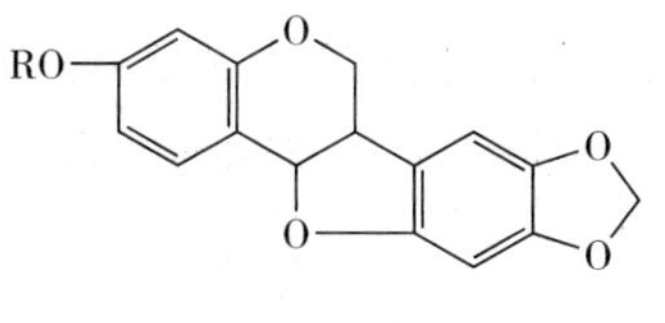

紫檀素　$R = CH_3$
三叶豆紫檀苷　$R = Glc$
高丽槐素　$R = H$

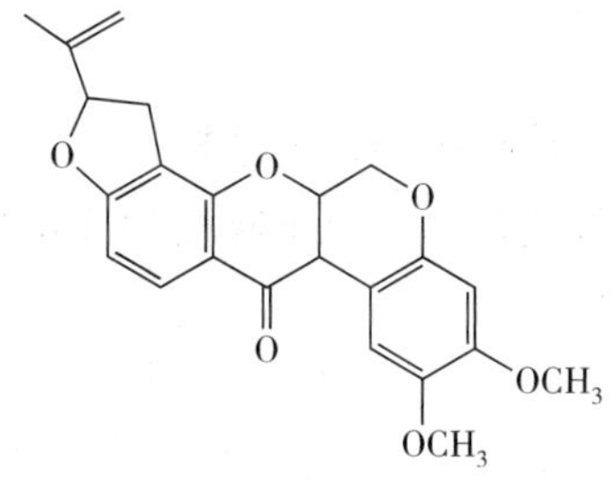

鱼藤酮

（七）查耳酮类

查耳酮类具有由二氢黄酮C环的1、2位键断裂所得的开环衍生物的基本母核结构，与其他黄酮类化合物不同。较多分布于菊科、豆科、苦苣苔科植物中。

查耳酮类2′-羟基衍生物为二氢黄酮的异构体，两者可以相互转化，在酸性条件下转化为无色的二氢黄酮，碱化后即可转化为深黄色的2′-羟基查耳酮（2′-hydroxychalcone）。

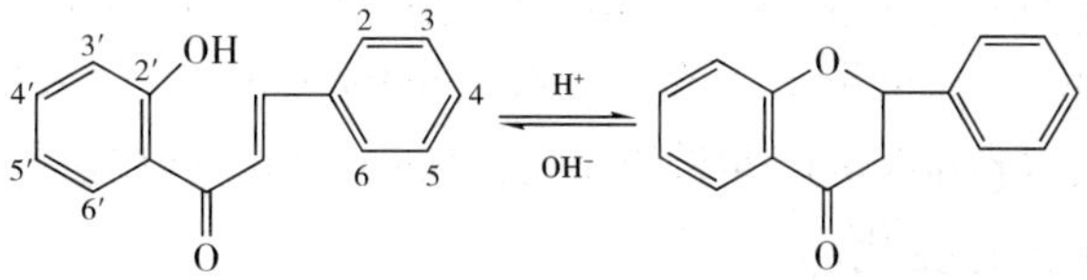

2′-羟基查耳酮　　二氢黄酮

红花为菊科植物红花（*Carthamus tinctorius*）的干燥花，具有活血通经、散瘀止痛功效，主要含有红花苷（carthamin）、新红花苷（neocarthamin）和醌式红花苷（carthamone）。在开花初期，花中主要含有无色的新红花苷及微量的红花苷，故花冠呈淡黄色，开花中期由于花中主要含有红花苷而呈深黄色，开花后期则因氧化变成红色的醌式红花苷而显红色。

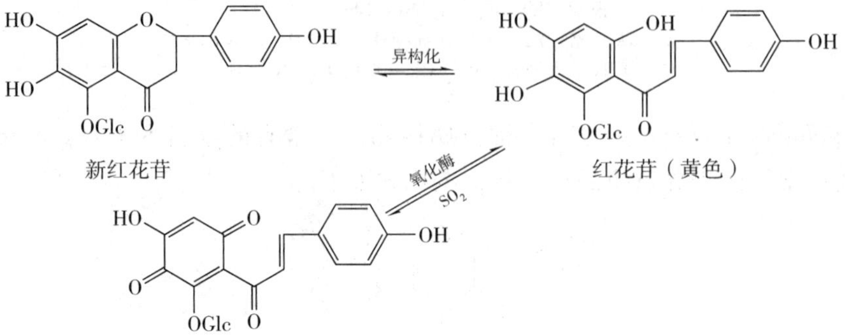

（八）二氢查耳酮类

二氢查耳酮类为查耳酮的 α、β 位双键氢化而成。此类型在植物界分布极少，在菊科、蔷薇科、杜鹃花科、山矾科等植物中可见。如蔷薇科梨属植物根皮和苹果种仁中含有的根皮苷（phlorizin）。

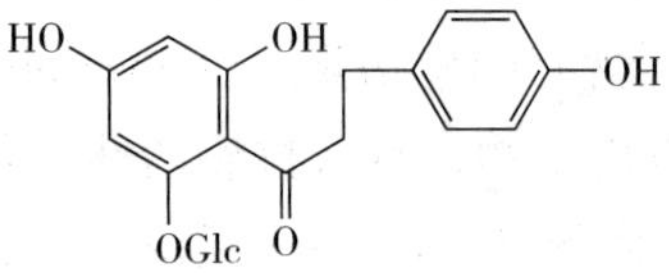

根皮苷

（九）橙酮类

橙酮类又称噢哢类，其结构特点是 C 环为含氧五元环，它的母核结构与其他黄酮类不同。在玄参科、菊科、苦苣苔科及单子叶植物莎草科中有分布，但数量很少。例如在黄花波斯菊中含有的硫黄菊素（sulphuretin）。

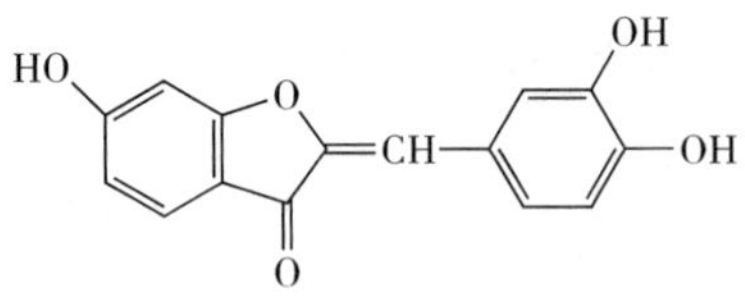

硫黄菊素

（十）花色素类

花色素类的基本母核中 C 环无羰基，1 位氧原子以锌盐形式存在。广泛地分布于被子植物中，是使植物的花、果实、叶、茎等呈现蓝、紫、红等颜色的色素，在植物体内多与糖结合成苷存在。目前常见的花色素类有六种：矢车菊素（cyanidin）、飞燕草素（delphinidin）和天竺葵素（pelargonidin）、牵牛花色素（petnidin）、芍药色素（peonidin）和锦葵色素（malvidin）。在不同 pH 条件下，其分子结构不同，而呈红色 - 粉色 - 无色 - 蓝色变化。

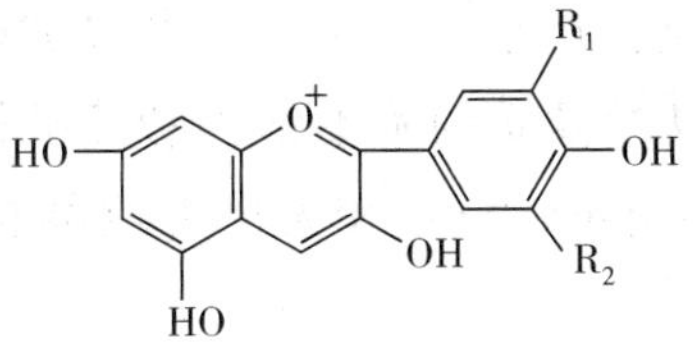

矢车菊素　$R_1=OH$　$R_2=H$
飞燕草素　$R_1=R_2=OH$
天竺葵素　$R_1=R_2=H$

（十一）黄烷醇类

黄烷醇类可根据其C环的3、4位所连羟基的情况分为两类：黄烷-3-醇（flavan-3-ol）和黄烷-3，4-二醇（flavan-3，4-diol）。此类化合物在植物体内可作为鞣质的前体，常以分子聚合的形式而生成鞣质。

1. 黄烷-3-醇类　又称为儿茶素类，在植物中分布较广，主要存在于含鞣质的木本植物中。儿茶素为儿茶（*Acacia catechu*）的主要成分，有4个光学异构体，但在植物中主要异构体有2个，即（+）-儿茶素［（+）-catechin］和（-）-表儿茶素（epicatechin）。

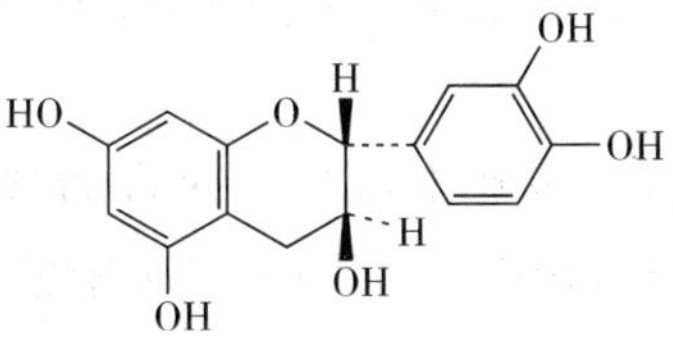

（+）-儿茶素

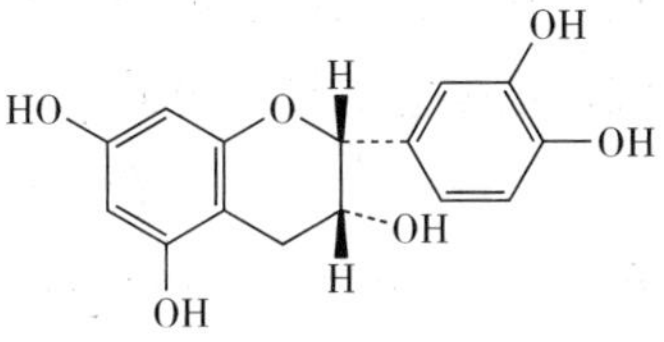

（-）-表儿茶素

金荞麦（*Fagopyrum dibotrys*）中的双聚原矢车菊苷元是黄烷-3-醇的双聚物。

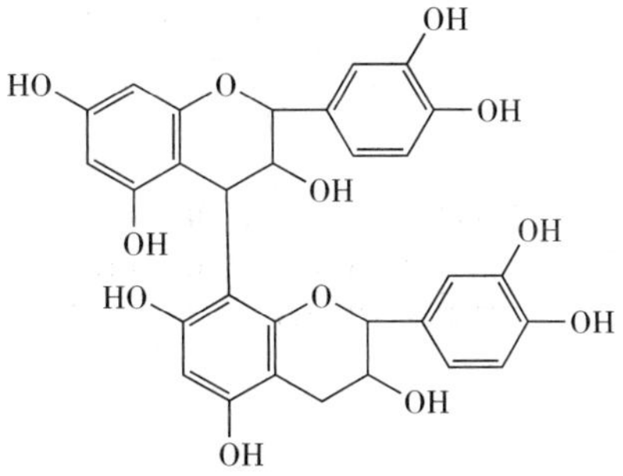

双聚原矢车菊苷元

麻黄属（*Ephedra*）植物麻黄根中的麻黄宁A（mahuannin A）和麻黄宁B（mahuannin B）是黄烷-3-醇的双聚物，两者的差别仅是2位碳、3位碳、4位碳构型不同，均具有抗肿瘤活性。

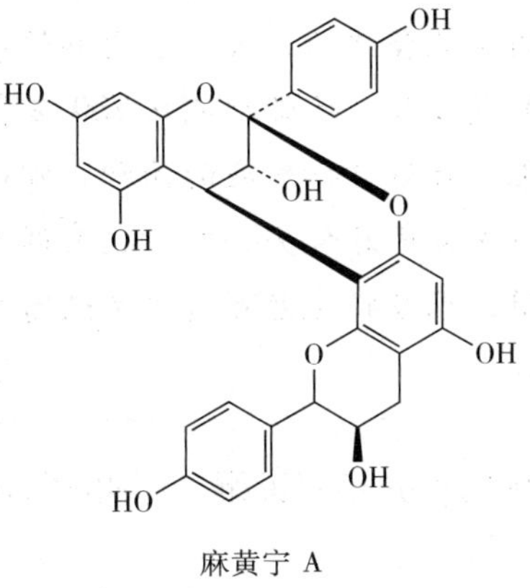

麻黄宁 A

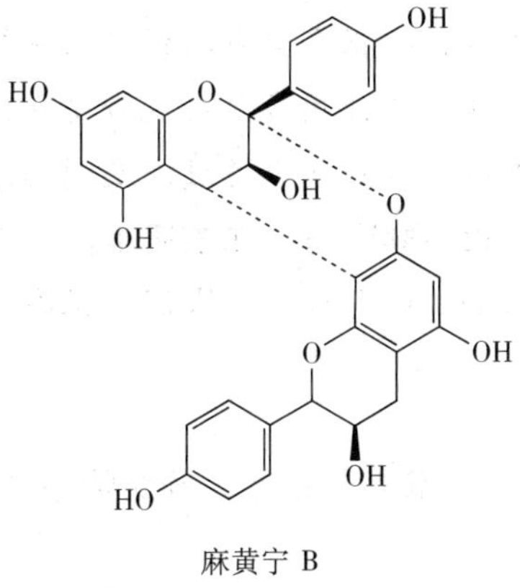

麻黄宁 B

2. 黄烷-3，4-二醇类 又称为无色花色素类，本身无色，在紫外灯下没有荧光或荧光很弱，在氢氧化钠水溶液中显黄色。这类成分在植物界分布很广，尤以含鞣质的木本植物和蕨类植物中较为多见，如无色矢车菊素（leucocyanidin）、无色飞燕草素（leucodelphinidin）和无色天竺葵素（leucopelargonidin）等。

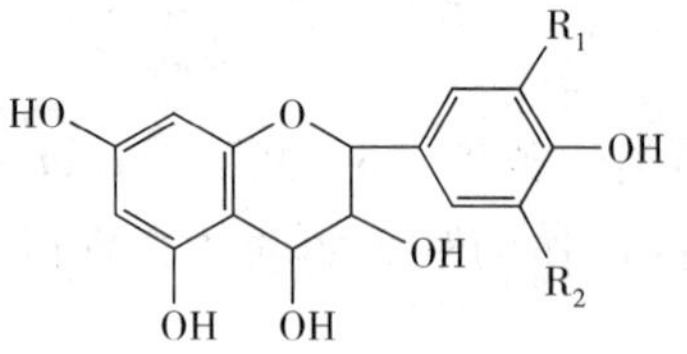

无色矢车菊素 $R_1=OH$ $R_2=H$

无色飞燕草素 $R_1=R_2=OH$

无色天竺葵素 $R_1=R_2=H$

（十二）双黄酮类

双黄酮类是由两分子黄酮衍生物聚合生成的二聚物。较集中分布于除松科以外的裸子植物中，尤以银杏纲为普遍，蕨类植物的卷柏属、双子叶植物中亦有分布。常见的天然双黄酮由两分子芹菜素或其甲醚衍生物构成，根据它的结合方式可分为四类。

1. 3′，8″-双芹菜素型 银杏科植物银杏（*Ginkgobiloba*）的干燥叶中黄酮类化合物含量较高，分离出的银杏素（ginkgetin）、异银杏素（isoginkgetin）和白果素（bilobetin）等即为双黄酮类化合物。

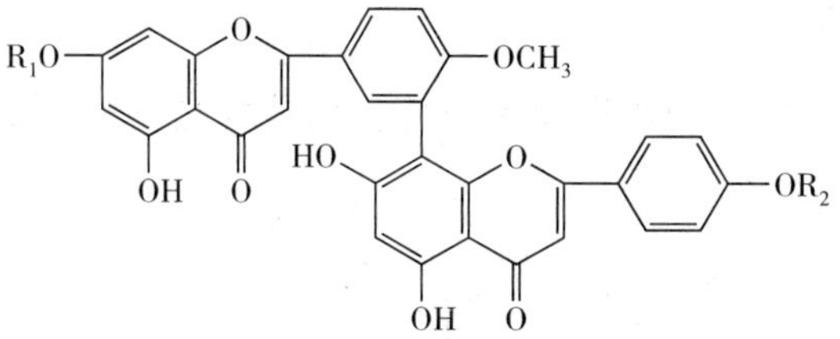

银杏素	$R_1=CH_3$	$R_2=H$
异银杏素	$R_1=H$	$R_2=CH_3$
白果素	$R_1=H$	$R_2=H$

>>> 知识链接

银杏产业助推乡村振兴

中国是全球第一大银杏叶提取物生产国，也是全球银杏提取物第一大出口国。国际市场对银杏提取物的需求日益高涨。巴东县位于武陵山区，当地地理气候特征，使得农林产品具有富硒特性。当地政府利用这一优势，将银杏与乡村振兴的政策相结合，成立银杏种植专业合作社，致力于全县银杏产业发展过程中，因地制宜使用多种措施带动农民增加收入，产业扶贫初见成效。已带动包括700多农户近2400人发展银杏种植。目前合作社涉及到的基地已接近5万亩，加上老百姓自行发展的面积，江南片区银杏产业基地将近80000亩，在不同路段、不同村落，到处可见银杏发展良好势头。巴东也有两家企业已步入银杏精深加工的行列，银杏酒、银杏茶、银杏饮料等不断涌现，银杏将为老百姓脱贫致富发挥更积极的作用。

2. 6，8″-双芹菜素型 例如野漆（*Rhus succedanea*）核果中的贝壳杉双黄酮（agathisflavone）。

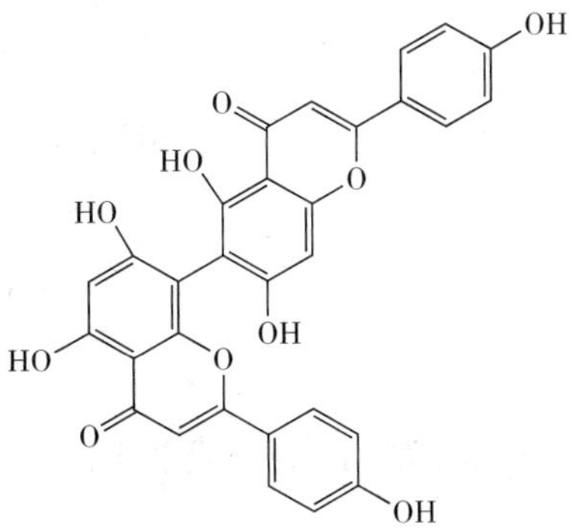

贝壳杉双黄酮

3. 8，8″－双芹菜素型　例如柏黄素（cupressuflavone）。

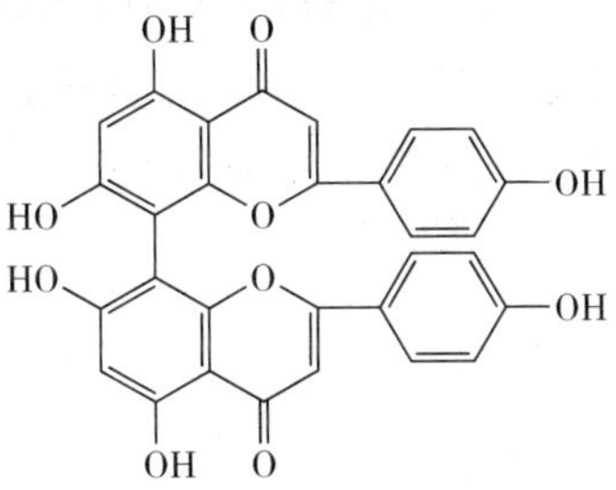

柏黄素

4. 双苯醚型　例如扁柏双黄酮（hinokiflavone），是由两分子芹菜素通过 $C_{4'}-O-C_{6''}$ 醚键连接而成。

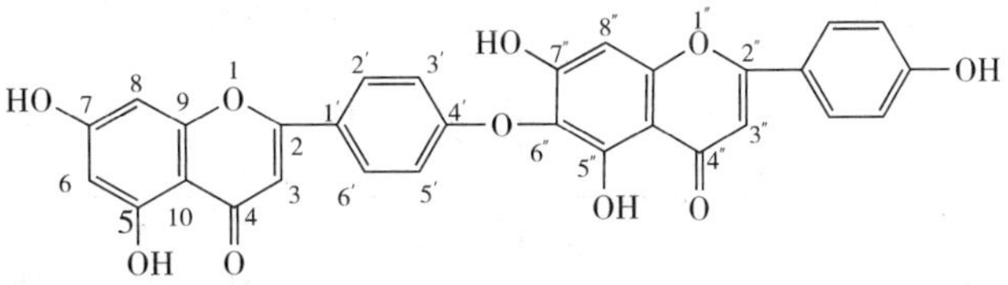

扁柏双黄酮

（十三）其他黄酮类

除了上述类型的黄酮类化合物外，自然界中还存在许多其他特殊结构类型的黄酮类化合物，如酮类、呋喃色原酮类、高异黄酮类等。

酮类又称苯骈色原酮或双苯吡酮，其基本母核由苯环与色原酮的 2，3 位骈合而成，是较为特殊的黄酮类化合物，常存在于龙胆科、藤黄科植物中，在百合科植物中也有分布。如异芒果素（isomengiferin）存在于芒果叶、石韦（*Pyrrosia lingua*）和知母（*Anemarrhena asphodeloides*）叶中，具有止咳祛痰作用。

另有少数黄酮类化合物结构较为复杂，例如水飞蓟素（silymarin）为黄酮木脂素类化合物，由二氢黄酮醇类与苯丙素衍生物缩合而成。

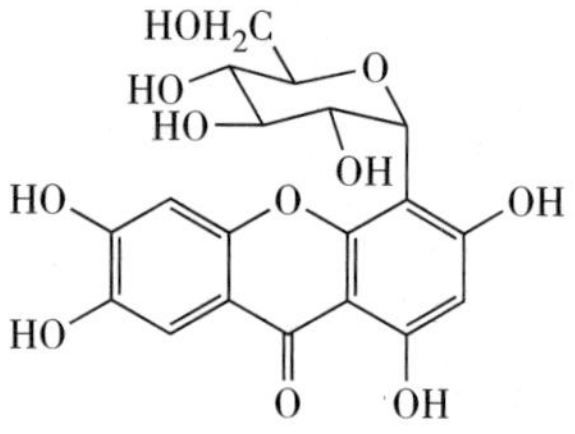

异芒果素

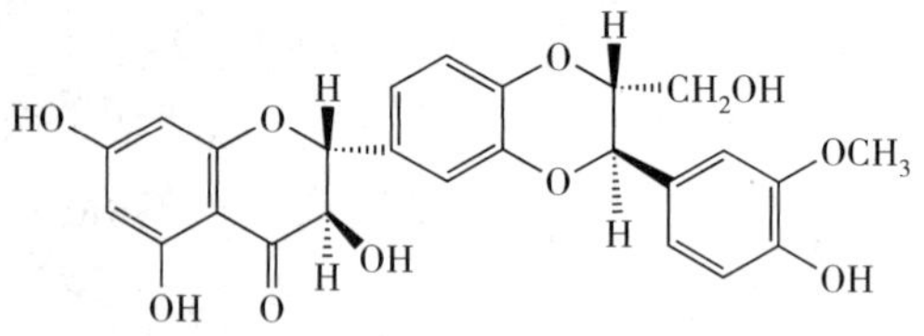

水飞蓟素

二、黄酮类化合物各主要类别间的生物合成关系

许多研究证明，黄酮类化合物在植物体内的形成是复合型的，是由莽草酸途径和乙酸－丙二酸途径生物合成的产物，黄酮的基本骨架是由 3 个丙二酰辅酶 A（malonyl CoA）和 1 个香豆酰辅酶 A（coumaroyl CoA）生物合成而产生的。其中，3 个丙二酰辅酶 A 来源于乙酸－丙二酸途径并通过环化作用生成黄酮类化合物骨架 A 环，B 环则来自于香豆酰辅酶 A，而香豆酰辅酶 A 是以苯丙氨酸和酪氨酸（两者均来源于莽草酸途径）为前体合成的。3 个丙二酰辅酶 A 和 1 个香豆酰辅酶 A 在查耳酮合成酶（CHS）的作用下生成查耳酮，再在查耳酮异构酶的作用下合成二氢黄酮，其他黄酮类大都是经过二氢黄酮在各种酶的作用下生物合成而成的。图 6－1 为黄酮类化合物中各主要类别间的生物合成关系。

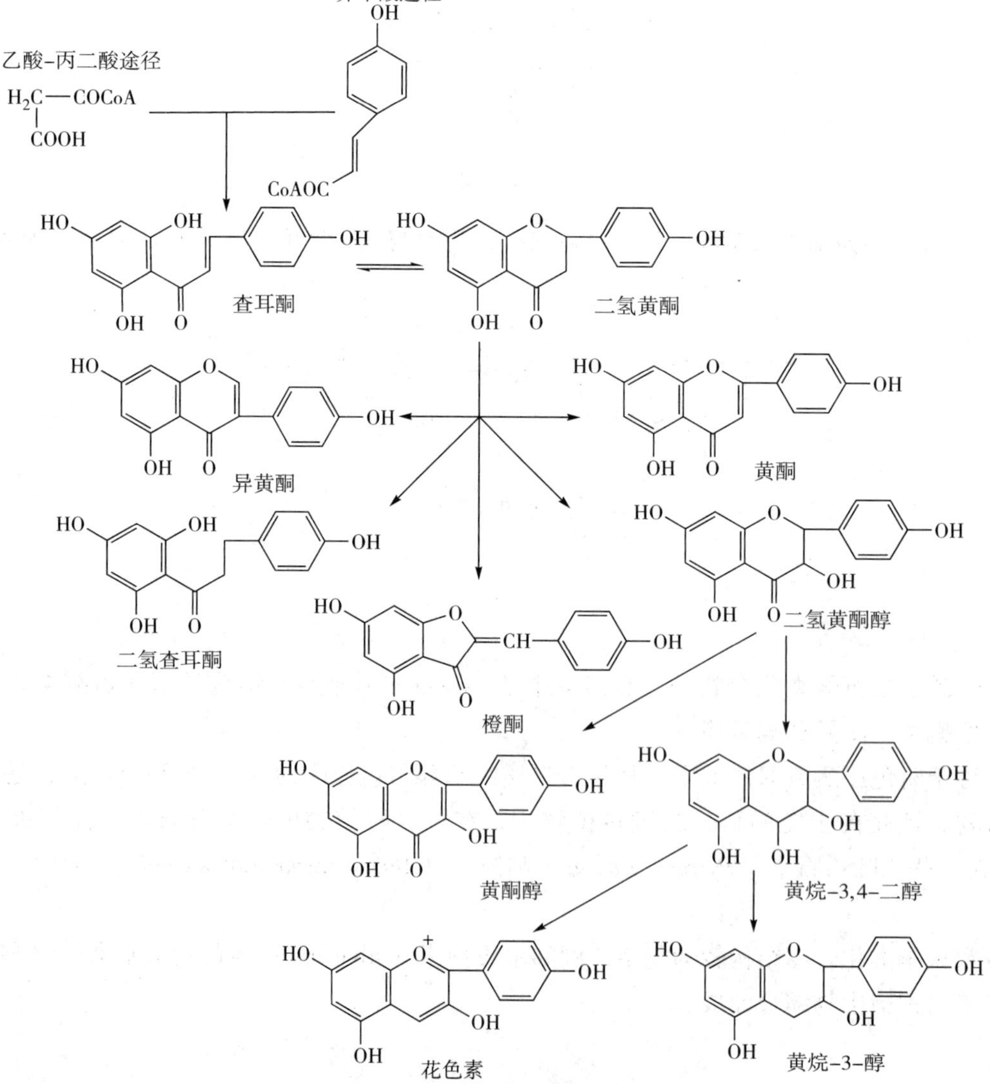

图 6－1　黄酮类化合物生物合成途径示意图

第二节　黄酮类化合物的理化性质

一、性状

（一）形态

黄酮类化合物多为结晶性固体，少数为无定形粉末，如黄酮苷类。

（二）颜色

黄酮类化合物多数呈黄色，所呈颜色与分子中是否存在交叉共轭体系及含有的助色团（—OH、—OCH_3等）的类型、数目以及取代位置有关。以黄酮为例，其色原酮部分原本无色，但在2位上引入苯环后，即形成交叉共轭体系，并通过电子转移、重排，使共轭链延长，因而显现出颜色。

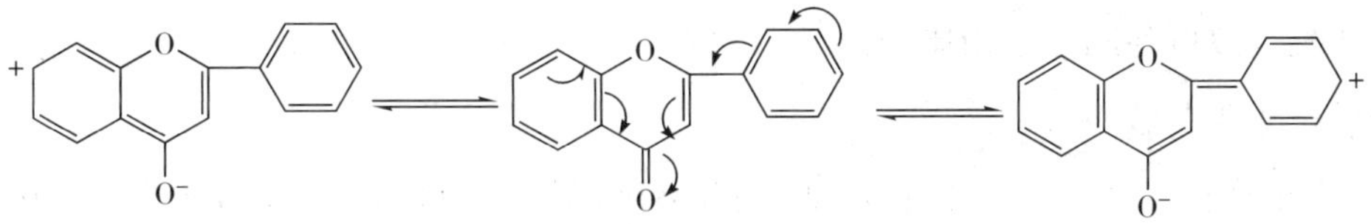

如果黄酮、黄酮醇分子中的7位或4′位引入—OH或—OCH_3等助色团后，因其促进电子移位、重排，而使化合物的颜色加深。但其他位置引入—OH或—OCH_3等助色团则影响较小。

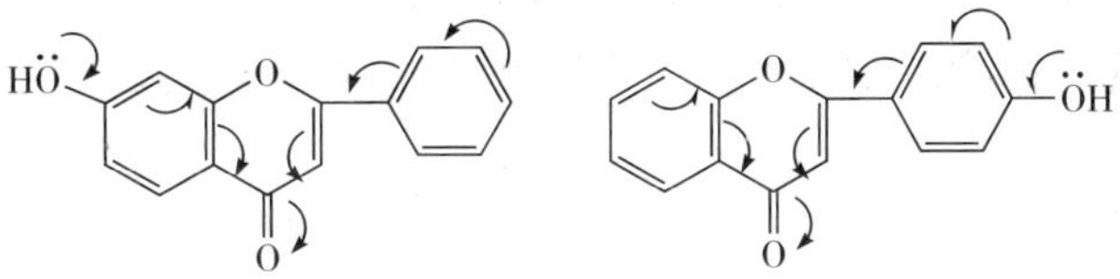

在可见光下，黄酮、黄酮醇及其苷类多显灰黄至黄色，查耳酮为黄至橙黄色，二氢黄酮、二氢黄酮醇因不具有交叉共轭体系故不显色，异黄酮类因共轭链短而无色或显微黄色。花色素及其苷的颜色随pH不同而改变，一般$pH<7$时显红色，$pH=8.5$时显紫色，$pH>8.5$时显蓝色。在紫外光下，黄酮醇类大多呈亮黄色或黄绿色荧光，当3位羟基被甲基化或糖苷化后，与黄酮类相似仅显暗淡的棕色。查耳酮和橙酮类显深黄棕色或亮黄色的荧光，经氨气熏后转变为橙红色的荧光。异黄酮类呈紫色荧光，花色苷类呈棕色荧光。二氢黄酮类、二氢黄酮醇类和黄烷醇类及其苷类均不显荧光。

（三）旋光性

游离黄酮类化合物，如二氢黄酮、二氢黄酮醇、二氢异黄酮及黄烷醇，因分子中含有手性碳原子，均有旋光性，其余类型的黄酮类化合物则无旋光性；黄酮苷类化合物由于结构中含有糖基，故均有旋光性，且多为左旋。

二、溶解性

黄酮类化合物因结构类型及存在状态（如苷或苷元）不同，故表现出不同的溶解性。

（一）游离黄酮类化合物

一般难溶或不溶于水，易溶于甲醇、乙醇、丙酮、乙酸乙酯、乙醚等有机溶剂及稀碱水溶液中。其中黄酮、黄酮醇、查耳酮等为平面型分子，分子与分子间排列紧密，分子间引力较大，故难溶于水；而二氢黄酮及二氢黄酮醇等分子中因C环呈近似于半椅式结构（如下结构所示），为非平面型分子，分子排列不紧密，分子间引力降低，有利于水分子进入，故在水中溶解度稍大；异黄酮则因B环受吡喃环羰基的立体阻碍，也不是平面型分子，故在水中溶解度比平面型分子大；花色素虽为平面型结构，但因以离子形式存在，具有盐的性质，故水溶性较大。

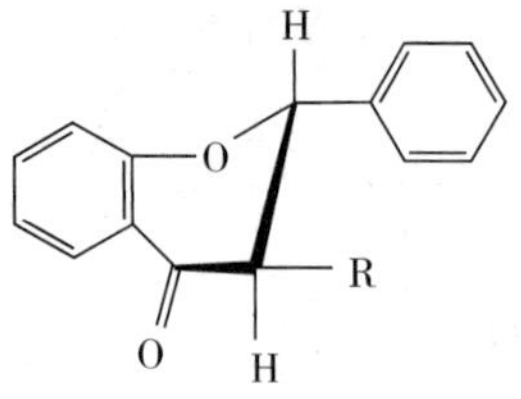

二氢黄酮 R = H

二氢黄酮醇 R = OH

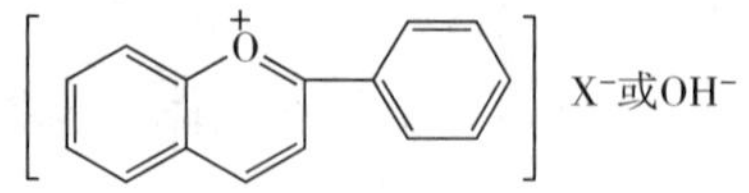

花青素

黄酮类化合物分子中引入羟基，将增加在水中的溶解度；而羟基经甲基化后，则在有机溶剂中的溶解度增加。如川陈皮素（5，6，7，8，3′，4′-六甲氧基黄酮）可溶于石油醚，而多羟基黄酮类化合物一般不溶于石油醚，故可与脂溶性杂质分开。

（二）黄酮苷类化合物

黄酮类化合物的羟基苷化后，水溶性增加，脂溶性降低。黄酮苷一般易溶于水、甲醇、乙醇等强极性溶剂中，但难溶或不溶于苯、三氯甲烷、石油醚、乙醚等有机溶剂中。黄酮苷分子中糖基数目的多少和结合的位置，对溶解度亦有一定的影响。一般苷的糖数目越多，水溶性越大，3-羟基苷比相应的7-羟基苷水溶性大。例如槲皮素-3-*O*-葡萄糖苷的水溶性比槲皮素-7-*O*-葡萄糖苷大，主要原因是由于3位糖基与4位羰基的立体障碍使分子的平面性减弱而水溶性增大。

三、酸性与碱性 微课2

（一）酸性

黄酮类化合物因分子中多具有酚羟基，故显酸性，可溶于碱性水溶液以及吡啶、甲酰胺、二甲基甲酰胺等碱性有机溶剂。该类化合物的酸性强弱与酚羟基数目的多少和位置有关。以黄酮为例（二氢黄酮类或异黄酮类结构上7位和4′位有酚羟基者，其酸性强弱不符合下述的规律），其酚羟基酸性由强到弱的顺序依次为：

7，4′-二OH > 7-或4′-OH > 一般酚羟基 > 5-OH

7位和4′位有酚羟基者，在p-π共轭效应的影响下，使酸性增强而可溶于碳酸氢钠水溶液中；7位或4′位上有酚羟基者，能溶于碳酸钠水溶液，不溶于碳酸氢钠水溶液；具一般酚羟基者，只溶于氢氧化钠水溶液；仅有5位酚羟基者，因5-羟基可与4-羰基形成分子内氢键而酸性最弱。此性质可用于黄酮类化合物的提取、分离及鉴定工作。

（二）碱性

黄酮类化合物由于分子中的γ-吡喃环上的1-位氧原子具有未共用电子对，因此表现出微弱的碱性，可与强无机酸如浓硫酸、浓盐酸等生成镁盐，该镁盐极不稳定，加水后即可分解。

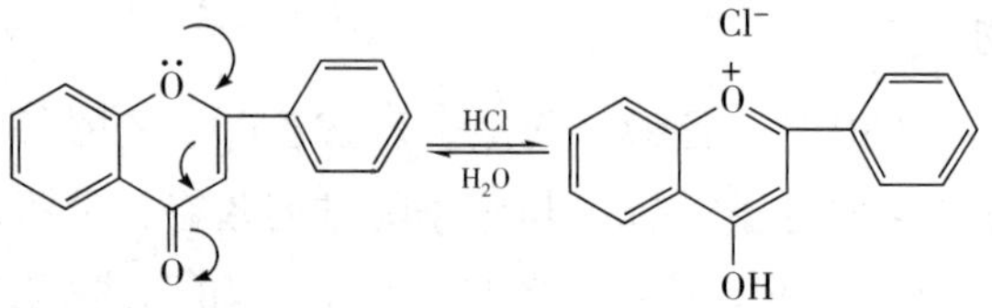

此外，黄酮类化合物溶于浓硫酸时，所生成的𬭩盐常表现出特殊的颜色，可用于初步鉴别黄酮类化合物的结构类型。例如，黄酮、黄酮醇类显黄色至橙色，并有荧光；二氢黄酮类显橙色（冷时）至紫红色（加热时）；查耳酮类显橙红色至洋红色；异黄酮、二氢异黄酮类显黄色；橙酮类显红色至洋红色。

四、显色反应

黄酮类化合物的显色反应主要是利用分子中的酚羟基和 γ – 吡喃酮环的性质。

（一）还原反应

1. 盐酸 – 镁粉反应　此为鉴别黄酮类化合物最常用的颜色反应。方法是将样品溶于甲醇或乙醇，加入少许镁粉振摇，再滴加几滴浓盐酸，1 ~ 2 分钟内即可显出颜色（必要时微热）。其中多数黄酮、黄酮醇、二氢黄酮和二氢黄酮醇显橙红色至紫红色，少数显绿色或蓝色。尤其分子中 B 环有 – OH 或 – OCH_3取代时颜色随之加深。而异黄酮（少数例外）、查耳酮、橙酮、儿茶素类则为阴性反应。由于花色素、部分查耳酮、橙酮等单纯在浓盐酸酸性条件下也能产生颜色变化，故应注意区别。必要时须预先作空白对照实验，即在供试液中不加镁粉，而仅加入浓盐酸进行观察，若产生红色，则表明供试液中含有花色素、某些查耳酮或某些橙酮等。另外，为避免在该反应中提取液本身颜色较深的干扰，可注意观察加入镁粉后升起的泡沫颜色，如泡沫为红色，即为阳性反应。盐酸 – 镁粉反应的机制过去解释为由于生成了花色苷元所致，现在一般认为是由于生成阳碳离子的缘故。

2. 四氢硼钠反应　四氢硼钠（$NaBH_4$）是对二氢黄酮类化合物专属性较高的一种还原剂。二氢黄酮类化合物可被四氢硼钠还原产生红至紫红色。其他黄酮类化合物均不显色，可与之区别。方法是在试管中加入适量的样品甲醇液，加入等量的 2% $NaBH_4$的甲醇液，1 分钟后，再加浓盐酸或浓硫酸数滴，显紫色至紫红色。此反应也可在滤纸上进行，将样品的甲醇液点在滤纸上，喷上 2% $NaBH_4$的甲醇液，1 分钟后熏浓盐酸蒸气，则二氢黄酮类或二氢黄酮醇类被还原显色。

3. 钠汞齐还原反应　在黄酮类化合物的乙醇溶液中加入钠汞齐，放置数分钟至数小时或加热，过滤，滤液用盐酸酸化，黄酮、二氢黄酮、异黄酮、二氢异黄酮类显红色，黄酮醇类显黄色至淡红色，二氢黄酮醇类显棕黄色。

（二）与金属盐类试剂的络合反应

黄酮类化合物分子结构中，多具有 3 – 羟基、4 – 羰基，或 5 – 羟基、4 – 羰基，或邻酚羟基，故可以与许多金属盐类试剂如铝盐、锆盐、镁盐、锶盐和铅盐等反应，生成有色的络合物或有色沉淀，有的还产生荧光。

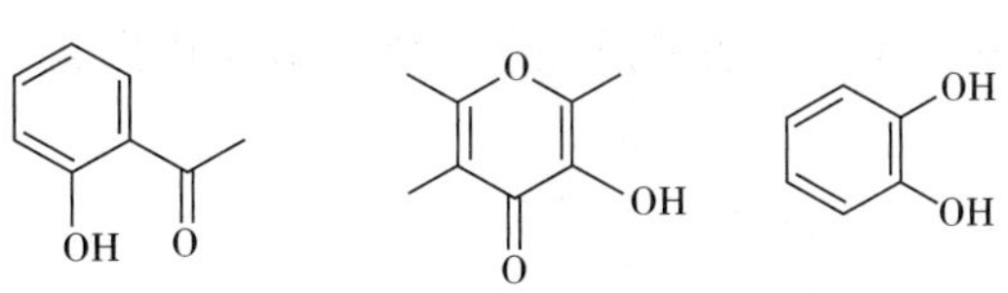

1. 三氯化铝反应　含上述取代基样品的乙醇溶液和 1% 三氯化铝乙醇溶液反应后，多数生成黄色络合物，并在紫外灯下显鲜黄色荧光，但 4′ – 羟基黄酮醇或 7，4′ – 二羟基黄酮醇类显天蓝色荧光。此反应可在试管中、滤纸或薄层上进行。

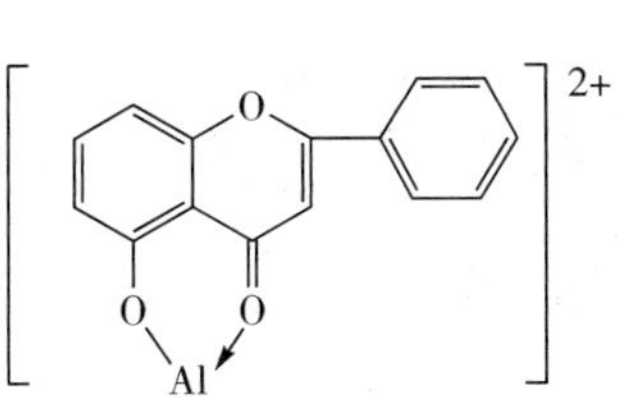

5 – 羟基黄酮铝盐络合物

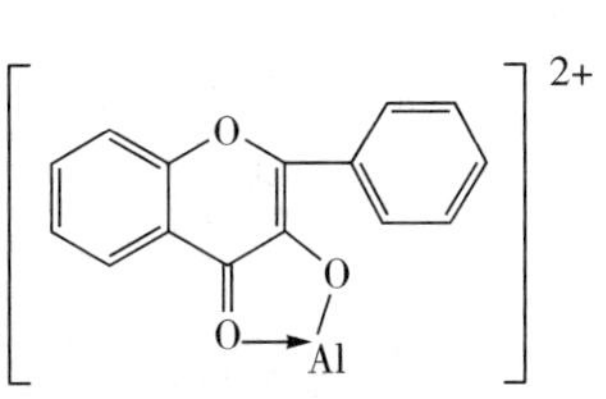

黄酮醇铝盐络合物

2. 锆盐－枸橼酸反应 黄酮类化合物分子中有游离的3－或5－羟基时，均可与2%二氯氧锆（$ZrOCl_2$）甲醇溶液反应生成黄色的锆盐络合物。但3－羟基、4－羰基与锆盐生成的络合物的稳定性比5－羟基、4－羰基络合物稳定性强，5－羟基、4－羰基络合物容易被弱酸分解，故当反应液中继续加入枸橼酸后，5－羟基黄酮的黄色溶液显著褪色（示为阴性反应），而3－羟基黄酮溶液仍呈鲜黄色（示为阳性反应）。因此该反应可以用来鉴别黄酮类化合物分子中3－或5－羟基的存在。

锆盐显色反应也可在滤纸上进行，得到的锆盐络合物斑点多呈黄绿色并有荧光。

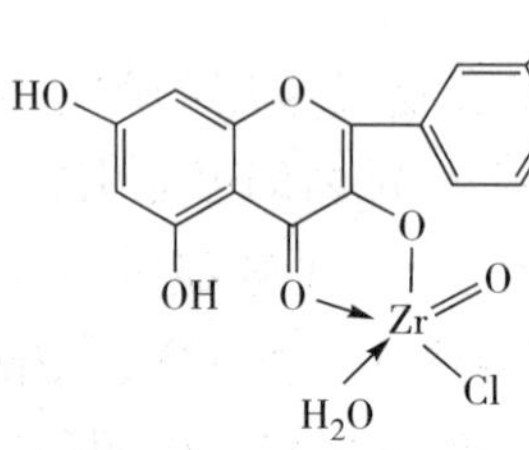

锆盐络合物

3. 乙酸镁反应 将样品液滴于滤纸上，喷乙酸镁甲醇溶液，加热干燥后在紫外灯下观察，二氢黄酮、二氢黄酮醇类显天蓝色荧光，黄酮、黄酮醇、异黄酮类等显黄至橙黄至褐色。

4. 氨性氯化锶反应 黄酮类化合物的分子中如果有邻酚羟基者，则可与氨性氯化锶试剂反应。方法是取少许样品置小试管中，加入1ml甲醇溶解（必要时可在水浴上加热）后，再加0.01mol/L氯化锶（$SrCl_2$）的甲醇溶液3滴和被氨气饱和的甲醇溶液3滴，如产生绿至棕色乃至黑色沉淀，则表示有邻二酚羟基。

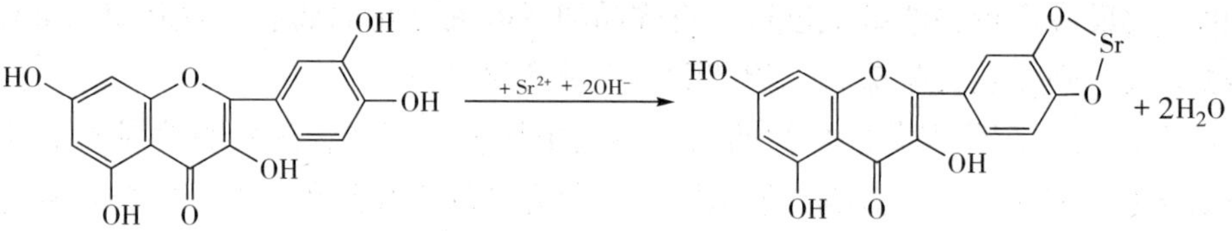

5. 乙酸铅反应 黄酮类化合物可与1%乙酸铅或碱式乙酸铅水溶液反应生成黄至红色沉淀。色泽因化合物分子中羟基数目和位置不同而异。其中乙酸铅只能与分子中具有邻二酚羟基或兼有3－羟基、4－羰基或5－羟基、4－羰基结构的化合物作用，但碱式乙酸铅的沉淀范围要大得多，一般酚类化合物均可与之沉淀。

6. 三氯化铁反应 三氯化铁水溶液或醇溶液可与含有酚羟基的黄酮类化合物产生显色反应，但一般仅在含有氢键缔合的酚羟基时，才呈现明显的颜色。随着分子中所含的酚羟基数目及位置不同，可呈现绿、蓝、紫等不同颜色。

（三）硼酸显色反应

黄酮类化合物分子中含有下列基本结构时，在无机酸或有机酸存在条件下，可与硼酸反应产生亮黄色，如在草酸条件下一般显黄色并具绿色荧光，在枸橼酸丙酮条件下显黄色而无荧光。5－羟基黄酮和2′－羟基查耳酮符合此结构要求，呈阳性反应，据此可与其他类型的黄酮类化合物相区别。

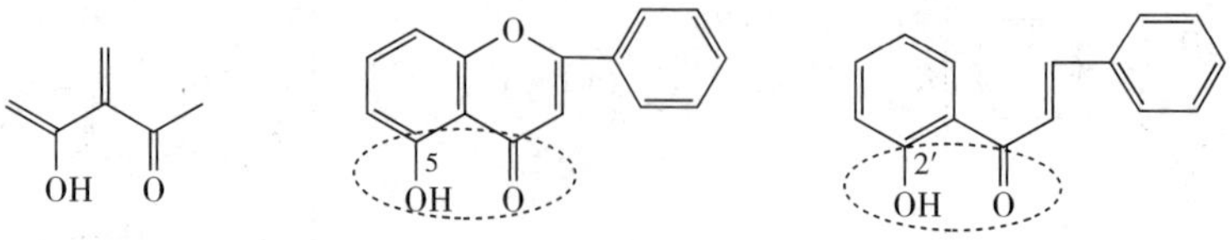

基本结构　　5–羟基黄酮　　2′–羟基查耳酮

（四）碱性试剂反应

黄酮类化合物与碱性溶液反应可显示黄色、橙色或红色等，其显色情况与化合物类型有关，因此该反应对于鉴别黄酮类化合物类型有一定意义，此外还可用于鉴别分子中某些结构特征。

1. 黄酮类　在冷或热的氢氧化钠水溶液中能产生黄色至橙红色。

2. 黄酮醇类　在碱液中先呈黄色，当溶液中通入空气后，因3－羟基易氧化，溶液即转变为棕色。

3. 查耳酮类或橙酮类　在碱液中能很快产生红或紫红色。

4. 二氢黄酮类　在冷碱中呈黄至橙色，放置一段时间或加热则呈深红到紫红色，此系开环后变成查耳酮类之故。

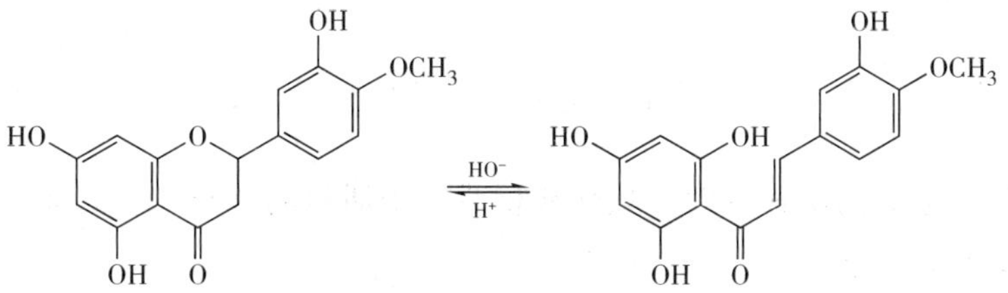

5. 具有邻二酚羟基结构的黄酮　在碱液中不稳定，易氧化产生黄色至深红色至绿棕色絮状沉淀；当分子中有3个羟基相邻时，在稀氢氧化钠溶液中能产生暗绿色或蓝绿色纤维状沉淀。

黄酮类化合物与碱性试剂的反应也可在滤纸上进行，将黄酮类化合物与碳酸钠水溶液或氨蒸气等碱性试剂通过纸斑反应，在可见光或紫外光下观察颜色变化，其中用氨蒸气处理后呈现的颜色变化置空气中随即褪去，但经碳酸钠水溶液处理而呈现的颜色置空气中却不褪色。

（五）与五氯化锑反应

将样品溶于无水四氯化碳中，加2%五氯化锑的四氯化碳溶液，查耳酮类生成红或紫红色沉淀，而黄酮、二氢黄酮及黄酮醇类显黄色至橙色，此反应可用于区别查耳酮与其他黄酮类化合物。由于反应的颜色产物在湿空气及含水溶液中不稳定，所以反应时所用溶剂必须无水。

第三节　黄酮类化合物的提取与分离

一、黄酮类化合物的提取

黄酮类化合物的提取常采用溶剂法，主要根据其性质及共存的杂质选择合适的溶剂。

黄酮类化合物种类繁多，由于其结构和存在状态的不同使其溶解存在着很大的差异。苷类和极性较大的苷元，一般用乙酸乙酯、丙酮、乙醇、甲醇、水或某些极性较大的混合溶剂如甲醇－水（1∶1）进行提取；一些糖数目多的苷可选用沸水提取；大多数苷元宜用极性较小的溶剂如乙醚、三氯甲烷、乙酸乙酯等提取；提取花青素类化合物时可加入少量酸（如0.1%盐酸），但此法不宜用于一般黄酮苷类，以免发生水解。为了避免黄酮苷类化合物在提取过程中发生水解，通常事先破坏或抑制酶的活性。

对以上得到的粗提取物精制的方法如下。

1. 溶剂萃取法　利用粗提物中黄酮类化合物与杂质的极性差异，选用合适的溶剂萃取进行精制纯化。例如茎叶类的醇提液用石油醚萃取，可除去叶绿素、胡萝卜素等脂溶性色素；某些水提液中加入多倍量浓醇，可沉淀除去所含的蛋白质、多糖类等水溶性杂质。有时溶剂萃取过程也可以用逆流分配法连续进行。常用的溶剂系统有：水－乙酸乙酯、正丁醇－石油醚等。

溶剂萃取过程在除去杂质的同时，还可以达到分离苷和苷元或极性苷元与非极性苷元的效果。

2. 碱提取酸沉淀法 黄酮类化合物多数具有酚羟基而显酸性，易溶于碱水，故可用碱水提取。碱水提取液加酸酸化，黄酮类化合物即可游离析出。此法适用于具有酸性而又难溶于冷水的黄酮类化合物，如芦丁、橙皮苷、黄芩苷等。常用的碱水有饱和石灰水溶液、5%碳酸钠水溶液或稀氢氧化钠溶液。花类、果实类等含大量鞣质、黏液质等水溶性杂质的药材宜用石灰水提取，使这些水溶性杂质生成钙盐沉淀，利于黄酮类化合物的纯化处理。如所提取成分结构中含有邻二酚羟基时，可加入适量硼酸进行保护。

用此法提取操作时，应当注意所用的碱液浓度不宜过高，以免在强碱性条件下，尤其加热时破坏黄酮母核。加酸酸化时酸性也不宜过强，以免析出的黄酮类化合物遇强酸形成𬭩盐而溶解，降低产品的得率。

二、黄酮类化合物的分离

黄酮类化合物的分离主要依据其极性、酸性和相对分子质量的差异以及有无特殊结构等选用合适的方法。目前常用的分离方法如下。

（一）色谱法

分离黄酮类化合物所用的柱填充剂有聚酰胺、硅胶、硅藻土、纤维素粉等，其中以硅胶、聚酰胺最为常用。

1. 硅胶柱色谱 此法应用范围最广，主要用于分离黄酮、二氢黄酮、二氢黄酮醇及高度甲基化（或乙酰化）的黄酮及黄酮醇类。加水去活化后也可用于分离极性较大的化合物，如多羟基黄酮醇及其苷类等。

2. 聚酰胺柱色谱 聚酰胺是分离黄酮类化合物较为理想的吸附剂，其吸附强度主要取决于黄酮类化合物分子中羟基与溶剂或与聚酰胺之间形成氢键缔合能力的大小。聚酰胺柱色谱可用于分离各种类型的黄酮类化合物。黄酮类化合物与聚酰胺吸附能力强弱的规律主要有：

（1）母核上酚羟基数目增多，吸附力增强，洗脱速度即相应减缓。比如芹菜素的吸附力大于白杨素。

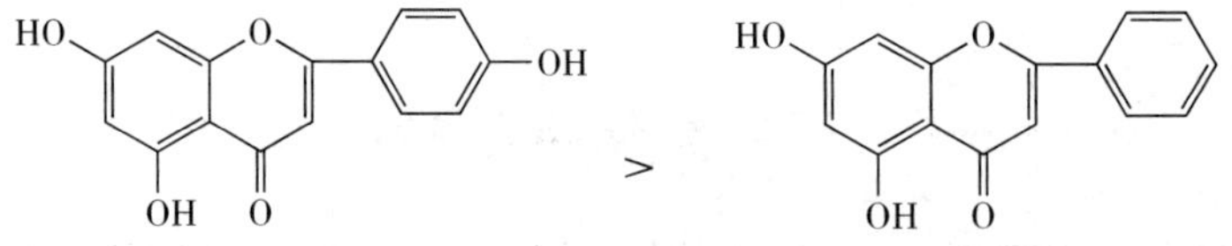

芹菜素　　白杨素

（2）如结构中酚羟基数目相同，羟基的位置也会影响吸附。聚酰胺对处于易形成分子内氢键位置的羟基吸附力小于其他位置的羟基，故一般洗脱先后顺序为：具邻位羟基黄酮类化合物、具对位或间位黄酮类化合物。例如7，4′－二羟基黄酮的吸附力大于白杨素。

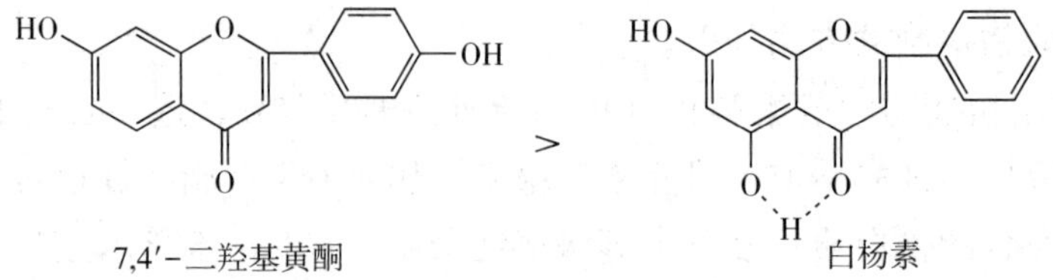

7,4′－二羟基黄酮　　白杨素

（3）化合物分子中芳香核、共轭双键多者则吸附力强，所以查耳酮往往比相应的二氢黄酮难洗脱。

例如橙皮查耳酮的吸附力大于橙皮素。

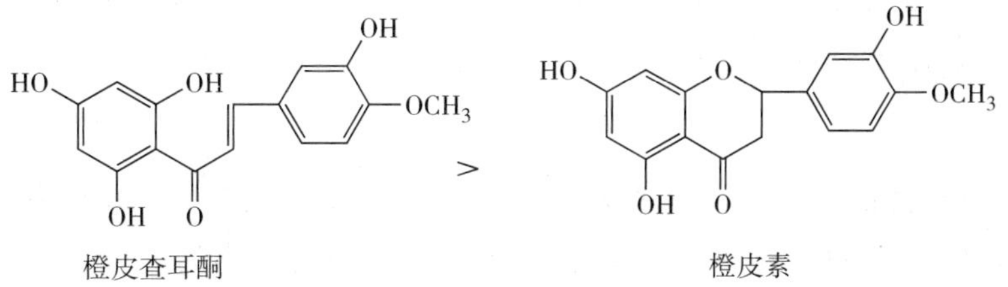

(4) 不同类型黄酮化合物，流出先后顺序一般为：异黄酮、二氢黄酮醇、黄酮、黄酮醇。

(5) 洗脱溶剂的影响　聚酰胺与黄酮类化合物在水中形成氢键的能力最强，在有机溶剂中较弱，在碱性溶剂中最弱。因此，不同溶剂在聚酰胺柱上的洗脱能力由弱至强的顺序为：水、甲醇或乙醇（浓度由低到高）、丙酮、稀氢氧化钠水溶液或氨水、甲酰胺、二甲基甲酰胺、尿素水溶液。

聚酰胺分离黄酮苷与黄酮苷元时，若以不含水的流动相（如三氯甲烷－甲醇）洗脱，聚酰胺作为极性固定相，类似正相分配色谱，苷元比苷易洗脱；若以含水流动相（如甲醇－水）洗脱，聚酰胺分离规律为：①苷与苷的分离，苷元相同而糖不同时，按照反相色谱原理进行分离；苷元不同但糖相同时，则按照氢键吸附色谱原理进行分离。②苷与苷元的分离，苷元相同时，聚酰胺作为非极性固定相，类似反相分配色谱，苷比相应的苷元易洗脱。故一般出柱的先后顺序为：三糖苷、双糖苷、单糖苷、苷元。

3. 葡聚糖凝胶（Sephadex gel）柱色谱　黄酮类化合物的分离时，主要采用两种型号的凝胶：Sephadex－G 型及 Sephadex LH－20 型。

葡聚糖凝胶分离黄酮类化合物的机制因化合物存在形式不同而不同。分离游离黄酮时，主要靠氢键吸附作用，凝胶对黄酮类化合物的吸附程度取决于游离酚羟基的数目。分离黄酮苷时，则主要依靠分子筛原理，在洗脱时，黄酮苷类大致按分子量由大到小的顺序依次流出柱体。

表 6－2　黄酮类化合物在 Sephadex LH－20（甲醇）上的 V_e/V_0

黄酮类化合物	取代基	V_e/V_0
芹菜素	5，7，4′－三羟基	5.3
木犀草素	5，7，3′，4′－四羟基	6.6
槲皮素	3，5，7，3′，4′－五羟基	8.3
杨梅素	3，5，7，3′，4′，5′－六羟基	9.2
山柰酚－3－半乳基鼠李糖－7－鼠李糖苷	三糖苷	3.3
槲皮素－3－芸香糖苷	双糖苷	4.0
槲皮素－3－鼠李糖苷	单糖苷	4.9

表 6－2 中 V_e 为洗脱样品时需要的溶剂总量或洗脱体积；V_0 为柱子的空体积。V_e/V_0 数值越小说明化合物越容易被洗脱下来。表中所列数据表明：苷元的羟基数越多，V_e/V_0 越大，越难洗脱，而苷的分子量越大，其上连接糖的数目越多，则 V_e/V_0 越小，越容易洗脱。

葡聚糖凝胶柱层析中常用的洗脱剂有：碱性水溶液（如 0.1mol/L 氨水），含盐水溶液（0.5mol/L 氯化钠等）；醇及含水醇，如甲醇、甲醇－水（不同比例）、叔丁醇－甲醇（3∶1）。

4. 大孔吸附树脂法　大孔吸附树脂是一类有机高分子聚合物吸附剂，具有物理化学稳定性高、吸附选择性独特、不受无机物存在的影响、再生简便、解吸条件温和、使用周期长、节省费用等优点，由于这种方法提取率较高、成本低，故适合工业化生产，目前已较多地用于黄酮类化合物的分离富集。分离过程中大孔树脂的种类、样品液浓度、pH、流速、洗脱剂的种类和用量等因素均对分离效果产生影响。如采用D101、D301、AB－8型大孔吸附树脂吸附，聚酰胺吸附及水饱和正丁醇萃取5种方法对葛根总黄酮进行纯化，以总黄酮收率、纯度及总黄酮中各成分的保留情况为考察指标综合评价，表明5种纯化方法中，AB－8型树脂综合性能最好，适合葛根总黄酮的分离纯化。

（二）pH梯度萃取法

pH梯度萃取法适合分离酸性强弱不同的游离黄酮类化合物。根据游离黄酮化合物中酚羟基数目及位置不同其酸性强弱不同的性质，将含有不同酚羟基游离黄酮化合物的混合物先溶于有机溶剂（如乙醚），继而依次用5%碳酸氢钠萃取出7,4′－二羟基黄酮、5%碳酸钠萃取出7－羟基黄酮或4′－羟基黄酮、0.2%氢氧化钠萃取出一般酚羟基黄酮、4%氢氧化钠萃取出5－羟基黄酮，从而达到分离的目的。

（三）根据分子中某些特定官能团进行分离

在分离含有邻二酚羟基成分与无此结构的成分的黄酮类混合物时，可用铅盐法分离。有邻二酚羟基的成分可被乙酸铅沉淀，不具有邻二酚羟基的成分可被碱式乙酸铅沉淀。

与黄酮类成分混存的其他杂质，如分子中有羧基（如树胶、黏液、果胶、有机酸、蛋白质、氨基酸等）或邻二酚羟基（如鞣质等）时，也可为乙酸铅沉淀达到去杂目的。将黄酮类化合物与铅盐生成的沉淀，滤集后按常法悬在浮在乙醇中，通入H_2S进行复分解，滤除硫化铅沉淀，滤液中可得到黄酮类化合物。但初生态的PbS沉淀具有较高的吸附性，因此现在常不主张用H_2S脱铅，而用硫酸盐或磷酸盐，或用阳离子交换树脂脱铅。有邻二酚羟基的黄酮可与硼酸络合，生成物易溶于水，借此也可与不具上述结构的黄酮类化合物相互分离。

在实际工作中，常将色谱法与各种经典方法相互配合应用，从而达到较好的分离效果。

三、黄酮类化合物的提取与分离实例

1. 从槐花米中提取分离芦丁 槐花为豆科植物槐（*Sophora japonica*）的干燥花及花蕾，前者习称“槐花”，后者习称“槐米”。槐花具有凉血止血、清肝泻火的功效，主治便血、痔血、血痢、崩漏、吐血、衄血、肝热目赤、头痛眩晕。槐米自古作为止血药，其主要成分芦丁有减少毛细血管通透性的作用，临床上主要作为高血压病的辅助治疗药物；芦丁对于放射性伤害所引起的出血症亦有一定作用。

槐花中含有黄酮类、皂苷类、脂肪酸类、鞣质等多种成分，有效成分主要为黄酮类化合物，芦丁（又名芸香苷）是其中黄酮苷的代表，黄酮苷元有槲皮素、山柰酚、异鼠李素等。

槐米与槐花的成分基本相同，但其芦丁的含量可高达20%以上。《中国药典》（2020年版）中规定，总黄酮以芦丁计，槐花不得少于8.0%，槐米不得少于20.0%；含芦丁槐花不得少于6.0%；槐米不得少于15.0%。

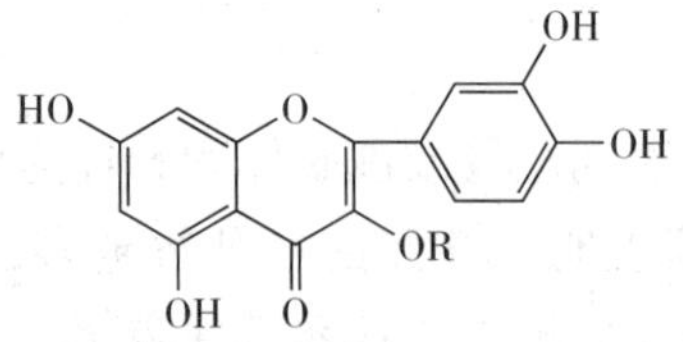

芦丁 R=芸香糖；槲皮素 R=H

芦丁为浅黄色粉末或极细的针状结晶，分子式$C_{27}H_{30}O_{16}$，含有三分子结晶水，分子量610.51（无水物），熔点177～178℃，在110℃、10mmHg下真空干燥12小时变成无水物，其熔点为188～190℃。无水物极易吸潮且熔点不恒定，加热到214～215℃分解。芦丁难溶于冷水（1：8000），溶于热水（1：200），溶于醇类溶剂，不溶于苯、乙醚、三氯甲烷、石油醚等，易溶于吡啶、甲酰胺和碱性溶液。

槲皮素为黄色针状结晶（稀乙醇），含2分子结晶水，熔点314℃（分解），溶于甲醇、乙醇、丙酮、乙酸乙酯、吡啶、冰醋酸等，不溶于水、苯、石油醚、乙醚与三氯甲烷等。

芦丁的提取分离常用碱提取酸沉淀法，提取分离流程如下。

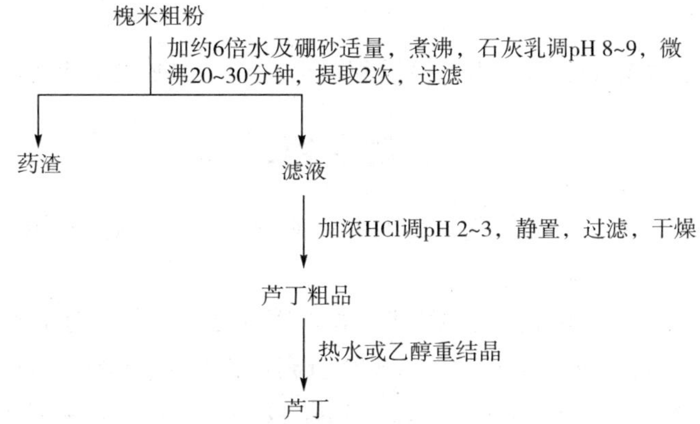

2. 从银杏叶中提取总黄酮　银杏叶为银杏科植物银杏（*Ginkgo biloba*）的干燥叶，具有敛肺平喘、活血化瘀、止痛的功效，主治肺虚咳喘、冠心病、心绞痛、高脂血症。

银杏叶中含有黄酮类、萜类内酯、有机酸类、多糖类等多种成分，黄酮类化合物包括单黄酮类，如山柰酚、槲皮素、异鼠李素及其苷等；双黄酮类，如银杏双黄酮、去甲银杏双黄酮、异银杏双黄酮、金松双黄酮、穗花杉双黄酮等；另外还包括儿茶素类，如儿茶素、表儿茶素等。银杏黄酮类能够增加脑血管流量、改善脑血管循环功能、保护脑细胞、扩张冠状动脉、防止心绞痛及心肌梗死、防止血栓形成、提高机体免疫能力，对冠心病、心绞痛、脑动脉硬化、老年性痴呆、高血压患者的治疗十分有益。《中国药典》(2020 年版) 中规定，银杏叶含总黄酮醇苷不得少于 0. 40%，含萜类内酯以银杏内酯 A、银杏内酯 B、银杏内酯 C 和白果内酯的总量计不得少于 0. 25%。

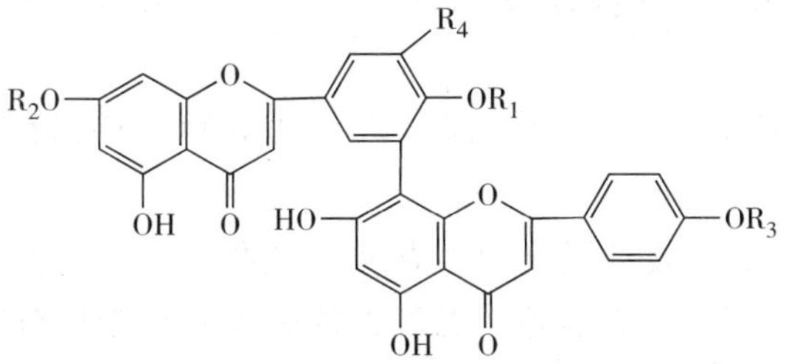

穗花杉双黄酮　$R_1=R_2=R_3=R_4=H$
去甲银杏双黄酮　$R_1=CH_3$　$R_2=R_3=R_4=H$
银杏双黄酮　$R_1=R_2=CH_3$　$R_3=R_4=H$
异银杏双黄酮　$R_1=R_3=CH_3$　$R_2=R_4=H$
金松双黄酮　$R_1=R_2=R_3=CH_3$　$R_4=H$

银杏叶中总黄酮的提取分离流程如下。

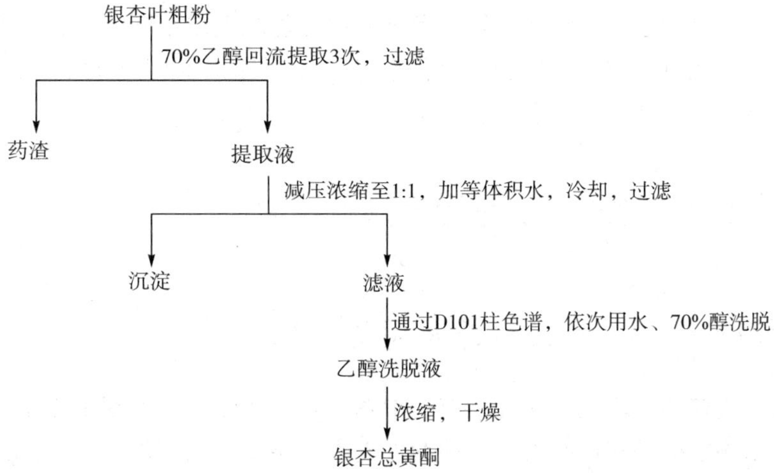

第四节 黄酮类化合物的色谱检识

黄酮类化合物的检识包括物理检识、化学检识和色谱检识，其中色谱检识为最常用的检识方法。

一、薄层色谱

薄层色谱广泛用于黄酮类化合物的检识，而且以吸附薄层色谱最为常用。吸附剂常选用硅胶和聚酰胺。

1. 硅胶薄层色谱 是分离检识弱极性黄酮类化合物常用的方法。分离鉴别黄酮苷元常用的展开剂为甲苯－甲酸甲酯－甲酸（5∶4∶1），实际鉴别时可根据待分离检识的成分极性大小，适当地调整甲苯和甲酸的比例。另外可选用苯－甲醇（95∶5）、三氯甲烷－甲醇（8.5∶1.5）、苯－甲醇－乙酸（35∶5∶5）等。

2. 聚酰胺薄层色谱 此法使用范围较广，特别适于分离检识含游离酚羟基的黄酮类化合物。因聚酰胺对黄酮类化合物吸附能力较强，故而所用展开剂需要较强的极性，在大多数展开剂中含有醇、酸或水。检识黄酮苷元常用的展开剂有三氯甲烷－甲醇（94∶6）、三氯甲烷－甲醇－丁醇（12∶2∶1）等。检识黄酮苷类需要极性更强的展开剂，常用的展开剂有甲醇－水（1∶1）、丙酮－水（1∶1）、丙酮－95%乙醇－水（2∶1∶2）等。

二、纸色谱

纸色谱适于检识各种黄酮类化合物及其苷类的混合物。黄酮苷元一般用极性相对较小的“醇性”展开系统，如正丁醇－冰乙酸－水（4∶1∶5 上层，BAW）或叔丁醇－乙酸－水（3∶1∶1，TBA）等展开，主要根据正向分配原理分离；检识黄酮苷类宜用极性相对较大的“水性”展开剂，如含盐酸或乙酸的水溶液等，主要根据反相分配原理分离。

黄酮苷和苷元混合物的分离与检识常用双向纸色谱法，第一向通常用“醇性”展开剂展开，第二向选用极性大的“水性”展开剂展开。

不同的黄酮苷元用“水性”展开剂如 3%～5%乙酸等展开时，黄酮、黄酮醇、查耳酮等平面性分子几乎停留在原点不动（$R_f < 0.02$），而二氢黄酮、二氢黄酮醇、二氢查耳酮等非平面性分子 R_f值较大（0.10～0.30）。黄酮苷与其苷元比较，因其极性增大，故在醇性展开剂中 R_f值相应降低，通常苷元 > 单糖苷 > 双糖苷。不同类型的黄酮类化合物在双向纸色谱展开时往往会出现在特定区域，据此可推断其结构类型及是否成苷。

多数黄酮类化合物具有颜色，同时在紫外光等下显现有色斑点或不同荧光，用氨蒸气处理后常出现明显的颜色变化。另外，还可用2%三氯化铝甲醇液、10%碳酸钠水溶液等为显色剂，喷雾后进行观察。此法同样也适用于黄酮类化合物的薄层色谱。

第五节 黄酮类化合物的结构研究

一、紫外及可见吸收光谱

紫外及可见吸收光谱在鉴定黄酮类化合物结构中发挥着重要作用。实际工作中，为了获得更多、更准确的结构信息，除了测定样品在甲醇溶液中的紫外光谱，还常常测定加入一些试剂后的紫外光谱，并进行谱图的对比分析。这些试剂能使黄酮的酚羟基离解或形成络合物等，导致光谱发生变化。据此变化可以判断各类化合物的结构，这些试剂对结构具有诊断意义，称为诊断试剂。常用的诊断试剂有甲醇钠（NaOMe）、乙酸钠（NaOAc）、乙酸钠－硼酸（NaOAc－H_3BO_3）、三氯化铝（$AlCl_3$）及三氯化铝－盐酸（$AlCl_3$－HCl）等。

（一）黄酮类化合物在甲醇溶液中的紫外光谱特征

因多数黄酮类化合物结构中存在苯甲酰基与桂皮酰基构成的交叉共轭体系，故其甲醇溶液在200～400nm的区域内有两个主要的紫外吸收带，出现在300～400nm之间的吸收带称为带Ⅰ（由桂皮酰基系统电子跃迁产生）；出现在240～280nm之间的吸收带称为带Ⅱ（由苯甲酰基系统电子跃迁产生）。

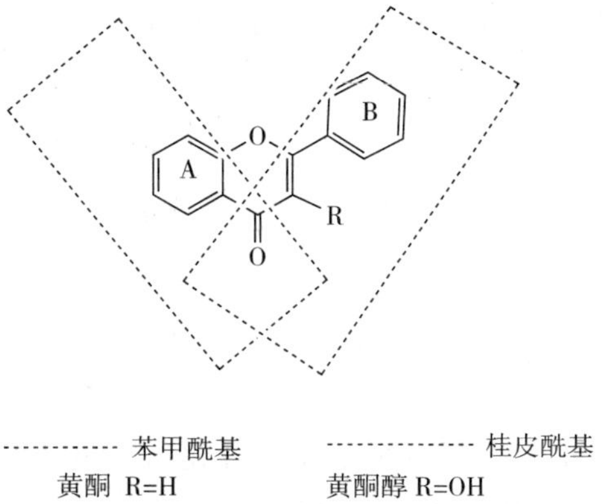

不同类型黄酮化合物的带Ⅰ或带Ⅱ的峰位、峰形和强度均有所差别，因此从紫外光谱可以推测黄酮类化合物的结构类型（表6－3，图6－2）。

表6－3　黄酮类化合物在甲醇溶液中的紫外吸收光谱主要特征

结构类型	UV（nm）		组内比较	组间比较
	带Ⅱ	带Ⅰ		
黄酮	250～280	310～350	带Ⅰ不同	带Ⅰ、带Ⅱ均强
黄酮醇（3－OH游离）	250～280	358～385		
黄酮醇（3－OH被取代）	250～280	328～357		
异黄酮	245～275	310～330（肩峰）	带Ⅱ不同	带Ⅰ弱 带Ⅱ强
二氢黄酮、二氢黄酮醇	275～295	300～330（肩峰）		
查耳酮	230～270（低强度）	340～390	带Ⅰ不同	带Ⅰ强 带Ⅱ弱
橙酮	230～270（低强度）	380～430		

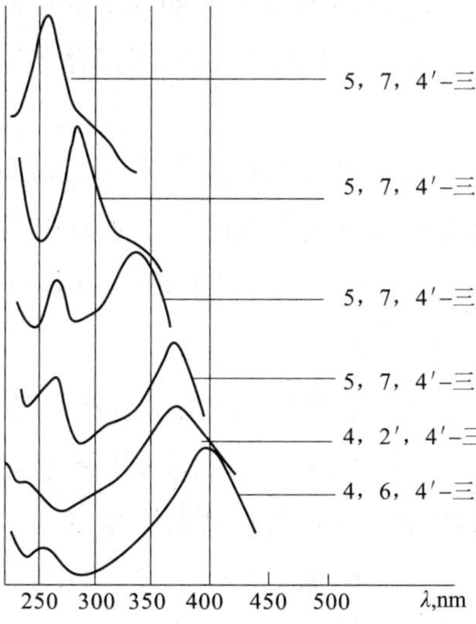

图6－2　不同类型黄酮类化合物的紫外光谱图

1. 黄酮及黄酮醇类 两类化合物UV光谱谱形相似，但带Ⅰ位置不同，黄酮类带Ⅰ位于304～350nm，黄酮醇类带Ⅰ位于358～385nm，可据此进行区分（图6－2）。在黄酮及黄酮醇母核上，如C－7及C－4′、C－3或C－5引入羟基、甲氧基等供电基，可引起相应吸收带向红位移。前者使带Ⅰ红移，后者因能与4位C＝O形成氢键缔合，使带Ⅰ、带Ⅱ均红移。B环上的含氧取代基增加时，带Ⅰ向红位移值（nm）也逐渐增加，但不影响带Ⅱ。A环上的含氧取代基增加时，使带Ⅱ红移，而对带Ⅰ影响甚微（5－羟基除外）。通常情况下，整个母核上氧取代程度越高，则相应吸收带向长波方向位移越多（表6－4，表6－5）。

表6－4 黄酮类化合物B环上引入不同数目羟基对紫外光谱中带Ⅰ的影响

化合物	带Ⅰ（λ_{max}^{MeOH}，nm）
3，5，7－三羟基黄酮（高良姜素）	359
3，5，7，4′－四羟基黄酮（山柰酚）	367 ↓向红位移
3，5，7，3′，4′－五羟基黄酮（槲皮素）	370
3，5，7，3′，4′，5′－六羟基黄酮（杨梅素）	374

黄酮或黄酮醇的3－，5－或4′－羟基被甲基化或苷化后，可使带Ⅰ向紫位移，其他位置上的羟基取代对甲醇中的紫外光谱几乎没有影响。当酚羟基被乙酰化后，原来的酚羟基对紫外光谱的影响将几乎消除。

表6－5 黄酮类化合物A环上引入不同数目羟基对紫外光谱中带Ⅱ的影响

化合物	A环上羟基位置	带Ⅱ（λ_{max}^{MeOH}，nm）
黄酮	—	250
7－羟基黄酮	7	252
5，7－二羟基黄酮	5，7	268 ↓向红位移
5，6，7－三羟基黄酮（黄芩素）	5，6，7	274
5，7，8－三羟基黄酮（去甲汉黄芩素）	5，7，8	281

2. 异黄酮、二氢黄酮及二氢黄酮醇类 这三类化合物都仅有苯甲酰系统而无桂皮酰系统，故它们的紫外光谱共同特征是带Ⅱ吸收峰为主峰，因B环不与吡喃酮环上的羰基共轭，故带Ⅰ常以带Ⅱ的肩峰出现。异黄酮的带Ⅱ通常出现在245～270nm，二氢黄酮和二氢黄酮醇的带Ⅱ都出现在270～295nm，根据主峰的位置，很容易与其他黄酮类区别。

3. 查耳酮及橙酮类 两类化合物UV光谱的共同特征是带Ⅰ为主峰且强度很高，而带Ⅱ较弱，为次强峰（图6－2）。这一特征常用来与其他几类黄酮化合物区分。查耳酮类带Ⅰ通常出现在340～390nm，而橙酮类的带Ⅰ一般出现在370～430nm（表6－3）。同样来讲，当B环引入含氧取代基时，也会使相应的带Ⅰ产生红移。

（二）黄酮类化合物甲醇溶液中加入诊断试剂的UV光谱在结构研究中的应用

在测定了黄酮类化合物在甲醇溶液中的UV光谱后，可向其甲醇溶液中加入各种诊断试剂，使黄酮类化合物中的不同酚羟基解离或形成络合物等，从而引起谱图发生变化。不同类型的黄酮类化合物都可利用在其甲醇溶液中加入诊断试剂的方法以获得更多的结构信息，且均呈现各自的规律性。在黄酮、黄酮醇类化合物的甲醇溶液中加入诊断试剂后其紫外光谱的一般变化规律如下（表6－6）。

表6-6　黄酮、黄酮醇加入诊断试剂的UV图谱位移及结构特征归属

诊断试剂	带Ⅱ	带Ⅰ	结构特征
NaOMe		红移40~60nm，强度不降	有4′-OH
		红移50~60nm，强度下降	有3-OH，但无4′-OH
	吸收带随测定时间延长而衰退		有对碱敏感的取代模式，如3，4′-OH；3，3′，4′-OH；5，6，7-OH；5，7，8-OH或5，3′，4′-OH
NaOAc	红移5~20nm	在长波一侧有明显肩峰	有7-OH 有4′-OH，但无3-及/或7-OH
	光谱图随时间延长而衰退		有对NaOAc敏感取代模式，如5，6，7-或5，7，8-或3，3′，4′-三羟基或3，4′-二羟基-3′-甲氧基等
NaOAc/ H_3BO_3	红移5~10nm	红移12~30nm	B环有邻二酚羟基 A环有邻二酚羟基（5，6-邻二酚羟基除外）
$AlCl_3$与 $AlCl_3$/HCl	$AlCl_3$谱图=$AlCl_3$/HCl谱图		无邻二酚羟基
	$AlCl_3$谱图≠$AlCl_3$/HCl谱图		有邻二酚羟基
	带Ⅰ紫移30~40nm		B环上有邻二酚羟基
	带Ⅰ紫移50~60nm		B环上有邻三酚OH
	$AlCl_3$/HCl谱图=MeOH谱图		无3-及5-OH
	$AlCl_3$/HCl谱图≠MeOH谱图		可能有3-及（或）5-OH
	带Ⅰ红移35~55nm		有5-OH，无3-OH
	带Ⅰ红移17~20nm		有6-含氧取代
	带Ⅰ红移50~60nm		有3-或3，5-二OH

根据以上这些规律，利用不同溶剂中黄酮化合物的紫外光谱，能够判断出其基本母核和取代情况，特别是羟基的取代模式。但在实际研究中，仍需结合其他波谱技术尤其是NMR图谱进行综合分析，才能更为准确地确定被测样品的化学结构。

二、核磁共振谱

（一）核磁共振氢谱

核磁共振氢谱（^{1}H-NMR）目前已成为黄酮类化合物结构研究的一种重要方法。所用溶剂有氘代三氯甲烷、氘代二甲基亚砜（DMSO-d_6）、氘代吡啶等，具体使用时因样品的溶解度而定。黄酮类化合物常以无水DMSO-d_6为溶剂，它不仅溶解范围广，而且对各种质子信号的分辨率高，有利于鉴别黄酮类母核上的酚羟基，是一种十分理想的溶剂。

也可将黄酮类化合物制成相应的三甲基硅醚衍生物，以四氯化碳为溶剂进行测定。游离黄酮类^{1}H-NMR的质子信号大多集中在低场芳香质子信号区，各环质子信号各成自旋体系，容易区分开来。下面就黄酮类化合物的^{1}H-NMR规律做以简要介绍。

1. A环质子

（1）5，7-二羟基黄酮类化合物　H-6及H-8分别以二重峰（J=2.5Hz）出现在δ5.70~6.90，而且H-6信号位于较高的磁场区。当7-OH苷化后，H-6及H-8信号均向低场方向位移（表6-7）。

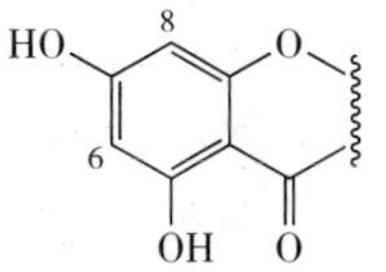

5,7-二羟基黄酮类

表 6-7　5，7-二羟基黄酮类化合物 ^1H-NMR 中 A 环质子信息

化合物	H-6	H-8
黄酮、黄酮醇、异黄酮类	6.00~6.20，d	6.30~6.50，d
上述化合物的 7-O-葡萄糖苷	6.20~6.40，d	6.50~6.90，d
二氢黄酮、二氢黄酮醇类	5.75~5.95，d	5.90~6.10，d
上述化合物的 7-O-葡萄糖苷	5.90~6.10，d	6.10~6.40，d

（2）7-羟基黄酮类化合物　受到 4 位羰基强烈的负屏蔽效应的影响以及 H-6 的邻偶作用，H-5 以二重峰（J=9.0Hz）出现在 δ 8.0 左右，位于比其他芳香质子较低的磁场。因有 H-5 邻偶（J=9.0Hz）及 H-8 间偶（J=2.5Hz）的双重作用，H-6 表现为一个双二重峰。H-8 因受到 H-6 的间位偶合作用，故表现为一裂距较小的二重峰（J=2.5Hz）。与 5，7-二羟基黄酮类化合物比较，在 7-羟基黄酮类化合物中 H-6 及 H-8 均将出现在较低的磁场内，化学位移值大小的顺序可能颠倒（表 6-8）。

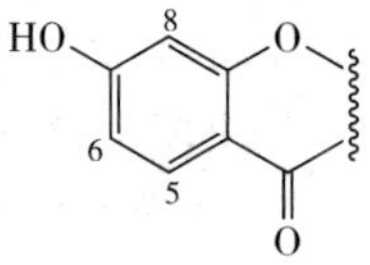

7-羟基黄酮类

表 6-8　7-羟基黄酮类化合物 ^1H-NMR 中 A 环质子信息

化合物	H-5	H-6	H-8
黄酮、黄酮醇、异黄酮类	7.90~8.20，d	6.70~7.10，dd	6.70~7.00，d
二氢黄酮、二氢黄酮醇类	7.70~7.90，d	6.40~6.50，dd	6.30~6.40，d

2. B 环质子

（1）4′-氧取代黄酮类化合物　4′-氧取代黄酮类化合物 B 环的四个质子可以分成 H-2′、H-6′和 H-3′、H-5′两组，每组质子均表现为双重峰（2H，J=8.0Hz），化学位移位于 6.50~7.90，比 A 环质子处于稍低的磁场，且 H-2′、H-6′总是比 H-3′、H-5′位于稍低磁场，这是因为 C 环对 H-2′、H-6′的去屏蔽效应及 4′-OR 的屏蔽作用。H-2′、H-6′的具体峰位与 C 环的氧化水平有关（表 6-9）。

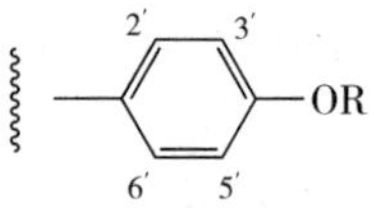

4′-氧取代黄酮类

表 6-9　4′-氧取代黄酮类化合物 ^1H-NMR 中 B 环质子信息

化合物	H-2′、6′	H-3′、5′
二氢黄酮类	7.10~7.30，d	6.50~7.10，d
二氢黄酮醇类	7.20~7.40，d	6.50~7.10，d
异黄酮类	7.20~7.50，d	6.50~7.10，d
查耳酮（H-2、6 和 H-3、5）类	7.40~7.60，d	6.50~7.10，d
橙酮类	7.60~7.80，d	6.50~7.10，d
黄酮类	7.70~7.90，d	6.50~7.10，d
黄酮醇类	7.90~8.10，d	6.50~7.10，d

（2）3′，4′-二氧取代黄酮类化合物　3′，4′-二氧取代黄酮和黄酮醇中 B 环 H-5′因与 H-6′的邻位偶合以双重峰的形式出现在 δ 6.70～7.10（d，J=8.0Hz）。H-2′因与 H-6′的间偶，亦以双重峰的形式出现在约 7.20（d，J=2.0Hz）处。因分别与 H-2′和 H-5′偶合，H-6′ 以双二重峰出现在 7.90（dd，J=2.0Hz 和 8.0Hz）左右。有时 H-2′和 H-6′峰重叠或部分重叠，需认真辨认（表 6-10）。

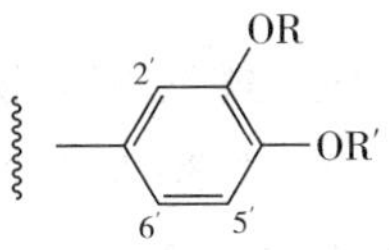

3′,4′-二氧取代黄酮类

表 6-10　3′，4′-二氧取代黄酮类化合物^{1}H-NMR 中 B 环质子信息

化合物	H-2′	H-6′	H-5′
黄酮（3′，4′-OH 及 3′-OH，4′-OCH_3）	7.20～7.30，d	7.30～7.50，dd	6.70～7.10，d
黄酮醇（3′，4′-OH 及 3′-OH，4′-OCH_3）	7.50～7.70，d	7.60～7.90，dd	
黄酮醇（3′-OCH_3，4′-OH）	7.60～7.80，d	7.40～7.60，dd	
黄酮醇（3′，4′-OH，3-O-苷）	7.20～7.50，d	7.30～7.70，dd	

从 H-2′和 H-6′的化学位移分析，可以区别黄酮和黄酮醇 B 环氧取代是 3′-OH，4′-OCH_3还是 3′-OCH_3，4′-OH。在 4′-OCH_3，3′-OH 黄酮和黄酮醇中，H-2′通常比 H-6′出现在高场区，而在 3′-OCH_3，4′-OH 黄酮和黄酮醇中，H-2′和 H-6′的位置则相反。

3′，4′-二氧取代异黄酮、二氢黄酮及二氢黄酮醇中，H-2′、H-5′及 H-6′常以复杂多重峰（常常组成两组峰）出现在 δ 6.70～7.10。C 环对这些质子的影响极小，每个质子的化学位移主要取决于它们相对于含氧取代基的位置。

（3）3′，4′，5′-三氧取代黄酮类化合物　若 3′-，4′-，5′-均为羟基，则 H-2′和 H-6′以一个相当于两个质子的单峰出现在 δ 6.50～7.50；而当 3′-或 5′-OH 被甲基化或苷化后，H-2′和 H-6′因相互偶合而分别表现为一个双重峰（J=2.0Hz）。

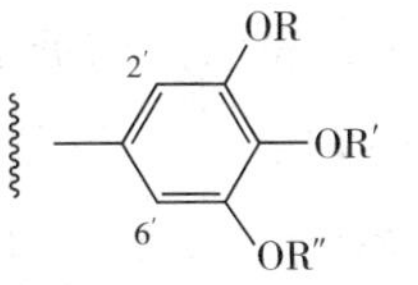

3′,4′,5′-三氧取代黄酮类

3. C 环质子　各类黄酮化合物结构上的主要区别在于 C 环的不同，C 环质子在^{1}H-NMR 谱中也表现出各自特征，故可用其来确定不同黄酮类化合物的结构类型。

（1）黄酮类　黄酮类 H-3 常以一个尖锐的单峰出现在 δ 6.30 处。它容易与 5，6，7-或 5，7，8-三氧取代黄酮类中的 H-8 或 H-6 信号混淆，应加以区别。

（2）异黄酮类　因受到 1-位氧原子和 4-位羰基影响，H-2 以一个尖锐的单峰出现在 δ 7.60～7.80，较一般芳香质子位于较低场。如以 DMSO-d_6 作溶剂测定时，该质子信号可向低场位移至 8.50～8.70。

（3）二氢黄酮类　H-2 因受两个磁不等同的 H-3 偶合（$J_{反}$=11.0Hz，$J_{顺}$=5.0Hz），被分裂成一个双二重峰，中心约在 δ 5.20。两个 H-3 因偕偶（J=17.0Hz）以及与 H-2 的邻偶也被分裂成一个双二重峰（$J_{反}$=11.0Hz，$J_{顺}$=5.0Hz），中心位于 2.80 处（表 6-11）。

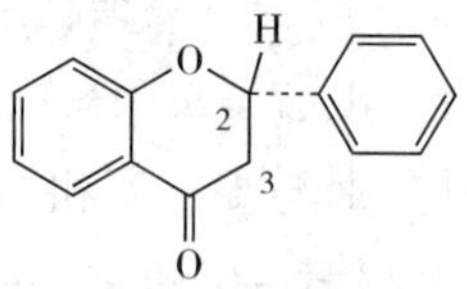

二氢黄酮类

(4) 二氢黄酮醇类 H－2 和 H－3 多为反式二直立键，故分别以二重峰出现（J = ca. 11.0Hz），H－2 位于 δ 4.80～5.00 处，H－3 位于 δ 4.10～4.30 处。当 3－OH 苷化后，则使 H－2 和 H－3 信号均向低场位移，H－2 在 δ 5.00～5.60，H－3 在 δ 4.30～4.60（表 6－11），据此有助于判断糖的结合位置。

表 6－11 二氢黄酮、二氢黄酮醇类化合物^{1}H－NMR 中 C 环质子信息

化合物	H－2	H－3
二氢黄酮	5.00～5.50，dd	接近 2.80，dd
二氢黄酮醇	4.80～5.00，d	4.10～4.30，d
二氢黄酮醇－3－O－苷	5.00～5.60，d	4.30～4.60，d

(5) 查耳酮类 H－α 和 H－β 均表现为二重峰（J = ca. 17.0Hz），其化学位移依次为 6.70～7.40 和 7.30～7.70。

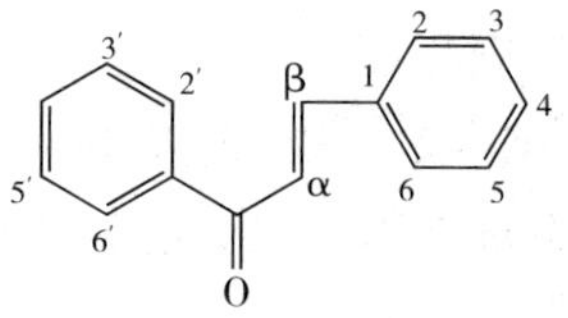

查耳酮类

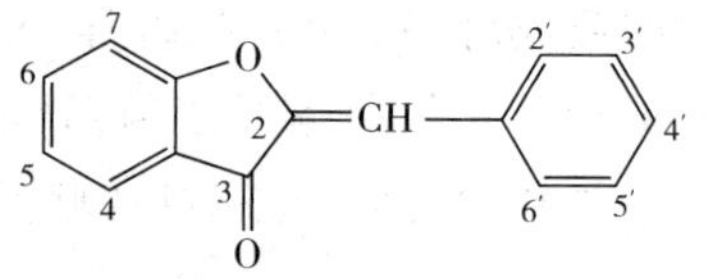

橙酮类

(6) 橙酮类 环外苄基质子常以单峰出现在 δ 6.50～6.70，其具体峰位取决于 A 环和 B 环上羟基取代情况。

4. 糖基上的质子

(1) 单糖苷类 糖的端基质子（以 H－1″表示）与糖上其他质子相比，位于较低磁场。其具体的峰位与成苷的位置及糖的种类等有关（表 6－12）。

表 6－12 黄酮类化合物单糖苷^{1}H－NMR 中端基质子信息

化合物	H－1″	化合物	H－1″
黄酮醇－3－O－葡萄糖苷	5.70～6.00	黄酮醇－3－O－鼠李糖苷	5.00～5.10
黄酮－7－O－葡萄糖苷	4.80～5.20	黄酮醇－7－O－鼠李糖苷	5.10～5.30
黄酮－4′－O－葡萄糖苷	4.80～5.20	二氢黄酮醇－3－O－葡萄糖苷	4.10～4.30
黄酮－5－O－葡萄糖苷	4.80～5.20	二氢黄酮醇－3－O－鼠李糖苷	4.00～4.20
黄酮－6－及 8－C－糖苷	4.80～5.20		

可以看出，就不同类型的葡萄糖苷来将，连接在 C－3 羟基上的葡萄糖端基质子与连接在 C－4′或 C－5 或 C－7 羟基上的化学位移明显不同；对于黄酮醇－3－O－葡萄糖苷和黄酮醇－3－O－鼠李糖苷来说，它们的端基质子化学位移值也有较大的区别；但二氢黄酮醇－3－O－葡萄糖苷和二氢黄酮醇－3－O－鼠李糖苷的端基质子化学位移值则区别很小。

另外，在单鼠李糖苷中，鼠李糖上的 C－CH_3 以一个二重峰（J = 6.5Hz）或多重峰出现在 δ 0.80～1.20。

（2）双糖苷类　末端糖的端基质子（以 H－1‴表示）因离黄酮母核较远，受其负屏蔽影响较小，它的信号比 H－1″位于较高磁场，并且其向高场位移的程度因末端糖的连接位置不同而异。例如由葡萄糖和鼠李糖构成的黄酮－3－或7－*O*－双糖苷中，常见两种类型，即苷元－芸香糖基［即苷元－*O*－β－D－葡萄糖（6→1）－α－L－鼠李糖］和苷元－新橙皮糖基［即苷元－*O*－β－D－葡萄糖（2→1）－α－L－鼠李糖］。两种连接方式可依靠第三章所述的方法进行确定，有时也可以通过比较鼠李糖上端基质子或 C－CH_3质子（H－6‴）的化学位移来区别（表6－13）。

表6－13　双糖黄酮苷^{1}H－NMR 中鼠李糖 H－1‴和 H－6‴信息

化合物	H－1‴	H－6‴
芸香糖基	4.20～4.40（d，*J*＝2.0Hz）	0.70～1.00（d）
新橙皮糖基	4.90～5.00（d，*J*＝2.0Hz）	1.10～1.30（d）

在双糖苷中，末端鼠李糖上的质子以一个二重峰或多重峰出现在δ0.70～1.30。

5. 其他质子

（1）酚羟基质子　测定酚羟基质子时，可将黄酮类化合物直接溶于 DMSO－d_6测定。例如，在木犀草素－7－*O*－β－D－葡萄糖苷的^{1}H－NMR 谱中，酚羟基质子信号分别出现在δ12.99（5－OH）、10.01（4′－OH）和9.42（3′－OH）处。向被测定的样品溶液中加入 D_2O 则信号消失。

（2）C－6和C－8－CH_3质子　其中前者比后者出现在稍高磁场处（Δδ0.2）。以异黄酮为例，前者出现在δ2.04～2.27，后者出现在δ2.14～2.45。

（3）甲氧基质子　除少数例外，甲氧基质子一般以单峰出现在δ3.50～4.10处。其具体位置可用 NOE 核磁共振或2D－NMR 等技术确定。

（4）乙酰氧基上的质子　制成乙酰化衍生物后进行测定。通常糖基上的乙酰氧基质子信号出现在δ1.65～2.10（s）处，而苷元上酚羟基形成的乙酰氧基质子信号则出现在2.30～2.50（s）处，二者易于区分。

（二）黄酮类化合物的核磁共振碳谱

^{13}C－NMR 谱已广泛应用于黄酮类化合物的结构研究。目前，或通过与简单的模型化合物如苯乙酮、桂皮酸及其衍生物碳谱作比较，或结合经验性的简单芳香化合物的取代基位移加和规律计算，或与已知的黄酮类化合物的碳谱进行比对等方法，对各种类型的黄酮类化合物的^{13}C－NMR 谱信号已进行了准确归属，并已阐明了各类型黄酮类化合物碳信号的化学位移特征。

1. 黄酮类化合物骨架类型的判断　不同黄酮类化合物 C 环三个碳原子^{13}C－NMR 谱信号因母核结构不同而各具特征。它的化学位移和裂分情况，可用来推断黄酮类的骨架类型（表6－14）。

表6－14　^{13}C－NMR 中黄酮类化合物 C 环三个碳原子的信号特征

化合物	C═O	C－2（或 C－β）	C－3（或 C－α）
黄酮类	176.3～184.0	160.0～165.0	103.0～111.8
黄酮醇类	172.0～177.0	145.0～150.0	136.0～139.0
异黄酮类	174.5～181.0	149.8～155.4	122.3～125.9
二氢黄酮类	189.5～195.5	75.0～80.3	42.8～44.6
二氢黄酮醇类	188.0～197.0	82.7	71.2
查耳酮类	188.6～194.6	136.9～145.4	116.6～128.1
橙酮类	182.5～182.7	146.1～147.7	111.6～111.9（═CH—）

2. 黄酮类化合物取代模式的确定　黄酮类化合物中的芳环碳原子的信号特征可以用于确定母核上

取代基的取代模式。无取代基的黄酮的^{13}C－NMR 信号归属如下。

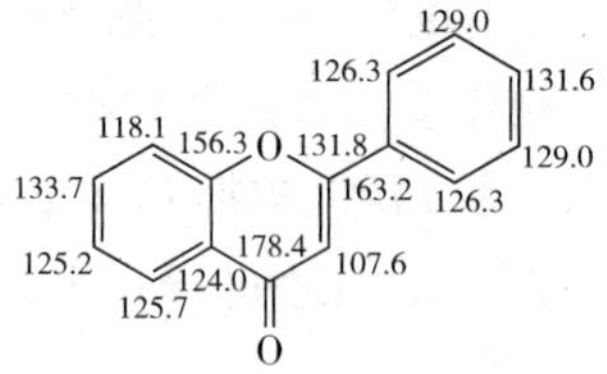

黄酮的^{13}C-NMR信号

（1）取代基的影响　黄酮类化合物 B 环上引入取代基（X）时，引起的位移效应与简单苯衍生物基本一致（表 6－15）。

表 6－15　^{13}C－NMR 中黄酮类化合物 B 环上的取代基位移效应

X	Z_i（连接碳）	Z_o（邻位碳）	Z_m（间位碳）	Z_p（对位碳）
OH	26.6	－12.8	1.6	－7.1
OCH_3	31.4	－14.4	1.0	－7.8

可以看出，羟基及甲氧基的引入可使同碳原子（α－碳）信号大幅度移向低场，邻位碳（β－碳）及对位碳信号则向高场位移，间位碳信号虽然向低场位移但幅度较小。

当 A 环或 B 环上引入取代基时，位移影响通常只限于引入取代基对应环，而且一个环上如果同时引入几个取代基，则其位移变化具有加和性。但当黄酮类母核上引入 5－OH 时，不但会影响 A 环，而且由于 5－OH 与羰基形成氢键缔合，减少 C－4、C－2 位的电子密度，使 C－4 和 C－2 信号分别向低场位移 4.5 和 0.9，而 C－3 信号则向高场位移 1.99。如果 5－OH 被甲基化或苷化，则氢键缔合被破坏，上述信号会分别向相反方向位移。

（2）5，7－二羟基黄酮中的 C－6 及 C－8 信号特征　多数 5，7－二羟基黄酮类化合物，C－6 及 C－8 信号一般出现在 δ 90～100，且与 C－8 信号相比，C－6 信号总是出现在较低磁场，Δδ 约为 0.9；而在黄酮及黄酮醇中二者 Δδ 约为 4.8。

C－6 或 C－8 有无烃基或芳香基取代可通过观察^{13}C－NMR 谱中 C－6 及 C－8 信号是否发生位移而判定。被甲基取代的碳原子信号将向低场位移 6.0～10.0，6－C 糖苷或 8－C 糖苷或 6，8－二碳糖苷也可以据此进行鉴定。

（3）黄酮类化合物－O－苷中糖的连接位置　通常黄酮类化合物苷化后，直接与糖基相连的碳原子向高场位移，其邻位及对位碳原子则向低场位移，且对位碳原子的位移幅度最大。苷化位置及糖的种类不同，苷化位移的幅度也不相同，因此，可利用苷元的苷化位移规律可判断黄酮类化合物氧苷中糖的连接位置。

酚苷中，糖的端基碳信号因苷化向低场位移 4.0～6.0，其位移的具体数值取决于酚羟基周围的环境。3－OH 苷化后，对 C－2 引起的苷化位移比一般邻位效应要大得多。这说明 2，3 位碳碳双键与一般的芳香系统不同，其具有更多烯烃特征。当 7－OH 或 3－OH 与鼠李糖成苷时，C－7 或 C－3 信号的苷化位移比一般糖苷要大些，据此可与一般糖苷相区别。当 5－OH 苷化后，因其与 4－C＝O 的氢键缔合被破坏，故对 C 环碳原子也将产生较大影响，使 C－2、C－4 信号明显移向高场，而 C－3 信号则移向低场。

三、质谱

极性较小的化合物在电子轰击质谱（EI－MS）中可出现较强的分子离子峰［M］$^{+\cdot}$，且常为基峰，所以常被选用做极性较小的黄酮类化合物苷元质谱分析。但测定极性大、难以气化及对热不稳定的黄酮苷类时，在 EI - MS 中常常得不到分子离子峰，需预先制成甲基化、乙酰化或三甲基硅烷化等衍生物。场解吸质谱（FD - MS）、快原子轰击质谱（FAB - MS）及电喷雾质谱（ESI - MS）等软电离质谱技术测定时可以直接进行测定获得较强的分子离子峰［M］$^{+\cdot}$或准分子离子峰，同时也能获得有关苷元及糖基部分的重要结构信息。这些技术对黄酮苷类化合物的结构确定至关重要。

（一）游离黄酮类化合物的 EI - MS

游离黄酮类化合物的 EI - MS 中，除分子离子峰［M］$^{+\cdot}$外，常可见［M - H］$^+$、［M - CO］$^+$等碎片离子峰出现。含有完整 A 环和 B 环的碎片离子对鉴定黄酮类化合物最有用。这些离子分别用 $A_1^{+\cdot}$、A_2^+……和 $B_1^{+\cdot}$、B_2^+……等表示，而且碎片 $A_1^{+\cdot}$ 与相应的碎片 $B_1^{+\cdot}$ 的质荷比之和等于分子离子［M］$^{+\cdot}$的质荷比，因此，这两个碎片离子对黄酮类化合物苷元的结构鉴定有重要意义。

黄酮类化合物基本的裂解方式主要有两种。

方式Ⅰ（RDA 裂解）：

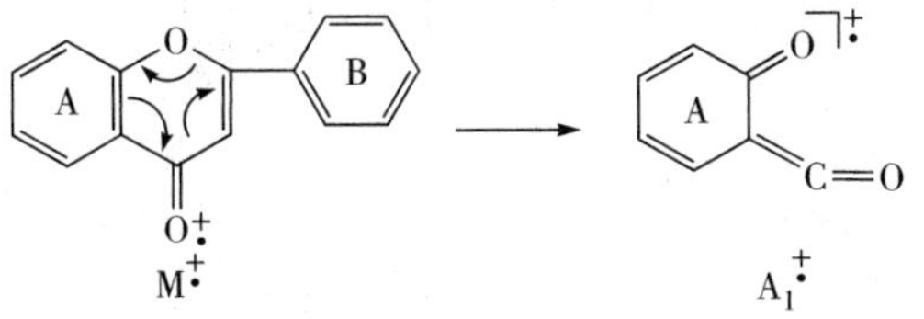

方式Ⅱ：

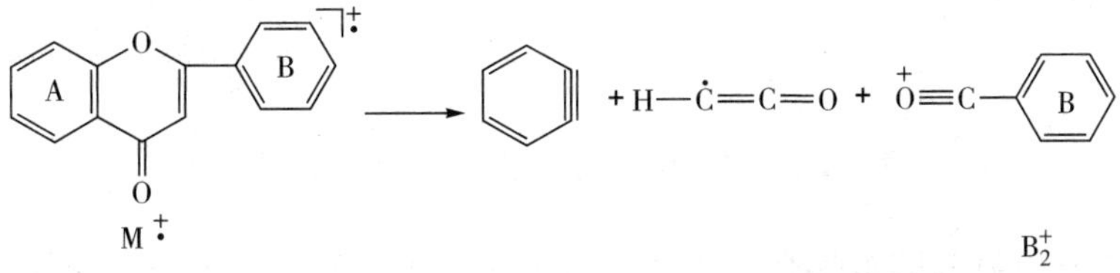

两种方式在裂解时相互竞争、相互制约，B_2^+、［B_2 - CO］$^+$离子强度几乎与 $A_1^{+\cdot}$、$B_1^{+\cdot}$ 离子以及由 $A_1^{+\cdot}$、$B_1^{+\cdot}$ 进一步裂解产生的一系列离子（如［A_1 - CO］$^{+\cdot}$）总强度成反比。

1. 黄酮类　基本裂解方式如图 6 - 3。

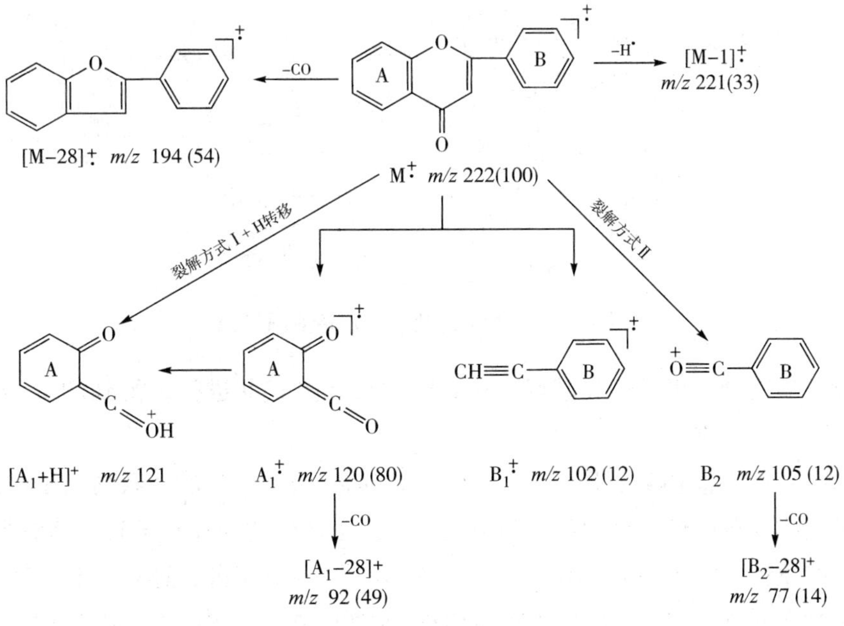

图 6 - 3　黄酮类化合物的基本裂解途径

多数黄酮苷元的分子离子峰 $[M]^{+\cdot}$ 为基峰，其他较重要的峰有 $[M-H]^+$、$[M-CO]^+$ 和由裂解方式Ⅰ产生的碎片 $A_1^{+\cdot}$、$[A_1-CO]^{+\cdot}$ 和 $B_1^{+\cdot}$ 峰。

A 环上的取代情况可根据 $A_1^{+\cdot}$ 碎片的质荷比（*m/z*）来确定。例如，5，7－二羟基黄酮的质谱中有与黄酮相同的 $B_1^{+\cdot}$ 碎片（*m/z* 102），但它的 $A_1^{+\cdot}$ 比后者高 32 个质量单位，由此证明 A 环上应有两个羟基取代。同样，B 环上的取代情况可根据 $B_1^{+\cdot}$ 碎片确定。例如，芹菜素（5，7，4′－三羟基黄酮）和刺槐素（5，7－二羟基－4′－甲氧基黄酮）有相同的 $A_1^{+\cdot}$（*m/z* 152），但是刺槐素的 $B_1^{+\cdot}$（*m/z* 132）比芹菜素 $B_1^{+\cdot}$（*m/z* 118）高 14 个质量单位，说明刺槐素在 B 环上有一个甲氧基。

有 4 个或 4 个以上含氧取代基的黄酮类常常在方式Ⅰ中产生中等强度的 $A_1^{+\cdot}$ 和 $B_1^{+\cdot}$ 碎片，这些碎片离子具有诊断价值。而有 4 个或 4 个以上含氧取代基的黄酮醇类只能产生微弱的 $A_1^{+\cdot}$ 和 $B_1^{+\cdot}$ 碎片离子。

C－3、C－6 及 C－8 有异戊烯基取代的黄酮类化合物，除了具有两种基本的裂解方式外，侧链还将产生一些新碎片离子。例如，EI－MS 时化合物Ⅰ在裂解过程中通过重排产生稳定的 m/z 357 卓𬭩离子（苯甲离子，Ⅱ），可证明 γ，γ－二甲烯丙基连接在 A 环上（图 6－4）。

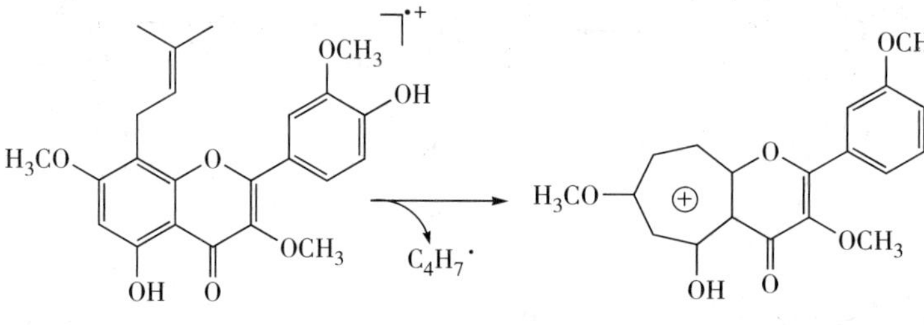

图 6－4　A 环具有异戊烯基的黄酮化合物质谱裂解方式

在 C－6、C－8 含有甲氧基的黄酮类，在裂解当中可失去甲基，产生一个强的 $[M-CH_3]^+$ 离子峰，继之再失去 CO，产生 $[M-43]^+$ 碎片离子。

2. 黄酮醇类　基本裂解方式如图 6－5。

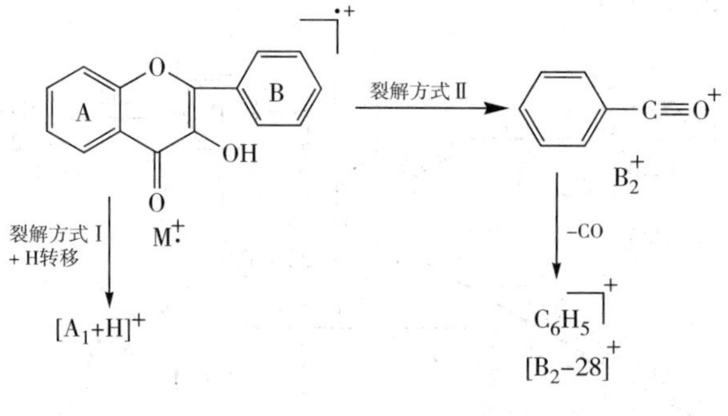

图 6－5　黄酮醇类化合物质谱裂解途径

多数游离黄酮醇类的分子离子峰是基峰，裂解时主要按方式Ⅱ进行，得到的 B_2^+ 及其失去 CO 而形成的 $[B_2-28]^+$ 具有重要诊断价值。

由于 B_2^+ 和 $[B_2-28]^+$ 总强度几乎与 $A_1^{+\cdot}$、$B_1^{+\cdot}$ 及由 $A_1^{+\cdot}$、$B_1^{+\cdot}$ 衍生的一系列离子的总强度互成反比，因此，如果在一个黄酮或黄酮醇质谱中看不到由裂解方式Ⅰ得到的碎片离子时，则应当检查 B_2^+ 离子。

游离黄酮醇类的质谱上除了 $M^{+\cdot}$、B_2^+、$A_1^{+\cdot}$、$[A_1+H]^+$ 等离子外，还可看到 $[M-1]^+$（M－H）、$[M-15]^+$（$M-CH_3$），$[M-43]^+$（$M-CH_3-CO$）等碎片离子，都可为结构分析提供重要信息。

具有 2′－羟基或 2′－甲氧基的黄酮类化合物有其特有的裂解方式，即容易失去该羟基或甲氧基形成新的稳定的五元杂环（图6-6）。

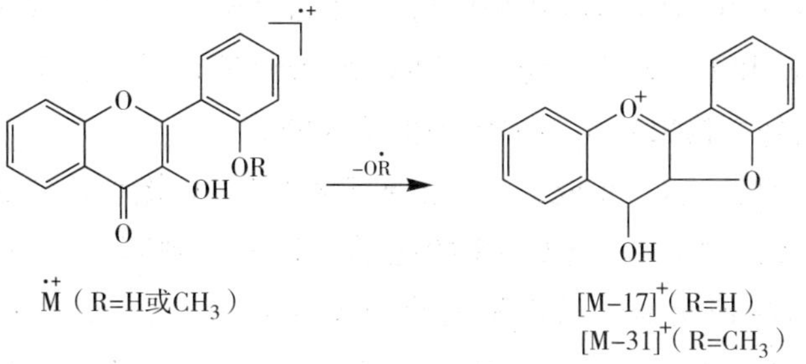

图6-6　具有2′-羟基或2′-甲氧基的黄酮醇类MS裂解方式

（二）黄酮苷类化合物MS

黄酮苷类化合物可直接用FD-MS、FAB-MS和ESI-MS（电喷雾电离质谱）进行分析。FD-MS可形成强的分子离子峰［M］$^+$及［M+H］$^+$峰，直接测得分子量；还可通过调节发射丝电流强度，得到碎片离子峰，为黄酮苷类结构研究提供更多的信息。

FAB-MS主要形成很强的准分子离子峰，如［M+1］$^+$、［M+Na］$^+$、［M+K］$^+$等，容易测到分子量，通过高分辨质谱（HR-MS），还可以测到精确的分子量，由此推断分子式。

ESI-MS可提供［M+H］$^+$或［M-H］$^+$离子从而获得样品的分子量，常用于分子量大的黄酮苷类结构分析。

四、黄酮类化合物结构研究中应注意的问题

1. 立体化学　二氢黄酮和二氢黄酮醇的C-2和C-3均为手性碳原子，所连接取代基的相对构型可根据^{1}H-NMR谱中H-2和H-3的偶合确定；但其绝对构型的确定较为复杂，可通过化学降解法、X射线单晶衍射法、核磁共振法和圆二色谱等方法测定，最常用的是圆二色谱法。X射线单晶衍射法要求待测化合物为晶体，有时还需引入重原子，且操作方法及数据处理比较复杂，所以应用受限。

2. 黄酮碳苷和氧苷的区分　由于分离技术的进步，从天然药物中分离鉴定出的黄酮碳苷化合物数量猛增，目前已知植物来源的黄酮碳苷有300多种。黄酮碳苷化合物主要以黄酮或黄酮醇为母核，其中以芹菜素和木犀草素分布最广，多数苷键原子多为C-6或C-8。成苷的糖除葡萄糖外，还有半乳糖、鼠李糖、木糖和阿拉伯糖等。由于糖直接通过C-C键与芳环相连，黄酮碳苷在常规酸水解条件下发生Wessely-Moser重排，C-6或C-8黄酮苷互变生成C-6和C-8黄酮苷的混合物，无法使C-C键断裂得到完整的单糖，因此，不能用水解后与糖的对照品比较R_f值的方法来确定糖的类型和种类，而必须借助MS谱才能解决。

绝大多数黄酮碳苷类化合物的C-7有含氧取代基，如-OH、-OCH_3或与糖形成氧苷。与黄酮氧苷化合物相比，黄酮碳苷化合物中直接与苷元相连的糖端基质子出现在较高场（δ 4.6~5.0），可与黄酮氧苷类化合物区别开（δ 5.0~5.6），偶合常数与糖的构型有关，β-糖 J=6~10Hz，α-糖 J=1~2Hz。若是双糖苷，末端糖的端基质子比与苷元直接相连的端基质子处于较高场，如木糖端基质子出现在δ 4.0左右（因离黄酮母核较远，受其影响较小），可因末端糖的连接位置不同而异。同样，黄酮碳苷化合物中直接与苷元相连糖的端基碳信号出现在高场（δ 71~78），与黄酮氧苷化合物（δ 100~109）有明显区别。

3. 黄酮碳苷的异构化　黄酮碳苷类化合物的核磁共振谱比较复杂，往往会出现成对的谱峰，解析

造难度较大。成因主要有构象异构化和位置异构化两方面的因素。对于构象异构化的碳苷，可以利用升温实验法使谱图简化，一般在70℃时测试效果较好（高温克服了构象转化的能量）；而对于位置异构化，一般是苷键原子为C－6和C－8的混合物，所以图谱较难解析，在70℃时测试的图谱变化不大，借此可区分两类异构体。此外，构象异构体中优势构象为顺式。

4. 黄酮碳苷取代位置的确定 C－6或C－8与糖直接以C－C键相连的黄酮碳苷化合物，其取代位置可以通过其苷元^{13}C－NMR谱中C－6或C－8的化学位移值来判断。因与糖直接在C－6或C－8相连，黄酮碳苷的A环碳信号特征明显。以黄酮葡萄糖碳苷为例，6－C－糖苷的C－6（δ 107～112），C－8（δ 93～96）；8－C－糖苷中，C－6（δ 104～110），C－8（δ 97～99）；6，8－二－C－糖苷中，C－6（δ 107～112），C－8（δ 104～110）。

第六节 结构研究实例

一、卷柏

从卷柏科植物卷柏（*Selaginella tamariscina*）中分离得到一化合物，为黄色针晶（MeOH），熔点328～330℃，盐酸－镁粉反应阳性，Molish反应阴性。其^{1}H－NMR、^{13}C－NMR和MS谱数据如下：

^{1}H－NMR谱（C_5H_5N）δ：7.91（1H，s），7.54（1H，d，*J*＝8.5Hz），7.30（1H，d，*J*＝8.5Hz），6.93（1H，s），6.73（2H，s），13.79（1H，s）。

^{13}C－NMR谱（C_5H_5N）δ：165.8，104.9，183.7，159.4，100.8，166.7，95.7，164.1，105.9，120.4，115.5，148.7，152.6，117.8，123.9。

EI－MS *m/z*：286［M］$^{+\cdot}$，258［M－CO］$^{+\cdot}$。

结构解析：盐酸－镁粉反应阳性、Molish反应阴性提示为游离黄酮类化合物。EI－MS *m/z*：286［M］$^{+\cdot}$，258［M－CO］$^{+\cdot}$峰也证明为黄酮类成分，结合^{1}H－NMR和^{13}C－NMR数据，推断其分子式为$C_{15}H_{10}O_6$。

^{1}H－NMR给出δ 6.93（1H，s）为黄酮类化合物H－3的特征信号；δ 13.79为A环与羰基缔合的5－OH特征信号；δ 7.91（1H，s）、7.54（1H，d，*J*＝8.5Hz）、7.30（1H，d，*J*＝8.5Hz）显示B环为3′，4′－二氧取代的黄酮类化合物；δ 6.73（2H，s）为H－6、H－8信号，显示A环为5，7－二羟基取代。

^{13}C－NMR谱中，δ 183.7为黄酮类化合物4位羰基的特征信号；δ 165.8和δ 104.9为C－2和C－3的特征信号；δ 100.8和δ 95.7分别为5，7－二氧代黄酮C－6和C－8的特征信号。根据^{1}H－NMR、^{13}C－NMR和质谱数据，确定该化合物为木犀草素。

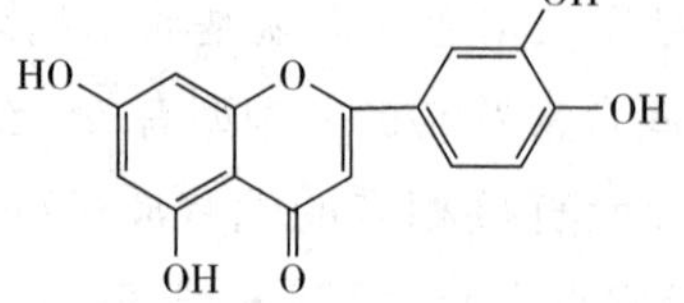

木犀草素

二、黄芩

从黄芩（*Scutellaria baicalensis*）根中分离出一化合物，为淡黄色针晶，熔点300~302℃。三氯化铁反应和盐酸－镁粉反应均为阳性，Gibb's反应和氨性氯化锶反应为阴性。

元素分析：$C_{16}H_{12}O_6$，计算值（%）C，64.00；H，4.03。实测值（%）C，63.82；H，4.21。

MS *m/z*（%）：300（$M^{\dot{+}}$，55.6）、285（100）、118（19.4）。

UV λ_{max} nm：MeOH，277、328；NaOAc，284、390；$AlCl_3$，264（sh）、284、312、353、400；NaOMe，284、300、400。

IR $v_{max}^{KBr}cm^{-1}$：3430、3200、1660、1610、1580。

^{1}H－NMR（DMSO－d_6）δ：3.82（3H，s）、6.20（1H，s）、6.68（1H，s）、6.87（2H，d，*J*=9Hz）、7.81（2H，d，*J*=9Hz）、12.35（1H，s）。

^{13}C－NMR：如表6－16所示。

表6－16　化合物的^{13}C－NMR数据

C	2	3	4	5	6	7	8	9	10
δ_C	163.8	102.9	182.1	149.7	99.1	157.2	127.9	156.5	103
C	1′	2′	3′	4′	5′	6′	OCH_3		
δ_C	121.5	128.5	116.3	161.5	116.3	128.5	61.1		

根据UV光谱，显色反应和^{1}H－NMR δ 7.81及6.87处（各有两个H）的1对二重峰（*J*=9Hz），推断该化合物为5，7，4′－三羟基黄酮类化合物。Gibb's反应呈阴性，示无8－H。氨性氯化锶反应呈阴性示无邻二酚羟基。红外吸收光谱显示有OH（3400、3200cm^{-1}）、C＝O（1660cm^{-1}）和芳环（1610、1580cm^{-1}）。MS *m/z*300是$M^{\dot{+}}$，*m/z*285是$[M-CH_3]^+$，*m/z*118是由B环产生的碎片离子。

^{1}H－NMR中，3.82处的信号示A环有一个－OCH_3，6.20处的信号示有H－6，6.68处的信号示有H－3，6.87处的信号有H－3′，H－5′，7.81处的信号示有H－2′，H－6′，12.35处的信号示有5－OH（已形成分子内氢键）。^{13}C－NMR示为黄酮骨架碳的归属。

综合上述结果，该化合物为5，7，4′－三羟基－8－甲氧基黄酮。

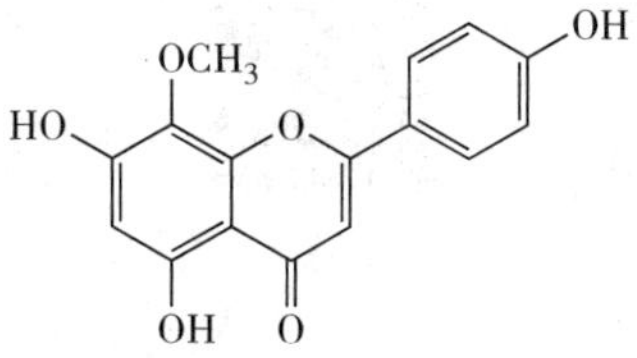

5,7,4′-三羟基-8-甲氧基黄酮

答案解析

目标测试

【单选题】

1. 含异黄酮的科是（　）

A. 唇形科　　B. 菊科　　C. 豆科

D. 伞形科　　E. 芸香科

2. 银杏叶中含有的特征成分类型为（　）

A. 黄酮醇　　B. 二氢黄酮　　C. 异黄酮

D. 查耳酮　　E. 双黄酮

3. 黄酮类化合物大多呈色的最主要原因是（　）

A. 具酚羟基　　B. 具交叉共轭体系　　C. 具羰基

D. 具苯环　　E. 为离子型

【配伍选择题】

（4～8 题共用备选答案）

A. 芦丁　　B. 红花苷　　C. 儿茶素

D. 银杏素　　E. 橙皮苷

4. 属于黄酮醇类化合物的是（　）

5. 属于二氢黄酮类化合物的是（　）

6. 属于查耳酮类化合物的是（　）

7. 属于双黄酮类化合物的是（　）

8. 属于黄烷－3－醇类化合物的是（　）

【多选题】

9. 中药黄芩中的主要有效成分是（　）

A. 是黄芩苷　　B. 有抗菌作用

C. 是黄酮醇类化合物　　D. 能与醋乙酸铅生成红色沉淀

E. 易水解氧化使药材外观变绿

10. 中药葛根中的主要有效成分是（　）

A. 有大豆苷　　B. 是黄酮醇类化合物

C. 能发生锆－枸橼酸反应　　D. 能发生盐酸－镁粉反应

E. 可用氧化铝柱色谱法分离

书网融合……

思政导航　　本章小结　　微课 1　　微课 2　　题库

第七章　鞣质及其他酚类

PPT

学习目标

知识目标

1. 掌握　鞣质及其他酚类化合物的定义、结构分类和重要的理化性质。
2. 熟悉　鞣质及其他酚类化合物常用的提取分离和鉴定方法。
3. 了解　鞣质及其他酚类化合物的主要生物活性及结构测定的一般方法。

能力目标　通过本章学习，能够辨识鞣质及其他酚类化合物的结构分类；能够根据鞣质及其他酚类化合物的结构分析其具有的性状、溶解性、还原性、酸性等性质特点，选择合适的提取分离方法，具有从代表性中药中提取分离鞣质及其他酚类化合物的实际操作能力；能够根据鞣质类化合物发生的沉淀和显色反应选择合适的检识鞣质类化合物的方法；具有鉴定鞣质及其他酚类化合物化学结构的一般能力。

植物中存在大量的酚类化合物，许多酚类化合物具有苯环和1～3个碳原子的侧链组成的基本母核，苯环上通常有多个酚羟基，故又称多酚类化合物。它们通常以若干上述母核的聚合衍生物或与糖、醇、酸等成分的缩合物形式存在。其中鞣质应用历史悠久，最为人们所熟知。

多酚类化合物是植物体内重要的芳香类次生代谢产物，在根、茎、叶、种子中参与了多种生理活动，是植物生存的重要基础物质。同时，它还与人们的生活息息相关，在人们日常食用的水果、蔬菜、茶和谷物都富含该类成分。该类成分广泛分布在药用植物中，是许多天然药物的有效成分，常有收敛、抗菌消炎、止血、止泻、驱虫等药理作用。随着研究的深入，多酚类化合物还表现出如抗肿瘤、抗突变、抗氧化、抗病毒、抗过敏和抑制HIV复制等多方面的生物活性，引起科技工作者的广泛关注，已成为天然药物化学研究的热点之一。

多酚类化合物在植物体内的生物合成途径主要有三种：第一种是莽草酸途径；第二种是乙酸－丙二酸途径；第三种是由莽草酸途径和乙酸－丙二酸途径形成的复合途径。

1. 莽草酸生物合成途径　多数具有苯丙素类骨架的多酚类化合物由莽草酸生物合成途径而来。如咖啡酰酚酸类是由莽草酸转化生成苯丙氨酸和酪氨酸，经脱氨、羟化、氧化、还原、醚化等反应，生成咖啡酸类化合物，后者再与奎尼酸或者丹参素缩合反应而成（图7－1）。

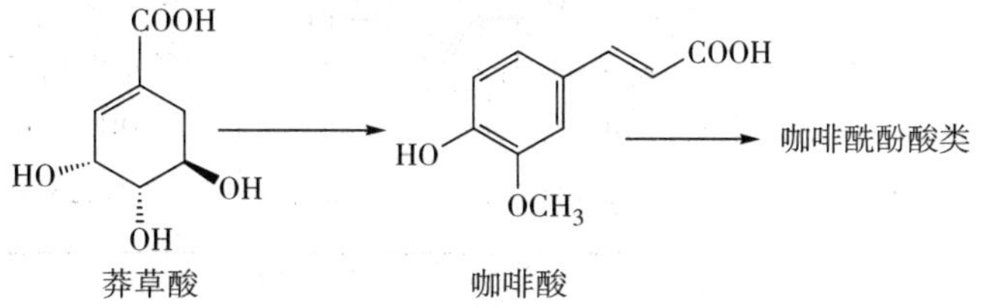

图7－1　咖啡酰酚酸类化合物生物合成途径

2. 乙酸－丙二酸生物合成途径　间苯三酚类化合物是由该途径生成的。由乙酰辅酶A出发延伸碳链过程中只有缩合过程，生成的聚酮类中间体经不同途径环合而成乙酰间苯三酚，再经缩合反应生成低聚间苯三酚类。其特点是芳环上的含氧取代基(—OH，—OCH_3）多互为间位（图7－2）。

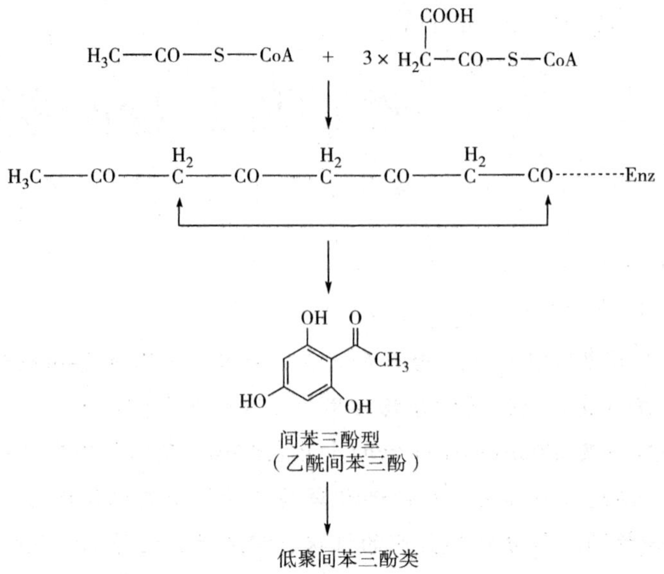

图 7－2　低聚间苯三酚类化合物生物合成途径

3. 莽草酸途径和乙酸－丙二酸途径形成的复合途径　二苯乙烯类和鞣质类化合物在植物体内的生物合成途径是复合型的，由一个莽草酸与一个桂皮酰辅酶 A 和三个丙二酰辅酶 A 分别在二苯乙烯合成酶和查耳酮合成酶及其他酶的作用下，分别生成二苯乙烯类和黄烷醇类化合物，经缩合反应生成低聚芪类和缩合鞣质类化合物（图 7－3）。

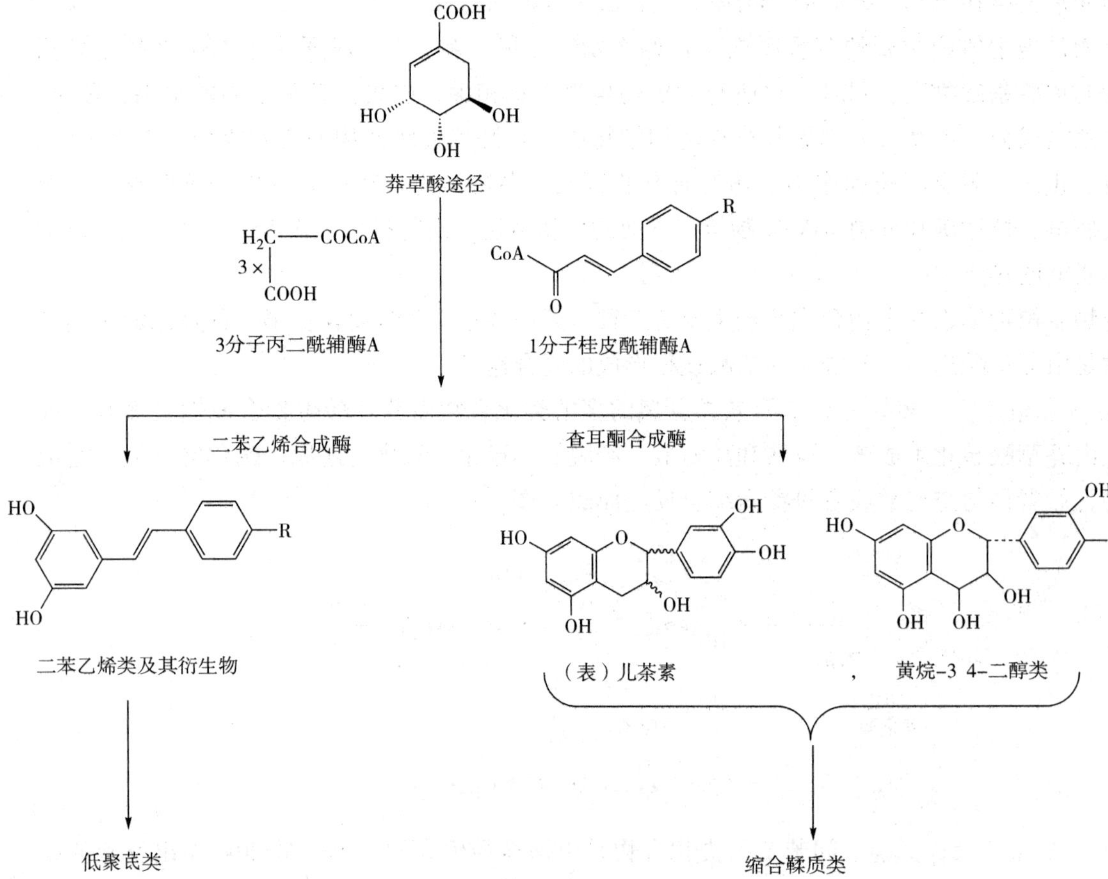

图 7－3　二苯乙烯类和缩合鞣质类化合物的生物合成途径

植物中多酚类化合物的数量繁多，结构复杂。本章仅介绍鞣质类、芪类、酚酸酯类、间苯三酚类化合物。

第一节　鞣　质 微课

鞣质又称单宁（Tannins），原指具有鞣制皮革作用的物质，是植物中含有的一类多酚类成分。随着现代研究的不断进展和鞣质化学结构的不断阐明，现代鞣质的定义为没食子酸（或其聚合物）的葡萄糖（及其他多元醇）酯、黄烷醇及其衍生物的聚合物以及两者混合共同组成的植物多酚。

鞣质广泛分布于植物界，特别在种子植物中分布更为广泛，以壳斗科、蔷薇科、大戟科、蓼科、茜草科、桃金娘科、石榴科植物中最为多见，许多中草药如五倍子、地榆、大黄、虎杖、仙鹤草、诃子、麻黄、老鹳草、四季青等均含有大量的鞣质。鞣质具有多方面生物活性，如抗菌、抗氧化、抗肿瘤、降血糖、抗病毒、抗炎镇痛、抗阿尔茨海默病和帕金森病等作用。临床上常利用其收敛性用于止血、止泻、治烧伤等。另外，鞣质在工业上还有广泛的应用，可作为鞣皮剂、澄清剂、黏胶剂、染色剂和防垢除垢剂等使用。

鞣质的研究是从20世纪80年代开始的。由于鞣质属于复杂的多酚类，有较大的分子量和强的极性，而且常常是由许多化学结构和理化性质十分接近的化合物组成的复杂混合物，难于分开；此外，鞣质的化学性质比较活泼，在分离时可能发生氧化、缩合等反应而发生结构改变。因此，与其他类型天然药物化学成分相比，鞣质的研究进展较为缓慢。随着各种新型色谱等先进分离方法的应用，天然药物中水溶性化学的分离变得比较容易，鞣质的研究有了迅速的发展。现已分离鉴定出的鞣质类化合物有1000多种。近年来，我国在鞣质的应用研究方面取得了显著进展，例如以鞣质类化合物为有效成分研制成功的抗肿瘤二类新药威麦宁胶囊，以四季青鞣质制成的治疗烫伤、烧伤的制剂，以茶叶中茶多酚、葡萄籽提取的原花青素等制成了多种用于抗衰老的医药保健产品。

一、鞣质的结构与分类

根据鞣质的化学结构特征，将鞣质分为可水解鞣质（hydrolysable tannins）、缩合鞣质（condensed tannins）和复合鞣质（complex tannins）三大类。

（一）可水解鞣质

可水解鞣质是由酚酸和糖或多元醇通过酯键和苷键形成的一类化合物，在酸、碱、酶的作用下，可水解成小分子酚酸类化合物和糖或多元醇。根据水解的主要产物（酚酸及其多元醇）的不同，又可进一步分为没食子酸鞣质（gallotannins）、逆没食子酸鞣质（ellagitannins）、C-苷鞣质（C-glycosidic tannins）等。

可水解鞣质分子中所含的酚酸为没食子酸（gallic acid）或其缩合物，如间-双没食子酸、对-双没食子酸、六羟基联苯二甲酸等。

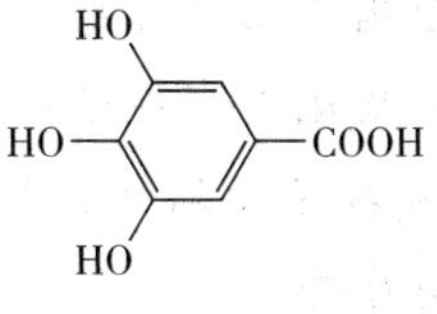

没食子酸

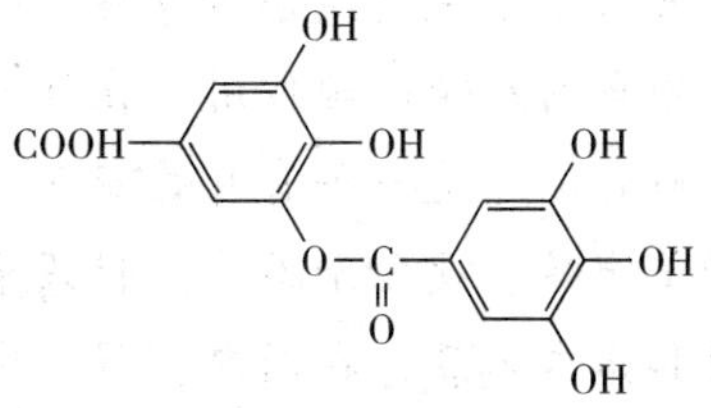

间-双没食子酸

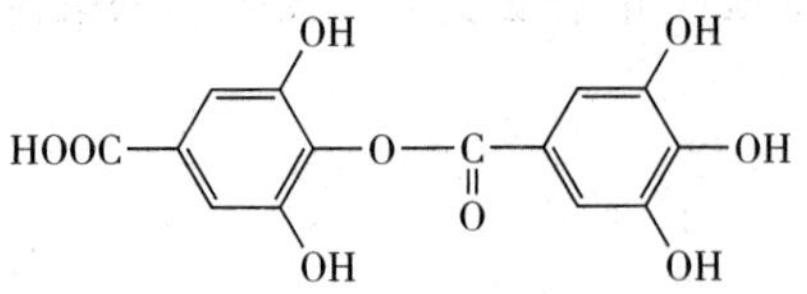

对-双没食子酸

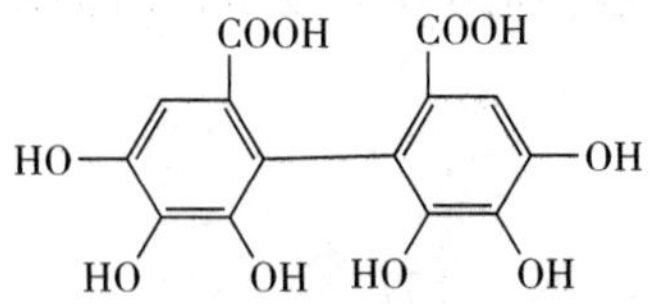

六羟基联苯二甲酸

1. 没食子酸鞣质 水解后能生成没食子酸和糖或多元醇。此类鞣质的糖或多元醇部分的羟基全部或部分地被没食子酸或其缩酚酸（depside）所酯化，结构中具有酯键或酯苷键。其中最常见的糖及多元醇部分为葡萄糖，此外还有 D－金缕梅糖（D-hamamelose）、原栎醇（protoquercitol）、奎宁酸（quinic acid）等。

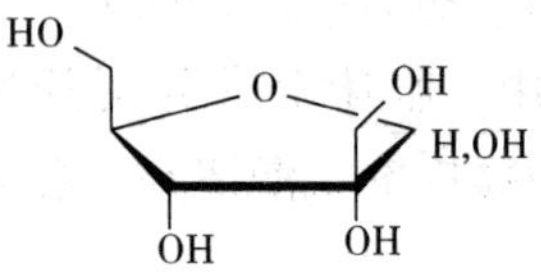

D-金缕梅糖

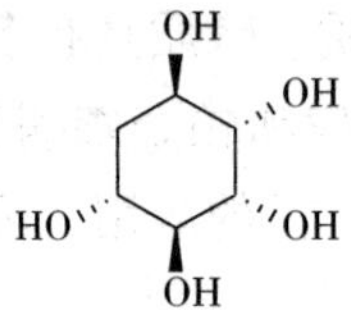

原栎醇

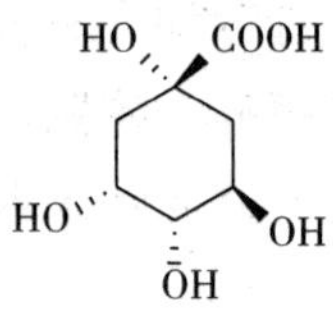

奎宁酸

五倍子鞣质是中药五倍子的主要成分，含量较高。但五倍子鞣质是一种混合物，其所有组分的化学结构，都是以1，2，3，4，6－五没食子葡萄糖为“核心”，在2，3，4 位上有更多的没食子酰基以缩酚酸的形式相连接形成的，都属于可水解鞣质。研究证明五倍子鞣质可以分成由五至十二－*O*－没食子酰葡萄糖组成的 8 个组分，最多的组分是七至九－*O*－没食子酰葡萄糖，见表 7－1。

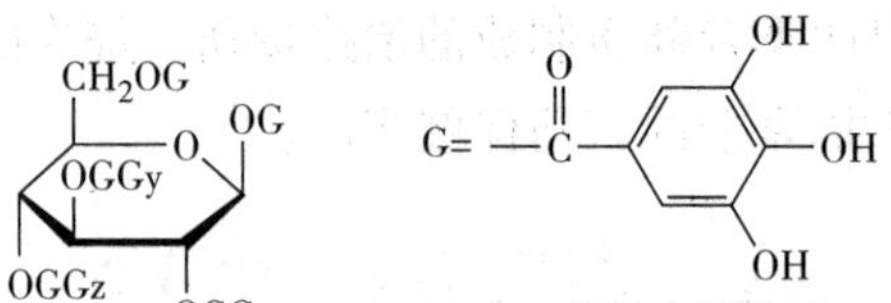

GG = 二倍没食子酰基

GGG = 三倍没食子酰基

五倍子鞣质

知识链接

中国五倍子及五倍子鞣质

五倍子是我国的传统中草药，其始载于《开宝本草》，具有敛肺降火、敛汗、止血等作用。我国生产的五倍子质量较好，也是五倍子主产国，产量约占世界总产量的 95%，国际上把五倍子称为中国五倍子。我国五倍子的生产与应用历史悠久，早在 2000 多年前，《山海经》就有“今蜀中有构木，七八月中吐穗。穗成，可作酢羹”的记载。宋代《太平广记》《图经本草》，以及明代《本草纲目》中也有五倍子及其用途的记载。五倍子中主要成分为五倍子鞣质，其含量可达 60%～70%。五倍子鞣质具有抗菌、抗病毒，抗氧化、清除自由基等药理作用，在临床上主要用于治疗腹泻、溃疡及降低蛋白尿等。五倍子鞣质还能明显缩短出血时间，是一种有效的凝血物质，在临床上可用于分离血浆。目前，我国已能以五倍子为主要原料生产单宁酸、没食子酸、焦性没食子酸和抗菌素增效剂等数十种医药、化工产品。中国五倍子作为化工原料和出口产品，在国内、国际市场享有盛誉。

表 7-1　五倍子鞣质的组成

组　　分	2~4 位聚合 G 的数目	相对含量（%）
五-*O*-没食子酰葡萄糖（G5）	x+y+z=0	4
六-*O*-没食子酰葡萄糖（G6）	x+y+z=1	12
七-*O*-没食子酰葡萄糖（G7）	x+y+z=2	19
八-*O*-没食子酰葡萄糖（G8）	x+y+z=3	25
九-*O*-没食子酰葡萄糖（G9）	x+y+z=4	20
十-*O*-没食子酰葡萄糖（G10）	x+y+z=5	13
十一-*O*-没食子酰葡萄糖（G11）	x+y+z=6	6
十二-*O*-没食子酰葡萄糖（G12）	x+y+z=7	2

从龙芽草中分得的金缕梅鞣质（5，6-di-galloyhamamelose）、诃子酸（chebulinic acid）等均属于没食子鞣质。

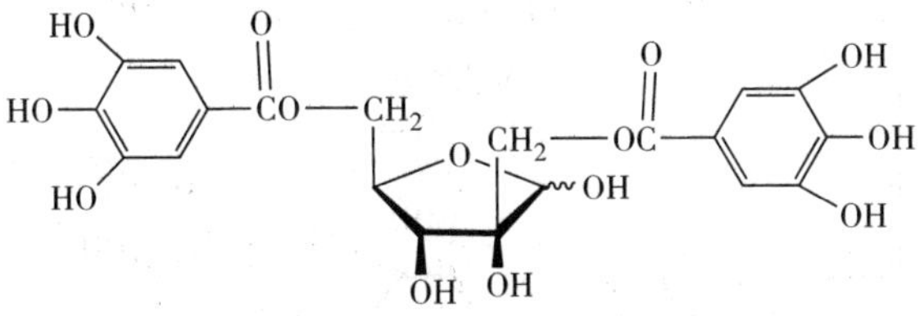

金缕梅鞣质

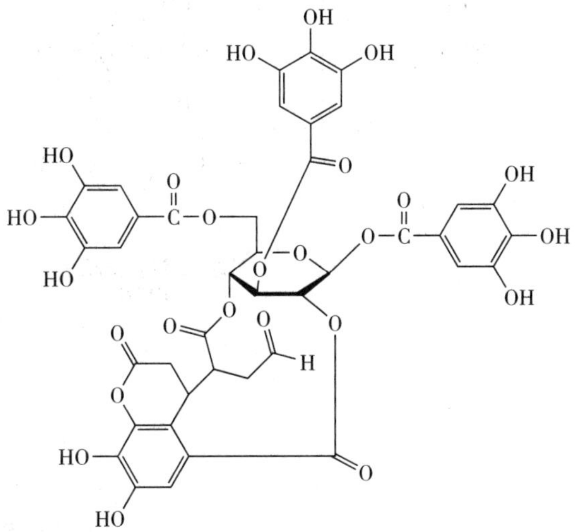

诃子酸

2. 逆没食子酸鞣质（ellagitannins） 水解后可产生逆没食子酸（又称鞣花酸，ellagic acid）和糖或多元醇。此类鞣质是六羟基联苯二甲酸或与其有生源关系的酚酸与多元醇（多数是葡萄糖）形成的酯。从生源上讲，逆没食子酸鞣质结构中的六羟基联苯二甲酰基（hexahydroxydiphenoyl，HHDP）被认为是二个没食子酰基通过 C-C 键连接而成。

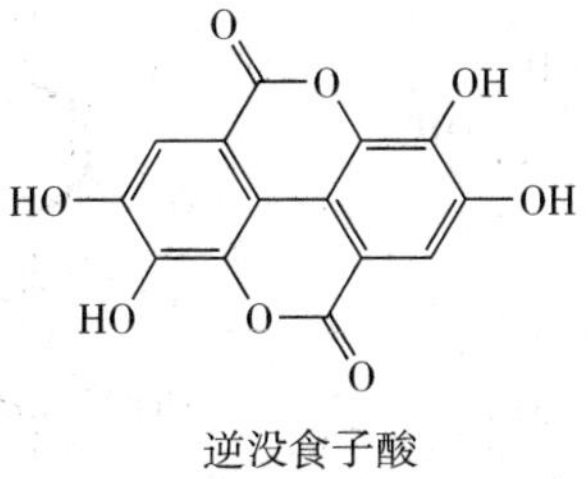

逆没食子酸

与六羟基联苯二甲酰基（hexahydroxydiphenoyl，HHDP）有生源关系的酚酸酰基主要有脱氢二没食子酰基（dehydrodigalloyl，DHDG）、橡腕酰基（valoneoyl，Val）、地榆酰基（sanguisorboyl，Sang）、脱氢六羟基联苯二酰基（dehydrohexahydroxydiphenoyl，DHHDP）和诃子酰基（chebuloyl，Che）等。这些酰基态的酚酸在植物体内均来源于没食子酰基，是相邻的二个、三个或四个没食子酰基之间发生脱氢、偶合、重排、环裂等变化形成的。它们之间的衍生关系见图 7-4。

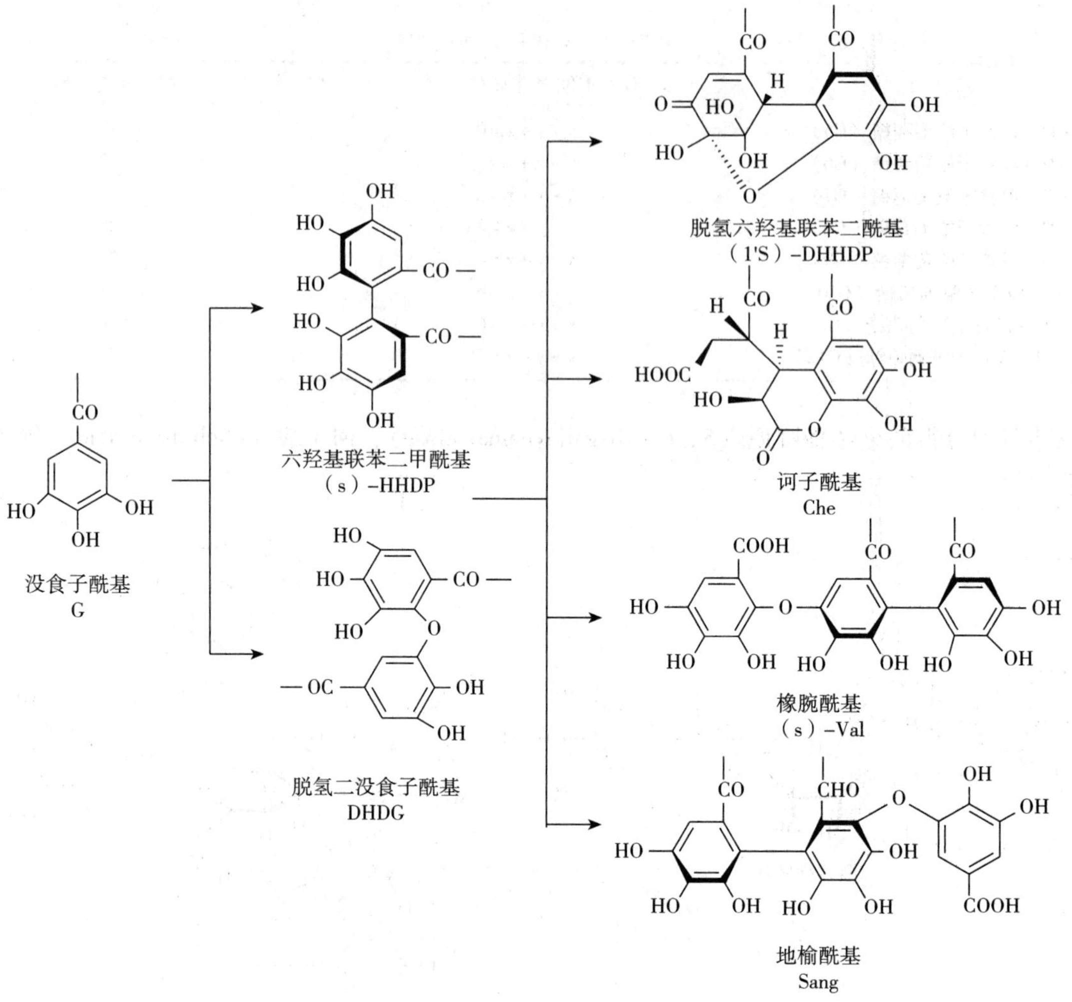

图 7-4 没食子酰基与酚酸酰基的衍生关系

逆没食子酸鞣质是植物中分布最广泛、种类最多的一类可水解鞣质。例如特里马素Ⅰ、Ⅱ（tellimagrandinⅠ、Ⅱ），木麻黄亭（casuarictin），英国栎鞣花素（pedunculagin）等是最初分得具 HHDP 基的逆没食子酸鞣质。这类鞣质因 HHDP 基及没食子酰基的数目、结合位置等不同，可组合成各种各样的结构。

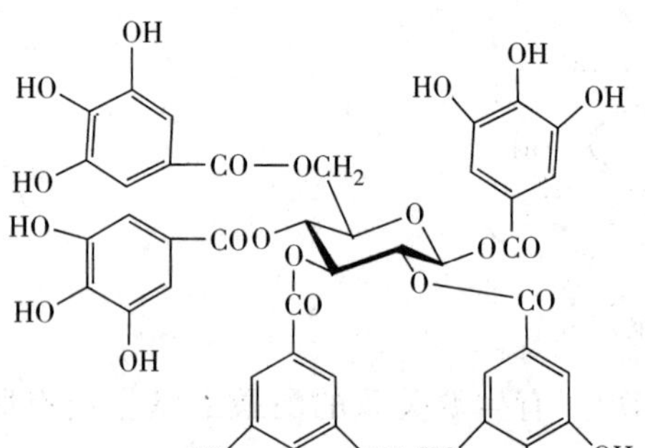

五没食子酰基葡萄糖

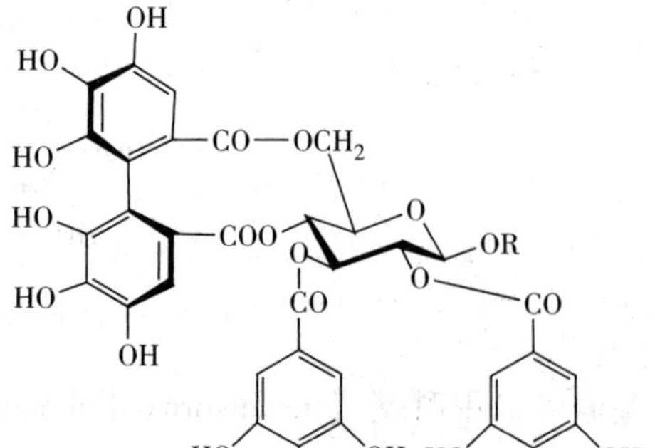

特里马素Ⅰ：R=H（α，β） 特里马素Ⅱ：R=G

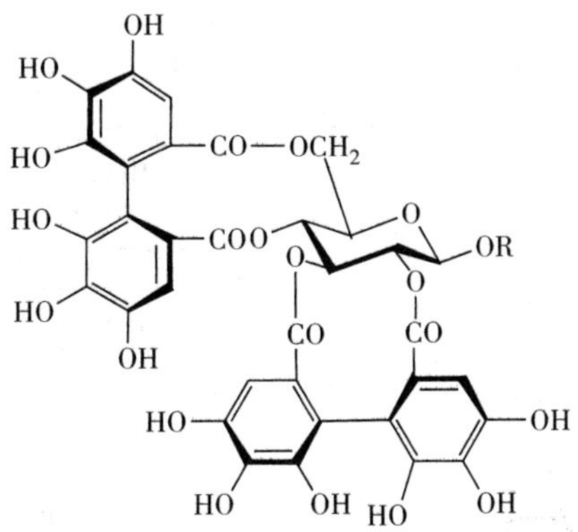

木麻黄亭：R=G

具有 DHDG 基的逆没食子酸鞣质如仙鹤草中的仙鹤草因（agrimoniin），具有 DHHDP 基的如老鹳草中的老鹳草素（geraniin），具有 Val 基的如月见草中的月见草素 B（oenothein B），具有 Sang 基的如地榆中的地榆素 H－2（sanguiin H－2），具有 Che 基的如诃子次酸（chebulinic acid）。

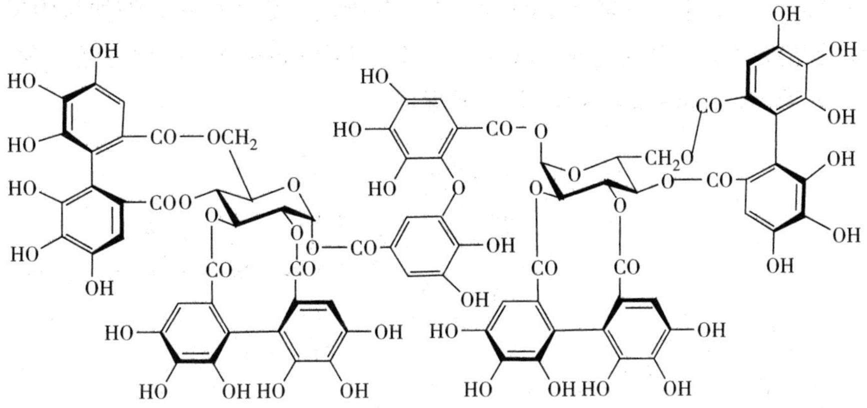

仙鹤草因

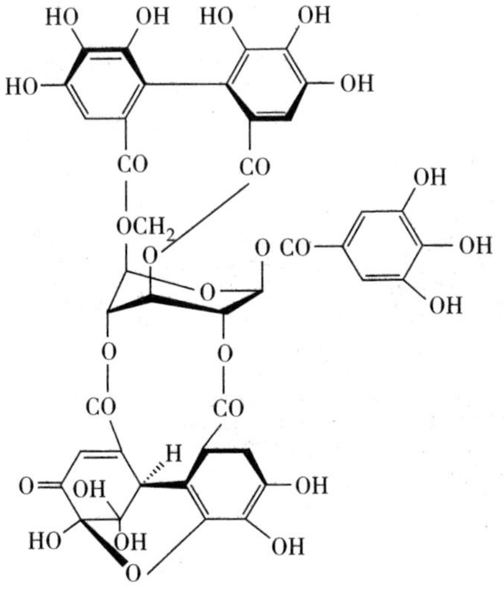

老鹳草素

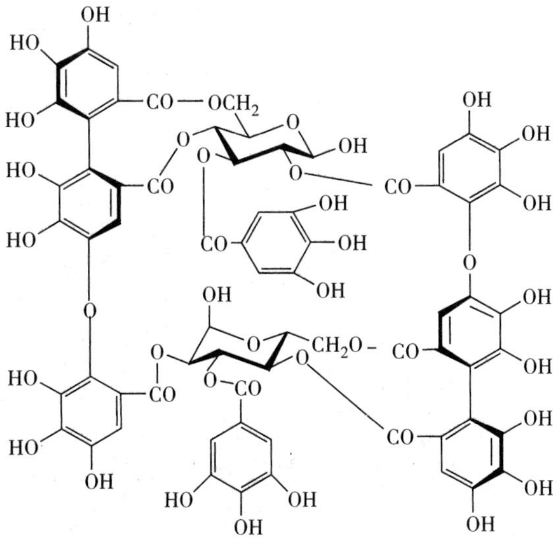

月见草素 B

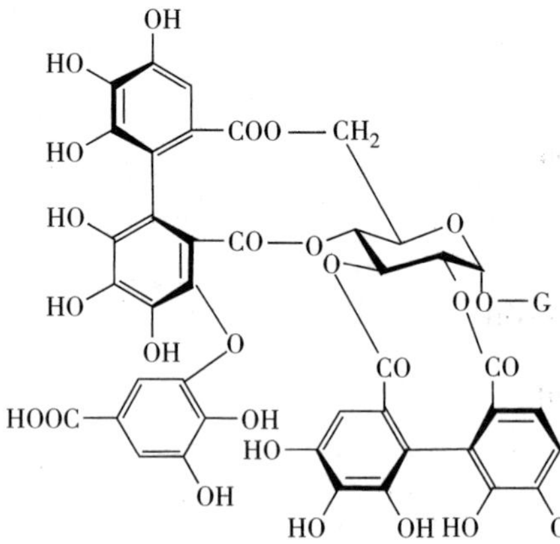

地榆素 H－2

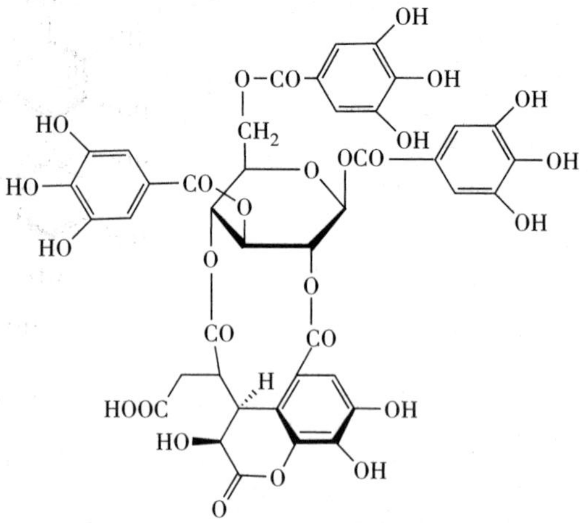

诃子次酸

另外，多个逆没食子酸鞣质缩合形成可水解鞣质低聚体（hydrolysable tannin oligomers）。根据葡萄糖的数目可分为单倍体、二聚体、三聚体及四聚体等，其中以二聚体最多。例如从中国甜茶的丙酮提取物中分到了六个新的逆没食子酸鞣质 rubusuaviins A～F，其中 rubusuaviins B 为逆没食子酸鞣质二聚体，rubusuaviinsC、D 为三聚体，rubusuaviins E、F 为四聚体。

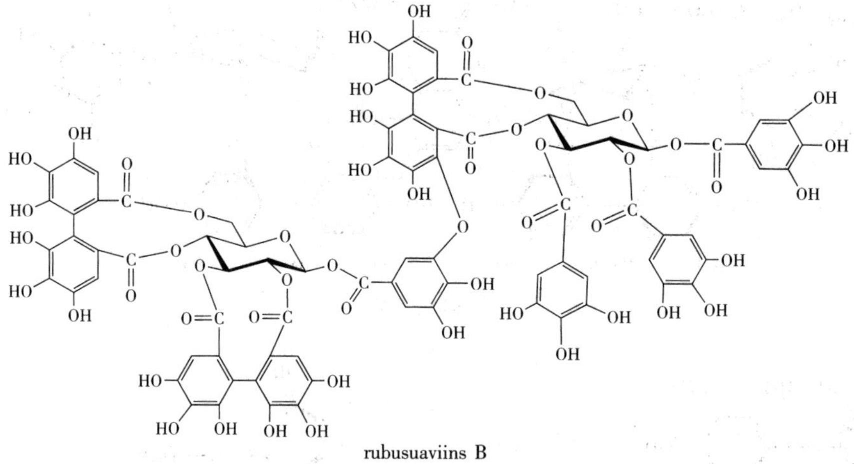

rubusuaviins B

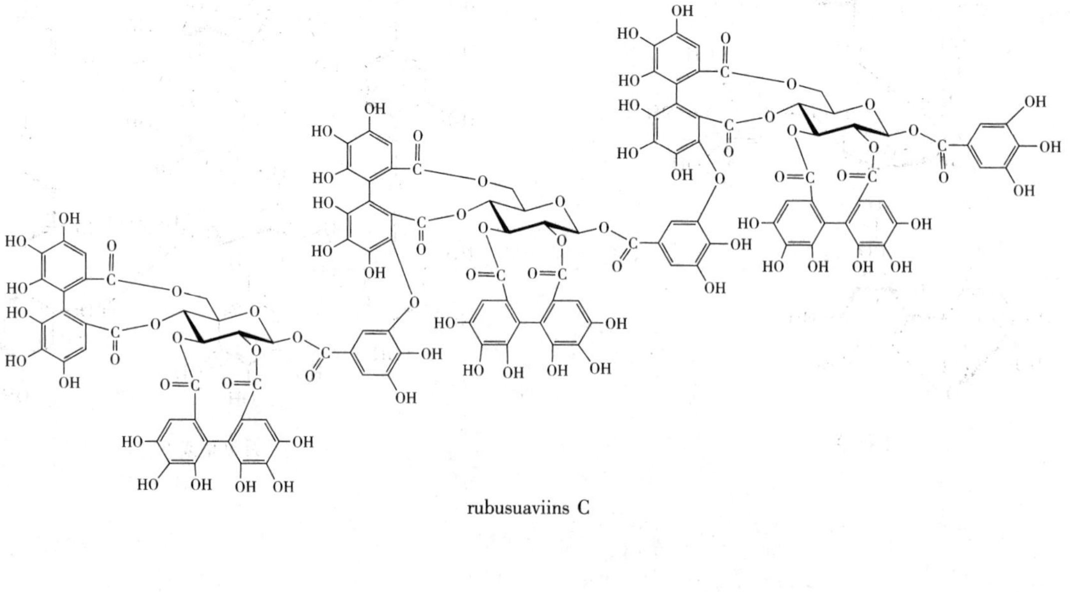

rubusuaviins C

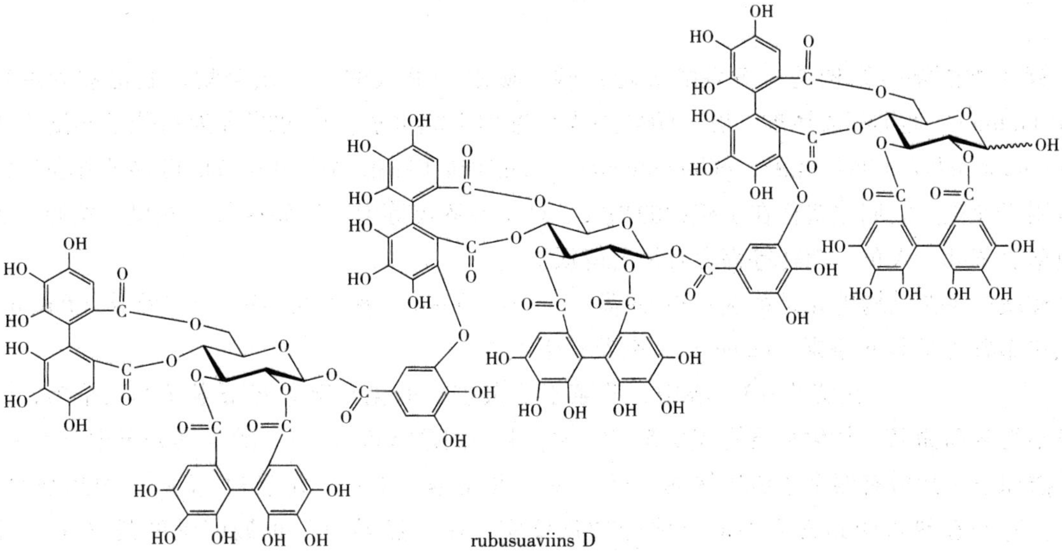

rubusuaviins D

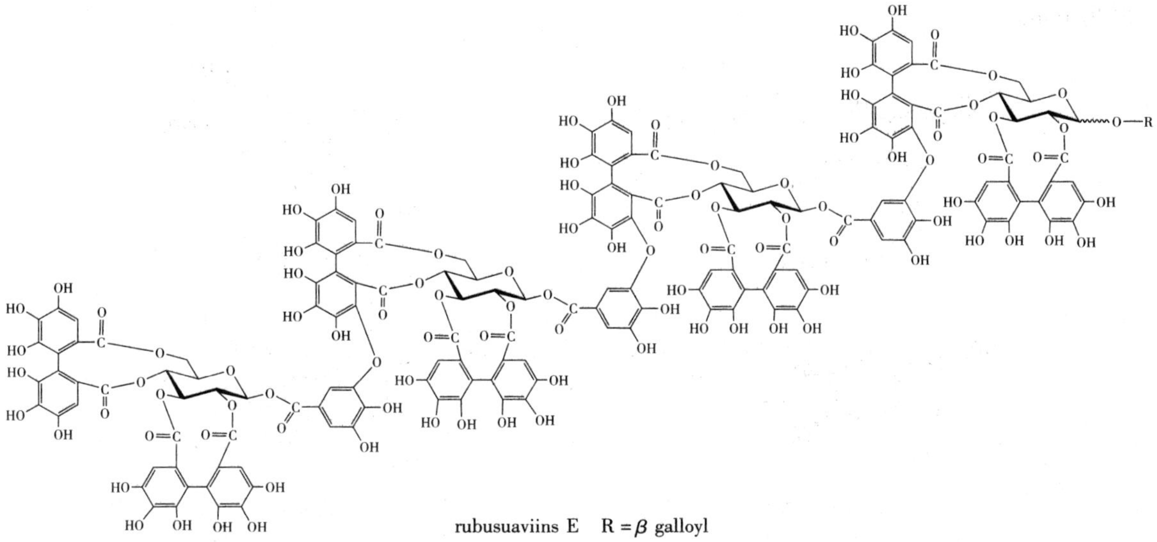

rubusuaviins E　R = β galloyl

rubusuaviins F　R = α，β H

有些可水解鞣质中的糖开环后，糖端基碳和 HHDP 等基团以碳 - 碳相连形成的碳 - 苷鞣质（C-glycosidic tannins）。如麻黄科植物中分得木麻黄宁（casuarinin）和旌节花素（stachyurin）。

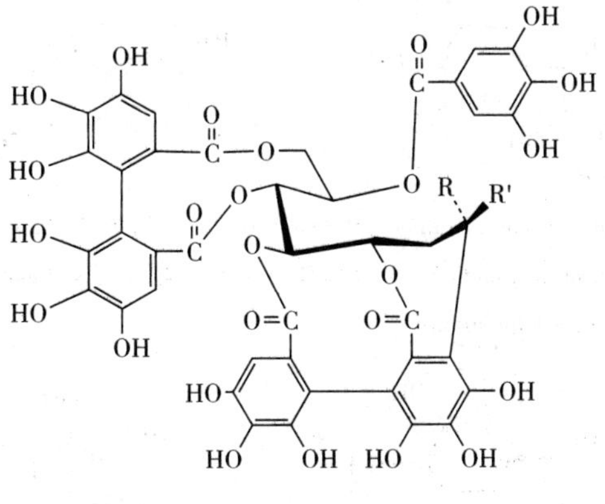

木麻黄宁：R=OH R'=H　旌节花素：R=H R'=OH

近年来，发现一些可水解鞣质的葡萄糖端基碳上还可连接 C_6-C_3 或 $C_6-C_4-C_6$ 或黄酮等结构单元。

（二）缩合鞣质类

缩合鞣质类的基本结构是由黄烷醇类通过碳－碳缩合而成的一类化合物，故也称为黄烷类鞣质（flavonoid tannin）。此类鞣质用酸、碱、酶处理或久置均不能水解，但可缩合为高分子不溶于水的产物“鞣红”（tannin reds）（亦称鞣酐，phlobaphenies）。缩合鞣质在植物界的分布比可水解鞣质广泛，天然鞣质大多属于此类。它们主要存在于植物的果实、种子及树皮等中，例如柿子、槟榔、钩藤、山茶、麻黄、翻白草、茶叶、大黄、肉桂等都含有缩合鞣质。

缩合鞣质的主要结构单元是黄烷－3－醇类（flavan－3－ol）和黄烷－3,4－二醇类（flavan－3，4－diol），其中最常见的是儿茶素（catechin）类及其衍生物。

1. 黄烷－3－醇类 在黄烷－3－醇中，儿茶素是最重要的化合物。儿茶素又称儿茶精，因最初由印度儿茶中得到而命名，其化学结构式是5，7，3′，4′－四羟基黄烷－3－醇。其分子中有C－2、C－3两个手性碳原子，故应有四个立体异构体，即（＋）儿茶素、（－）儿茶素、（＋）表儿茶素和（－）表儿茶素。它们在热水中易发生差向立体异构化反应。在天然界中分布最广泛的是（＋）儿茶素和（－）表儿茶素。

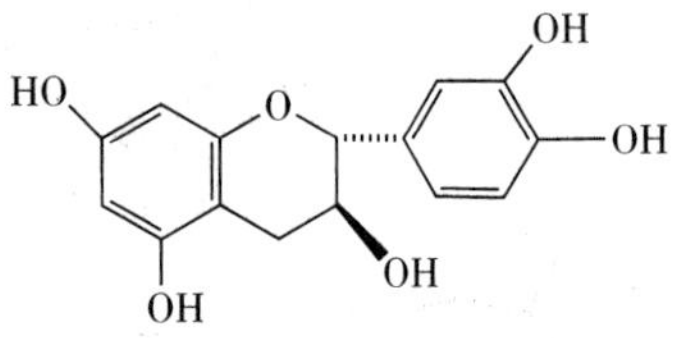

（＋）儿茶素

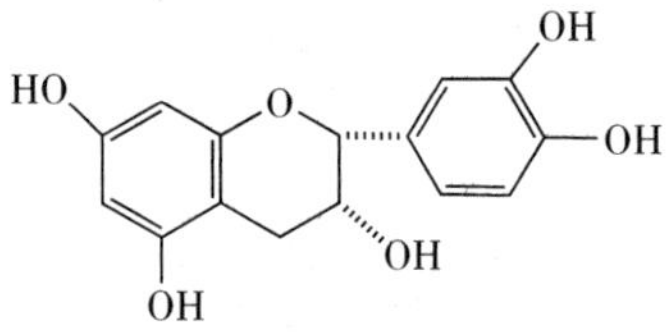

（－）表儿茶素

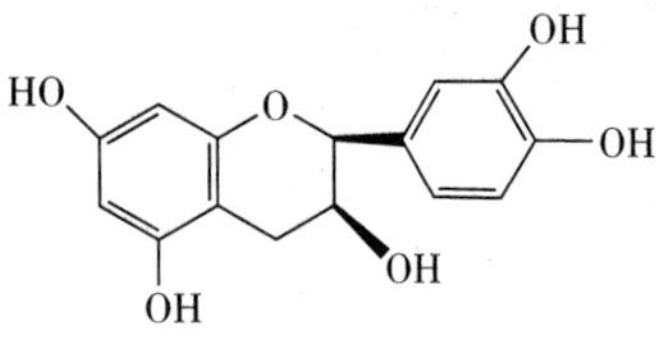

（＋）表儿茶素

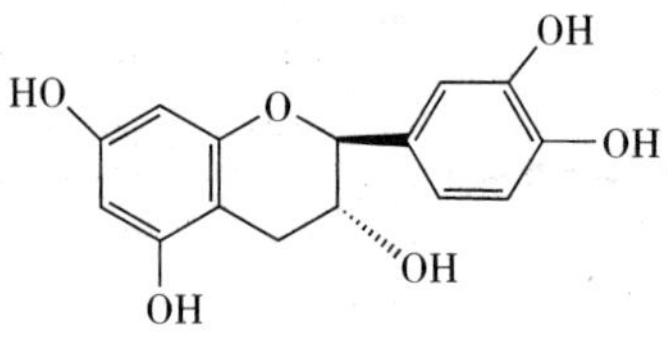

（－）儿茶素

2. 黄烷－3，4－二醇类 该类化合物是儿茶素类C－4羟基衍生物，又称为无色花色素或白花素类（leucoanthocyanidins），也是缩合鞣质的前体。黄烷－3，4－二醇的化学性质比黄烷－3－醇活泼，易发生聚缩反应，在植物体内含量很少。常见的如下：

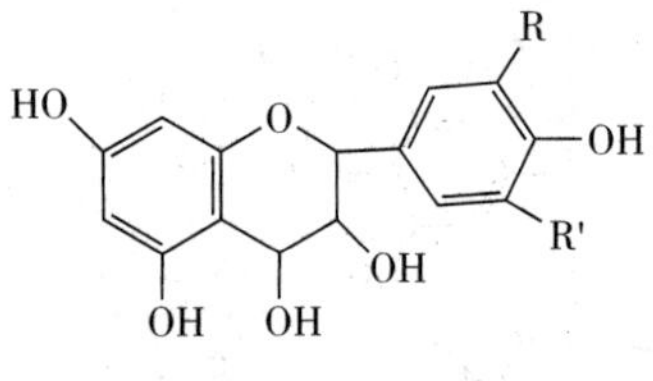

R＝OH，R′＝H，无色矢车菊苷元（leucocyanidin）
R＝R′＝H，无色天竺葵苷元（leucopelargonidin）
R＝R′＝OH，无色飞燕草苷元（leucodelphinidin）

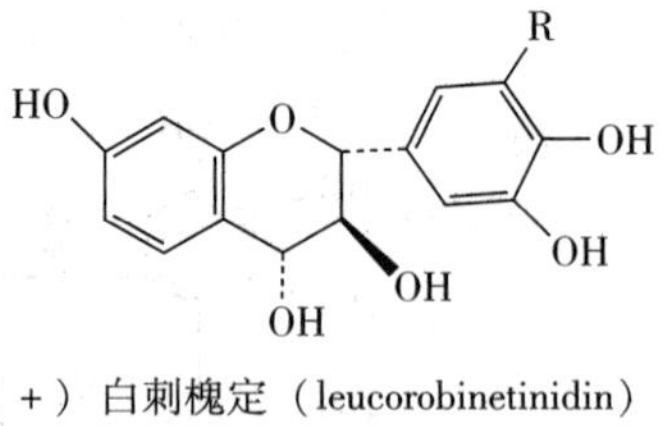

R＝OH，（＋）白刺槐定（leucorobinetinidin）
R＝H，（＋）柔金合欢素（mollisacacidin）

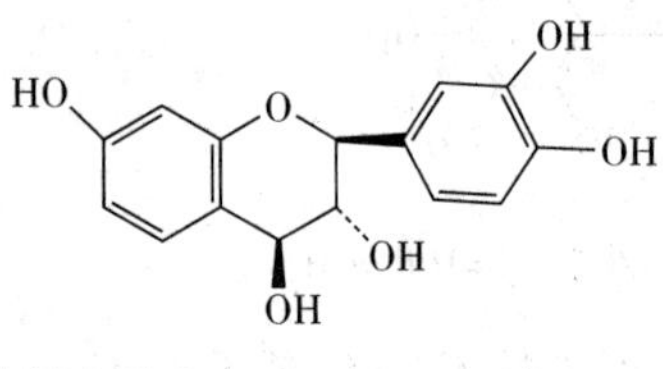

（－）白漆苷元（leucofisetinidin）（2*S*，3*R*，4*S*）

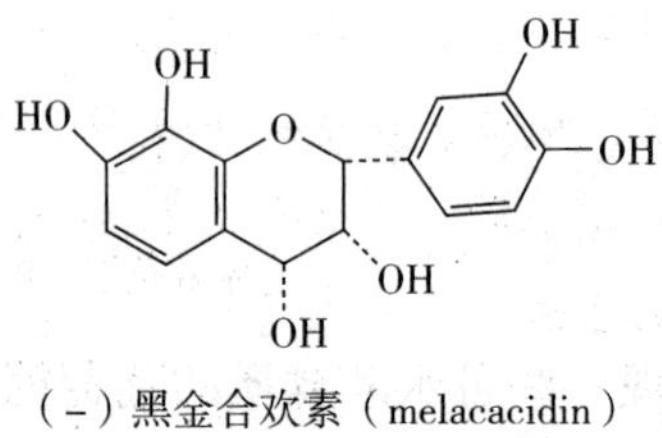

（－）黑金合欢素（melacacidin）

儿茶素类化合物本身不属于鞣质，只是缩合鞣质的前体物质，当它们发生缩合反应形成二儿茶素，也基本上不具有鞣质的性质，但继续进行缩合反应，形成三聚体、四聚体以及多聚体，就形成了缩合鞣质。绝大多数缩合鞣质的结构中，各黄烷醇单元之间以碳－碳键相连接，有些除 C－C 键外兼有醚键而成双重连接，C－C 键连结的位置多为 4，8 位或 4，6 位。目前从天然药物中分得的缩合鞣质主要有二聚体、三聚体及四聚体，五聚体及六聚体较少。例如原花青素（procyanidin）B－1、B－5、A－2 为二聚体，原花青素 C－1 为三聚体，parameritannin A－1 为四聚体。

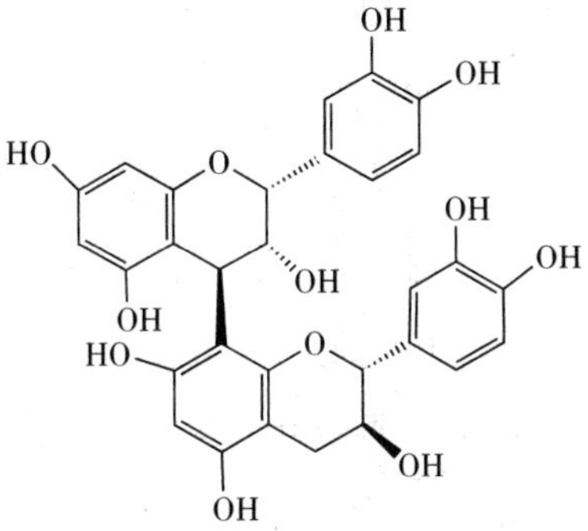

原花青素 B–1

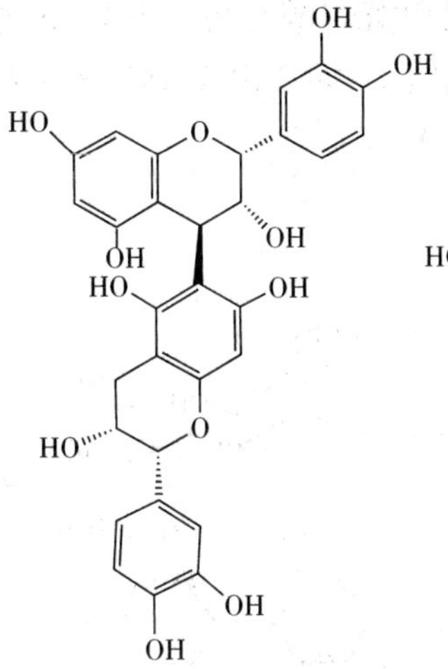

原花青素 B–5

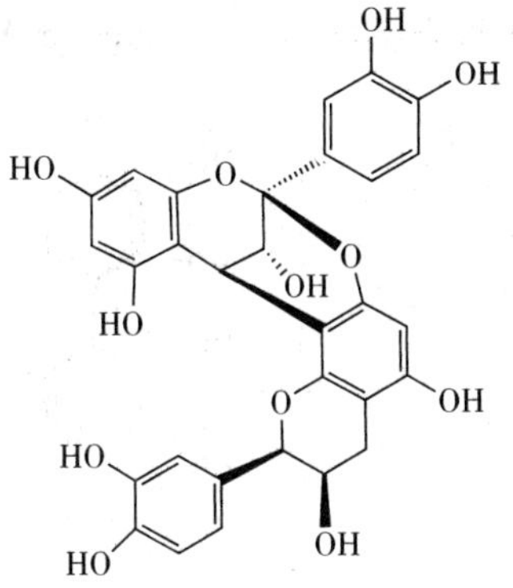

原花青素 A–2

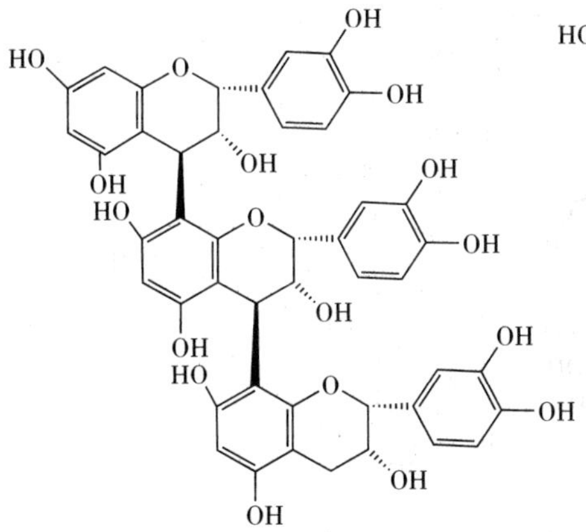

原花青素 C–1

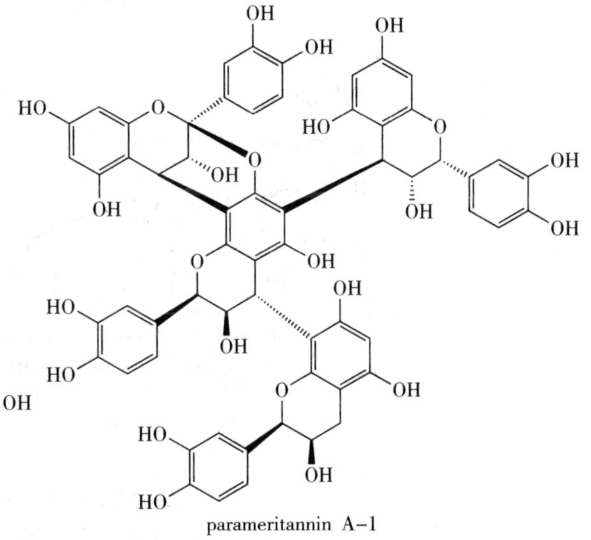

parameritannin A–1

>>> 知识链接

花青素和原花青素的区别

原花青素也叫前花青素，是目前国际上公认的能够有效清除人体内自由基的天然抗氧化剂。一般为红棕色粉末，气微、味涩，溶于水和大多有机溶剂。原花青素属于植物多酚类物质，分子由儿茶素，表儿茶素分子相互缩合而成，在各聚合体原花青素中功能活性最强的部分是低聚体的原花青素。

花青素又称花色素，是自然界一类广泛存在于植物中的水溶性天然色素，基本结构单元是 2－苯基苯并吡喃型阳离子，即花色基元，属黄酮类化合物，也是植物花瓣中的主要呈色物质。在植物细胞液泡不同的 pH 条件下，使花瓣呈现五彩缤纷的颜色，其颜色的深浅与花青素的含量呈正相关性。

从化学结构来看，花青素与原花青素是两种完全不同的物质，原花青素属多酚类物质，花青素属类黄酮类物质。原花青素在酸性介质中加热均可产生花青素，故将这类多酚类物质命名为原花青素。两种物质在颜色上也有差异，花青素是一种水溶性色素，可以随着细胞液的酸碱改变颜色，原花青素是无色的。

（三）复合鞣质类

复合鞣质（complex tannins）是由黄烷醇与可水解鞣质部分通过碳－碳键连接而成的一类化合物。它们兼有可水解鞣质与缩合鞣质的特征。如从山茶中分离出的山茶素 B（cameliatannin B）和从番石榴中分离出的番石榴素 A、C（guavin A、C）等。

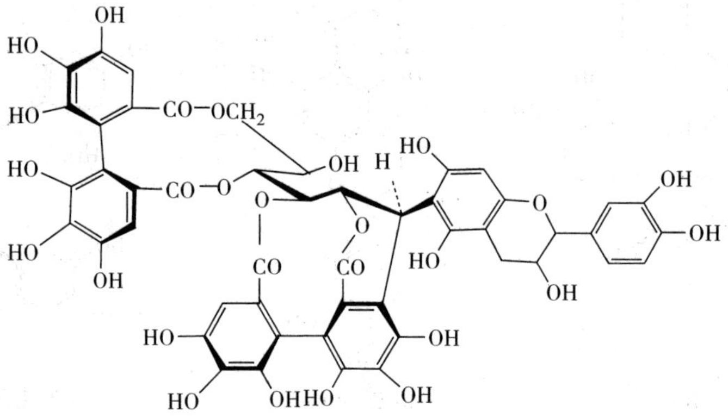

山茶素 B

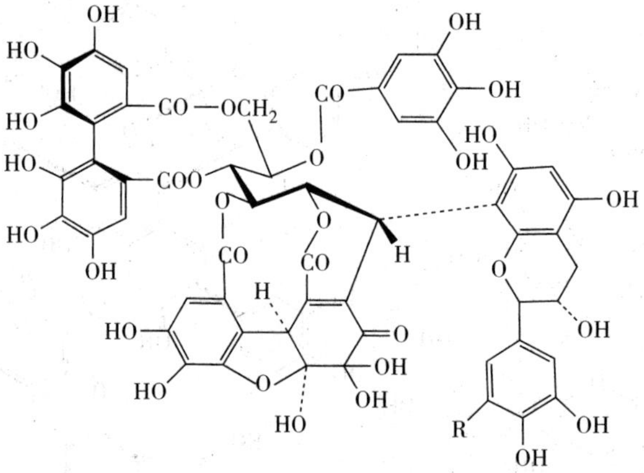

番石榴素 A：R = H

番石榴素 C：R = OH

二、鞣质的理化性质

（一）物理性质

1. 性状 鞣质除少数为结晶状（如老鹳草素）外，大多为灰白色无定形粉末，并多具有吸湿性。

2. 溶解性 鞣质极性较强，溶于水、甲醇、乙醇等强极性溶剂，可溶于乙酸乙酯、丙酮和乙醇的混合液，难溶或不溶于乙醚、三氯甲烷、苯、石油醚等极性小有机溶剂。少量水存在能够增加鞣质在有机溶剂中的溶解度。

（二）化学性质

1. 还原性 鞣质含有很多酚羟基，很易被氧化，具有较强的还原性，能还原斐林试剂。

2. 与蛋白质沉淀 鞣质能与蛋白质结合产生不溶于水的沉淀，能使明胶从水溶液中沉淀出来，能使之生皮成革。其原因是鞣质分子中的酚羟基与蛋白质结构中的酰胺基团通过氢键缔合形成不溶于水的复合物沉淀，这种性质可作为鞣质纯化、鉴别的一种方法。

3. 与重金属盐沉淀 鞣质的水溶液能与乙酸铅、乙酸铜、氯化亚锡等重金属盐生成沉淀。在提取分离及除去鞣质时均可利用这一性质。

4. 与生物碱沉淀 鞣质的水溶液可与生物碱生成难溶或不溶于水的沉淀，故可用作生物碱沉淀试剂。在提取分离及除去鞣质时亦常利用这一性质。

5. 与三氯化铁的作用 鞣质的水溶液与三氯化铁作用，产生蓝黑色或绿黑色。工业上蓝黑墨水的制造就是利用鞣质的这一性质。

6. 与铁氰化钾氨溶液的作用 鞣质与铁氰化钾氨溶液反应呈深红色，并很快变成棕色。

三、鞣质的提取与分离

（一）鞣质的提取

鞣质遇酸碱不稳定，对温度较敏感。鞣质的提取须在选择合适溶剂的基础上，注意控制提取的温度和时间，尽量避免使用酸碱的物质，力求快速、完全，以达到不破坏鞣质的目的。最好用新鲜原料，且宜立即浸提，也可以用冷冻或浸泡在丙酮中的方法贮存。原料的干燥宜在尽可能短的时间内完成，以避免鞣质在水分、日光、氧气和酶的作用下发生反应变质。通常将经过粉碎的干燥原料或新鲜原料（茎叶类）在高速搅碎机内加溶剂进行组织破碎提取，然后滤过得到浸提液。鞣质易与金属离子生成缩合物而导致变质，故一般选用玻璃或不锈钢的容器进行提取。提取溶剂一般使用50%～70%含水丙酮，其对鞣质的溶解能力最强，能够打开植物组织内鞣质－蛋白质的连接链，使鞣质的提取得率提高，减压浓缩很容易将丙酮从提取液中回收，得到鞣质的水溶液。

（二）鞣质的分离

上述提取得到的粗总鞣质，需要进一步分离、纯化。鞣质分离及纯化的经典方法主要有溶剂法、蛋白质沉淀法等，现在常用色谱法。

1. 溶剂法 通常将含鞣质的水溶液先用乙醚等极性小的溶剂萃取，除去极性小的杂质，然后用乙酸乙酯萃取，可得到较纯的鞣质。亦可将鞣质粗品溶于少量乙醇和乙酸乙酯中，逐渐加入乙醚，鞣质可沉淀析出。

2. 蛋白质沉淀法 利用鞣质与蛋白质结合的性质，可从水溶液中分离鞣质。在含鞣质的水溶液中分批加入明胶溶液，滤取沉淀，用丙酮回流，鞣质溶于丙酮，蛋白质不溶于丙酮而析出，这也是将鞣质与非鞣质成分相互分离的常用方法。

3. 柱色谱法 柱色谱是目前分离纯化鞣质类化合物的最主要方法。普遍采用的固定相有凝胶类如Sephadex LH－20和大孔树脂类如Diaion HP－20，Toyopearl HW－40，MCI gel CHP－20等。以水－甲醇、水－乙醇、水－丙酮为流动相（洗脱剂）。

利用Sephadex LH－20柱色谱对鞣质的提取物进行初步分离的方法如下述流程所示。依次采用不同的流动相进行洗脱，可得到不同的组分。

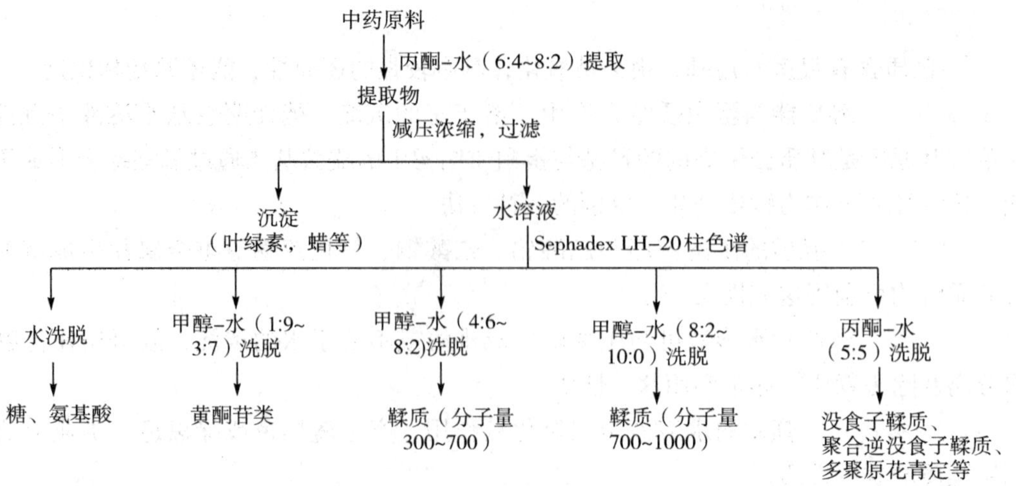

应用大孔树脂类分离鞣质时，常采用多种柱色谱相结合的方法。组合使用的顺序一般为 Diaion HP－20 →Toyopearl HW－40→MCI gel CHP－20。分离过程中主要是吸附色谱过程，因这些大孔树脂对鞣质在水中吸附力最强，故先用水洗脱，除去多糖、多肽及蛋白质等水溶性杂质。然后用不同比例的甲醇－水依次洗脱。经 MCI gel CHP－20 柱色谱后的各洗脱馏分可用 HPLC 检测，单一组分者合并后回收溶剂，即可得到单体鞣质化合物。分离操作流程如下所示，其中仅以 30% 甲醇洗脱部分为例。

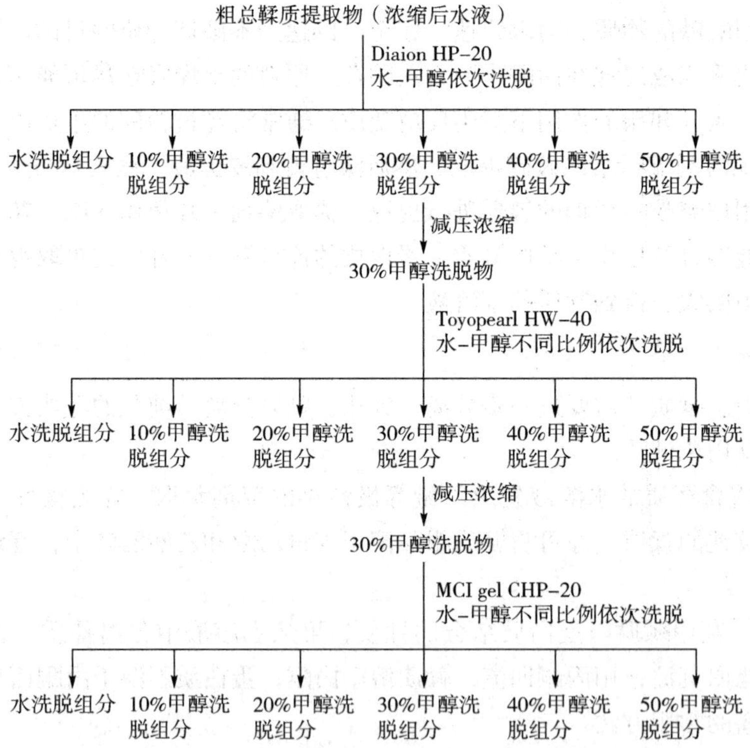

4. 高效液相色谱法 高效液相色谱（HPLC）是鞣质的分离纯化的重要手段，具有良好的分离效果，可以用于分离那些结构极为相似的鞣质混合物。常用反相 HPLC，以 ODS 为填料，洗脱剂为不同比例的甲醇－水、磷酸－磷酸二氢钾－乙酸乙酯－乙醇、乙腈－水－甲酸等，检测波长为 280nm。有时也采用正相 HPLC，色谱柱多为 Superspher Si 60 及 Zorbax SIL；洗脱剂为环己烷－甲醇－四氢呋喃－甲酸。

高效液相色谱不仅可以有效地分离鞣质，而且还可以用于判断鞣质分子的大小、各组分的纯度及 α、β－异构体等，具有简便、快速、准确、实用性强等优点。

四、鞣质的检识

1. 化学方法　鞣质的定性检识反应很多，最基本的检识反应是使明胶溶液变混浊或生成沉淀。另外可以利用化学反应对可水解鞣质与缩合鞣质进行初步的区别，方法和结果见表7－2。

2. 薄层色谱方法　薄层色谱可以对各类鞣质进行简易定性检识。以丙酮－水（8∶2）浸提植物原料（0.1～0.5g），将提取物经硅胶G薄层色谱，用不同比例的苯－甲酸乙酯－甲酸作展开剂，展开后分别依次喷以三氯化铁及茴香醛－硫酸或三氯化铁－铁氰化钾（1∶1）溶液，根据薄层上的斑点颜色可初步判断化合物的类型。

表7－2　两类鞣质的鉴别反应

试剂	可水解鞣质	缩合鞣质
稀酸（共沸）	无沉淀	暗红色鞣红沉淀
溴水	无沉淀	黄色或橙红色沉淀
三氯化铁	蓝色或蓝黑色（或沉淀）	绿或绿黑色（或沉淀）
石灰水	青灰色沉淀	棕或棕红色沉淀
乙酸铅	沉淀	沉淀（可溶于稀乙酸）
甲醛或盐酸	无沉淀	沉淀

（1）三氯化铁不显色　非酚性化合物或只有孤立酚羟基的化合物。若香草醛－浓硫酸试剂显橙色，则表示可有B环4位羟基取代的缩合鞣质存在；若均不显色，则可认为初试的成分中不含有鞣质。

（2）三氯化铁显深绿色　具有邻二酚羟基的化合物。若香草醛－浓硫酸试剂显橙色，则表示有儿茶素缩合鞣质；若是黄色，则说明具有邻二酚羟基的黄酮类化合物。

（3）三氯化铁显蓝色　具有邻三酚羟基的化合物。若香草醛－浓硫酸试剂显橙色，则表示有没食子酸缩合鞣质；若不显色，则表示有水解鞣质。

另外，亚硝酸钠－乙酸显色剂可以确认水解鞣质的类型，该试剂可区别两类不同的水解鞣质，没食子酸鞣质显黄色，逆没食子酸鞣质显灰色。

鞣质由于分子量大，含酚羟基多，故薄层鉴定时一般需在展开剂中加入微量的酸，以抑制酚羟基的解离。

五、鞣质的结构研究

鞣质的结构比较复杂，一般应用各种现代波谱技术来阐明鞣质的结构，核磁共振谱目前已成为研究鞣质的结构最有效的方法。

（一）核磁共振氢谱

1. 可水解鞣质　结构研究的重点在于确定酚酸或其衍生物的种类、数目和糖上的酰化位置及糖基的构型。根据核磁共振氢谱（^1H－NMR）芳香氢信号数目及化学位移，可以判断芳核的取代情况；通过制备甲基化衍生物后再测定^1H－NMR，可推测出酚羟基的数目；根据^1H－NMR中糖的端基H的数目可以判断糖的个数，并据偶合常数关系可以找出各个糖上的氢。

（1）芳香氢部分　①没食子酰基（G）在δ6.9～7.2出现一个双质子单峰。根据此范围内出现的双质子单峰的个数，可推断分子中没食子酰基的数目。②六羟基联苯二甲酰基（HHDP）在δ6.3～6.8出现分别归属于H_A和H_B的两个单峰信号。但H_A与H_B的确定，一般较难进行。③橡腕酰基（Val）在δ6.3～6.8分别出现两个质子的单峰信号，在δ6.9～7.2出现一个质子的单峰信号，它们分别归属于H_A、H_B及H_C。④地榆酰基（Sang）及脱氢二没食子酰基（DHDG）在δ6.8～7.4均可出现来源于没食

子酰基 H_A和 H_B的两个双峰信号，偶合常数约 2Hz；另外，在 δ 7.0～7.2 还可见一个单质子的单峰信号（Hc）。

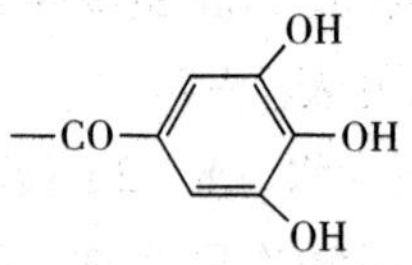

没食子酰基（G）

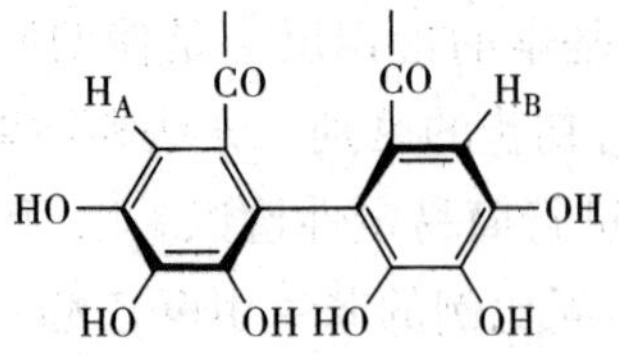

六羟基联苯二甲酰基（s-HHDP）

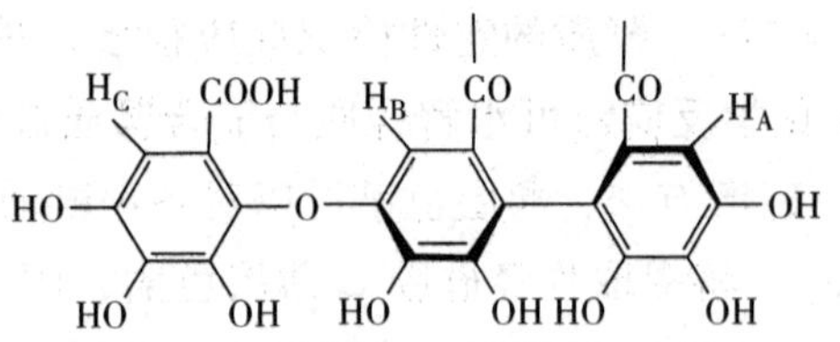

橡腕酰基（s-Val）

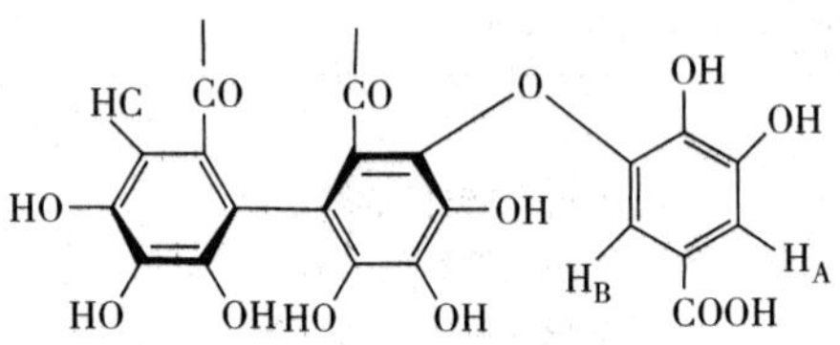

地榆酰基（Sang）

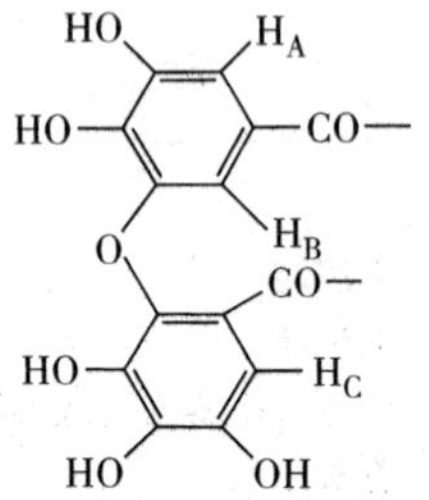

脱氢二没食子酰基（DHDG）

（2）糖基部分　可水解鞣质中的糖部分主要为葡萄糖。它以$^4C_1$型或$^1C_4$型两种形式存在，其中$^4C_1$型最为多见。$^1C_4$型因羟基均为直立键而不稳定，若被酰化后，羟基被固定也可存在于植物中。在上述两种构型的葡萄糖中，其 C_1－OH 有 α、β 两种构型存在，一般以 β 型多见。

对于未取代的葡萄糖来讲，其糖基上的各个氢较难区分。但对鞣质类来讲，因糖上各个羟基被酰化，所以各个氢都分开，并显著向低场位移。例如地榆素 H－6（sanguiin H－6）的^{1}H－NMR 谱（图 7－5）。

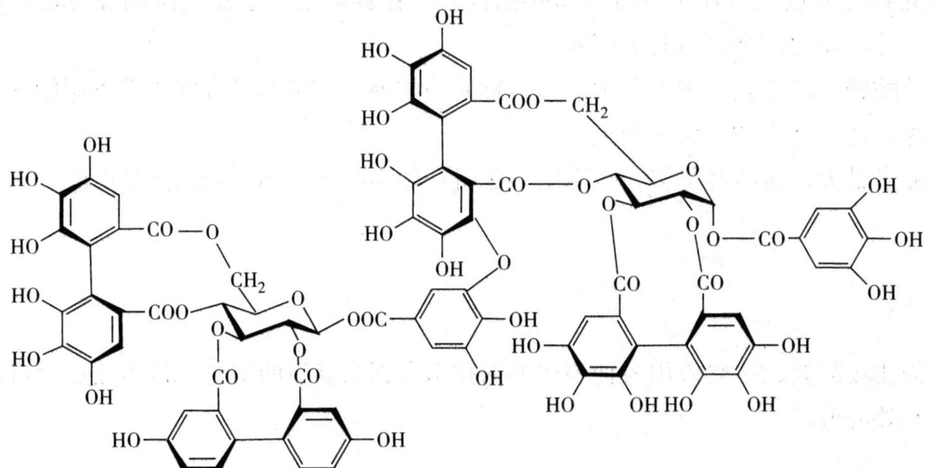

地榆素 H-6

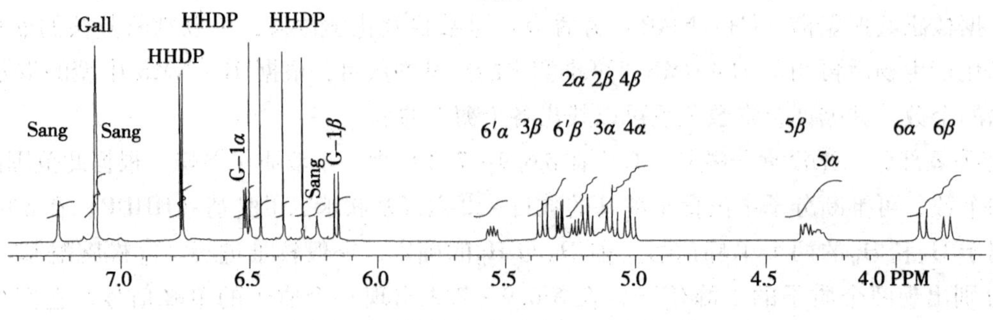

图 7－5　地榆素 H－6 的^{1}H－NMR 谱

2. 缩合鞣质　在^{1}H－NMR 谱中显示黄烷醇类聚合体的特征。

（1）芳香氢部分　A 环中 H－6 和 H－8 出现在 δ 5.8～6.2。B 环中，若 3′，4′二 OH 取代时，H－5′和 H－6′出现在 δ 6.7～7.0，H－2′出现在 δ 6.9～7.4；若 3′，4′，5′三 OH 取代时，H－2′和 H－6′在 δ 6.4～6.8 出现一个双质子单峰。

（2）脂肪氢部分　儿茶素类单体的 H－4 一般在 δ 小于 3 的高场区，当 4 位有另一个儿茶素取代时，H－4 将向低场位移，根据高场区出现的 H－4 峰的数目，可推断缩合鞣质的聚合度。儿茶素的 H－2 一般在 δ 4.8 左右，由于聚合可向低场位移至 δ 5.2～5.5。

（二）核磁共振碳谱

1. 可水解鞣质　^{13}C－NMR 能判断可水解鞣质中没食子酰基、六羟基联苯二甲酰基的数目、酰化位置及糖基的构型。没食子酰基、六羟基联苯二甲酰基的^{13}C－NMR 数据如下：

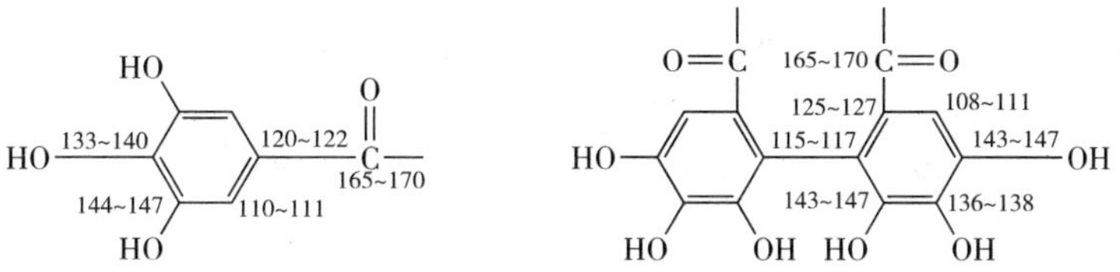

没食子酰基　　六羟基联苯二甲酰基

一般来说，对于$^4C_1$的葡萄糖基，当其中二个碳原子上的羟基被酰化时，这二个碳原子的 δ 增加 0.2～1.2，而相邻碳原子的 δ 降低 1.4～2.8。例如 4、6 位被酰化时，C－4、C－6 的 δ 值增加，C－3、C－5 的 δ 值降低。

2. 缩合鞣质　构成缩合鞣质的黄烷醇类的 A 环和 B 环信号出现在 δ 96～160。C 环信号出现在 δ 25～85，黄烷醇的 C－4 则多出现在 δ 30～40。

另外，近年来二维核磁共振技术在鞣质化学结构研究中得到了广泛应用，如通过 HSQC 测定，可以对结构中 C 与 H 的数据进行归属；通过 HMBC 可以测定相距两个或三个键以上的 C 与 H 间的偶合，从而确定它们之间的相对位置，使得鞣质化学结构的研究更为方便、结果更为准确。

（三）质谱

鞣质类属于多酚类，分子量大，难于气化，因此多用快原子轰击质谱（FAB－MS）和电喷雾质谱（ESI－MS）。常得到 $[M+Na]^+$、$[M+K]^+$ 或 $[M+H]^+$ 等准分子离子峰。可水解鞣质的质谱中主要发生酯键的断裂，而缩合鞣质中主要发生黄烷醇 C 环的 RDA 裂解。

（四）圆二色谱

圆二色谱（CD）主要用于测定逆没食子酸鞣质的构型。逆没食子酸鞣质分子内的 HHDP、Val、Sang 基等酚羧酸的绝对构型，可以从它们的甲基醚甲酯衍生物的 CD 谱得到确认。分子中有一个（*R*）－或（*S*）－HHDP 的逆没食子酸鞣质，在 265nm 附近分别有正或负 Cotton 效应，此外 235nm 是 HHDP 的特征峰，（*R*）－及（*S*）－HHDP 在此处分别有负和正的 Cotton 效应，若有二个 HHDP 基，则 235nm 的 Cotton 效应增加一倍。若分子结构中既有 *R* 型，又有 *S* 型，Cotton 曲线则基本抵消。HHDP 的 CD 谱见图 7－6。

六、鞣质的研究实例

（一）泽漆

中药泽漆为大戟科植物泽漆（*Euphorbia helioscopia*）的全草，性微寒，味辛、苦。具有利水消肿，化痰散结，杀虫止痒的功效。临床用于治疗腹水、水肿、肺结核、颈淋巴结核、痰多喘咳、癣疮等病。

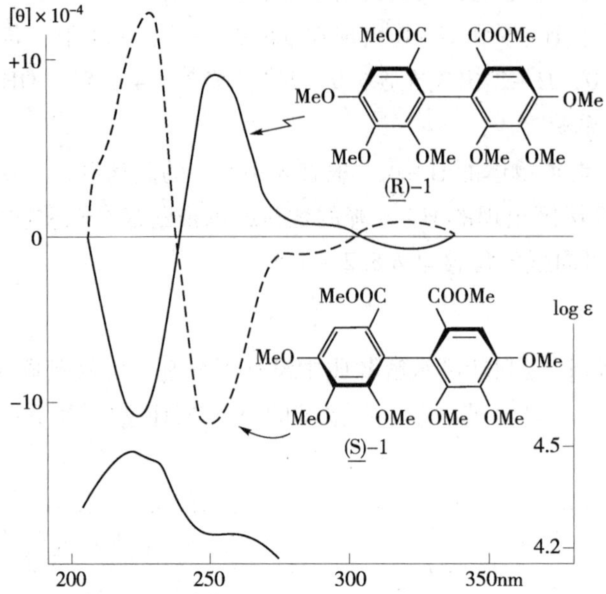

图 7-6 HHDP 的 CD 谱

泽漆中主要含有皂苷、黄酮、有机酸、鞣质等化学成分。其中鞣质与抗菌、抗肿瘤的药理活性相关。近来采用大孔树脂等多种柱色谱相结合的方法从泽漆中分离得到了多个可水解鞣质。现将其中化合物 A 的提取分离和结构测定内容介绍如下。

提取分离：泽漆的干燥全草用 50% 丙酮提取 3 次，回收溶剂后，将总提取物用适量水溶解，经 Diaion HP-20 柱色谱，依次用 H_2O，10%、20%、30%、40%、60% 甲醇梯度洗脱，20% 甲醇洗脱部分再经 Toyopearl HW-40 和 Sephadex LH-20 柱色谱及制备液相色谱分离纯化，得到化合物 A（31mg）。

结构测定：化合物 A 为类白色无定形粉末，易溶于甲醇、丙酮。其 NMR 数据见表 7-3。δ 7.05（2H，s）提示存在一个 galloy 基，δ 6.68（1H，s）、6.65（1H，s）提示存在一个 HHDP，δ 5.36（1H，d，J=1.7Hz）葡萄糖端基氢信号，根据其偶合常数得知为 α 构型。葡萄糖 6 位两个氢分别位于 δ 4.95（1H，t），4.15（1H，dd），$\Delta\delta$ < 1.6，说明 HHDP 连在葡萄糖的 2，3 位。结合碳谱，确定化合物 A 的结构为 1-*O*-galloyl-2，3-HHDP-α-*D*-glucose。

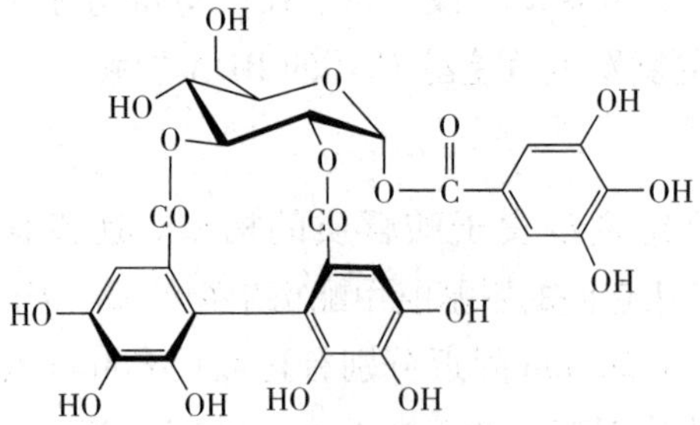

化合物A

表 7-3 化合物 A 的 NMR 数据归属（CD_3OD）

No.	δ_H（J，Hz）	δ_C	No.	δ_H（J，Hz）	δ_C
glc			galloyl		
1	5.36（1H，d，1.7）	94.9	4′		140.3
2	4.58（1H，t，9.3）	76.0	7′		168.4

续表

No.	δ_H (J, Hz)	δ_C	No.	δ_H (J, Hz)	δ_C
3	4.79 (1H, t, 9.6)	71.4	HHDP		
4	4.52 (1H, dd, 8.5)	64.9	1″, 1‴		116.6, 117.1
5	3.98 (1H, m)	69.3	2″, 2‴		125.4, 125.3
6	4.95 (1H, t, 1.5, 10.7) 4.15 (1H, dd, 4.7, 12.4)	62.4	3″, 3‴	6.68, 6.65 (each 1H, s)	108.2, 110.1
galloyl			4″, 4‴		145.9, 145.5
1′			5″, 5‴		137.6, 138.1
2′, 6′	7.05 (2H, s)	120.5	6″, 6‴		145.2, 145.1
3′, 5′		110.9	7″, 7‴		166.6, 170.1

（二）荷叶

中药荷叶为睡莲科植物莲（*Nelumbo nucifera*）的干燥叶。其味苦性平，具有清暑化湿，升发清阳，凉血止血的功效，用于治疗暑热烦渴，暑湿泄泻，脾虚泄泻，血热吐衄，便血崩漏等症。现代药理学研究表明，荷叶有降脂减肥、抗氧化、抗病毒和抑菌等作用。荷叶中主要化学成分为生物碱、缩合鞣质及多糖等。生物碱主要有荷叶碱（Nunciferine）、*N*－去甲基荷叶碱（*Nornuciferine*）等。缩合鞣质主要为原花青素，原花青素具有很强的抗氧化活性和自由基清除能力，并具有降血压、降血脂、防止动脉硬化、抗癌、调节免疫、改善人体微循环及保颜护肤等多种生理活性，成为国内外研究的热点，从葡萄籽中提取的原花青素已经广泛应用于保健品和食品营养补充剂中。有人采用多种柱色谱相结合的方法从荷叶中分离得到了多个二聚体原花青素，现将其中化合物B的提取分离和结构测定介绍如下。

提取分离：干燥荷叶粗粉用60%乙醇提取2次，回收乙醇得总提取物，总提取物用水稀释后，经DA－201大孔树脂柱色谱吸附，70%乙醇洗脱部分再行聚酰胺柱色谱，以不同浓度甲醇进行洗脱，40%甲醇洗脱部分再经Sephadex LH－20和Toyopearl HW－40柱色谱分离纯化，得到化合物B。

结构测定：化合物B为浅黄色粉末，极易溶于水、乙醇、甲醇等溶剂，不溶于丙酮、乙酸乙酯等极性小溶剂。NMR数据见表7－4。

表7－4　化合物B的NMR数据（DMSO－d_6）

No.	δ_C	δ_H (J, Hz)	No.	δ_C	δ_H (J, Hz)
2	82.2	4.73 (1H, d, 7.8)	2′	80.7	4.63 (1H, s)
3	72.8	4.05 (1H, m)	3′	67.3	4.43 (1H, m)
4	37.2	2.99 (1H, s)	4′	27.4	2.89 (1H, α), 2.64 (1H, β)
4a	101.7		4′a	100.2	
5	154.9		5″	155.3	
6	96.2	5.85 (1H, d, 2.1)	6′	96.9	6.02 (1H, d, 2.3)
7	155.5		7′	157.1	
8	95.8	6.12 (1H, d, 2.1)	8′	109.3	6.17 (1H, d, 2.3)
8a	153.2		8′a	153.4	
9	131.3		9′	131.2	
10	116.2	7.03 (1H, d, 2.7)	10′	116.5	6.98 (1H, s)
11	144.1		11′	143.9	
12	144.7		12′	144.2	
13	116.0	6.88 (1H, d, 7.6)	13′	115.3	6.84 (2H, m)
14	120.7	6.74 (1H, d, 7.8)	14′	120.5	

从$^{1}H-NMR$数据可见，δ4.73，4.63处各有一个H，其中δ4.73为双峰，是catechin上的H-2；δ4.63为单峰，应是epicatechin上的H-2，epicatechin上的H-2一般在δ4.8左右，而此处小于δ4.8，表明epicatechin上的H-2受到其他基团的影响而向高场移动。在δ小于3的高场区只有3个H，说明H-4成键。从$^{13}C-NMR$数据可见δ37.2处有信号表明C-4位成键；δ67.3，72.8分别为epicatechin和catechin的C-3信号，表明catechin的C-4成键使C-3向低场移动到72.8，而epicatechin的C-4未成键；δ96.2，96.9处的信号分别为catechin、epicatechin的C-6，δ95.8处仅有一个碳信号应为catechin的C-8，表明epicatechin的C-8成键并向低场移动。通过以上分析，化合物B为catechin 4→8epicatechin，其结构如下。

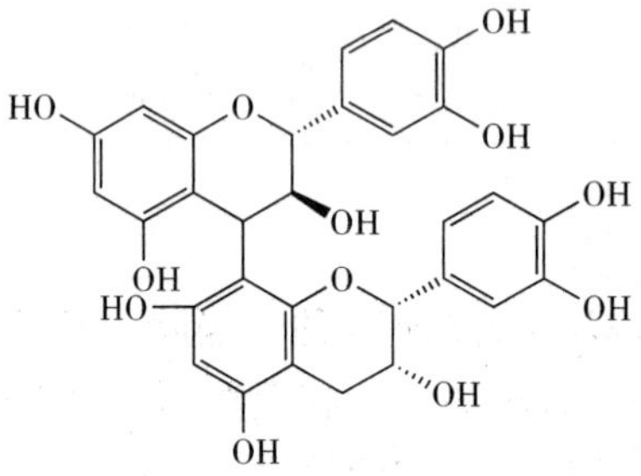

化合物B

第二节 其他酚类

一、天然芪类化合物

芪类化合物（stilbenoids）是指具有1，2-二苯乙烯骨架的一类酚性化合物及其聚合物的总称，包括二苯乙烯、二苯乙烷、菲的衍生物及其聚合物。常见的芪类化合物是由白藜芦醇（resveratrol）及其衍生物经脱氢后形成的聚合度不等、具有复杂结构的化合物。芪类化合物是植物界分布较广的一类天然产物，目前至少在21个科31个属的72种植物中发现了此类化合物，如葡萄科的葡萄属、蛇葡萄属，豆科的落花生属、决明属、槐属，百合科的藜芦属，桃金娘科的桉属等。中药虎杖、何首乌、大黄等都含有此类化合物。

天然芪类化合物常具有抗氧化、抗菌、抗炎、扩张冠状动脉血管、降胆固醇、降血脂、植物生长调节及激素样作用等生物活性。如白藜芦醇具有显著的抗炎、抗菌、抗脂质过氧化、抑制血小板聚集和抗癌等作用。芪类化合物的抗氧化活性和清除自由基活性很强，这主要与二苯乙烯在体内的代谢产物（主要是多羟基化合物）有关。因此，芳环上的羟基是活性的根源。酚羟基的多少和取代位置至关重要，一般来说，通常在二苯乙烯的一个苯环上有间位取代，而另一苯环上有对位取代是活性所必需的，如果增加一邻位取代则活性增强。芪类化合物多方面的生物活性受到普遍的关注，逐渐成为天然药物中的一类重要有效成分。

（一）芪类化合物的结构及分类

芪类化合物的基本母核为二苯乙烯，是由两个苯环通过两个碳连接而成。该类化合物还可以由若干个二苯乙烯母核及其衍生物聚合生成低聚体，不仅可以游离形式存在，也可与糖结合，以苷的形式存在，还可与黄酮、萜类、木脂素等缩合而成复合型化合物。根据基本母核聚合情况，可将其分为二苯乙烯类、低聚二苯乙烯类。

1. 二苯乙烯类　天然二苯乙烯类具有顺式和反式两种构型。反式构型的化合物较稳定，分布较顺式广泛，数量也较多。该类化合物存在于松属、牡荆属、山姜属、红光树属等属植物中，如白藜芦醇（resveratrol）。

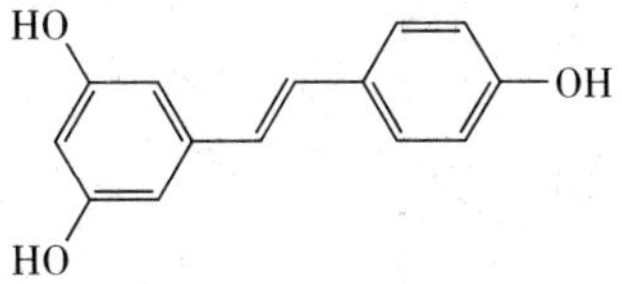

反式白藜芦醇

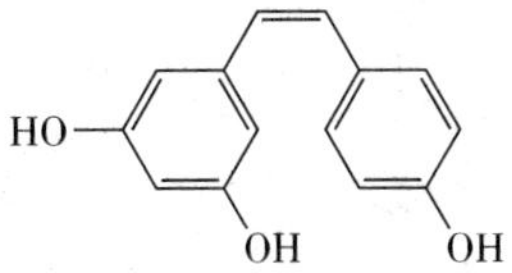

顺式白藜芦醇

常见的反式二苯乙烯类化合物除白藜芦醇外，还有异丹叶大黄素（isorhapontigenin）、氧化白藜芦醇（oxyresveratrol）、白皮杉醇（piceatanol）、丹叶大黄素（rhapontigenin）、买麻藤醇（gnetol）等，这些化合物还可成为低聚体的基本单元。

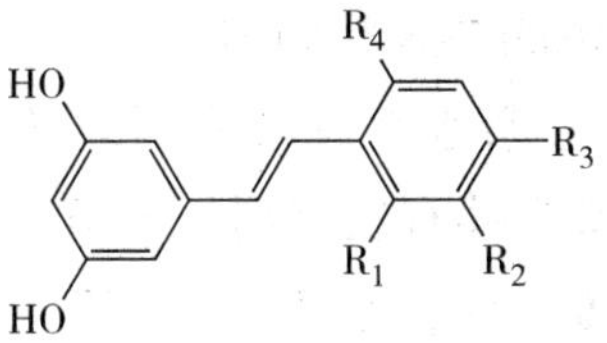

	R_1	R_2	R_3	R_4
白藜芦醇	H	H	OH	H
异丹叶大黄素	H	OCH_3	OH	H
氧化白藜芦醇	OH	H	OH	H
白皮杉醇	H	OH	OH	H
丹叶大黄素	H	OH	OCH_3	H
买麻藤醇	OH	H	OH	OH

2. 低聚二苯乙烯类　由两个以上二苯乙烯类化合物缩合而成，常见白藜芦醇的低聚体衍生物。二聚体如 cyptoslemin A 和 Betulifol；三聚体如 gnetuhaiinm，ampelopsin；四聚体如（+）-Vitisifuran、kobophenol 等。聚合时二苯乙烯单体间连接方式可以 C—C 或 C—O—C 连接。该类化合物大多存在于葡萄属、地锦属、买麻藤属、槐属、坡垒属、五层龙属、蛇葡萄属等属植物中。

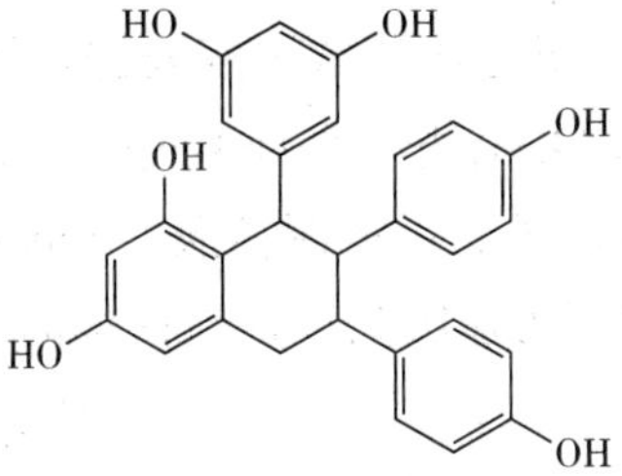

cyptoslemin A

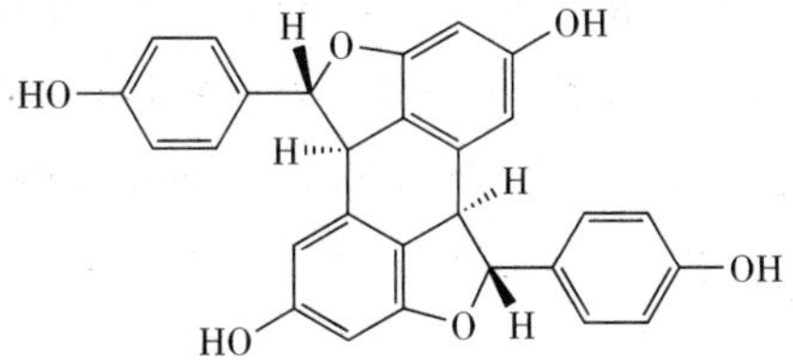

Betulifol

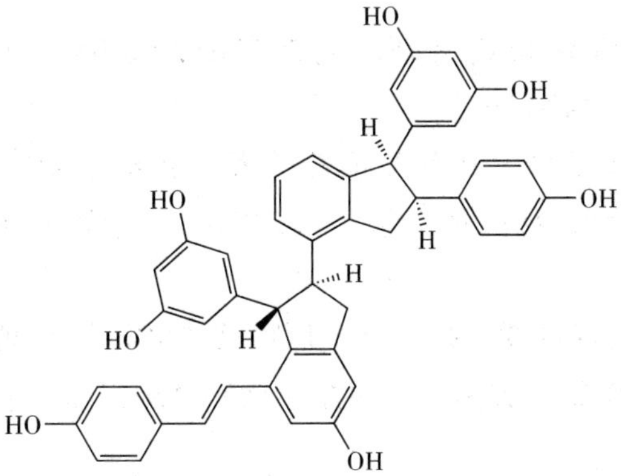

gnetuhaiinm

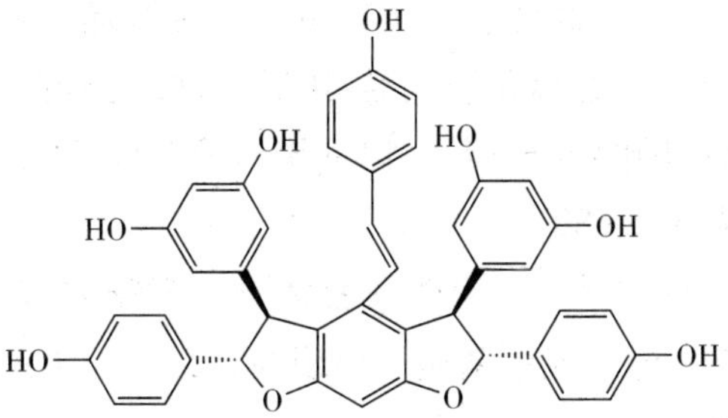

ampelopsin

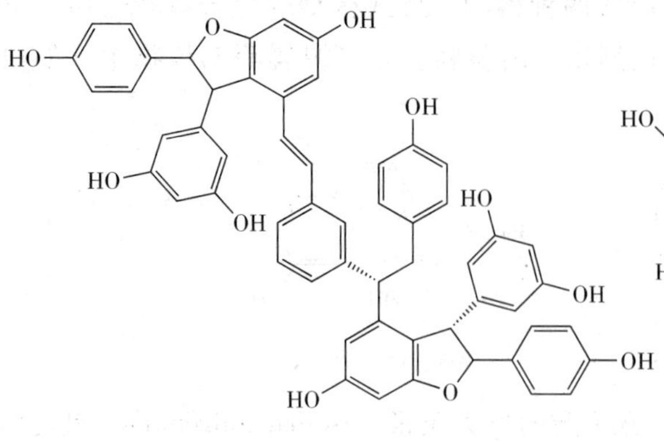

(+)-Vitisifuran

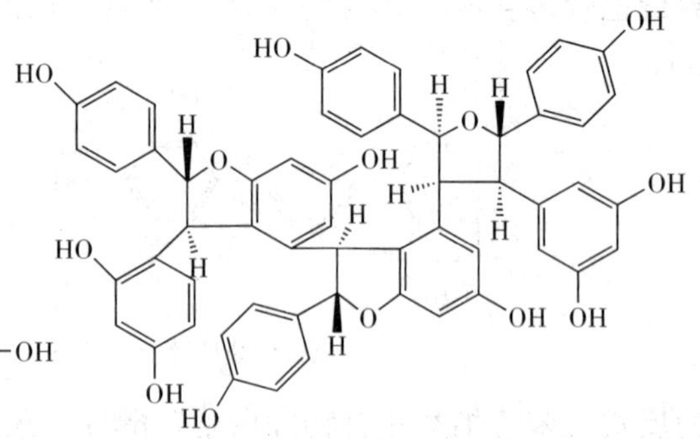

kobophenol

（二）理化性质

1. 性状 芪类化合物多为无色针状结晶，少数为白色的粉末状固体。

2. 溶解性 游离芪类化合物溶于甲醇、乙醇、丙酮等亲水性有机溶剂，可溶于亲水性有机溶剂与乙酸乙酯的混合液，难溶或不溶于乙醚、苯、石油醚等亲脂性有机溶剂。芪类化合物成苷后，溶于水和甲醇、乙醇、丙酮等亲水性有机溶剂，难溶或不溶于三氯甲烷、乙醚、苯、石油醚等亲脂性有机溶剂。

3. 酸性 芪类化合物因分子中具有酚羟基，故显酸性，酸性的强弱与酚羟基的数目和位置有关。可溶于碱性水溶液、吡啶、甲酰胺等。

4. 与重金属盐的沉淀反应 芪类化合物的水溶液能与重金属盐，如乙酸铅、乙酸铜、氯化亚锡或碱土金属的氢氧化物溶液等作用，生成沉淀。在提取分离及除去植物多酚时可利用这一性质。

（三）提取与分离

芪类化合物一般用甲醇、乙醇、丙酮等溶剂提取。也有用一定 pH 的碱水溶液进行提取的，提取液再用稀盐酸调至弱酸性可析出芪类化合物，但此法得率较低，产物需进一步分离纯化。提取后得到的含芪类化合物的浸膏，以三氯甲烷、石油醚等溶剂萃取除去非极性成分，再用硅胶、Sephadex LH-20 或反相 C-18 等色谱方法分离。但要注意硅胶与该类成分可产生不可逆吸附，往往使样品有一定损失。

（四）结构测定

1. 紫外光谱 芪类化合物的紫外光谱主要具 308～330nm 和 281～313nm 两个吸收带，分别对应两个苯环的单取代和双取代。

2. 红外光谱 芪类化合物的红外光谱与一般酚性化合物类似。通常有酚羟基吸收（3450～3100cm^{-1}）、双键吸收（1620cm^{-1}）和苯环吸收（1600～1450cm^{-1}）。

3. 质谱 游离芪类化合物 EI-MS 有较强的分子离子峰。其苷类极性较大，需要用 ESI-MS 或 FAB-MS 来确定分子量。以低聚白藜芦醇类的分子量为例，如白藜芦醇为 *m/z* 228、二聚体为 *m/z* 454、三聚体为 *m/z* 680。

4. 核磁共振谱 芪类化合物^{1}H-NMR 中苯环质子出现在 δ 5.1～7.4，因取代方式不同显现不同裂分（表 7-5），亚甲基质子出现在 δ 2.0～3.0；^{13}C-NMR 苯环碳信号出现在 δ 110～160，亚甲基信号在 δ 30～40。

对于简单的芪类化合物，用一维^{1}H-NMR 和^{13}C-NMR 就可解析结构。对于低聚芪类，因质子较多，信号相互重叠，增加解析的难度，常应用 HSQC、HMBC 和^{1}H-^{1}H COSY 等二维磁共振技术确定各苯环和乙烯或乙烷桥的信号归属、取代基的位置，通过 HMBC、NOESY 和 X 射线单晶衍射法等确定苯环连接方式、空间位置及分子的相对构型。

表 7-5　芪类化合物中不同取代类型苯环的^{1}H-NMR 和^{13}C-NMR 谱特征

取代类型	^{1}H-NMR（δ）及（J）	^{13}C-NMR（C-1～C-6）
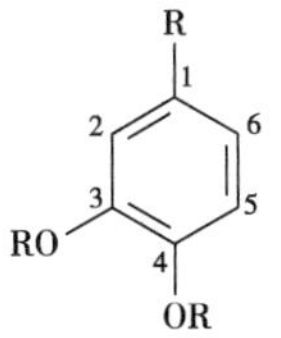	H-2：6.51（d，2.0Hz） H-5：6.77（d，8.3Hz） H-6：6.85（dd，8.3Hz，2.0Hz）	133，116，146，148，112，123
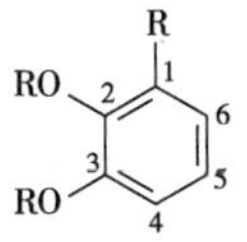	H-6：7.03（dd，7.8Hz，1.5Hz） H-5：7.16（t，7.8Hz） H-4：6.87（dd，7.8Hz，1.5Hz）	136，148，139，114，121，126
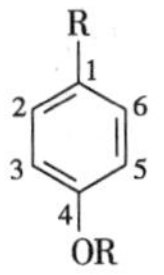	H-2，6：6.92（2H，d，8.5Hz） H-3，5：6.61（2H，d，8.5Hz）	138，129，121，153，121，129
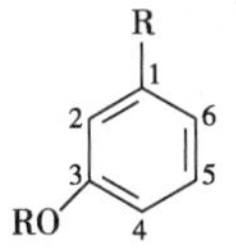	H-5：6.35（t，7.8Hz） H-4：6.55（ddd，7.8，2.5，0.7-1.0Hz） H-2：6.98（d，2.5Hz） H-6：6.65（ddd，7.8，2.5，0.7-1.0Hz）	143，115，156，112，128，122
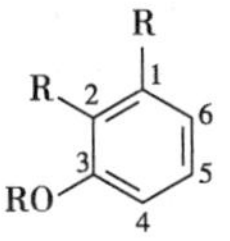	H-4：6.88（dd，8.0Hz，2.1Hz） H-5：7.32（t，8.0Hz） H-6：7.05（dd，8.0Hz，2.1Hz）	144，121，153，113，130，122
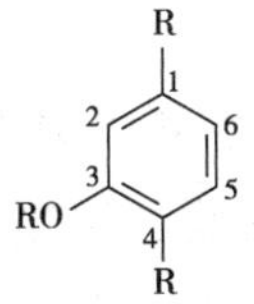	H-2：6.37（d，2.0Hz） H-5：6.53（d，8.2Hz） H-6：6.84（dd，8.2Hz，2.0Hz）	143，117，153，121，131，122

5. 结构测定实例　从浅裂鳞毛蕨（*Dryopteris sublaeta*）地上部分中分到一个芪类化合物 D_1，为白色粉末，熔点 191℃，易溶于甲醇、丙酮。其结构鉴定过程如下。

遇 $FeCl_3$-K_3［Fe（CN）$_6$］试剂显蓝色，说明含有酚羟基。^{1}H-NMR 谱在 δ 7.08（1H，d，J=16.4Hz）和 7.02（1H，d，J=16.4Hz），是一个典型的反式双键的信号。δ 7.51（2H，d，J=7.2Hz），7.33（2H，t，J=7.2Hz）和 7.22（1H，t，J=7.2Hz）是苯环单取代时氢质子的典型信号峰。在 δ 6.84（1H，br. s），6.66（1H，br. s）和 6.48（1H，t，J=2.0Hz）是苯环间位取代时氢质子的信号峰。由以上两个苯环和一个双键的片断可以推测分子中有芪类的结构。该化合物用 2% 硫酸酸水解，薄层检识到葡萄糖的存在。与之相应，δ 4.89（1H，d，J=7.2Hz）以及 4.0～3.0 之间的 6 个氢信号，为葡萄糖上氢质子的信号，且由端基氢的偶合常数判断该糖为 β 构型。^{13}C-NMR 谱中出现 18 个碳原子，在芳香区 δ 160.5～104.7 之间有 12 个碳原子，其中 130.1 和 129.6 是反式双键上的碳原子信号，其余 10 个碳原子是两个苯环上的碳信号，因分子中存在对称结构，故表现 10 个碳信号。δ 102.4，75.0，78.0，71.5，78.3，62.6 为葡萄糖上碳信号。HMBC 谱中，δ 4.89（H-1″）和 160.5（C-3）相关，推测葡萄糖连在苷元的 3 位上，δ 7.02（H-α）和 107.3（C-2）及 108.7（C-6）相关，由此推出 δ 7.02 为 α-H，则 δ 7.08 为 β-H。综合以上分析，化合物 D_1 的结构确定为 5-羟基二苯乙烯-3-*O*-β-D-

葡萄糖苷。通过 HSQC 和 HMBC 确定了各个碳氢的归属（表 7－6）。

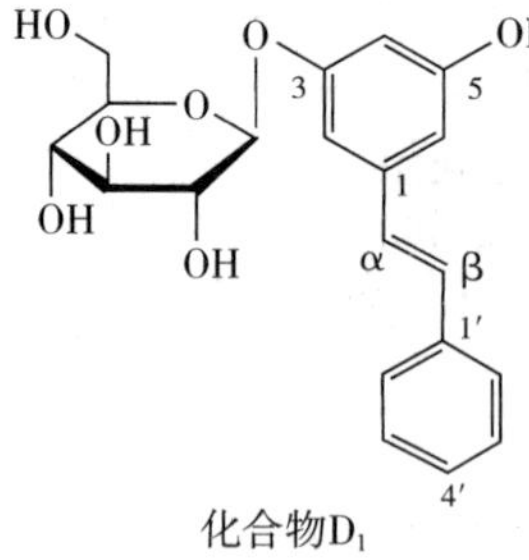

化合物D_1

表 7－6 化合物 D_1 的 NMR 数据（CD_3OD）

No.	δ_C	δ_H（J，Hz）	No.	δ_C	δ_H（J，Hz）
1	140.9	—	3′，5′	129.7	7.33（2H，t，7.2）
2	107.3	6.84（1H，br. s）	4′	128.7	7.22（1H，t，7.2）
3	160.5	—	D－Glc		
4	104.7	6.48（1H，t，2.0，2.4）	1″	102.4	4.89（1H，d，7.2）
5	159.7	—	2″		75.0
6	108.7	6.66（1H，br. s）	3″		78.0
α	129.6	7.02（1H，d，16.4）	4″		71.5
β	130.1	7.08（1H，d，16.4）	5″		78.3
1′	138.7	—	6″	62.6	3.94（1H，dd，2.0，12.0） 3.71（1H，dd，6.0，12.0）
2′，6′	127.6	7.51（2H，d，7.2）			

二、酚酸酯类化合物

酚酸类化合物在植物中广泛分布，其基本结构是酚羟基取代的芳香羧酸，其中不少属于具有 C_6－C_3结构的苯丙酸类和具有 C_6－C_1结构的苯甲酸类。植物中的苯丙酸类成分主要是桂皮酸的衍生物，常见的有对羟基桂皮酸（*p*－hydroxycinnamic acid）、咖啡酸（caffeic acid）、阿魏酸（ferulic acid）、异阿魏酸（isoferulic acid）和芥子酸（sinapic acid）等。酚酸酯类便是这些酚酸与不同的醇、酸等类成分经酯键缩合而成一类较复杂化合物。

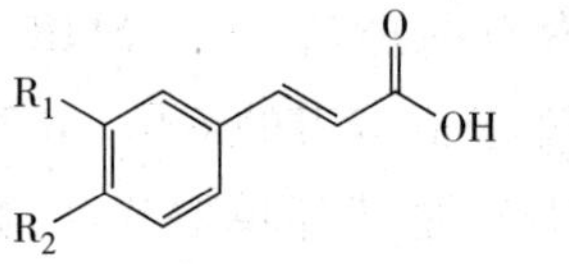

桂皮酸	R_1=R_2= H
对羟基桂皮酸	R_1=H，R_2=OH
咖啡酸	R_1=R_2=OH
阿魏酸	R_1=OCH_3，R_2=OH
异阿魏酸	R_1=OH，R_2=OCH_3

常见酚酸酯类有咖啡酸酯和苯甲酸酯两大类。苯甲酸酯类主要分布于地衣、苔藓、真菌等低等植物中。而咖啡酸酯类在菊科、豆科、伞形科、旋花科等高等植物中广泛存在。不少酚酸酯具有较强的生理活性，如抗氧化活性、抗炎活性、抗微生物活性、酶抑制作用、肝细胞保护作用、抑制血小板聚集作用等。

（一）结构及分类

1. 咖啡酰奎宁酸类 咖啡酰奎宁酸类（caffeoylquinic acid）化合物是由奎宁酸（quinic acid）和若干个咖啡酸通过酯化反应缩合而成的一类酚酸酯类化合物。根据分子中咖啡酸数目的不同可分为单咖啡酰奎宁酸类、双咖啡酰奎宁酸类、三咖啡酰奎宁酸类和多咖啡酰奎宁酸类等（表 7－7）。当分子中含咖啡酸的个数较多时，可表现鞣质活性，如某些含有的3，4-、3，5-及4，5-二咖啡酰奎宁酸类的化合物就具鞣质活性，这些化合物也称为咖啡鞣质。此类双咖啡酰奎宁酸类化合物多见于菊科植物。

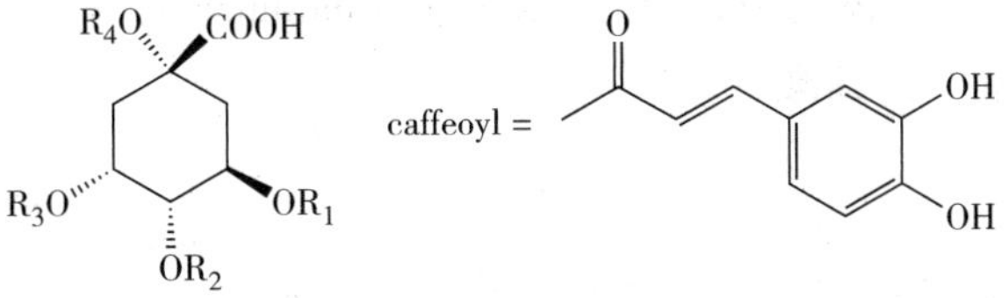

表7-7 常见的咖啡酰奎宁酸类化合物

化合物	R_1	R_2	R_3	R_4
绿原酸	caffeoyl	H	H	H
4-*O*-咖啡酰奎宁酸	H	caffeoyl	H	H
3，4-二-*O*-咖啡酰奎宁酸	caffeoyl	caffeoyl	H	H
3，5-二-*O*-咖啡酰奎宁酸	caffeoyl	H	caffeoyl	H
4，5-二-*O*-咖啡酰奎宁酸	H	caffeoyl	caffeoyl	H
1，3-二-*O*-咖啡酰奎宁酸	caffeoyl	H	H	caffeoyl
1，3，5-三-*O*-咖啡酰奎宁酸	caffeoyl	H	caffeoyl	caffeoyl
3，4，5-三-*O*-咖啡酰奎宁酸	caffeoyl	caffeoyl	caffeoyl	H

2. 丹酚酸类 丹酚酸类是由咖啡酸衍生物或其二聚物和丹参素［D-（+）-β-（3，4-二羟基苯基）乳酸］以酯键的形式缩合而成的一类化合物。该类化合物主要存在于鼠尾草、紫草等高等植物中。中药丹参的水溶性有效成分即属于该类化合物，故称为丹酚酸。丹酚酸都具有很强的抗脂质过氧化和清除自由基作用，其中含量最高的两个成分丹酚酸A（salvianolic acid A）和丹酚酸B（salvianolic acid B）的活性最强，对脂质过氧化引起的细胞膜损伤有明显的保护作用。

>>> 知识链接

丹酚酸的应用

丹参多酚酸盐是从单味中药丹参中提取的以丹参乙酸镁为主要成分的丹参多酚酸盐类化合物，具有活血、化瘀、通脉作用和良好的临床耐受性，与传统中药丹参相比，具有有效成分明确、质量容易监控、毒副作用小、疗效稳定等优点，已成功应用于多种疾病的治疗，其中主要有效成分丹酚酸B占80%以上。注射用丹参多酚酸盐于2005年经国家食品药品监督管理局批准上市，临床上主要用于冠心病稳定型心绞痛的治疗。

丹酚酸的化学结构复杂，但咖啡酸和丹参素是各种丹酚酸的基本化学结构单元。丹酚酸通常是由它们通过酯键、醚键或碳-碳键聚合而成。聚合时一般由咖啡酸提供羧基，丹参素提供羟基。

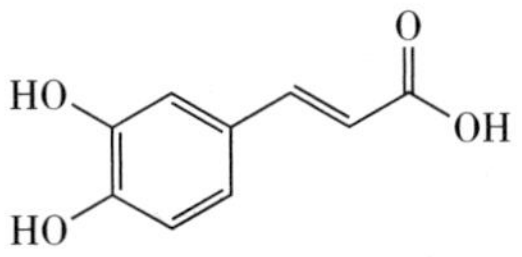

咖啡酸

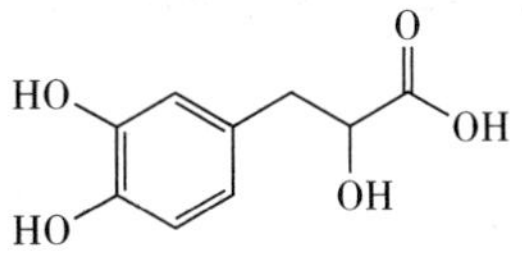

丹参素

各种丹酚酸均可看作是不同数量的咖啡酸和丹参素缩合而成。如迷迭香酸（Rosmarinic acid）是由一分子咖啡酸和一分子丹参素缩合而成；丹酚酸A是两分子咖啡酸与一分子丹参素缩合而成；丹酚酸B为一分子咖啡酸与三分子丹参素缩合而成。其他丹酚酸亦有类似结构。根据咖啡酸和丹参素及其衍生物的数目可分二聚体（dimer）、三聚体（trimer）及四聚体（tetramers）等。

（1）二聚体　如迷迭香酸、丹酚酸G。

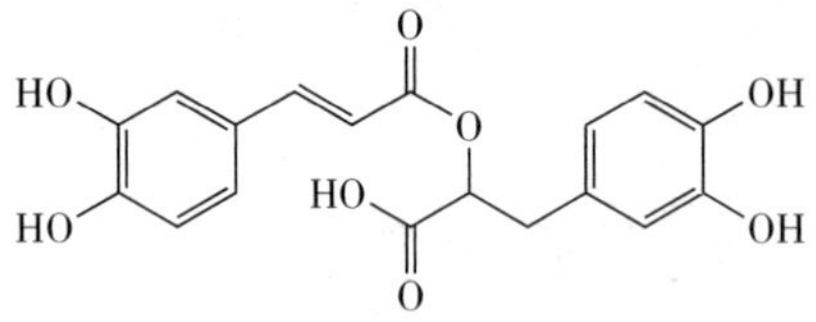

迷迭香酸

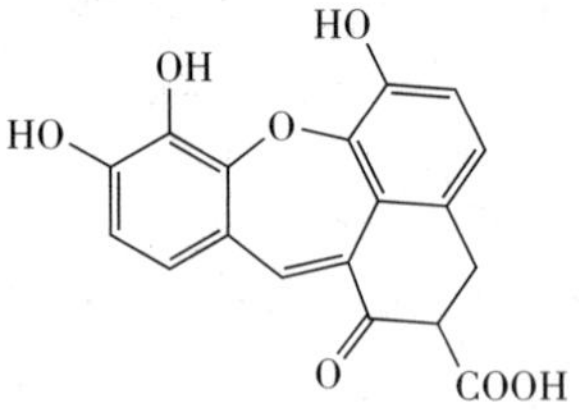

丹酚酸G

（2）三聚体　如丹酚酸A、丹酚酸J。

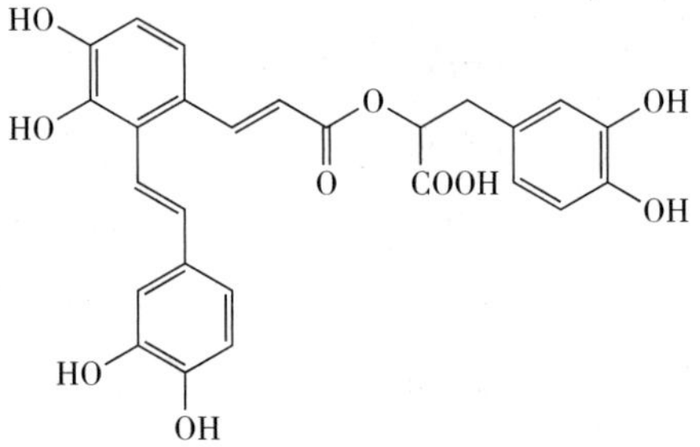

丹酚酸A

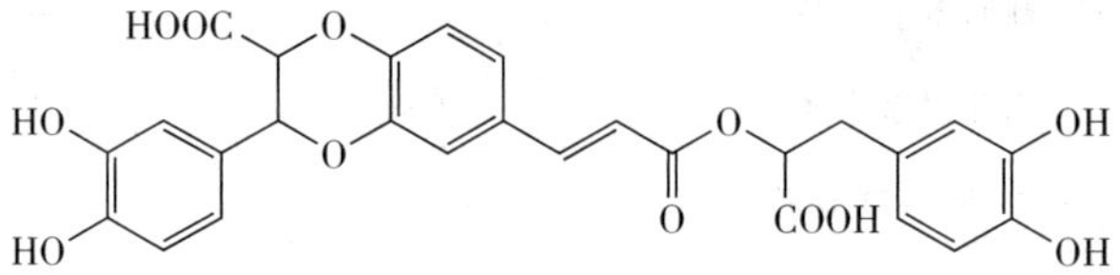

丹酚酸J

（3）四聚体　丹酚酸B、丹酚酸E，其中丹酚酸B是中药丹参中含量最高的酚酸类成分。

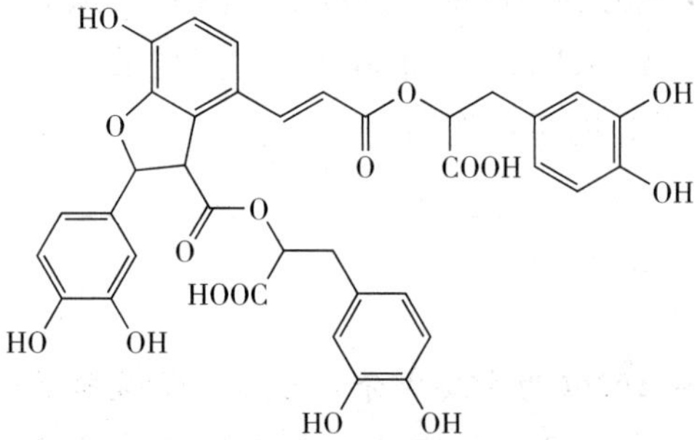

丹酚酸B

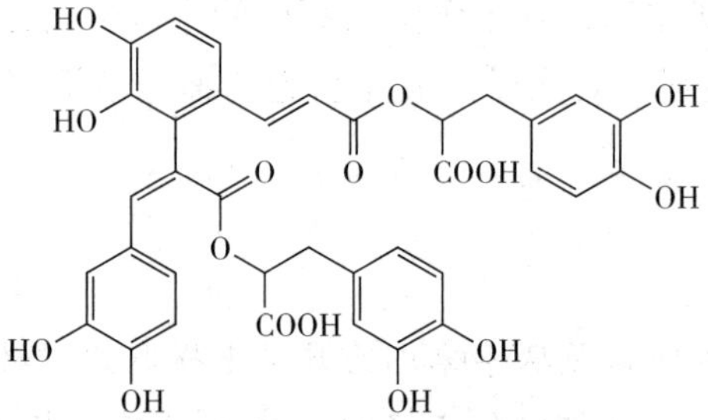

丹酚酸E

3. 苯乙醇苷酚酸酯类　这类化合物通常简称为苯乙醇苷类化合物，是指苯乙醇和糖（最常见的糖是葡萄糖）端基碳结合形成的氧苷。但在这类化合物的结构中，葡萄糖的C－2～C－6羟基往往与咖啡酰基、阿魏酰基以及香草酰基等形成酯。因此本书把具有咖啡酰基、阿魏酰基或香草酰基等结构片段的苯乙醇苷也归入酚酸酯类化合物中介绍。中药连翘中含有的连翘酯苷A－C（forsythoside A－C）即属于该类成分。又如苦苣苔科植物石胆草（*Corallodiscus flabellata*）中的抗病毒有效成分石胆草苷A和B也是苯乙醇苷类化合物。

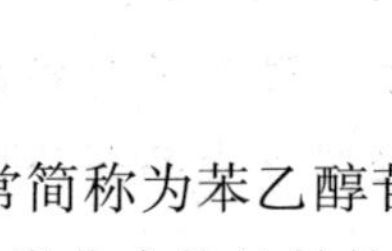

香草酰基

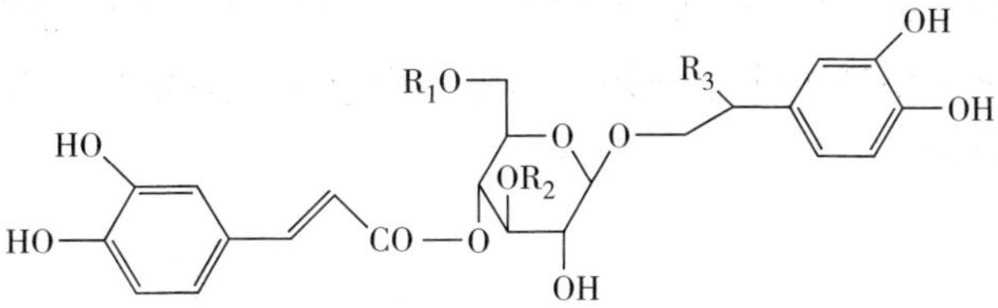

forsythoside A	R_1= Rha	R_2= OH	R_3= H
forsythoside B	R_1= Api	R_2= Rha	R_3= H
forsythoside C	R_1= Rha	R_2= OH	R_3= OH

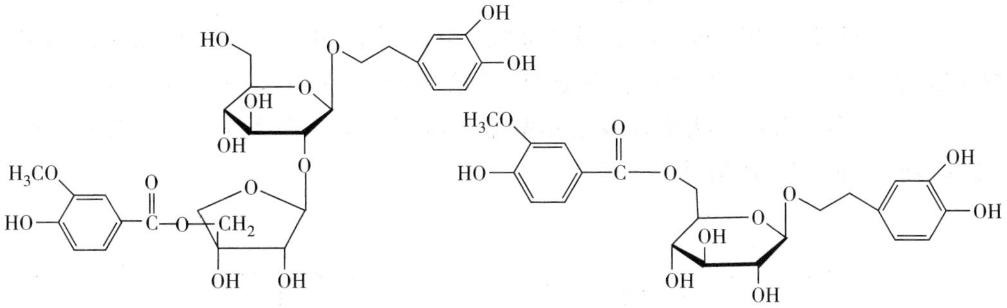

石胆草苷A　　　　石胆草苷B

（二）理化性质

1. 性状　酚酸酯类化合物多为无定形的粉末，少数为结晶。大多为灰白色、黄色或淡黄色，少数为白色。

游离酚酸酯类化合物极性中强或较强者，溶于水、甲醇、乙醇、丙酮等亲水性有机溶剂，难溶或不溶于苯、石油醚等亲脂性有机溶剂。少量水的存在能够增加酚酸酯类化合物在有机溶剂中的溶解度。酚酸酯成苷后，溶于水、甲醇、乙醇、丙酮等亲水性有机溶剂，难溶或不溶于乙醚、苯、石油醚等亲脂性有机溶剂。

2. 酸性　酚酸酯类化合物因分子中都具有酚羟基，故显酸性，酸性的强弱与酚羟基数目的多少和位置有关。一般可溶于碱性水溶液、吡啶、甲酰胺等。此外，酚酸酯分子中含有酯键，在提取分离时注意避免发生水解反应。

（三）提取与分离

1. 提取　由于这类化合物的结构中都有邻位酚羟基，在加热时极易被氧化，所以不稳定。同时，酚酸酯类化合物多是通过酯键聚合而成的，因此在碱性条件下容易发生降解，这给提取分离带来一定的困难。因此提取分离应尽量避免高温和过长时间。目前常用的提取方法有乙醇和水回流提取法。

乙醇回流提取法是将粉碎的药材用95%的乙醇在室温下冷浸，回收乙醇后浸膏用水充分提取，减压浓缩后的水提取物加一定量硅胶拌匀，在改良的索氏提取器中依次用三氯甲烷、乙酸乙酯、乙醇提取，乙醇提取液浓缩后溶于水，并用乙酸乙酯萃取，总酚酸酯即在乙酸乙酯提取液中。

水回流提取法是将粉碎的药材用水回流提取，减压浓缩后加一定量的乙醇，使含醇量为70%。放置过夜，过滤后减压浓缩，将浓缩液依次用三氯甲烷、乙酸乙酯、正丁醇萃取。萃取后的水溶液用10%盐酸酸化，并继续用乙酸乙酯和正丁醇萃取。酸化前后的乙酸乙酯和正丁醇提取液均含总酚酸酯类化合物。

2. 分离　将得到的总酚酸酯以硅胶、Sephadex LH－20或反相HPLC等色谱分离。如硅胶柱色谱，用80～100目硅胶作吸附剂，三氯甲烷－甲醇－甲酸（85∶15∶1）作展开剂，把展开后的柱色谱切割成若干份，分别用热乙醇洗脱，根据极性大小将总酚酸酯粗分成几个部分。继续用硅胶H作吸附剂，不同比例的三氯甲烷－甲醇－甲酸（95∶5∶1、90∶10∶1、85∶15∶1）作洗脱剂进行低压液相色谱，可将粗分后的酚酸进一步分离纯化，得到单体化合物。制备薄层色谱或制备高效液相可用于微量、较难分离的酚酸酯类化合物的分离和纯化。

（四）结构测定

1. 紫外光谱 这类化合物的结构中的咖啡酰基，在紫外光谱 203nm、290nm 和 310nm 左右有三个吸收带，显示咖啡酰基类的紫外特征，大部分化合物在 220nm 处出现肩峰。如果化合物有较强的共轭体系，在 300～340nm 区域内会出现两个吸收带。

2. 红外光谱 在 3450～3100cm^{-1}有酚羟基吸收，1670～1640cm^{-1}有共轭羰基，3050～2400cm^{-1}（宽强）有羧基吸收，1620cm^{-1}（宽强）有双键吸收，在 1600～1450cm^{-1}有苯环吸收。

3. 核磁共振谱 这类化合物结构中含有咖啡酰基、阿魏酰基、香草酰基和丹参素等结构单元，每个结构单元都有特征的^{1}H－NMR 信号。

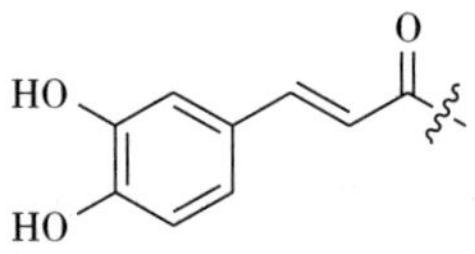
咖啡酰基

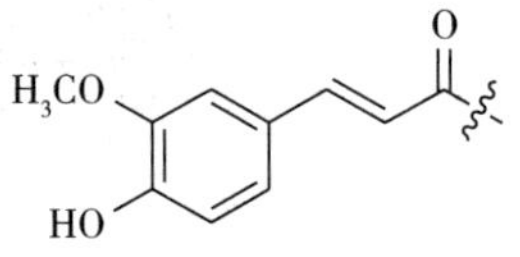
阿魏酰基

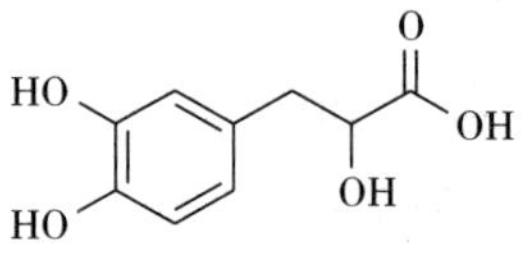
丹参素

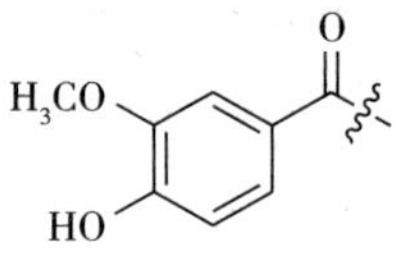
香草酰基

（1）咖啡酰基和阿魏酰基 咖啡酰基和阿魏酰基的特征峰是—CH ═CH—COOH 的信号峰。^{1}H－NMR 谱在不饱和区出现 2 个单质子双峰，其中 β－H 出现在低场（δ 7.30～7.80），而 α－H 在较高场（δ 6.20～6.30），根据偶合常数可以判断双键的构型（多数情况下是反式构型），J 值 16～17Hz，这是反式双键的特征 H 信号。^{13}C－NMR 谱中在高场区 δ 167 处出现羰基的信号，反式双键上碳原子 δ 115～116（C－α）、145～146（C－β），以及 6 个芳香碳信号 δ 128（C－1）、116（C－2）、145（C－3）、145（C－4）、116（C－5）和 117（C－6）。苯环上的 H 呈现一组 ABC 系统，若为阿魏酰基，则比咖啡酰基多出一个甲氧基的 NMR 信号，δ_H3.7～3.8（3H，s），δ_C56～57。

（2）丹参素 ^{1}H－NMR 谱中丹参素的苯环上氢也呈现典型的 ABX 型偶合质子信号。丹参素侧链上与苯环相连的 CH_2上的两个质子（H－7′）经常裂分为 2 个 dd 峰，出现在 δ 3.0～3.5，H－8′出现在 δ 5.18～5.33（dd，J＝4.7Hz，9.0Hz）。丹参素的两个饱和碳原子出现在 δ 37.0 和 74.0，羰基 δ 176.0。

（3）苯乙醇基 苯乙醇苷结构中苯乙醇侧链上的 2 个 CH_2的 NMR 信号是其特征。α（8）位 CH_2上的 C 和 H 均出现在较低场（δ 71～72），其上的 2 个 H 发生裂分，分别出现在 δ 3.9、3.6，表现为多重峰；β（7）位 CH_2虽不与氧原子相连，但连接在苯环上，故较一般的 CH_2处于较低场，δ 35.0～36.5，^{1}H－NMR 谱中在 δ 2.7 附近出现一个 2H 的三重峰，J＝7.6Hz，有时峰形较复杂，表现为 m 峰。

（4）香草酰基 香草酰基在^{13}C－NMR 谱低场区 δ 166～169 间出现一个羰基的信号，在 ^{1}H－NMR 谱不饱和区也出现一组 ABC 系统，另外，—OCH_3与阿魏酰基上的—OCH_3 相似，δ_H3.7～3.8（3H，s），δ_C56～57。

（5）糖基 在苯乙醇苷的结构中糖基上往往连有咖啡酰基、阿魏酰基、香草酰基或其他糖基，常见的糖基有葡萄糖基、芹糖基。芹糖在苯乙醇苷中往往连在葡萄糖基的 2、3 或 4 位，属于五碳糖，其特征是 C－3 为季碳，C－5 为仲碳，^{13}C－NMR 中出现 δ 109～110（C－1）、77～78（C－2）、78～79（C－3）、74～75（C－4）、67～68（C－5）。^{1}H－NMR 谱芹糖的端基 H 出现在 δ 5.23，为单氢宽单峰，有时裂分明显，$J \leq 2.5$Hz。

丹酚酸低聚体类化合物因质子较多，信号相互重叠增加了解析的难度，可采用二维核磁技术，如 ^{1}H－^{1}HCOSY、HSQC 和 HMBC 以及 NOESY 等。

4. 质谱　丹酚酸类化合物分子量大，难于气化，因此多用 FAB、ESI 等离子源的质谱测定分子量，常得［M+Na］$^+$、［M+K］$^+$、［M+H］$^+$或［M-H］$^-$等准分子离子峰。对低聚体而言，准分子离子容易在酯键的 a 或 b 键处产生断裂（负离子模式测定），产生丢失丹参素［M-H-198］$^-$或丢失咖啡酸［M-H-180］$^-$的碎片离子，通常 a 键断裂丢失丹参素较 b 键断裂丢失咖啡酸容易。

酯键断裂得到的碎片离子的进一步裂解行为与咖啡酸或丹参素单体一致，而咖啡酸或丹参素单体则容易丢失 CO_2、CO 或 H_2O 等小分子，如图 7-7、图 7-8 所示。此外，如在多聚体中形成了苯骈呋喃环或苯骈四氢呋喃环结构，则呋喃环上的取代基容易丢失。

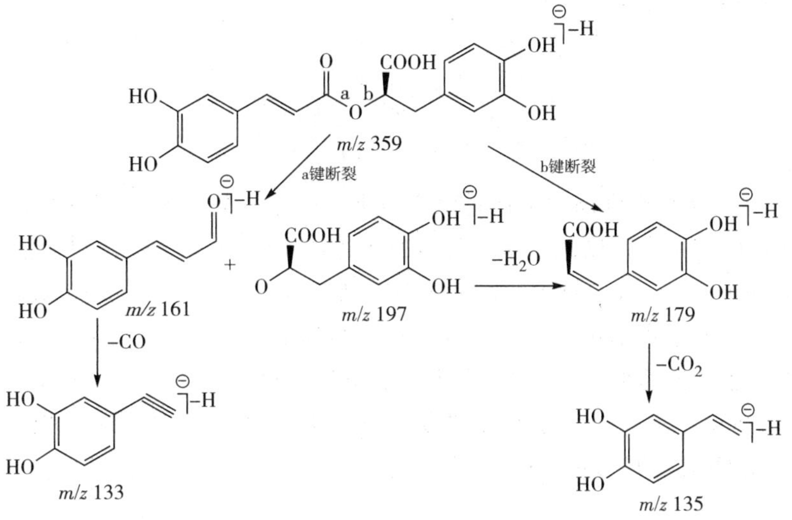

图 7-7　迷迭香酸的裂解途径

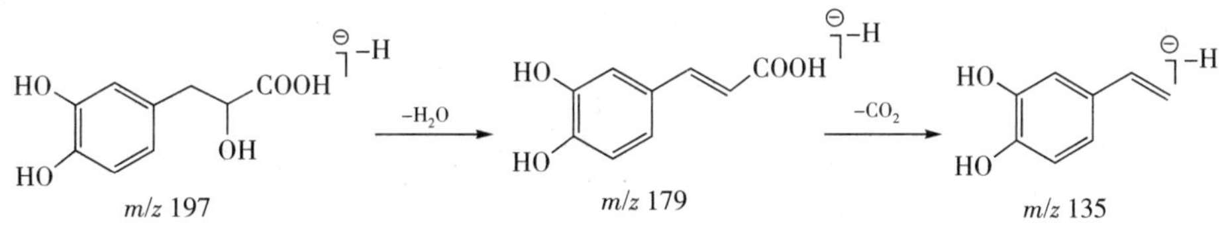

图 7-8　丹参素的裂解途径

5. CD 谱　丹参素的 8′位碳为手性碳，其绝对构型可用 CD 谱确定。通常是与已知构型的化合物进行比较而确定，若分子结构中既有 R 型，又有 S 型，Cotton 曲线则基本抵消。

三、间苯三酚类化合物

间苯三酚类化合物广泛分布于药用、观赏及海洋植物当中。目前从鳞毛蕨科、大戟科、菊科、桃金娘科、大麻科、金丝桃科、毛茛科、杨梅科、山竹子科、豆科等植物中分离得到的间苯三酚类化合物达 700 余种。间苯三酚类化合物蕴含丰富的结构多样性，使得该类化合物具有多样的药理活性。目前已经发现间苯三酚类化合物具有抗菌、抗氧化、抗肿瘤、抗抑郁、降血糖、抗炎、抗疟原虫、扩张血管等多种生物活性。因此，该类化合物的研究越来越受到重视。

（一）结构及分类

间苯三酚（phloroglucinols）是一类以 1，3，5-三羟基苯为基本骨架的化合物。虽然许多天然产物中含有间苯三酚结构单元，如 5，7-二羟基黄酮类、5，7-二羟基香豆素类以及 5，7-二羟基色原酮等，但本章不包括这些具有自身结构骨架的化合物。本章所述的间苯三酚化合物主要是指来自陆地植物的含有酰基侧链的酰基间苯三酚类（acylphloroglucinol）。

由于酰基间苯三酚结构的活泼性和取代基的多样性，由间苯三酚基本结构可以衍生出许多结构复杂多变的化合物。根据其可能的生物合成关系，可以将常见的间苯三酚化合物分为简单间苯三酚、低聚间苯三酚、间苯三酚加合物等类型。

1. 简单间苯三酚类 简单间苯三酚是指酰基间苯三酚的苯环上或羟基上有甲基或异戊烯基取代而仍能保持间苯三酚的基本骨架的结构类型。最常见的酰基包括甲酰基、乙酰基、丙酰基、丁酰基（Bt）、异丁酰基、2－甲基丁酰基（MeBt）、3－甲基丁酰基（iVal）、千里光酰基（Sen）、4－甲基戊酰基以及长链酰基等。其基本骨架如下所示。

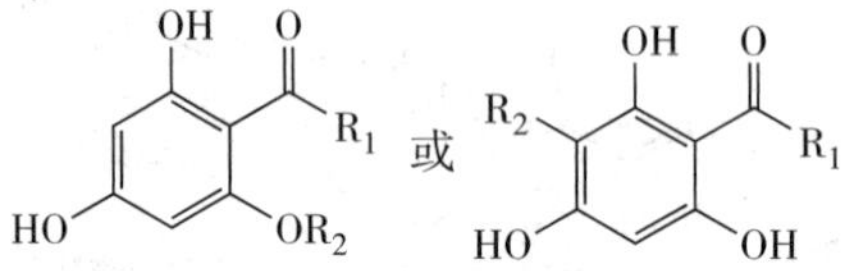

2. 低聚间苯三酚类 这类化合物的结构是两个以上的间苯三酚（或其衍生物）单元由 CH_2或 CH 连接而成。其中各单元可以有不同程度的甲基化和（或）异戊烯基化。如蔷薇科植物苦苏（*Hagenia abyssinica*）、仙鹤草（*Agrimonia pilosa*）和鳞毛蕨属植物绵马贯众（*Dryopteris crassirhizoma*）中存在的一些复杂间苯三酚低聚体，它们的基本结构单元主要为间苯三酚和绵马次酸，含有不同的酰基侧链而形成多种化学性质极为相似的一系列同系物。常见的酰基有乙酰基（简写为 A）、丙酰基（简写为 P）、丁酰基（简写为 B）等。低聚间苯三酚根据含芳香环的数目可分为二聚体（如黄绵马酸），三聚体（如 trisdesaspidin）和多聚体（如四聚黄绵马酸 BBBB）等类型。

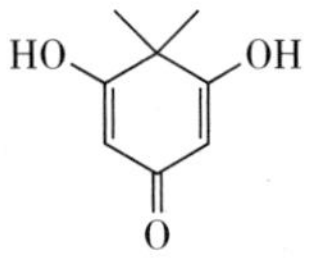

绵马次酸

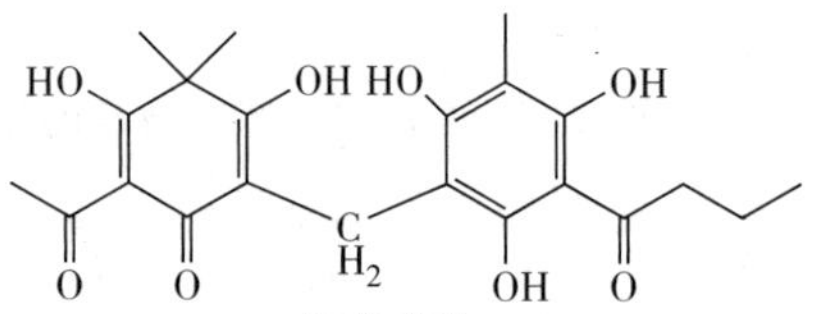

黄绵马酸

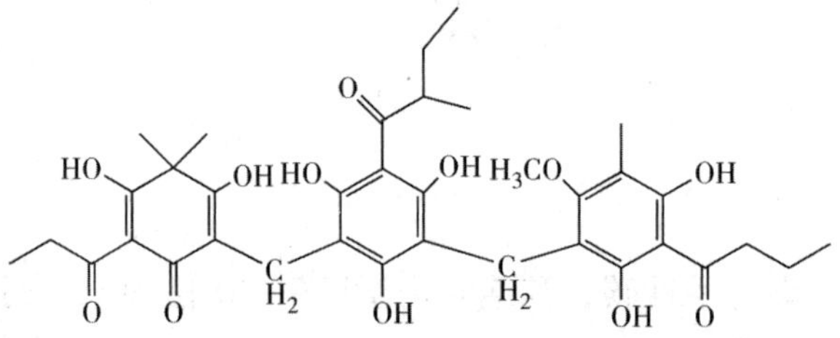

Trisdesaspidin

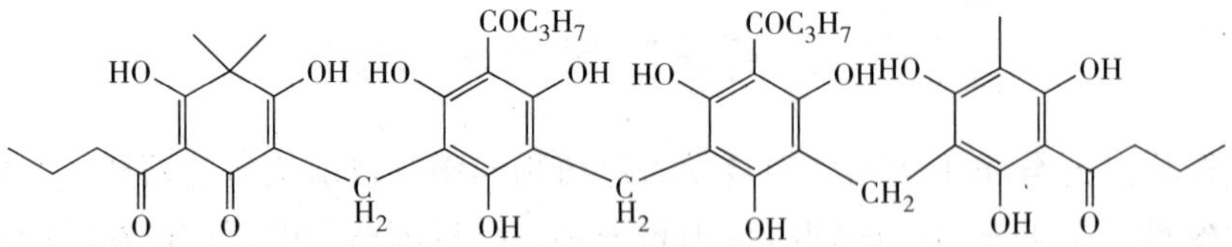

四聚黄绵马酸BBBB

这类化合物具有高氧化度和复杂的立体化学结构，一般具有较强的生物活性，早期临床用作驱蛔虫和绦虫的药物。

3. 间苯三酚加合物 间苯三酚与其他类型化合物所形成的加合物，主要包括间苯三酚与萜类、α－吡喃酮等的加合物。

（二）理化性质

间苯三酚类化合物多为白色片状结晶，少数为无定形的粉末固体。极性较强，溶于甲醇、乙醇、丙酮等亲水性有机溶剂，可溶于亲水性有机溶剂与乙酸乙酯的混合液，难溶或不溶于苯、石油醚等亲脂性有机溶剂。

间苯三酚类因分子中都具有酚羟基，故显酸性，可溶于碱性水溶液、吡啶等溶剂。

（三）提取与分离

间苯三酚类化合物一般用甲醇、乙醇、丙酮等溶剂提取，浓缩后再以石油醚、三氯甲烷、乙酸乙酯、正丁醇等溶剂依次萃取，各萃取部位回收溶剂后，用硅胶、Sephadex LH－20 或反相 C－18 色谱分离纯化。

（四）结构测定

低聚间苯三酚类化合物的结构是多个间苯三酚通过 CH_2碳桥连接而成的一类化合物。本系列化合物的结构主要依靠质谱和核磁共振谱来确定。

1. 质谱 低聚间苯三酚类化合物的质谱裂解首先发生于苯环间 CH_2连接处。因此质谱能明显地区分出单环分子（质量数 250 以下）、二聚体（质量数 350～450）、三聚体（质量数 600～700）、四聚体（质量数 750～900）等部分，并可从碎片离子峰得到各单环部分的质量。由于各间苯三酚单环部分的质量数的主要差别在于酰基侧链，因而能从质谱碎片峰的质量数得知酰基侧链的种类，如乙酰基，丙酰基，正丁酰基，异丁酰基，异戊酰基，2－甲基丁酰基等。

2. 核磁共振氢谱 间苯三酚结构中苯环上取代甲基出现在 δ 2.10 左右。绵马次酸类结构中的同碳二甲基出现在 δ 1.30～1.50。低聚间苯三酚类可以根据 CH_2碳桥质子的化学位移推测各环的连接关系。绵马次酸与绵马次酸相连，则 CH_2碳桥出现在 δ 3.35；绵马次酸与间苯三酚相连，则 CH_2在 δ 3.55；间苯三酚与间苯三酚相连，CH_2在 δ 3.80。

3. 核磁共振碳谱 简单间苯三酚的苯环信号特征明显，一般在 δ 95～165，其中在 δ 95～110 和 δ 155～165 处分别出现三个信号。酰基与苯环相连位置的化学位移一般在 δ 105。绵马次酸类结构中，不饱和羰基处于 δ 195～200，不饱和羰基 α 位处于 δ 105，羰基 β 位处于 δ 180～195，环上甲基位于 δ 25 左右，连接两部分结构单元的亚甲基一般在 δ 15～20。

目标测试

答案解析

一、填空题

1. 鞣质及其他酚类化合物中，多数具有________类骨架的________类化合物由莽草酸生物合成途径而来。

2. 间苯三酚类化合物是由________生物合成途径生成的，低聚芪类和缩合鞣质类化合物是由________生物合成途径生成的。

3. 根据鞣质的化学结构特征，将鞣质分为________、________和________三大类。

4. 芪类化合物的基本母核为________，酚酸类化合物基本结构是________取代的________。

二、名词解释

1. 鞣质

2. 芪类化合物

三、简答题

1. 鞣质有哪些结构类型？组成各种鞣质的结构单元有哪些？

2. 如何区分水解鞣质与缩合鞣质类？
3. 可水解鞣质中的糖或者多元醇主要有哪些？
4. 鞣质的主要提取分离方法有哪些？
5. 简述鞣质的一般提取方法以及注意事项。

书网融合……

思政导航　　本章小结　　微课　　题库

第八章　萜类和挥发油

PPT

学习目标

知识目标

1. 掌握　萜类与挥发油的定义和理化性质；萜类结构特征、分类方法；挥发油组成及提取、分离方法。

2. 熟悉　萜类的提取、分离方法；萜类检识和挥发油鉴定。

3. 了解　萜类生源途径、结构鉴定方法；萜类和挥发油的分布及主要生物活性与应用。

能力目标　通过学习萜类和挥发油的理化性质、提取及分离方法，能够根据萜类和挥发油的结构分析其性质特点；根据不同结构特点设计合理的提取分离方案。

萜类化合物（terpenoids）是一类由甲戊二羟酸（mevalonic acid，MVA）衍生而成，且大多数分子式符合$(C_5H_8)_n$通式的衍生物。萜类化合物一直是天然药物化学成分研究中较为活跃的领域之一，尤其是近年来在海洋生物领域的研究进展很快。

挥发油（volatile oil）又称精油（essential oil），是存在于植物体内的具有挥发性、可随水蒸气蒸馏且与水不相混溶的油状液体。挥发油是具有广泛生物活性的一类重要化学成分，是古代医疗实践中较早注意到的药物，早在《本草纲目》中就有世界上最早提炼、精制樟油及樟脑的详细方法的记载。由于单萜与倍半萜是挥发油的主要组成部分，因此将萜类与挥发油放在同一章中介绍。

第一节　萜　类

萜类化合物在植物界分布极广泛，单萜和倍半萜是构成植物中挥发油（volatile oil）的主要成分，是日用化工和医药工业的重要原料。单萜大量存在于唇形科、伞形科、樟科及松科等植物的腺体、油室及树脂道内。倍半萜集中分布于芸香科、木兰科、山茱萸科及菊科等植物中。二萜主要分布于菊科、豆科、五加科、大戟科、马兜铃科、杜鹃花科、唇形科和茜草科等植物中。二倍半萜数量较少，主要分布于菌类、地衣类、海洋生物及昆虫的分泌物中，尤其近年来在海洋生物中发现了一些结构新颖的二倍半萜类成分。三萜是构成植物皂苷、树脂等的重要物质，广泛存在于自然界中，在菌类、蕨类、单（双）子叶植物、动物及海洋生物中均有分布，尤以双子叶植物中分布最多。四萜则主要是一些脂溶性色素，广泛分布于植物中，易氧化而生成树脂化物，一般为红色、橙色或黄色结晶。

在萜类化合物中，本章内容主要介绍单萜、倍半萜、二萜及二倍半萜等萜类。三萜及其皂苷类化合物将在第九章介绍。四萜类化合物主要为胡萝卜烃类（carotenoids）色素，多萜类化合物主要为橡胶（caoutchouc）及硬橡胶，这些内容在有机化学中已简要介绍，本章不再赘述。

一、萜类化合物的含义与分类

萜类（terpenoids）化合物是自然界中一类分布广泛、骨架庞杂、种类繁多，具有显著生物活性的天然产物。萜类化合物一直是天然药物化学成分研究中较为活跃的领域，且一些萜类化合物已经被成功地开发成为常用的治疗药物，如青蒿素、穿心莲内酯等。

从化学结构来看，萜类化合物是异戊二烯（C_5H_8）$_n$首尾相连的聚合体及其衍生物，其骨架一般以五个碳为基本单位，少数也有例外。从生源来看，甲戊二羟酸（mevalonic acid，MVA）是萜类化合物的生物合成途径中的关键前体，其在萜类的生物体内合成中主要以焦磷酸异戊烯酯（isopentenyl pyrophosphate，IPP）的形式存在。因此，萜类化合物是一类由甲戊二羟酸衍生而成，且大多数分子式符合（C_5H_8）$_n$通式的衍生物。

萜类化合物常根据分子结构中异戊二烯单元的数目进行分类，可分为单萜、倍半萜、二萜和三萜等，见表8－1。萜类化合物多数是含氧衍生物，所以萜类化合物又可分为醇、醛、酮、羧酸、酯及苷等。有的萜类化合物分子中含有氮原子，成为萜类生物碱，如乌头碱（aconitine）。

表8－1 萜类化合物的分类及分布

分类	碳原子数	异戊二烯单元数目n	存在
半萜	5	n＝1	植物叶
单萜	10	n＝2	挥发油
倍半萜	15	n＝3	挥发油
二萜	20	n＝4	树脂、苦味质、植物醇
二倍半萜	25	n＝5	海绵、植物病菌、昆虫代谢物
三萜	30	n＝6	皂苷、树脂、植物乳汁
四萜	40	n＝8	植物胡萝卜素
多聚萜	$7.5\times10^3\sim3\times10^5$	n＞8	橡胶、硬橡胶

二、萜类化合物的生源学说

大多数萜类化合物都是由数量不等的异戊二烯单元（C_5单元）构成，表明萜类化合物有共同的生源途径。在研究其生源途径中，经历了从经验的异戊二烯法则（empirical isoprene rule）到生源的异戊二烯法则（biogenetic isoprene rule）的发展历程。

（一）经验的异戊二烯法则

在早期的研究中，曾一度认为异戊二烯是萜类化合物在植物体内形成的前体物质。1875年Bouchardat等人曾将异戊二烯加热至280℃，发现每两分子异戊二烯由Diels-Alder反应聚合而成二戊烯。二戊烯是柠檬烯的外消旋体，是一个典型的萜类化合物，广泛存在于多种植物的挥发油中。

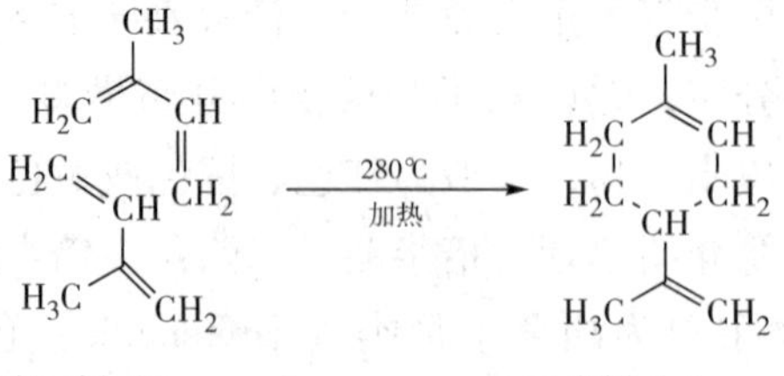

异戊二烯（isoprene）　　二戊烯（dipentene）

基于以上事实，Wallach于1887年提出“异戊二烯法则”，认为自然界存在的萜类化合物均是由异戊二烯单元衍变而来，是异戊二烯的聚合体或其衍生物，并以分子骨架是否符合异戊二烯法则作为判断是否为萜类化合物的一个重要原则，俗称“经验的异戊二烯法则”。

但是，随着人们对于萜类成分的深入研究，发现有许多萜类化合物的碳骨架结构无法用异戊二烯的基本单元来划分，如艾里莫酚酮（eremophilone）和土青木香酮（aristolone）等。

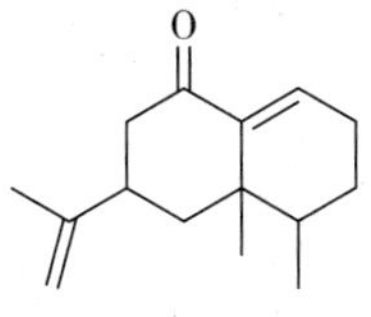

艾里莫酚酮

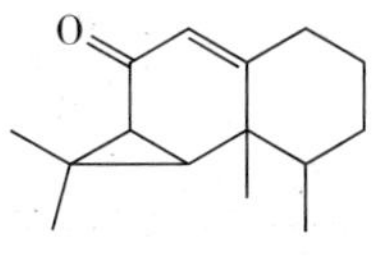

土青木香酮

（二）生源的异戊二烯法则

由于许多萜类化合物的分子骨架并不符合“经验的异戊二烯法则”，因此 Ruzicka 提出了“生源的异戊二烯法则”的假设，认为所有萜类化合物的前体物是“活性的异戊二烯”。Ruzicka 提出的假设，首先由 Lynen 证明焦磷酸异戊烯酯（Δ^3 – isopentenyl pyrophosphate，IPP）的存在而得到初步验证，随后 Folkers 于 1956 年又证明 IPP 的关键性前体物质是 3（R）– 甲戊二羟酸（3R-mevalonic acid，MVA），由此证实了萜类化合物是由甲戊二羟酸衍生而来的一类化合物，确证了“生源的异戊二烯法则”的合理性。

在萜类化合物的生物合成途径中，首先合成最关键前体物甲戊二羟酸，即由乙酰辅酶 A（acetylcoA）与乙酰乙酰辅酶 A（acetoacetylcoA）生成 3 – 羟基 – 3 – 甲基戊二酸单酰辅酶 A（3 – hydroxy – 3 – methyl-glutarylcoA，HMG – CoA），后者在 NADPH 的作用下生成甲戊二羟酸（MVA）。MVA 再经数步反应生成焦磷酸异戊烯酯（Δ^3 – isopentenyl pyrophosphate，IPP），IPP 再经硫氢酶（sulphyhydryl enzyme）及焦磷酸异戊酯异构酶（IPP isomerase）转化为焦磷酸 γ，γ′ – 二甲基烯丙酯（γ，γ′ – dimethylallyl pyrophosphate，DMAPP）。

形成的 IPP 和 DMAPP 是生物体内的“活性异戊二烯”，在生物合成中起着延长碳链的作用。二者在异构化酶的作用下可以相互转化，均可转化为半萜，并在酶的作用下，头 – 尾相连缩合为焦磷酸香叶酯（geranyl pyrophosphate，GPP），衍生为单萜类化合物，或继续与 IPP 分子缩合衍生为其他萜类物质。其生物合成途径如图 8 – 1 和图 8 – 2所示。

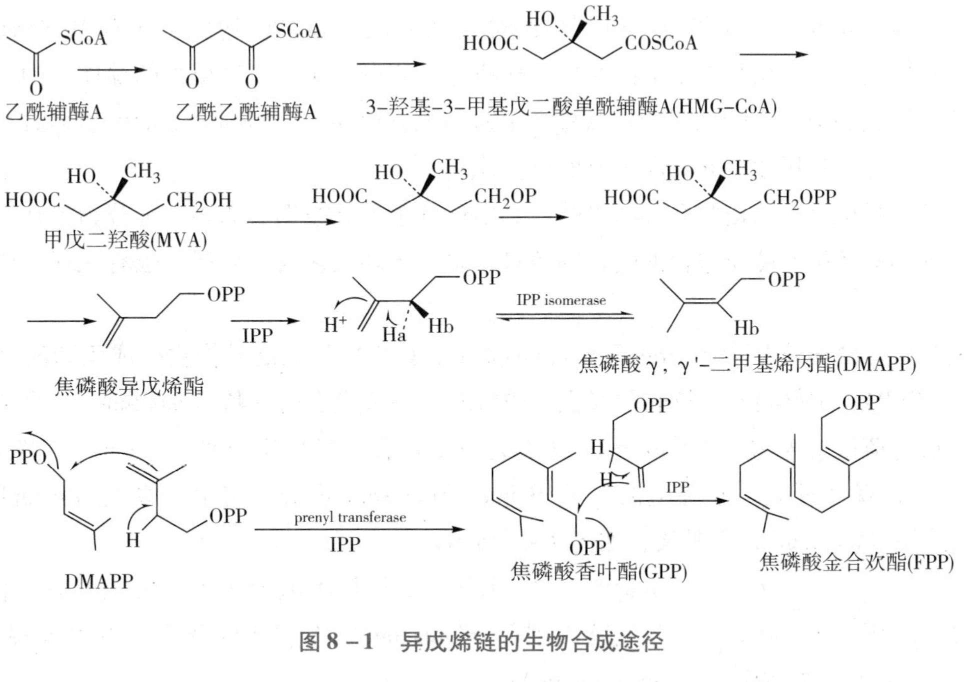

图 8 – 1　异戊烯链的生物合成途径

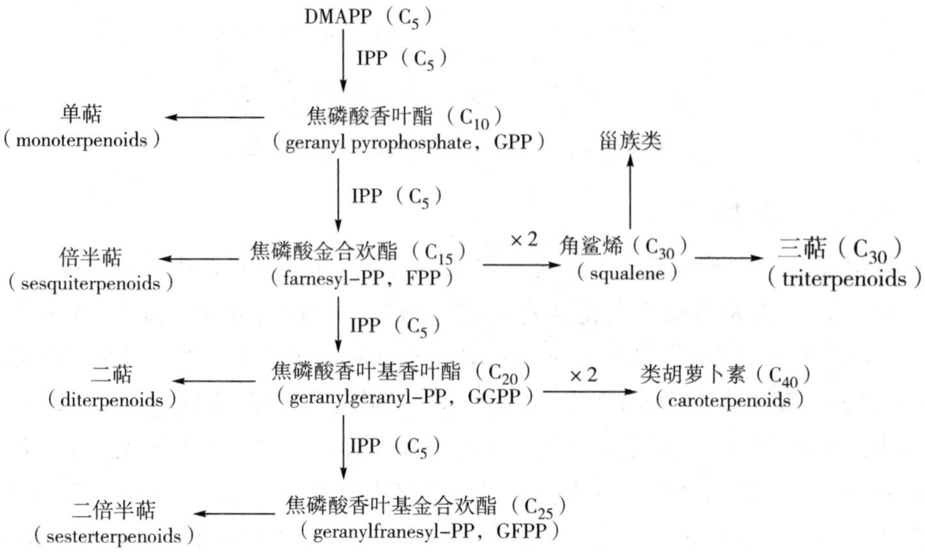

图 8-2 萜类化合物的生物合成途径

天然的异戊二烯属半萜类（hemiterpenoids），可在植物的叶绿体中形成，但含量极少，其生源途径尚不清楚。有些萜类化合物的分子骨架不符合异戊二烯法则或其分子骨架中的碳原子数不是 5 的倍数，则是由于其在生物合成途径中发生异构化或产生脱羧等降解反应所致。

三、萜类的结构类型及重要代表物

（一）单萜

单萜类（monoterpenoids）是指分子骨架由两分子的异戊二烯单位构成，含有 10 个碳原子的化合物。单萜多具有挥发性，是植物挥发油的主要组成成分，广泛分布于高等植物的腺体、油室及树脂道等分泌组织内，在昆虫和微生物的代谢产物及海洋生物中也有存在。它们的含氧衍生物多具有较强的香气和生物活性，是医药、日用化工和食品工业的重要原料。

单萜按其基本骨架可分为链状和环状单萜，其中环状单萜又根据环的多少可分为单环、双环及三环单萜等，以单环和双环型单萜所包含的化合物数量最多。碳环大多为六元环，也有三元、四元、五元及七元环。

环状单萜是由焦磷酸香叶酯（geranyl pyrophosphate，GPP）的双键异构化生成焦磷酸橙花酯（neryl pyrophosphate，NPP），NPP 再经双键转位脱去焦磷酸基，生成具有薄荷烷（menthane）骨架的正碳离子后，进一步生成薄荷烷衍生物。薄荷烷正碳离子进一步环合，衍生出蒎烷（pinane）、蒈烷（carane）、苧烷（thujane）等双环骨架。蒎烷型离子经 Wagner-Meerwein 重排，衍生出莰烷（camphane）、菠烷（bornane）和葑烷（fenchane）等骨架，如图 8-3 所示。

1. 链状单萜（acyclic monoterpenoids） 链状单萜的结构类型比较少，常见的有月桂烷型（myrcane）、薰衣草烷型（lavandulane）和艾蒿烷型（artemisane），其代表性化合物有月桂烯（myrcene）、薰衣草醇（lavandulol）和蒿酮（artemisia ketone）。

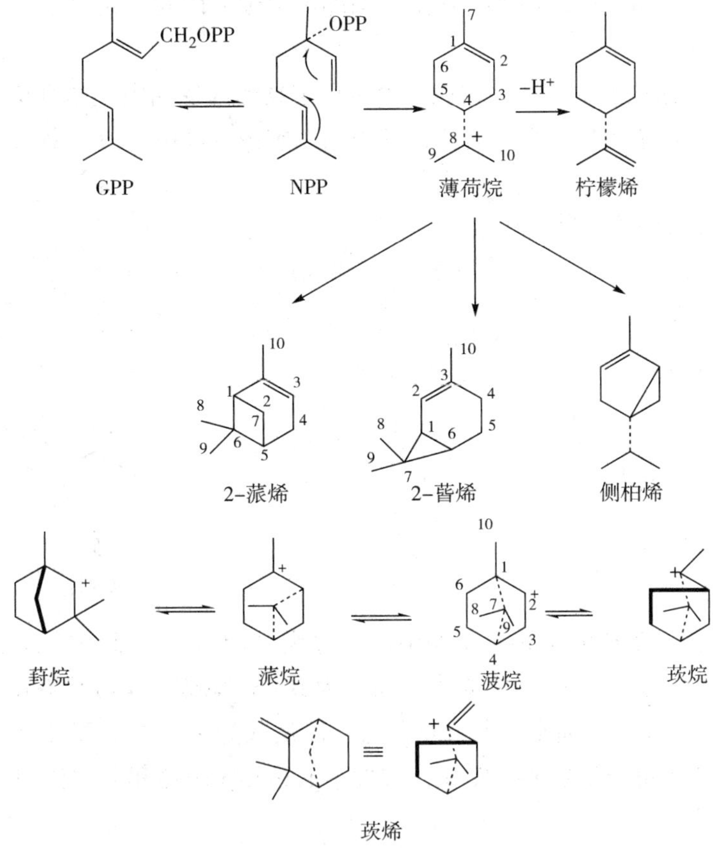

图 8-3　环状单萜的闭环和骨架转换位示意图

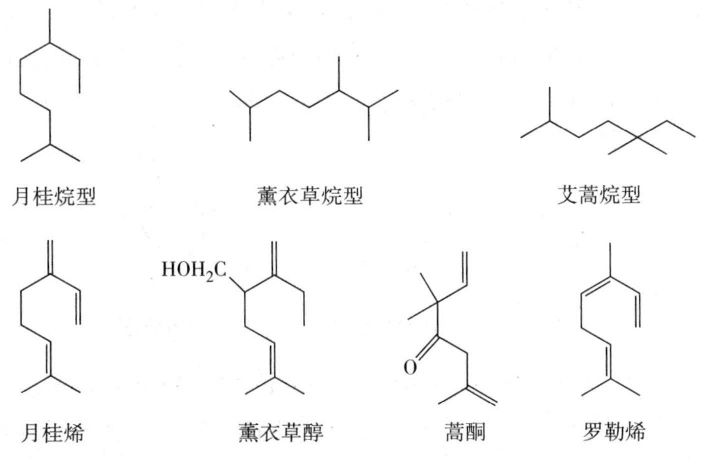

月桂烯（也称香叶烯，myrcene）和罗勒烯（ocimene）互为同分异构体。月桂烯存在于桂叶、蛇麻、马鞭草的挥发油中，罗勒烯存在于罗勒叶、吴茱萸果实等挥发油中。这两个化合物是典型的链状单萜烯，均为油状液体，有特殊香味，主要作为香料工业的原料。

香叶醇（geraniol）习称"牻牛儿醇"，是玫瑰油、香叶油等的主要成分。香叶醇可与无水 $CaCl_2$ 形成结晶性的分子复合物，所得结晶复合物加水分解后，再经真空蒸馏即可提纯。茶叶、鲜花等植物中含有香叶醇 - β - D - 葡萄糖苷（geranyl - β - D - glucoside），在茶叶加工和鲜花开放的过程中，通过热裂解或酶促水解释放出香气。

香橙醇（nerol）又名橙花醇，是香叶醇的反式几何异构体，在香橙油及香柠檬果皮挥发油中存在。香橙醇不能与无水 $CaCl_2$ 形成结晶性的分子复合物，但能与二苯胺基甲酰氯［$(C_6H_6)_2NCOCl$］形成结晶性二苯胺基甲酸酯，加碱皂化后，再进行真空蒸馏即可提纯。因此，共存于同一挥发油的香叶醇和香橙醇可以方便地加以分离。

香茅醇（citronellol）存在于香茅油、玫瑰油等多种植物的挥发油中，亦可从香叶醇或香橙醇部分氢化还原后的产物中得到。香茅醇具有光学活性，其中以左旋体的经济价值较高。

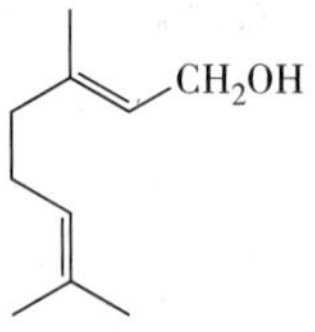

香叶醇

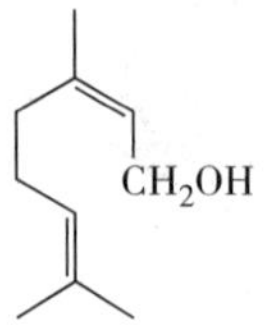

香橙醇

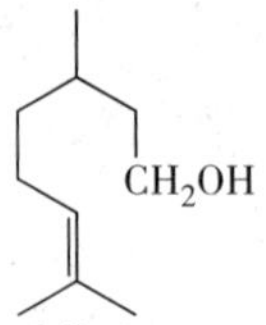

香茅醇

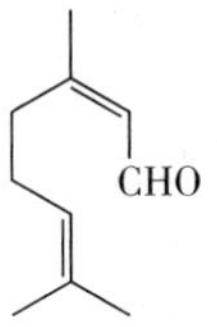

橙花醛

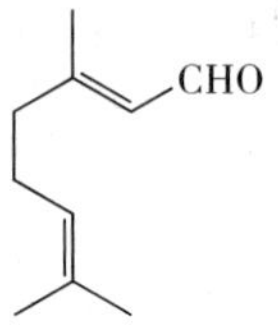

香叶醛

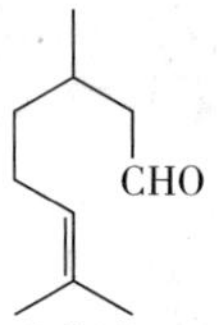

香茅醛

柠檬醛（citral）存在于多种植物的挥发油中，以柠檬草油和香茅油中的含量较高，在柠檬草油中含量可达70%以上。天然柠檬醛有顺反异构体，顺式为β-柠檬醛，又称橙花醛（neral），反式为α-柠檬醛，又称香叶醛（geranial），通常以混合物共存，以反式为主。柠檬醛具有柠檬香气，作为原料应用于香料和食品工业。含大量柠檬醛的挥发油，如香茅油具有止腹痛和驱蚊作用，故在医药领域中有广泛用途。

香茅醛（citronellal）主要存在于香茅油中，也存在于桉叶油、柠檬油和柠檬草油等挥发油中，是许多人造香料和调味品的重要成分。

以上几种链状单萜含氧衍生物可相互转变，且常常共存于同一挥发油中。

2. 单环单萜（monocyclic monoterpenoids） 单环单萜中常见的结构类型有对-薄荷烷型（*p*-menthane）、环香叶烷型（cyclogeraniane）和草酚酮类（troponoids）。

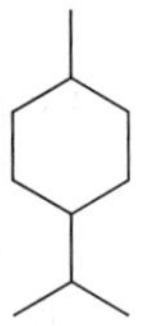
薄荷烷型

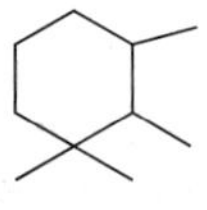
环香叶烷型

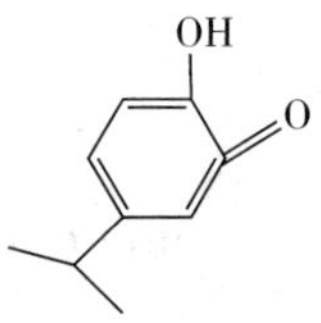

草酚酮型

薄荷醇（menthol）是薄荷（*Mentha haplocalyx*）和欧薄荷（*Mentha longifolia*）等挥发油中的主要组成成分。薄荷醇有3个手性碳原子，应有8个立体异构体，即（-）-薄荷醇［（-）-menthol］、（-）-异薄荷醇［（-）-isomenthol］、（+）-新薄荷醇［（+）-neomenthol］及（-）-新异薄荷醇［（-）-neoisomenthol］及其他们各自的对映体，但在薄荷油中只存在（-）-薄荷醇和（+）-新薄荷醇，前者习称“薄荷脑”，为白色块状或针状结晶，具有弱的镇痛、止痒和局麻作用，亦有防腐、杀菌和清凉作用。

薄荷酮（menthone）常与薄荷醇共存于薄荷油中，也有浓郁的薄荷香气，广泛用于医药和食品工业。

胡椒酮（piperitone）习称辣薄荷酮、洋薄荷酮，香气微清凉，具有类似樟脑和薄荷的香气。存在于多种中药的挥发油中，有松弛平滑肌作用，是治疗支气管哮喘的有效成分。

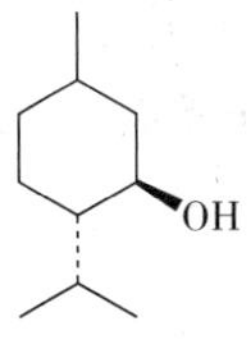
(－)-薄荷醇

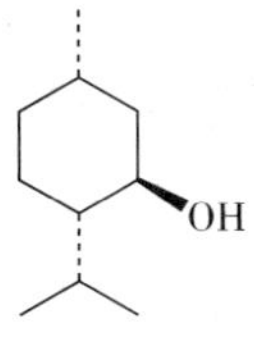
(－)-异薄荷醇

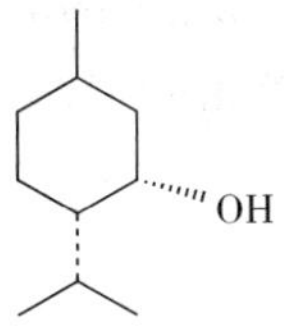
(+)-新薄荷醇

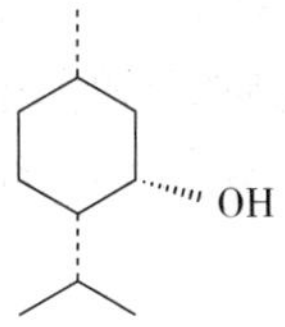
(－)-新异薄荷醇

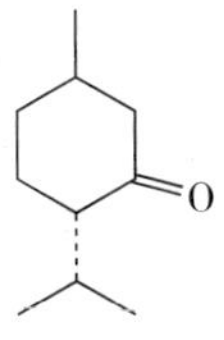
薄荷酮

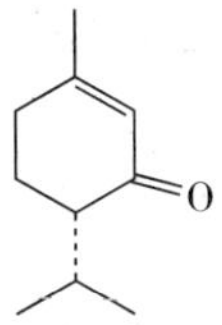
胡椒酮

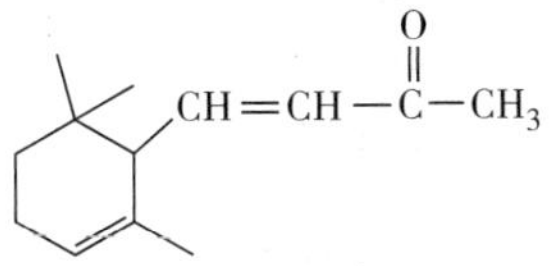
α-紫罗兰酮

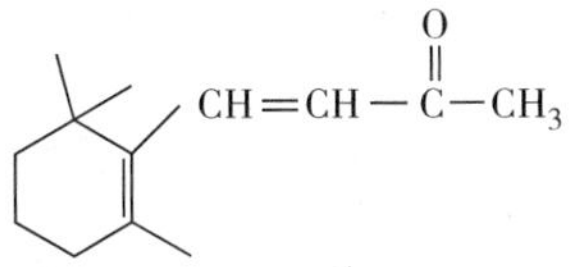
β-紫罗兰酮

紫罗兰酮（ionone）存在于千屈菜科指甲花（散沫花）（*Lawsonia inermis*）的挥发油中，工业上由柠檬醛与丙酮缩合制备，得到 α－紫罗兰酮（环中双键处于4，5位）和 β－紫罗兰酮（环中双键处于5，6位）。利用两者的亚硫酸氢钠加成物的性质不同而分离，即将亚硫酸氢钠加成物溶液以食盐饱和，则 α－紫罗兰酮首先以小叶状结晶析出，从而与 β－紫罗兰酮分离。α－紫罗兰酮可作香料，β－紫罗兰酮可作为合成维生素A的原料。

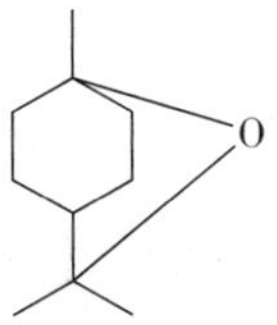
桉油精

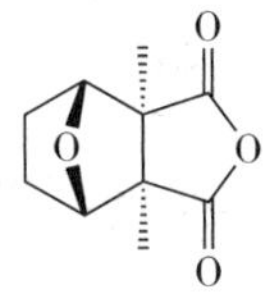
斑蝥素

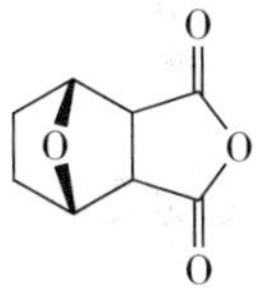
去甲斑蝥素

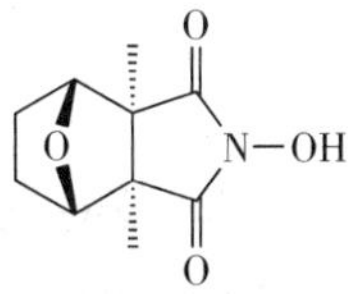
N-羟基斑蝥胺

桉油精（cineole，eucalyptol）是桉叶挥发油中的主要成分，也存在于樟油和蛔蒿花蕾等挥发油中。桉油精有似樟脑的香气，具有解热、消炎、抗菌、防腐、平喘及镇痛作用，常用作香料和防腐杀菌剂。

斑蝥素（cantharidin）存在于斑蝥、芫菁干燥虫体中，可作为皮肤发赤、发泡或生毛剂。斑蝥素制备成的衍生物 *N*－羟基斑蝥胺（*N*-hydroxycantharidimide）和去甲斑蝥素（demethylcantharidin）均有一定抗癌作用，已作为抗肿瘤中药应用于临床。

3. 双环单萜（bicyclic monoterpenoids）　双环单萜的类型比较多，常见的有蒎烷型（pinane）、莰烷型（camphane）、蒈烷型（carane）、侧柏烷型（thujane）、异莰烷型（isocamphane）和葑烷型（fenchane）6种，其中前4种可看成是由薄荷烷在不同位置之间进一步环合而成的。6种常见结构类型中，蒎烷型和莰烷型最稳定，形成的衍生物数量也较多。

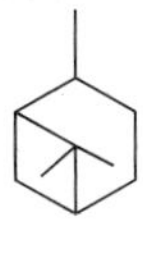
蒎烷型

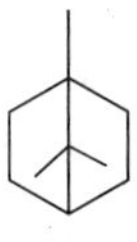
莰烷型

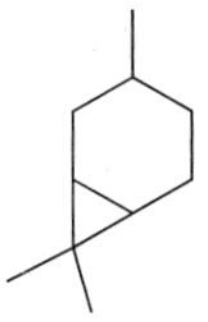
蒈烷型

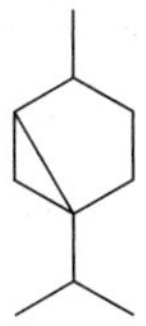
侧柏烷型

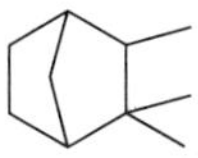
异莰烷型

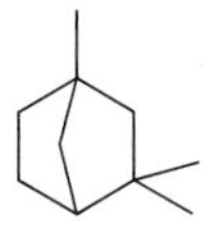
葑烷型

樟脑（camphor）多为白色结晶性固体，易升华，有特殊钻透性的香味。樟脑主要存在于樟树的挥发油中，我国天然樟脑的产量占世界第一位。樟脑有局部刺激作用和防腐作用，可用于制备中枢神经兴奋剂（如十滴水、仁丹）和复方樟脑酊等。

龙脑（borneol）俗称“冰片”，又称樟醇，是樟脑的还原产物，为白色片状结晶，有升华性。其右旋体主要得自龙脑香（*Dryobalanops aromatica*）树树干空洞内的渗出物，一般以游离状态或结合酯的形式存在。左旋体存在于艾纳香（*Blumea balsamifera*）全草中，合成品多为消旋体。龙脑有发汗、兴奋、解痉、驱虫和抗缺氧等作用，它和苏合香脂配合制成苏冰滴丸代替冠心苏合丸用于治疗心绞痛、冠心病等。此外它还是香料工业的重要原料。

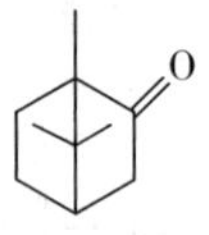

樟脑

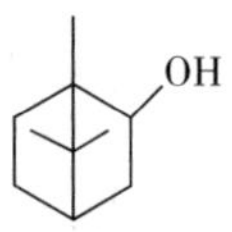

l-龙脑

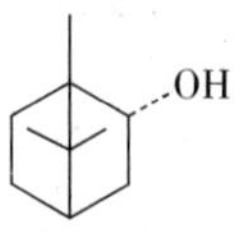

d-龙脑

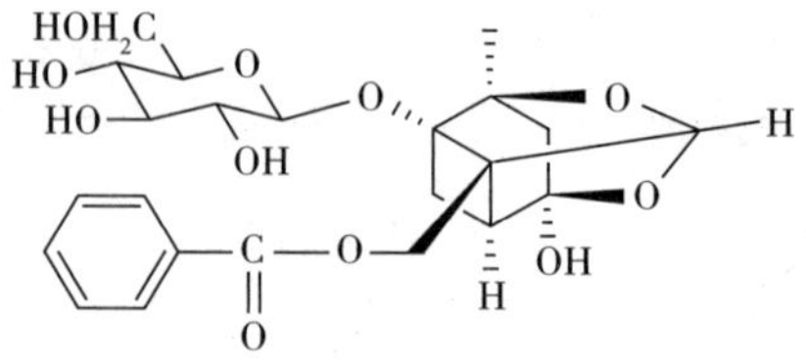

芍药苷

芍药苷（paeoniflorin）是芍药（*Paeonia lactiflora*）根中得到的蒎烷单萜苷，具有扩张血管、镇痛镇静、抗炎抗溃疡、解热解痉、利尿等作用。近年报道芍药苷具有抗肿瘤，防治老年性痴呆的生物活性。

4. 三环单萜（tricyclic monoterpenoids） 三环白檀醇（teresantalol）存在于檀香木部挥发油中。白檀香油曾用为尿道灭菌剂。

香芹樟脑（carvone camphor）是藏茴香酮（carvone）经日光长期照射的产物。

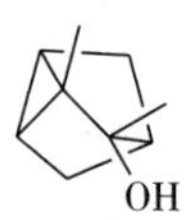

三环白檀醇

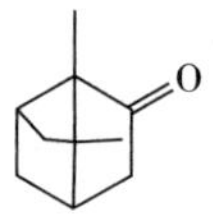

香芹樟脑

5. 草酚酮（troponoids） 草酚酮类化合物是单环单萜中的一类变形的结构类型，它们的碳架结构不符合异戊二烯规则，具有如下的特性。

（1）结构中都有一个七元芳环，一个酮基和一个酚羟基。

（2）由于酮基的存在使七元环显示一定的芳香性，环上的羟基具有酚羟基的通性，并且由于此羟基邻位的强吸电子基团（羰基）的存在而使它显示较强的酸性，其酸性介于酚类和羧酸之间。此酚羟基还易于甲基化，但不易酰化。

（3）分子中的羰基类似羧酸中羰基的性质，但不能和一般羰基试剂反应。红外光谱显示羰基的吸收峰在 1650～1600cm^{-1}（与一般化合物中羰基略有区别），羟基的吸收峰在 3200～3100cm^{-1}。

（4）能与多种金属离子络合形成结晶，并显示不同颜色，可用于鉴别。如铜络合物为绿色结晶，铁络合物为红色结晶。

较简单的草酚酮类化合物是一些真菌的代谢产物，在柏科树木的心材中也含有此类化合物。α－崖柏素（α-thujaplicin）和 γ－崖柏素（γ－thujaplicin）在北美乔柏（*Thuja plicata*）以及罗汉柏（*Thujopsis dolabrata*）的心材中含有。β－崖柏素又称扁柏酚（hinokitol），在台湾扁柏（*Chamaecyparis taiwanensis*）及罗汉柏心材中含有。

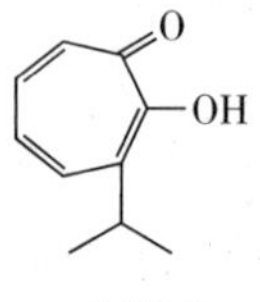

α-崖柏素

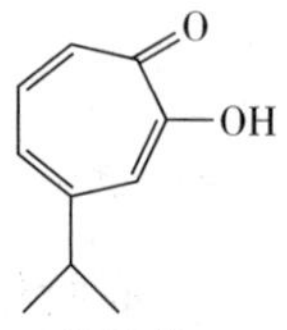

β-崖柏素

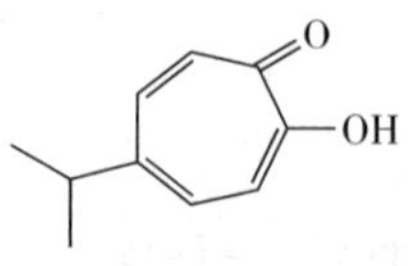

γ-崖柏素

（二）环烯醚萜

环烯醚萜是一类特殊的单萜衍生物，包括取代环戊烷环烯醚萜（iridoids）和环戊烷开裂的裂环环烯醚萜（secoiridoids）两种基本骨架。

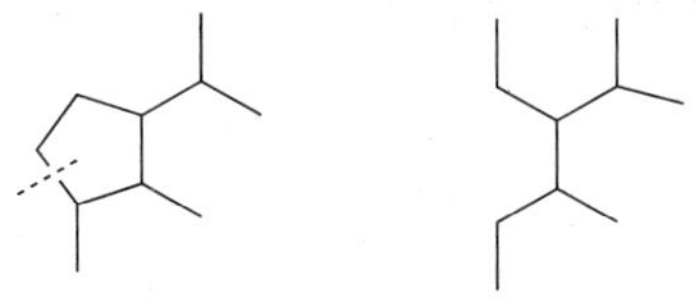

环烯醚萜骨架　　裂环环烯醚萜骨架

环烯醚萜为臭蚁二醛（iridoidial）的缩醛衍生物。臭蚁二醛原是从臭蚁（*Iridomyrmex detectus*）的防卫性分泌物中分离得到的化合物，在植物体内也发现有此类成分的存在。植物体内的环烯醚萜是由焦磷酸香叶酯（GPP）衍生而成，GPP在植物体内先逐步转化成臭蚁二醛，再衍生成环烯醚萜。环烯醚萜的C－4位甲基经氧化、脱羧形成4－去甲基环烯醚萜（4－demethyliridoid），其C－7和C－8处断键开环，则形成裂环环烯醚萜（secoiridoid），后者经氧化、闭环则形成裂环环烯醚萜内酯，其生物合成途径如图8－4所示。

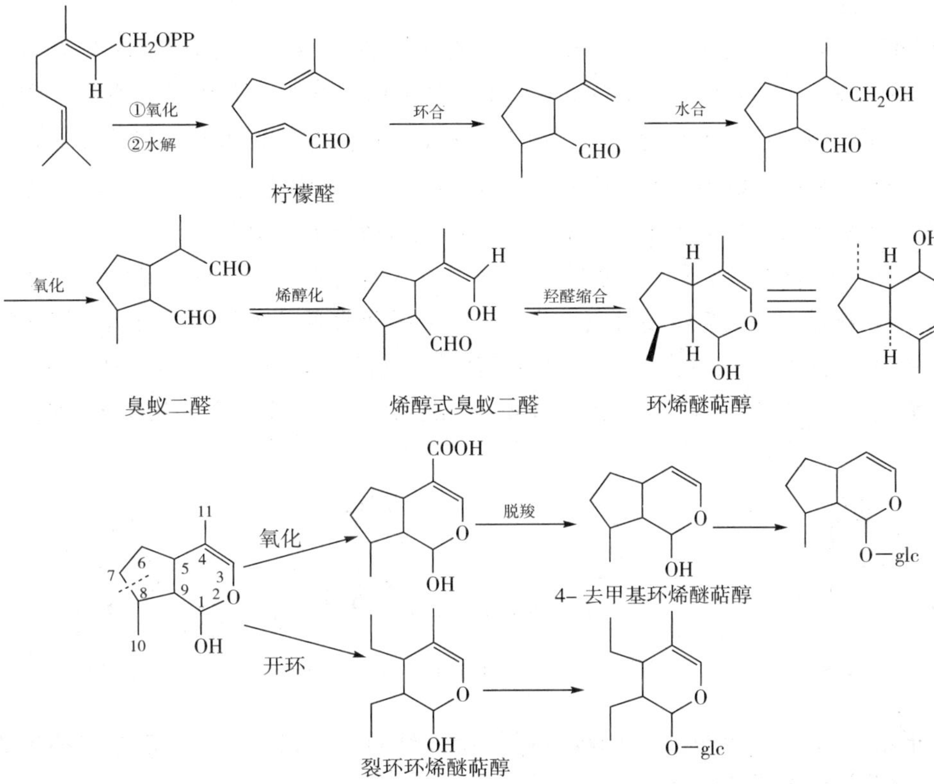

图8－4　环烯醚萜类化合物的生物合成途径

环烯醚萜在植物界分布较广，主要分布于玄参科、茜草科、唇形科、木犀科、龙胆科和鹿蹄草科等植物中。

环烯醚萜类的衍生物数目较多，从化学结构看，多具有半缩醛及环戊烷的结构特点，其半缩醛基性质不稳定，常以C－1羟基与糖结合成苷的形式存在于植物体内。根据其环戊烷环是否裂环，可将环烯醚萜类化合物分为环烯醚萜苷及裂环环烯醚萜苷，而环烯醚萜苷根据C－4位取代基的有无，此类化合物进一步又分为环烯醚萜苷及4－去甲基环烯醚萜苷。

1. 环烯醚萜苷　此类化合物的结构特点多为C－1羟基，且C－1羟基多与β－D葡萄糖结合形成单糖苷，$\Delta^{3(4)}$多有双键存在，$\Delta^{6(7)}$、$\Delta^{7(8)}$或$\Delta^{5(6)}$均可形成双键，C－8甲基易氧化成羟甲基或羧基，C－5、C－6、C－7或C－8有时连羟基，C－6或C－7可形成环酮结构，C－7和C－8之间有时存在环氧醚结构，C－1、C－5、C－8、C－9多为手性碳原子。环烯醚萜苷C－4位多连甲基、羧基、羧酸甲酯或羟甲基，故又称为 C－4 位有取代基环烯醚萜苷。

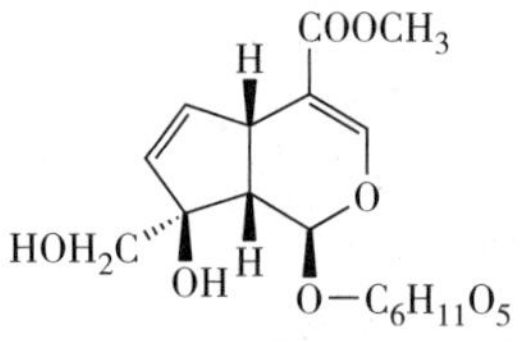
栀子苷

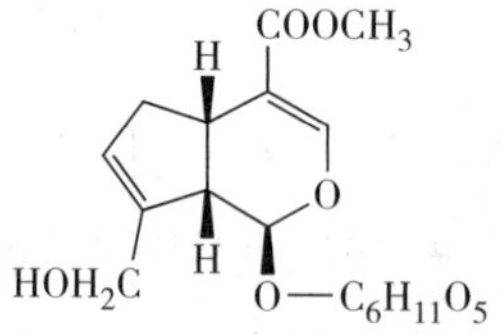
京尼平苷

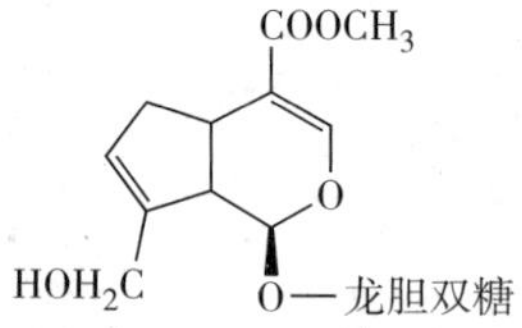
京尼平-1-*O*-龙胆双糖苷

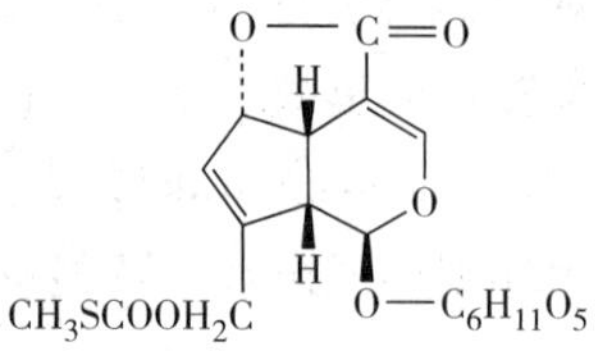
鸡屎藤苷

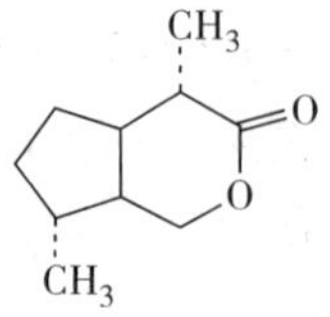
臭蚁内酯

栀子苷（gardenoside）、京尼平苷（geniposide）及京尼平－1－*O*－龙胆双糖苷（genipin－1－*O*－gentiobioside）存在于栀子（*Gardenia jasminoides*）中，其中栀子苷为主要成分，有一定泻下作用。京尼平苷具有泻下和利胆作用，京尼平苷的苷元京尼平（ginipin）具有显著的促进胆汁分泌和泻下作用。

鸡屎藤苷（paederoside）是鸡屎藤（*Paederia scandens*）的主要成分，在鸡屎藤组织损伤时，其 10 位碳的甲硫酸酯由于酶解的作用而产生甲硫醇，从而产生鸡屎样的恶臭。

臭蚁内酯（iridomyrmecin）也是从臭蚁防卫分泌物中分离出的成分，是从动物体内发现的第一个抗生素，可抑制根霉、青霉、麦菊霉等多种真菌生长，并有杀灭多种昆虫作用，且对人畜无害。

2. 4－去甲基环烯醚萜苷 4－去甲基环烯醚萜苷的苷元碳架部分由 9 个碳组成，是环烯醚萜苷 C－4 位去甲基的降解苷，又称作 C－4 位无取代基环烯醚萜苷，环上其他取代情况与环烯醚萜苷类似。

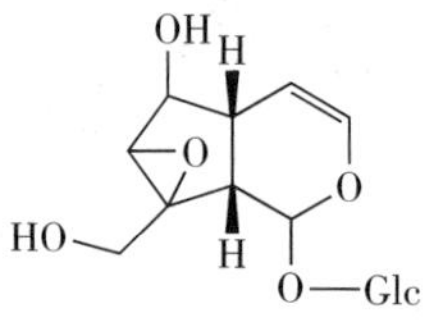
梓醇

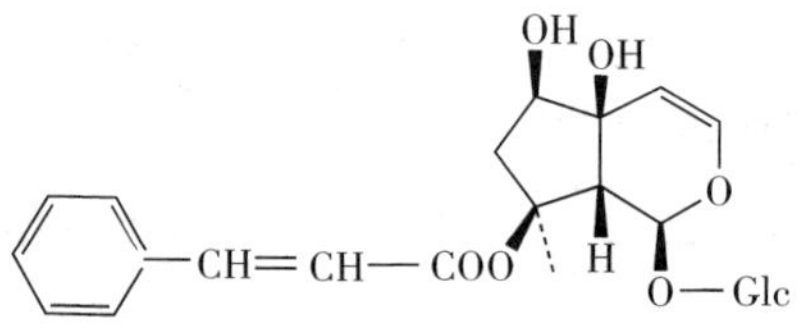
钩果草苷

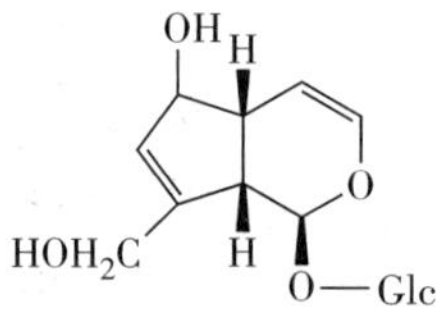
桃叶珊瑚苷

梓醇（catalpol）是地黄（*Rehmannia glutinosa*）降血糖的有效成分，并有较好的利尿及迟缓性泻下作用，也是地黄滋阴作用的活性成分。

钩果草苷（harpagoside）又名玄参苷，存在于北玄参（*Scrophularia buergeriana*）根中，有一定的镇痛、抗炎活性。

桃叶珊瑚苷（aucubin）是地黄、杜仲、车前草等天然药物的有效成分之一，具有清湿热、利小便、镇痛、降压、保肝、抗肿瘤等作用。

3. 裂环环烯醚萜苷 裂环环烯醚萜苷是由环烯醚萜苷苷元部分在 C－7、C－8 处开环衍变而来的，开环后 C－7 有时还可与 C－11 形成六元内酯环。此类成分多具有苦味，广泛分布于龙胆科、忍冬科、木犀科、睡菜科等植物中，尤其在龙胆科的龙胆属及獐牙菜属植物中分布更为普遍。

龙胆苦苷（gentiopicroside，gentiopicrin）在龙胆科龙胆（*Gentiana scabra*）、当药（*Swertia pseudochinensis*）及獐牙菜（*Swertia bimaculata*）等植物中均有存在，味极苦，其 1∶12000 的稀释水溶液仍有显著苦味。龙胆苦苷在氨的作用下可转化成龙胆碱（gentianine）。

獐牙菜苷（sweroside，又名当药苷）、獐牙菜苦苷（swertiamarin，又名当药苦苷）均为当药和獐牙菜中的苦味成分。

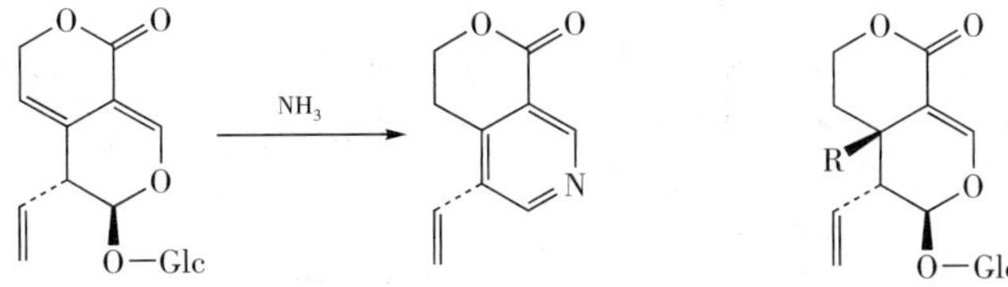

龙胆苦苷　　龙胆碱　　獐牙菜苷 R=H
獐牙菜苦苷 R=OH

4. 环烯醚萜的理化性质 环烯醚萜类化合物多为白色结晶或无定形粉末（少数为液态），一般均味苦，多具有旋光性。大多易溶于水和甲醇，可溶于乙醇、丙酮和正丁醇，难溶于三氯甲烷、苯和乙醚等亲脂性有机溶剂。

环烯醚萜类的苷键易被水解，生成的苷元因有半缩醛结构，其化学性质活泼，易进一步发生聚合等反应，故水解后难以得到原苷的苷元。苷元遇酸、碱、羰基化合物和氨基酸等都能变色。如玄参苷、梓醇等环烯醚萜苷，水解后的苷元均不稳定，易变为深色，含此类苷的地黄及玄参等中药在炮制及放置过程中因此而变成黑色。游离的苷元与氨基酸在加热条件下反应最后生成蓝色沉淀，与皮肤接触也能使皮肤染成蓝色。此外，游离的苷元溶于冰乙酸溶液中，加少量铜离子，加热显蓝色。这些呈色反应，均可用于环烯醚萜苷的检识及鉴别。

环烯醚萜类还可产生吡喃衍生物的特征反应，如车叶草苷与Shear试剂（浓盐酸1体积与苯胺15体积混合液）反应，首先产生黄色然后变为棕色，最后转为深绿色。但这些检识反应会出现假阴性，故检识时应多做几种反应。

（三）倍半萜

倍半萜（sesquiterpenoids）是指分子骨架由三分子的异戊二烯单位构成，含有15个碳原子的化合物。倍半萜类化合物的骨架复杂多样，但生源上都是由焦磷酸金合欢酯（farnesyl pyrosphate）衍生而成，具体步骤为：①*trans*，*trans*-FPP或*trans*，*cis*-FPP（二者互为异构体）中的焦磷酸基与分子中的相关双键结合而脱去，形成正碳离子。②形成的正碳离子进攻分子内的其他双键，形成新的环，并伴随着邻位氢原子的转移，发生Wagner-Meerwein重排，产生具有最终生物骨架的正碳离子。③这种正碳离子可进一步脱氢或者被水分子进攻，最后形成各种烯烃。

由上述步骤形成的母核经进一步的修饰，重排，构成各种不同的倍半萜类化合物。其主要的基本骨架和生物合成途径如图8-5a及图8-5b所示。

倍半萜类化合物广泛分布于植物、微生物、海洋生物中，且在昆虫器官和分泌物中也有发现。倍半萜多与单萜类共存于植物的挥发油中，多以醇、酮、内酯或苷的形式存在，是挥发油高沸程（250～280℃）部分的主要组成成分。倍半萜含氧衍生物多具有较强的香气和生物活性，是食品、医药和化妆品工业的重要原料。

倍半萜类化合物的数目及骨架类型都是萜类化合物中较多的一类。按其基本骨架可分为链状和环状单萜，其中环状单萜又根据环的多少可分为单环、双环、三环及四环等；按碳环的大小可分为五元环、六元环、七元环，甚至十二元环等；按含氧官能团的不同可分为倍半萜醇、醛、酮、内酯等。

1. 链状倍半萜（acyclic sesquiterpenoids） 金合欢醇（farnesol）主要存在于金合欢（*Acacia farnesiana*）花油、橙花油、香茅油中，为重要的高级香料原料。

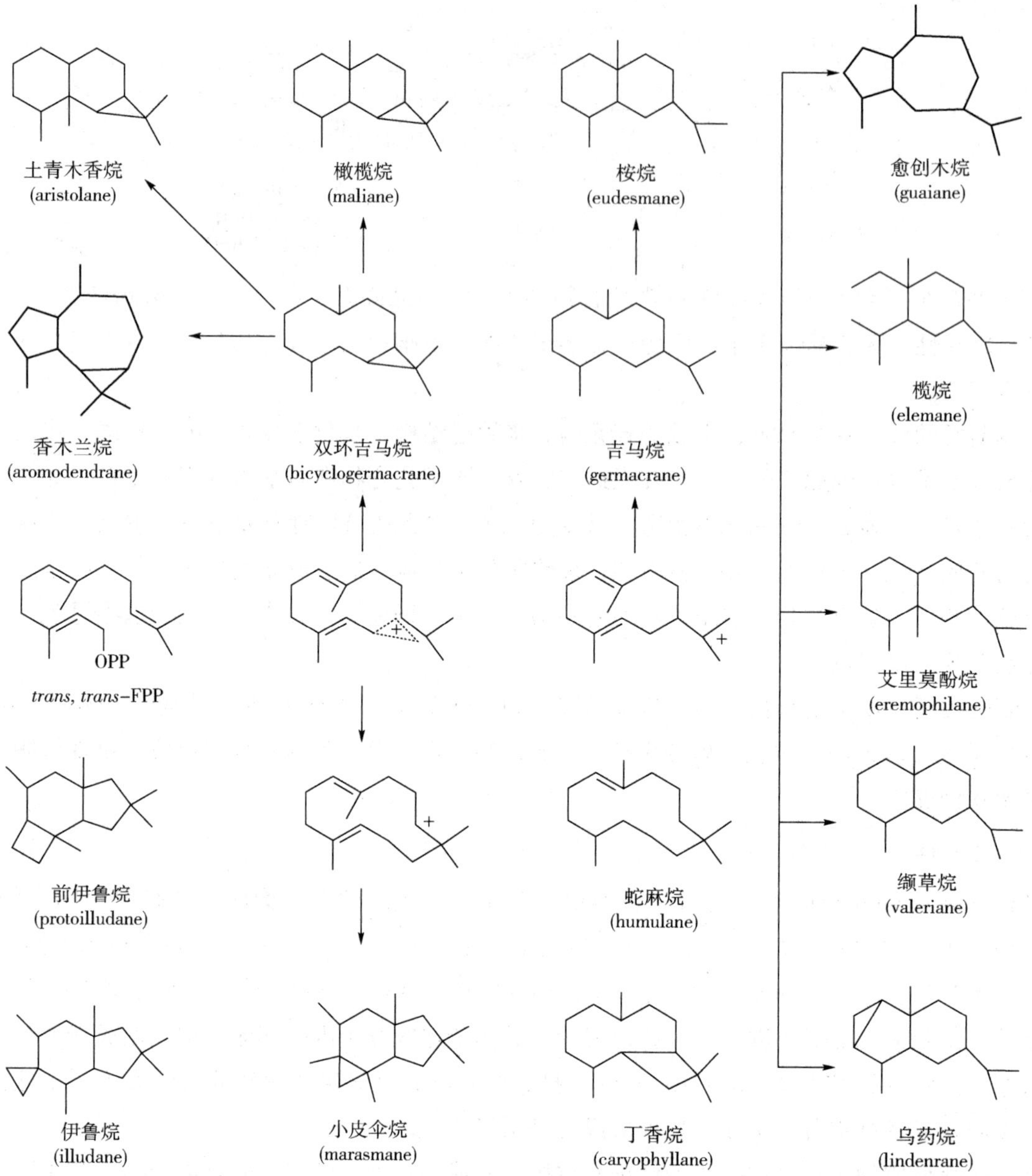

图 8-5　倍半萜的生物合成途径与基本骨架（a）

金合欢烯（farnesene）存在于生姜，枇杷叶及洋甘菊花的挥发油中。金合欢烯有 α 和 β 两种构型，其中 β-体存在于啤酒花、藿香和生姜挥发油中。

橙花叔醇（nerolidol）具有苹果香气，是橙花油中的主成分之一。

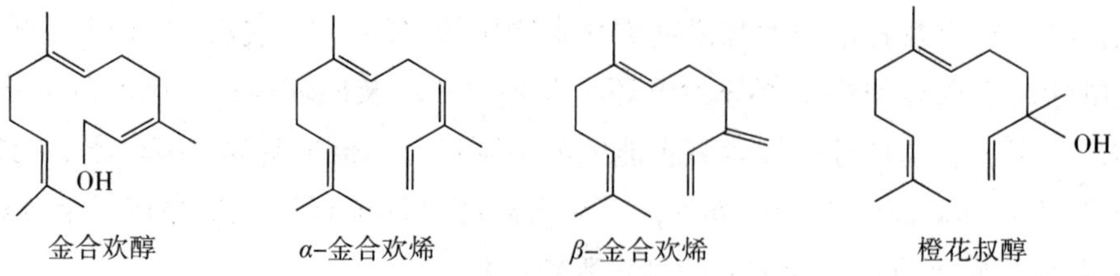

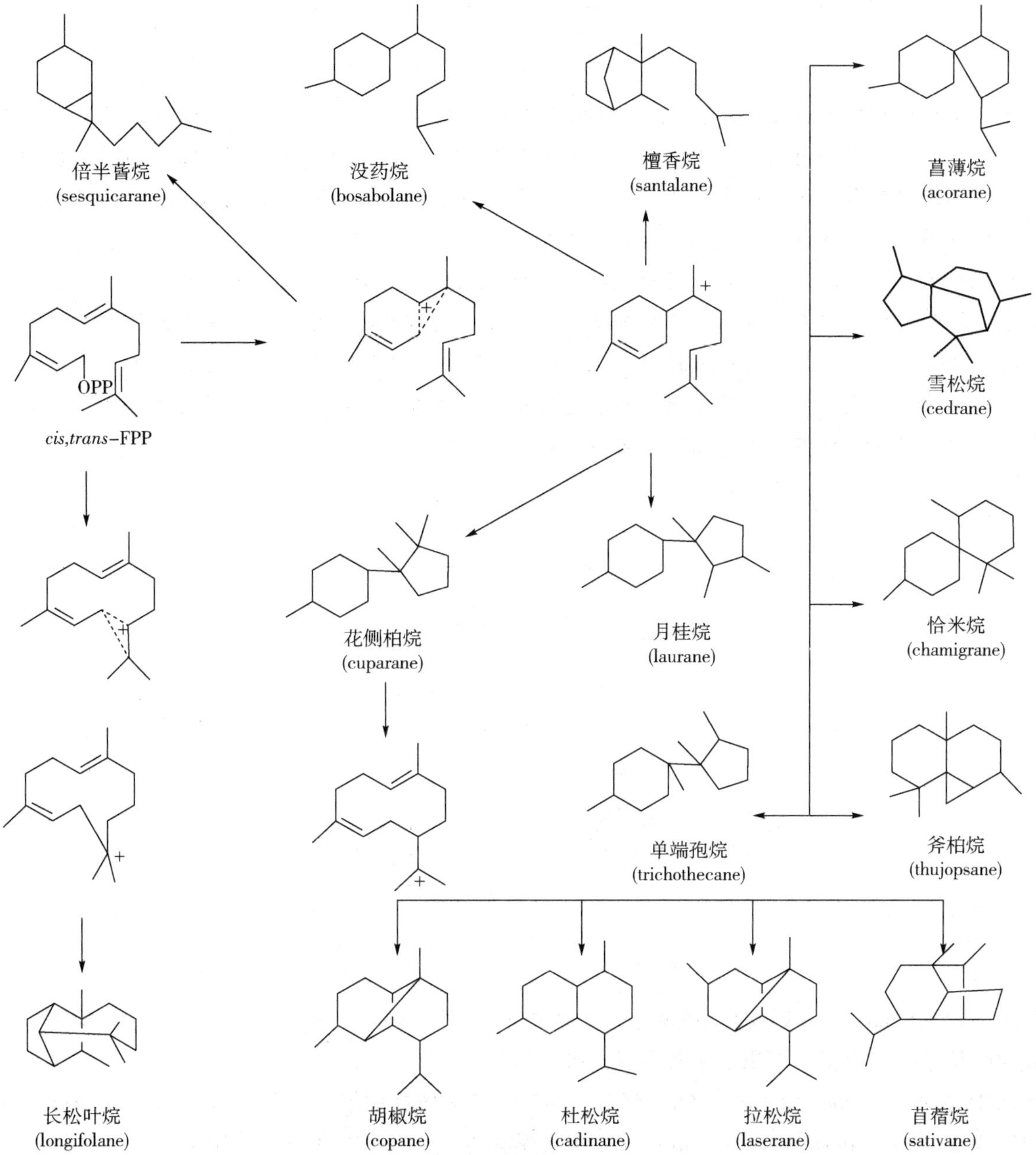

图 8-5 倍半萜的生物合成途径与基本骨架（b）

2. 单环倍半萜（monocyclic sesquiterpenoids） 青蒿素（artemisinin，arteannuin）是从中药青蒿（黄花蒿，*Artemisia annua*）中分离得到的具有过氧结构的倍半萜内酯，有很好的抗恶性疟疾活性。构效关系研究表明，过氧基是青蒿素分子中抗疟的主要有效基团。由于青蒿素溶解性很差，在水及油中均难溶解，影响了其治疗效果和临床应用。通过对其结构进行化学修饰，得到了抗疟效价更高的水溶性青蒿琥珀酸单酯（artesunate）及油溶性的蒿甲醚（artemether）。青蒿琥酯钠可供静脉注射以抢救血栓型恶性疟疾，蒿甲醚不仅是一种高效的抗疟药，而且对急性上呼吸道感染所致高热有较好的退热作用。在1986~1988年期间，我国已先后批准青蒿素、青蒿素栓、蒿甲醚、蒿甲醚注射液、青蒿琥酯、注射用青蒿琥酯钠及青蒿琥酯片为中药新药。

知识链接

青蒿素的发现

20世纪60年代为研发抗疟疾药物，屠呦呦团队从历代医学本草典籍入手，结合地方本草和临床用药经验，汇总了两千余种内服、外用方药，整理出包含640多种草药的《抗疟单验方集》，其中包括中药黄花蒿。然而在早期药物筛选实验中，用水煎煮或常规乙醇回流得到的黄花蒿提取物抗疟作用并不理想。但屠呦呦教授并没有放弃，在翻阅古籍文献时，受中医典籍东晋葛洪《肘后备急方》中“青蒿一握，以水二升渍，绞取汁，尽服之”的记载启发，根据人们使用新鲜青蒿具有抗疟活性的记载，发现这种提取方法与常规的水煎煮法不同，推测黄花蒿可能含有热不稳定活性物质，进而改用乙醚低温浸渍提取才最终发现青蒿素。因此屠呦呦教授获2015年诺贝尔生理学或医学奖。在奖颁奖典礼上，屠呦呦做了题为《青蒿素：中医药给世界的礼物》的主题演讲。青蒿素是传统中医药送给世界人民的礼物，由此获奖是中国科学事业、中医中药走向世界的一个荣誉。

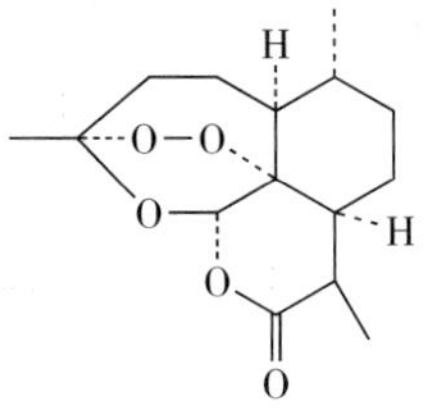

青蒿素

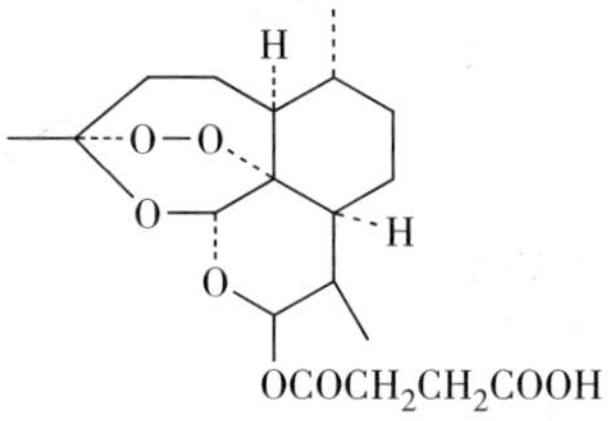

青蒿琥珀酸单酯

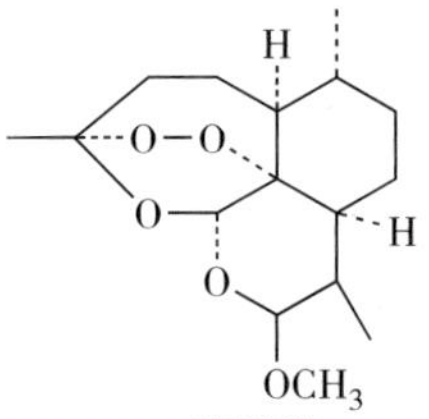

蒿甲醚

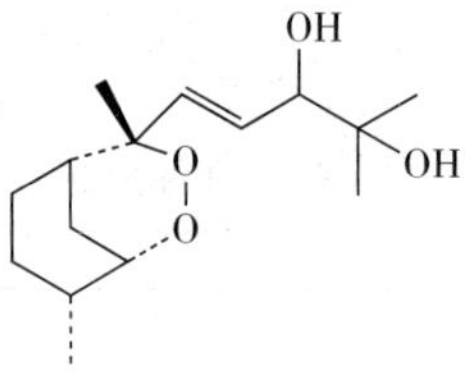

鹰爪甲素

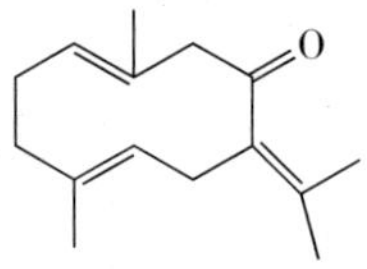

吉马酮

鹰爪甲素（yingzhaosu A）是从民间治疗疟疾的有效草药鹰爪（*Artabotrys uncinatus*）根中分离得到的过氧化物倍半萜，对鼠疟原虫的生长有强的抑制作用。

吉马酮（germacrone）又称杜鹃酮，存在于牻牛儿苗科植物大根老鹳草（*Geranium wilfordii*）和杜鹃花科植物兴安杜鹃（*Rhododendron dauricum*）叶的挥发油中，有平喘和镇咳的作用。

3. 双环倍半萜（bicyclic sesquiterpenoids） 棉酚（gossypol）为杜松烷型衍生物的二聚体，主要存在于棉籽中，在棉的茎和叶中也含有，为有毒的黄色色素。棉酚具有杀精子作用，曾试用作男性计划生育药，但副作用大而未应用于临床。此外棉酚还有抗菌、杀虫活性。棉酚不含手性碳原子，但由于两个苯环折叠障碍而具有光学活性，在棉籽中以消旋体形式存在。

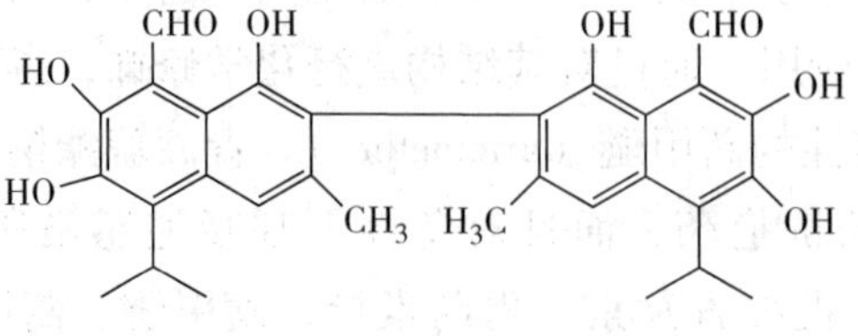

棉酚

山道年（santonin）是从复合植物蛔虫花中提取的化学成分，有 α－山道年和 β－山道年两种异构体，均属于桉烷型倍半萜。该化合物具有显著驱蛔作用，能够兴奋蛔虫神经节，使其神经发生痉挛性收缩，因而不能附着在肠壁上，当给予泻下药时，体内的蛔虫可以被有效地排除，但服药量过大可产生黄视毒性。

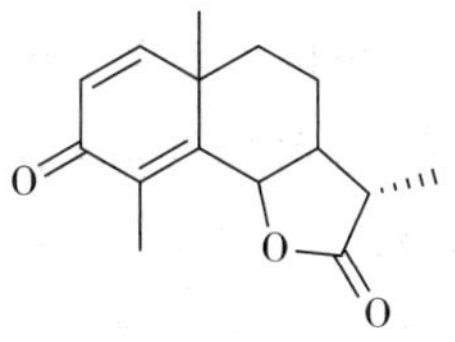

α-山道年

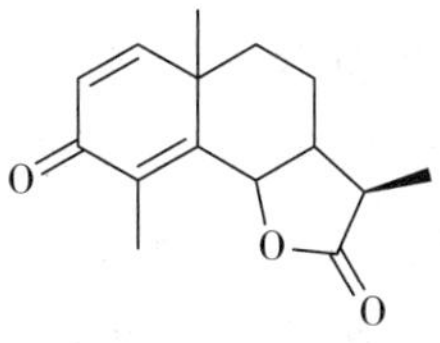

β-山道年

马桑毒素（coriamyrtin）和羟基马桑毒素（tutin）最早是从日本产桑科植物毒空木（*Coriaria japonica*）叶中分离得到，在国产马桑（*Coriaria sinica*）及马桑寄生物中也含有。可用于治疗精神分裂症，但副作用比较大。

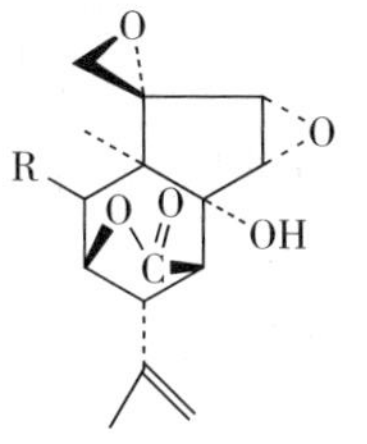

马桑毒素　R=H
羟基马桑毒素　R=β-OH

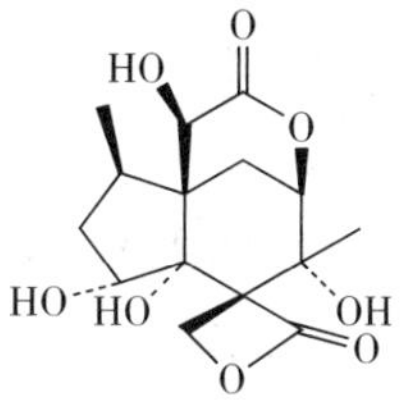

莽草毒素

莽草毒素（anisatin）为双内酯倍半萜化合物，存在于莽草（*Illicium anisatum*）和大八角（*I. majus*）的果实、叶和树皮中，对人体有毒。

4. 三环倍半萜（tricyclic sesquiterpenoid）　α-白檀醇（α-santalol）又称檀香醇，存在于白檀木（*Santalum album*）的挥发油中，有很强的抗菌作用，曾用作尿道消毒药。

环桉醇（cycloeudesmol）存在于对枝软骨藻中，对金黄色葡萄球菌和白色念珠菌有很强的抑制作用。

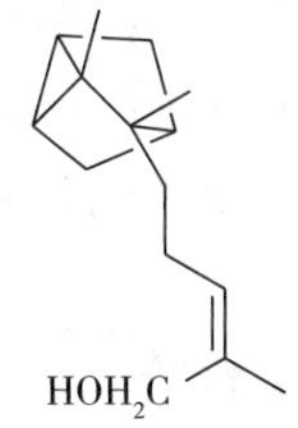

α-白檀醇

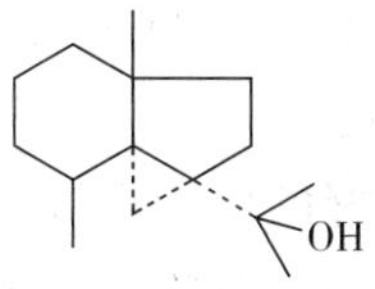

环桉醇

5. 薁类化合物（azulenoids）　薁类化合物是由五元环与七元环骈合而成具有芳环骨架的一类特殊的倍半萜，也可以看成是由环戊二烯负离子和环庚三烯正离子骈合而成的一类非苯型的芳烃类化合物。薁类化合物能溶于石油醚、乙醚、乙醇等有机溶剂，溶于强酸，不溶于水。故可用60%～65%硫酸或磷酸提取，酸提取液加水稀释后，薁类化合物即可析出。薁的沸点较高，一般在250～300℃。在挥发油分级蒸馏时，高沸点馏分中若出现蓝色、紫色或绿色现象时，表示可能有薁类成分存在。

薁类化合物的分子结构中具有高度的共轭体系，在可见光（360～700nm）吸收光谱中观察到强吸收峰。还可与苦味酸或三硝基苯试剂反应产生 π 络合物结晶，此结晶具有敏锐的熔点，可供鉴别使用。

检测挥发油中是否含有薁类化合物时，多用溴化反应（Sabety 反应）。方法是取挥发油 1 滴溶于 1ml

三氯甲烷中，加入5%溴的三氯甲烷溶液数滴，如产生蓝色、紫色或绿色时，显示含有薁类衍生物。也可用对-二甲氨基苯甲醛+浓硫酸试剂（Ehrlich 试剂）与挥发油反应，如产生紫色或红色时，示有薁类衍生物。

植物中的薁类化合物，多为其氢化产物，多无芳香性，且多为愈创木烷骨架类型。如愈创木（*Guaiacum officinale*）木材挥发油中的氢化薁类衍生物愈创木醇（guaiol），当愈创木醇类成分在蒸馏、酸处理时可氧化脱氢而成薁类化合物。此外，还有圆叶泽兰（*Eupatorium rotundifolium*）中抗癌活性成分泽兰苦内酯（euparotin）、泽兰氯内酯（eupachlorin）等也属于愈创木烷型。

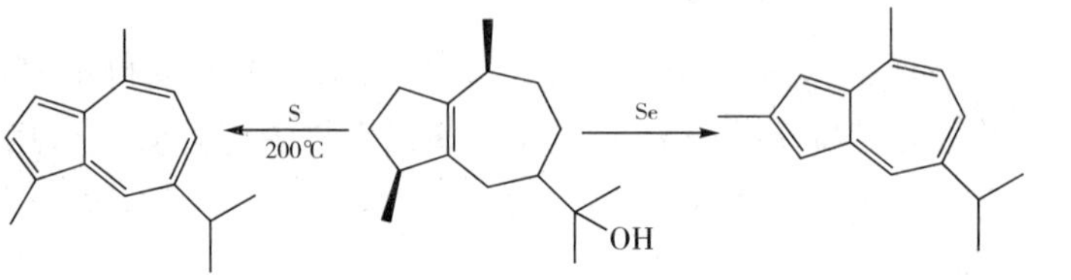

1,4-二甲基-7-异丙基薁　　愈创木醇　　2，4-二甲基-7-异丙基薁

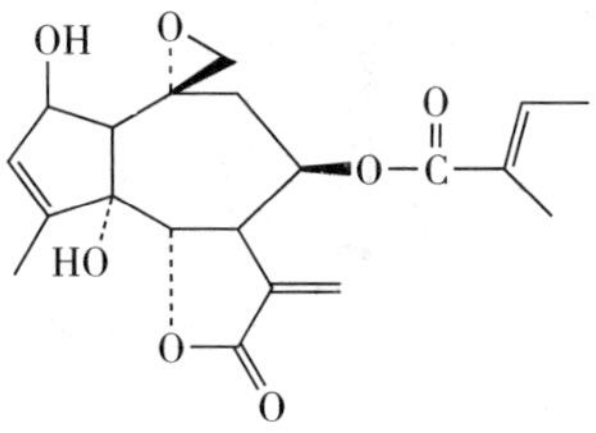

泽兰苦内酯

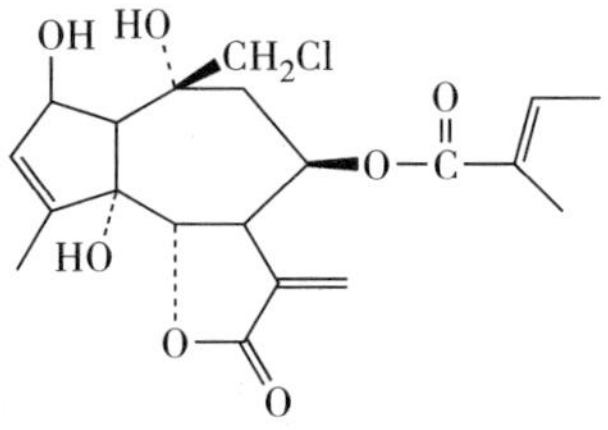

泽兰氯内酯

（四）二萜

二萜（diterpenoids）是指分子骨架由四分子的异戊二烯单位构成，含有20个碳原子的化合物。二萜广泛分布于植物界，是许多植物分泌的乳汁、树脂等的主要成分，在松科中分布尤为普遍。此外，在菌类及海洋生物中也发现了大量的二萜类化合物。

二萜类化合物是由焦磷酸香叶基香叶酯（geranylgeranyl pyrophosphate，GGPP）衍生而成，几乎都呈环状结构。其主要骨架、立体结构及相互之间的转化如图8-6所示。其中在天然产物中发现的较多骨架类型为贝壳杉烷（kaurane）、赤霉烷（gibberellane）、阿替烷（atisane）及乌头烷（aconane）等的对映体，即对映-贝壳杉烷（ent-kaurane）、对映-赤霉烷（ent-gibberellane）、对映-阿替烷（ent-atisane）及对映-乌头烷（ent-aconane）。

许多二萜的含氧衍生物具有非常好的生物活性，如紫杉醇、穿心莲内酯、银杏内酯、雷公藤内酯、芫花酯及甜菊苷等，有的已是临床常用的药物。二萜类化合物按其结构中碳环的数目多少可分为无环、单环、双环、三环、四环及五环等类型。在自然界中，双环及三环二萜数量较多，无环及单环二萜比较少。

1. 链状二萜（acyclic diterpenoids）　链状二萜化合物在自然界存在较少，常见的有广泛存在于叶绿素中的植物醇（phytol）。植物醇曾作为维生素E和K_1的合成原料。

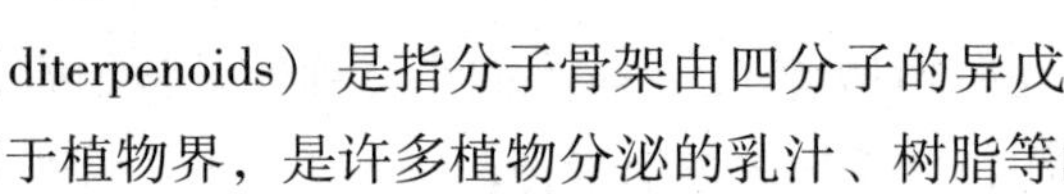

植物醇

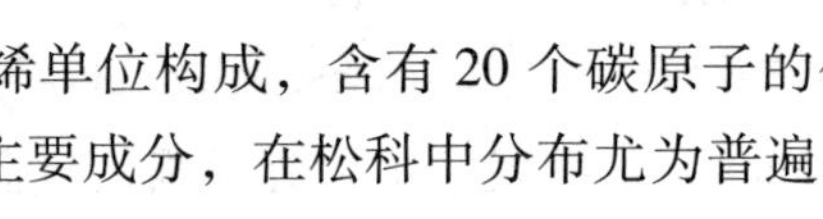

维生素A

2. 单环二萜（monocyclic diterpenoids）　维生素A（vitamin A）又称视黄醇，是一种重要的脂溶性维生素。主要存在于动物肝脏中，特别是鱼肝中含量较丰富，如鳖鱼和鳕鱼的肝油中富含维生素A。

维生素 A 可促进视觉细胞内感光色素的形成，是保持正常夜间视力的必需物质，而且维生素 A 也是哺乳动物生长必不可少的物质。

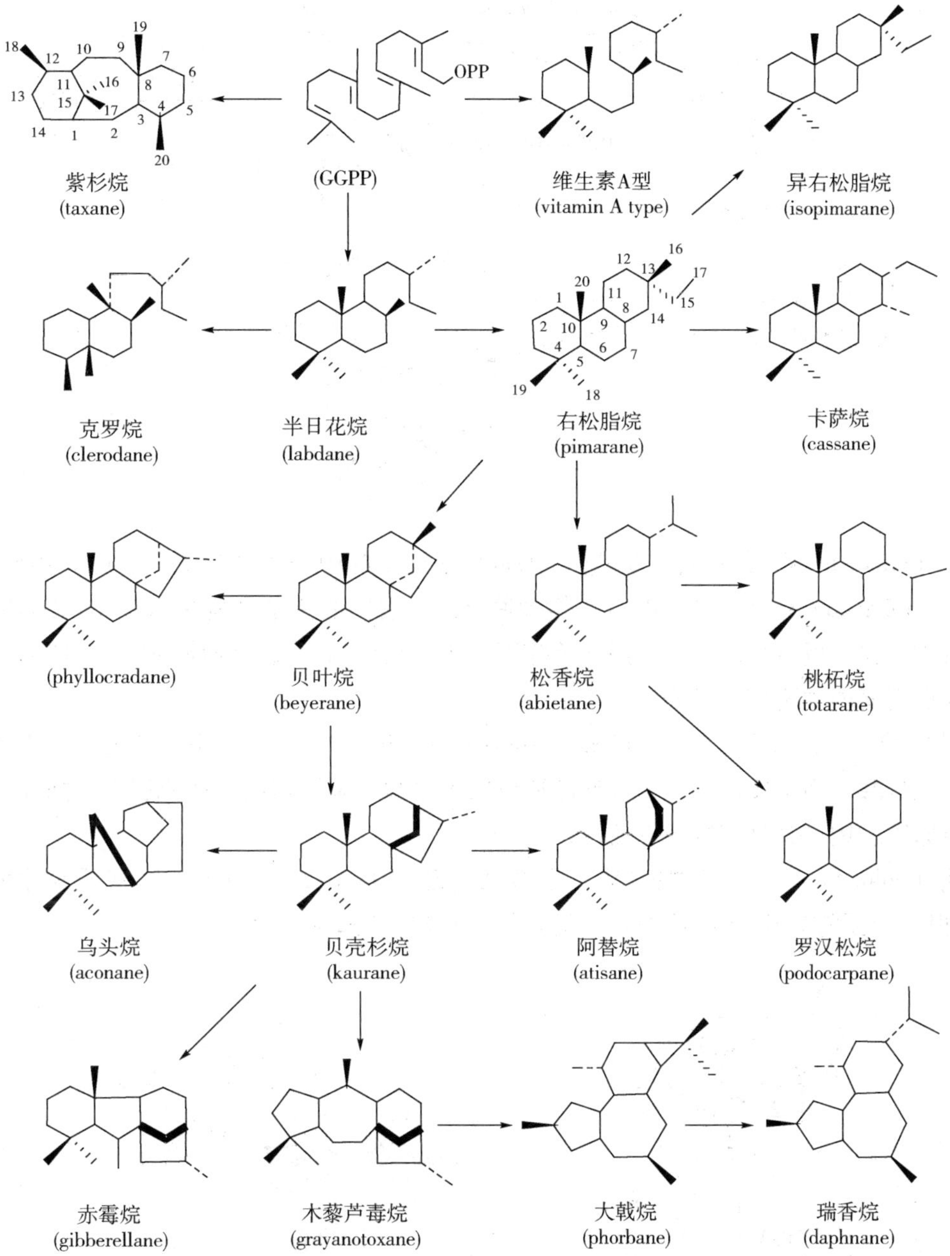

图 8－6　二萜类化合物主要骨架、立体结构及相互之间的转化

3. 双环二萜（bicyclic diterpenoids）　穿心莲内酯（andrographolide）为穿心莲（*Andrographis paniculata*）中主要的抗炎活性成分，对细菌性与病毒性上呼吸道感染及痢疾有特殊疗效，被誉为天然抗生素药物。临床已用于治疗急性菌痢、胃肠炎、咽喉炎、感冒发热等。本品为二萜类内酯化合物，水溶性不好，通常仅能口服给药。为增强穿心莲内酯的水溶性，将穿心莲内酯（Ⅰ）在无水吡啶中与丁二酸酐作用，制备成丁二酸半酯（Ⅱ）的钾盐或与亚硫酸钠在酸性条件下制备成穿心莲内酯磺酸钠（Ⅲ），用于制备浓度较高的注射剂。

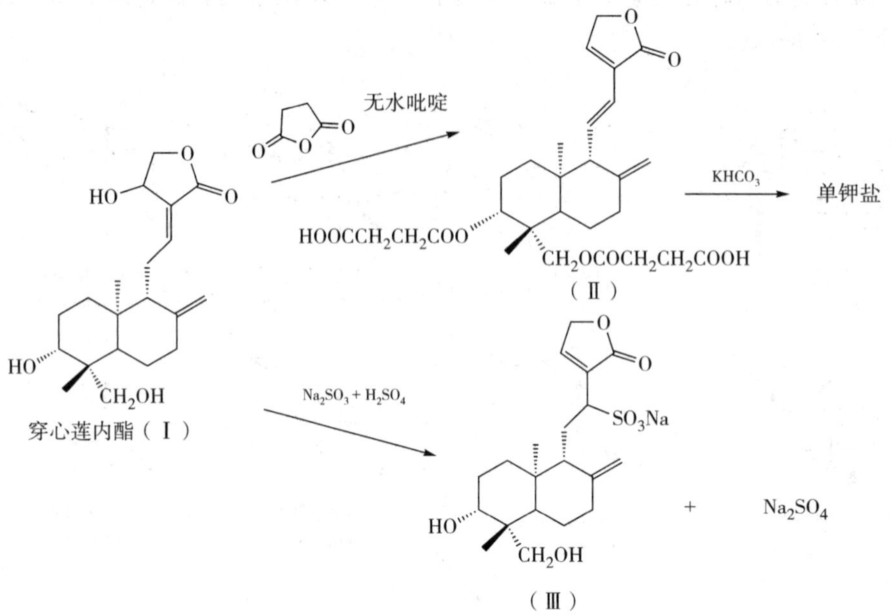

银杏内酯（ginkgolides）是银杏（*Ginkgo biloba*）根皮及叶中的强苦味成分，已分离出银杏内酯 A、B、C、M、J（ginkgolide A、B、C、M、J）等多种内酯。它们的基本结构中有三个内酯环，两个碳环。银杏内酯类可拮抗血小板活化因子，可用来治疗因血小板活化因子引起的种种休克状障碍，是银杏叶制剂中治疗心脑血管病的主要有效成分。

土荆（槿）酸甲、乙、丙、丙 2（pseudolaric acid A、B、C、C2）是由金钱松树皮中分离出的抗真菌成分，其中土荆酸乙为主要成分。土荆酸乙还可减少早孕大鼠子宫内膜及肌层血管血流量，是造成胚胎死亡的重要原因，因此其具有抗生育活性。

防己内酯（columbin）系克罗烷二萜，是非洲防己（*Jatrorrhiza palmate*）根及青牛胆（*Tinospora sagittata*）块根（金果榄）中分离出的强苦味成分，具有免疫抑制作用。

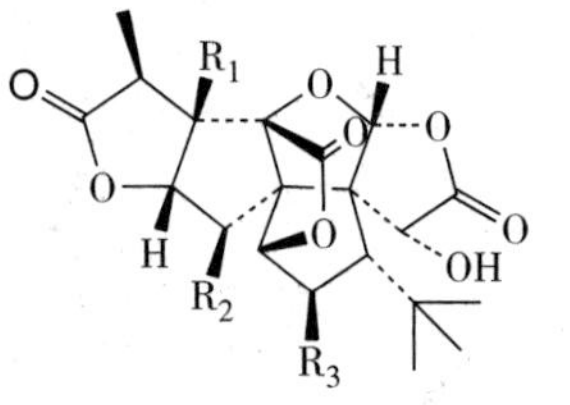

	R_1	R_2	R_3
银杏内酯A	OH	H	H
银杏内酯B	OH	OH	H
银杏内酯C	OH	OH	OH
银杏内酯M	H	OH	OH
银杏内酯J	OH	H	OH

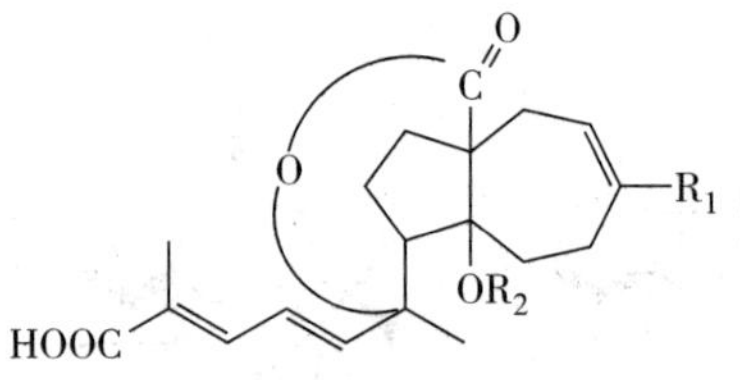

	R_1	R_2
土荆酸甲	CH_3	$COCH_3$
土荆酸乙	$COOCH_3$	$COCH_3$
土荆酸丙	$COOCH_3$	H
土荆酸丙2	COOH	$COCH_3$

4. 三环二萜（tricyclic diterpenoids） 左松脂酸（levopimaric acid）、松脂酸（pimaric acid）和松香酸（abietic acid）是松树干中流出的黏稠液体（松脂）中的主要成分。左松脂酸和松香酸属于松香烷类二萜，而松脂酸属于右松香烷类二萜。左松脂酸在空气中放置能转化为松脂酸，如用热的矿酸处理可得松香酸。实际上松脂经水蒸气蒸馏分出松节油后，在剩余部分已全部转变为松香酸，而不再以左松脂酸存在。

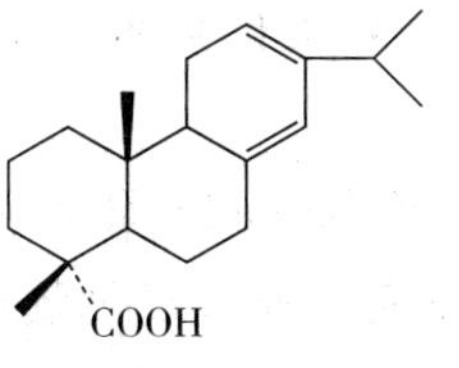
左松脂酸

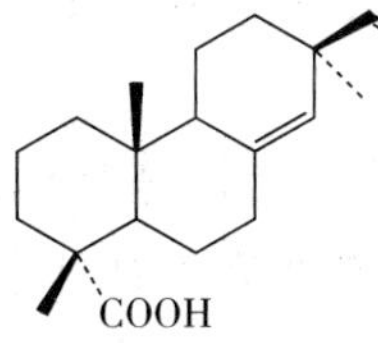
松脂酸

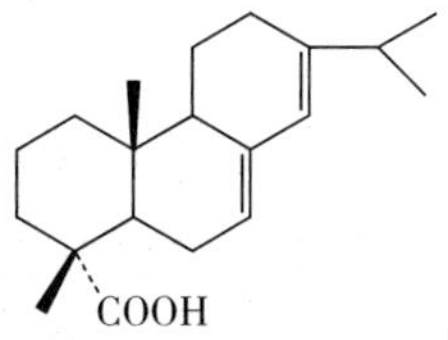
松香酸

雷公藤甲素（triptolide）、雷公藤乙素（tripdiolide）、雷公藤内酯（triptolidenol）及16－羟基雷公藤内酯醇（16－hydroxytriptolide）是存在于雷公藤（*Tripterygium wilfordii*）根中的活性物质。其中雷公藤甲素对乳腺癌和胃癌细胞系集落形成有抑制作用，16－羟基雷公藤内酯醇具有较强的抗炎、免疫抑制和雄性抗生育作用。

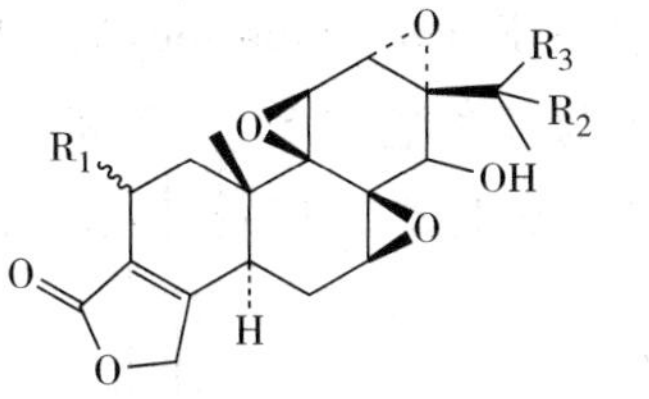

	R_1	R_2	R_3
雷公藤甲素	H	H	CH_3
雷公藤乙素	OH	H	CH_3
雷公藤内酯	H	OH	CH_3
16-羟基雷公藤内酯醇	H	H	CH_2OH

瑞香毒素（daphnetoxin）为欧瑞香中的有毒成分。芫花酯甲（yuanhuacin）和芫花酯乙（yuanhuadin）是从瑞香科植物芫花（*Daphne genkwa*）的花蕾和根中分离得到的活性物质，两种成分均具有致流产作用，已被临床用于中期妊娠引产药。

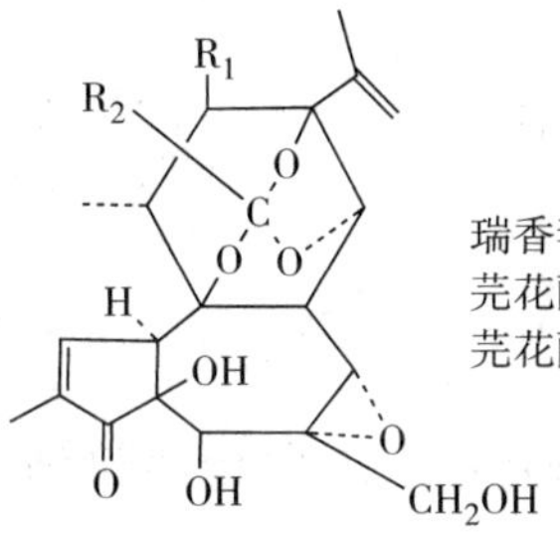

	R_1	R_2
瑞香毒素	H	C_6H_5
芫花酯甲	$OCOC_6H_5$	$(CH{=}CH)_2(CH_2)_4CH_3$
芫花酯乙	$OCOCH_3$	$(CH{=}CH)_2(CH_2)_4CH_3$

紫杉醇（taxol）又称红豆杉醇，最早由Wani等从短叶红豆杉的树皮中分离并确定其化学结构，是具有抗癌作用的二萜生物碱类化合物，为20世纪90年代国际上抗肿瘤药三大成就之一，临床上用于治疗卵巢癌、乳腺癌和肺癌等有较好疗效。现已从红豆杉属植物中分离出200多种紫杉烷二萜衍生物，是一类颇受世界医药界重视的化合物。

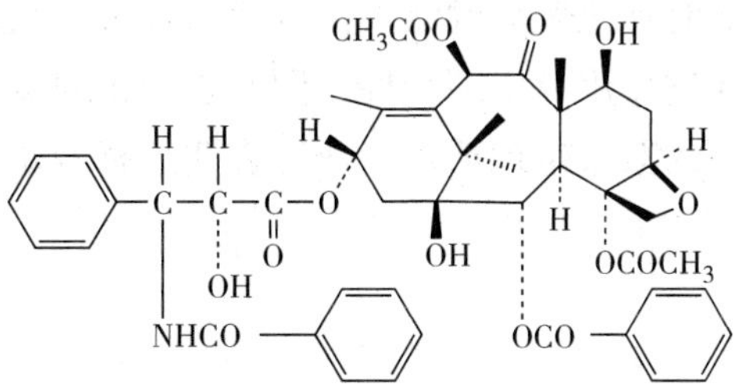
紫杉醇

知识链接

紫杉醇药物来源问题的解决方案

紫杉醇是目前已发现的天然抗癌药物之一，是Wall博士与其合作者Wani博士于1966年9月从太平洋红豆杉树皮中发现并分离的。红豆杉被称为植物王国的"活化石"。从砍伐树木、收集红豆杉树皮到分离萃取出紫杉醇，既费时、费力又需要大量的资金投入，而且砍伐树木会导致树木死亡、资源枯竭。

通过研究发现：从红豆杉植物中分离得到的紫杉醇前体化合物 baccatin Ⅲ的生物活性虽低于紫杉醇，但其与紫杉醇具有相同的母核结构，而且在红豆杉针叶中量较高，并可经化学反应得到紫杉醇，产率高达 80%。更可喜的是，从一种观赏性植物英国红豆杉叶子中发现存在较多的 10 - deacetylbaccatin Ⅲ（10 - DAB），而英国红豆杉叶是一种可以再生的资源。由于 baccatin Ⅲ和 10 - DAB 在植物中的量相对较高，因而半合成的研究工作主要集中在对这两种物质的研究上。目前紫杉醇的半合成原料主要来源于人工培育种植的红豆杉，包括一种欧洲红豆杉与东北红豆杉的杂交品种曼地亚红豆杉。

5. 四环二萜（tetracyclic diterpenoids） 甜菊苷（stevioside）是菊科植物甜叶菊（*Stevia rebaudiana*）叶中所含的甜味苷。此外，甜叶菊中还含有甜菊苷 A、D、E（rebaudioside A、D、E）等多种甜味苷，这些成分的骨架均为对映 - 贝壳杉烷型。甜叶菊中总甜菊苷含量约 6%，其甜度约为蔗糖的 300 倍，其中甜菊苷 A 甜味最强。甜菊苷具有高甜度、低热量等优良特性，广泛应用于医药、食品等工业中。

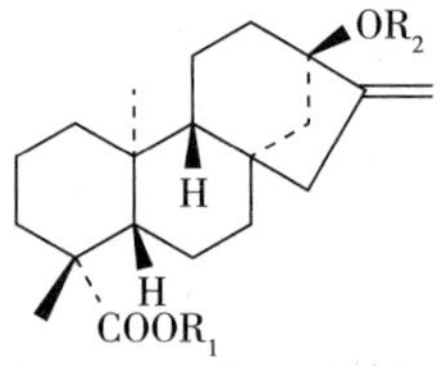

	R_1	R_2
甜菊苷	Glc	Glc 2—1 Glc
甜菊苷A	Glc	Glc 2—1 Glc 3|1 Glc
甜菊苷D	Glc 2—1 Glc	Glc 2—1 Glc 3|1 Glc
甜菊苷E	Glc 2—1 Glc	Glc 2—1 Glc

冬凌草甲素（oridonin）是从冬凌草（*Rabdosia rubescens*）中提取分离得到的贝壳杉烷型二萜化合物，具有较强的抗肿瘤活性。

香茶菜甲素（amethystoidin A）是唇形科香茶菜属植物叶中普遍存在的成分，有抗肿瘤及抑制金黄色葡萄球菌活性。至 2006 年，从该香茶菜属植物中分离得到的二萜类化合物超过 500 个。

大戟醇（phorbol）是存在于大戟科和瑞香科许多植物中的大戟二萜醇型成分，属于辅致癌剂。例如巴豆油是巴豆种子的脂肪油，过去曾用作剧烈的泻下药，也作发红剂和抗刺激剂用。现临床上已不再将巴豆油作药用，因后来发现巴豆油有辅致癌剂的活性。现代研究表明大戟属植物既具有抗菌、抗炎、抗病毒、抗肿瘤以及神经生长因子促进作用等生理活性，同时表现出对皮肤、口腔及胃肠道黏膜强烈的刺激性和致炎、促发致癌的毒性作用的双重生理活性。研究表明这种双重生理活性与所含有的大戟二萜醇酯类成分及其结构密切相关。

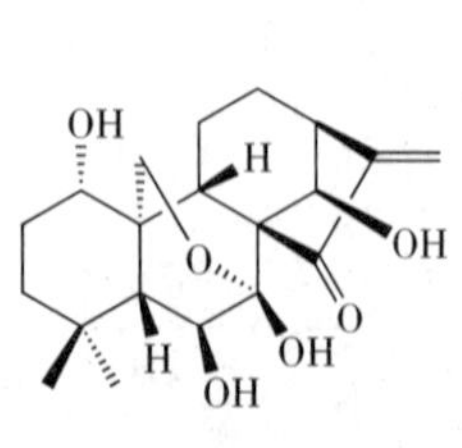

冬凌草甲素

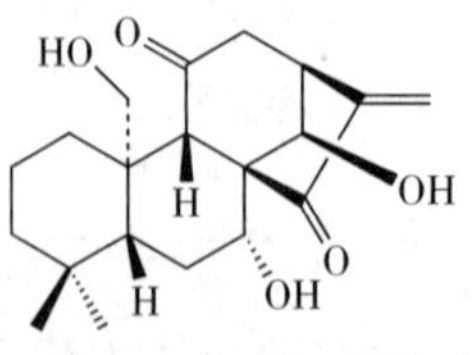

香茶菜甲素

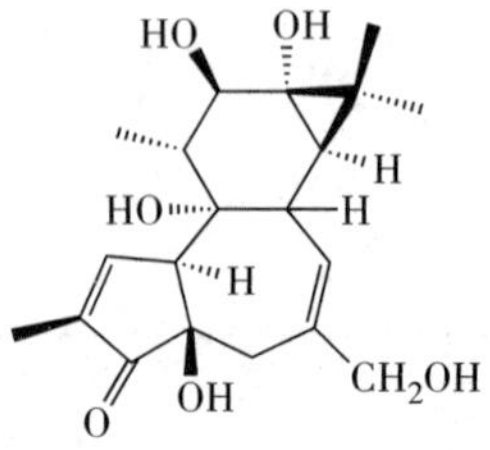

大戟醇（巴豆醇）

闹羊花毒素Ⅰ～Ⅲ（rhodoJaponinⅠ～Ⅲ）得自日本闹羊花，与闹羊花毒素Ⅲ为同一物质的八厘麻毒素（rhomotoxin）是从中药六轴子（即羊踯躅 *Rhododendron molle* 的果实）中得到的有效成分。八厘麻毒素具有降压和减慢心率作用，已试用于高血压病患者的快速降压治疗和终止阵发性室上性心动过速，效果较好。团花毒素（rhodoanthin）为杜鹃花科植物中提取的毒性较强的成分，LD_{50}为0.1μmol/kg。

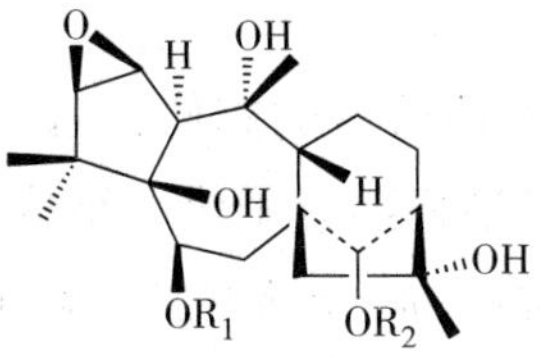

	R_1	R_2
闹羊花毒素Ⅰ	$COCH_3$	$COCH_3$
闹羊花毒素Ⅱ	$COCH_3$	H
闹羊花毒素Ⅲ	H	H
马醉木毒素Ⅲ	H	COCH（OH）CH_3
团花毒素＊	H	COCH（OH）CH_3

（＊C_{10}为α-CH_3　β-OH）

6. 二倍半萜（sesterterpenoids）　二倍半萜是指分子骨架由五分子异戊二烯单位构成，含有25个碳原子的化合物。这类化合物在生源上是由焦磷酸香叶基金合欢酯（geranylfarnesyl pyrophosphate，GFPP）衍生而成，多为结构复杂的多环化合物。此类化合物发现较晚，1965年才有第一个二倍半萜被发现的报道。其后在羊齿植物、菌类、地衣类、海洋生物及昆虫分泌物中陆续被发现。目前此类化合物的数量不多，是萜类家族中较少的一员。二倍半萜可分为无环和环状二倍半萜，其中环状二倍半萜又根据环的多少可分为单环、双环、三环、四环、五环等类型。

呋喃海绵素－3（furanspongin－3）是从海绵中分得的含呋喃环的无环二倍半萜化合物。

网肺衣酸（retigeranic acid）是存在于网肺衣（*Lobaria retigera*）及其地衣的近缘种中的具有五环骨架的二倍半萜。

蛇孢子假壳素A（ophiobolin A）是从寄生于稻植物病原菌芝麻枯中分离得到的成分，具有C_5－C_8－C_5骈合基本骨架，对白癣菌、毛滴虫菌等生长发育有抑制作用。

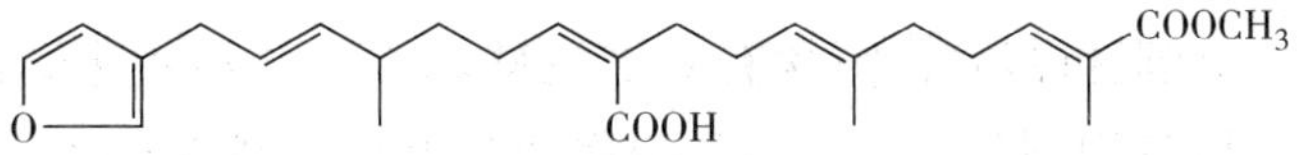

呋喃海绵素-3

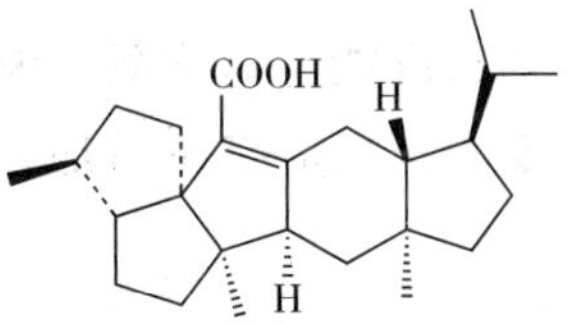

网肺衣酸

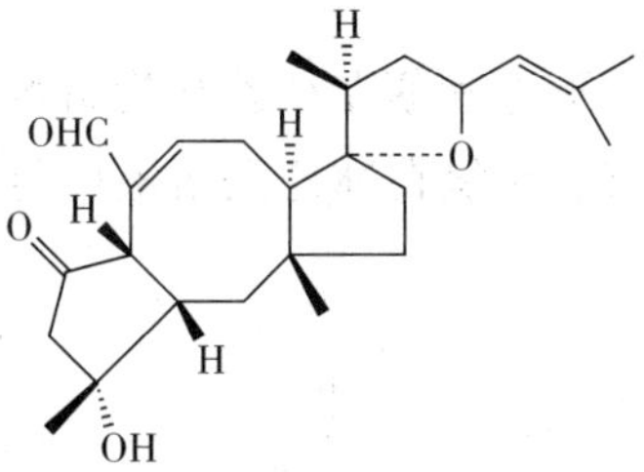

蛇孢假壳素A

粉背蕨二醇（cheilanthenediol）和粉背蕨三醇（cheilanthenetriol）是从中国蕨科粉背蕨属植物华北粉背蕨（*Aleuritopteris kuhnii*）叶中分离得到的三环二倍半萜类成分。

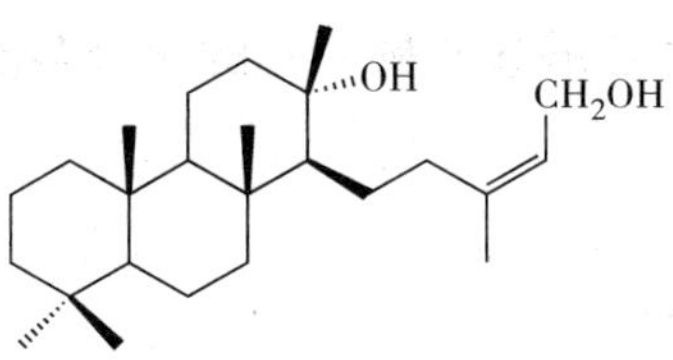

粉背蕨二醇

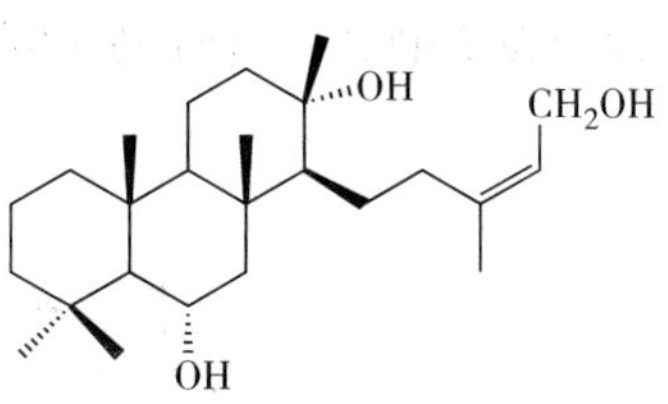

粉背蕨三醇

四、萜类化合物的理化性质

萜类化合物的结构类型比较多，但它们都由同一生源途径衍变而来，分子结构中绝大多数具有双键、内酯等结构，因而具有一些相同的物理性质及化学反应。

（一）物理性质

1. 性状 单萜和倍半萜在常温下多为油状液体，少数为低熔点的固体，具有挥发性及特异性香气，可随水蒸气蒸馏。单萜的沸点要比倍半萜低，并且单萜和倍半萜随分子量、结构中的双键数和含氧基团数的增多，熔点和沸点规律性地升高，可采用分馏的方法将它们分离开。二萜和二倍半萜多为固体结晶。萜苷多为结晶性固体或粉末，不具挥发性。

萜类化合物被称为苦味素，因其多具有苦味，且有的味极苦，如龙胆苦苷。也有少数萜具有强的甜味，如甜菊苷，其甜味是蔗糖的300倍。

萜类化合物大多具有手性碳原子，具有光学活性。

2. 溶解性 萜类化合物难溶于水，溶于甲醇、乙醇，易溶于乙醚、三氯甲烷、乙酸乙酯等亲脂性有机溶剂。具有内酯结构的萜类化合物能溶于热碱水，酸化后，又可自水中析出，此性质常用于提取分离此类结构的萜类化合物。

萜类的苷类化合物含糖数量均不多（三萜除外），但具有一定的亲水性，能溶于热水，易溶于甲醇及乙醇，不溶或难溶于亲脂性有机溶剂。

值得注意的是，萜类化合物对高温、光、酸和碱较敏感，长时间接触常会发生氧化、重排及聚合反应，导致结构改变，因此在提取、分离及贮存萜类化合物时，应尽量避免这些因素的影响。

（二）化学性质

1. 加成反应 多数萜烯、萜醛和萜酮，因含有双键或羰基，可与某些化学试剂发生加成反应，加成产物多为其结晶性的产物，可供识别分子中不饱和的程度及用于分离和纯化。

（1）双键加成反应

与卤化氢加成反应：不饱和萜在冰乙酸为溶剂时，其双键能与氯化氢、溴化氢等氢卤酸类试剂进行加成反应。例如柠檬烯与氯化氢在冰乙酸溶液中可发生反应，反应完毕后加入冰水，即析出柠檬烯二氢氯化物的结晶固体。

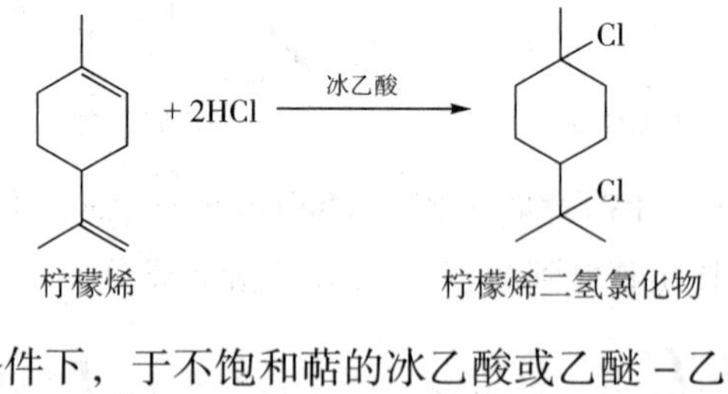

与溴加成反应：在冰冷却条件下，于不饱和萜的冰乙酸或乙醚－乙醇混合溶液中滴加溴，可析出结晶性加成物。

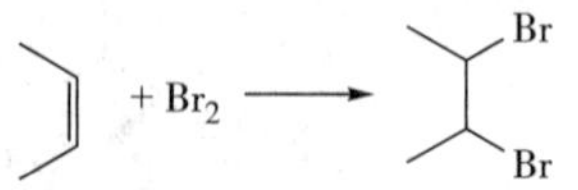

与亚硝酰氯反应：许多不饱和萜的双键能与亚硝酰氯（Tilden 试剂）发生加成反应，生成的氯化亚硝基衍生物多为蓝色至绿色结晶，可用于不饱和萜类成分的分离及鉴别。反应时常将不饱和萜与亚硝酸戊酯（或亚硝酸乙酯）混合，冷却下加入浓盐酸，振摇，然后加入少量乙醇或冰乙酸即可析出亚硝基

氯化物结晶（必要时可用乙醇及丙酮重结晶）。

氯化亚硝基衍生物还可与伯胺或仲胺（常用六氢吡啶）缩合生成亚硝基胺类结晶，此结晶具有一定的形状和一定的物理常数，可用于不饱和萜类成分的鉴定。

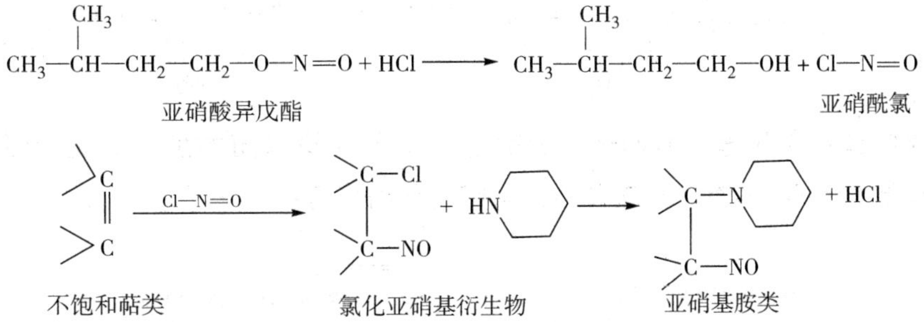

Diels－Alder 加成反应：含有共轭双键的萜类化合物能与顺丁烯二酸酐产生 Diels－Alder 加成反应，生成结晶性加成物，可借此初步证明共轭双键的存在。

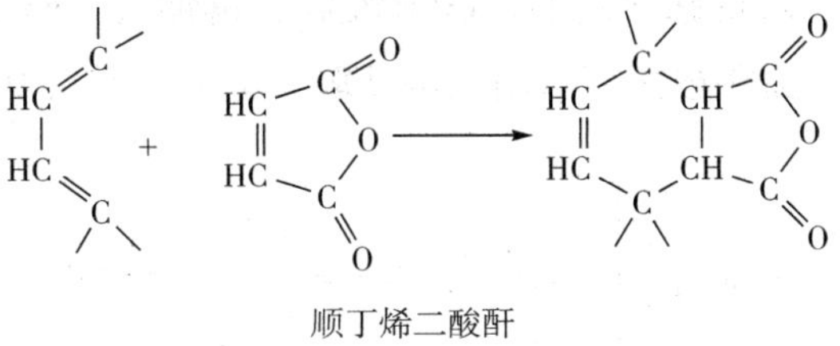

（2）羰基加成反应

与亚硫酸氢钠加成：含羰基的萜类化合物可与亚硫酸氢钠发生加成反应，生成结晶性的加成物，其加成物用酸或碱处理，可分解生成原来的反应产物，如从香茅油中分离柠檬醛。用此法处理含有双键的萜醛或萜酮时要注意控制反应条件，因反应时间过长或温度过高，会使双键发生不可逆的加成，例如柠檬醛的加成，条件不同则加成产物各异。

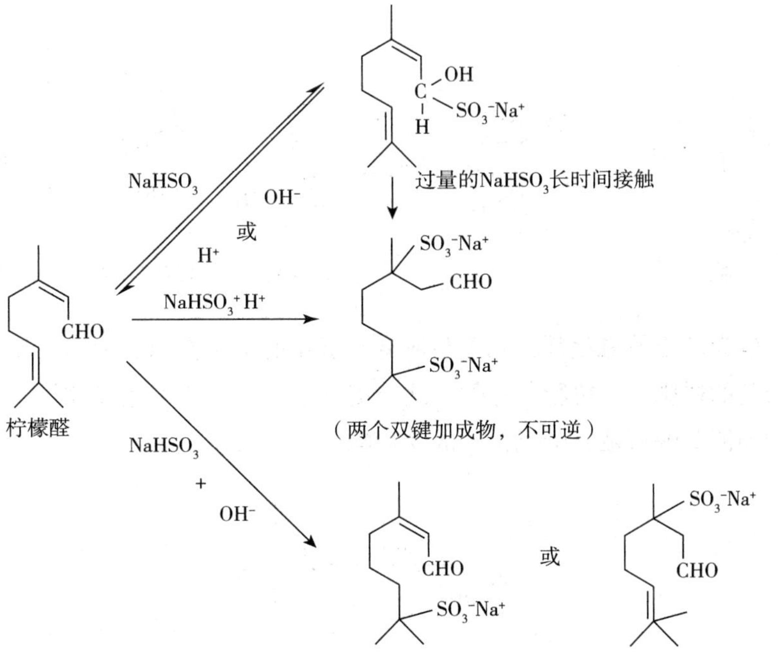

（不可逆加成物，结构未完全定）

与硝基苯肼加成：含羰基的萜类化合物在磷酸中可与对硝基苯肼或2，4－二硝基苯肼等发生加成反应，生成对硝基苯肼或2，4－二硝基苯肼的加成物。

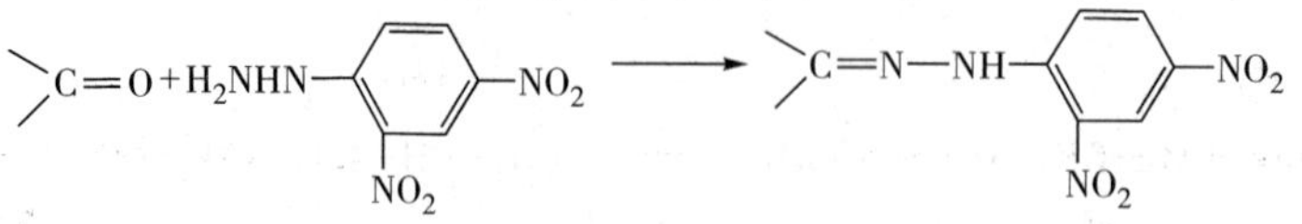

与吉拉德试剂加成：吉拉德（Girard）试剂是一类带季铵基团的酰肼，常用的试剂为吉拉德T（Girard T）和吉拉德P（Girard P）试剂两种，它们的结构式为：

吉拉德试剂T　　吉拉德试剂P

吉拉德试剂可与亲脂性的含有羰基的萜类化合物反应生成亲水性加成物，从而与脂溶性的非羰基萜类分离。例如中性挥发油中加入吉拉德试剂的乙醇溶液后，再加入10%乙酸促进反应。加热回流，反应完毕后加水稀释，分取水层，加酸酸化，再用乙醚萃取，蒸去乙醚后复得原羰基化合物即可。

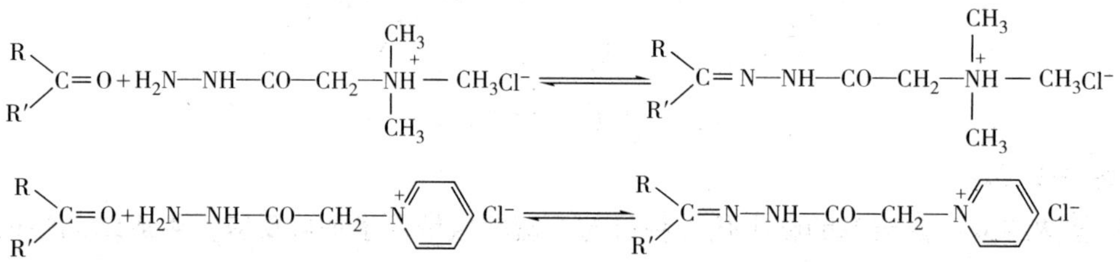

2. 氧化反应　萜类成分的各种基团在不同的条件下，可以被不同的氧化剂氧化生成不同的氧化产物。常用的氧化剂有臭氧、铬酸（三氧化铬）、四乙酸铅、高锰酸钾和二氧化硒等，其中以臭氧的应用最为广泛。例如萜类化合物中的双键可被臭氧氧化，此反应既可用来推测分子中双键的位置，亦可用于相关的醛酮合成。

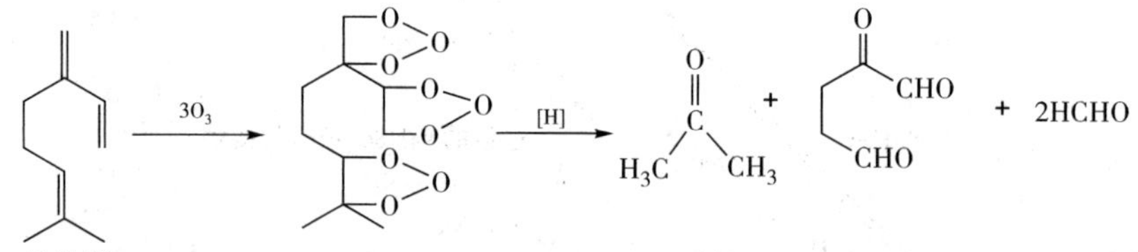

月桂烯　　丙酮　　α-羰基戊二醛　　甲醛

铬酐是一种应用较为广泛的氧化剂，几乎与所有可氧化的基团作用。利用三氧化铬与强碱型离子交换树脂制得具有铬酸基的树脂，该树脂与仲醇在适当溶剂中加热回流可生成酮，产率高，副产物少，产物易分离和纯化。例如薄荷醇可被铬酐氧化生成薄荷酮。

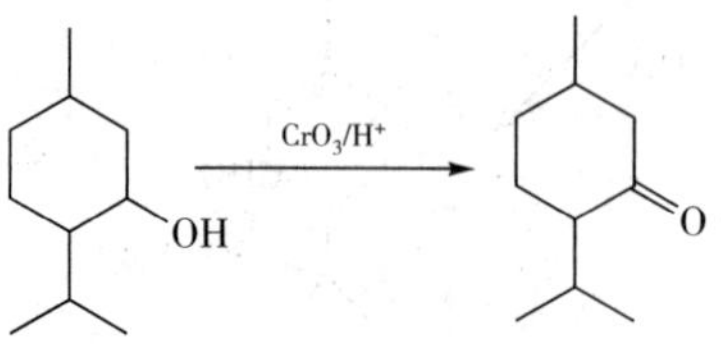

薄荷醇　　薄荷酮

高锰酸钾是常用的中强氧化剂，可使环断裂而氧化成羧酸。

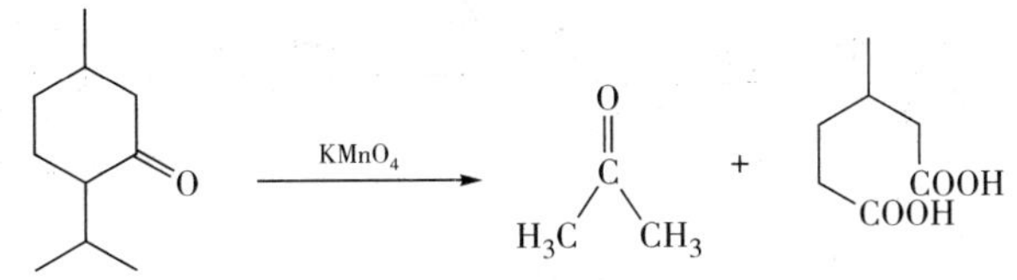

薄荷酮　　丙酮　　β-甲基己二酸

二氧化硒是具有特殊性能的氧化剂，它可较专一地氧化活性甲基、亚甲基和次甲基，例如羰基或碳碳双键旁的 α - 甲基或亚甲基。

$$R-CH_2-\overset{O}{\overset{\|}{C}}-CH_3 \xrightarrow{SeO_2} R-CH_2-\overset{O}{\overset{\|}{C}}-CHO$$

$$-H_2C-HC=CH- \xrightarrow{SeO_2} -\underset{OH}{\underset{|}{HC}}-HC=CH- + -\underset{O}{\underset{\|}{C}}-HC=CH-$$

3. 脱氢反应　在研究萜类化学结构，尤其是在早期研究萜类化合物母核骨架时，脱氢反应具有重要意义。环萜的碳架在脱氢反应中因脱氢转变为芳香烃类衍生物，此衍生物容易通过合成的方法或者紫外光谱的方法加以鉴定。脱氢反应通常是在惰性气体的条件下，用钯或铂黑做催化剂，将萜类成分与硫或硒共热（200 ~ 300℃）而实现脱氢，但有时可导致环的裂解与环合。

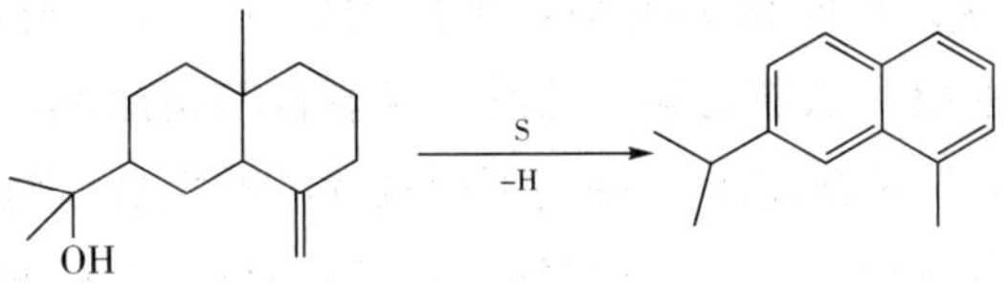

β-桉醇

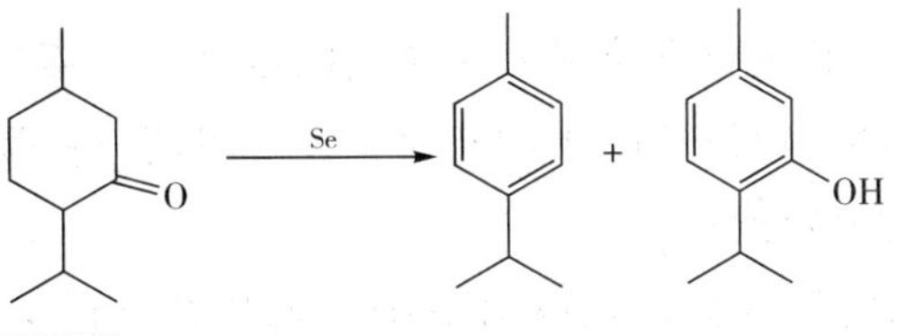

薄荷酮

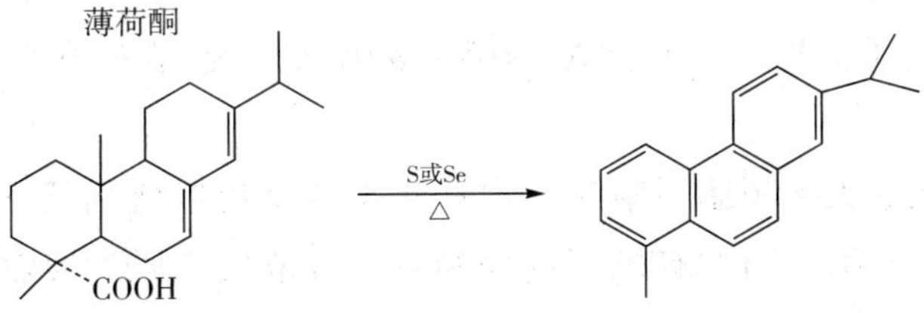

松香酸　　1-甲基-7-异丙基菲

4. 分子重排反应　萜类化合物在发生加成、消除或亲核取代反应时，常发生碳架的 Wagner-Meerwein 重排。如目前工业上由 α - 蒎烯合成樟脑，就是经 Wagner-Meerwein 重排后，再经铬酐氧化制得。

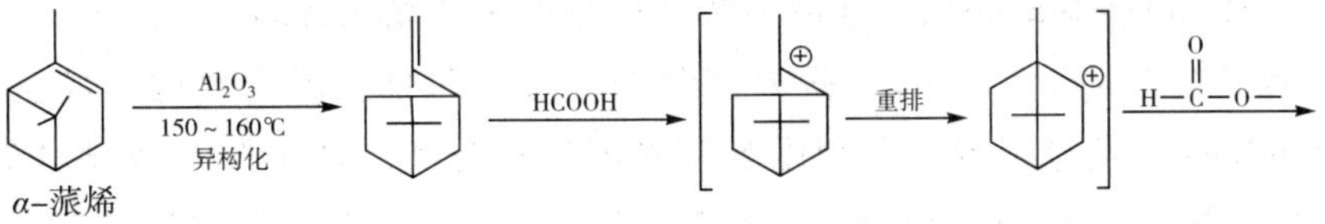

α-蒎烯

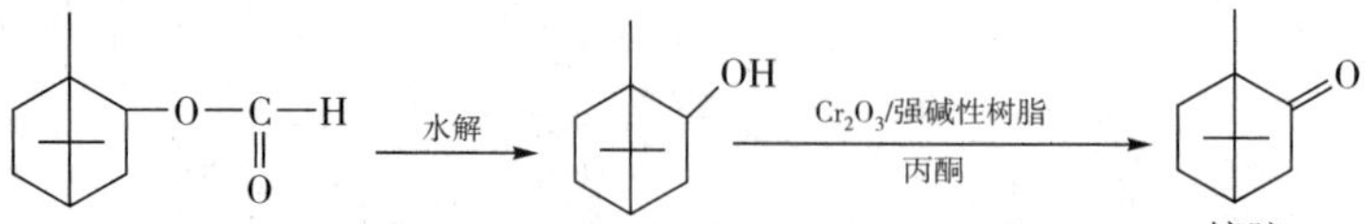

樟脑

五、萜类化合物的提取分离

萜类化合物种类繁多、数量庞大，理化性质差异较大，且同分异构体多，结构稳定性差，所以提取分离方法也多样化。一般多根据此类成分挥发性、极性、特殊官能团的专属反应性等差异进行提取分离。

单萜、倍半萜及其含氧衍生物多具有挥发性，多为挥发油的组成成分，它们的提取分离方法将在挥发油中重点论述，本节仅介绍环烯醚萜苷、倍半萜内酯及二萜等的提取与分离方法。

（一）萜类的提取

1. 溶剂提取法 在萜类化合物中，环烯醚萜多以苷的形式存在，且多以单糖苷的形式存在。环烯醚萜苷中苷元的分子较小，且多有羟基，所以亲水性强，一般易溶于水、甲醇、乙醇和正丁醇等溶剂，而难溶于一些亲脂性较强的有机溶剂，故多用甲醇或乙醇作溶剂，也可用水、稀丙酮及乙酸乙酯。提取液经减压浓缩后加水溶解，滤去水不溶性杂质，用乙醚、三氯甲烷或石油醚萃取除去脂溶性杂质，脱脂后的萜苷水溶液可采用正丁醇萃取提取萜苷。

除环烯醚萜多以苷的形式存在外，其他萜类则多以游离的形式存在。游离的苷元具有较强的亲脂性，溶于甲醇、乙醇，易溶于三氯甲烷、乙酸乙酯、乙醚等亲脂性有机溶剂。这类化合物一般可直接用不同极性的有机溶剂按极性递增的方法依次萃取，得到不同极性的萜类提取物；或先用甲醇或乙醇提取后，根据需要将醇提取液浓缩至一定体积，并调整适当的醇浓度，再用石油醚、三氯甲烷或乙酸乙酯等亲脂性有机溶剂萃取。

在萜类化合物的提取时，倍半萜类化合物易发生结构的重排，二萜类易聚合而树脂化，萜苷类易发生苷键的裂解，所以宜选用新鲜药材或迅速晾干的药材，并尽可能避免酸、碱的处理。在萜苷的提取过程中，还应按常规方法事先破坏酶的活性。

2. 碱提酸沉法 具有内酯结构的萜类在热碱溶液中内酯易开环成盐而溶于水，酸化后又闭环不溶于水，析出原内酯，故可用于提取。但某些萜内酯遇酸碱易引起结构发生不可逆的变化，不可采用此法。

3. 吸附法 多用活性炭或大孔树脂吸附法，常将苷类的水提取液用活性炭或大孔树脂吸附，先用水洗脱除去水溶性杂质，再选用适当的有机溶剂如稀醇、醇依次洗脱，回收溶剂，可得纯的苷类化合物，如桃叶珊瑚苷和甜叶菊苷分别采用活性炭、大孔树脂吸附法提取分离得到的。

（二）萜类的分离

1. 结晶法分离 有些萜类化合物的萃取液回收至小体积时，可能析出粗晶，滤取此结晶，再用适当溶剂重结晶，可得到纯度很高的萜类。如薄荷醇、樟脑可用结晶法分离。

2. 利用结构中特殊官能团进行分离 萜类化合物中常见的官能团为双键、羰基、内酯环、羧基、碱性氮原子（萜类生物碱）及羟基等，可利用其官能团进行分离。如不饱和双键、羰基等可用加成的方法制备成衍生物加以分离；含内酯结构的萜类可在碱性条件下开环，加酸后又环合加以分离，借此可与非内酯类化合物分离；萜类生物碱也可用酸提碱沉法进行分离。

3. 柱色谱法分离

（1）硅胶或氧化铝吸附色谱法　萜类化合物多用吸附柱色谱进行分离，常用的吸附剂为硅胶和中性氧化铝（非中性氧化铝可能引起萜类化合物的结构变化），其中硅胶应用最多，几乎所有的萜类化合物都可以选用硅胶柱色谱进行分离。

对于含有双键的萜类化合物，单用硅胶或氧化铝为吸附剂难以分离时，可采用硝酸银－硅胶或硝酸银－中性氧化铝柱色谱分离。因萜的双键数目、位置及立体构型的不同，与硝酸银形成 π 络合物难易程度和稳定性也有差别，可借此达到分离。

萜类化合物的柱色谱分离常选用正己烷、石油醚、环己烷、乙醚或乙酸乙酯等非极性有机溶剂作洗脱剂，实践中多选用混合溶剂梯度洗脱，如石油醚－乙酸乙酯、三氯甲烷－丙酮等，多羟基萜类可选用三氯甲烷－甲醇或三氯甲烷－甲醇－水等。

（2）反相柱色谱　常用的填充剂为反相键合相硅胶 RP－18、RP－8 或 RP－2，通常以甲醇－水或乙腈－水等溶剂为洗脱剂。反相色谱柱需用相对应的反相薄层色谱（如预制的 RP－18、RP－8 或 RP－2 等反相高效薄层板）进行检识。

（3）凝胶柱色谱　凝胶色谱法是利用分子筛的原理对分子量不同的化合物进行分离，分子量大的苷类成分先被洗脱下来，分子量小的苷和苷元后被洗脱下来。常用洗脱剂为不同浓度的甲醇、乙醇等溶剂。应用较多的是能在有机相使用的 Sephadex LH－20。

用色谱法分离萜类化合物通常采用多种色谱法相结合的方法，即一般先用硅胶柱色谱进行分离，再用反相柱色谱、薄层制备色谱、高效液相色谱或凝胶色谱等方法进一步的分离。

（三）萜类化合物的提取分离实例

柔茎香茶菜（*Isodon flexicaulis*）系唇形科（Labiatae）香茶菜，属多年生灌木，产于四川西南部；生于河谷路旁或灌丛下，海拔 2100～2450 米。20 世纪有文献报道了其中 3 个对映－贝壳杉烷二萜化合物。现有文献报道从柔茎香茶菜中提取分离得到了 12 个二萜类化合物，包括 6 个对映－贝壳杉烷二萜，3 个为新化合物 flexicaulin B－D（1－3），3 个已知化合物被鉴定为 forrestin B（4），tenuifolin F_4（5），inflexarabdonin D（6）；6 个松香烷二萜，3 个为新化合物 flexicaulin E－G（7－9），3 个已知化合物为 7a－hydroxydehydroabietic acid（10），15－hydroxydehydroabietic acid（11），pomiferin F（12）。这些化合物的结构和提取分离流程如下。

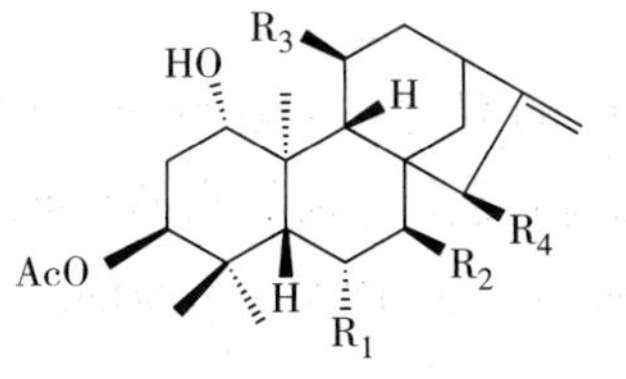

	R_1	R_2	R_3	R_4
1	OH	OH	OAc	OAc
2	OAc	OAc	OH	OAc
3	OAc	H	OH	OAc
4	OH	OAc	OH	OH
5	OAc	OAc	OH	OH
6	OH	H	OH	OAc

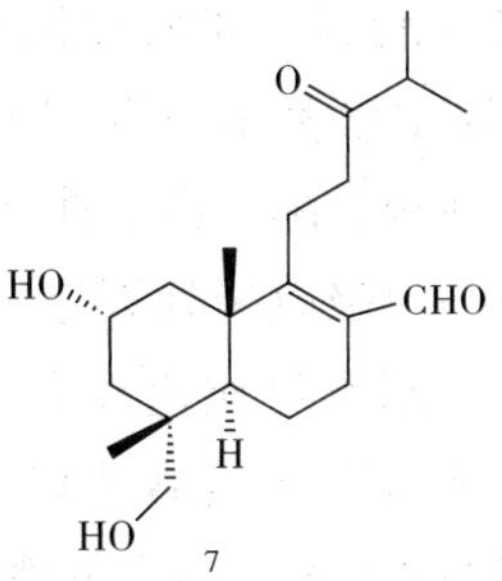

7

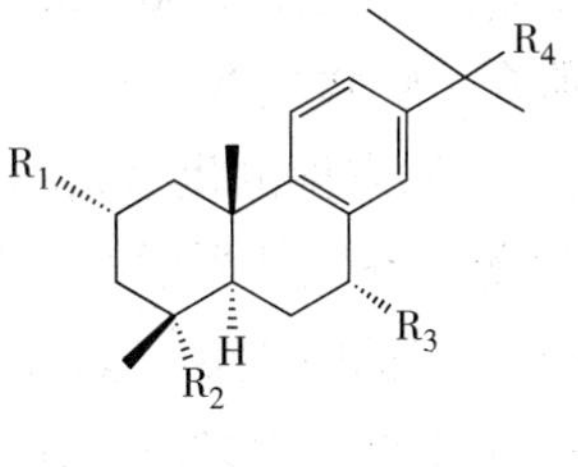

	R_1	R_2	R_3	R_4
8	OH	CH_2OH	H	H
9	OH	CH_2OH	OCH_3	H
10	H	COOH	OH	H
11	H	COOH	H	OH
12	OH	CH_3	=O	OH

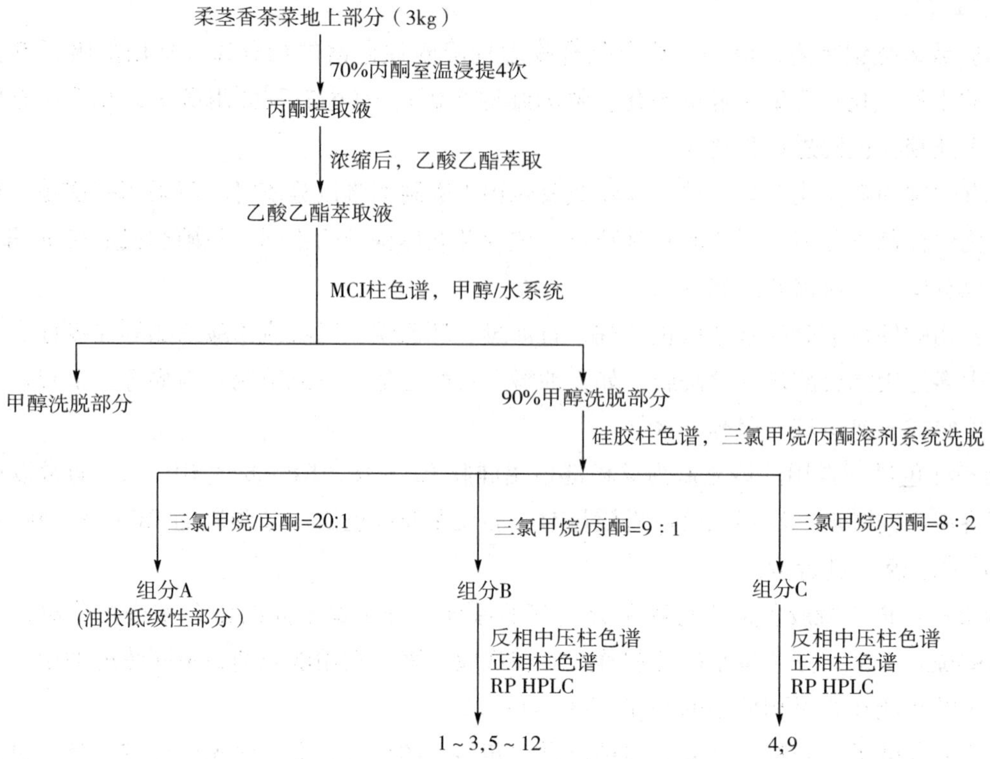

六、萜类化合物的结构测定

（一）波谱法在萜类结构鉴定中的应用

萜类化合物种类繁多，碳骨架类型变化很大，但每一种骨架的萜类均有其独特的波谱规律，而且近缘植物内往往含有相同或相似的化学成分，因此，查阅相关文献对于结构解析会有很大帮助。对于未知萜类化合物的结构解析，往往需要借助2D－NMR来完成。

单萜、倍半萜和二萜类化合物种类繁多且结构复杂，其谱学特征共性较少。下面主要对萜类化合物的一般规律作一介绍。

1. 紫外光谱 当萜类化合物分子中含有共轭双键时，在紫外区产生吸收。一般共轭双烯在215～270nm有最大吸收，ε值在2500～30000，而含有α、β不饱和酸、酯和内酯结构在230～240nm之间有较强吸收，ε值在10000左右。

2. 红外光谱 用来检测化学结构中的官能团，如萜类化合物中的双键、共轭双键、甲基、偕二甲基或含氧官能团等，在红外光谱中一般都能很容易地分辨出来。如萜类化合物具有双键时，在1620～1600cm^{-1}有中等强度的吸收峰。如分子中有酸、酯、醛、酮等结构时，在1800～1650cm^{-1}有强的羰基吸收峰。如分子中有偕二甲基时，在1370cm^{-1}吸收峰处裂分。

3. 质谱 萜类化合物的结构类型纷杂，基本母核比较多，无稳定的芳香环、芳杂环及脂杂环结构系统，大多缺乏“定向”裂解基团，在电子轰击下能够裂解的化学键较多，重排屡屡发生，裂解方式复杂，因此质谱数据难以用来推测新化合物的结构。大多数情况下，质谱的作用只是提供一个分子量而已。但是，萜类化合物裂解有下列一些规律：①萜类化合物的分子离子峰除以基峰形式出现外，一般较弱；②环状萜类化合物常发生RDA裂解；③分子裂解过程中常伴随着重排反应，尤以麦氏重排多见；④功能基团对裂解方式影响比较大，得到的裂解峰主要是失去功能基团的离子碎片，如有羟基或羰基存在时，多有失水或一氧化碳等离子碎片。

4. 核磁共振谱 核磁共振氢谱对辨认萜类化合物中有无甲基、双键、含氧基团以及相邻氢之间的关系等有重要作用。核磁共振碳谱中碳信号个数可初步判断萜类化合物的类型。通过与文献中氢谱和碳谱数据比对，初步判定化合物结构。但对于结构复杂的萜类化合物，必须依赖 2D－NMR 谱。

（二）结构鉴定实例

Flexicaulin E 是从柔茎香茶菜中分离得到的一种新的松香烷二萜类化合物。

理化常数的测定：Flexicaulin E 为无色油状，$[\alpha]_D^{27}$ +9.4（c=0.10，CH_3OH）。

分子式的确定：ESI－MS 显示其准分子离子峰为 359［M+Na］$^+$。^{13}C－NMR 显示存在 20 个碳信号（表 8－2），与 HR－ESI－EI 结果一致（实测值 *m/z*：336.2307，计算值 336.2301），故确定该化合物的分子式为 $C_{20}H_{32}O_4$。

表 8－2 化合物 Flexicaulin E 的^{1}H－NMR 谱和^{13}C－NMR 谱数据

No.	δ_H	δ_C	No.	δ_H	δ_C
1	2.57（m） 1.57（m）	45.5	11	2.78（overlap） 2.67（m）	43.7
2β	4.41（br s）	64.5	12	3.25（m） 2.74（overlap）	20.9
3	2.24（m） 2.14（m）	46.2	13		212.6
4	—	39.8	14	10.3（s）	193.6
5α	2.02（m）	44.0	15	2.49（m）	41.2
6	1.90（m） 1.37（m）	18.1	16	1.01（d，8.3，3H）	18.8
7	2.54（overlap） 2.34（m）	25.1	17	1.00（d，8.3，3H）	18.7
8	—	132.8	18	3.75（d，10.6） 3.42（d，10.6）	71.1
9		167.0	19	0.92（s）	19.6
10	—	42.9	20	1.12（s）	21.7

官能团的分析：UV 光谱（CH_3OH）在 λ_{max}204nm 处有最大吸收（lgε=2.99），在 λ_{max}253nm 处有最大吸收（lgε=2.90），提示化合物中可能含有 α，β－不饱和酮结构。IR 光谱（KBr）：在 3433、2928、1736、1711、1657、1468、1377、1246、1036cm^{-1}的特征吸收，进一步说明该化合物中含有羟基和 α，β－不饱和酮等基团。

基本骨架的确定：结合氢谱和碳谱数据分析可知，20 个碳信号中有 4 个甲基（2 个双峰，2 个单峰）、7 个亚甲基（1 个氧化的），4 个次甲基（含 1 个醛基，1 个氧化的），5 个季碳（包括 2 个烯碳，1 个酮碳）。分子中的一个双键、一个醛基和一个酮羰基已占用三个不饱和度，由分子式计算其不饱和度为 5，所以分子中应含有 2 个不饱和度，结合分子式可知该化合物是一个二环二萜类化合物。

取代基链接位置的确定：该化合物的^{1}H－^{1}HCOSY 谱中 H－1，H－2，H－3 的相关构成了 CH_2（C－1）－CH（C－2）－CH_2（C－3）的片段，结合 HMBC 谱中 H－18 与 C－3、C－5、C－19，H－19 与 C－3，H－20 与 C－1、C－5、C－10 的相关，共同给出了 A 环及取代的结构。^{1}H－^{1}HCOSY 谱中 H－5，H－6，H－7 的相关构成了 CH（C－5）－CH_2（C－6）－CH_2（C－7）的片段，HMBC 谱中 H－20 与 C－9，H－7 与 C－9，醛基 H－17 与 C－7，H－14 与 C－8 的相关，证实了 B 环的闭合以及醛基与 C－

8/C－9 双键的共轭。$^1H-^1H$COSY 谱中 H－11，H－12 的相关构成了亚甲基 CH_2（C－11）－CH_2（C－12）的片段，HMBC 谱中 H－12 与 C－9 的相关，证实该亚甲基链接于 C－9 位。H－16，H－17 分别与 H－15 的相关构成了异丙叉（CH_3）$_2$CH－15 片段，这个连续亚甲基片段和异丙叉片段中所有的质子都与最后的一个羰基碳有 HMBC 相关，说明两个片段通过 C－13 位羰基相连接。通过以上信息推测化合物 Flexicaulin E 应该为 13，14－断裂－松香烷二萜。

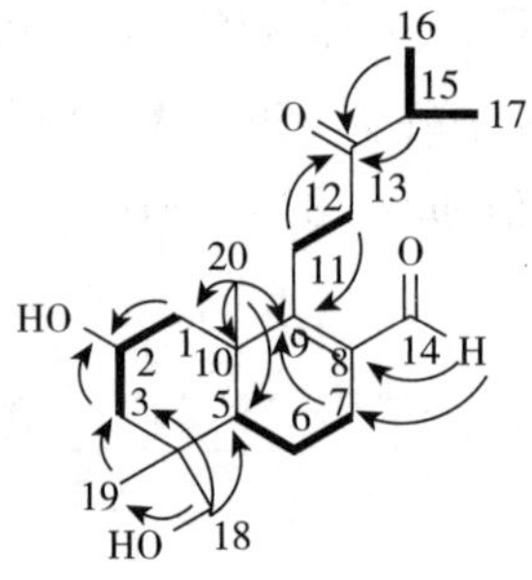

ROESY 谱中 H－2、H_3－19、H_3－20 三者间两两相关，确定了 2 位羟基为 α－构型。

第二节 挥发油

挥发油（volatile oil）又称精油（essential oil），是一类存在于植物体内的具有挥发性、可随水蒸气蒸馏且与水不相混溶的油状液体的总称。因大多具有芳香气味，所以又称为芳香油。挥发油是一类十分重要的、具有广泛生物活性的化学成分。

挥发油在植物界分布非常广泛，我国野生与栽培的含挥发油的药用植物有数百种之多。特别是菊科植物，如菊、蒿、艾、苍术、白术、泽兰、木香等；芸香科植物，如芸香、降香、橘、橙、吴茱萸、花椒、佛手等；伞形科植物，如小茴香、川芎、白芷、前胡、柴胡、当归等；唇形科植物，如薄荷、藿香、紫苏等；樟科植物，如乌药、肉桂、樟等；木兰科植物，如辛夷、五味子、八角茴香等；马兜铃科植物，如细辛、马兜铃等；败酱科植物，如败酱、缬草等；姜科植物，如姜、砂仁、莪术、高良姜等；胡椒科植物，如胡椒、荜茇等；桃金娘科植物，如丁香、桉叶等；马鞭草科植物如马鞭草、牡荆等都富含挥发油。此外，松科、柏科、杜鹃花科、木犀科、瑞香科、檀香科、蔷薇科、毛茛科等的某些植物中，也含丰富的挥发油。

随品种不同，挥发油在植物体存在的部位各异。存在于花蕾中，如丁香、辛夷等；存在于果实中，如砂仁、吴茱萸等；存在于果皮中，如橙皮、柠檬皮等；存在于根中，如当归、前胡等；存在于根茎中，如莪术、川芎等；存在于树皮中，如肉桂、厚朴等；存在于叶中，如薄荷、紫苏等；有的全株植物中都含有，如佩兰、荆芥等。

挥发油存在于植物的腺毛、油室、油管、分泌细胞或树脂道等各种组织和器官中。如薄荷油存在于薄荷叶的腺鳞中，桉叶油存在桉叶的油腔中，茴香油在小茴香果实的油管中，玫瑰油在玫瑰花瓣表皮分泌细胞中，姜油在生姜根茎的油细胞中，松节油在松树的树脂道中等。大多数成油滴存在，也有与树脂、黏液质共存者，还有少数以苷的形式存在，不具有挥发性，如冬绿苷。

挥发油在植物中的含量一般在 1% 以下，也有少数含量高达 10% 以上，如丁香含挥发油达 14% 以上。

同一品种植物因药用部位、生长环境或采收季节不同，挥发油的含量和品质（包括成分、香气等）均可能有显著的差别。樟科属树皮多含桂皮醛（cinnamaldehyde），叶则主要含丁香酚（eugenol），而根含樟脑（camphor）。产自广东的道地药材石牌广藿香挥发油中含有较多量的广藿香酮（pogostone），而海南广藿香挥发油中不含或含较少量的广藿香酮，但含较多量的广藿香醇（patchouliol）。薄荷的幼叶中含薄荷酮（menthone）较高，含薄荷醇（menthol）较低，随叶片的生长，薄荷醇含量逐渐增加，含酮量则下降，开花后游离薄荷醇的生成减少，薄荷酯的含量随之不断上升。全草类药材一般以开花前期或含苞待放时含油量最高，而根茎类药材则以秋天成熟后采集为宜。

挥发油具有多样的生物活性，在止咳、平喘、祛痰、消炎、镇静催眠、解痉、杀虫、祛风、健胃、解热、镇痛、抗癌、利尿、降压、强心和抗氧化等方面疗效显著。例如芸香油、满山红油和从小叶枇杷中提得的挥发油都在止咳、平喘、祛痰、消炎等方面有显著的疗效；砂仁油、豆蔻油、木香油有祛风健胃功效；石菖蒲挥发油、酸枣仁油等具有镇静催眠作用；檀香油、松节油有利尿降压作用；樟脑油有强心作用；紫苏挥发油可抑制超氧阴离子自由基的形成，具有抗氧化活性；柴胡挥发油具有较好的退热效果；丁香油有局部麻醉止痛作用等；土荆芥油具有驱蛔虫、钩虫等活性；莪术油具有抗癌活性。此外，挥发油在香料工业、日用食品工业及化学工业上也是重要的原料，如薄荷油含有的主要成分薄荷醇在牙膏、口香糖、洗发水、糖果等产品中有广泛的应用。

一、挥发油的组成与分类 微课1

挥发油是一种组成成分比较复杂的混合物，少则几十种成分多则几百种，如鱼腥草挥发油初步检出55种化合物，保加利亚玫瑰油已检出275种化合物。虽然成分众多，但常以某种或数种成分占较大比例。组成挥发油的化学成分以萜类化合物最常见，还有非萜类小分子的脂肪族和芳香族化合物，少数为含氮、含硫的化合物等。

（一）萜类化合物

萜类化合物在挥发油中所占比例最大，且主要是单萜、倍半萜及其含氧衍生物，其含氧衍生物多具有较强的生物活性和芳香气味。如薄荷油含薄荷醇（menthol）80%左右；樟脑油含樟脑约为50%。该类化合物几乎在挥发油中均有存在。

（二）芳香族化合物

芳香族化合物在挥发油中所占比例仅次于萜类，且多为小分子的芳香成分。大多是具有 C_6-C_3 骨架的苯丙素类衍生物，如桂皮油中的桂皮醛（cinnamaldehyde）、茴香油中的茴香醚（anethole）、丁香油中的丁香酚（eugenol）。还有些是具有 C_6-C_2 或 C_6-C_1 骨架的化合物，如花椒油素（xanthoxylin）、茴香醛（anisaldehyde）等。

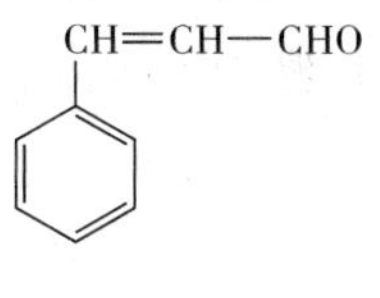

桂皮醛

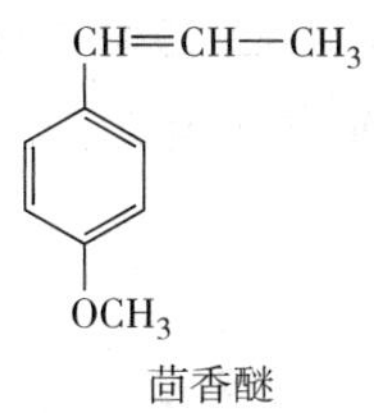

茴香醚

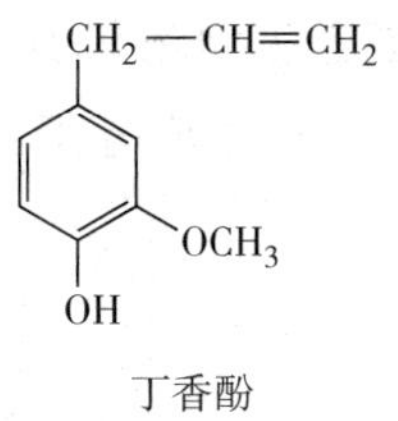

丁香酚

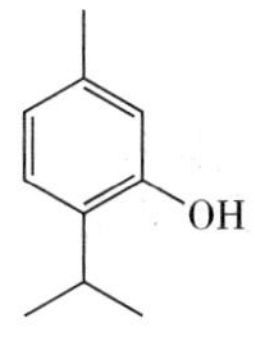

百里香酚

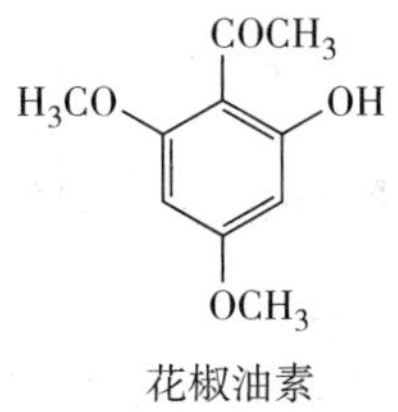

花椒油素

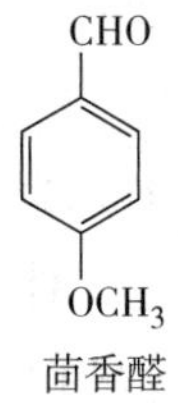

茴香醛

（三）脂肪族化合物

在挥发油中也存在一些小分子的脂肪族化合物。根据功能基团的不同，大致分为以下几类。

1. 烷类 如松节油中的正庚烷（*n*-heptane）。

2. 醇类 如存在于陈皮挥发油中的正壬醇（*n*-nonyl alcohol），存在人参挥发油中的人参炔醇（panaxynol）。

3. 醛类 如鱼腥草挥发油中的癸酰乙醛（decanoyl acetaldehyde）即鱼腥草素等。

4. 酮类 如存在于鱼腥草和芸香挥发油中的甲基正壬酮（methyl nonyl ketone），姜挥发油中的甲基庚烯酮（methyl heptenone）。

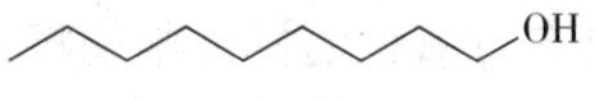

正壬醇

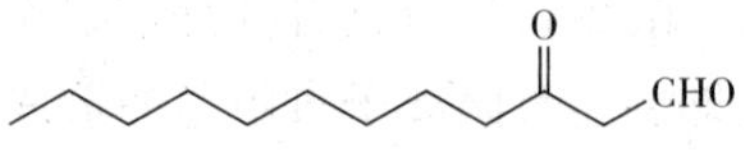

癸酰乙醛

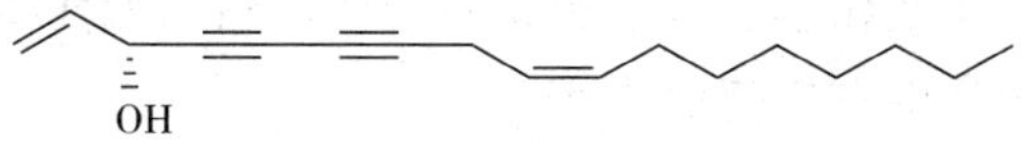

人参炔醇

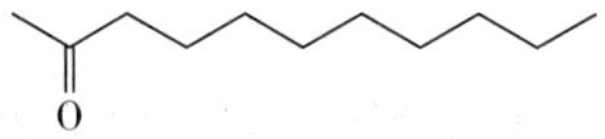

甲基正壬酮

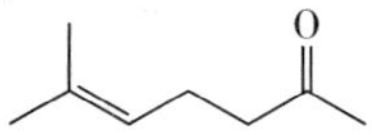

甲基庚烯酮

5. 酸类 如肉桂挥发油中含有油酸、亚油酸，秋葵子油中含棕榈酸，桉叶油中含异戊酸（isovaleric acid）等。

（四）其他类成分

有些植物所含的苷类成分经酶解后生成的苷元具有挥发性，能随水蒸气蒸馏。如黑芥子油（mustard oil）是芥子苷经芥子酶水解后产生的异硫氰酸烯丙酯；挥发杏仁油（volatile bitter almond oil）是苦杏仁苷酶水解后产生的苯甲醛；原白头翁素（protoanemonin）是毛茛苷水解后产生的化合物；大蒜油（garlic oil）则是大蒜中大蒜氨酸经酶水解后产生含大蒜辣素（allicin）等的挥发性油状物。

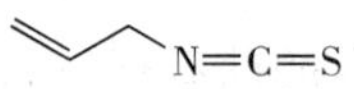

异硫氰酸烯丙酯

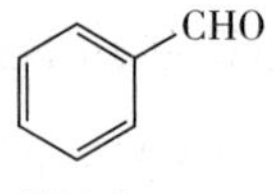

苯甲醛

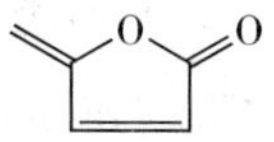

原白头翁素

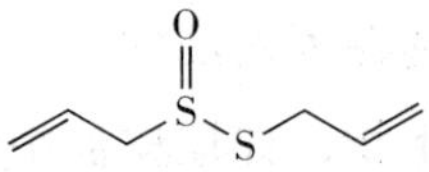

大蒜辣素

此外，如川芎、麻黄等挥发性成分中的川芎嗪（tetramethylpyrazine）、麻黄碱（ephedrine）以及烟碱（nicotine）等，这些液态生物碱和小分子固体生物碱可随水蒸气蒸馏提取，但不符合挥发油定义，往往不被作为挥发油成分。这些成分不符合挥发油定义，往往不被作为挥发油成分，而将其归类于生物碱。

二、挥发油的性质

（一）性状

1. 颜色 常温下大多为无色或淡黄色，少数具有其他颜色。如洋甘菊油因含薁类化合物而显蓝色，佛手油显绿色，麝香草油显红色，桂皮油显红棕色。

2. 气味 大多具有特殊而强烈的芳香气和辛辣味，少数具有其他特殊气味，如土荆芥油具有臭气，鱼腥草油具有腥气味。挥发油的气味往往是其品质优劣的重要标志。芳香性挥发油在药剂上还常用作矫味剂。

3. 形态　常温下大多为透明油状液体，温度降到一定程度挥发油可能有结晶或固体析出，这种析出物称为“脑”，如薄荷脑（薄荷醇）、樟脑、龙脑等。滤去析出物后的挥发油称为“脱脑油”或“素油”，如薄荷油的脱脑油习称“薄荷素油”，但其中仍含有约50%的薄荷醇。

4. 挥发性　常温下可自然挥发而不会留下持久性的油斑，借此可与脂肪油相区别。

（二）溶解性

挥发油为亲脂性，不溶于水而易溶于各种有机溶剂，如石油醚、乙醚、二硫化碳、油脂等，在高浓度的乙醇中能全部溶解，而在低浓度乙醇中只能部分溶解。

（三）物理常数

相对密度、比旋度、折光率和沸点等物理常数是检查挥发油的重要依据。挥发油多数比水轻，也有的比水重如丁香油、桂皮油等，相对密度一般在0.85～1.065之间。挥发油几乎均有光学活性，比旋度在+97°～+117°范围内。多具有强的折光性，折光率在1.43～1.61之间。挥发油是由多种成分组成的混合物，故无确定的沸点，通常其沸点在70～300℃之间。

（四）稳定性

挥发油与空气、光线经常接触会逐渐氧化变质，使挥发油的相对密度增加，颜色加深，失去原有香味并逐渐聚合成树脂样物质而不能随水蒸气蒸馏。因此，挥发油要装入棕色瓶内密封并低温保存。

（五）化学反应

挥发油组成成分常含有双键、醇羟基、醛、酮、酸性基团、内酯等结构，故能发生相应的化学反应，如与溴及亚硫酸氢钠发生加成反应、与肼类产生缩合反应，并有银镜反应、异羟肟酸铁反应、皂化反应及遇碱成盐反应等。

三、挥发油的提取与分离

（一）挥发油的提取

提取挥发油常用水蒸气蒸馏法、溶剂提取法、压榨法、吸收法和超临界流体萃取法等。

1. 蒸馏法　水蒸气蒸馏法（hydrodistillation，HD）是利用植物挥发油各组分蒸气压力的不同，利用水蒸气将挥发油从原料中提取出来的方法。提取时可将原料粗粉在蒸馏器中加水浸泡后，直接加热蒸馏（共水蒸馏法），或者将原料置于有孔隔层板网上，当底部的水受热产生的蒸气通过原料时，挥发油受热随水蒸气同时蒸馏出来，收集蒸馏液，经冷却后分取油层（隔水蒸馏法）或采用水蒸气直接蒸馏的方法（水蒸气蒸馏法）。其蒸馏方式、加热方式、蒸气速度、压力、温度等因素对出油率及其质量均有影响。共水蒸馏法和隔水蒸馏法虽然操作简单，但油受热温度较高，易引起天然药物的焦化和某些成分的分解，目前很少使用。后一种方法提取挥发油，温度相对较低，但设备较前两种方法略复杂。

有些挥发油（如玫瑰油）含水溶性化合物较多，馏出液水油共存形成乳浊液，可将初次蒸馏液重新蒸馏，盐析后再用低沸点有机溶剂如乙醚、石油醚等萃取出来。

水蒸气蒸馏法是提取挥发油最常用的方法，具有设备简单、容易操作、成本低、提油率高等优点，但长时间处于高温之下，可能会使热不稳定成分发生分解、水解等，从而影响挥发油的品质。

2. 溶剂提取法　用低沸点有机溶剂如石油醚（30～60℃）、乙醚、二硫化碳、四氯化碳等连续回流或冷浸提取。提取液经过蒸馏除去溶剂，即可得到粗挥发油。此法得到的挥发油含有树脂、油脂、蜡、叶绿素等较多杂质，必须进一步精制提纯。可利用乙醇对植物蜡等脂溶性杂质的溶解度随温度的下降而降低的特性，将挥发油粗品用适量热浓乙醇溶解，冷却（一般在 -20℃左右），滤除析出物，减压蒸去乙醇可得较纯的挥发油。也可将挥发油粗品重蒸馏精制。

虽然溶剂提取法制备挥发油具有设备简单、廉价、产率高等特点，但制备过程中需要使用大量的有机溶剂，并且最终产品中的溶剂残留也很难除去，因此其应用受到限制。

3. 压榨法 此法适用于挥发油含量丰富的新鲜药材如橙、柠檬、橘的果皮等。一般药材经撕裂粉碎压榨（最好在冷却条件下），将挥发油从植物组织中挤压出来，然后静置分层或用离心机分出油，即得粗品。此法所得的产品不纯，可能含有水分、叶绿素、黏液质及细胞组织等杂质而呈浑浊状态，也很难将挥发油全部压榨出来，但挥发油可保持原有的新鲜香气。

4. 吸收法 对热敏感的贵重挥发油，如玫瑰油、茉莉花油，常用吸附法提取。主要分为脂肪冷吸法、油脂温浸法和吹气吸附法等。常用吸附剂有脂肪、大孔吸附树脂和活性炭等。

5. 超临界流体萃取法（supercritical fluid extraction，SFE） 该法是利用二氧化碳（CO_2）等介质通过加压、降温达到超临界流体状态，具有优于液体的浸透性和近于气体的流动性等特性来提取挥发油，当恢复到常温和常压时，溶解在二氧化碳超临界流体中的目标成分即与超临界流体分开。SFE - CO_2应用于提取芳香挥发油，具有萃取率高、防止氧化热解、提高品质、没有溶剂残留等突出优点。目前已成功应用于提取缬草根精油、薄荷精油、洋甘菊精油等植物挥发性成分。

6. 亚临界水萃取（subcritical water extraction，SWE） 亚临界水是指在一定的压力下，将水加热到 100℃以上临界温度 374℃以下的高温，水仍然保持液体状态。在亚临界状态下，维持适当的压力使水呈液态，随着温度的上升减弱了水分子之间的氢键作用，使水的极性大大降低，由强极性逐渐变为非极性，利用这一特性可以从原料中选择性地萃取出不同极性的目标物质。通过对水蒸气蒸馏、亚临界水萃取和超声波辅助提取洋葱精油的比较，发现亚临界水萃取的精油含硫化合物含量较高，且具有省时、高效、节能等优点。

7. 超声波辅助提取 超声波辅助提取（ultrasonic-assisted extraction，UAE）是利用超声波的空化作用加速植物有效成分溶出；另外超声波次级效应，如机械效应、热效应等，也能加速提取成分的扩散、释放并与溶剂充分混合而利于提取。UAE 最大的优点就是萃取温度较低、时间短、得油率高、节约能源等。

8. 微波辅助提取 微波辅助提取（microwave-assisted extraction，MAE）是利用微波能量来提高萃取率的一种新技术。如利用微波辅助水蒸气蒸馏法提取百里香挥发油；利用微波加速蒸馏法提取橘皮和迷迭香挥发油；利用微波辅助水扩散重力法提取薄荷挥发油；利用无溶剂微波萃取法提取孜然和花椒挥发油。

9. 酶解辅助提取 酶可以在温和条件下分解植物组织，较大幅度地提高收率，是一项很有前途的新技术。利用酶预先处理的葡萄籽进行挥发油的提取，产率为 13.7%，比没有酶处理的样品产率提高了 106%。而且样品经酶处理的时间越长，挥发油的产率越高。

（二）挥发油的分离

从植物中提取出来的挥发油往往为混合物，需经分离精制后，方可获得单体化合物。常用分离方法如下。

1. 冷冻析晶法 将挥发油于 0℃以下放置使析出结晶，若无结晶析出可将温度降至 -20℃，继续放置至结晶析出，再经重结晶可得单体结晶。如薄荷油冷至 -10℃，经 12 小时析出第一批粗脑，油再在 -20℃冷冻 24 小时可析出第二批粗脑，粗脑加热熔融，在 0℃冷冻即可得较纯薄荷脑。本法的优点是操作简单，缺点是分离不够完全，大部分挥发油冷冻后仍不能析出结晶。

2. 分馏法　挥发油的组成大多属于单萜和倍半萜类化合物，它们的结构和物理性质比较接近，但由于分子中碳原子数目、双键的数目与位置及含氧官能团等都可能有一定差异，因而沸点也有一定的差距，因此可以利用沸点差异进行分离。沸点一般具有一定的规律：分子中的碳原子数越多，沸点越高，如倍半萜的沸点比单萜高；在单萜中沸点随着双键的增多而升高，即三烯 > 二烯 > 单烯；含氧单萜的沸点随着官能团的极性增大而升高，即醚 < 酮 < 醛 < 醇 < 酸，但酯比相应的醇沸点高。

为防止挥发油受热被破坏，通常都采用减压分馏法分离，一般可以粗略地分成三个馏程。

低沸点馏程（35～70℃/1333.22Pa）：单萜烯类化合物。

中沸点馏程（70～100℃/1333.22Pa）：单萜含氧化合物。

高沸点馏程（80～110℃/1333.22Pa）：倍半萜烯及含氧化合物。

经过分馏所得的每一馏分仍可能是混合物，而且各馏分中的组成成分常呈交叉情况，所以将各馏分分别进行薄层色谱或气相色谱检查，了解分离情况，再进一步精馏或结合冷冻、重结晶、色谱等方法进一步分离，即可得到纯品。

3. 化学分离法　根据挥发油中各成分的结构和功能基的特性，用化学方法加以处理，使各组分达到分离的方法。

（1）碱性成分的分离　将挥发油溶于乙醚，加1%硫酸或盐酸萃取，分取酸水层碱化，用乙醚萃取，蒸去乙醚即可得到碱性成分。

（2）酸性成分的分离　先用5%的碳酸氢钠溶液直接进行萃取，分出碱水层后加稀酸酸化，乙醚萃取，蒸去乙醚可得羧酸性成分。再用2%氢氧化钠萃取，分取碱水层，酸化，乙醚萃取，蒸去乙醚可得酚类或其他弱酸性成分。例如从丁香油中分离丁香酚，用2%氢氧化钠从丁香油中提取，用乙醚提取碱液中的杂质，碱水液用稀硫酸酸化，析出丁香酚，真空分馏即得纯品。

（3）醇类成分的分离　将挥发油与丙二酸单酰氯或邻苯二甲酸酐或丙二酸反应生成酯，再将生成物转溶于碳酸氢钠溶液中，用乙醚洗去未作用的挥发油，碱溶液酸化，再用乙醚提取所生成的酯，蒸去乙醚，残留物经皂化，分得原有的醇类成分。伯醇容易形成酯，仲醇反应较慢，而叔醇则较难作用。

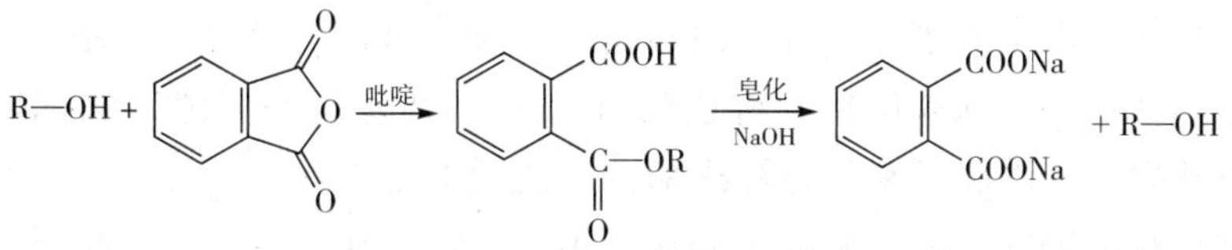

萜醇　邻-苯二甲酸酐　酸性邻苯二甲酸萜醇酯　萜醇

（4）醛、酮成分的分离　除去酚、酸类成分的挥发油母液，经水洗至中性，以无水硫酸钠干燥后，加亚硫酸氢钠饱和液振摇或与吉拉德试剂T或P回流，分出水层或加成物结晶，加酸或碱液处理，使加成物分解，以乙醚萃取，可得醛或酮类化合物。

（5）其他成分的分离　萜醚成分在挥发油中不多见，可利用醚类与浓酸形成锌盐易于结晶的性质从挥发油中分离出来，如桉叶油中的桉油精属于萜醚成分，它与浓磷酸可形成白色的磷酸盐结晶。或利用溴、氯化氢、溴化氢、亚硝酰氯等试剂与双键加成，这种加成产物常为结晶状态，可借以分离和纯化。

上述挥发油的化学系统分离法可用以下流程表示。

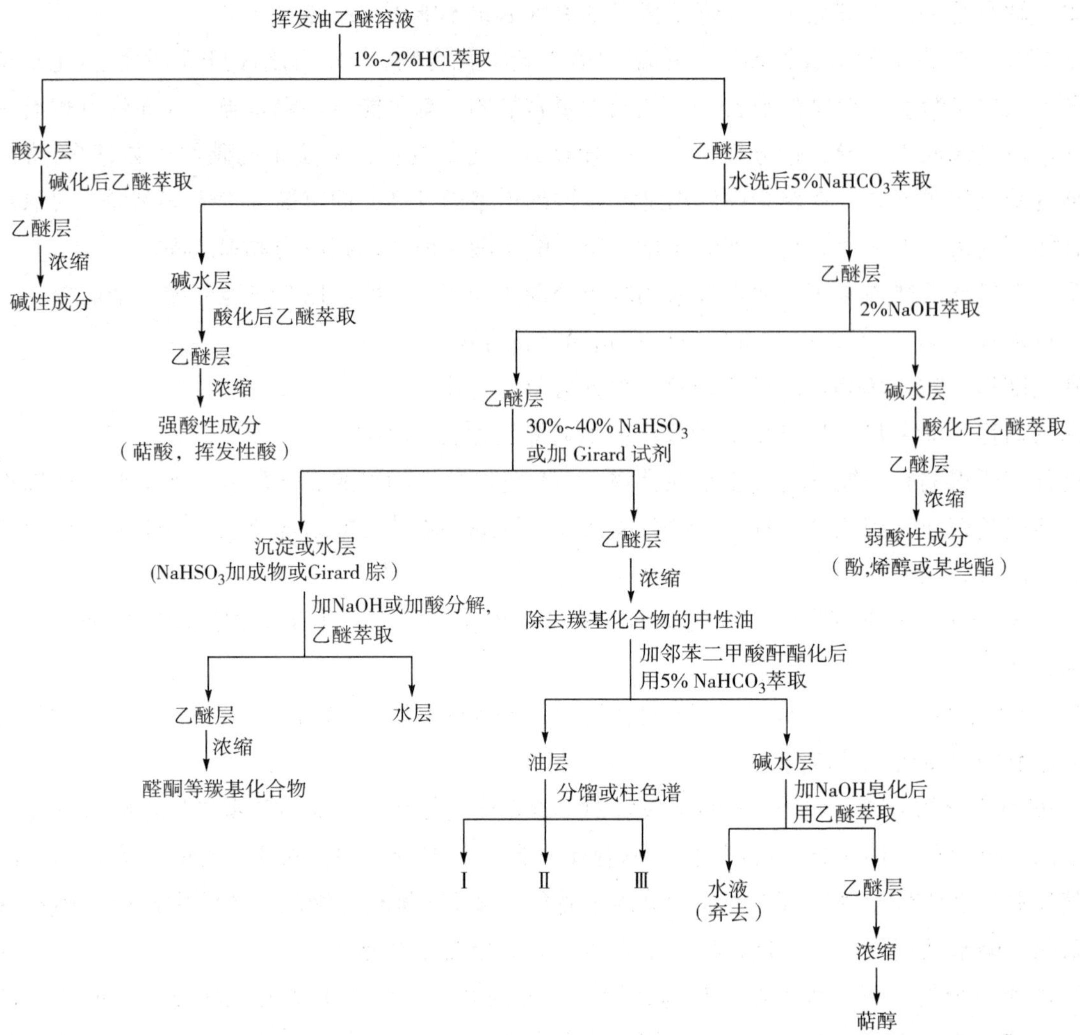

4. 色谱分离法 挥发油用前述方法分离，多数难以得到单体化合物，而将分馏法或化学法与色谱法相结合往往能收到较好的分离效果，其中硅胶和氧化铝吸附柱色谱应用最为广泛。经粗分处理后的挥发油，以石油醚或己烷等极性小的溶剂溶解，使其通过硅胶或氧化铝吸附柱，用石油醚或己烷混以不同比例的乙酸乙酯进行梯度洗脱。如香叶醇和柠檬烯（二者常共存于许多植物的挥发油中）的分离，由于柠檬烯极性小于香叶醇，先洗脱下来的是柠檬烯，后洗脱的是香叶醇。

对于仅是双键数目和位置不同的挥发油成分难以用一般色谱法分离，可采用硝酸银柱色谱。这是因为挥发油成分中双键的数目和位置不同，与银离子形成 π - 络合物的难易程度和稳定性不同。一般规律为：①双键越多，吸附力越强，即三烯 > 双烯 > 单烯 > 饱和烃；②顺式较反式吸附力强；③相同数目的双键，末端的吸附力强。

例如细辛挥发油，通过用 20% 硝酸银处理的硅胶柱，用苯 - 乙醚（5∶1）洗脱，α - 细辛醚（α - asarone）首先被洗脱，其次是 β - 细辛醚（β - asarone），欧细辛醚（euasarone）最后被洗脱下来。

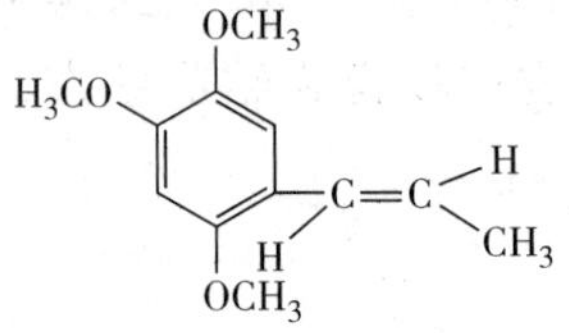

α-细辛醚

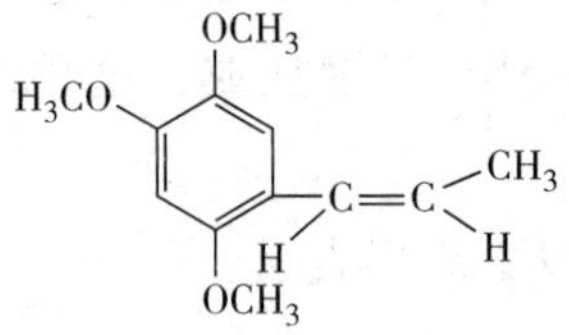

β-细辛醚

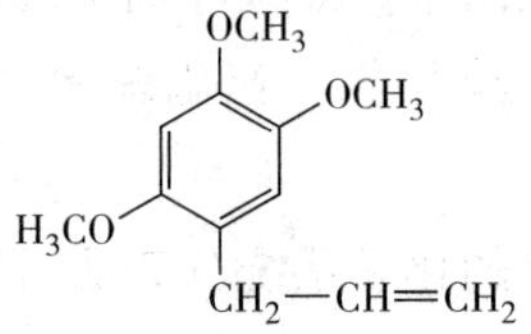

欧细辛醚

对于特别难分离的挥发油可用制备薄层色谱采取相同或不同展开剂二次或多次展开进行分离。气相色谱是研究挥发油组成成分非常有效的方法，近年来应用制备型气-液色谱，成功地将挥发油中许多成分分开并予以鉴定。

5. 分子蒸馏法　分子蒸馏（molecular distillation）又称短程蒸馏，其突破了常规蒸馏依靠沸点不同进行分离的原理，是在高真空度下，根据不同物质分子运动平均自由程的不同，实现混合组分分离的技术。应用分子蒸馏技术对桉叶油分离精制，可使桉叶醇含量由45%提高到90%~95%；用于山苍子油分离精制，可使柠檬醇含量由50%提高到85%~95%。

四、挥发油成分的鉴定

微课2

（一）理化检识

1. 物理常数的测定　相对密度、比旋度、折光率和沸点等是鉴定挥发油常测的物理常数。

2. 化学常数的测定　化学常数是标示挥发油质量的重要指标。

（1）酸值　是代表挥发油中游离羧酸和酚类成分含量的指标。以中和1g挥发油中含有游离的羧酸和酚类所消耗氢氧化钾的毫克数表示。

（2）酯值　是代表挥发油中酯类成分含量的指标。用水解1g挥发油中所含酯所需要的氢氧化钾毫克数表示。

（3）皂化值　是代表挥发油中所含游离羧酸、酚类成分和结合态酯总量的指标。它是以中和并皂化1g挥发油含有的游离酸性成分与酯类所需氢氧化钾的毫克数表示。实际上，皂化值是酸值与酯值之和。

3. 官能团的鉴定

（1）酸碱性　测定挥发油的pH，如呈酸性表示挥发油中含有游离酸或酚类化合物，如呈碱性，则表示挥发油中含有碱性化合物，如挥发性碱类等。

（2）酚类　将挥发油少许溶于乙醇中，加入三氯化铁的乙醇溶液，如产生蓝、蓝紫或绿色，表示挥发油中有酚类成分存在。

（3）羰基化合物　用硝酸银的氨溶液检查挥发油，如发生银镜反应，表示有醛类等还原性成分存在；挥发油的乙醇溶液加2，4-二硝基苯肼、氨基脲、羟胺等试剂，如产生结晶性的衍生物，则表明有羰基类化合物存在。

（4）不饱和化合物和薁类衍生物　于挥发油的三氯甲烷溶液中滴加溴的三氯甲烷溶液，如红棕色褪去表示挥发油中含有不饱和化合物，继续滴加溴的三氯甲烷溶液，如产生蓝色、紫色或绿色，则表明挥发油中含有薁类化合物。此外，在挥发油的无水甲醇溶液中加入浓硫酸时，如有薁类衍生物应产生蓝色或紫色反应。

（5）内酯类化合物　于挥发油的吡啶溶液中，加入亚硝酰铁氰化钠试剂及氢氧化钠溶液，如出现红色并逐渐消失，表示挥发油中含有α、β-不饱和内酯类化合物。

（二）色谱检识

1. 薄层色谱

（1）吸附剂　多采用硅胶G或中性氧化铝。

（2）展开剂　用石油醚（或正己烷）作展开剂，可使不含氧的烃类成分展开，而含氧化合物一般留在原点。采用石油醚-乙酸乙酯（85∶15）为展开剂，则不含氧的烃类到达前沿，含氧化合物可较好的展开。在实际操作中要同时测定这两种展开剂的薄层色谱图。

（3）显色剂　挥发油显色剂常用的有两大类。一类是通用显色剂，如香草醛－浓硫酸或茴香醛－浓硫酸等，喷后于105℃加热，挥发油中各种萜烃及其含氧衍生物都能显色，另一类是挥发油各类官能团的显色剂，如喷异羟肟酸铁试剂产生淡红色斑点，可用于检查内酯类化合物；喷2，4－二硝基苯肼产生黄色斑点，可用于检查醛和酮类化合物；喷0.05%溴酚蓝乙醇溶液产生黄色斑点，表明含有酸类化合物；硝酸铈铵试剂可使醇类化合物在黄色的背景上显棕色斑点。

2. 气相色谱法　气相色谱法具有分离效率好、灵敏度高、样品用量少、分析速度快等优点，已广泛用于挥发油的定性定量分析。用于定性分析主要解决挥发油中已知成分的鉴定，即利用已知成分的对照品与挥发油在同一色谱条件下，进行相对保留值对照测定，初步确定挥发油中的相应成分。

3. 气相色谱－质谱（GC－MS）联用法　对于含有多种未知成分，且无对照品作对照的组成十分复杂的挥发油，选用气相色谱－质谱（GC－MS）联用技术，可大大提高挥发油分析鉴定的速度和研究水平。气相色谱完成分离工作，质谱为鉴定成分的手段。质谱仪检测得到每个组分的质谱后，首先进行标准质谱数据库如美国国家标准局（NIST）谱库检索，得出可能结构，然后根据挥发油成分及其衍生物的质谱裂解规律并参考文献数据加以确认。一些新颖的GC－MS技术开始应用于挥发油的研究，如利用全二维气相色谱/飞行时间质谱（GC×GC/ TOFMS）研究莪术挥发油，分离机制不同而又相互独立的两根色谱柱以串联方式连接在一起组成的二维系统解决了传统的一维色谱由于峰容量不足、灵敏度与分辨率较低，导致峰重叠严重、分离不理想的问题，极大地提高了可检测峰的数量。

五、挥发油的研究实例

（一）薄荷挥发油

薄荷为唇形科薄荷属植物薄荷（*Mentha haplocalyx*）的干燥地上部分，性凉味辛，具有宣散风热、清利头目、利咽和透疹等功效。全草含挥发油1%以上，其油（薄荷素油）和脑（薄荷醇）为芳香药、调味品及驱风药，并广泛用于日用化工和食品化工。我国是薄荷生产大国，薄荷制品薄荷脑及素油还出口美国、英国、日本、新加坡、加拿大等国，在国际上享有盛誉。我国各省区多有分布，主要产于长江以南广大地区。

知识链接

薄荷综合开发利用

薄荷作为常用中药，可以薄荷药材、薄荷素油和薄荷醇入药，用于多种方剂及中成药的配方中。薄荷不仅是常用中药，从薄荷鲜茎叶中提取的薄荷油和薄荷醇可作为芳香剂和调味剂，薄荷油还是轻工业的重要原料，用以生产牙膏、糖果、饮料、化妆品、浴液、空气清新剂和香烟等。像薄荷这种中药药食同源的研发案例还有很多。这些产品成功的综合开发利用不仅有效地保障了人民群众的健康，而且创造了巨大的经济效益。随着我国进入老龄化社会，天然药物尤其是传统中医药必将在我国的医疗保障体系中扮演必不可少的重要角色。国家也陆续出台了多项大力发展中医药的法规与条例。同学们要深信在天然药物尤其是中医药领域必将大有可为，创新性的深入挖掘开发新型中医药产品必将实现学术价值和经济价值的双丰收。

薄荷挥发油的化学组成很复杂，油中成分主要是单萜类及其含氧衍生物，其中薄荷醇（menthol）占75%～85%，薄荷酮（menthone）占10%～20%，乙酸薄荷酯（menthyl acetate）占1%～6%，此外尚有桉油精、柠檬烯、新薄荷醇、辣薄荷醇、辛醇－3等。薄荷素油为无色或淡黄色澄清液体，有特殊清凉香气，味初辛后凉，与乙醇、乙醚、三氯甲烷等能任意混合，相对密度为0.888～0.908，旋光度为

-17°～-24°，折光率1.456～1.466。

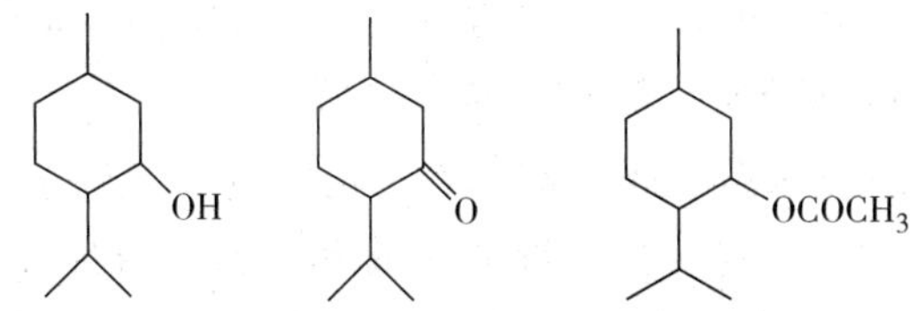

薄荷醇　薄荷酮　乙酸薄荷酯　桉油精

薄荷醇（薄荷脑）为无色针状或棱柱状结晶或白色结晶状粉末，具有薄荷的特殊香气，味初灼热后清凉，微溶于水，易溶于乙醇、三氯甲烷、乙醚等，熔点为42～44℃，比旋度为-49°～-50°。

薄荷醇含量的高低决定薄荷油质量的优劣。《中国药典》（2020年版）以薄荷脑为指标成分对薄荷药材进行定性鉴别和含量测定。薄荷素油指纹图谱采用薄荷脑、(-)-薄荷酮和桉油精作为参照物，以薄荷脑作为指标成分进行含量测定。

薄荷醇的分离精制，一般多采用冷冻分离法，其简要工艺流程如下。

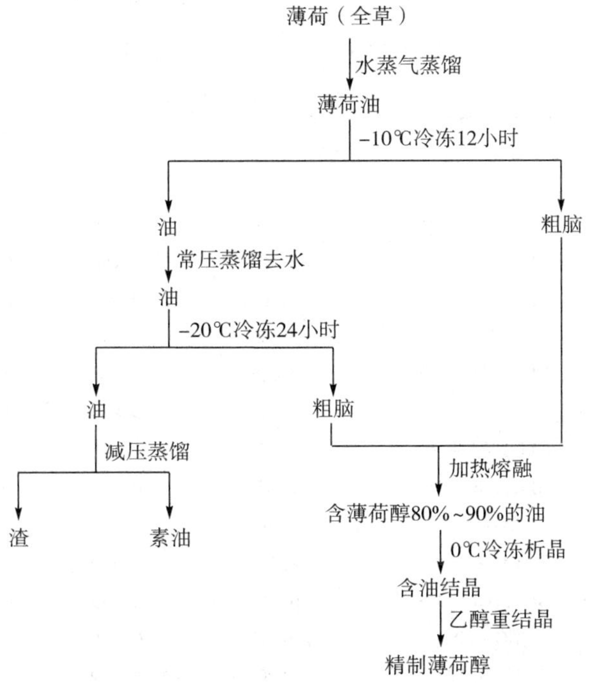

也可用分馏法提取分离薄荷醇，其工艺流程如下：

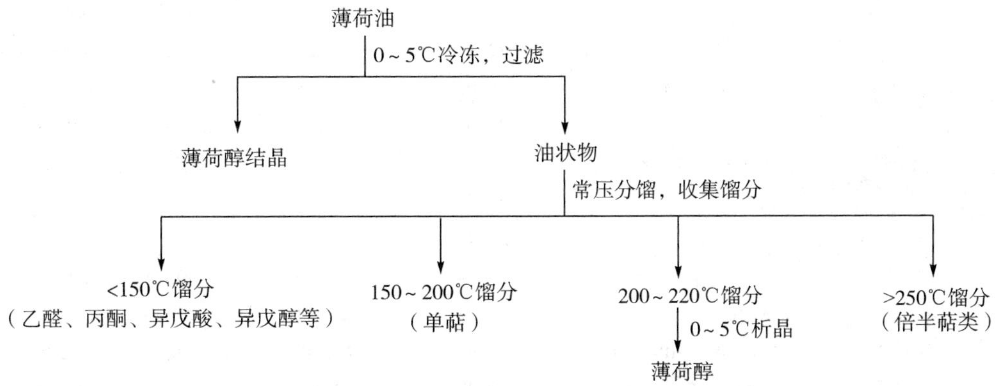

（二）莪术挥发油

莪术为姜科植物蓬莪术（*Curcuma phaeocaulis*）、广西莪术（*C. kwangsiensis*）或温郁金（*C. wenyujin*）的干燥根茎，味辛、苦，性温，有行气破血、消积止痛之功效。

莪术含挥发油 1.0%～2.5%；莪术油为深棕色或浅棕色的澄清液体；气特异，味微苦而辛；易溶于甲醇、乙醇、丙酮、乙酸乙酯、三氯甲烷、乙醚、石油醚中，微溶于水；相对密度 0.970～0.990，旋光度 +20°～+25°（乙醇），折光率 1.500～1.510。莪术油注射液作为抗病毒药，应用于临床。采用气相色谱－质谱（GC－MS）联用法对温莪术挥发油进行分析测定，共检出 60 余个峰，鉴定了 19 个成分（表 8－1）。其中牻牛儿酮（吉马酮）、莪术醇、莪术二醇、莪术酮及莪术二酮等为倍半萜类化合物，是莪术挥发油的主要有效成分，莪术二酮对宫颈癌有较好的治疗作用。

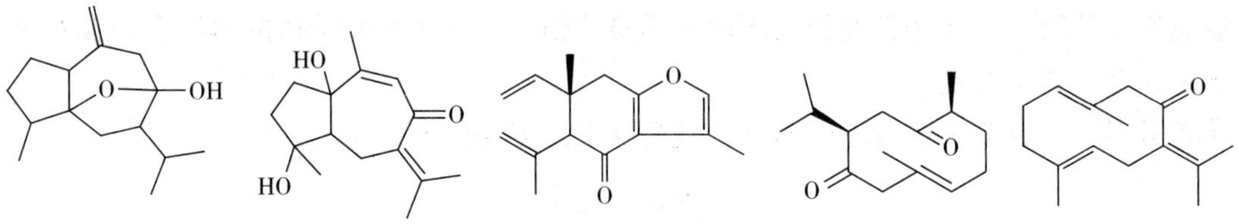

莪术醇　　莪术二醇　　莪术酮　　莪术二酮　　牻牛儿酮

表 8－1　温莪术挥发油中的成分和含量

GLC 峰号	化合物名称	鉴定方法	GLC 保留时间（min）	含量（%）			M^+
				样品 Ⅰ	样品 Ⅱ	样品 Ⅲ	
2	α－蒎烯	GLC，GC－MS	3.33	0.14	0.039		136
3	β－蒎烯	GLC，GC－MS	3.54	0.296	0.108		136
4	莰烯	GLC，GC－MS	4.05	0.069	0.019		136
7	柠檬烯	GLC	5.02	0.047	0.033		
8	桉油精	GLC，GC－MS	5.22	3.966	4.069	1.865	154
9	芳樟醇	GLC	7.32	0.864	1.142	0.483	
11	樟脑	GLC，GC－MS	8.12	2.616	2.666	1.864	152
13	异龙脑	GLC，GC－MS	8.87	0.731	0.689	0.497	154
14	龙脑	GC－MS	9.20	0.286	0.169	0.131	154
15	松油醇－4	GC－MS	9.70	0.319	0.360	0.207	154
16	α－松油醇	GLC，GC－MS	10.15	0.639	0.718	0.538	154
22	δ－榄香烯	GC－MS	16.65	0.635	0.357	0.259	204
27	β－榄香烯	GC－MS	18.83	7.859	4.561	3.581	204
28	β－丁香烯	GLC，GC－MS	19.73	0.454	0.496	0.295	204
31	蛇麻烯	GLC，GC－MS	21.07	0.722	0.572	0.494	204
33			22.35	1.095	0.525	0.548	204
34			22.74	8.229	21.672	3.695	216
43	γ－榄香烯	GC－MS	25.09	0.584	1.449	0.992	204
47			26.65	1.781	1.956	0.658	218
48	莪术醇	GLC，GC－MS	27.32	2.863	3.179	0.260	236
50			27.78	2.480	2.374	1.248	236
52			28.42	1.458	1.651	1.053	236
53			28.54	2.343	0.804	0.646	236
55			29.21	2.064	1.153	0.713	236
57	牻牛儿酮	GC－MS，IR，熔点	29.94	16.898	19.562	16.244	218
58	莪术二酮	GLC，GC－MS	30.78	30.801	21.975	39.769	236
60			31.83	2.202	1.794	4.44	236

GC－MS条件：LKB－9000色质联用仪，毛细管柱30m×0.25mm，固定相：SE30，载气He，柱温70～280℃（3℃/min），分离器温度270℃，电离电压70eV，发射电流60μA，加速电压3.5 kV。

莪术醇为无色针状结晶，熔点143～144℃，旋光度－40.5°（乙醇），易溶于乙醚、三氯甲烷，微溶于石油醚，不溶于水。莪术二酮为无色棱状结晶，熔点61～62℃，比旋度＋26°（三氯甲烷），易溶于乙醚、三氯甲烷，微溶于石油醚。牻牛儿酮为无色针状结晶，熔点50～52℃，沸点较低，可随水蒸气蒸馏，难溶于水，溶于甲醇、乙醇，易溶于乙醚、三氯甲烷、石油醚等亲脂性有机溶剂。对光、热不稳定，遇浓硫酸－香草醛显紫红色。

《中国药典》（2020年版）以牻牛儿酮为指标成分对莪术药材进行定性鉴定。以牻牛儿酮、莪术醇和莪术二酮为指标成分对莪术油进行定性鉴定，莪术油的指纹图谱参照物和含量测定指标成分均为牻牛儿酮。

从莪术中提取分离莪术醇及莪术二酮的工艺流程如下：

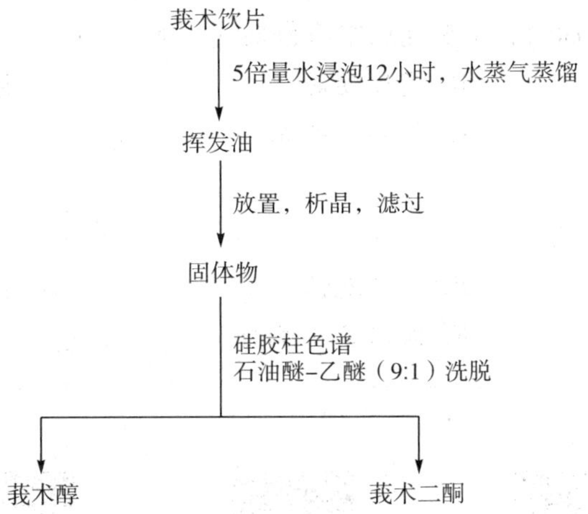

答案解析

目标测试

【配伍选择题】

（1～4题共用备选答案）

A. 单环倍半萜内酯　　B. 革酚酮类　　C. 单环单萜

D. 环烯醚萜　　E. 双环二萜

1. 青蒿素属于（　）

2. 栀子苷属于（　）

3. 穿心莲内酯属于（　）

4. 薄荷醇属于（　）

【A1型题】

5. 萜类化合物的基本碳架多具有2个或2个以上的（　）

A. 甲戊二羟酸　　B. 异戊二烯　　C. 苯丙素

D. 色原酮　　E. 甾核

6. 下列关于萜类化合物挥发性叙述，错误的是（　）
   A. 所有非苷类单萜及倍半萜具挥发性
   B. 所有苷类单萜及倍半萜不具挥发性
   C. 所有非苷类二萜不具挥发性
   D. 所有二萜苷不具挥发性
   E. 所有三萜不具挥发性
7. 组成挥发油最主要的成分是（　）
   A. 脂肪族化合物　B. 芳香族化合物　C. 二萜类
   D. 二倍半萜类　E. 单萜、倍半萜及其含氧衍生物
8. 从中药中提取挥发油的主要方法是（　）
   A. 煎煮法　B. 升华法　C. 酸提取碱沉淀法
   D. 水蒸气蒸馏法　E. 碱提取酸沉淀法
9. 用 GC－MS 法鉴定挥发油时，主要优点中不包括（　）
   A. 分离效率好　B. 灵敏度高　C. 样品用量少
   D. 分析速度快　E. 样品不破坏

【X 型题】

10. 挥发油具备的性质（　）
    A. 难溶于水　B. 具挥发性　C. 升华性
    D. 易溶于有机溶剂　E. 能水蒸气蒸馏

书网融合……

思政导航　本章小结　微课 1　微课 2　题库

第九章　三萜及其苷类

PPT

学习目标

知识目标

1. 掌握　三萜及其苷类化合物的理化性质及提取、分离方法。

2. 熟悉　三萜及其苷类化合物的主要结构类型。

3. 了解　三萜及其苷类化合物的分布、生源途径及其生物活性；三萜及其苷类化合物的结构鉴定。

能力目标　通过本章的学习，掌握三萜的基本骨架类型及重要的药用化合物；能够根据三萜及其苷的结构分析其性质特点，根据不同结构特点设计合理的提取分离方案。

三萜类（triterpenoids）化合物是一类多数具有30个碳原子，基本碳架由6个异戊二烯单位组成的化合物。这类化合物在生物体内主要以游离形式或与糖结合成苷的形式存在。三萜苷类化合物的水溶液振摇后能产生似肥皂样的持久性泡沫，故被称为三萜皂苷（triterpenoid saponins）。多数三萜皂苷具有羧基，所以又被称为酸性皂苷。

三萜及其苷类广泛分布于自然界中，如菌类、植物、动物及海洋生物中，尤其以双子叶植物中存在最多。游离的三萜主要存在于菊科、大戟科、豆科、卫矛科等植物。三萜苷类在五加科、桔梗科、远志科、毛茛科、伞形科、豆科、葫芦科等植物中分布较多。常用中药如人参、三七、黄芪、甘草、柴胡、桔梗、绞股蓝、苦瓜、泽泻等都含有三萜及其苷类。

三萜皂苷由三萜皂苷苷元和糖组成。常见的皂苷元母核为四环三萜和五环三萜。构成三萜皂苷的糖常见的有葡萄糖、半乳糖、木糖、阿拉伯糖、鼠李糖、葡萄糖醛酸和半乳糖醛酸，另外还有呋糖、鸡纳糖、芹糖、乙酰氨基糖等。这些糖多数为吡喃型糖，少数为呋喃型糖，通常以低聚糖的形式与苷元结合成苷。根据糖链的数目不同，将皂苷分为单糖链皂苷、双糖链皂苷、三糖链皂苷等；根据苷元成苷羟基类型的不同，也可将皂苷分为醇苷和酯苷（又称酯皂苷）。原生苷可以被酸、碱或酶水解，若是部分糖被水解所形成的苷称为次皂苷或次生皂苷。

随着分离纯化和结构鉴定技术的进步，使得三萜及其苷的药理作用研究取得了很大的进展，发现越来越多的该类化合物具有显著的生物活性，如增强机体免疫功能、抗肿瘤、抗菌、抗病毒、降低胆固醇、降血压、降血糖、抗生育等生物活性。三萜及其苷已成为天然药物研究中的一个热点，未来一定会有更多具有活性的该类化合物被发现和应用。

>>> 知识链接

我国首创一类单体抗癌中药——参一胶囊

人参是知名度最高的中药，具有大补元气、补脾益肺和生津安神等功效，现代药理学研究表明人参具有广泛的生理活性，其中在抗肿瘤方面作用明显。中国大连的专家团队历经15年进行的“一类单体中药新药参一胶囊创制的关键技术及应用”项目，获得2013年度国家技术发明奖二等奖，在抗肿瘤中药的创新、机制研究等方面迈上了新台阶。该研究团队发现人参的抗癌作用与其中名为20(*R*)-人参皂苷Rg3（简称Rg3）的成分有明显的相关性，揭示Rg3可通过直接抑制肿瘤细胞生长，抑制新生血管生成，诱导细胞凋亡，选择性抑制肿瘤细胞粘附等多种机制，对非小细胞肺癌、胃癌、卵巢癌、宫颈癌及白血病等，具有明显抑制肿瘤生长和转移的作用。该药物主要用于原发性肺癌和肝癌，提高化疗药物疗效及减轻毒副反应，提高免疫功能，改善生活质量，成为我国第一个一类中药单体新药。同时，该团队完成 Rg3 抑制肿瘤新生血管形成作用机制的研究，被批准写进“参一胶囊”药品说明书，形成专有技术保护，使该药成为国内外首个进入临床应用的肿瘤新生血管抑制剂。

第一节 三萜类化合物的生物合成

从生源途径发现三萜类化合物的生物合成是由鲨烯（squalene）通过不同的环化方式转变而来的（图 9－1），而鲨烯是由焦磷酸金合欢酯（farnesyl pyrophosphate，又称焦磷酸麝子油脂，FPP）尾尾缩合生成。

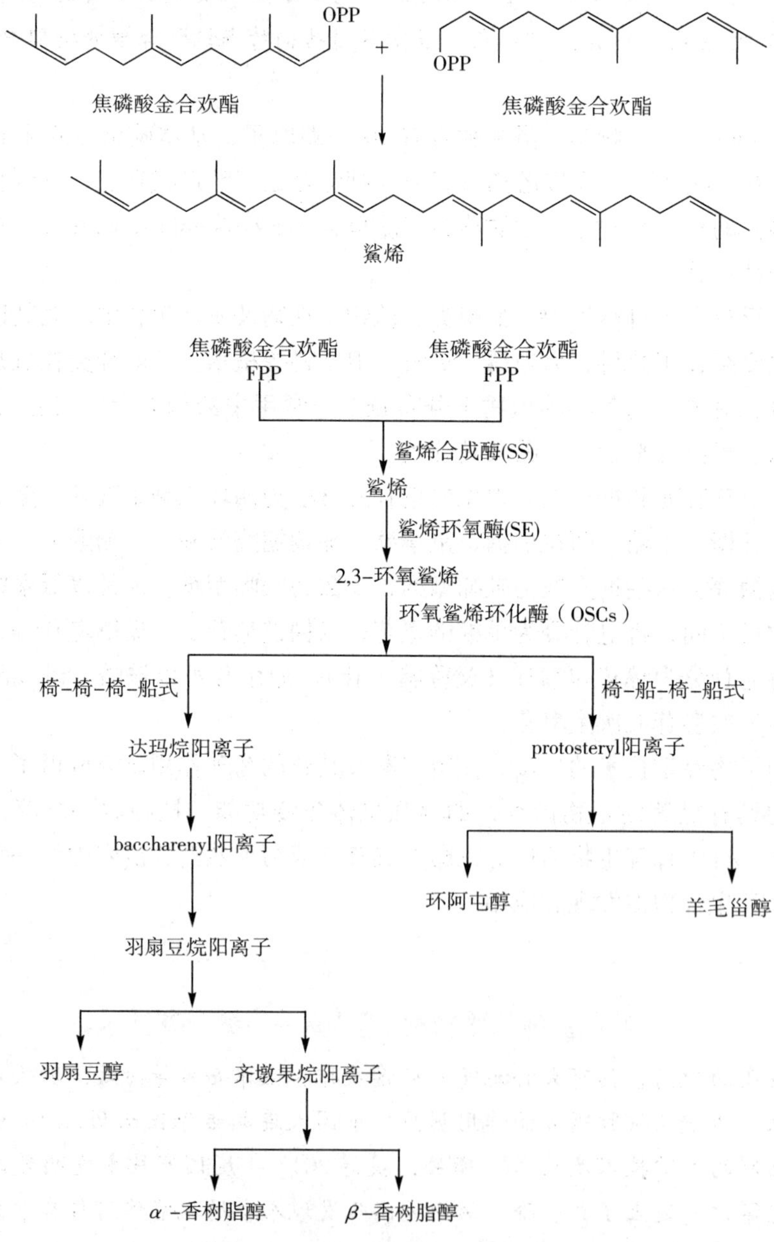

图 9－1 甾醇和三萜类化合物的生物合成途径

鲨烯进一步通过鲨烯环氧酶（SE）的催化，转变为2,3－环氧鲨烯，其后在环氧鲨烯环化酶（OSCs）作用下，形成甾醇和三萜类骨架。甾醇生物合成的前体是羊毛甾醇和环阿屯醇骨架。环氧鲨烯可以通过椅－船－椅－船式构象排列产生中间体C－20原甾醇阳离子，中间体经骨架重组形成羊毛甾醇或环阿屯醇骨架，这一步环化反应分别由羊毛甾醇合成酶（LS）和环阿屯醇合成酶（CS）催化完成。而五环三萜的形成则是环氧鲨烯通过椅－椅－椅－船式构象变化，首先形成四环达玛烷正碳离子中间体，在环氧鲨烯达玛二烯醇合成酶的催化下，该正离子生成达玛烷型三萜，同时四环达玛烷正碳离子进一步转化形成羽扇豆烷阳离子或齐墩果烷阳离子，再经修饰重排形成羽扇豆烷型、齐墩果烷或乌苏烷型等五环三萜类化合物。

第二节　三萜类化合物的结构与分类

三萜类化合物结构多数符合（C_5H_8）$_6$通式特征，少数不符合，但从植物的生源关系判断他们仍属于三萜类。如四环三萜的楝烷型由26个碳原子组成，四环三萜的茯苓酸（pachymic acid，$C_{33}H_{52}O_5$）碳数超过30个。三萜类化合物结构类型包括链状三萜、单环三萜、双环三萜、三环三萜、四环三萜和五环三萜等。链状三萜多为鲨烯类化合物，常见于海洋生物中。单环三萜、双环三萜、三环三萜研究报道相对较少。在自然界中存在较广的是四环三萜和五环三萜，多以三萜皂苷形式存在。

一、四环三萜的结构类型

四环三萜（tetracyclic triterpenoids）大部分具有环戊烷骈多氢菲的基本母核，17位上由8个碳原子组成的侧链，母核上一般有5个甲基。四环三萜皂苷及其苷元主要包括羊毛脂甾烷型、大戟烷型、达玛烷型、葫芦素烷型、环菠萝蜜烷型、原萜烷型及楝烷型三萜类。

（一）羊毛脂甾烷型与大戟烷型

1. 羊毛脂甾烷型（lanostane）　羊毛脂甾烷也称羊毛脂烷、羊毛甾烷，其结构特点是A/B，B/C，C/D环均为反式稠合，C－20为*R*构型，其10、13和14位分别连有β、β、α甲基，17位侧链为β构型。若3位有羟基取代，称为羊毛脂甾烷醇，如羊毛脂醇，是羊毛脂的主要成分，存在于大戟属植物*Euphorbia balsamifera*的乳液中。

茯苓酸是茯苓中具有利尿、渗湿、健脾、安神功效的主要成分，母核结构也属于此类。

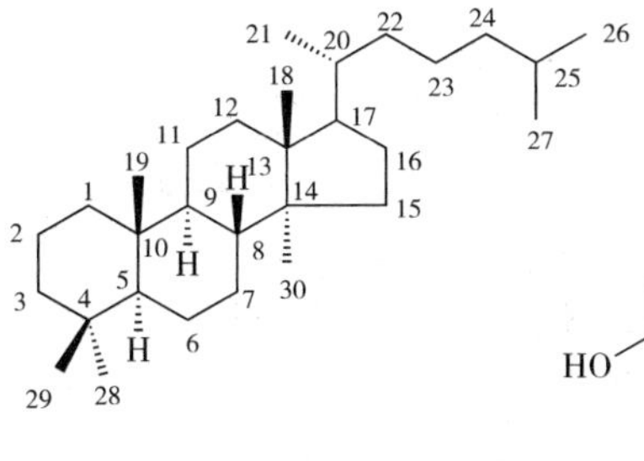

羊毛脂甾烷

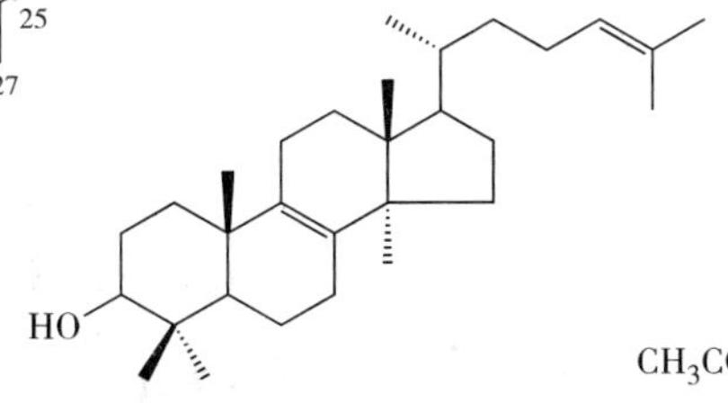

羊毛脂醇

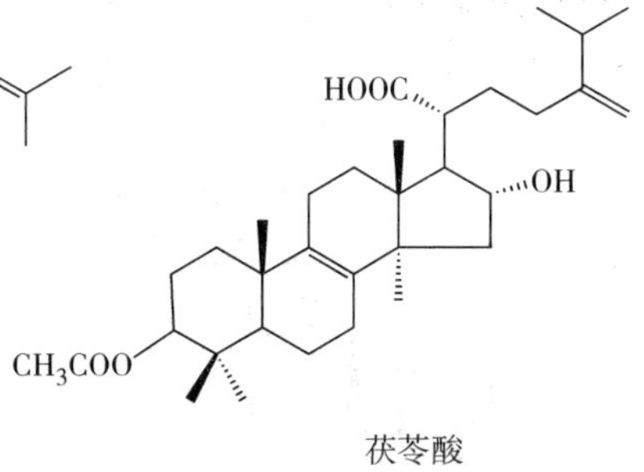

茯苓酸

2. 大戟烷型（euphane）　大戟烷也称甘遂烷，是羊毛脂甾烷的立体异构体，基本碳架相同，只是13、14和17位上的取代基构型不同，即13α、14β、17α—羊毛脂甾烷。

大戟属植物乳液中常含有大戟烷衍生物，如甘遂、狼毒和千金子中均含有大戟醇（euphol），中药乳香中含有乳香二烯酮酸（masticadienonic acid）和异乳香二烯酮酸（isomasticadienonic acid）。

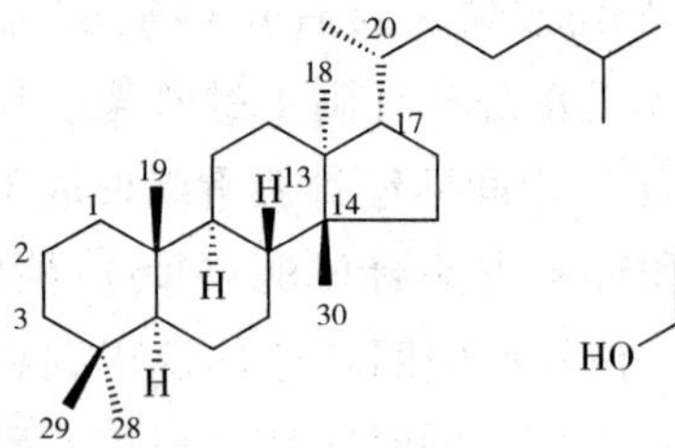

大戟烷

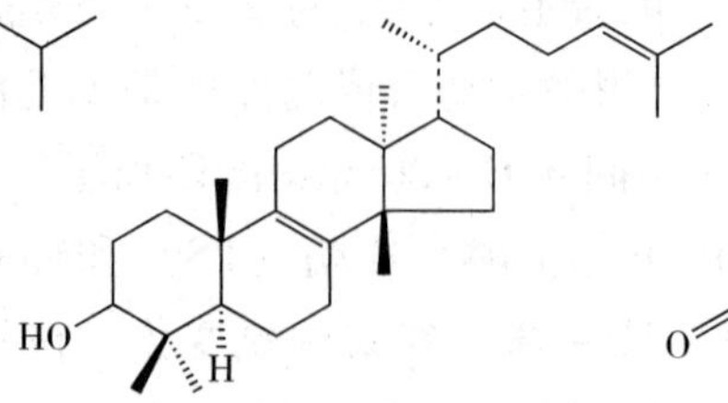

大戟醇

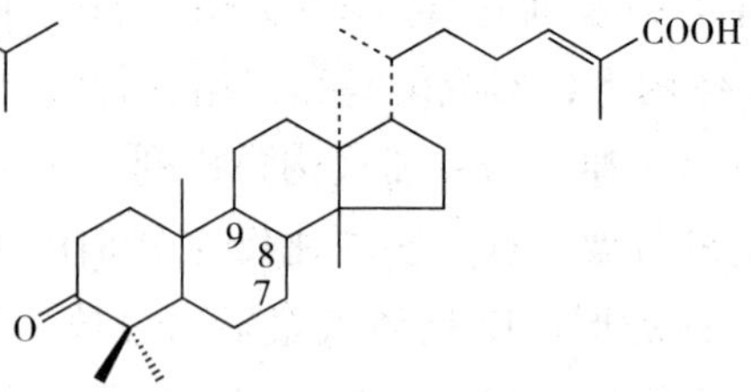

乳香二烯酮酸 $\Delta^{7(8)}$
异乳香二烯酮酸 $\Delta^{8(9)}$

（二）达玛烷型

达玛烷型（dammarane）的结构特点是在 8 位和 10 位有 β 甲基，13 位有 β 氢，17 位的侧链为 β 构型，20 位碳为 *R* 或 *S* 构型。

达玛烷型化合物在自然界存在广泛，如鼠李科植物酸枣（*Zizyphus jujuba*）果实中酸枣仁皂苷 A 和 B（jujuboside A、B）的苷元属于该结构类型；五加科人参属人参、三七等植物的根、茎、叶、花、果实中含有的多种人参皂苷的苷元主要属于该类型。

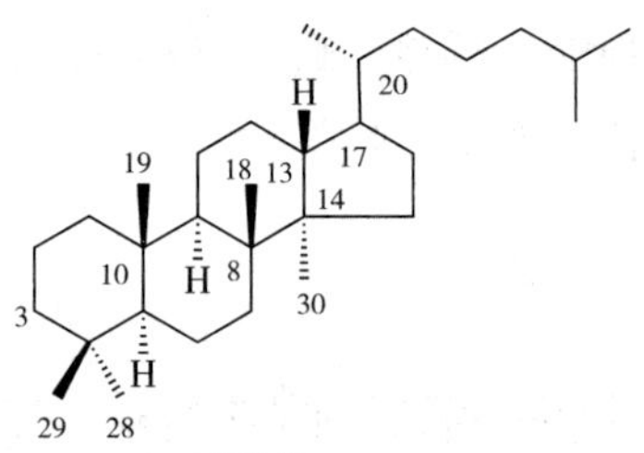

达玛烷

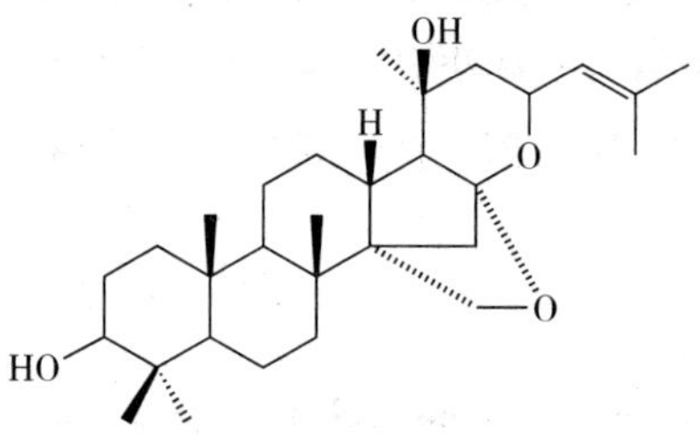

酸枣仁皂苷元

（三）葫芦素烷型

葫芦素烷（cucurbitane）也称葫芦烷，结构特点是基本骨架与羊毛脂甾烷型相似，只有 A/B 环上的取代和羊毛脂烷型化合物不同，在 5 位和 8 位是 β 氢，10 位是 α 氢，9 位有 β 甲基。

葫芦素烷类化合物是葫芦科皂苷的主要母核类型，如甜瓜蒂、丝瓜子、苦瓜等均含有此类成分，统称为葫芦素类（cucurbitacins）。

罗汉果（*Momordica grosvenori*）为葫芦科植物，其果实具有清热润肺、利咽开音、滑肠通便之功效，所含主要成分为多种罗汉果苷，也属此类型。此外罗汉果苷 V 的 0.02% 溶液，其甜度是蔗糖的 256 倍，可作为一种低热量甜味剂。

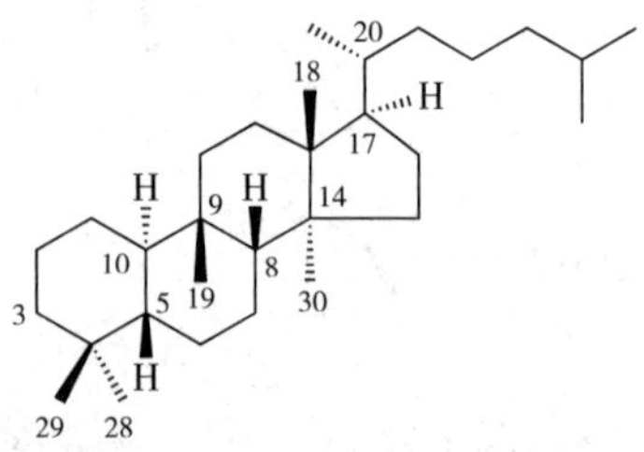

葫芦烷

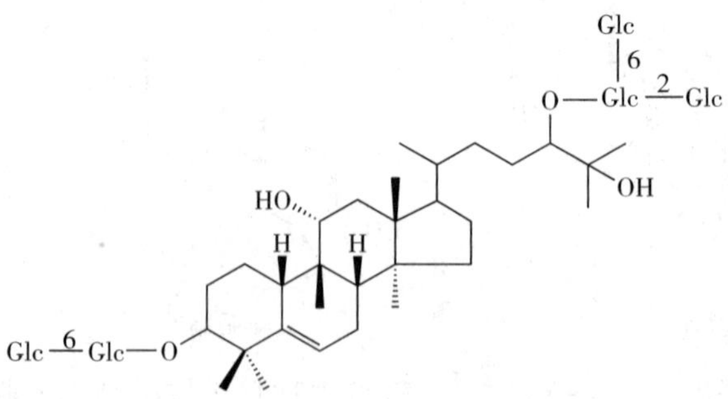

罗汉果苷V

（四）环菠萝蜜烷型

环菠萝蜜烷（cycloartane）又称为环阿屯烷或环阿尔廷，基本骨架与羊毛脂甾烷相似，差别仅在于 10 位上的甲基与 9 位脱氢形成三元环。

豆科植物膜荚黄芪含有20多个环菠萝蜜烷型的三萜皂苷，皂苷元为环黄芪醇（cycloastragenol）。近年来从中药升麻中也分得多种环菠萝蜜烷型的结构。

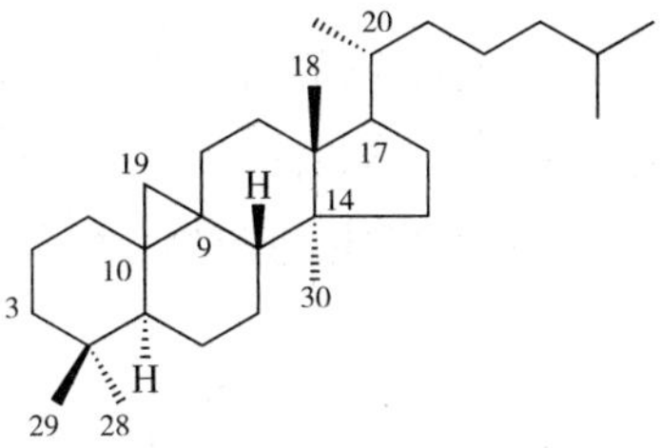

环菠萝蜜烷

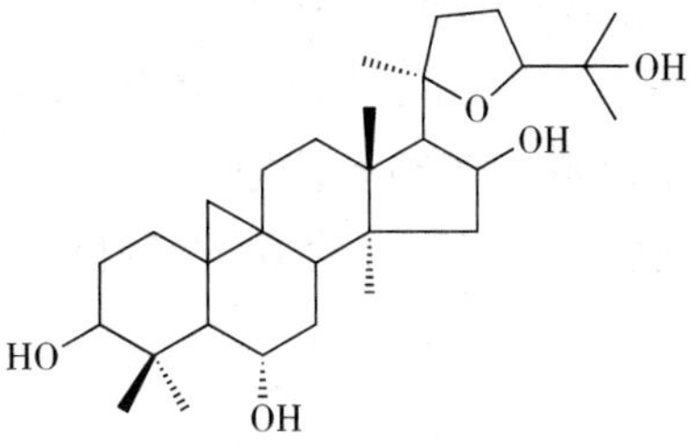

环黄芪醇

（五）原萜烷型

原萜烷型（protostane）的结构特点是8位为α－甲基取代，10和14位为β－甲基取代，20位碳为S构型。

中药泽泻具有利尿渗湿之功效，近年来从不同的泽泻药材中分离得到了30多个三萜类化合物，其结构多为原萜烷型。如泽泻萜醇A（alisol A）和泽泻萜醇B（alisol B）等。

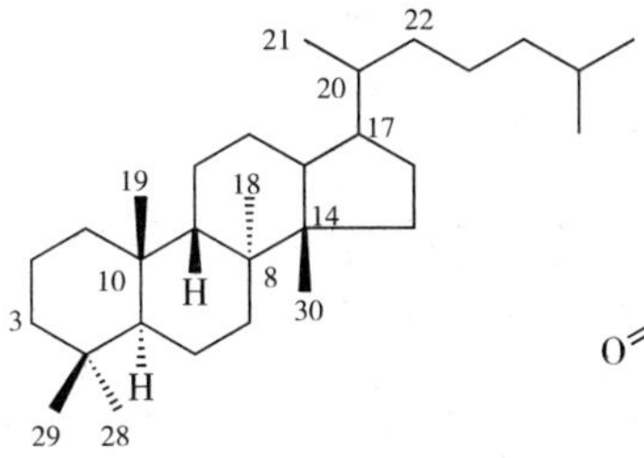

原萜烷

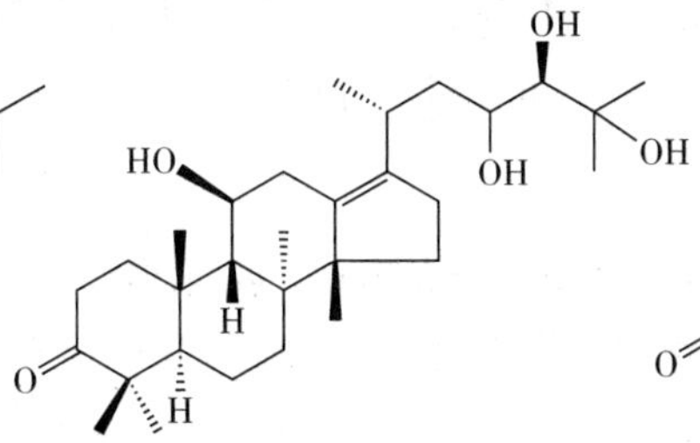

泽泻萜醇A

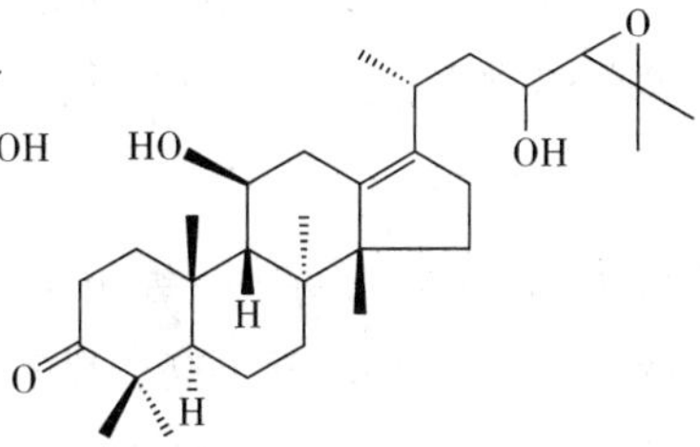

泽泻萜醇B

（六）楝烷型

楝烷（meliacane）的基本母核由26个碳构成。楝科楝属植物果实及树皮中常含有此类结构，具苦味，总称为楝苦素类成分。如川楝皮所含驱蛔成分川楝素（chuanliansu）和异川楝素（isochuanliansu）。

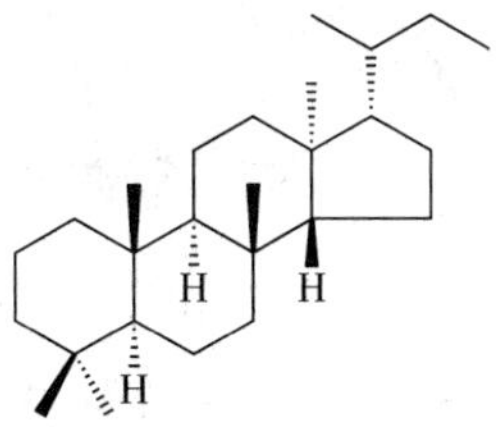

楝烷

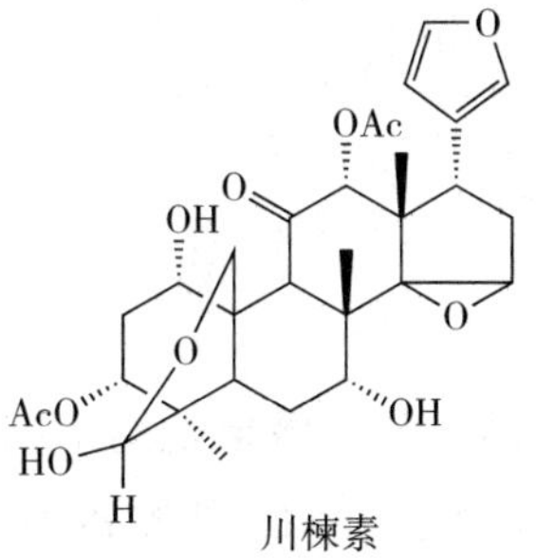

川楝素

二、五环三萜的结构类型

五环三萜（pentacyclic triterpenoids）类化合物是中药中一类重要的化学成分，主要的结构类型有齐墩果烷型、乌苏烷型、羽扇豆烷型及木栓烷型。

（一）齐墩果烷型

齐墩果烷型（oleanane）又称β－香树脂烷（β－amyrane）型。其基本碳架是多氢蒎的五环母核，A/B环、B/C环、C/D环均为反式，D/E环为顺式。母核上有8个甲基取代，同时还可能有其他取代基存在，如羟基、羧基、羰基和双键等。由于母核常有羧基取代，故呈酸性，是酸性皂苷的主要结构类型。该类化合物在植物界分布极为广泛，可以以游离形式、成酯或苷的结合状态存在。主要分布在豆科、五加科、远志科、桔梗科等植物中。

齐墩果酸（oleanolic acid）是齐墩果烷类的代表化合物，在植物界分布广泛，可以以游离形式存在，如存于女贞子、白花蛇舌草、连翘等，但多数以苷的形式存在，如存于人参、三七、紫菀、柴胡、木通、牛膝等。齐墩果酸已成为治疗急性黄疸型肝炎和迁延型慢性肝炎的药物。

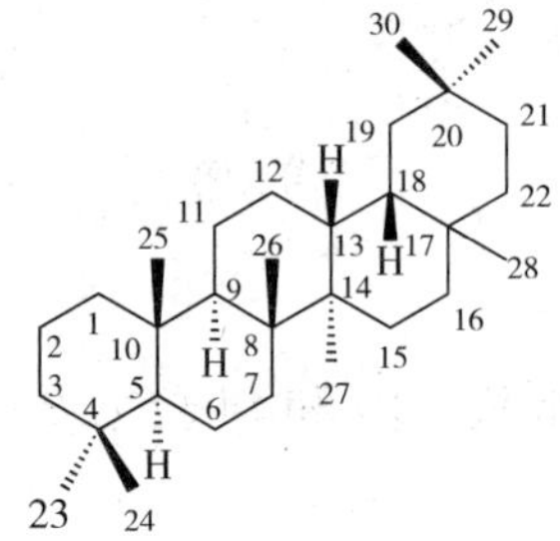

齐墩果烷

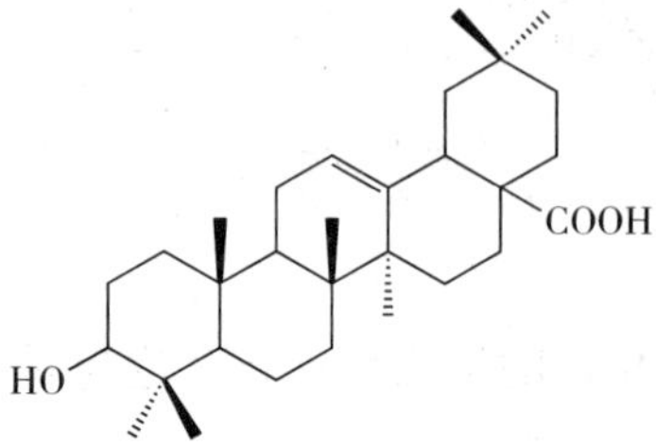

齐墩果酸

常用的中药甘草、远志、商陆、柴胡中含有的大量皂苷，其苷元的基本母核均属于齐墩果烷型。石竹科长蕊丝石竹（*Gypsophila oldhamiana*）中得到 12 个齐墩果烷型三萜皂苷。茶树（*Camellia sinensis*）花的正丁醇提取物中，发现三个酰化的齐墩果烷型三萜皂苷。

（二）乌苏烷型

乌苏烷（ursane）又称 α-香树脂烷（α-amyrane）或熊果烷。其分子结构与齐墩果烷的不同点在于 E 环上两个甲基取代位置不同，即在 19 位碳和 20 位碳上各有一个甲基。

乌苏酸（ursolic acid）又称熊果酸，是乌苏烷型的代表化合物。这类化合物在植物界分布也较广泛，如地榆、枇杷叶、女贞子、山茱萸、蒲公英、车前草等中都含有此类化合物。

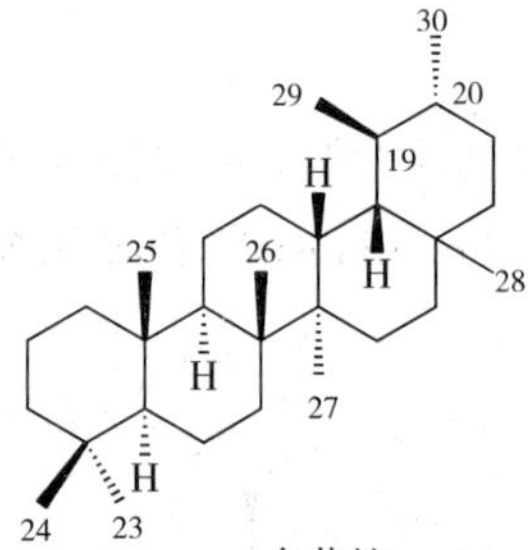

乌苏烷

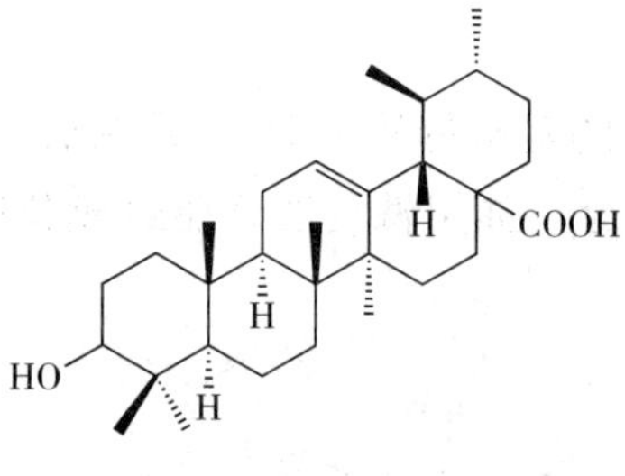

乌苏酸（熊果酸）

（三）羽扇豆烷型

羽扇豆烷（lupane）的结构与齐墩果烷的不同点是 D/E 环的构型为反式，E 环为五元碳环，且在 E 环 19 位有 α 构型的异丙基取代，并有 $\Delta^{20(29)}$ 双键。

此类成分如羽扇豆种皮中的羽扇豆醇（lupeol）、酸枣仁、槐花中的白桦脂醇（betulin）、桦树皮、石榴树皮等中的白桦脂酸（betulinic acid）。白头翁、忍冬藤中的多种三萜皂苷也属此类。

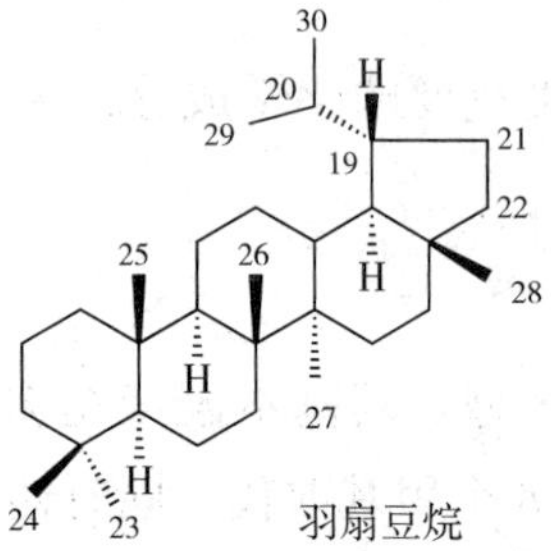

羽扇豆烷

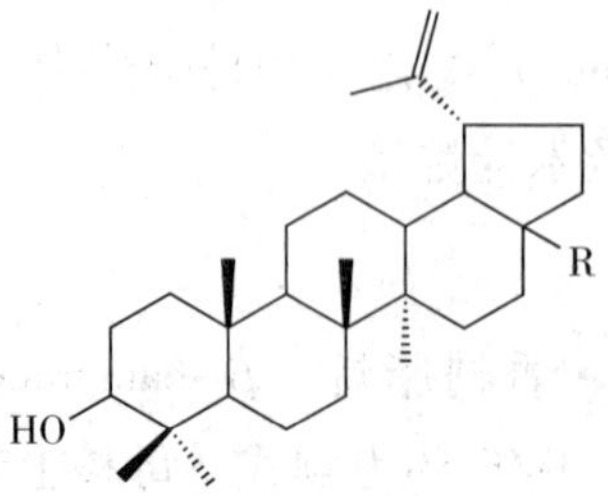

羽扇豆醇 R=CH_3

白桦脂醇 R=CH_2OH

白桦脂酸 R=COOH

（四）木栓烷型

木栓烷（friedelane）在生源上可以看成是由齐墩果烯甲基移位演变而成。该类化合物是卫矛科植物化学成分的一个重要组成部分，对风湿、白血病和皮肤病有一定疗效。如用于治疗类风湿关节炎等症的卫矛科植物雷公藤（*Tripterygium wilfordii*）中的雷公藤酮（triptergone）是失去25位甲基的木栓烷型衍生物。卫矛科植物独子藤（*Celastrus monospermus*）的茎中也含有木栓酮（friedelin）等多种木栓烷型衍生物。

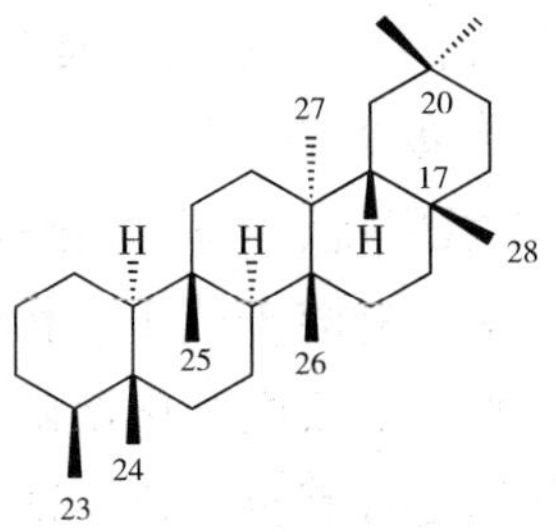
木栓烷

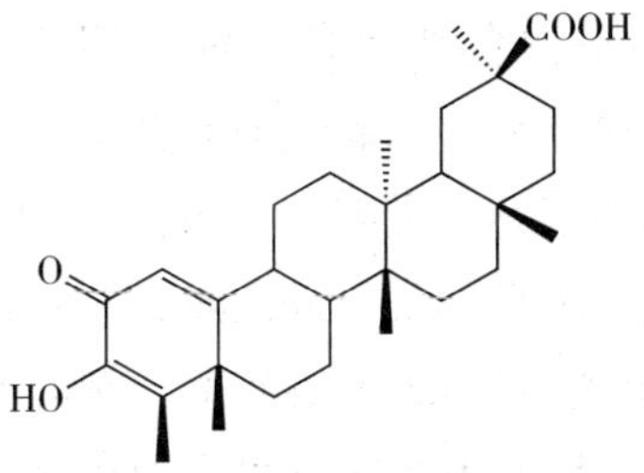
雷公藤酮

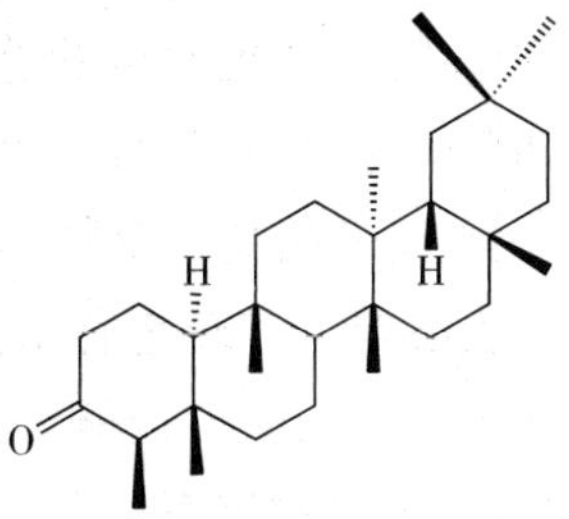
木栓酮

（五）其他类型

1. 羊齿烷型（fernane）和异羊齿烷型（isofernane）　羊齿烷和异羊齿烷可认为是羽扇豆烷型的异构体。从日本产的白茅根中分得多种羊齿烷型和异羊齿烷型三萜成分，包括白茅素（cylindrin）、芦竹素（arundoin）和羊齿烯醇（fernenol）等。

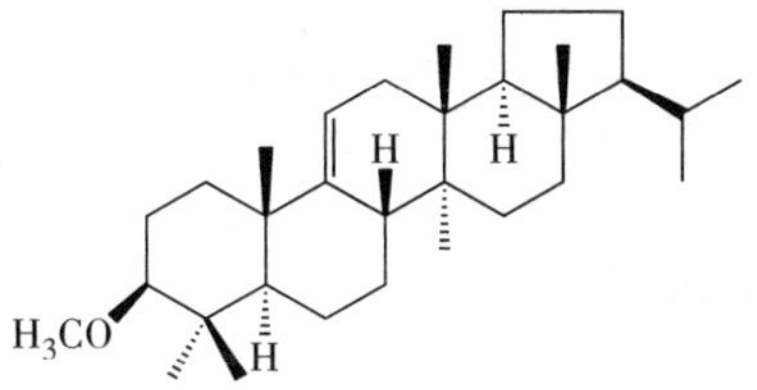
白茅素

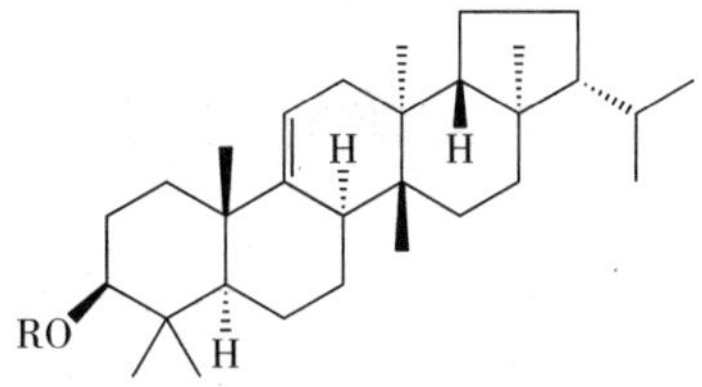
芦竹素 ($R=CH_3$)
羊齿烯醇 (R=H)

2. 何帕烷型（hopane）和异何帕烷型（isohopane）　何帕烷型和异何帕烷型互为异构体，也是羊齿烷的异构体。东北贯众（*Dryopteris crassirhizoma*）和石韦（*Pyrrosia lingua*）全草中含有里白烯（diplotene），属何帕烷型三萜化合物。

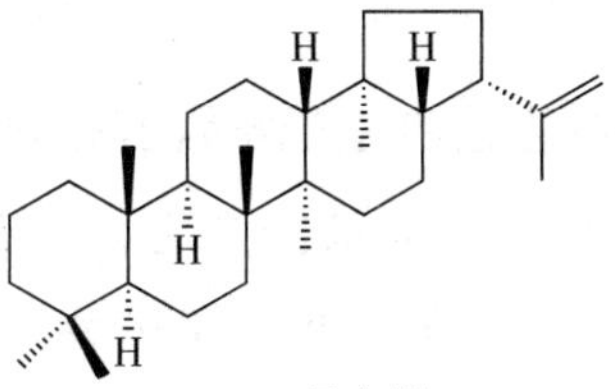
里白烯

3. 石松烷型　石松（*Lycopodium clavatum*）中的石松素（lycoclavanin）、石松醇（lycoclavanol）等属于石松烷型三萜类化合物。

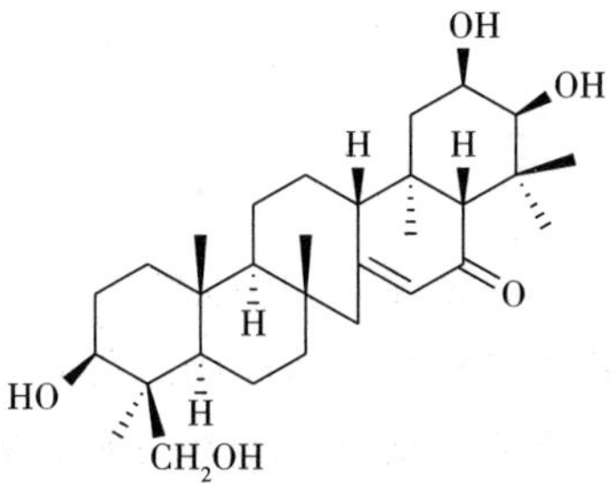
石松素

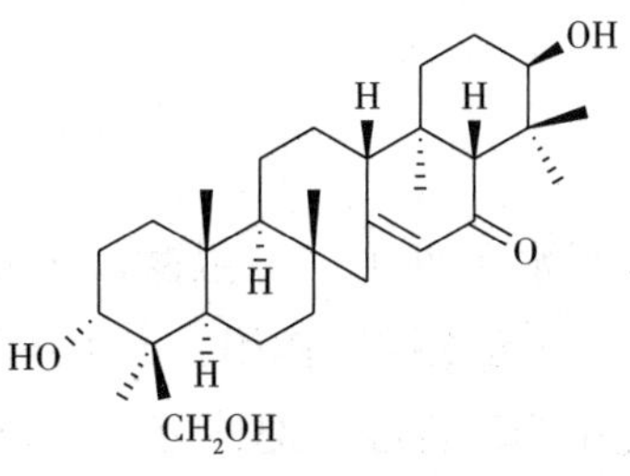
石松醇

第三节 三萜类化合物的理化性质及溶血作用 微课1

一、性状及溶解度

1. 性状 游离的三萜类化合物多呈白色或无色结晶，但三萜皂苷因分子较大，常为无定形粉末，少数为结晶，如紫菀皂苷A为无色针状结晶。三萜皂苷极性较大，具有吸湿性。

2. 溶解度 游离三萜类化合物不溶于水，易溶于石油醚、苯、三氯甲烷、乙醚等极性小的溶剂中，也可溶于甲醇、乙醇等。三萜皂苷由于有糖存在，极性较大，可溶于水，易溶于热水、稀醇、热甲醇和热乙醇中，难溶于苯、乙醚、丙酮等极性较小的有机溶剂。皂苷在含水丁醇或戊醇中溶解度较好，尤其是在正丁醇溶剂中有较好的溶解度，因此正丁醇常作为提取分离皂苷的首选有机溶剂。次级苷在水中溶解度降低，易溶于醇、丙酮、乙酸乙酯中。皂苷具有助溶性能，可促进其他成分在水中的溶解度。

二、熔点与旋光性

游离三萜类化合物具有固定的熔点，带羧基者熔点较高。如齐墩果酸为308～310℃。三萜皂苷的熔点也较高，它们常在到达熔点之前已发生分解，因此多无明显的熔点，测得是分解点，一般在200～300℃之间。

游离三萜类化合物及其皂苷均有旋光性。

三、表面活性

三萜皂苷能降低水溶液表面张力而具有表面活性作用，水溶液经强烈振摇后产生持久性的泡沫，且不因加热而消失，故可作为清洁剂和乳化剂应用。皂苷的表面活性作用与其分子内部亲水性和亲脂性结构的比例有关，只有当两者比例适当，才能较好地发挥出这种作用。所以有少数皂苷水溶液经振摇只产生较弱的泡沫，如甘草皂苷泡沫反应就很弱。

>>> 知识链接

三萜化合物检识辨别药材真伪

中药人参为五加科植物人参的干燥根，而且根据产地、生成年限、加工炮制等不同有相应规格商品，而在市场上常碰到冒充人参的野红豆根、商陆根、华山参、紫茉莉根、桔梗根等中药伪品。可利用人参与伪品中药中这些成分结构不同，对荧光反应、显色反应产生的颜色变化不同，从而帮助我们鉴别之。务真求实，杜绝假药，人人有责。人参是价格昂贵的中药品种，不法分子为谋取个人利益时有掺假，只要我们掌握正品的检识要点，综合各种鉴别方法，就能杜绝假药，从而保证临床用药安全有效。

四、显色反应

三萜类化合物在无水条件下，与强酸（硫酸、磷酸、高氯酸）、中强酸（三氯乙酸）或Lewis酸（氯化锌、三氯化铝、三氯化锑）作用，产生各种颜色变化或荧光。其作用原理目前尚不清楚，可能是羟基脱水，增加双键结构，再经双键移位、双分子缩合等反应生成共轭双烯系统，在酸的不断作用下形成阳碳离子而显色。原有共轭双键的化合物显色快，只有孤立双键的显色较慢。

1. 乙酸酐－浓硫酸（Liebermann-Burchard）反应　将样品溶于乙酸酐（或冰醋酸）中，加浓硫酸－乙酸酐（1∶20）数滴，呈黄→红→蓝→紫等颜色变化，最后褪色。水浴加热，可促进颜色反应速度。

2. 三氯乙酸（Rosen-Heimer）反应　将样品三氯甲烷溶液或醇溶液滴在滤纸上，喷25%三氯乙酸乙醇溶液，加热至100℃，显红色渐变为紫色。注意温度过高，斑点易发黑。

3. 三氯甲烷－浓硫酸（Salkowski）反应　将样品溶于三氯甲烷中，沿着试管壁滴加浓硫酸，三氯甲烷层（上层）有绿色荧光，硫酸层（下层）显红色或蓝色。注意极性强的皂苷难溶于三氯甲烷，影响该反应进行。

4. 五氯化锑（Kahlenberg）反应　将样品的三氯甲烷或醇溶液滴在滤纸上，喷20%五氯化锑的三氯甲烷溶液（或三氯化锑的三氯甲烷饱和溶液），干燥后60～70℃加热，显蓝色、灰蓝色、灰紫色等多种颜色。

5. 冰醋酸－乙酰氯（Tschugae）反应　将样品溶于冰醋酸中，加乙酰氯数滴及氯化锌结晶数粒，稍加热，显淡红色或紫红色。

五、溶血作用

皂苷通常又称为皂毒类（sapotoxins），因皂苷的水溶液大多能破坏红细胞而产生溶血作用。皂苷可与红细胞膜上的胆甾醇结合产生沉淀，破坏了红细胞的正常渗透性，使细胞内渗透压增加而发生崩解，从而导致溶血现象。皂苷溶血作用的强弱用溶血指数表示。溶血指数是指在一定条件（等渗、缓冲及恒温）下，能使同一动物来源的血液中红细胞完全溶血的最低皂苷浓度，浓度越低，毒性越强。如甘草皂苷的溶血指数为1∶4000，薯蓣皂苷的溶血指数为1∶400000，说明薯蓣皂苷的毒性强于甘草皂苷。

值得注意的是皂苷水溶液在静脉注射和肌内注射时发生溶血作用，口服则无此作用。皂苷的溶血作用与分子结构有关，是否具溶血性与皂苷元有关，而溶血作用的强弱与连接的糖有关。因此并非所有的皂苷都具有溶血作用，例如人参总皂苷没有溶血现象，因以原人参三醇及齐墩果酸为苷元的人参皂苷具有显著的溶血作用，而以原人参二醇为苷元的人参皂苷有抗溶血作用。

另外天然药物中的其他一些成分也有溶血作用，如某些植物的树脂、脂肪酸、挥发油等。鞣质能通过凝集红细胞而抑制溶血。因此判断是否是皂苷引起的溶血，除进一步提纯外，也可以结合胆甾醇沉淀法，如沉淀后的滤液无溶血现象，而沉淀经乙醚分解，除去胆甾醇后的水溶液有溶血作用，则表示确系皂苷引起的溶血现象。

第四节　三萜类化合物的提取与分离 微课2

三萜类化合物的提取可根据三萜类化合物的溶解度不同采用不同的溶剂进行，如游离三萜类化合物可用亲脂性溶剂如三氯甲烷、乙醚等提取，而三萜皂苷则用亲水性溶剂如甲醇、乙醇等进行提取，三萜酸类可用碱溶酸沉法提取等。

三萜类化合物的分离可采用分段沉淀法、胆甾醇沉淀法等，但目前应用较多、分离效果最好的仍是各种色谱法。

一、三萜皂苷的提取与分离

（一）三萜皂苷的提取

1. 醇类溶剂提取 用乙醇或甲醇提取，提取物分散在水中，依次用石油醚、三氯甲烷或乙醚、水饱和正丁醇等溶剂进行萃取，游离三萜类化合物主要分布在三氯甲烷部分，总皂苷分布在水饱和正丁醇部分。

2. 酸水解有机溶剂提取皂苷元 有些三萜化合物是以皂苷的形式存在于植物体内，如需提取皂苷元，可先水解皂苷，再用三氯甲烷或乙醚等溶剂提取出皂苷元，也可先用醇类溶剂提取出皂苷，再加酸水解，用有机溶剂萃取皂苷元。

3. 碱水提取 对含有羧基的三萜皂苷可用碱溶酸沉法提取。

（二）三萜皂苷的分离

1. 分段沉淀法 皂苷难溶于乙醚、丙酮等溶剂，因此将粗皂苷先溶于少量甲醇或乙醇中，然后逐滴加入乙醚、丙酮或乙醚－丙酮（1∶1）的混合溶剂（加入乙醚量以能使皂苷从醇溶液中析出为限），皂苷即可析出。如此处理数次，可提高皂苷的纯度。也可采用分段沉淀法，逐渐降低溶液的极性，将极性不同的皂苷分批沉出。该法简单，但不易获得纯品。

2. 胆甾醇沉淀法 可利用皂苷与胆甾醇形成沉淀的特性进行初步纯化。即将粗皂苷溶于少量乙醇中，加入胆甾醇的饱和乙醇溶液，至不再析出沉淀为止（混合后需稍加热），滤过，沉淀依次用水、醇、乙醚洗涤以除去糖类、色素、油脂和游离的胆甾醇。再将沉淀干燥后用乙醚回流，使分子复合物分解，胆甾醇溶于乙醚液中，不溶物为皂苷。但需注意三萜皂苷与胆甾醇形成的复合物没有甾体皂苷与胆甾醇形成的复合物稳定。

3. 色谱分离法 三萜皂苷的极性较大，亲水性较好，常与其他极性相近的杂质共存，且有些皂苷结构比较相似，不易分离，很难用上述分离方法获得单体。因此需采用多种色谱法以达到分离单体的目的。

（1）吸附柱色谱法 吸附柱色谱依据所用吸附剂的性质分为正相色谱和反相色谱。正相柱色谱常用的吸附剂是硅胶，样品上柱后，可用不同比例的混合溶剂如三氯甲烷－甲醇、三氯甲烷－乙醇、三氯甲烷－甲醇－水、乙酸乙酯－甲醇、乙酸乙酯－甲醇－水或乙酸乙酯－无水乙醇－水等进行梯度洗脱。反相柱色谱通常以反相键合相硅胶 Rp－18 和 Rp－8 为填充剂，常用甲醇－水或乙腈－水等溶剂为洗脱剂。制备薄层色谱也可用于皂苷的分离。

（2）分配柱色谱法 分配柱色谱法分离三萜皂苷通常较吸附柱色谱法更好，常用硅胶等为支持剂，以 3% 的草酸水溶液为固定相，以含水的混合有机溶剂为流动相，如三氯甲烷－甲醇－水、二氯甲烷－甲醇－水、乙酸乙酯－乙醇－水等，也可用水饱和的正丁醇为流动相。

（3）大孔树脂柱色谱 大孔树脂色谱具有反相的性质，常用于分离极性较大的化合物，尤其适用于皂苷的纯化和初步分离。通常先将欲分离的混合物水溶液通过大孔树脂柱后，依次用水、浓度由低到高的含水甲（乙）醇溶液、甲（乙）醇洗脱，可将混合物分离成若干组分。一般是极性大的皂苷，可被 10%～30% 的甲醇或乙醇先洗脱下来，极性小的皂苷，被 50% 以上的甲醇或乙醇洗脱下来。

（4）凝胶色谱法 凝胶色谱原理主要是分子筛作用，根据凝胶的孔径和被分离化合物分子的大小而达到分离目的。即三萜皂苷混合物在凝胶色谱柱上用不同浓度的甲醇、乙醇或水等溶剂洗脱时，分子量大的皂苷先被洗脱下来，分子量小的皂苷后被洗脱下来。应用于皂苷分离较多的凝胶是 Sephadex LH－20。这种凝胶可用有机相作为洗脱剂。

此外三萜皂苷的分离也可用高速逆流色谱法。高速逆流色谱是一种较新型的液-液分配色谱，其原理是基于样品在旋转螺旋管内的互不混溶的两相溶剂间分配系数的不同而获得分离，因而无须任何固体载体或支撑体，不存在被分离物质的不可逆吸附问题，在短时间内实现高效分离和制备。

总之，分离皂苷常常需将多种方法结合使用才能得到满意的结果。

二、三萜皂苷的提取分离实例

（一）人参

人参为五加科植物人参（*Panax ginseng*）的干燥根，具有大补元气、复脉固脱、补脾益肺、生津养血、安神益智之功效。

1. 结构分类 人参各部位均含有多种人参皂苷（ginsenosides）。人参根中总皂苷的含量约5%。人参皂苷包括人参皂苷Ro、Ra_1、Ra_2、Rb_1、Rb_2、Rb_3、Rc、Rd、Re、Rf、Rg_1、Rg_2、Rg_3、Rh_1及Rh_2、Rh_3等30多种，《中国药典》（2020年版）主要检测人参皂苷Rb_1、Re和Rg_1。根据皂苷元的结构可分为A、B、C三种类型。

（1）20（*S*）-原人参二醇型-A型 代表化合物人参皂苷Rb_1。

（2）20（*S*）-原人参三醇型-B型 代表化合物人参皂苷Re、Rg_1。

（3）齐墩果酸型-C型 代表化合物人参皂苷Ro。

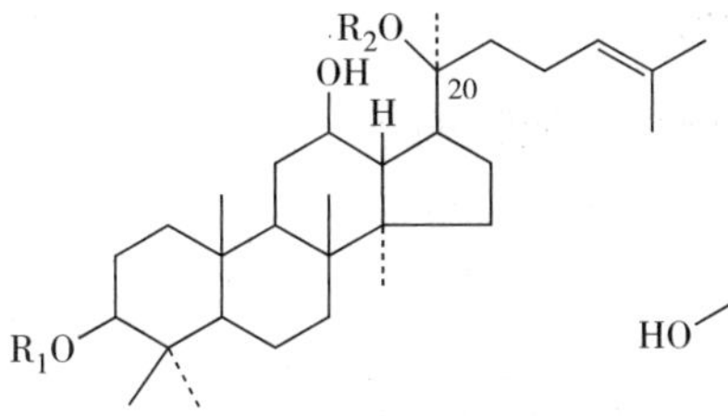

	R_1	R_2
Rb_1	-Glc$\overset{2}{—}$Glc	-Glc$\overset{6}{—}$Glc

人参皂苷Rb_1

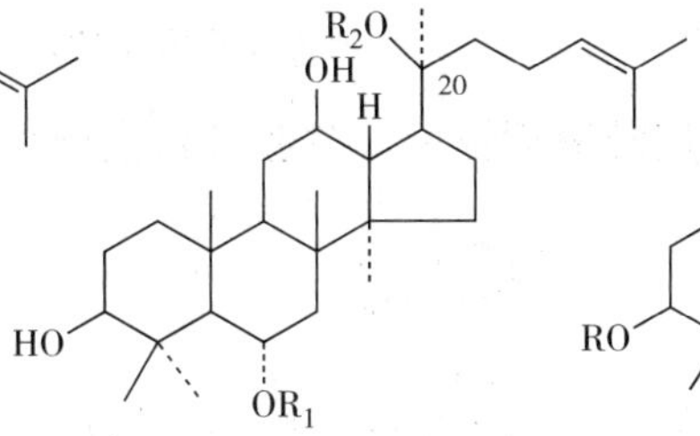

	R_1	R_2
Re	-Glc$\overset{2}{—}$Rha	-Glc
Rg_1	-Glc	-Glc

人参皂苷Re、Rg_1

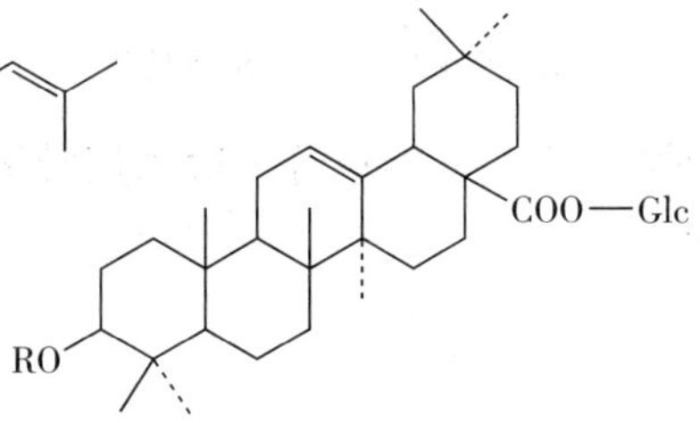

	R
Ro	-GlcA$\overset{2}{—}$Glc

人参皂苷Ro

>>> 知识链接

人参大补元气

人参作为一种药材，最早始于春秋战国时期，自秦汉以后的历代医书，对人参的药用功能都有提及。明代李时珍编纂的《本草纲目》作为一部传统中药材大全，其中对人参的记载更是留下最为浓墨重彩的一笔，声称“人参治男妇一切虚症”，无论是发热自汗、眩晕头痛，还是痃疾、滑泻久病等，均有神奇疗效。我国历史上第一部药学典籍《神农本草经》中详细地记载了人参的性质及作用。“人参，味甘，微寒，主补五脏，安精神，定魂魄，止惊悸，除邪气，明目开心益智，久服轻身延年。一名人衔，一名鬼盖。”历代医书和药书中都将人参列为重要药物，东汉名医张仲景所著的医书《伤寒论》，收载药方112个，其中有人参配方的便有21个。自古我国就有“一碗人参汤可以起死回生”的说法，这话虽然有些夸张，但人参的医用价值确实是不可低估的，尤其是用来抢救危症、滋补身体有其独到的作用。

值得注意的是A型和B型人参皂苷的皂苷元是原人参二醇和原人参三醇。通常皂苷用酸加热水解时，所得水解产物不是真正的皂苷元。即人参总皂苷在7%盐酸的稀乙醇溶液中加热水解，人参皂苷的真正皂苷元20（*S*）-原人参二醇或20（*S*）-原人参三醇侧链20位上甲基和羟基发生差向异构化等一系列变化生成人参二醇或人参三醇。

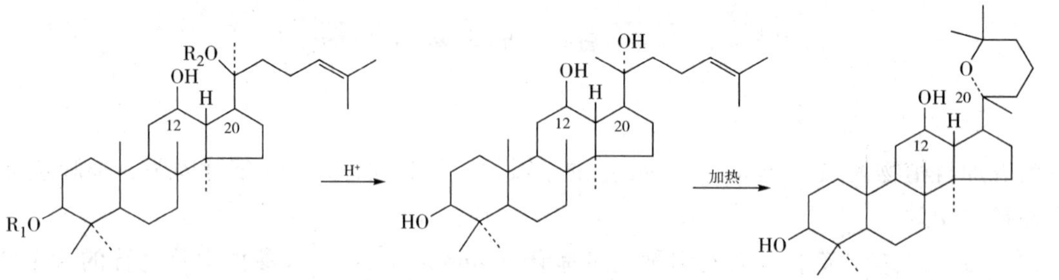

A型皂苷（20*S*）R_1、R_2=糖基　　原人参二醇（20*R*）　　人参二醇

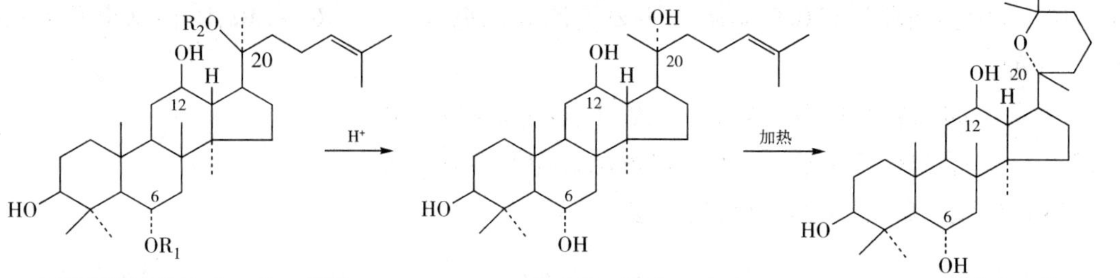

B型皂苷（20*S*）R_1、R_2 = 糖基　　原人参三醇（20*R*）　　人参三醇

2. 提取分离　人参皂苷一般采用醇溶剂提取，硅胶柱色谱分离，流程如下。

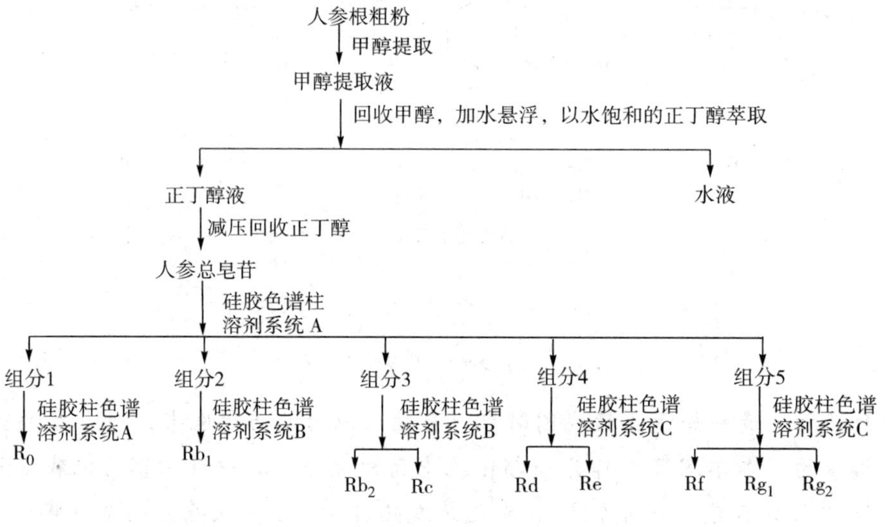

溶剂系统A：三氯甲烷-甲醇-水（65∶35∶10，下层）。

溶剂系统B：正丁醇-乙酸乙酯-水（4∶1∶2，上层）。

溶剂系统C：三氯甲烷-甲醇-乙酸乙酯-水（2∶2∶4∶1，下层）。

目前工业生产提取人参茎叶总皂苷常采用大孔吸附树脂法。大孔吸附树脂法去除单糖和低聚糖效果较好。其流程图如下。

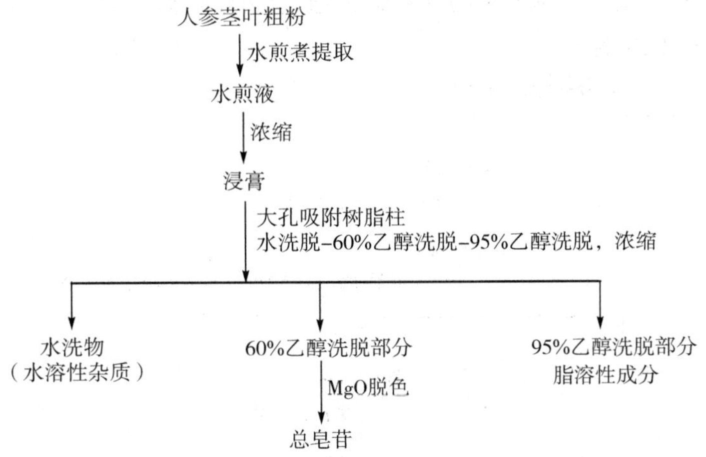

（二）甘草

甘草为豆科植物甘草（*Glycyrrhiza uralensis*）的干燥根及根茎，具有补脾和胃、益气复脉之功效。用于脾胃虚弱，倦怠乏力，心动悸，脉结代。

1. 结构与性质　甘草中含有甘草皂苷（也称为甘草酸，或甘草甜素）和甘草次酸，还含有乌拉尔甘草皂苷 A、B 及多种游离的三萜类化合物。此外，甘草还含有 70 多种黄酮类化合物等。其代表化合物为甘草皂苷和甘草次酸，属五环三萜类化合物，显酸性。

甘草皂苷为无色柱状结晶，熔点约 220℃（分解），易溶于热稀乙醇，几乎不溶于无水乙醇或乙醚。其水溶液有微弱的起泡性及溶血性。甘草皂苷可以钾盐或钙盐形式存在于甘草中，其盐易溶于水，于水溶液中加稀酸可析出游离的甘草酸。这种沉淀极易溶于稀氨水中，故可作为甘草皂苷的提取。甘草皂苷在 5% 稀硫酸中，加压，110～120℃进行水解，生成甘草次酸及葡萄糖醛酸。

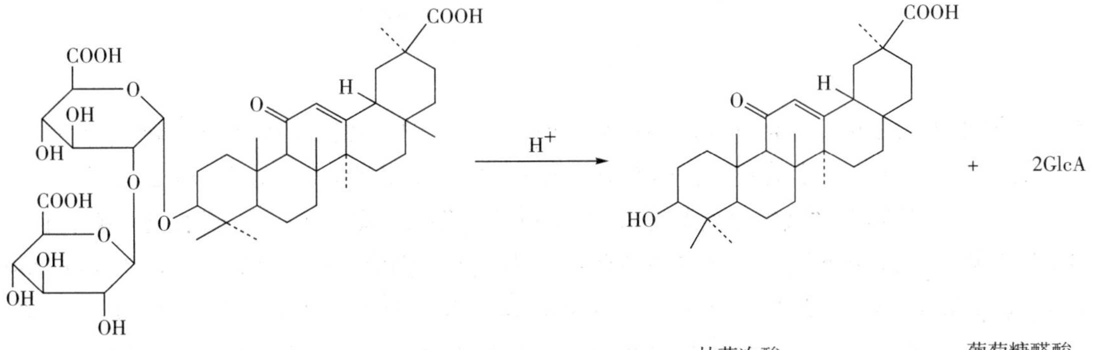

甘草酸　　甘草次酸　　葡萄糖醛酸

2. 提取分离　甘草皂苷的含量随品种和产地而不同，大体在 5%～11% 之间。

（1）甘草酸铵盐的制备

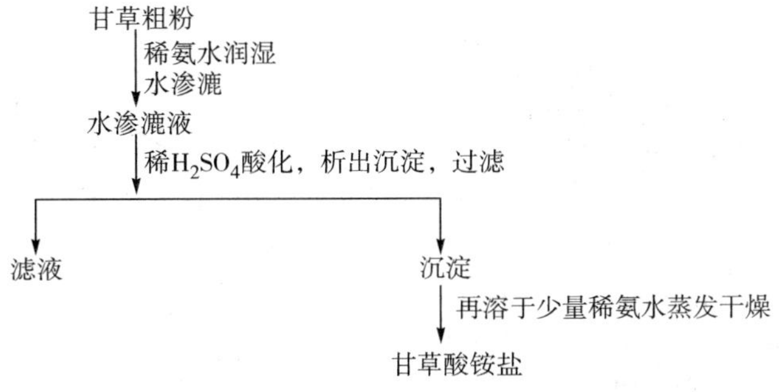

（2）甘草酸单钾盐的制备　甘草酸不易精制，常通过制成钾盐后得到精制品。

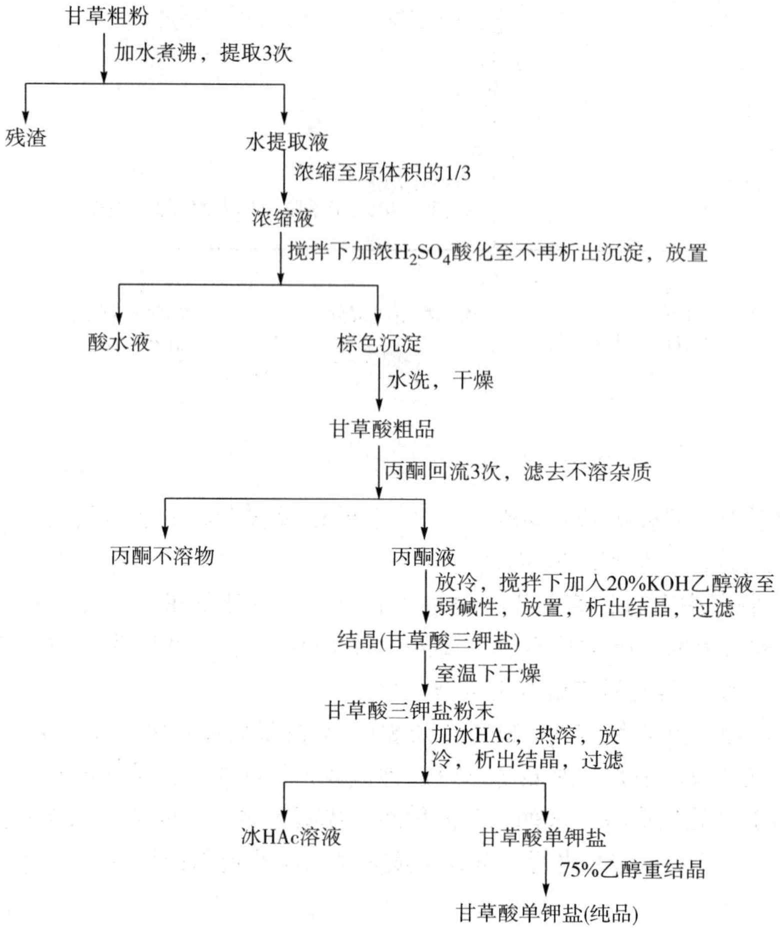

（三）黄芪

黄芪为豆科植物膜荚黄芪（*Astragalus membranaceus*）或蒙古黄芪（*Astragalus membranaceus*）的根，具有补气升阳，固表止汗，利水消肿，生津养血，行滞通痹，托毒排脓，敛疮生肌之功效。

1. 结构与性质　从膜荚黄芪中分离鉴定近20个皂苷，绝大多数为环菠萝蜜烷型三萜皂苷。环黄芪醇在黄芪中以与糖结合成单糖链、双糖链或三糖链皂苷的形式而存在。如黄芪苷Ⅰ（astragaloside Ⅰ）、黄芪苷Ⅴ（astragaloside Ⅴ）、黄芪苷Ⅶ（astragaloside Ⅶ）等。中国药典主要检测其中的黄芪苷Ⅳ（astragaloside Ⅳ），也叫黄芪甲苷。这些皂苷在酸性条件下水解时，可获得共同的皂苷元环黄芪醇。环黄芪醇结构中环丙烷的环极易在酸水解时开裂，9位和11位脱氢形成双键，生成黄芪醇。因此为避免环的开裂，一般采用两相酸水解或酶水解。

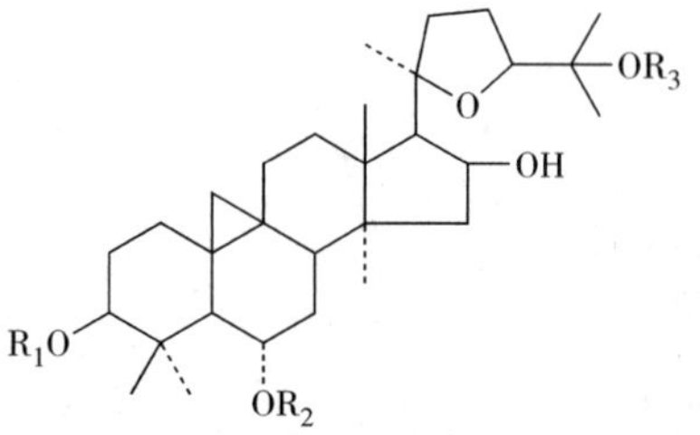

	R_1	R_2	R_3
黄芪苷Ⅰ	Xyl（2，3－diAc）	Glc	H
黄芪苷Ⅳ	Xyl	Glc	H
黄芪苷Ⅴ	Glc（1－2）Xyl	H	Glc
黄芪苷Ⅶ	Xyl	Glc	Glc

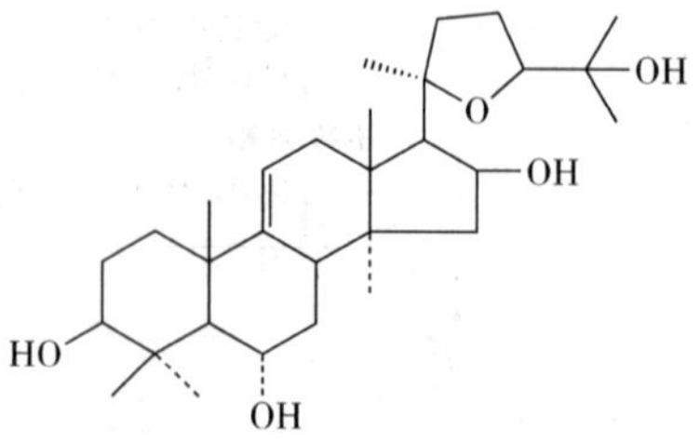

黄芪醇

2. 提取分离 黄芪甲苷（黄芪苷Ⅳ）的提取分离流程如下。

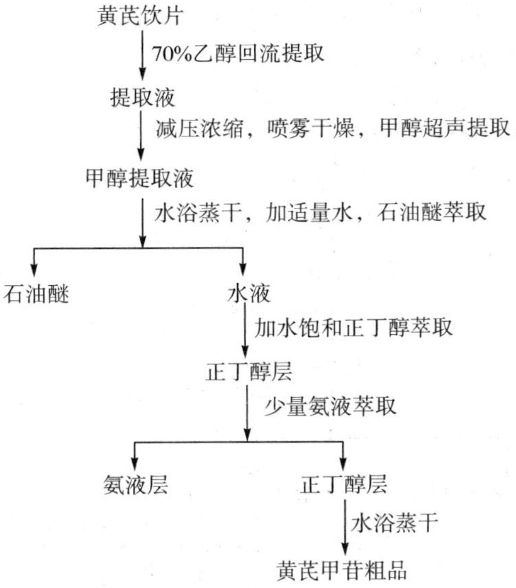

（四）柴胡

柴胡为伞形科植物柴胡（*Bupleurum chinense*）或狭叶柴胡（*Bupleurum scorzonerifolium*）的干燥根。具有疏散退热，疏肝解郁，升举阳气之功效。用于感冒发热、寒热往来、胸肋胀痛、月经不调、子宫脱垂、脱肛等。

1. 结构与分类 柴胡根中主要含柴胡皂苷（1.6%~3.8%），其次含有植物甾醇、侧金盏花醇以及少量挥发油、多糖。目前已从柴胡属植物中分离出近100个三萜皂苷，均为齐墩果烷型。根据皂苷元结构不同，将柴胡皂苷分为5种：Ⅰ型具有13、28－环氧醚键，是柴胡中的原生皂苷。Ⅱ型为异环双烯类。Ⅲ型为$\triangle^{12}$－齐墩果烷衍生物，多数皂苷在11位有α甲氧基取代。Ⅱ型和Ⅲ型皂苷大多是在提取过程中Ⅰ型皂苷的环氧醚键受植物体内酸性成分影响开裂而成。Ⅳ型为同环双烯结构，是原生皂苷水解或在动物胃肠内转化而产生的各种次生苷。Ⅴ型为齐墩果酸衍生物。

柴胡皂苷的主要代表化合物为柴胡皂苷（saikosaponin）a和d，其含量较高，均属于Ⅰ型，具有抗炎和降血脂的作用。

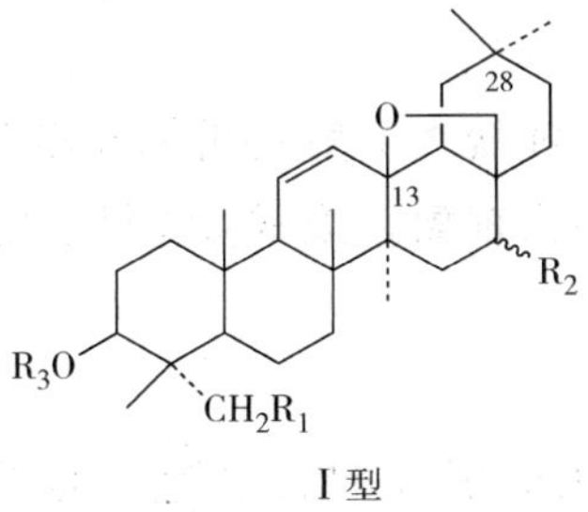

Ⅰ型

	R_1	R_2	R_3
柴胡皂苷a	OH	β-OH	Glc $\xrightarrow{(1-3)}$ Fuc—
柴胡皂苷d	OH	α-OH	Glc $\xrightarrow{(1-3)}$ Fuc—
柴胡皂苷c	H	β-OH	Glc $\xrightarrow{(1-6)}$ Glc— Rha ／(1-4)
柴胡皂苷e	H	β-OH	Glc $\xrightarrow{(1-3)}$ Fuc—
柴胡皂苷E	H	β-OH	H
柴胡皂苷F	OH	β-OH	H
柴胡皂苷G	OH	α-OH	H

注：fuc－岩藻糖。

2. 提取分离 柴胡皂苷a、d、c的提取流程如下。

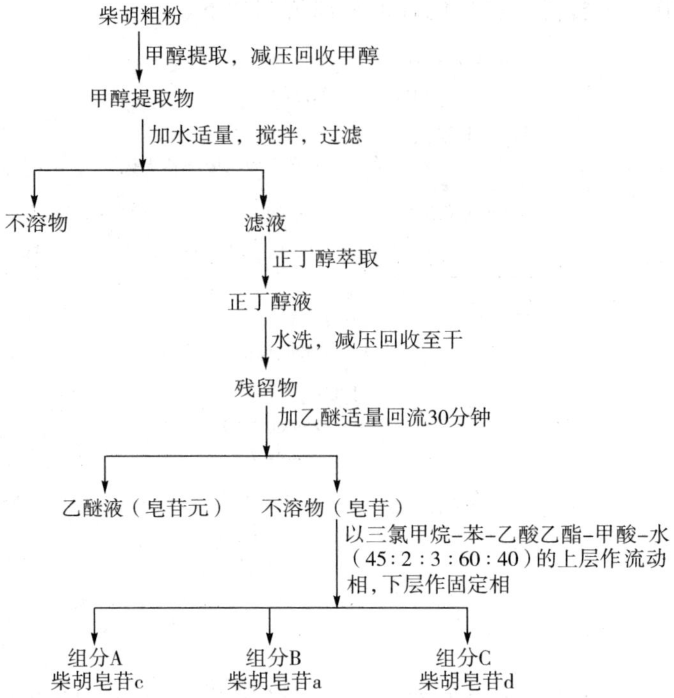

第五节　三萜类化合物的检识与结构测定

一、三萜类化合物的检识

1. 理化检识　皂苷的理化鉴别可采用泡沫试验、各种颜色反应及溶血试验。

（1）泡沫试验　取供试品粉末1g，加水10ml，煮沸10分钟后滤出水液，振摇后产生持久性泡沫（15分钟以上），则为阳性。使用此反应时需注意可能出现的假阳性或假阴性反应。如蛋白质和黏液质的水溶液也能产生泡沫，但不持久。某些皂苷没有或只有微弱的泡沫反应。

（2）显色反应　Liebermann-Burchard等各种颜色反应和Molish反应，可初步判断是否含三萜或三萜皂苷类化合物。这些反应虽较灵敏，但专属性差。

（3）溶血试验　取供试液1ml，水浴蒸干，残留物加0.9%生理盐水溶解，再加几滴2%的红细胞悬浮液，若溶液由混浊变为澄清，示有皂苷类成分存在，即产生溶血现象。该试验需结合胆甾醇沉淀反应，以排除干扰。

2. 色谱检识

（1）薄层色谱　亲水性强的皂苷用分配色谱效果较好。常用的展开剂有水饱和的正丁醇、正丁醇–乙酸乙酯–水（4∶1∶5，上层）、乙酸乙酯–吡啶–水（3∶1∶3）等。亲脂性的皂苷和皂苷元极性较小，用吸附薄层色谱和分配色谱均可。以硅胶为吸附剂，展开剂有环己烷–乙酸乙酯（1∶1）、三氯甲烷–乙酸乙酯（1∶1）等。分离酸性皂苷时，使用中性溶剂系统展开，易产生拖尾或分离效果不好，可在展开剂中加入少量甲酸或乙酸加以克服。薄层色谱常用的显色剂有10%硫酸溶液、三氯乙酸试剂、五氯化锑试剂、香草醛–硫酸试剂等。

（2）纸色谱　检识亲水性强的皂苷。常用的展开剂有正丁醇–乙醇–15%氨水（9∶2∶9，下层）、正丁醇–乙酸–25%氨水（10∶2∶5）、乙酸乙酯–吡啶–水（3∶1∶3）等。若皂苷的亲脂性强或是苷元，固定相可选择甲酰胺，流动相用甲酰胺饱和的三氯甲烷溶液等。纸色谱的显色剂为三氯乙酸、五氯化锑试剂等。

二、三萜类化合物的结构测定

三萜类化合物的结构测定主要依照生源关系并采用化学和波谱等方法。由于生源关系，同属植物常含有结构类似的化学成分，因此可查阅同属植物的化学成分研究情况，推测所研究植物中的三萜类成分的结构。由于波谱技术的进步，目前皂苷结构的确定主要采用 NMR、MS 等波谱法，尤其是 2D－NMR 在含多糖基的三萜类化合物结构研究中发挥了很大作用。

（一）紫外光谱

多数三萜类化合物没有共轭体系，不产生紫外吸收，但齐墩果烷型三萜类化合物由于结构中多具有双键，可用紫外光谱判断其双键类型，如结构中只有一个孤立双键，仅在 205～250nm 处有微弱吸收；若有 α，β－不饱和羰基，最大吸收在 242～250nm；如有异环共轭双烯，最大吸收在 240nm、250nm、260nm；同环共轭双烯最大吸收则在 285nm。此外，可用紫外光谱判断 18－H 的构型，当 18－H 为 β 构型，最大吸收为 248～249nm；18－H 为 α 构型，最大吸收为 242～243nm。

（二）核磁共振谱

1. ^{1}H－NMR 谱　^{1}H－NMR 谱可获得三萜及其皂苷中甲基质子、连氧碳上的质子、烯氢质子及糖的端基质子信号等重要信息。

（1）甲基质子　三萜类化合物的^{1}H－NMR 谱比较复杂，在高场出现多个甲基单峰是三萜类化合物的最大特征。一般甲基质子信号在 δ 0.60～1.50。甲基的数目有助于推测三萜类化合物的基本骨架。如有与双键相连的甲基，则可否定齐墩果烷、乌苏烷型的可能性。如甲基信号以二重峰形式出现，则可能为乌苏烷型或羊毛脂甾烷型或环菠萝蜜烷型等。高场区的其他信号有时也具有特征性的意义，如黄芪中的具有环丙烷结构的环黄芪醇为三萜皂苷元，其环丙烷结构中亚甲基的 2 个质子，非常特征地各以二重峰（J=3.5～4.5Hz）信号出现在 0.3 和 0.6 左右处，易辨认。羽扇豆烷三萜 30 位甲基，因与双键相连，δ 1.63～1.80 间，具有烯丙偶合，呈宽单峰。此外在高场区 δ 0.63～1.50 区域内，常出现堆积成山形的亚甲基信号。

（2）烯氢质子　位于低场区的烯氢信号可用于判断双键的取代情况，一般环内烯氢的 δ 值大于 5，环外烯氢的 δ 值小于 5。如齐墩果烷类和乌苏烷类碳 12 位烯氢在 δ 4.93～5.50 处出现多重峰，羽扇豆烷的碳 29 位两个同碳氢信号在 δ 4.30～5.00 出现双二重峰。利用这一规律，可以对具有不同类型烯氢的三萜类化合物进行鉴别。

（3）取代基质子　三萜类化合物常有羟基取代，连接羟基的碳上质子信号一般出现在 δ 3.2～4.0。连接乙酰氧基的碳上的质子信号一般为 δ 4.0～5.5，乙酰基中甲基质子的信号在 δ 1.82～2.07，甲酯中甲基质子信号在 3.6 左右。

（4）糖上质子　三萜皂苷糖部分^{1}H－NMR 的特征主要是糖的端基质子信号，从端基质子信号的数目可推测糖的个数，偶合常数可用于确定苷键构型。

2. ^{13}C－NMR　^{13}C－NMR 的应用虽然起步较晚，但它比^{1}H－NMR 有更大的优越性，是研究三萜类化合物结构最有效的手段。它由于分辨率高，一个三萜或其皂苷的^{13}C－NMR 谱几乎可给出每一个碳的信号。^{13}C－NMR 中三萜母核上的角甲基一般出现在 δ 8.9～33.7，其中 23－CH_3 和 29－CH_3 为 e 键甲基出现在低场，化学位移为 28 和 33 左右。苷元中与氧连接的碳 δ 60～90，烯碳 δ 109～160，羰基碳 δ 170～220，其他碳 δ 60 以下。其中最易分辨的是烯碳和羰基碳。

（1）母核的确定 在三萜皂苷元的结构中，当双键位于不同类型的母核或同一母核的不同位置时，其化学位移有明显差异，且基本不受取代基的影响。几种主要三萜皂苷元类型中烯碳的化学位移见表9-1。

表9-1 主要三萜皂苷元中烯碳的化学位移

三萜类型	化合物	烯碳δ值
羊毛脂甾烷型	羊毛脂甾烯醇	C-8，134.4；C-9，134.4
	大戟醇	C-8，134.1；C-9，133.6
齐墩果烷型	齐墩果酸	C-12，122.1；C-13，143.4
	常春藤皂苷元	C-12，122.2；C-13，143.6
乌苏烷型	乌苏酸甲酯	C-12，125.5；C-13，138.0
羽扇豆烷型	白桦脂酸甲酯	C-20，150.1；C-29，109.3
达玛烷型	人参三醇	C-24，125~126
	人参二醇	C-25，130~131

（2）苷化位置的确定 糖与苷元的羟基及糖与糖之间连接后会产生苷化位移。如三萜苷元的3-OH苷化，C-3向低场位移δ8~10，同时会影响C-4的δ值。糖之间连接位置的苷化位移为+3~8。当糖与三萜的28-COOH成酯苷后，羰基碳向高场位移，其苷化位移为-2~-5，而糖的端基碳信号一般出现在δ95~96处。

（3）糖数的确定 多数糖的C-1化学位移在91~105，C-6在60~65，可根据91~105范围内出现的信号数目确定糖的数目。

3. 其他核磁共振技术 DEPT谱、$^{1}H-^{1}H$ COSY谱等2D-NMR技术广泛用于三萜类化合物的结构确定。可以利用DEPT谱确定碳的类型、$^{1}H-^{1}H$ COSY谱确定皂苷元及糖上质子的归属、$^{13}C-^{1}H$ COSY谱（HMQC谱）确定分子内碳原子与质子的连接关系。异核多键相关谱（HMBC谱）也被广泛用于糖与皂苷元的连接位置以及糖与糖之间连接位置的确定。全相关谱（TOCSY）对于判断糖环的连续相互偶合氢的归属亦具有特别的作用。

（三）质谱

质谱在三萜及其苷类化合物的结构测定中已广泛应用，除可获得化合物准确的分子量以外，还可得到丰富的碎片峰、可能的结构骨架或取代基种类及位置等信息。它们对于三萜及其苷类化合物的结构研究十分有用。

1. 游离三萜类化合物

（1）齐墩果-12-烯或乌苏-12-烯型三萜化合物 特征性裂解方式为C环发生RDA裂解，把分子离子分成AB环和DE环两大部分，DE环的离子峰常为基峰。

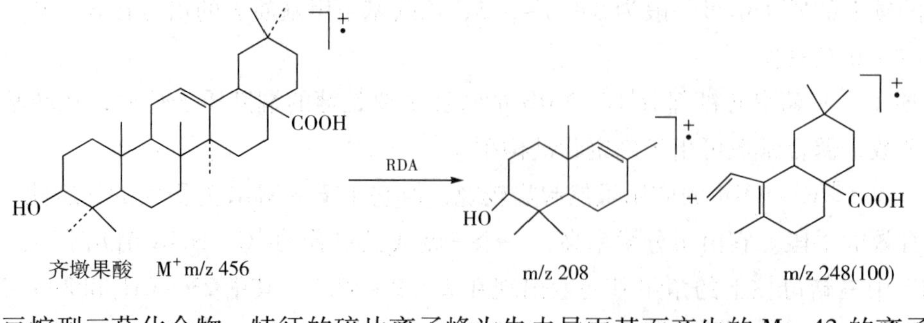

（2）羽扇豆烷型三萜化合物 特征的碎片离子峰为失去异丙基而产生的M-43的离子峰。

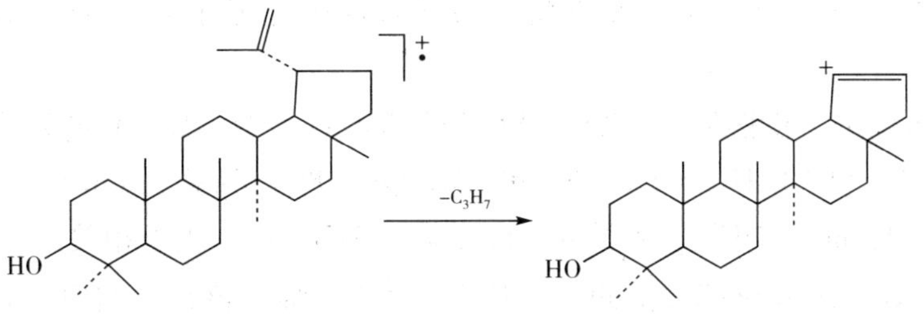

羽扇豆醇 m/z 426　　　　m/z 383

2. 三萜皂苷　三萜皂苷无挥发性，以致电子轰击质谱（EI－MS）和化学电离质谱（CI－MS）技术的应用受到了限制。目前常用的质谱技术为快原子轰击质谱（FAB－MS）和电喷雾电离质谱（ESI－MS）。应用这两种质谱可以得到皂苷的正离子检测模式 $[M+H]^+$、$[M+Na]^+$ 和 $[M+K]^+$ 或负离子检测模式 $[M-H]^-$ 等准分子离子峰，从而可获得一些分子中糖单元连接顺序的信息。

此外二级离子质谱（secondary ion－MS，SI－MS）、飞行时间质谱（TOF－MS）、大气压化学电离质谱（APCI－MS）和激光解析质谱（LD－MS）等也可用于皂苷的结构研究。

（四）结构研究实例

藤三七皂苷（boussingoside）A_1 的结构测定：藤三七（*Boussingaultia gracilis* var. *pseudobaselloides*）为落葵科植物，主产于云南，近年从其叶的甲醇提取物中分离得到总皂苷，具有很强的降血糖活性。总皂苷用 Sephadex LH－20 和 DCCC 法分离得到藤三七皂苷 A_1，甲醇重结晶得结晶性粉末，熔点 213～215℃，FAB－MS m/z 615 $[(M-H)^-, 100]$，440 $[(M-H-175)^-, 70]$，因此分子量为 616，分子式为 $C_{35}H_{52}O_9$。

^1H－NMR 谱数据和 ^{13}C－NMR 谱数据见表 9－2、表 9－3、表 9－4。从氢谱中可见 4.93（d，J＝7.9Hz）为 β－吡喃糖苷端基碳上的氢，碳谱中 δ 106.9 亦可得到证明；δ 179.4 为羧基碳信号，另外根据糖范围的 4 个信号可以确定为葡萄糖醛酸。从质谱也发现 *m/z* 440 碎片，为（M－H－175）离子，此外水解后乙酰化，用 GC－MS 也确定为葡萄糖醛酸。

表 9－2　藤三七皂苷 A_1 的 ^1H－NMR 谱化学位移（C_5D_5N）

H	H－2α	H－2β	H－3	H－9	H－11α	H－11β	H－12	H－18	H－19α	H－19β	CH_3－23
δ_H	2.16 m	1.80 m	3.34 dd	1.55 m	2.04 m	1.72 m	5.43 bs	3.17 dd	2.58 dd	2.20 m	1.27 s
H	CH_3－24	CH_3－25	CH_3－26	CH_3－27	H－29	H－1′	H－2′	H－3′	H－4′	H－5′	
δ_H	0.91 s	0.74 s	0.93 s	1.25 s	4.71 4.76	4.93 d	4.05 dd	4.28 dd	4.47 dd	4.55 d	

表 9－3　藤三七皂苷 A_1 的 ^1H－NMR 谱偶合常数

J	$J_{3-2\alpha}$	$J_{3-2\beta}$	$J_{18-19\alpha}$	$J_{18-19\beta}$	$J_{19\alpha-19\beta}$	$J_{1'-2'}$	$J_{2'-3'}$	$J_{3'-4'}$	$J_{4'-5'}$
Hz	4.0	11.9	13.7	4.9	13.7	7.9	8.9	8.9	9.4

表 9－4　藤三七皂苷 A_1 的 ^{13}C－NMR 谱化学位移（C_5D_5N）

C	1	2	3	4	5	6	7	8	9	10	11	12	13	14	15	16	17
δc	39.5	26.3	90.0	38.1	55.6	18.2	32.9	38.4	47.7	36.7	23.5	122.9	144.1	41.8	28.0	23.5	46.9
C	18	19	20	21	22	23	24	25	26	27	28	29	1′	2′	3′	4′	5′	6′
δc	47.7	41.9	149.0	39.3	30.2	28.0	16.7	15.2	17.1	26.0	179.4	106.9	106.9	75.2	77.9	73.3	77.2	179.4

从氢谱和碳谱中可知该化合物有 2 个双键。①δ 5.43 和 δ 122.9，144.1，为 $\Delta^{12(13)}$ 双键。②δ 4.71，

4.76 和 δ 106.9，149.0 为 C－20～C－29 双键。另外氢谱中还显示有 5 个甲基峰（δ 1.27s，0.91s，0.74s，0.93s，1.25s）。

通过二维相关谱可以进一步得到该化合物结构的信息。$^1H-^1H$－COSY 谱显示 δ 3.34（$H_{3\alpha}$，dd，J＝11.9 和 4.6 Hz）与 2 个质子 $H_{2\alpha}$（δ 2.16）和 $H_{2\beta}$（δ 1.80）相关；δ 3.17（H_{18}，dd，J＝13.7 和 4.9Hz）与 $H_{19\beta}$（δ 2.20，m）和 $H_{19\alpha}$（δ 2.58，t，J＝13.7Hz）2 个质子相关。

所有质子由 $^1H-^{13}C$ 二维异核相关谱确定。从 $^1H-^{13}C$ 二维异核相关谱中可知 CH_3－24 与 C－4 相关，与 C－3 无关；CH_3－23 与 C－3、C－4 相关；CH_3－27 与 C－8、C－13、C－14 相关；CH_3－26 与 C－8、C－14 相关；CH_3－25 与 C－10 相关。

综合以上数据，确定藤三七皂苷 A_1 的结构式如下：

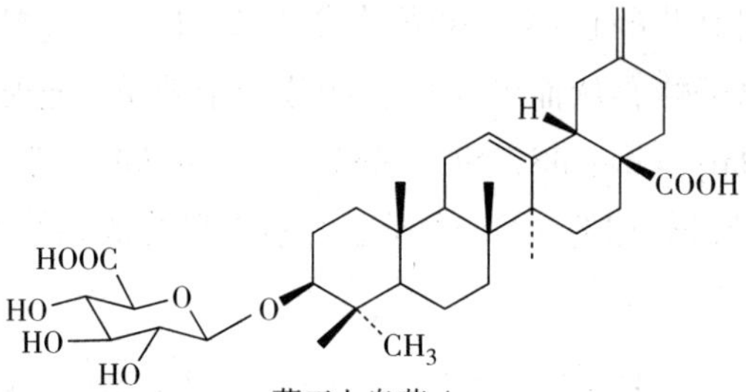

藤三七皂苷 A_1

目标测试

答案解析

一、单选题

1. 从水溶液中萃取皂苷类最好用（　）

A. 三氯甲烷　　B. 丙酮　　C. 正丁醇

D. 乙醚　　E. 乙醇

2. 下列成分的水溶液振摇后能产生大量持久性泡沫，并不因加热而消失的是（　）

A. 蛋白质　　B. 皂苷　　C. 黄酮苷

D. 生物碱　　E. 蒽醌苷

3. 皂苷具溶血作用的原因为（　）

A. 具表面活性

B. 与细胞壁上胆甾醇生成沉淀

C. 具甾体母核

D. 多为寡糖苷，亲水性强

E. 有酸性基团存在

4. 三萜类化合物基本结构一般包含多少个异戊二烯（　）

A. 4　　B. 5　　C. 6

D. 2　　E. 3

5. 甘草皂苷的苷元是（　）

A. 甘草次酸　　B. 熊果酸　　C. 齐墩果酸

D. 乌索酸　　E. 苹果酸

二、多选题

6. 属于四环三萜结构的是（ ）
   A. 羊毛脂甾烷型 B. 羽扇豆烷型 C. 葫芦烷型
   D. 螺甾烷型 E. 达玛烷型
7. 属于五环三萜结构的（ ）
   A. 齐墩果烷型 B. 达玛烷型 C. 螺甾烷醇型
   D. 乌苏烷型 E. 羽扇豆烷型
8. 皂苷的通性有（ ）
   A. 表面活性 B. 酸性 C. 较强亲水性
   D. 对黏膜刺激性 E. 大多具溶血性
9. 皂苷在哪些溶剂中溶解度较大（ ）
   A. 含水稀醇 B. 热水 C. 正丁醇
   D. 乙醚 E. 石油醚
10. 精制皂苷时，先将粗皂苷溶于甲醇或乙醇，然后加何溶剂可使皂苷析出（ ）
   A. 水 B. 乙醚 C. 正丁醇
   D. 丙酮 E. 乙醚－丙酮（1∶1）

书网融合……

思政导航 本章小结 微课 1 微课 2 题库

第十章　甾体及其苷类

PPT

学习目标

知识目标

1. 掌握　强心苷、甾体皂苷的结构特点、理化性质和检识、提取分离方法。

2. 熟悉　强心苷和甾体皂苷类化合物的研究实例；C－21 甾体、植物甾醇、胆汁酸类和昆虫变态激素类化合物结构特点、理化性质和检识方法。

3. 了解　胆汁酸类化合物的鉴别反应、提取分离和研究实例。

能力目标

1. 通过本章的学习，根据强心苷和甾体皂苷结构特点与理化性质，能够选择适当技术方法进行提取分离的实验方案设计。

2. 掌握针对强心苷和甾体皂苷的溶剂提取法、萃取分离法、溶剂沉淀法、胆甾醇沉淀法和色谱法等的实验操作技能。

3. 学会应用紫外光谱、红外光谱、质谱和核磁共振谱推导强心苷和甾体皂苷类化合物的化学结构。

甾体类化合物（steroidal compounds）是一类结构中具有环戊烷骈多氢菲甾体母核的天然化学成分。该类化合物具有强心、镇痛、抗炎、抑菌、抗抑郁、抗肿瘤、抗凝血和抗生育等生物活性，同时也是合成甾体类激素的重要原料。甾体类化合物广泛存在于自然界，常见的有强心苷、甾体皂苷、C－21 甾体、植物甾醇、昆虫变态激素、胆甾酸、醉茄内酯、甾体生物碱和蟾毒配基等。其中重要的甾体化合物如维生素 D、性激素、肾上腺皮质激素等在动植物生命过程中发挥着重要作用。新型植物生长调节剂油菜素内酯及其类似物的发现，对植物发育、农作物产量和品质的提高具有重要意义。

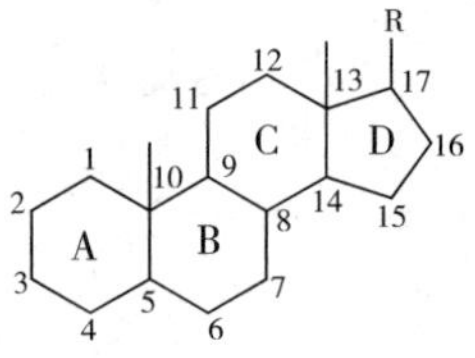

甾体母核（R 为不同取代基）

随着分子生物学等先进技术的迅猛发展，对甾体类化合物新功能的认识可谓日新月异。虽然人工合成甾体化合物的报道不断，但是在甾体药物中仍以天然成分及其合成衍生物为主体，如地奥心血康胶囊（有效成分：黄山药中的甾体皂苷）、心脑舒通（有效成分：蒺藜果实中的甾体皂苷）、盾叶冠心宁（有效成分：盾叶薯蓣根茎中的水溶性皂苷）等天然药物在治疗冠心病、心绞痛、心肌缺血、脑动脉硬化症和脑血栓形成的后遗症、慢性肺源性心脏病等方面均表现出显著的临床效果。

第一节　甾体类化合物的分类与显色反应

一、甾体类化合物的结构与分类 微课 1

各类甾体成分在 C－17 位均有侧链。根据侧链结构的不同，又分为不同的种类，见表 10－1。

表 10－1　天然甾体化合物的种类及结构特点

名称	A/B	B/C	C/D	C17－取代基
强心苷	顺、反	反	顺	不饱和内酯环
蟾毒配基	顺、反	反	反	六元不饱和内酯环
甾体皂苷	顺、反	反	反	含氧螺杂环
C_{21} 甾醇	反	反	顺	C_2H_5
植物甾醇	顺、反	反	反	8～10 个碳的脂肪烃
胆汁酸	顺	反	反	戊酸
昆虫变态激素	顺	反	反	8～10 个碳的脂肪烃
醉茄内酯	顺、反	反	反	内酯环
甾体生物碱	顺、反	反	反	5～10 个碳的含 N 杂环

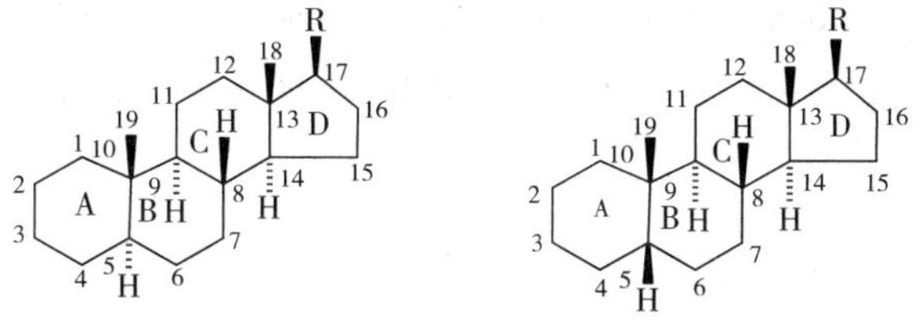

A/B反式稠合（别系）　　A/B顺式稠合（正系）

天然甾体化合物的 B/C 环都是反式，C/D 环多为反式，A/B 有顺、反两种稠合方式。因此，甾体化合物可分为两种类型：A/B 环顺式稠合的称正系，即 C－5 上的氢原子和 C－10 上的角甲基都伸向环平面的前方，处于同一边，为 β 构型，以实线表示；A/B 环反式稠合的称别系（allo），即 C－5 上的氢原子和 C－10 上的角甲基不在同一边，而是伸向环平面的后方，为 α 构型，以虚线表示。通常这类化合物的 C－10、C－13、C－17 侧链大都是 β 构型，C－3 上有羟基，且多为 β 构型。甾体母核的其他位置上也可以有羟基、羰基、双键等功能团。

二、甾体类化合物的显色反应

甾体类化合物在无水条件下与酸作用，能产生各种显色反应。这类显色反应的机制较复杂，甾体化合物与酸作用，经脱水、缩合、氧化等过程显色。

1. 乙酸酐－浓硫酸反应（Liebermann－Burchard 反应）　将样品溶于乙酸酐，加浓硫酸－乙酸酐（1：20），产生红→紫→ 蓝→绿→污绿等颜色变化，最后褪色。

2. 三氯甲烷－浓硫酸反应（Salkowski 反应）　将样品溶于三氯甲烷，沿试管壁滴加浓硫酸，硫酸层显血红色或蓝色，三氯甲烷层显绿色荧光。

3. 冰乙酸-乙酰氯反应（Tschugaev 反应） 将样品溶于冰乙酸，加几粒氯化锌和乙酰氯后煮沸；或取样品溶于三氯甲烷，加冰乙酸、乙酰氯、氯化锌煮沸，反应液呈现紫红→蓝→绿的变化。

4. 三氯乙酸反应（Rosen-Heimer 反应） 将样品溶液滴在滤纸上，喷 25% 的三氯乙酸乙醇溶液，加热至 60℃呈红色至紫色。

5. 五氯化锑反应（Kahlenberg 反应） 将样品溶液点于滤纸上，喷 20% 五氯化锑的三氯甲烷溶液（不含乙醇和水），于 60~70℃加热 3~5 分钟，样品斑点呈现灰蓝、蓝、灰紫等颜色。

第二节 强心苷类化合物

强心苷（cardiac glycosides）是存在于生物界中一类对心脏有显著生理活性的甾体苷类，由强心苷元（cardiac aglycones）与糖缩合的一类苷类化合物。该类成分主要是能选择性地作用于心脏，加强心肌收缩力，使心输出量增加，减慢窦性频率，改善动脉系统供血状况，因此具有强心作用。临床上主要作为强心剂，用于治疗慢性心功能不全和心律失常等症。强心苷类化合物有一定毒性，有报道表明某些强心苷具有细胞毒性，可以抑制肿瘤细胞生长。能兴奋延髓催吐化学感受区而引起恶心、呕吐以及影响中枢神经系统而产生头痛、眩晕等症，因为强心苷的安全剂量范围较小，一般的治疗剂量已经接近中毒剂量的 60%。为了保证临床用药安全，应定期监测血药浓度，做到临床剂量个体化。

目前已从自然界得到千余种强心苷类化合物，主要分布于夹竹桃科、玄参科、百合科、十字花科、桑科、毛茛科、萝藦科以及卫矛科等一百多种植物中。常见的有毛花洋地黄（*Digitalis lanata*）、紫花洋地黄（*Digitalis purpurea*）、黄花夹竹桃（*Thevetia peruviana*）、毒毛旋花子（*Strophanthus kombe*）、铃兰（*Convallaria keiskei*）、海葱（*Scilla maritime*）、羊角拗（*Stropanthus divaricatus*）等。在动物中还没有发现强心苷类成分，蟾蜍中主要成分是一类具有强心作用的甾体化合物，是一类蟾毒配基的脂肪酸酯，不属于苷类化合物。

知识链接

误食夹竹桃中毒

夹竹桃在古籍中记载"辛，温，剧毒"，"夹竹桃，假竹桃也，其叶似竹，其花似桃，实又非竹非桃，故名"。夹竹桃是一种常用的园林树种，具有很强的抗风沙能力，在吸收汽车尾气、抗烟雾、抗灰尘、抗毒物方面作用显著，号称"环保卫士"，在我国各省区有栽培。其叶片如柳似竹，花形似漏斗，花瓣相互重叠，有红、黄和白三色，有特殊香气。但美丽的夹竹桃受损后会分泌白色乳汁，含有夹竹桃苷等一系列强心苷类成分，毒性很强，误食后会引发消化系统及心血管系统损伤的中毒反应，轻则出现食欲不振、恶心、腹泻的症状，严重的会导致心脏骤停乃至死亡，所以观赏时要十分小心。曾经发生过很多夹竹桃中毒的真实案例，如游玩过程中为追求"氛围感"，嘴含夹竹桃的花叶枝条拍照后引发中毒的案例；如影视片中以夹竹桃汁液毒害他人的案例等。夹竹桃的叶里含有的强心苷包括欧夹竹桃苷甲、乙、丙，去乙酰欧夹竹桃苷丙等；树皮中尚含有夹竹桃苷 A、B、D、F、G、H、K 及系洋地黄毒苷元和乌他苷元等。由黄花夹竹桃中发现的黄夹苷（又称黄花夹竹桃苷）制备的药物"强心灵"，可用于治疗各种原因引起的慢性心功能不全、阵发性室上性心动过速和心房颤动、心房扑动等，作用迅速，但应关注临床患者用药过程中的蓄积作用及不良反应。

临床上应用的强心苷类药物，都是从植物中提取分离得到的，如去乙酰毛花洋地黄苷丙（西地兰 cedilanid）、异羟基洋地黄毒苷（地高辛 digoxin）两者均从玄参科植物毛花洋地黄叶中提取获得；黄夹苷是从夹竹桃科植物黄花夹竹桃果仁中提取得到；铃兰毒苷是从百合科植物铃兰全草中提取获得。这些成分应用于临床已经有200多年，积累了丰富的临床经验。临床实践表明，洋地黄制剂是目前治疗心力衰竭最常用、有效的药物之一。洋地黄类强心苷不仅能减轻心力衰竭患者的症状，改善患者的生活质量，而且能降低心力衰竭患者的再住院率。

强心苷存在于植物体的叶、花、种子、鳞茎、树皮和木质部等不同部位。在同一植物体中往往含有几个或几十个结构类似、理化性质近似的苷，同时还有相应的水解酶存在。所以，强心苷结构复杂，性质不稳定，易被水解生成次生苷，给提取分离工作带来一定的困难。

一、强心苷的结构与分类

强心苷由强心苷元（cardiac aglycones）与糖两部分构成。

（一）苷元部分的结构特点

1. 甾体母核　甾体母核上的A、B、C、D四个环的稠合方式是A/B环为顺、反两种形式，但多为顺式，如洋地黄毒苷元（digitoxigenin）反式稠合的较少，如乌沙苷元（uzarigenin）。B/C环均为反式，C/D环多为顺式。

2. 取代基　甾核母核的C－10、C－13、C－17位上各有一个侧链，C－10上大都为甲基，也可能是羟甲基、醛基或羧基；C－13位为甲基取代；C－17位为不饱和内酯环，多为β构型。C－3和C－14位都有羟基取代，C－3位羟基大多是β构型，少数为α构型，C－14位羟基均为β构型。C－3位羟基常与糖缩合成苷键的形式存在。有的甾核C－16位β构型羟基还可与一些小分子脂肪酸如甲酸、乙酸或异戊酸等结合形成酯。另外母核上如有双键，一般位于C－4、C－5位或C－5、C－6位。

洋地黄毒苷元（digitoxigenin）、3－表洋地黄毒苷元（3－epidigitoxigenin）、乌沙苷元（uzarigenin）、夹竹桃苷元（oleandrigenin）、绿海葱苷元（scilliglaucosidin）、蟾毒素（bufotalin）等为天然存在的一些强心苷元。

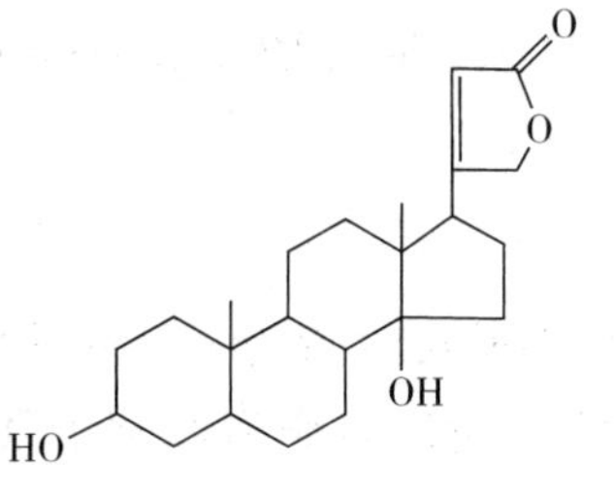

洋地黄毒苷元

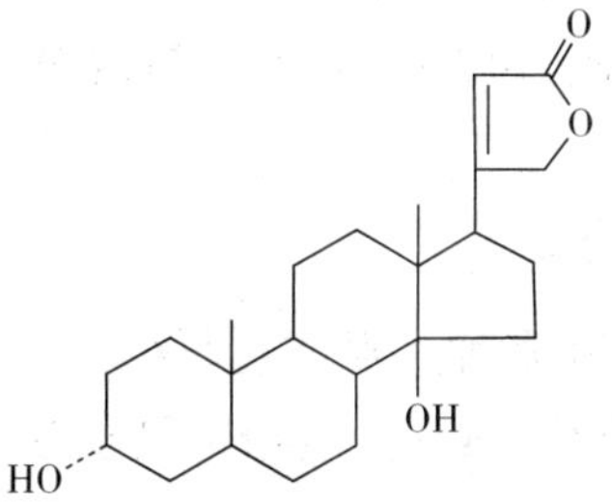

3-表洋地黄毒苷元

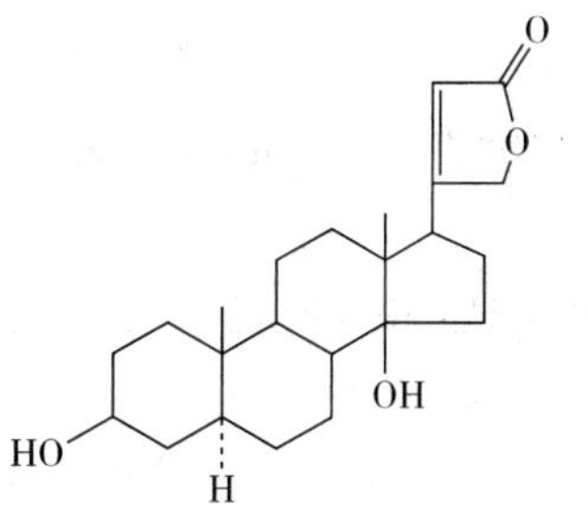

乌沙苷元

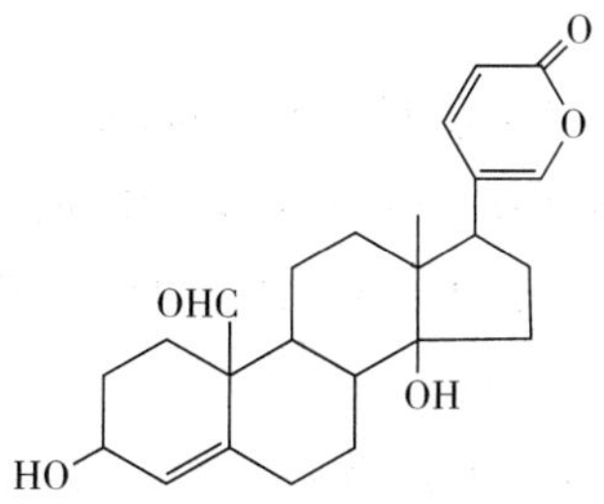

绿海葱苷元

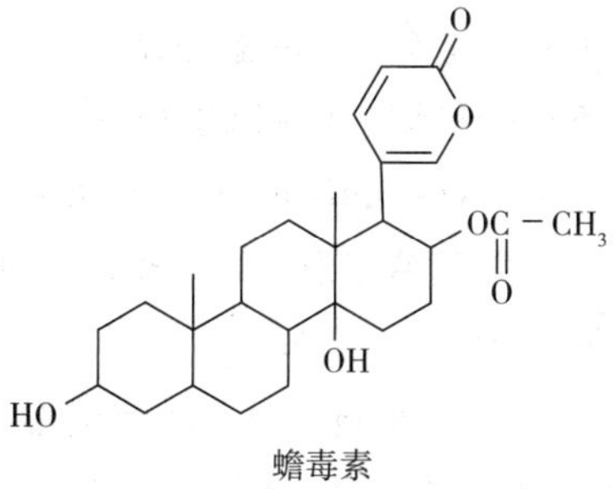

蟾毒素

（二）苷元部分的结构分类

根据C－17位侧链的不饱和内酯环的不同，强心苷元可分为两类。

1. 甲型强心苷元 C－17 侧链为五元不饱和内酯环（$\Delta^{\alpha\beta}$－γ－内酯），称强心甾烯类（cardenolides），即甲型强心苷元。天然存在的强心苷类大多属于此种类型，如夹竹桃苷元（oleander aglycone）。

2. 乙型强心苷元 C－17 侧链为六元不饱和内酯环（$\Delta^{\alpha\beta,\gamma\delta}$－δ－内酯），称海葱甾二烯类（scillanolides）或蟾蜍甾二烯类（bufanolides），即乙型强心苷元。属于这类苷元的强心苷较少，如海葱苷元（scillarenin）。

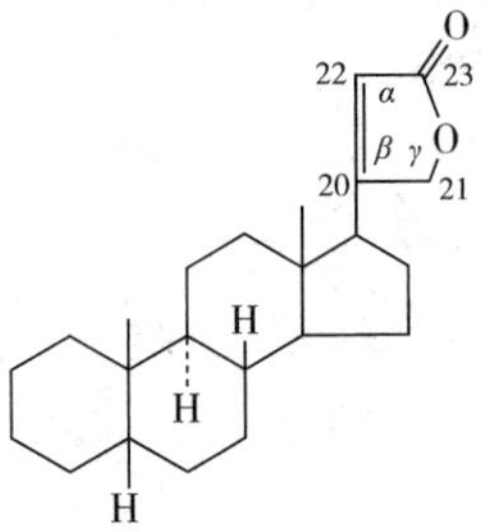

强心甾烯（甲型强心苷元）

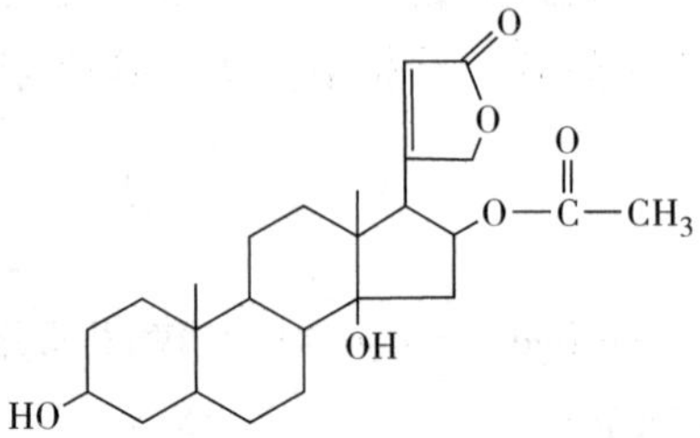

夹竹桃苷元

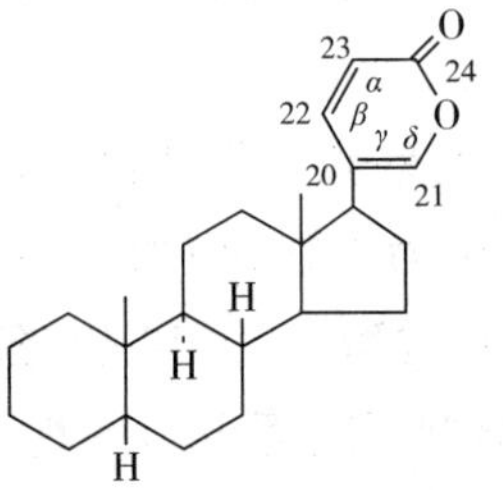

海葱甾二烯或蟾蜍甾二烯（乙型强心苷元）

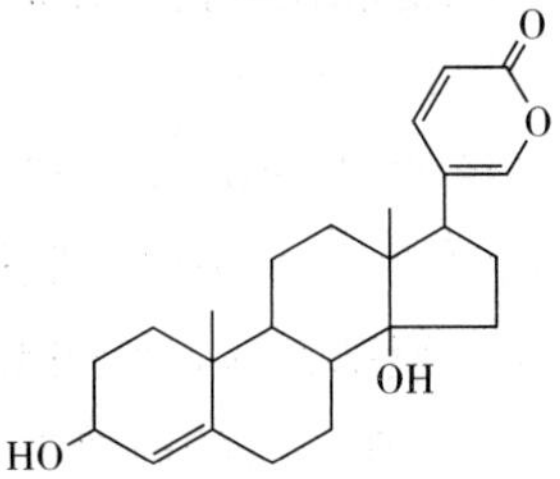

海葱苷元

按甾类化合物的命名，甲型强心苷是以强心甾烯（cardenolide）为母核命名，如洋地黄毒苷元的化学名为3β，14β－二羟基－5β－强心甾－20（22）－烯（3β，14β－dihy－droxy－5β－card－20（22）－enolide）；乙型强心苷元则以海葱甾（scillanolide）或蟾酥甾（bufanolide）为母核，例如海葱苷元（scillarenin）化学名为3β，14β－二羟基－海葱甾 4,20,22－三烯（3β,14β－dihydroxy－scilla－4,20,22－trienolide）。

（三）糖部分的结构分类

构成强心苷的糖有 20 多种。根据它们 C－2 上有无羟基可以分为 α－羟基糖（2－羟基糖）和 α－去氧糖（2－去氧糖）两类。α－去氧糖常见于强心苷中，所以可作为区别于其他苷类成分的一个重要特征。

1. α－羟基糖

（1）6－羟基糖 D－葡萄糖。

（2）6－去氧糖 L－鼠李糖（L－rhamnose）、L－夫糖（L－fucose）、D－鸡纳糖（D－quinovose）、D－弩箭子糖（D－antiarose）、D－6－去氧阿洛糖（D－6－de－oxyallose）等。

（3）6－去氧糖甲醚 L－黄花夹竹桃糖（L－thevetose）、D－洋地黄糖（D－digitalose）等。

2. α－去氧糖

（1）2，6－去氧糖 D－洋地黄毒糖（D－digitoxose）等。

（2）2，6－去氧糖甲醚 L－夹竹桃糖（L－oleandrose）、D－加拿大麻糖（D－cymarose）、D－迪吉糖（D－diginose）和 D－沙门糖（（D－sarmentose）等。

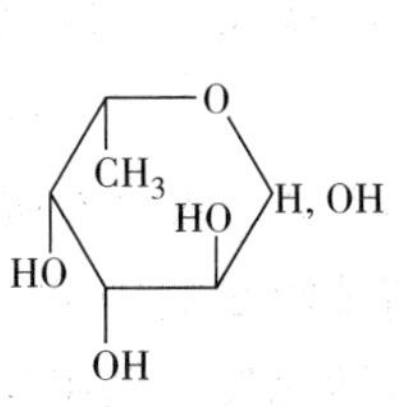
L-夫糖

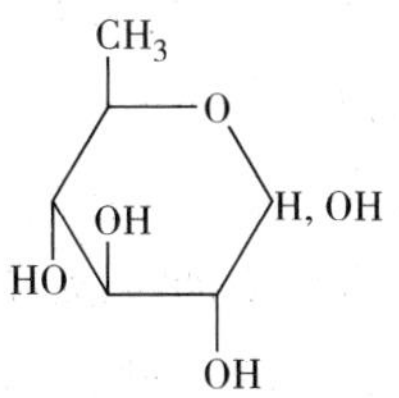
D-鸡纳糖

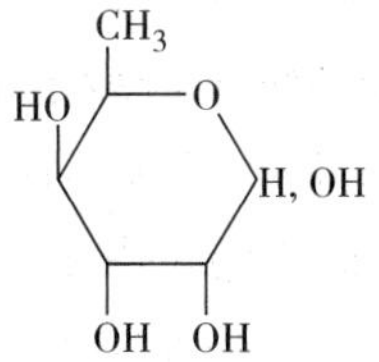
D-弩箭子糖

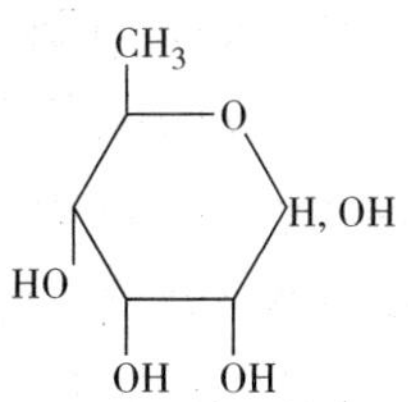
D-6-去氧阿洛糖

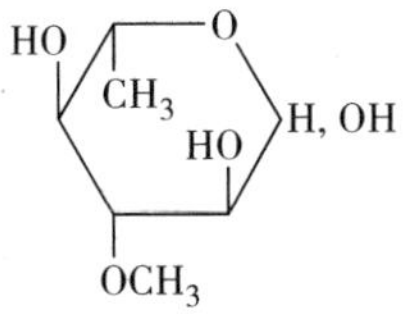
L-黄花夹竹桃糖

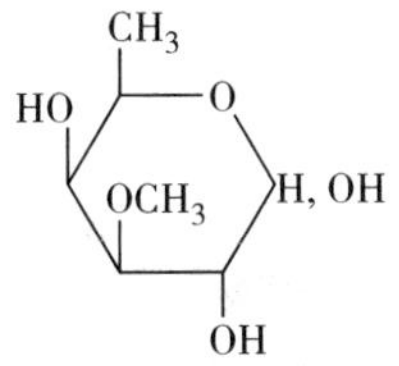
D-洋地黄糖

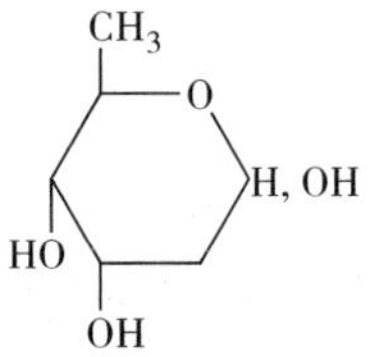
D-洋地黄毒糖

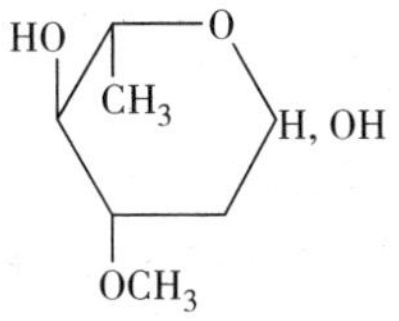
L-夹竹桃糖

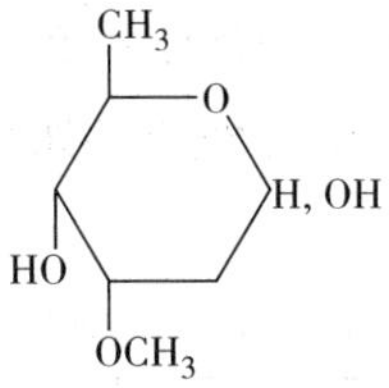
D-加拿大麻糖

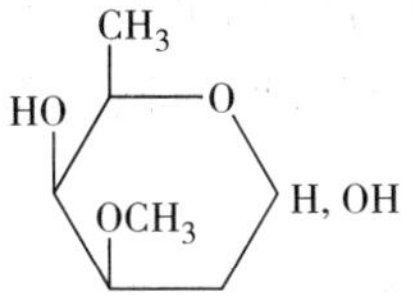
D-迪吉糖

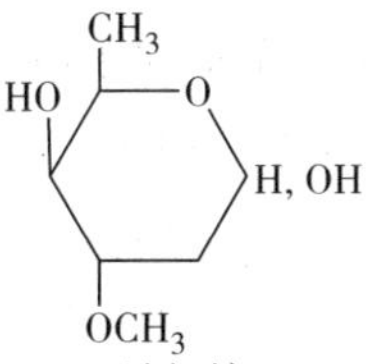
D-沙门糖

（四）苷元和糖的连接方式

强心苷大多是低聚糖苷，少数是单糖苷或双糖苷。通常按糖的种类以及和苷元的连接方式，可分为以下三种类型。

Ⅰ型：苷元 -（2,6 - 去氧糖）$_x$ -（α - 羟基糖）$_y$

Ⅱ型：苷元 -（6 - 去氧糖）$_x$ -（α - 羟基糖）$_y$

Ⅲ型：苷元 -（α - 羟基糖）$_y$

如紫花洋地黄苷 A（purpurea glycoside A）属于Ⅰ型强心苷；黄夹苷甲（thevetin A）属于Ⅱ型强心苷；绿海葱苷（scilliglaucoside）属于Ⅲ型强心苷。植物界存在的强心苷，以Ⅰ、Ⅱ型较多，Ⅲ型较少。

二、强心苷的结构与活性的关系

强心苷是一类有强心作用的甾体苷类。大量的研究证明，强心苷的化学结构对其生理活性有较大影响。强心苷的强心作用取决于苷元部分，主要是甾体母核的立体结构、不饱和内酯环的种类及一些取代基的种类及其构型。糖部分本身不具有强心作用，但可影响强心苷的强心作用强度。强心苷的强心作用强弱常以对动物的毒性（致死量）来表示。

1. 甾体母核　影响强心作用的 C/D 环必须顺式稠合。一旦这种稠合被破坏，将失去强心作用。若 C - 14 羟基为 β 构型时即表明 C/D 环顺式稠合，若为 α 构型或脱水形成脱水苷元，则强心作用消失。而 A/B 环可以是顺式或反式稠合，A/B 环为顺式稠合的甲型强心苷元，必须具 C - 3 - β 羟基，否则无活性。A/B 环为反式稠合的甲型强心苷元，无论 C - 3 是 β - 羟基还是 α - 羟基均有活性。

2. 不饱和内酯环　C - 17 侧链上 α、β 不饱和内酯环为 β 构型时，有活性；为 α 构型时，活性减弱；若 α、β 不饱和键转化为饱和键，活性大为减弱，但毒性也减弱；若内酯环开裂，活性降低或消失。

3. 取代基　强心苷元甾核中一些基团的改变也会对生理活性产生影响。如 C - 10 位的角甲基转化为醛基或羟甲基时，其生理活性增强；C - 10 位的角甲基转为羧基或无角甲基，则生理活性明显减弱。

此外，母核上引入 5β、11α、12β 羟基，可增强活性，引入 1β、6β、16β 羟基，可降低活性；引入双键 $\triangle^{4(5)}$，活性增强，引入双键 $\triangle^{16(17)}$ 则活性消失或显著降低。

4. 糖部分 糖在强心苷结构中本身并不具有强心作用，但它们的种类、数目对强心苷的毒性会产生一定影响。一般来说，苷元连接糖形成单糖苷后，毒性增加。随着糖基数量的增多，分子量增大，苷元相对比例减少，又使毒性减弱。如毒毛旋花子苷元组成的三种苷的毒性比较，结果见表 10－2。

表 10－2 毒毛旋花子苷元组成的三种苷的毒性比较

化合物名称	LD_{50}（猫，mg/kg）
毒毛旋花子苷元	0.325
加拿大麻苷（毒毛旋花子苷元－D－加拿大麻糖）	0.110
k－毒毛旋花子次苷－β（毒毛旋花子苷元－D－加拿大麻糖－D－葡萄糖）	0.128
k－毒毛旋花子苷［毒毛旋花子苷元－D－加拿大麻糖－D－（葡萄糖）$_2$］	0.186

从上表可见，一般甲型强心苷及苷元的毒性规律为：三糖苷＜二糖苷＜单糖苷＞苷元。

在甲型强心苷中，同一苷元的单糖苷，其毒性的强弱取决于糖的种类。如洋地黄毒苷元与不同单糖结合的苷的毒性比较，结果见表 10－3。

表 10－3 洋地黄毒苷元与不同单糖结合的苷的毒性比较

化合物名称	LD_{50}（猫，mg/kg）
洋地黄毒苷元	0.459
洋地黄毒苷元－D－葡萄糖	0.125
洋地黄毒苷元－D－洋地黄糖	0.200
洋地黄毒苷元－L－鼠李糖	0.278
洋地黄毒苷元－加拿大麻糖	0.288

由上表可见，单糖苷的毒性次序为：葡萄糖苷＞甲氧基糖苷＞6－去氧糖苷＞2,6－去氧糖苷。

在乙型强心苷及苷元中，苷元的作用大于苷，其毒性规律为：苷元＞单糖苷＞二糖苷。

比较甲、乙两型强心苷元时发现，通常乙型强心苷元的毒性大于甲型强心苷元。

三、强心苷的理化性质

（一）性状

强心苷多为无定形粉末或无色结晶，具有旋光性，C－17 位侧链为 β 构型者味苦，为 α 构型者味不苦。对黏膜具有刺激性。

（二）溶解性

强心苷一般可溶于水、醇、丙酮等极性溶剂，难溶于乙醚、苯、石油醚等极性小的溶剂。苷元则难溶于水等极性溶剂，易溶于乙酸乙酯、三氯甲烷等有机溶剂。

强心苷的溶解性与分子所含糖的数目、种类、苷元所含的羟基数及位置有关。

1. 糖的数目 原生苷由于分子中含糖基数目多，而比其次生苷和苷元的亲水性强，可溶于水等极性大的溶剂，难溶于极性小的溶剂。

2. 羟基数目 强心苷溶解性因分子中糖的类型、苷元上羟基的数目不同而异。羟基数目越多，亲水性越强。例如乌本苷（ouabain）虽是单糖苷，但整个分子却有八个羟基，水溶性大（1∶75），难溶于三氯甲烷；洋地黄毒苷虽为三糖苷，但是 3 个糖基都是 α－去氧糖，整个分子只有五个羟基，故在水中溶解度小（1∶100000），易溶于三氯甲烷（1∶40）。

3. 羟基的位置　分子中羟基是否形成分子内氢键，也可影响强心苷溶解性。如毛花洋地黄苷乙和苷丙，均为四糖苷，苷元上羟基位置不同，前者是C－14位、C－16位二羟基，其中C－16位羟基能和C－17位β内酯环的羰基形成分子内氢键，而后者是C－14位、C－12位二羟基，不能形成氢键，所以毛花洋地黄苷丙在水中溶解度（1∶18500）比苷乙大（几乎不溶），而在三氯甲烷中的溶解度则相反，毛花洋地黄苷丙（1∶17500）小于苷乙（1∶500）。此外，分子中的双键、羰基、甲氧基、酯键等也能影响强心苷的溶解度。

（三）脱水反应

强心苷用混合强酸（例如3%～5%盐酸）进行酸水解时，苷元往往发生脱水反应。C－14、C－5位上的β羟基最易发生脱水。

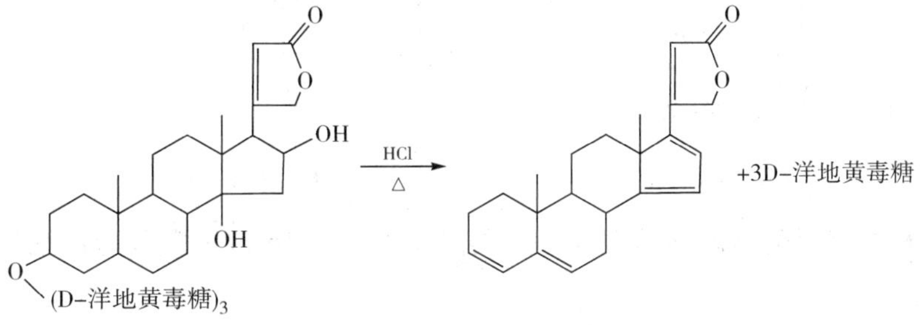

羟基洋地黄毒苷　　　　脱水羟基洋地黄毒苷元

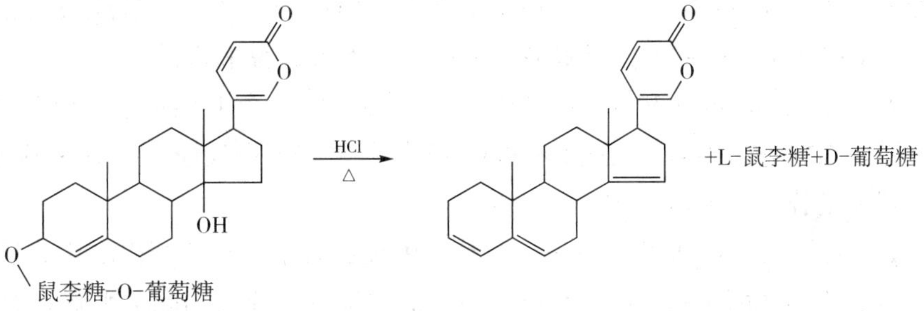

海葱苷A　　　　脱水海葱苷元

（四）水解反应

强心苷的苷键可被酸或酶催化水解，分子中的内酯环和其他酯键能被碱水解。水解反应是研究和测定强心苷的组成、改造强心苷结构的重要方法，可分为化学方法和生物方法。化学方法主要有酸水解、碱水解；生物方法有酶水解。强心苷的苷键水解和水解产物因组成糖的不同而有所差异。

1. 酸水解

（1）温和酸水解　用0.02～0.05mol/L的盐酸或硫酸，在含水醇中经短时间（半小时至数小时）加热回流，可使Ⅰ型强心苷水解为苷元和糖。因为苷元和α－去氧糖之间、α－去氧糖与α－去氧糖之间的α－去氧糖苷键极易被酸水解，在此条件下即可断裂。而α－去氧糖与α－羟基糖、α－羟基糖与α－羟基糖之间的α－羟基糖苷键在此条件下不易断裂，常常得到二糖或三糖。由于此水解条件温和，对苷元的影响较小，不致引起脱水反应，对不稳定的α－去氧糖亦不致分解。

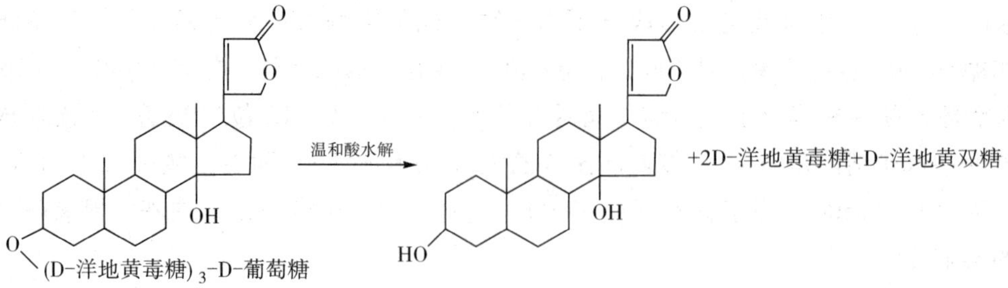

紫花洋地黄苷A　　洋地黄毒苷元

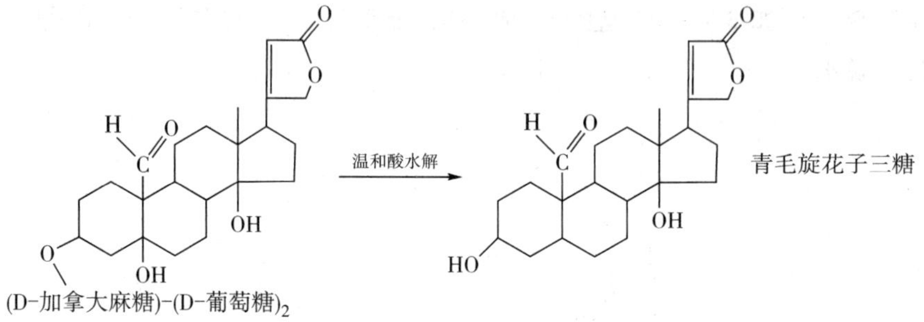

K-毒毛旋花子苷　　K-毒毛旋花子苷元

本法不宜用于16位有甲酰基的洋地黄强心苷类的水解，因16位甲酰基即使在这种温和的条件下也能被水解。

（2）强烈酸水解　Ⅱ型和Ⅲ型强心苷与苷元直接相连的均为 α - 羟基糖，由于糖的2 - 羟基阻碍了苷键原子的质子化，使水解较为困难，用温和酸无法使其水解，必须增高酸的浓度（3%～5%），延长作用时间或同时加压，才能使 α - 羟基糖定量地水解下来，但由于此条件下反应较为剧烈，常可引起苷元的结构变化，C - 14位羟基、C - 16位羟基易与邻位氢失水形成脱水苷元。

（3）氯化氢 - 丙酮法（Mannich 和 Siewert 法）　将强心苷置于含1%氯化氢的丙酮溶液中，20℃放置2周，并时时振摇。因糖分子中C - 2位羟基和C - 3位羟基与丙酮反应，生成丙酮化物，进而稀酸水解丙酮化物，可得到原生苷元和糖衍生物。

本法适合于多数Ⅱ型强心苷的水解。但是，多糖苷因极性太大，难溶于丙酮中，所以水解反应不易进行或不能进行。本法并不适用于所有的Ⅱ型强心苷，例如黄夹次苷乙用此法水解只能得到缩水苷元。

2. 酶水解　酶水解有一定的专属性。不同性质的酶，专属性水解不同性质的苷键。在含强心苷的植物中，有水解葡萄糖的酶，但无水解 α - 去氧糖的酶，所以能水解分子中的葡萄糖，保留 α - 去氧糖而生成次级苷。

含强心苷的植物中均有相应的水解酶共存，故分离强心苷时，常可得到一系列同一苷元的苷类，其区别仅在于D - 葡萄糖个数的不同。

此外，还有一些生物中的水解酶亦能使某些强心苷水解。如来源于动物脏器（家畜的心肌、肝等）、蜗牛的消化液、紫苜蓿和一些霉菌中的水解酶等，尤其是蜗牛消化酶，它是一种混合酶，几乎能水解所有苷键，能将强心苷分子中糖链逐步水解，直至获得苷元，常用来研究强心苷的结构。

苷元类型不同，被酶解难易程度也不同。毛花洋地黄苷和紫花洋地黄苷用紫花苷酶酶解，前者糖基上有乙酰基，对酶作用阻力大，故水解慢，后者水解快。一般来说，乙型强心苷较甲型强心苷易被酶水解。

酶水解在强心苷的生产中有很重要的作用。由于甲型强心苷的强心作用与分子中糖基数目有关，其强心作用的大小顺序为：三糖苷 < 二糖苷 < 单糖苷。所以经常利用酶水解使植物中的原生苷水解成强心

作用更强的次生苷。

3. 碱水解　强心苷的苷键一般不会被碱水解。但碱试剂可使强心苷分子中的酰基水解、内酯环开裂、双键移位及苷元异构化等。

（1）酰基的水解　强心苷的苷元或糖上常有酰基存在，它们遇碱可水解脱去酰基。常用的有碳酸氢钠、碳酸氢钾、氢氧化钙、氢氧化钡等。这四种碱只水解酰基，不影响内酯环。氢氧化钠、氢氧化钾由于碱性太强，不仅使所有酰基水解，而且还会使内酯环开裂。

α-去氧糖上的酰基最易脱去，用碳酸氢钠、碳酸氢钾处理即可，而羟基糖或苷元上的酰基较难水解，必须用氢氧化钙、氢氧化钡处理。甲酰基较乙酰基易水解，用氢氧化钙处理，即可发生水解。

（2）内酯环的开裂　在水溶液中，氢氧化钠、氢氧化钾溶液可使内酯环开裂，加酸后可再环合；在醇溶液中，氢氧化钠、氢氧化钾溶液使内酯环开环后生成异构化苷，酸化亦不能再环合成原来的内酯环，是不可逆反应。

甲型强心苷在氢氧化钾的醇溶液中，通过内酯环的质子转移、双键转移，以及C-14位羟基质子对C-20位的亲电加成作用而生成内酯型异构化苷，再经皂化作用开环形成开链型异构化苷。

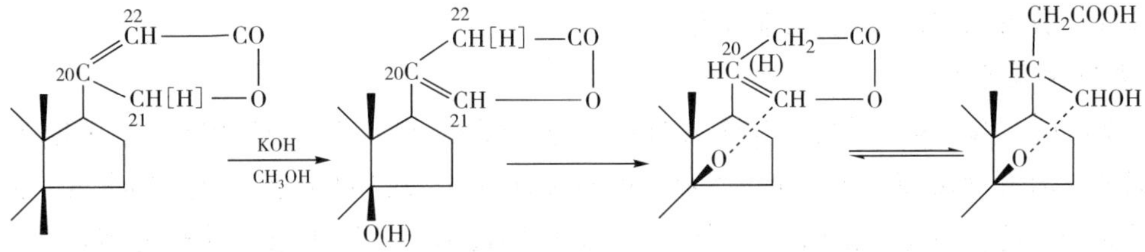

甲型强心苷　　内酯型异构化苷　　开链型异构化苷

甲型强心苷在氢氧化钾醇溶液中，内酯环上双键20（22）转移到20（21），生成C-22位活性亚甲基。C-22位活性亚甲基与很多试剂可以产生显色反应。

乙型强心苷在氢氧化钾醇溶液中，不发生双键转移，但内酯环开裂生成甲酯异构化苷。

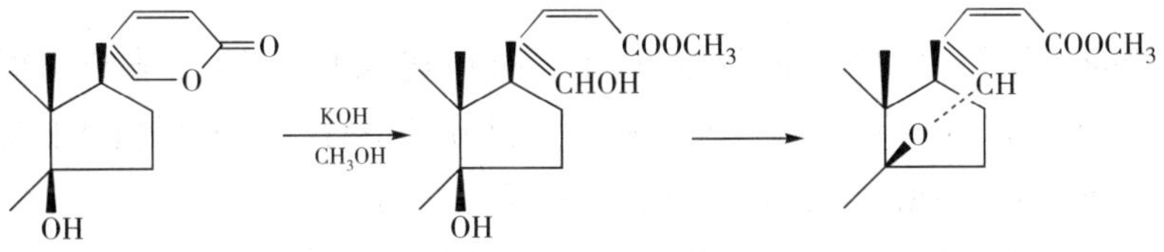

乙型强心苷元　　甲酯异构化苷

（五）强心苷的检识

1. 显色反应　强心苷的显色反应可由甾体母核、不饱和内酯环和α-去氧糖产生。甾体母核的显色反应见本章第一节。由不饱和内酯环和α-去氧糖产生的反应如下。

（1）C-17位上不饱和内酯环的显色反应　甲型强心苷在碱性醇溶液中，由于五元不饱和内酯环上的双键移位产生C-22位活性亚甲基，能与活性亚甲基试剂作用而显色。乙型强心苷在碱性醇溶液中，不能产生活性亚甲基，无此类反应。所以利用此类反应，可区别甲、乙型强心苷。这些有色化合物在可见光区常有最大吸收，故亦可用于定量。

1）亚硝酰铁氰化钠试剂（Legal）反应　取样品1~2mg，溶于2~3滴吡啶中，加3%亚硝酰铁氰化钠溶液和2mol/L氢氧化钠溶液各1滴，反应液呈深红色并渐渐褪去。

此反应机制可能是由于活性亚甲基与活性亚硝基缩合生成异亚硝酰衍生物的盐而呈色，凡分子中有活性亚甲基者均有此呈色反应。

$$[Fe(CN)_5NO]^{-2}+H_2C\langle +2OH^- \longrightarrow [Fe(CN)_5\overset{\overset{O}{\uparrow}}{N}=C\langle\,]^{-4}+2H_2O$$

2）间二硝基苯试剂（Raymond）反应　取样品约1mg，以少量50%乙醇溶解后加入间二硝基苯乙醇溶液0.1ml，摇匀后再加入20%氢氧化钠0.2ml，呈蓝紫色。

本法反应机制是通过间二硝基苯与活性亚甲基缩合，再经过量的间二硝基苯的氧化生成醌式结构而呈色，部分间二硝基苯自身还原为间硝基苯胺。其他间二硝基化合物如3,5－二硝基苯甲酸（Kedde）反应、苦味酸（Baljet）反应等也具有相同的反应机制。

3）3,5－二硝基苯甲酸试剂（Kedde）反应　取样品的甲醇或乙醇溶液于试管中，加入3,5－二硝基苯甲酸试剂（A液：2% 3,5－二硝基苯甲酸甲醇或乙醇溶液；B液：2mol/L氢氧化钾溶液，用前等量混合）3～4滴，产生红色或紫红色。

本试剂可作为强心苷纸色谱和薄层色谱显色剂，喷雾后显紫红色，几分钟后褪色。

4）碱性苦味酸试剂（Baljet）反应　取样品的甲醇或乙醇溶液于试管中，加入碱性苦味酸试剂（A液：1%苦味酸乙醇溶液；B液：5%氢氧化钠水溶液，用前等量混合）数滴，呈现橙色或橙红色。此反应有时发生较慢，放置15分钟以后才能显色。

（2）α－去氧糖颜色反应

1）Keller-Kiliani（K－K）反应　取样品1mg，用冰乙酸5ml溶解，加20%的三氯化铁水溶液1滴，混匀后倾斜试管，沿管壁缓慢加入浓硫酸5ml，观察界面和乙酸层的颜色变化。如有α－去氧糖，乙酸层显蓝色。界面的呈色，由于是浓硫酸对苷元所起的作用逐渐向下层扩散，其显色随苷元羟基、双键的位置和数目不同而异，可显红色、绿色、黄色等，但久置后因炭化作用，均转为暗色。

此反应只对游离的α－去氧糖或在此条件下能解离出α－去氧糖的强心苷呈阳性，对α－去氧糖和葡萄糖或其他羟基糖连接的二糖、三糖及乙酰化的α－去氧糖不显色。因它们在此条件下不能水解出α－去氧糖。故此反应呈阳性可肯定α－去氧糖的存在，但对此反应不显色的有时未必具有完全的否定意义。

2）呫吨氢醇（Xanthydrol）反应　取样品少许，加呫吨氢醇试剂（呫吨氢醇10mg溶于冰乙酸100ml中，加入浓硫酸1ml），置水浴上加热3分钟，只要分子中有α－去氧糖即显红色。此反应极为灵敏，分子中的α－去氧糖可定量地发生反应，故还可用于定量分析。

3）对－二甲氨基苯甲醛反应　将样品的醇溶液点于滤纸上，喷对－二甲氨基苯甲醛试剂（1%对－二甲氨基苯甲醛的乙醇溶液4ml，加浓盐酸1ml），于90℃加热30秒，分子中若有α－去氧糖可显灰红色斑点。

4）过碘酸－对硝基苯胺反应　将样品的醇溶液点于滤纸或薄层板上，先喷过碘酸钠水溶液（过碘酸钠的饱和水溶液5ml，加蒸馏水10ml稀释），于室温放置10分钟，再喷对硝基苯胺试液（1%对硝基苯胺的乙醇溶液4ml，加浓盐酸1ml混匀），则迅速在灰黄色背底上出现深黄色斑点，置紫外灯下观察则为棕色背底上出现黄色荧光斑点。再喷以5%氢氧化钠甲醇溶液，则斑点转为绿色。

2. 色谱检识　强心苷的色谱检识方法主要为薄层色谱，有吸附薄层色谱和分配薄层色谱，应用上各具特点。在吸附薄层色谱上，常用硅胶作吸附剂，以三氯甲烷－甲醇－冰乙酸（85∶13∶2）、二氯甲烷－甲醇－甲酰胺（80∶19∶1）、乙酸乙酯－甲醇－水（8∶5∶5）等溶剂系统作展开剂。也可用反相硅胶薄层色谱分离强心苷类化合物，常用的溶剂展开系统有甲醇－水、三氯甲烷－甲醇－水等。对于极性较弱的苷元及一些单糖苷，亦可采用氧化铝、氧化镁、硅酸镁作吸附剂，以乙醚或三氯甲烷－甲醇（99∶1）等作展开剂。

分配薄层对分离强心苷的效果较吸附薄层更好，斑点集中，分离的样品量较大。常用硅藻土、纤维素作支持剂，以甲酰胺、二甲基甲酰胺、乙二醇等作固定相，三氯甲烷－丙酮（4：1）、三氯甲烷－正丁醇（19：1）等溶剂系统作展开剂，分离极性较强的强心苷类化合物。

强心苷薄层色谱常用显色剂有：①2%3，5－二硝基苯甲酸乙醇溶液与2mol/L氢氧化钾溶液等体积混合，喷后强心苷显红色，几分钟后褪色。②1%苦味酸水溶液与10%氢氧化钠水溶液（95：5）混合，喷后于90～100℃烘4～5分钟，强心苷呈橙红色。③ 2%三氯化锑的三氯甲烷溶液，喷后于100℃烘5分钟，各种强心苷及苷元显不同的颜色。

（六）强心苷的提取分离

由于天然药物中存在的强心苷类成分比较复杂，同一植物中常含有几十个结构相似、性质相近的强心苷，这些成分常与糖类、皂苷、鞣质、色素等共存，影响或改变强心苷在许多溶剂中的溶解度，因此从天然药物中提取分离强心苷比较复杂。另外，多数强心苷是多糖苷，可以被植物中的酶、酸、碱水解成次生苷，与原生苷共存，从而增加了成分的复杂性，也增加了提取分离工作的难度。

由于在提取分离中强心苷易被酸、碱、酶水解，脱水及异构化，因此要特别注意这些因素的影响和应用。当以提取分离原生苷为目的时，首先要注意抑制酶的活性，防止强心苷被酶解。原料要新鲜，采收后尽快干燥，最好在50～60℃通风快速烘干或晒干，在保存期间要注意防潮，控制含水量，提取时要避免酸碱的影响；如果是以提取次生苷为目的，则可以利用上述影响因素，如酶解、部分酸或碱水解等适当方法，保证目标提取物次生苷的产量。

1. 提取方法　强心苷的原生苷和次生苷均能溶于甲醇、乙醇中，一般常用甲醇或70%～80%乙醇做提取溶剂，提取效率高，且可以使酶失去活性。

当原料为种子或含亲脂性杂质较多时，需用石油醚或汽油脱脂后提取；原料为含叶绿素较多的叶或全草时，可以用稀碱液皂化法或者将醇提液浓缩，保留适当浓度的醇，放置，则叶绿素等脂溶性杂质成胶状沉淀析出。也可以用活性炭除去提取液中叶绿素等脂溶性杂质，用聚酰胺或氧化铝吸附除去水溶性色素、鞣质、糖、皂苷、酸性及酚性物质。但同时也要注意除去杂质的同时也会有部分强心苷被吸附而损失。

经过初步除杂质后的强心苷浓缩液，可以用三氯甲烷或不同比例的三氯甲烷－甲醇（乙醇）试剂依次萃取，将强心苷按照极性大小划分为几个部分，以进一步分离。

2. 分离方法　分离强心苷，常采用溶剂萃取法、逆流分溶法和色谱分离法。对于含量较高的成分，可以优选适当的溶剂，利用反复重结晶并配合使用多种方法得到单体。两相溶剂萃取法和逆流分溶法则是利用强心苷在两相溶剂中分配系数的差异而进行分离的方法。例如，毛花洋地黄苷甲、乙、丙的分离，黄夹苷甲、乙的分离等。

分离亲脂性的苷元、次生苷、单糖苷时，一般选用吸附色谱，如以硅胶、中性氧化铝为吸附剂，用三氯甲烷－甲醇、乙酸乙酯－甲醇、正己烷－乙酸乙酯、苯、丙酮等作洗脱剂。对于弱亲脂性成分宜选用分配色谱，可用硅胶、硅藻土、纤维素等为支持剂，以三氯甲烷－甲醇－水、乙酸乙酯－甲醇－水作洗脱剂。

（七）强心苷类化合物的波谱特征

波谱特征在区别甲型强心苷和乙型强心苷中具有重要作用。

1. 紫外光谱　强心苷类化合物由于分子中苷元部分有五元或六元不饱和内酯环，具有共轭结构，所以其紫外光谱的特征较为显著。具有$\Delta^{\alpha\beta}$－γ－内酯环的甲型强心苷元，在217～220nm（logε 4.20～4.24）处呈最大吸收；具有$\Delta^{\alpha\beta,\gamma\delta}$－δ－内酯环的乙型强心苷元在295～300nm（logε 3.93）处有特征吸收。借此可区别甲、乙强心苷。若甲型强心苷有$\Delta^{16(17)}$与$\Delta^{\alpha\beta}$－γ－内酯环共轭，则在270nm处产生强吸收；若有$\Delta^{14(15),16(17)}$双烯和不饱和内酯共轭，则最大吸收进一步红移至330nm附近产生强吸收。苷元中有孤立羰基时，在 290 ~ 300nm 附近有弱吸收（logε 约 1.8），若为苷时，该吸收更弱，几乎看不到。

2. 红外光谱 强心苷类化合物红外光谱特征主要来自不饱和内酯环上的羰基。根据羰基吸收峰的强度和峰位，可以区分五元不饱和内酯环和六元不饱和内酯环，即区分甲、乙型强心苷元。

具有$\triangle^{\alpha\beta}$ - γ - 内酯环的甲型强心苷元，一般在 1800 ~ 1700cm^{-1}处有两个羰基吸收峰，较低波数的是 α、β 不饱和羰基的正常吸收，较高波数的吸收峰为其不正常吸收，随溶剂极性而改变，在极性大的溶剂中，吸收强度减弱或消失，而正常吸收在极性溶剂中，吸收强度不变或略加强。例如，3 - 乙酰毛花洋地黄毒苷元（3 - acetylgitoxigenin）在二硫化碳溶液中测定时，红外光谱有 3 个羰基吸收峰，即 1783cm^{-1}、1756cm^{-1}和 1738cm^{-1}。其中 1738cm^{-1}为乙酰基上羰基的吸收；1756cm^{-1}是不饱和内酯环上羰基的正常吸收峰，因有$\triangle^{\alpha\beta}$共轭而向低波数位移 20 ~ 30cm^{-1}（α、β 饱和内酯的羰基峰在 1786cm^{-1}处）；1783cm^{-1}处的吸收峰则是羰基的不正常吸收峰，可随溶剂性质不同而改变。

具有$\triangle^{\alpha\beta,\gamma\delta}$ - δ - 内酯环的乙型强心苷元在 1800 ~ 1700cm^{-1}区域内也有两个羰基吸收峰，但因其环内共轭程度高，故两峰均较甲型强心苷元中相应的羰基峰向低波数位移 40cm^{-1}左右。例如嚏根草苷元（hellebrigenin），在三氯甲烷中测定时，出现 1740cm^{-1}和 1718cm^{-1}两个吸收峰。

3. 核磁共振氢谱 强心苷类的核磁共振氢谱中可以见到某些质子信号具有明显特征，能够为结构解析提供重要信息。甲型强心苷$\triangle^{\alpha\beta}$ - γ - 内酯环 C - 21 位上的两个质子以宽单峰或三重峰或 AB 型四重峰（J = 18Hz）出现在 δ 4.5 ~ 5.0 区域，具体峰形与使用的氘代试剂种类有关。C - 22 位上的烯质子因与 C - 21 位上的 2 个质子产生远程偶合，故以宽单峰出现在 δ 5.6 ~ 6.0 区域内。在乙型强心苷中，其$\triangle^{\alpha\beta,\gamma\delta}$ - δ - 内酯环上的 H - 21 以单峰形式出现在 δ 7.2 左右。H - 22 和 H - 23 各以二重峰形式分别出现在约 δ 7.8 和 6.3 左右，各出现一个烯氢双峰。

强心苷元的 18 - CH_3和 19 - CH_3在 δ 1.0 左右有特征吸收峰，均以单峰形式出现，易于辨认，且一般 18 - CH_3的信号位于 19 - CH_3的低场。若 C - 10 位为醛基取代，在 δ 9.5 ~ 10.0 内出现一个醛基质子的单峰。H - 3 为多重峰，约在 δ 3.9 处，结合成苷后，向低场位移。

强心苷中除常见的糖外，常连有 2 - 去氧糖和 6 - 去氧糖。在^{1}H - NMR 谱中，6 - 去氧糖在高场区 δ 1.00 ~ 1.50 之间出现多重峰一个甲基的双峰（J = 6.5Hz）或 2 - 去氧糖的端基质子与 2 - 羟基糖不同，呈双二重峰（dd 峰），C - 2 位上的两个质子处于高场区。含有甲氧基的糖，其甲氧基以单峰出现在 δ 3.5 左右。

4. 核磁共振碳谱 甲型强心苷不饱和内酯环上 20、21、22、23 位碳信号出现在 δ 172、75、117 和 176 左右，乙型强心苷不饱和内酯环显示 1 个不饱和双键和一个 α、β 不饱内酯的羰基信号。当强心苷结构中引入羟基，除被羟基取代的 α - 位 C 向低场位移外，β - 位 C 也向低场位移。若在 5 位引入 β - 羟基，由于竖键与横键的 β 效应不同，对 C - 4、C - 6 亚甲基碳有不对称去屏蔽作用而向低场位移。当羟基被酰化后，酰氧基碳的 δ 值向低场位移，而其 β - 位 C 则向高场位移。

强心苷中，常含有 2,6 - 二去氧糖和 6 - 去氧糖，它们与普通糖一样，碳谱中各碳原子也都有各自的化学位移值。据此，可以确定糖的种类、数目以及连接位置。

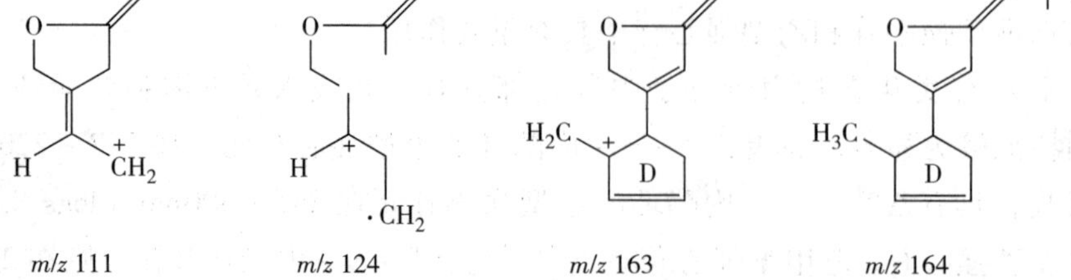

图 10 - 1 甲型强心苷元的质谱裂解规律

5. 质谱　强心苷元的开裂方式较多，也较复杂。甲型强心苷元可产生保留 γ－内酯环或内酯环加 D 环的特征碎片离子为 *m/z* 111、124、163 和 164。乙型强心苷元的裂解可见以下保留 δ－内酯环的碎片离子峰 *m/z* 109、123、135 和 136，借此可与甲型强心苷元相区别（图 10－1、图 10－2）。

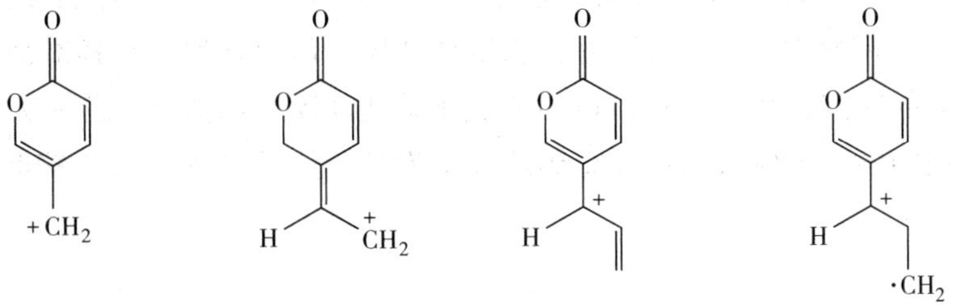

m/z 109　　*m/z* 123　　*m/z* 135　　*m/z* 136

图 10－2　乙型强心苷元的质谱裂解规律

（八）含强心苷的天然药物实例

1. 毛花洋地黄　毛花洋地黄（*Digitais lanata*）是玄参科植物，在临床应用已有百年历史，主要药理作用是兴奋心肌，增加心肌收缩力，使收缩期的血液输出量大为增加，改善血液循环。至今在临床上仍是治疗心力衰竭的有效药物。从毛花洋地黄叶中分离出的强心苷达 30 余种，多为次生苷，其苷元均是五元不饱和内酯环的甲型强心苷元。属于原生苷的有毛花洋地黄苷甲、乙、丙、丁和戊（lanatoside A、B、C、D、E），以苷甲和苷丙的含量较高。此外，还含叶绿素、树脂、皂苷、蛋白质、水溶性色素、糖类等杂质和可水解原生苷的酶。

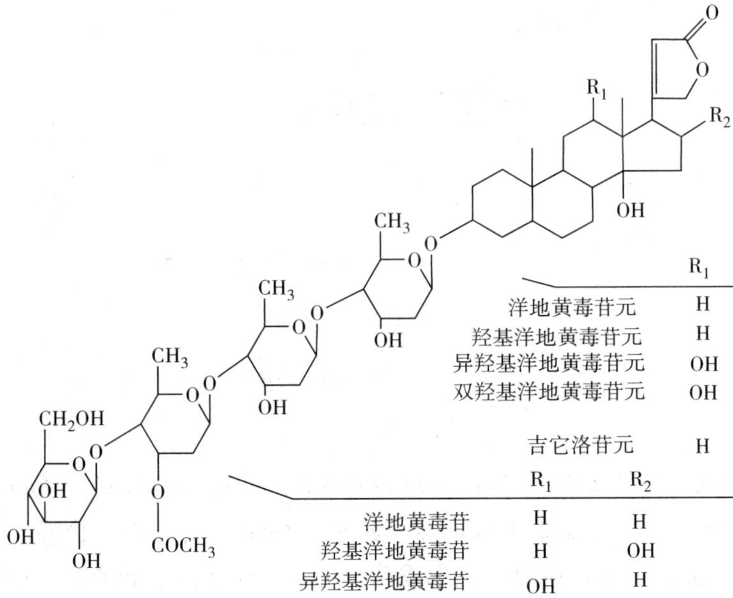

	R_1	R_2
洋地黄毒苷元	H	H
羟基洋地黄毒苷元	H	OH
异羟基洋地黄毒苷元	OH	H
双羟基洋地黄毒苷元	OH	OH
吉它洛苷元	H	－O－C(=O)－H

	R_1	R_2
洋地黄毒苷	H	H
羟基洋地黄毒苷	H	OH
异羟基洋地黄毒苷	OH	H
双羟基洋地黄毒苷	OH	OH
吉它洛苷	H	－O－C(=O)－H

	R_1	R_2
毛花洋地黄苷甲	H	H
毛花洋地黄苷乙	H	OH
毛花洋地黄苷丙	OH	H
毛花洋地黄苷丁	OH	OH
毛花洋地黄苷戊	H	－O－C(=O)－H

毛花洋地黄是制备强心药西地蓝（cedilanid-D）（又称去乙酰毛花洋地黄苷丙）和地高辛（digoxin）（又称异羟基洋地黄毒苷）的主要原料。地高辛是西地蓝经酶解去掉末端的葡萄糖产生的次生苷，其特点与西地蓝相似，作用迅速，蓄积性小，可制成注射液用于急性心脏疾病的治疗。

利用毛花洋地黄叶中存在的β-D-葡萄糖酶水解去除葡萄糖，再用乙醇提取。提取液浓缩至20%时脂溶性杂质溶解度小，析胶效果好，可以除去脂溶性杂质，而成分保留在稀醇溶液中。利用次生苷在三氯甲烷中溶解度较大的特点分离次生苷，再用氢氧化钠洗涤脱去乙酰基并除去残留的叶绿素，最后再利用地高辛在三氯甲烷中溶解度较大的特点得到地高辛粗品。然后可以利用乙醇重结晶法对地高辛粗品进行精制。具体流程如下。

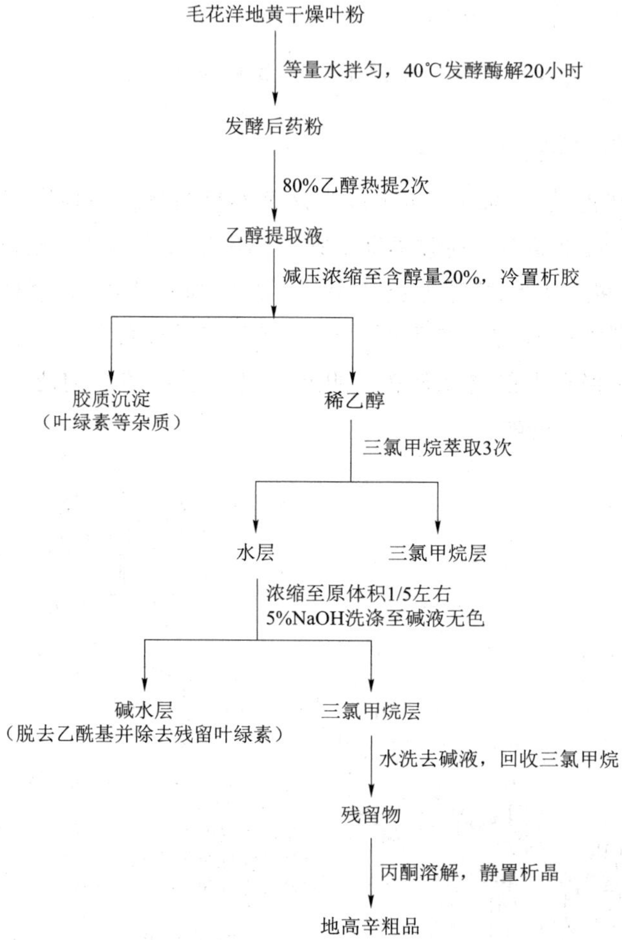

2. 蟾酥　蟾酥是蟾蜍科动物中华大蟾蜍（*Bufo bufo gargarizans*）或黑眶蟾蜍（*Bufo melanostictus*）等的耳下腺及皮肤腺分泌的白色浆液，经加工干燥而成。味辛，性温。具解毒、止痛、开窍醒神之功效。临床用于痈疽疔疮，咽喉肿痛，中暑神昏等，是中成药六神丸、喉症丸、救心丸、蟾力苏等多种中药制剂的组成之一。

（1）主要化学成分及结构　蟾酥浆和蟾酥的化学成分复杂，主要成分有蟾蜍甾二烯类、强心甾烯类、吲哚碱类、甾醇类以及肾上腺素、多糖、蛋白质、氨基酸、有机酸等，前两类有强心作用，但并不是强心苷。

1）蟾蜍甾二烯类（bufanolide）：蟾蜍甾二烯（乙型强心苷元）类有游离型和结合型。甾环上C-3的羟基多以游离状态存在的为游离型，称蟾毒配基。蟾毒配基主要为蟾毒灵（bufalin）、华蟾毒精（cinobufagin）、蟾毒它灵（bufotalin）、脂蟾毒配基（resibufogenin）、日蟾毒它灵（gamabufotalin）、蟾毒它里定（bufotalidin）等化合物。其中蟾毒灵的强心作用最大。

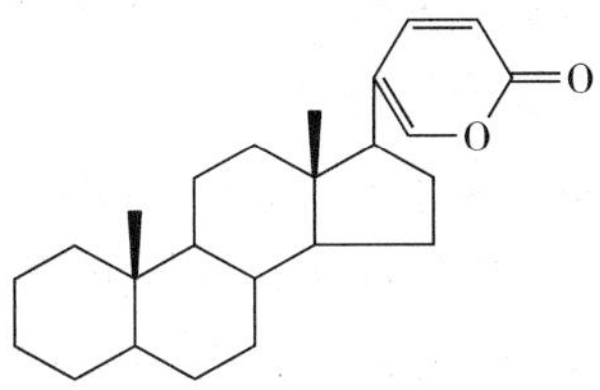

蟾毒灵	3β,14β-OH
华蟾毒精	3β-OH; 14β 和15β epoxy ;16β-OAc
蟾毒它灵	3β，14β-（OH）$_2$;16β-OAc
脂蟾毒配基	3β-OH; 14β 和15β epoxy
日蟾毒它灵	3β，11α，14β-三OH
蟾毒它里定	3β，5β，14β-三OH；19-CHO

结合型甾环上按 C-3 位所连接酸的不同可分为蟾毒类（如蟾毒灵-3-辛二酸精氨酸酯）、蟾毒配基脂肪酸酯（如蟾毒灵-3-辛二酸单酯）和蟾毒配基硫酸酯（如蟾毒灵-3-硫酸酯）三种类型。

蟾毒类成分存在于新鲜的蟾蜍浆中，可被蟾蜍体内酶水解或加工成蟾酥过程中被水解或部分水解，蟾酥的化学成分多系蟾毒类成分水解或部分水解产物，从蟾酥中除能分离出蟾毒配基外，还能分离出蟾毒它灵-3-半辛二酸酯和脂蟾毒配基-3-半丁二酸酯等部分水解产物。

2）强心甾烯类（cardenolides）：这类化合物在蟾蜍中数量较少，其母核为甲型强心苷元，C-3 羟基亦多与氨基酸、脂肪酸、硫酸结合成酯的形式存在。例如从新鲜蟾蜍浆中分离出的沙门苷元-3-辛二酸精氨酸酯（samentogenin-3-suberoyl-larginine ester）和沙门苷元-3-硫酸酯（sarmentogene-3-sulfate），以及从蟾酥中分离出沙门苷元-3-半辛二酸酯（sarmentogenin-3-hydrogen suberate）等均属此类化合物。

3）蟾毒色胺类（bufotenines）：该类化合物均含有吲哚环，属蟾蜍加工炮制过程中分解产物的水溶性部分，是具有一定生物活性的吲哚类生物碱，已分离出 5-羟色胺、蟾蜍色胺、蟾蜍季胺等近 10 种吲哚类衍生物。

4）其他化合物：从蟾蜍中分离的化合物还有吗啡、肾上腺素、胆甾醇、β-谷甾醇类、蝶啶类和多糖类等化合物。

（2）主要有效成分的检识　检识方法有理化鉴别、薄层色谱、毛细管气相色谱法、高效液相色谱以及凝胶电泳法等方法。

蟾酥的理化鉴别主要通过一系列显色反应。一般来说，Legal 反应、Raymond 反应和 Kedde 反应可使蟾酥中的强心甾烯蟾毒类呈阳性反应，但对蟾蜍甾二烯类却呈阴性反应。通常用浓硫酸使蟾蜍甾二烯类显色，反应一般在瓷点滴板上进行，各种蟾蜍甾二烯类成分可呈现不同的颜色。

在色谱法中，薄层色谱法是较常用的方法。例如对脂蟾毒配基、蟾毒灵、华蟾毒精等进行检识时，常用硅胶 G 为吸附剂，三氯甲烷-丙酮-环已烷（3∶3∶4）为展开剂，显色剂为 10% 硫酸乙醇溶液，或者取 0.065g 盐酸苯肼加 12ml 水溶解，再加浓硫酸 88ml 即可。100～105℃烘 3 分钟，可见光和紫外光下检识。

第三节　甾体皂苷 微课 2

甾体皂苷（steroidal saponins）是一类由螺甾烷（spirostane）类化合物与糖结合而成的苷类化合物，其水溶液经振摇后多能产生大量持久性似肥皂水溶液样的泡沫，故称为甾体皂苷。与三萜皂苷不同，其结构中一般不含羧基，呈中性，因而又称中性皂苷。

甾体皂苷类化合物在植物中分布广泛，迄今发现的这类化合物已达一万种以上，主要分布在百合科、薯蓣科、石蒜科、龙舌兰科、棕榈科、豆科、姜科、延龄草科、玄参科、菝葜科、茄科等植物中，如穿龙薯蓣、七叶一枝花、蒺藜、麦冬、薤白、重楼、百合、玉竹、知母、黄精等富含甾体皂苷。此外，由多种海洋生物体内亦分离到一系列结构特殊的甾体皂苷，例如在海绵、软珊瑚、海星等中都有甾体皂苷的存在。

20 世纪 60 年代国内外学者做了大量研究，寻找开发甾体皂苷元用于合成甾体避孕药和激素类药物的原料。进入 90 年代，随着甾体皂苷化学研究的发展，许多新的生物活性物质逐渐被发现，特别是防治心脑血管疾病、抗肿瘤、降血糖、降胆固醇、抗菌和免疫调节等作用引起了国际上的广泛关注，一些新的甾体皂苷类药物开始进入临床使用，并取得满意的结果。如成功获准欧盟注册上市的从黄山药（*Dioscorea panthaica*）植物中提取甾体皂苷制成的地奥心血康胶囊，内含有 8 种甾体皂苷，含量在 90% 以上，对冠心病、心绞痛发作疗效显著。葱属植物 *Allium minutiflorum* 中分得的具有抗菌活性的 minutoside A、minutoside B 等甾体皂苷类化合物；经典的薯蓣皂苷（dioscin）具有显著的降血糖活性；知母中的甾体皂苷具有良好的抗血小板凝集作用。

知识链接

地奥心血康胶囊的研发

地奥集团董事长带领科研团队 1982 年承担了防治心血管疾病植物药“地奥心血康”的研制任务。他们克服经费短缺等重重困难，攻克了高纯度甾体皂苷大规模工业化生产这一世界性难题。经过 8 年的艰苦努力，作为国家二类中药新药的奥心血康研制成功，1988 年获卫生部发放新药证书和生产批件。产品上市后，以确切的疗效、良好的安全性、稳定的质量及低廉的价格誉为老百姓吃得起的好药和放心药，受到国内外患者和专家的青睐。科研团队坚持不懈地对地奥心血康的物质基础、作用机理进行深入再研究。成果获得国家科技进步三等奖、科学院科技进步一等奖、四川省科技进步一等奖。地奥心血康胶囊 2010 年获得欧盟 GMP 证书，2012 年获批在荷兰的上市许可，成为我国首个以治疗性药品身份进入欧洲国家主流医药市场的成品药。荷兰 MEB 官网向全球发布了地奥心血康胶囊成功注册获准上市的消息，并评价：“地奥心血康胶囊是首个欧盟境外获批的植物药药品”，“地奥心血康胶囊区别于其他作为食品补充剂的中药产品”。

知识链接

甾体皂苷举例——宫血宁胶囊

云南白药集团生产的宫血宁胶囊是妇科药中最成熟的天然植物药之一。20 多年来广泛应用于妇科、产科出血性疾病的治疗颇受好评。宫血宁胶囊的原料为滇重楼。重楼属植物药用价值在《神农本草经》《本草纲目》均有记载。全世界约有 24 种重楼，其中滇重楼的药用价值最高、品质最好。滇重楼主要以根茎入药生长周期长 7 年方可入药。不同产地生长的滇重楼由于海拔、气温和土壤等复杂多变，其遗传多样化和化学成分含量等发生变化，从而导致产品质量有一定差异，可能成为制约该原料内在质量的关键环节之一。

云南白药集团的滇重楼种植基地位于云南省武定县，30 多名技术人员对滇重楼的培育实施全程化监控，使每一株重楼均能达到生物标准，从原料上保证了宫血宁胶囊的质量。集团科研人员对云南白药系列产品进行科学考证及深入研究，对宫血宁胶囊开展了一系列植化研究和药效跟踪检测、多方位多靶点测试，在其上百种化学成分中明确界定出有效成分主要为重楼皂苷。由于有效成分明确，宫血宁胶囊的生产工艺已能达到有效成分定量控制，保证每粒胶囊含量均衡，稳定发挥药效。

一、甾体皂苷的化学结构与分类

（一）甾体皂苷的结构特征

甾体皂苷由甾体皂苷元与糖组成。甾体皂苷元由 27 个碳原子组成，其基本骨架为螺旋甾烷

（spirostane）及其衍生物。

1. 基本母核　甾体皂苷元分子中含有 A、B、C、D、E 和 F 六个环，A、B、C、D 环为甾体母核——环戊烷骈多氢菲，E、F 环以螺缩酮（spiroketal）形式相连接，共同组成螺旋甾烷结构。

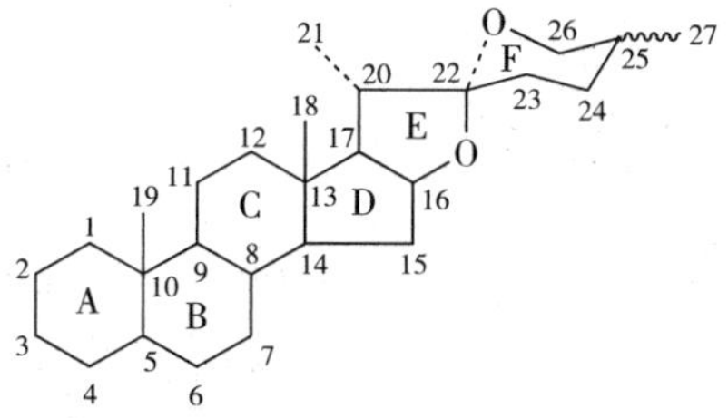

2. 稠合方式　A/B 环有顺、反两种稠合方式，B/C 和 C/D 环一般为反式稠合。

3. 手性碳原子　E 环和 F 环中有 C－20、C－22 和 C－25 三个手性碳原子。其中 20 位上的甲基位于 E 环平面的背面，属于 α 型（$20\alpha_E$ 或 $20\beta_F$），故 C－20 的绝对构型为 S 型。C－22 亦属 α 型（$22\alpha_F$），所以 C_{22} 的绝对构型为 R 型。

C－25 位甲基有两种构型，当 25 位上的甲基位于 F 环平面上处于直立键时，为 β 型（$25\beta_F$），其 C－25 的绝对构型为 *S* 型，又称 *L* 型或 neo 型，为螺旋甾烷；当 25 位上的甲基位于 F 环平面下处于平伏键时，为 α 型（$25\alpha_F$），其 C－25 的绝对构型为 *R* 型，又称 D 型或 iso 型，为异螺旋甾烷。二者互为异构体，它们的衍生物常共存于植物体中。由于 25*R* 型较 25*S* 型稳定，因此，25*S* 型易转化成为 25*R* 型。

4. 取代基　甾体皂苷元分子中常多含有羟基，大多在 C－3 位有羟基，且多为 β 构型。

部分甾体皂苷元分子中还含有羰基和双键，羰基大多在 C－12 位，是合成肾上腺皮质激素所需的结构条件；双键多在 Δ^5 和 $\Delta^{9(11)}$ 位，少数在 $\Delta^{25(27)}$ 位。

甾体皂苷分子结构中不含羧基，呈中性，故又称中性皂苷。

5. 糖部分　组成甾体皂苷的糖以 α－羟基糖为主，D－葡萄糖、D－半乳糖、D－木糖、L－鼠李糖和 L－阿拉伯糖较为常见。在海星皂苷中还可见到 D－鸡纳糖和 6－去氧半乳糖。糖基多与苷元的 C－3 羟基成苷，也有在其他位如 C－1、C－26 位置成苷。

（二）甾体皂苷的结构类型

按螺甾烷结构中 C－25 的构型和 F 环的环合状态，将其分为四种类型（表 10－4）。

表 10－4　甾体皂苷的结构类型

结构类型	母　核	举　例
螺甾烷醇类（spirostanols）C－25 为 *S* 型	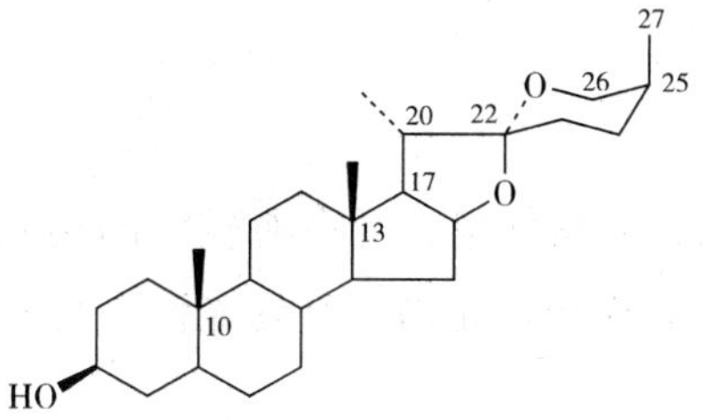	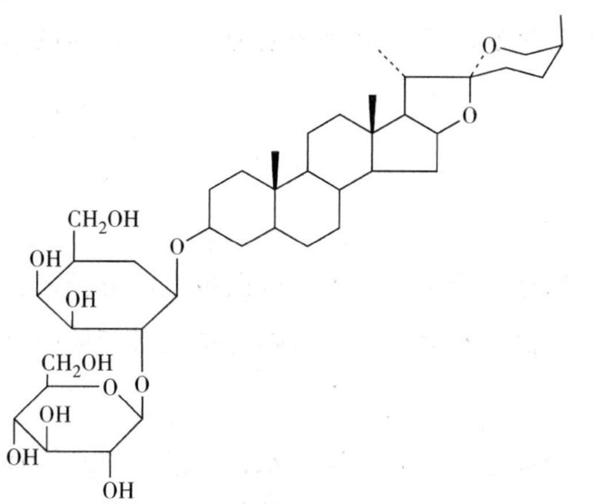 知母皂苷 A－Ⅲ

续表

结构类型	母 核	举 例
异螺甾烷醇类（isospirostanols）C－25 为 *R* 型	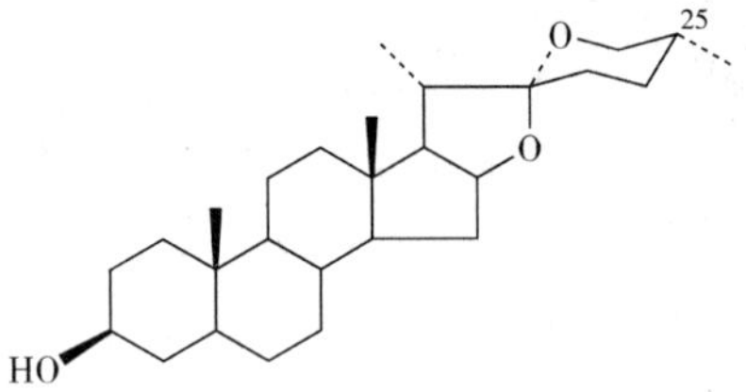	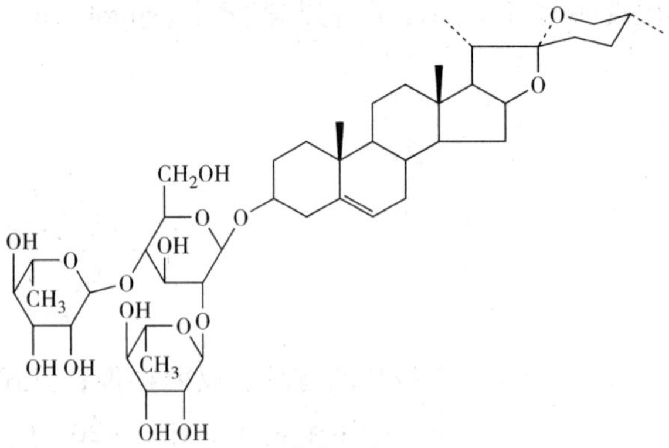 薯蓣皂苷
呋甾烷醇类（furostanols）F 环为开环衍生物	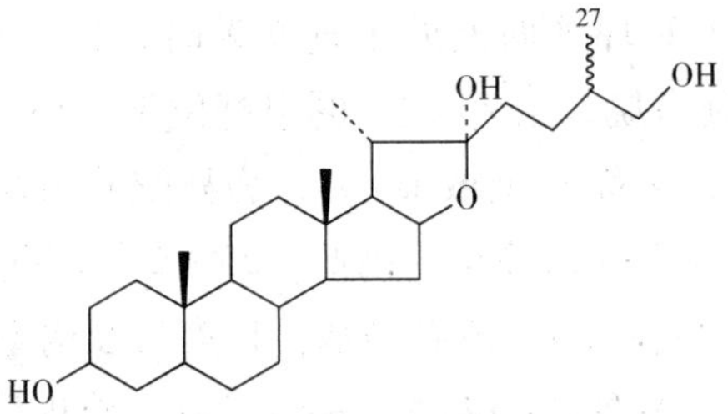	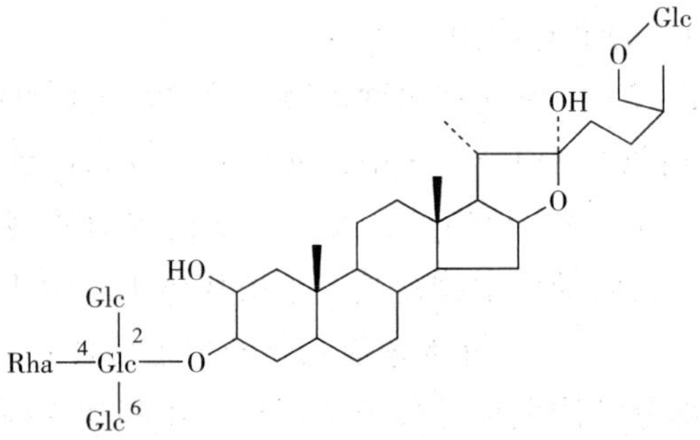 原菝葜皂苷
变形螺甾烷醇类（pseudo-spirostanols）F 环为五元四氢呋喃环	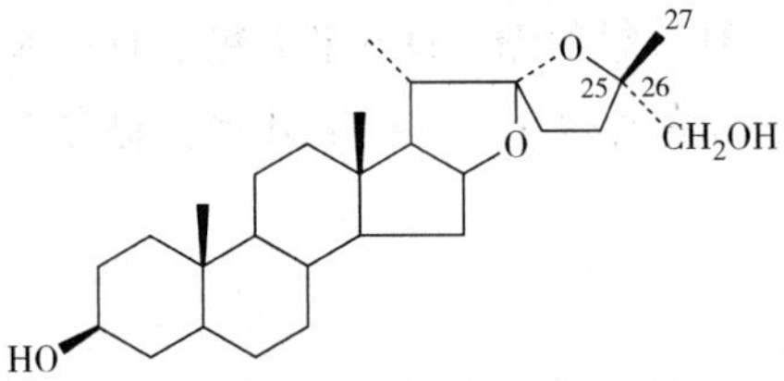	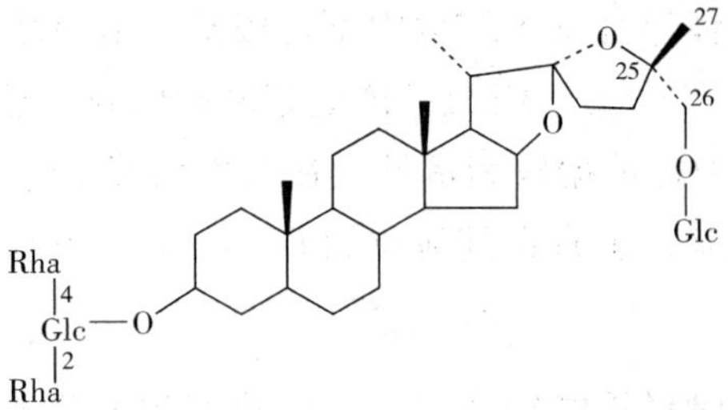 颠茄皂苷 A

除了螺甾烷和呋甾烷皂苷外，还有一种是 E 环和 F 环都开环的皂苷，称为胆甾烷皂苷。这类皂苷分布较广泛，最具代表性的是观赏植物虎眼万年青（*Ornithogalum saundersiae*）中分离出 OSW－1，具有较强的抗肿瘤活性，近年来成为甾体皂苷领域的研究热点。

二、甾体皂苷的理化性质

（一）性状

甾体皂苷大多为无色或白色无定形粉末，不易结晶，而甾体皂苷元多有较好的结晶形状。它们的熔点都较高，苷元的熔点常随羟基数目增加而升高。甾体皂苷和苷元均具有旋光性，且多为左旋。

（二）溶解性

甾体皂苷一般可溶于水，易溶于热水、稀醇，在含水的丁醇或戊醇中溶解度较好，难溶于丙酮，几乎不溶或难溶于石油醚、苯、乙醚等亲脂性溶剂。甾体皂苷元则不溶于水，可溶于甲醇、乙醇、三氯甲烷、乙醚等有机溶剂。

甾体皂苷具有助溶性能，可促进其他成分在水中的溶解。

（三）表面活性和溶血性

甾体皂苷具有的表面活性和溶血作用和三萜皂苷相似，但 F 环裂解的甾体皂苷常不具溶血作用，而且表面活性降低。

（四）沉淀反应

甾体皂苷的乙醇溶液可与甾醇（常用胆甾醇）形成难溶的分子复合物而沉淀。生成的分子复合物用乙醚回流时，胆甾醇可溶于乙醚，而皂苷不溶，从而达到分离目的。除胆甾醇外，皂苷可与其他含有 C－3 位 β—OH 的甾醇结合生成难溶性分子复合物，而 C－3—OH 为 α 构型，或者 C－3—OH 被酰化或者生成苷键时，则不能与皂苷生成难溶性的分子复合物。而且，皂苷与 A/B 环为反式相连或具有 Δ^5 结构的甾醇形成的分子复合物溶度积最小，此反应可用于判断、分离甾体类化合物中的 C－3 差向异构体和 A/B 环顺反异构体。三萜皂苷与甾醇形成的分子复合物不及甾体皂苷与甾醇形成的复合物稳定。

甾体皂苷可与碱式乙酸酐或氢氧化钡等碱性盐类生成沉淀，三萜皂苷与硫酸铵、乙酸铅或其他中性盐类即生成沉淀，借此可以分离甾体皂苷和三萜皂苷。

（五）显色反应

甾体皂苷在无水条件下，与某些酸类可产生与三萜皂苷相似的显色反应。

1. 乙酸酐－浓硫酸反应（Liebermann-Burchard 反应）　在颜色的变化中，甾体皂苷最后呈显绿色，而三萜皂苷最后呈红色。

2. 三氯乙酸反应（Rosen-Heimer 反应）　甾体皂苷和三氯乙酸反应时，加热至 60℃，生成红色渐变为紫色；同样条件下，三萜皂苷必须加热到 100℃才能显色，生成红色渐变为紫色。

甾体皂苷中，F 环裂解的双糖链皂苷与盐酸二甲氨基苯甲醛试剂（Ehrlich 试剂，简称 E 试剂）显红色，对茴香醛试剂（Anisaldehyde 试剂，简称 A 试剂）则显黄色；而 F 环闭环的单糖链皂苷和螺旋甾皂苷元只对 A 试剂显黄色，对 E 试剂不显色，以此可区别两类甾体皂苷。

三、甾体皂苷的提取与分离

甾体皂苷的提取分离方法与三萜皂苷相似，但甾体皂苷一般不含羧基，呈中性，亲水性相对较弱。

（一）甾体皂苷的提取

多采用溶剂法提取，主要使用甲醇或稀乙醇作溶剂，提取液回收溶剂后，用丙酮、乙醚沉淀或加水稀释后用水饱和正丁醇萃取，或用大孔树脂处理等方法，得到粗皂苷。

（二）甾体皂苷元的提取

1. 先用有机溶剂（如甲醇、乙醇、丁醇等）从原料中提取皂苷，然后将粗皂苷加酸加热水解，再用苯、三氯甲烷等有机溶剂自水解液中提取皂苷元。实验室常采用这种方法。

2. 将植物原料在酸性溶液中加热水解，过滤，水解物水洗后干燥，用有机溶剂提取得甾体皂苷元。这是工业生产中常用的方法。

生产上由盾叶薯蓣（*Dioscorea zingiberensis*）或穿龙薯蓣（*Dioscorea hipponica*）提取薯蓣皂苷元时，采用常规酸水解法，其简单流程如下。

由常规酸水解法制得的薯蓣皂苷元，收率比较低，只有 2% 左右。如果将原料在酸水解之前经过预发酵处理或自然发酵，不但能缩短水解时间，还能提高薯蓣皂苷元的收得率。盾叶薯蓣收率达 40%，穿龙薯蓣收率可达 54% 左右。

穿山龙（干燥根茎）

↓ 加水浸透后，再加入3.5倍量水，加入浓硫酸使达3%浓度，通蒸气加压进行水解8小时

水解物

↓ 用水洗去酸液，干燥后粉碎，使含水量不超过6%

干燥粉

↓ 加活性炭，然后加6倍量汽油（或甲苯）连续回流20小时

提取物

↓ 回收汽油，浓缩到约1:40，室温放置使结晶完全析出，离心

粗制薯蓣皂苷元

↓ 乙醇或丙酮重结晶

薯蓣皂苷元

（三）甾体皂苷的分离

分离混合甾体皂苷的方法与三萜皂苷相似，常采用溶剂沉淀法（乙醚、丙酮）、胆甾醇沉淀法、吉拉尔试剂法（含羰基的甾体皂苷元）、硅胶柱色谱法、大孔吸附树脂柱色谱、葡聚糖凝胶 Sephadex LH－20 柱色谱及液滴逆流色谱（DCCC）等方法进行分离。有时对正丁醇部位极性较大的皂苷成分在上述分离的基础上，需用反相中低压 Lobar 柱色谱、反相制备 HPLC 或制备 TLC 等手段分离。

四、甾体皂苷的检识

1. 理化检识 甾体皂苷的理化检识方法与三萜皂苷相似，主要是利用皂苷的理化性质，如显色反应、泡沫试验、溶血试验等。常用的显色反应有 Liebermann-Burchard 反应、Salkowski 反应、Rosen－Heimer 反应、五氯化锑反应、茴香醛－硫酸和盐酸－对二甲氨基苯甲醛反应。其中 Liebermann-Burchard 反应和 Rosen－Heimer 反应可用于区别三萜皂苷和甾体皂苷；茴香醛－硫酸和盐酸－对二甲氨基苯甲醛反应可用于区别螺甾烷类和 F 环开环的呋甾烷类甾体皂苷。

2. 色谱检识 常用硅胶作吸附剂或支持剂。亲脂性皂苷和皂苷元极性较小，用吸附薄层或分配薄层均可，常用的展开剂有苯－甲醇、三氯甲烷－甲醇、三氯甲烷－苯等；亲水性强的皂苷，用分配薄层效果较好，展开剂的极性大，如三氯甲烷－甲醇－水（65∶35∶10，下层）、水饱和的正丁醇等。

皂苷或其皂苷元的纸色谱检识应用不如薄层检识广泛。纸层析常用的展开剂有苯－乙酸乙酯（1∶1）、甲苯－乙酸－水（5∶5∶1）等。

薄层色谱或纸色谱常用的显色剂有三氯乙酸试剂、三氯化锑试剂、五氯化锑试剂或 25% 磷钼酸乙醇液等，喷雾后加热，不同的皂苷和皂苷元显不同的颜色。

五、甾体皂苷的结构鉴定

甾体皂苷中糖部分的研究，包括苷键的水解、糖的种类、糖与糖之间的连接顺序、连接位置、苷键的构型等，均与其他苷类相似（糖和苷章节），这里重点介绍甾体皂苷元的结构研究。

（一）紫外光谱

甾体皂苷元多数无共轭系统，因此在近紫外区无明显吸收峰。如果结构中引入孤立双键、羰基、α，β-不饱和酮基或共轭双键，则可产生吸收。含孤立双键苷元在 205~225nm 有吸收，含羰基苷元在 285nm 有弱吸收，具有 α，β-不饱和酮基在 240nm 有特征吸收，共轭二烯系统在 235nm 有吸收。

当甾体皂苷元与浓硫酸作用后，则在 220~600nm 范围内出现最大吸收峰，故可作为甾体皂苷元的定性定量，规律如下。

（1）甾体皂苷元在 270~275nm 均产生吸收，可能由 E 和 F 环的螺缩酮结构所产生。

（2）凡含 C-12 位羰基的甾体皂苷元均在 350nm 附近有最大吸收。

（3）若 C-2、C-3 上均有羟基，且 Δ^5 有双键，在 235nm 有最大吸收峰。

（4）只有 C-3—OH 和 Δ^5 有双键，可能由于 C-3—OH 脱水生成共轭双键的衍生物，在 415nm 有吸收。

（5）含单羟基或双羟基的饱和甾体皂苷元，在 310nm 有吸收。

（二）红外光谱

1. C-25 两种立体异构体的区别　甾体皂苷及其苷元，由于分子中含有螺缩酮结构的侧链，在红外光谱中均能显示出 980cm^{-1}（A），920cm^{-1}（B），900cm^{-1}（C）和 860cm^{-1}（D）附近的四个特征吸收谱带。其中 A 带最强，B 带与 C 带的相对强度与 F 环上 C-25 位的构型有关，若 B 带 > C 带，则 C-25 为 S 构型（即螺旋甾烷型），相反则为 R 构型（即异螺旋甾烷型）。

当 C-25 有羟甲基取代时，红外光谱变化较大，无法用上述四条谱带来讨论 C-25 的立体化学，其特征是 C-25 为 S 型时，在 995cm^{-1}处显示强吸收；C-25 为 R 型时，在 1010cm^{-1}附近的强吸收。F 环开裂后，无这种螺缩酮结构的特征吸收。

2. 判断 C-11 或 C-12 位的羰基是否成共轭体系　甾体皂苷元的 C-11 或 C-12 位有羰基（非共轭体系），则在 1715~1705cm^{-1}有红外吸收峰（只有一个吸收峰，C-11 羰基比 C-12 羰基的频率稍高）。如果 C-12 位羰基成为 α，β-不饱和酮的体系（有双键成共轭体系），羰基吸收移向低波数，则有 1605~1600cm^{-1}（双键）和 1679~1673cm^{-1}（羰基）二个吸收峰。

3. C-3—OH 的红外光谱特征与 A/B 环的构型　甾体皂苷元的 C-3—OH 在 1080~1030cm^{-1}有吸收峰，当已知 C-3—OH 构型时，可根据其在红外光谱中表现的特征峰来推测 A/B 环的构型（表 10-4）。

表 10-4　C-3—OH 甾体衍生物的红外光谱特征

A/B	C-3—OH	υ_{OH}/cm^{-1}	C-3—OH	υ_{OH}/cm^{-1}
顺（5β-H）	α（e）	1044~1037	β（a）	1036~1032
反（5α-H）	β（e）	1040~1037	α（a）	1002~996
Δ^5	β（e）	1052~1050	α（a）	1034*

注：*石蜡糊，其余为 CS_2 溶液。

（三）质谱

1. 螺缩酮结构部分的碎片　甾体皂苷元的质谱裂解方式很有特征，由于分子中具有螺缩酮结构，在质谱中均出现很强的 m/z 139 基峰，中等强度的 m/z 115 碎片离子峰及一个弱的 m/z 126 辅助离子峰。

如果 F 环有不同取代，则上述三个碎片峰可发生相应质量位移或峰强度变化，因而对于鉴定皂苷元尤其是 F 环上的取代情况十分有用。

若 C-25 或 C-27 位有羟基取代，这三个峰均发生质量位移，上移 16amu 为 m/z 155、131 及 142。

当 C－25 或 C－27 位有双键取代时，这三个峰均下移 2amu，为 *m/z* 137、113 及 124。但 C－23 位有羟基取代的皂苷元，其 *m/z* 139 基峰消失，也没有质量位移的相应峰。C－17 位有 α—OH 取代，*m/z* 139 峰减弱，而 *m/z* 126 成为基峰，并出现 *m/z* 155（72%）、153（33%）的两个峰。

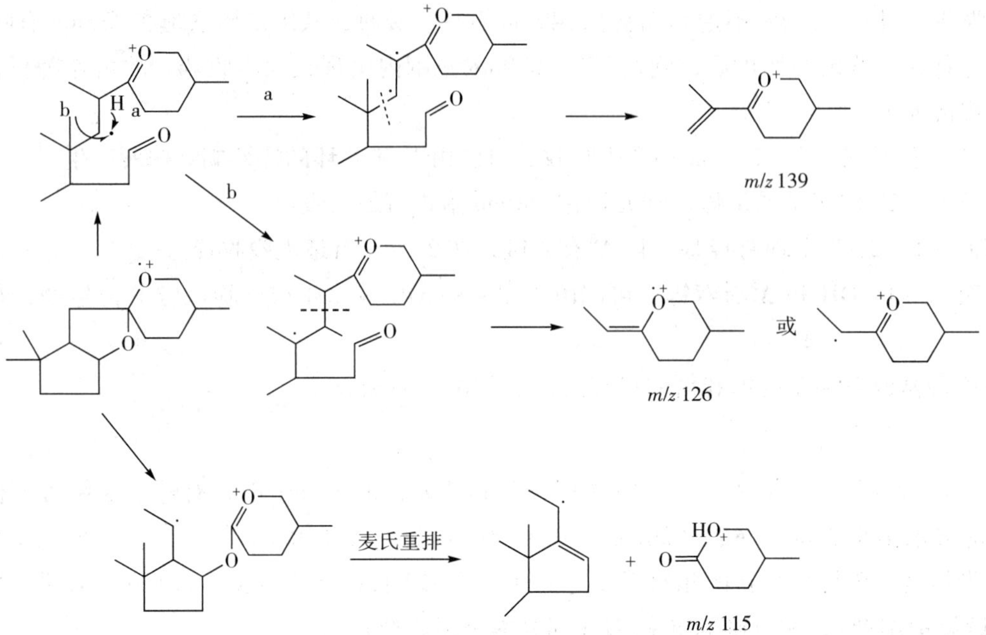

2. 来自甾体母核的碎片离子和 E 环的离子碎片 甾体母核或甾体母核加 E 环的离子，主要有 *m/z* 386、357、347、344、302、287、282、273、122，这些碎片离子可解释为下列各式。

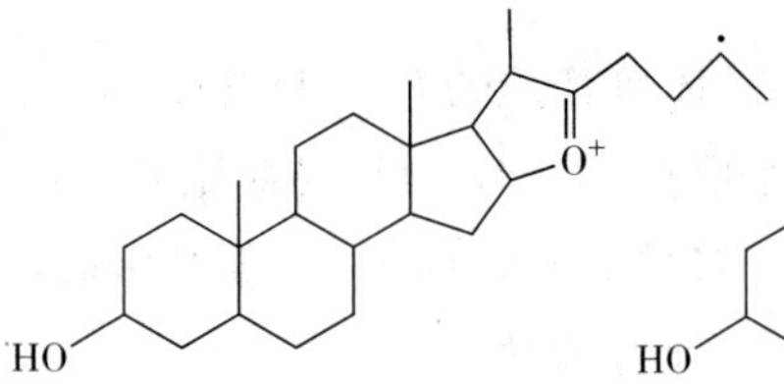
m/z 386

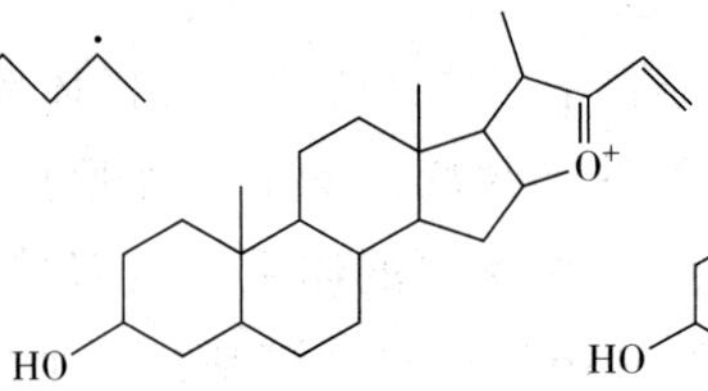
m/z 357

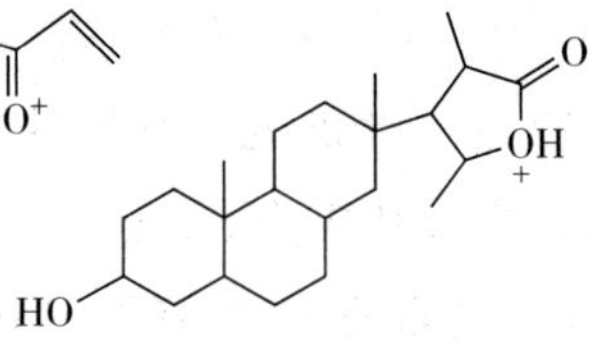
m/z 347

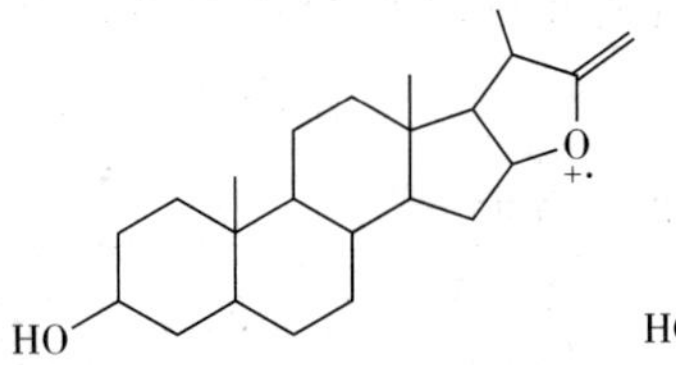
m/z 344

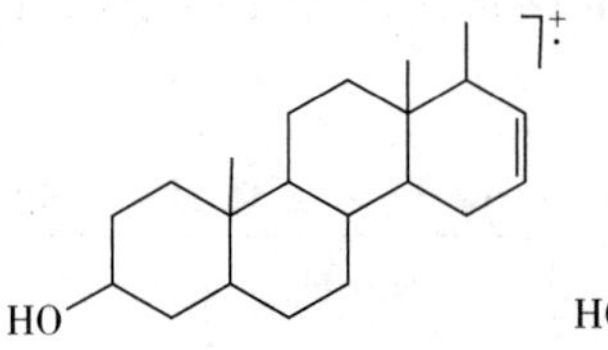
m/z 302

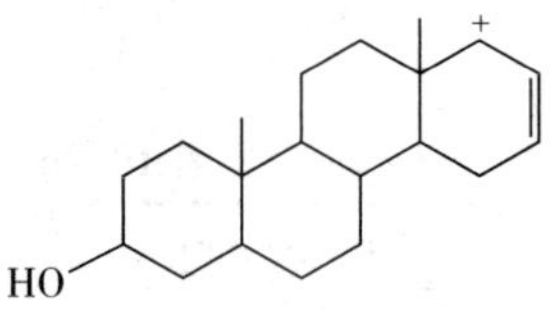
m/z 287

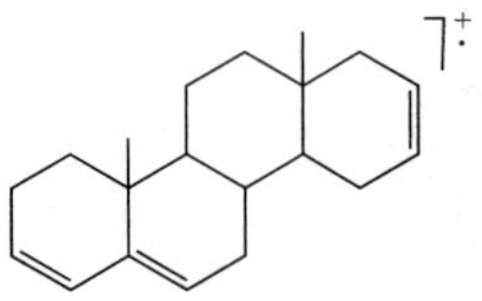
m/z 282

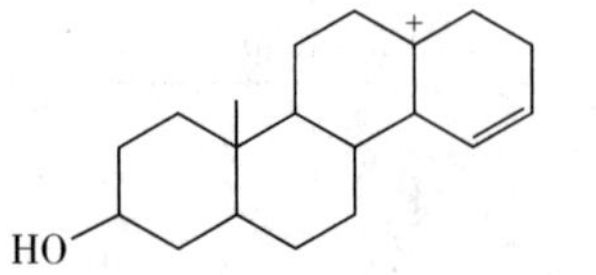
m/z 273

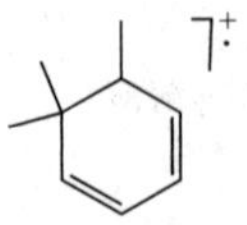
m/z 122

这些离子的质荷比可因取代基的性质和数目发生相应的质量位移，同时还可能产生一些失水或失 CO 的离子。

根据这些特征碎片峰可以鉴别是否为甾体皂苷元，并可推测母核上取代基的性质、数目和取代位置等。

（四）核磁共振谱

甾体皂苷元的氢谱和碳谱具有较明显的谱带特征，因而核磁共振谱是甾体皂苷结构研究的重要方法。

1. 核磁共振氢谱　甾体皂苷元在高场区亦出现因环上亚甲基和次甲基质子信号相互重叠堆积而成的复杂峰图。

（1）甲基的确定　在甾体皂苷元的核磁共振氢谱中，在高场区有四个甲基（18、19、21 和 27 位甲基）的特征峰，其中 18 – CH_3和 19 – CH_3为角甲基，单峰，前者处于较高场；21 – CH_3和 27 – CH_3分别与邻位氢偶合，为双峰，且后者常处于较高场。

如果 C – 25 位有羟基取代，则 27 – CH_3为单峰，并向低场移动。H – 3 多有羟基取代或成苷，其化学位移约在 δ 3.9；C – 16 位和 C – 26 位上的氢是与氧同碳的质子，处于较低场，H – 16 化学位移约在 δ 4.5，H – 26 化学位移在 δ 3.3 ~ 4.1，易于辨认。

（2）区分 C – 25 构型　根据 27 – CH_3的化学位移值，还可鉴别甾体皂苷元的两种 C – 25 位立体异构体，即 C – 25 上的甲基处于平伏键，为 α – 取向（25*R* 型）时，其甲基质子信号处于较高场（约 δ 0.70）；而 C – 25 位上的甲基处于直立键，为 β – 取向（25*S* 型）时，其甲基质子信号处于较低场（约 δ 1.10）。此外，C – 26 上 2 个氢质子的信号，在 25*R* 异构体中化学位移值相近（如均位于 δ 3.59 和 δ 3.49 处），而在 25*S* 异构体则中区别较大（如位于δ 4.16 和 δ 3.89 处），故也可用于区别 25*R* 和 25*S* 二种异构体。

2. 核磁共振碳谱　在核磁共振碳谱中，甾体皂苷元分子中有 27 个碳信号。

（1）其最主要的特征是 16 位和 22 位两个碳信号的化学位移，在螺甾烷醇型和异螺甾烷醇型化合物中，C – 16 和 C – 22 是连氧碳，其化学位移分别在 δ 80 和 109 左右，这两个碳信号具特征性，易于辨认。C – 22 化学位移与 C_5、C_{22}和 C_{25}构型无关。

呋甾烷型甾体皂苷元，其 C – 22 位碳信号出现在 δ 90.3；当 C – 22 位连有羟基时，22 位碳信号出现在 δ 110.8 处；当 C – 22 位连有甲氧基时，22 位的碳信号出现在 δ 113.5 处（其甲氧基碳在较高场，一般为 δ 47.2）。

变型螺甾烷类，F 环为五元呋喃环，C – 22 位碳信号出现在 δ 120.9，C – 25 位信号出现在 δ 85.6，可明显区别于其他类型。

（2）其 18、19、21 和 27 位的 4 个甲基的化学位移一般均低于 δ 20，双键碳的化学位移在 δ 115 ~ 150 范围内；羰基碳信号出现在 δ 200 左右。

（3）在螺旋甾烷型甾体皂苷中，27 – CH_3信号的化学位移值与 C_{25}的构型有关。在 25*R* 型甾体皂苷中，27 – CH_3信号位于 δ 17.1 左右；而在 25*S* 型甾体皂苷中，27 – CH_3信号位于 δ 16.2 左右。

（4）甾体皂苷元碳原子上如有羟基取代，化学位移向低场位移 δ 40 ~ 45。如羟基与糖结合成苷，则与糖基以苷键相连的碳原子（α 碳）信号发生苷化位移，再向低场位移 δ 6 ~ 10。

（五）结构研究实例

从薯蓣科植物盾叶薯蓣（*Dioscorea zingiberensis*）的根茎中分离得到一个单体化合物（Ⅰ），呈白色结晶粉末状。熔点 204 ~ 207℃，$[\alpha]_D^{25}$ – 129.3°（三氯甲烷），溶于一般有机溶剂和乙酸，不溶于水。

^{13}C – NMR 谱数据及归属见表 10 – 5。

表 10 – 5　化合物（Ⅰ）的 ^{13}C – NMR 谱数据（δ）

碳位	Ⅰ	碳位	Ⅰ	碳位	Ⅰ
1	37.2	11	20.9	21	14.5
2	31.6	12	39.8	22	109.3
3	71.7	13	40.3	23	31.4

续表

碳位	I	碳位	I	碳位	I
4	42.3	14	56.5	24	28.8
5	140.8	15	31.8	25	30.3
6	121.4	16	80.8	26	66.8
7	32.1	17	62.1	27	17.2
8	31.4	18	16.3		
9	50.1	19	19.4		
10	36.6	20	41.6		

^{13}C－NMR 谱表中可以看到 27 个碳信号，提示该化合物有可能是一个甾体类化合物。其中在 δ 80、109 左右出现两个碳信号，这是螺甾烷类骨架 16、22 位碳的特征性信号，另外在 δ 121 和 δ 140 左右出现一个不饱和双键的碳信号，是甾体类化合物 5、6 位双键的特征性信号，δ 71.7 左右出现一个含氧碳信号，为 3 位羟基取代碳信号，进一步说明该化合物是螺甾烷类化合物，将其数据和文献中已知化合物进行比较，和薯蓣皂苷元的^{13}C－NMR 数据完全一致，因此确定该化合物为薯蓣皂苷元，其结构为：

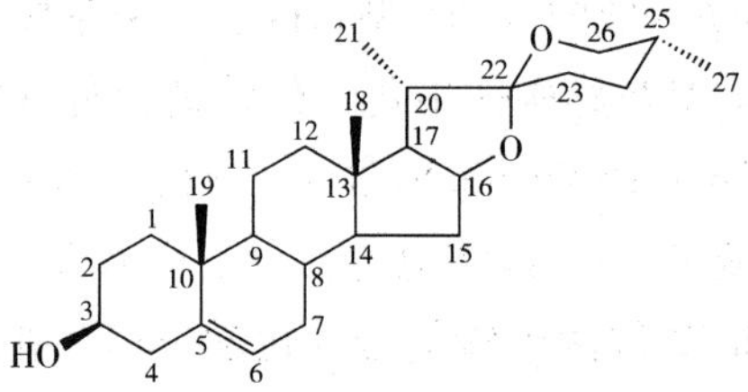

六、甾体皂苷的研究实例

知母为百合科植物知母（*Anemarrhena asphodeloides*）的干燥根茎。味苦，性寒，归肺、胃、肾经。主产于河北、山西。具有清热泻火、滋阴清肺、生津润燥的功效，为中药常用的滋阴药。临床用于外感热病、高热烦渴、肺热燥咳、骨蒸潮热、内热消渴、肠燥便秘等症状。知母中含有甾体皂苷、黄酮、双苯吡酮、木脂素、多糖、有机酸及微量元素等。

知母的主要有效成分为皂苷、多糖和黄酮类化合物。从其中已分得多种甾体皂苷，如知母皂苷 AⅠ、AⅡ、AⅢ、AⅣ、BⅠ、BⅡ、BⅢ等。其皂苷元主要有菝葜皂苷元（sarsasapogenin）、马可苷元（markogenin）、新吉托苷元（neogitonin）。

（一）主要化学成分、结构和性质

1. 知母皂苷 AⅠ（timosaponin AⅠ） 是菝葜皂苷元β－D－吡喃半乳糖苷。

2. 菝葜皂苷元（sarsasapogenin） 熔点 199～199.5℃，$[\alpha]_D^{25}$ －75°，分子式 $C_{27}H_{44}O_3$，分子量 416.62，溶于乙醇、丙酮、苯、三氯甲烷。

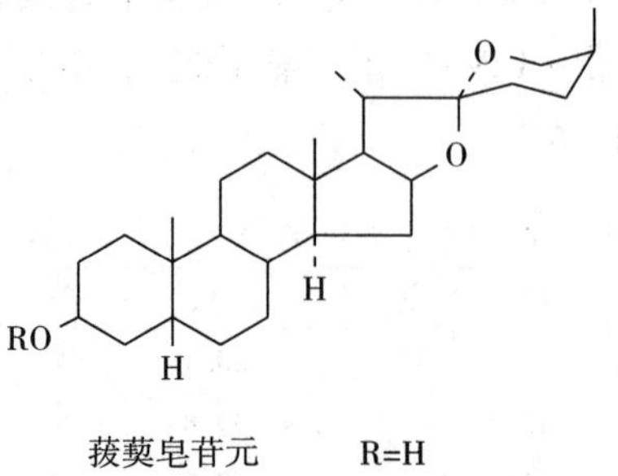

菝葜皂苷元	R=H
知母皂苷AI	R=Glc

3. 知母皂苷 AⅢ（timosaponin AⅢ）　无色柱状结晶，熔点 317～322℃（分解），$[\alpha]_D^{27}$ －41.6°，易溶于甲醇、80%乙醇、丁醇、含水戊醇，难溶于水，不溶于石油醚、苯。

4. 知母皂苷 BⅢ（timosaponin BⅢ）　结构如下。

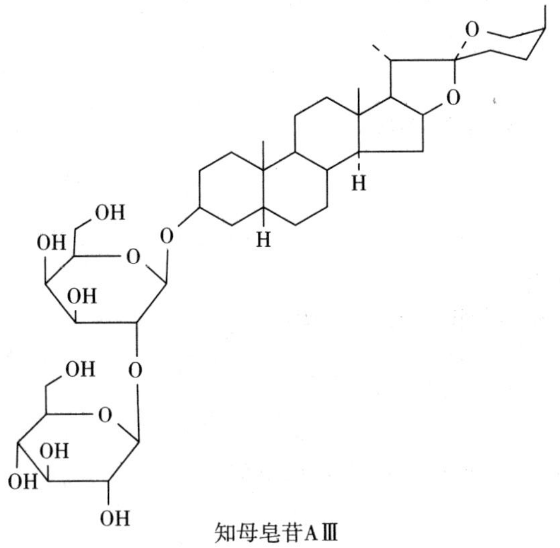

知母皂苷AⅢ

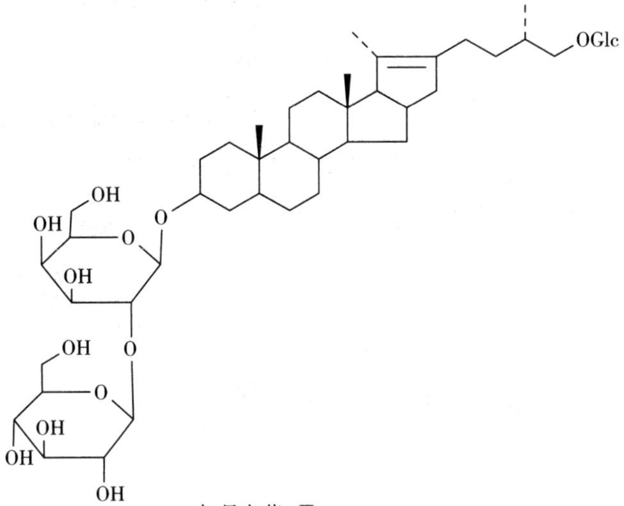

知母皂苷BⅢ

5. 异菝葜皂苷元（smilagenin）和异菝葜皂苷　结构如下。

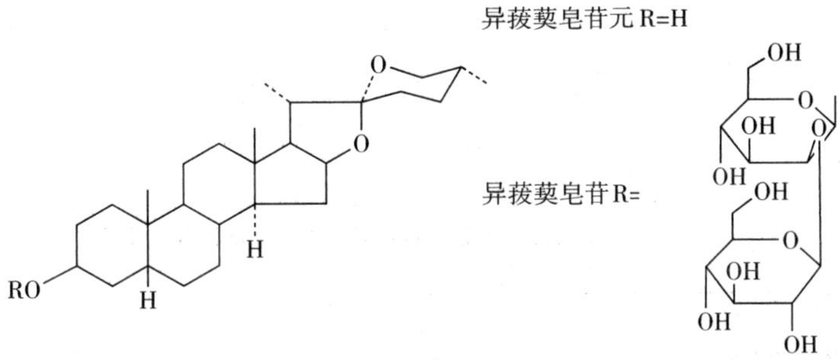

6. 其他成分　黄酮类有芒果苷（mangiferin）、异芒果苷（isomangiferin）、多糖类、另还含有生物碱类、有机酸类。

（二）主要化学成分提取分离

1. 知母总皂苷的提取

知母粗粉

↓ 乙醇回流提取3次，合并醇液，回收乙醇至少量

醇提物

↓ 加去离子水，乙醚萃取3次，再用正丁醇提取3次，合并正丁醇液

正丁醇液

↓ 减压回收至少量，加10倍量乙醚，得白色沉淀，过滤，干燥

总皂苷

2. 洋菝葜皂苷元的提取

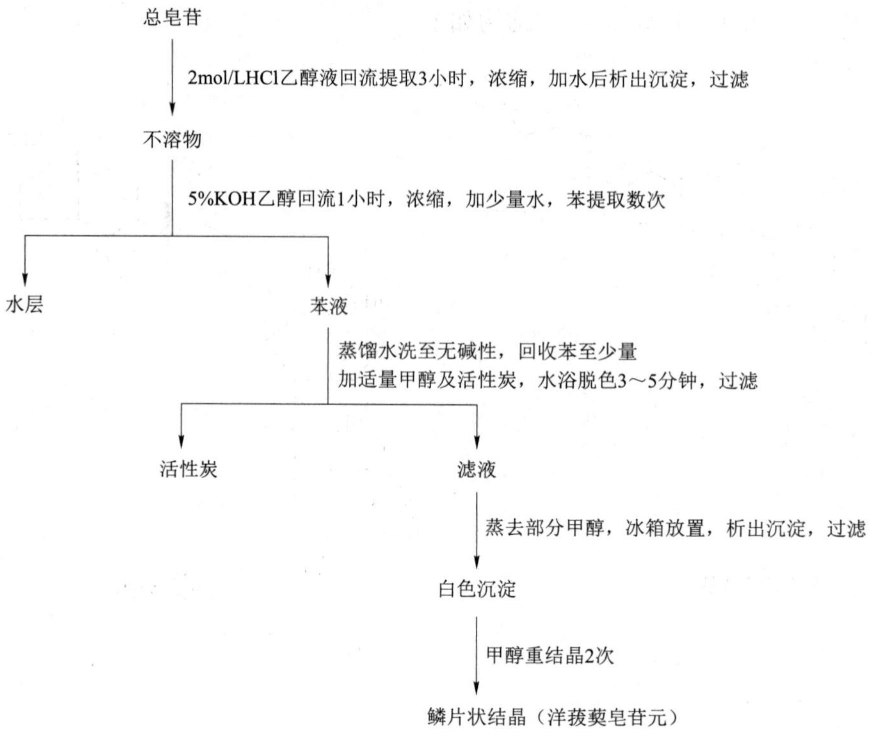

3. 异菝葜皂苷和异菝葜皂苷元的提取、分离

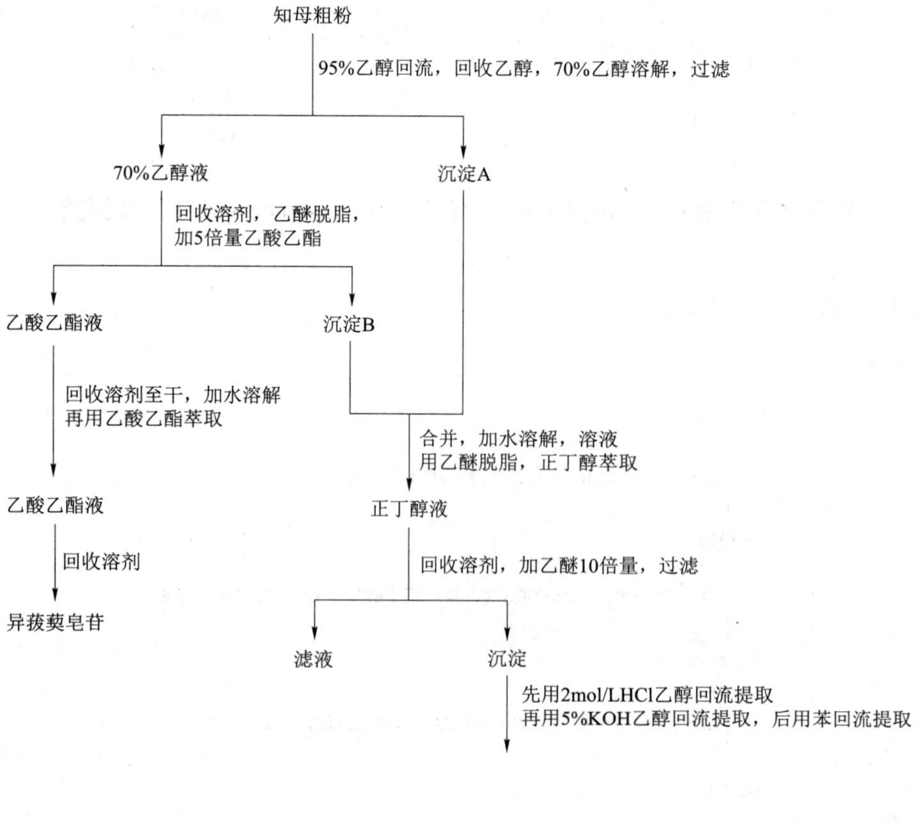

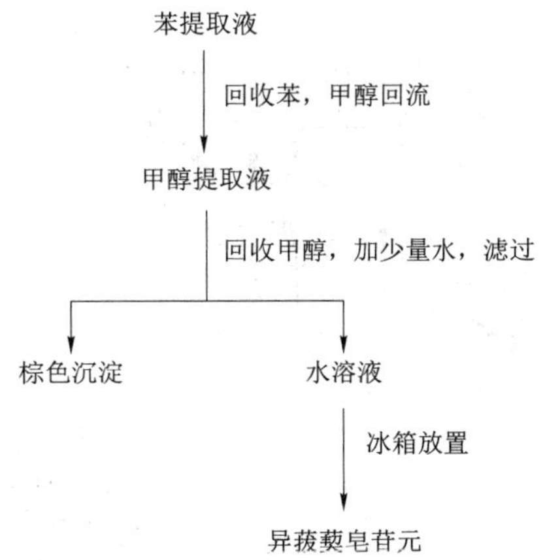

第四节 其他甾体化合物

一、C－21 甾类化合物

C－21 甾（C－21steroids）是一类含有 21 个碳原子的甾体衍生物，该类化合物存在于玄参科、毛茛科、夹竹桃科、龙胆科、薯蓣科和萝摩科等植物中。在萝摩科植物中分布较普遍，其中鹅绒藤属、黑鳗藤属、白前属、牛奶菜属、肉珊瑚属、马利筋属、尖槐藤属、夜来香属、南山藤属、须药藤属和杠柳属等植物中含有较多的 C－21 甾苷类化合物。

C－21 甾体类成分是目前受到广泛关注的一类重要药物，特别在抗肿瘤方面，C－21 甾具有诱导和促使肿瘤细胞微管蛋白聚合，抑制肿瘤细胞的分裂和增殖，从而达到抑瘤作用；另外它还具有镇痛抗炎、抗生育、抗抑郁、调节免疫功能、抗癫痫、抗氧化和抑制乙酰胆碱酯酶等生物活性。例如白首乌系萝摩科鹅绒藤属植物耳叶牛皮消（*Cynanchum auriculatum*）的块根，是传统的补益药，其中具抗肿瘤活性的白首乌新苷 A（cynanauriculoside A）。

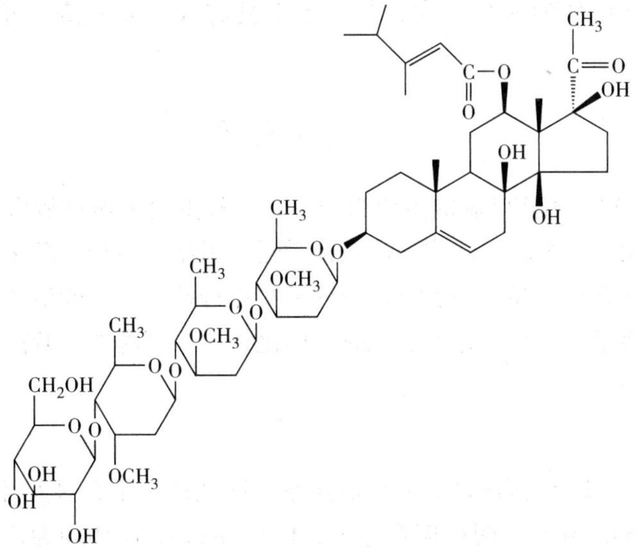

白首乌新苷A

萝摩科鹅绒藤属植物青阳参（*Cynanchum otophyllum*）根茎中分离得到青阳参苷Ⅰ（otophylloside A）和青阳参苷Ⅱ（otophylloside B）。前者为青阳参苷元的三糖苷，后者为告达亭的三糖苷，是青阳参治疗癫痫的有效成分。

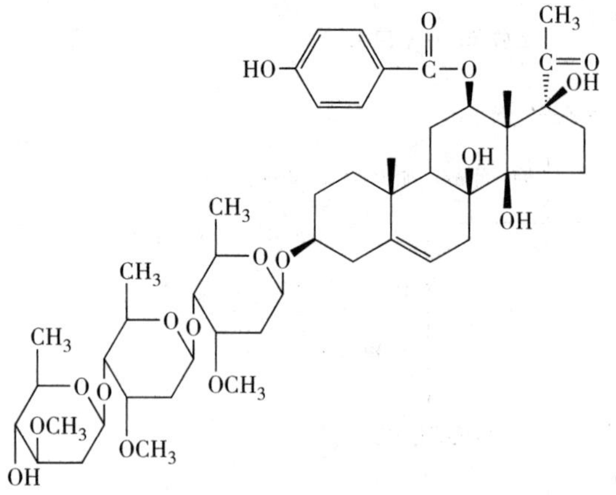

青阳参苷 I

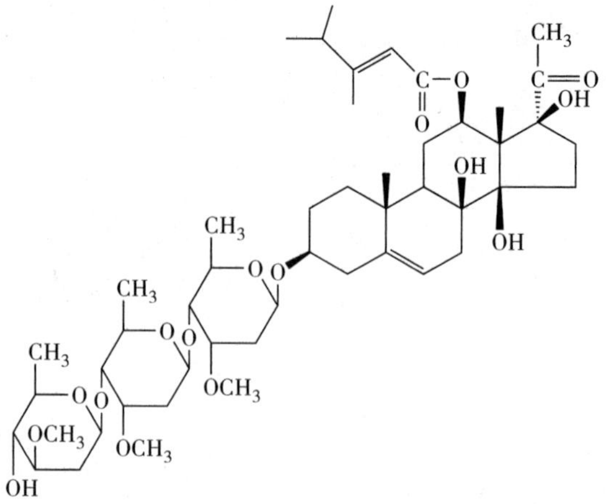

青阳参苷 II

（一）结构特征

C－21 甾类成分都是以孕甾烷（pergnane）或其异构体为基本骨架的衍生物。一般 A/B 环为反式稠合，B/C 环多为反式，少数为顺式，C/D 环为顺式稠合。大多数在 C－5、C－6 位有双键，多数在 C－20 位有羰基取代。C－17 位侧链多为 α－构型，但也有 β－构型。在 C－3、C－8、C－11、C－12、C－14、C－17、C－20 均可能有羟基取代。

C－11、C－12 羟基可能与有机酸成酯。

在植物体中，C－21 甾体类成分多数以苷的形式存在，且大多与强心苷、皂苷共存于同种植物中。例如洋地黄叶和种子中，既含有强心苷、皂苷，也含有 C_{21} 甾苷，一般称为洋地黄醇苷类，无强心作用。

C－21 甾苷中除含有 2－羟基糖外，有时也存在 2－去氧糖。糖链多与苷元的 C－3—OH 相连，少数与 C－20—OH 相连，有单糖苷和低聚糖苷，C－20 位苷键易被酸水解成次生苷。

（二）主要性质

C－21 甾苷由于所含的糖多为甲基化的去氧糖，羟基多被醚化，极性较小，可溶于三氯甲烷中。

C－21 甾类化合物具有甾核的显色反应，若分子中具有 α－去氧糖，可采用 Keller－Kiliani 反应鉴别。

二、植物甾醇

植物甾醇（phytosterols）是植物细胞的重要组分，是一种重要天然甾醇资源，几乎所有植物中均存在，在医药、化妆品、印刷、纺织、食品等领域有着广泛的用途。植物甾醇多和高级脂肪酸成酯或以游离状态而存在。尤其多和油脂类共存于许多植物的种子和花粉粒中。一般植物油脂经过皂化转为可溶于水的钠皂和钾皂，其中不溶于水能溶于有机溶剂的不皂化物中，可能含有游离甾醇。此外，甾醇也可和糖结合成苷存在于植物体中。

（一）结构特征

植物甾醇为甾体母核 C－17 位侧链是 8～10 个碳原子链状侧链的甾体衍生物，分子中具有 1～2 个双键。甾体母核 A/B 环有顺式和反式两种稠合方式，B/C 环和 C/D 环均为反式稠合，C－3—OH 可与糖成苷或与脂肪酸成酯。

广泛存在与植物界的甾醇有谷甾醇、麦角甾醇、菠甾醇和豆甾醇等。

1. 谷甾醇类（sitosterols） 最初从谷类植物油中提取得到，是混合物，在植物界存在的谷甾醇类化合物最多的是 β－谷甾醇和 γ－谷甾醇。

许多天然药物中含有β-谷甾醇，例如人参、黄芩、附子、黄柏、蒲黄等中都含有。其葡萄糖苷又称胡萝卜苷（daucosterol），存在于胡萝卜和人参中。γ-谷甾醇是β-谷甾醇的C-24异构体，为大豆油中的主要甾醇之一。

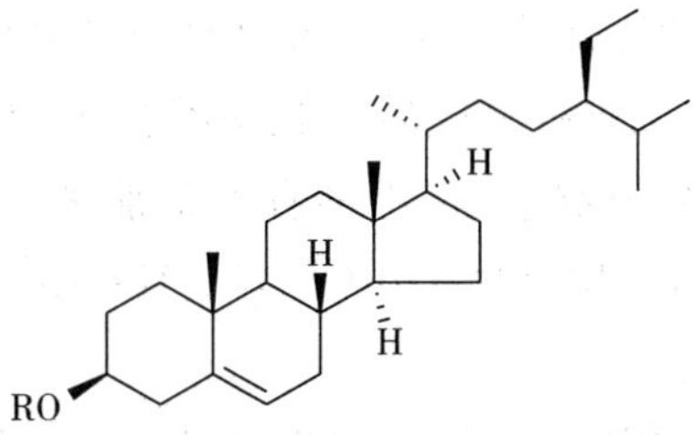

β-谷甾醇　R=H
胡萝卜苷　R=Glc

2. 麦角甾醇类（ergosterol）和豆甾醇类（stigmasterol）　麦角甾醇和豆甾醇都是存在于植物中的甾醇，麦角甾醇存在于酵母及某些植物中，它是一种重要的原维生素D（provitamin D），经紫外线的照射后，生成维生素D_2，维生素D_2具有抗佝偻病的作用。猪苓中也有麦角甾醇存在。而豆甾醇存在于大豆及天然药物柴胡、人参、防己、款冬花中。

麦角甾醇和豆甾醇都是制造维生素D和雌性激素的原料。

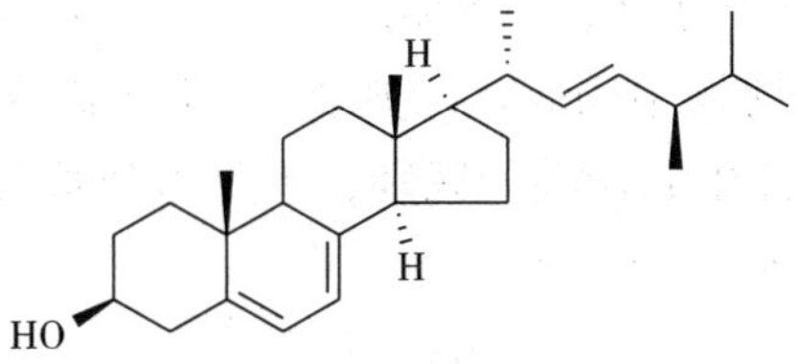

麦角甾醇

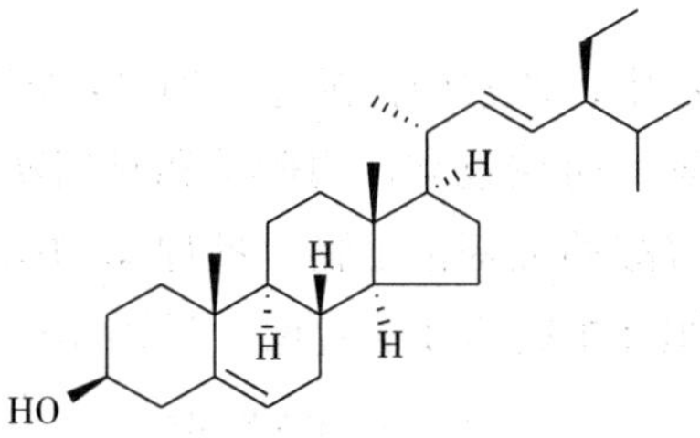

豆甾醇

3. 菠甾醇类（spinasterols）　其是从菠菜和苜蓿中分离出的植物甾醇，为混合物。如α-菠甾醇（bessisterol）等。

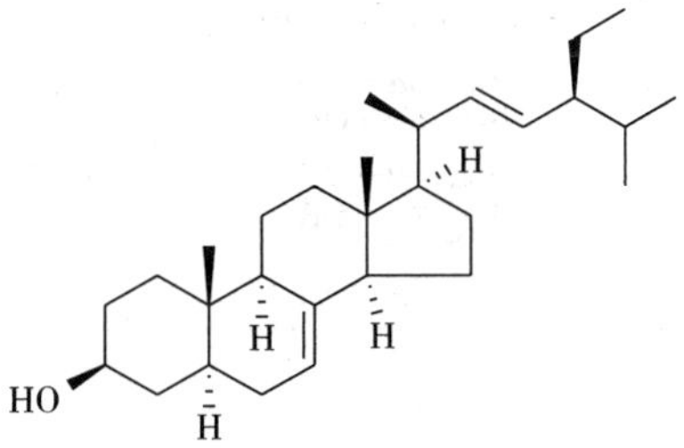

α-菠甾醇

（二）主要性质

植物甾醇都有完好的晶体，不溶于水，易溶于有机溶剂，特别易溶于三氯甲烷、乙醚等非极性溶剂中，而其苷类则能溶于水、乙醇或甲醇中。具有甾体母核的颜色反应。

由于植物甾醇常与油脂共存，在提取分离时可用皂化法使油脂皂化为可溶于水的钠皂或钾皂，而与不溶于水的不皂化物分离，不皂化物中即含有甾醇。

三、胆甾酸类

胆甾酸（bile acid）是指动物的胆汁中含有羧基的一类甾体化合物，是胆烷酸（cholanic acid）的羟基衍生物，存在于动物胆汁中。如动物药牛黄（牛的胆结石），具有解热镇痉作用，其主要有效成分为胆酸和去氧胆酸。

（一）结构特征

胆甾酸甾核四个环的稠合方式与植物甾醇相同，A/B 环有顺式和反式两种稠合方式，B/C 环和 C/D 环均为反式稠合。其甾体母核 C－17 位侧链是戊酸。胆甾酸分子中含有 1～3 个羟基，其位置在甾核的 C－3、C－6、C－7、C－12 均可有羟基取代。自然界存在的胆酸，C－3 羟基都是 α－构型，其他位置的羟基可有 α－或 β－构型二种，以 α－构型居多。C－10、C－13 的甲基及 C－17 侧链戊酸基均为 β－构型。

胆汁酸在动物胆汁中通常以侧链的羧基与甘氨酸或牛磺酸的氨基以酰胺键结合成甘氨胆汁酸或牛磺胆汁酸，并以钠盐的形式存在，如牛磺胆酸（taurocholic acid）等。

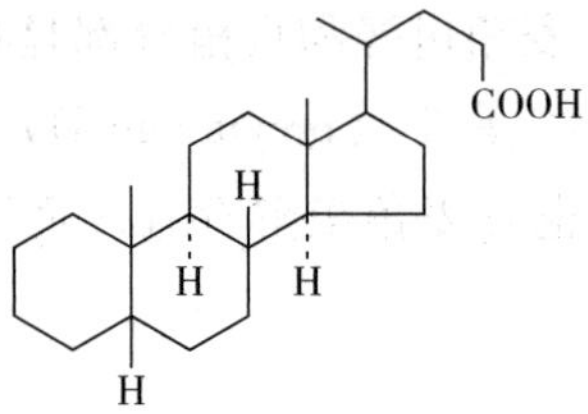

胆烷酸

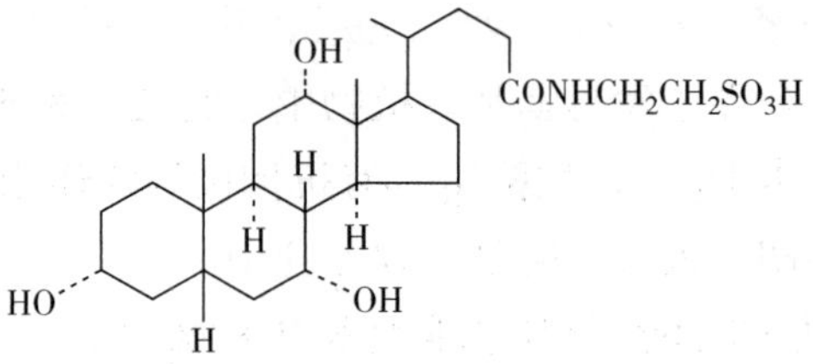

牛磺胆酸

在高等动物胆汁中，通常胆汁酸是含有 24 个碳原子的胆烷酸衍生物，其中最常见的有胆酸、去氧胆酸、鹅去氧胆酸等。而在鱼类、两栖类和爬行类动物中的胆汁酸则含有 27 个碳原子或 28 个碳原子，这类胆汁酸是粪甾烷酸的羟基衍生物。各种动物胆汁中胆汁酸的区别，主要为羟基数目、位置及构型的差异，存在于动物胆汁中的主要胆汁酸，见表 10－6。

表 10－6 主要胆汁酸其在动物胆汁中的分布

名称	取代基位置	分布
石胆酸（lithocholic acid）	3α—OH	牛、家兔、猪、胆结石
胆酸（cholic acid）	3α，7α，12α—OH	牛、羊、狗、蛇、熊、鸟
去氧胆酸（deoxycholic acid）	3α，12α—OH	牛、兔、羊、猪
α－猪胆酸（α-hyocholic acid）	3α，6α，7α—OH	猪
α－猪去氧胆酸（α-hydroxycholic acid）	3α，6α—OH	猪分布
β－猪去氧胆酸（β-hydroxycholic acid）	3β，6α—OH 3α，6β—OH	猪，特别在结石猪
鹅去氧胆酸（chenodeoxycholic acid）	3α，7α—OH	鹅、牛、熊、鸡、猪
熊去氧胆酸（ursodeoxycholic acid）	3α，7β—OH	熊

（二）主要性质

1. 酸性 游离或结合型的胆汁类成分均成酸性，酸在水中溶解度很小，与碱形成盐后则易溶于水。利用此性质可以精制各种胆汁酸。

2. 酯化反应 在精制各种胆汁酸时，一般可将胆汁酸的末端羧基酯化，因胆汁酸酯化后容易结晶析出。胆汁酸酯类在酸水中回流数小时，即得游离的胆汁酸。

（三）胆汁酸的鉴别反应

1. Pettenkofer 反应 其是根据蔗糖在浓硫酸作用生成羟甲基糠醛，后者可与胆汁酸缩合成紫色物质的原理而进行的。取胆汁 1 滴，加蒸馏水 4 滴及 10% 蔗糖溶液 1 滴，摇匀，倾斜试管，沿管壁加入浓硫酸 5 滴，置冷水中冷却，则在两液分界处出现紫色环。

2. Gregory Pascoe 反应 取 1ml 胆汁，加 6ml 45% 硫酸及 1ml 0.3% 糠醛，塞紧振摇后，在 65℃ 水

浴中放置 30 分钟，胆酸存在的溶液显蓝色。本反应可用于胆酸的定量分析。

3. Hammarsten 反应 取少量样品，用 20% 铬酸溶液（20g CrO_3 在少量水中，用乙酸加至 100ml）溶解，温热，胆酸为紫色，鹅去氧胆酸不显色。

除上述反应外，甾体母核的显色反应，亦适用于胆汁酸的鉴别。

（四）胆汁酸的提取分离

各种胆汁酸的提取方法原理基本相同，即将新鲜动物胆汁加入适量的固体氢氧化钠进行加热，使结合胆汁酸水解成游离胆汁酸钠盐，溶于水中，收集水层，加盐酸酸化，使胆汁酸沉淀析出，即得总胆酸粗品，然后再用适当方法进行分离精制。

从动物胆汁中提取胆汁酸的方法如下。

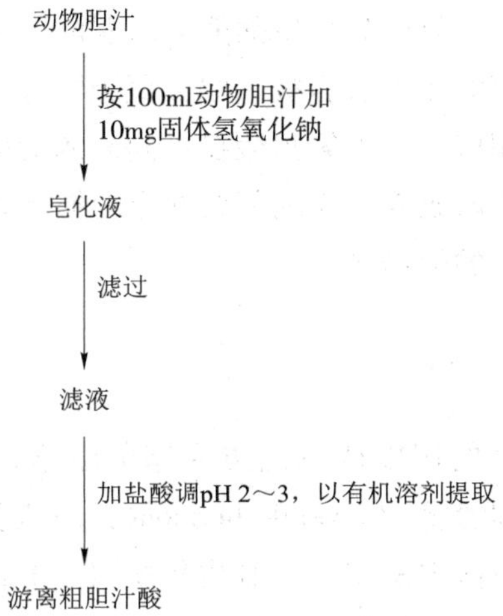

（五）含胆汁酸的天然药物实例

1. 牛黄 牛黄为牛科动物黄牛（*Bos taurus domesticus*）的干燥胆结石，少数为胆管、肝管结石。具有镇痉、清心、豁痰、开窍、凉肝、息风、解毒之功效。许多著名中成药如安宫牛黄丸、牛黄解毒丸、牛黄清心丸、珠黄散等均含有牛黄。

牛黄含有胆红素、胆汁酸（主要有胆酸、去氧胆酸、石胆酸等）、胆固醇、SMC（肽类物质）、多种氨基酸和无机盐等。其中，去氧胆酸具有松弛平滑肌的作用，是牛黄镇痉的有效成分。

由于天然牛黄的药源有限，从 20 世纪 50 年代开始，我国参考天然牛黄的化学组成，研制成功人工牛黄，并进行了药理研究及临床验证工作，于 20 世纪 70 年代初制定了统一配方及主要原料的质量规格。

人工牛黄的组成有胆红素、胆酸、胆固醇、α－猪去氧胆酸、无机盐等。按配方称取各种原料，先将配方量的胆红素溶于少量的有机溶剂，如三氯甲烷中，再加入胆酸、胆固醇、无机盐等，混合均匀，真空干燥。取出干燥物，加入配方量的 α－猪去氧胆酸，粉碎，过 100 目筛即得。

>>> 知识链接

中药牛黄的传承创新——从人工牛黄到体外培育牛黄

《神农本草经》记载“牛黄乃百草之精华，为世之神物，诸药莫及”，历代经典医药专著都对牛黄的神奇药效浓墨重彩。许多的经典名方如安宫牛黄丸、六神丸、牛黄解毒片等都含有牛黄，在治疗一些顽疾上多有奇效。然而牛黄不能轻易寻得，属名贵中药，使许多含牛黄的方剂雪藏医书，令人叹息。50 年代中医药工作者着手于人工牛黄的研究，卫生部 1972 年批准了由化学配伍而成的人工牛黄（胆红素

0.7%，胆酸12.5%等）作为原料牛黄的部分代用品。但人工牛黄在一些急重症上并不能发挥与天然牛黄相同的药效。80年代，同济医科大学裘法祖院士、蔡红娇教授经过30多年研发，运用生物仿生技术，在牛体外成功培育出优质牛黄，即体外培育牛黄（胆红素含量可稳定在35%以上）。体外培育牛黄与天然牛黄"清心、豁痰、开窍、凉肝、息风、解毒"的功能主治上几乎完全一致，可以对症各种常见顽疾。2004年，体外培育牛黄正式被国家食品药品监督管理局批准与天然牛黄"等量投料使用"，并明确规定小儿用药、名方名药和含牛黄的42个急重病症用药只能使用天然牛黄和体外培育牛黄，不得使用人工牛黄。体外培育牛黄是中医药现代化的里程碑，蔡红娇教授也因此被授予"中药创新终身成就奖"。

2. 熊胆　熊胆是熊科动物黑熊（*Selenarctos thibetanus*）或棕熊（*Ursus arctos*）的胆囊胆汁干燥品，有清热、镇痉、明目、杀虫等功效。

熊胆的化学成分为胆汁酸，主要有效成分为牛磺熊去氧胆酸（tauroursodesoxycholic acid）。此外还含有牛磺鹅去氧胆酸、牛磺胆酸和游离的熊去氧胆酸、鹅去氧胆酸等。熊胆解痉作用主要由熊去氧胆酸引起，其解痉作用原理和罂粟碱作用相似。熊去氧胆酸在不同来源的熊胆中差异很大，高的可达44.2%~74.5%，而低的含量甚微，甚至不含该成分。我国药典规定的熊胆动物基源是黑熊和棕熊，均含熊去氧胆酸，可作为熊胆鉴别及其质量评价的依据之一。

四、昆虫变态激素

昆虫变态激素，是昆虫体内产生的用以调节昆虫变态的激素，主要包括脑激素（brain hormone）、蜕皮激素（moulting hormone）和返幼激素（juvenile hormone）三大类。可认为是甾醇的衍生物或甾醇类的代谢产物。该类化合物最初在昆虫体内发现，如脱皮甾酮（ecdysterone）称为蜕皮激素，是一类具有促蜕皮活性的物质，它能促进细胞生长的作用，刺激真皮细胞分裂，产生新的表皮使昆虫蜕皮。对人体也有促进蛋白质合成，排除体内胆甾醇降血脂及抑制血糖上升等生物活性。

20世纪60年代后从植物界已分离出多种蜕皮激素（统称植物性蜕皮激素），如川牛膝中的牛膝甾酮（inokosterone）、杯苋甾酮（cyasterone）；桑树叶中也含有牛膝甾酮等。

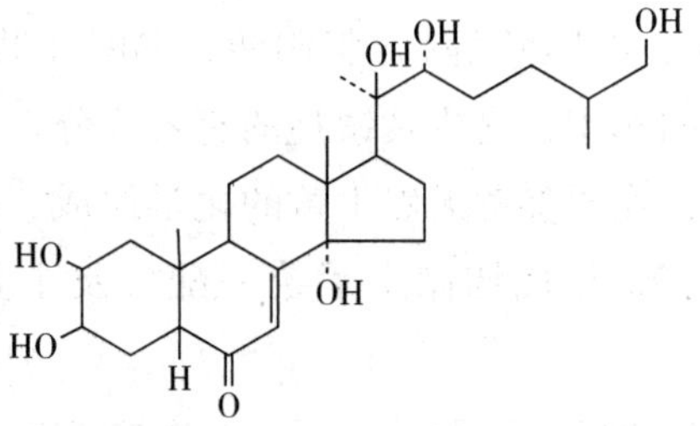

牛膝甾酮

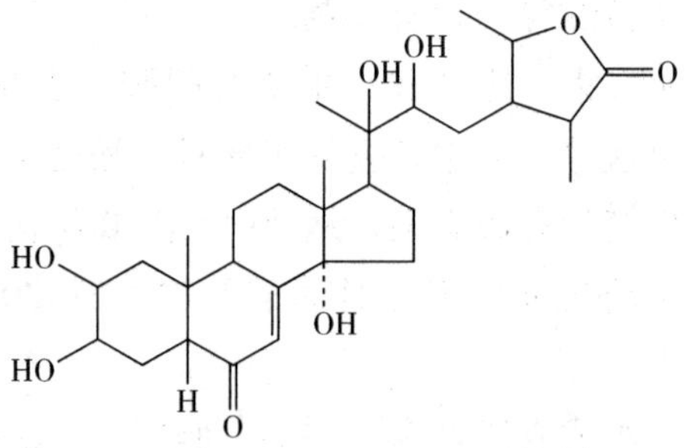

杯苋甾酮

（一）结构特征

昆虫变态激素的甾体母核A/B环大多为顺式，A/B环为反式的则无活性或活性减弱。甾核上有多个羟基取代，C-6上有羰基，C-7有双键，C-17是为8~10个碳原子的含氧功能基侧链。

（二）主要性质

由于昆虫变态激素类化合物分子中含多个羟基，在水中的溶解度较大，易溶于甲醇、乙醇、丙酮，难溶于正己烷、石油醚等。具有甾体母核的显色反应。

答案解析

目标测试

一、名词解释

1. 甾体化合物 2. 强心苷 3. 甾体皂苷

二、选择题

【单选题】

1. 甾体皂苷元中的手性碳原子是（ ）

A. C－20、C－22 和 C－25　　B. C－20、C－21 和 C－25

C. C－20、C－22 和 C－27　　D. C－20、C－23 和 C－25

2. 甾体皂苷元母核中具有的碳原子数目是（ ）

A. 20　　B. 25　　C. 27　　D. 30

3. 不符合甾体皂苷元结构特点的是（ ）

A. 分子中常含羧基，又称酸性皂苷　　B. 含 A、B、C、D、E 和 F 六个环

C. E 环是呋喃环，F 环是吡喃环　　D. E 环和 F 环以螺缩酮形式连接

4. 胆汁酸类成分的母核结构是（ ）

A. 甾体母核类　　B. 螺甾烷类　　C. 三萜类　　D. 芳香酸

5. 属于甾体皂苷类化合物的是（ ）

A. 甜菊苷　　B. 雷公藤甲素　　C. 龙胆苦苷　　D. 异菝葜皂苷

6. 甲型强心苷元与乙型强心苷元主要区别是（ ）

A. 甾体母核稠合方式　　B. C_{17}位取代基不同

C. C_{13}位取代基不同　　D. C_{10}位取代基不同

7. 不符合甾体皂苷元结构特点的是（ ）

A. 含 A、B、C、D、E 和 F 六个环　　B. E 环和 F 环以螺缩酮形式连接

C. E 环是呋喃环，F 环是吡喃环　　D. 分子中常含羧基，又称酸性皂苷

8. I 型强心苷的连接方式是（ ）

A. 苷元 C_{14}－O－（α－羟基糖）$_x$

B. 苷元 C_3－O－（2，6－二去氧糖）$_x$－（α－羟基糖）$_y$

C. 苷元 C_3－O－（α－羟基糖）$_x$

D. 苷元 C_{14}－O－（6－去氧糖）$_x$－（α－羟基糖）$_y$

9. 可与 I 型强心苷元直接连接的糖是（ ）

A. 洋地黄糖　　B. 洋地黄毒糖　　C. 黄花夹竹桃糖　　D. 波伊文糖

10. 检测 α－去氧糖的试剂是（ ）

A. 醋酐－浓硫酸　　B. 三氯化铁－冰醋酸

C. 三氯化锑　　D. 间二硝基苯

【多选题】

11. 能与甾体类化合物发生反应的有（ ）

A. Liebermann－Burchard 反应　　B. Kesting－Craven 反应

C. Tschugaev 反应　　D. Rosen－Heimer 反应

E. Kahlenberg 反应

12. 缓和酸水解可水解强心苷中（ ）
A. 苷元与 α－去氧糖之间苷键断裂
B. α－去氧糖与 α－去氧糖之间苷键断裂
C. α－羟基糖与 α－羟基糖之间苷键断裂
D. α－羟基糖与 α－去氧糖之间苷键断裂

13. 甾体皂苷一般（ ）
A. 具有表面活性　B. 具有溶血作用　C. 多含有酚羟基
D. 多易溶于乙醚、丙酮　E. 可与胆甾醇沉淀

14. 以下为牛黄中主要化学成分的是（ ）
A. 胆酸　B. 胆固醇　C. 猪去氧胆酸
D. 去氧胆酸　E. 鹅去氧胆酸

15. 以下可与洋地黄毒糖发生反应的有（ ）
A. Keller Kiliani（K－K）反应　B. 呫吨氢醇（Aanthydrol）反应
C. 对－二甲氨基苯甲醛反应　D. 过碘酸－对硝基苯胺反应
E. 苯酚－浓硫酸反应

三、简答题

1. 甾体化合物按侧链结构的不同分为几种类型?
2. 强心苷按苷元与糖的连接方式分为几种类型?
3. 简述提取强心苷原生苷的注意事项。
4. 甾体皂苷的基本结构是什么? 可分为几种类型? 各自结构有何特征?
5. 常见的植物甾醇的结构特点? 有哪几类?
6. 什么是胆汁酸? 结构特点和主要性质有哪些? 有什么生物活性?

书网融合……

思政导航　本章小结　微课 1　微课 2　题库

第十一章　生物碱

PPT

学习目标

知识目标

1. 掌握　生物碱的含义、结构分类、理化性质、提取分离原理与方法。
2. 熟悉　常见药用生物碱的结构和生物活性。
3. 了解　生物碱的结构鉴定与测定方法。

能力目标　通过本章的学习，能够根据天然药物中所含生物碱的类型、理化性质，设计提取和分离工艺。

第一节　概　述

一、生物碱的含义、分布及存在形式

生物碱（alkaloids），从狭义角度定义，是指一类含负氧化态氮原子，存在于生物有机体中的氮杂环化合物。其广义含义，是指由生物产生的含氮二次代谢产物。也就是说生物碱广义内涵将其界定为排除简单氨基酸及含氮糖苷外的其他含氮天然产物。

生物碱的分布十分广泛，在植物、动物及微生物中皆有发现。但生物碱仍主要存在于植物中，而且多数分布于双子叶植物中，例如毛茛科黄连、乌头、唐松草；防己科汉防己、北豆根、青风藤；豆科苦参、苦豆子、猪屎豆；茄科颠茄、莨菪、华山参；罂粟科罂粟、紫堇等。单子叶植物中也有少数科属含有生物碱，例如百合科、石蒜科等。少数裸子植物如麻黄科、红豆杉科、三尖杉科等也存在生物碱。因为相同科属植物的生物碱合成途径相似，因此其化学结构也类似，故同属植物常含有同一母核或结构相同的生物碱。但是，同一生物碱也可以分布在同科不同属的植物中，如茄科的颠茄属、曼陀罗属、莨菪属植物均含有莨菪碱。而且，不同科的植物中也可能含有同一生物碱，如小檗科的小檗、毛茛科的黄连、芸香科的黄柏、防己科的古山龙等植物中均含有小檗碱。

对于植物来说，虽生物碱在其各部位都可能存在，但经常集中于某一部位或某一器官。例如黄柏中的生物碱集中于树皮；麻黄中的生物碱集中于茎的髓部；石蒜中的生物碱集中在鳞茎。在植物体内，有一定碱性的生物碱多以有机酸盐形式存在，如柠檬酸盐、酒石酸盐等。少数碱性极弱的生物碱以游离态存在，如酰胺类生物碱。少数以无机酸盐形式存在，如盐酸小檗碱、硫酸吗啡等。也发现有以 *N*－氧化物、生物碱苷等形式存在的生物碱。

>>> 知识链接

我国原创降血糖天然药物“桑枝总生物碱片”

“桑枝总生物碱片”于2020年3月获批上市，是目前糖尿病治疗领域唯一的有效组分天然药物。我国拥有完全自主知识产权，并且掌握该品种的关键核心技术，先后获中国发明专利以及美国和日本PCT

专利授权。“桑枝总生物碱及其制剂”从立项到上市历经21年，体现了“传承精华，守正创新”的中医药发展理念。桑枝生物总生物碱是以种桑养蚕过程中的废弃物“桑枝”为药材，经提取、分离、纯化而得。在其研发过程中，根据中药传统理论，并结合现代药理学研究技术方法，确定了桑枝中的降血糖作用有效组分。采用了多种现代药理学和药学研究方法，挖掘出桑枝总生物碱具有作用靶点清晰、物质基础明确、质量可控和降血糖作用显著等特点。桑枝总生物碱片的研究立足中医药，聚焦现代天然药物，将桑枝变废为宝，探索绿色循环的中国原创新药发展路径，充分发挥天然药物对治疗复杂疾病的临床优势，有助于增强中医药文化自信。

二、生物碱的生物活性

生物碱的最重要特征就是其显著的生物活性，其生物活性是生物碱作为天然药物使用的价值所在。也正是通过生物碱生物活性机制研究，在构效关系认知基础上的生物碱结构修饰与改造是发现新药的有效方法。如吗啡、延胡索乙素具有镇痛作用；阿托品具有解痉作用；小檗碱具有抗菌消炎作用；利血平具有降压作用；麻黄碱具有止咳平喘作用；奎宁具有抗疟作用；苦参碱具有抗心律失常作用；喜树碱、秋水仙碱、长春新碱、紫杉醇、三尖杉碱等具有不同程度的抗癌活性等。

三、生物碱的生物合成反应

与其他天然产物一样，生物碱也由生物的二次代谢形成。众多天然产物生物合成反应中，生物碱含氮部位的生物合成反应是其独有特点，主要有环合反应和碳-氮键裂解反应两大类。

（一）环合反应

按照生物碱生物合成过程分类，环合反应分为一级环合反应和二级环合反应。一般是先进行一级反应生成氮杂环，然后再发生二级反应形成生物碱分子。

1. 希夫碱（Schiff）形成反应 属于一级环合反应，是指含氨基和羰基的化合物经加成-脱水形成希夫碱的反应。

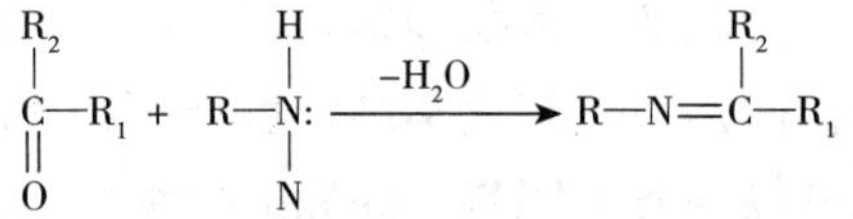

吡啶类、莨菪烷类、哌啶类、喹诺里西啶类等类型的生物碱生物合成都涉及希夫碱形成反应。

2. 曼尼希（Mannich）氨甲基化反应 属于一级环合反应，是指醛、胺和负碳离子（含活泼氢的化合物）发生的缩合反应，其结果是活泼氢被氨甲基取代，得到曼尼希碱。

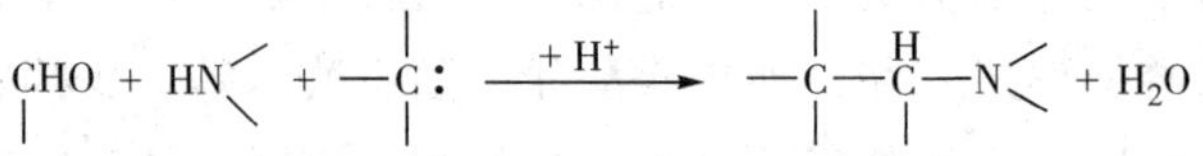

苄基异喹啉类和吲哚类生物碱的生物合成中，许多一级环合都是通过曼尼希反应而完成的。

3. 酚的氧化偶联反应 属于二级环合反应，其反应过程按照酚自由基形成→自由基偶联→芳香化的流程发生。含酚羟基的化合物在植物体内经酶作用形成中介酚盐自由基，自由基彼此间或自身之间发生偶联，形成新的C—C键、C—O键，即为氧化偶联。酚自由基偶联后再经烯醇化、C—C键迁移和C—C键裂解等反应芳香化形成生物碱。

由苄基四氢异喹啉形成的异喹啉生物碱，多是由酚的氧化偶联反应而来。

（二）碳－氮键裂解反应

碳－氮键裂解反应中较为重要的是霍夫曼降解反应和冯布劳恩三级胺降解反应。

1. 霍夫曼降解（Hofmann degradation）反应　又称彻底甲基化反应，是最重要的 C－N 键裂解反应，是指胺（伯、仲、叔）与 CH_3I 等作用形成具有 β－H 的季铵盐后，再与碱加热发生 β－H 消除（或称 1，2－消除），生成水、烯和胺的反应。

2. 冯布劳恩三级胺降解（von Braun ternary amine degradation）反应　是指三级胺与溴化氢作用，生成溴代烷和二取代氨基氰化物的反应。

霍夫曼降解反应中，β－H 消除的难易与 β－C 上羟基取代情况和 β－H 与季氮的相对构型有关。然而，冯布劳恩三级胺降解反应可直接使 C－N 键断裂，不需要 β－H，可用于无 β－H、不能进行霍夫曼降解的含氮化合物。以 *S*－刺罂粟碱→普罗托品→丽春花定为例。可见，a 式 C－N 键裂解为霍夫曼降解反应，b 式裂解为冯布劳恩三级胺降解反应。

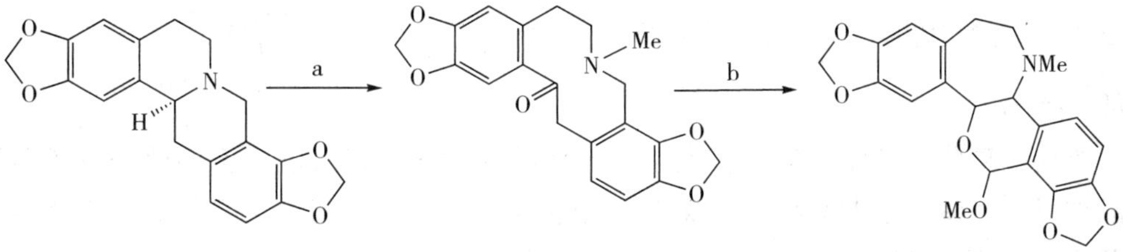

第二节　生物碱的分类及生源关系

生物碱的分类方法有多种，按生物碱溶解性分类，如水溶性生物碱、脂溶性生物碱；按植物来源分类，如长春花生物碱、麻黄生物碱等；按化学结构类型分类，如莨菪烷类生物碱、异喹啉类生物碱等；按生源合成途径分类，如真生物碱、原生物碱及伪生物碱。目前，最常用的分类方法是按生源途径结合化学结构类型分类，这种方法可反映出生物碱的生源途径、化学本质及两者间的相互关系，且有利于化合物的结构推定。该方法的具体分类如图 11－1 所示。

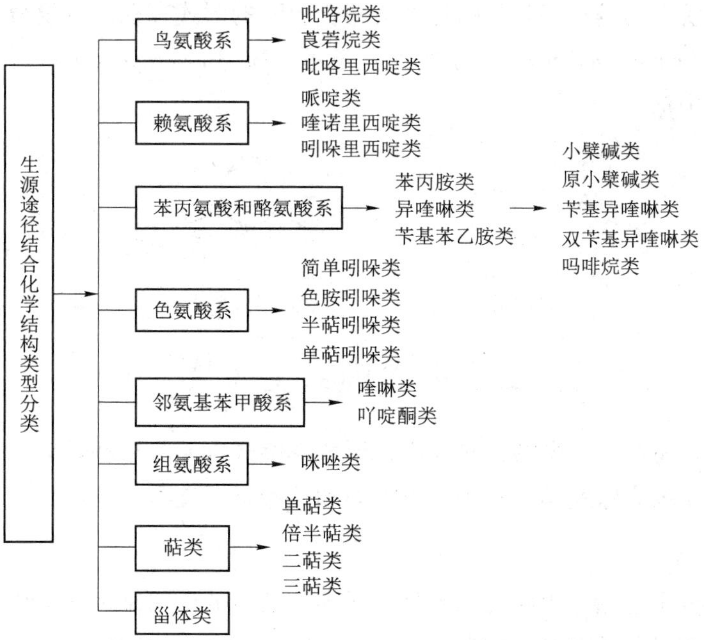

图 11－1　生物碱按生源途径结合化学结构类型分类

一、鸟氨酸系生物碱

从生源途径来说，系指由鸟氨酸的二次代谢，形成吡咯烷式五元氮杂环骨架的生物合成途径而来，被归到真生物碱大类中，主要有吡咯烷类、莨菪烷类和吡咯里西啶类。

（一）吡咯烷类

是指由一个鸟氨酸分子起始，生物合成一分子吡咯烷氮杂环的生物碱。这类生物碱结构比较简单，数量较少。例如益母草（*Leonurus japonicus*）中的水苏碱（stachydrine）、山莨菪（*Anisodus tanguticus*）中的红古豆碱（cuscohygrine）等。

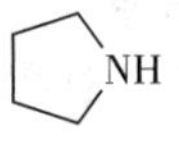

吡咯烷

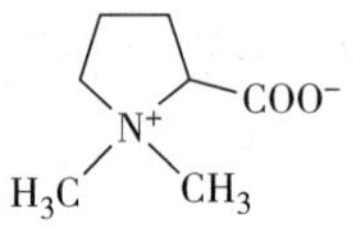

水苏碱

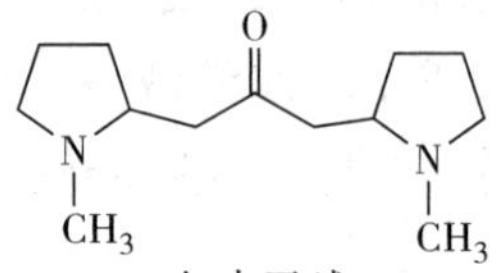

红古豆碱

（二）莨菪烷类

是指由一个鸟氨酸分子起始，生物合成一个吡咯烷氮杂环后，再进一步形成一分子莨菪烷的生物碱，又称托品烷类生物碱。该类生物碱常以莨菪烷环系的 C－3－醇羟基与不同有机酸缩合成酯的形式存在。主要分布在茄科的莨菪属、曼陀罗属、颠茄属和天仙子属等植物中，代表性化合物如曼陀罗（*Darura stramonium*）中的莨菪碱（hyoscyamine）。

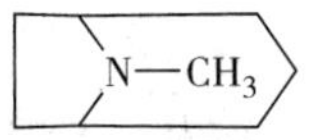

莨菪烷

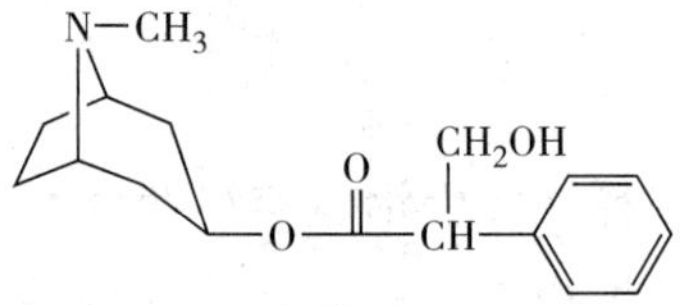

莨菪碱

（三）吡咯里西啶类

是指由两个鸟氨酸分子起始，生物合成两个吡咯烷共用一个氮原子的氮杂环结构的生物碱。该类生物碱也常以双稠环吡咯烷上的醇羟基与不同有机酸缩合成酯的形式存在。主要分布在菊科千里光属植物中，例如森林千里光（*Senecio nemorensis*）中的大叶千里光碱（macrophylline）。这类化合物生物活性较强，但肝毒性较大，易中毒。

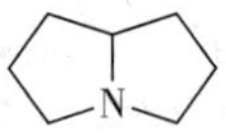

吡咯里西啶

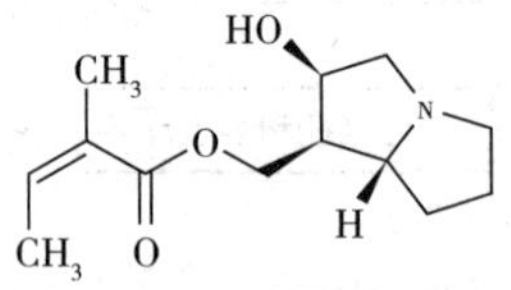

大叶千里光碱

二、赖氨酸系生物碱

从生源途径来说，系指由赖氨酸的二次代谢，形成哌啶式六元氮杂环骨架的生物合成途径而来，被归到真生物碱大类中，主要有哌啶类、喹诺里西啶类和吲哚里西啶类。

（一）哌啶类

是指由一个赖氨酸分子起始，生物合成一分子哌啶氮杂环的生物碱。该类生物碱分布广泛，结构简单，很多呈液态。代表性的化合物有槟榔（*Areca catechu*）中的槟榔碱（arecoline）、胡椒（*Piper nig-*

rum）中的胡椒碱（piperine）等。

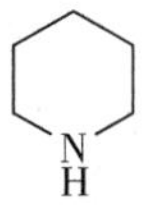

哌啶

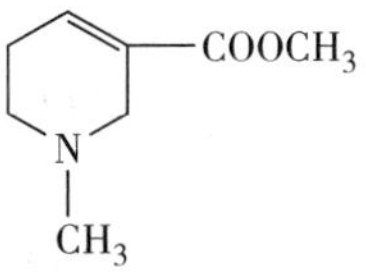

槟榔碱

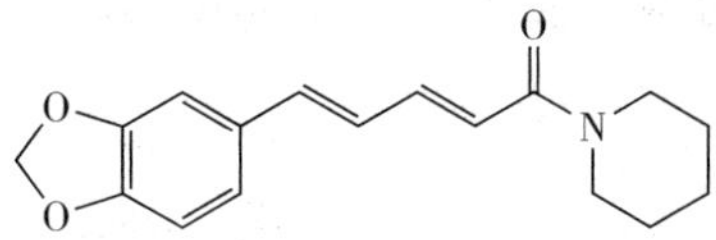

胡椒碱

（二）喹诺里西啶类

是指由两个赖氨酸分子起始，生物合成两个哌啶共用一个氮原子的一分子氮杂环结构的生物碱。主要分布在豆科、千屈菜科和石松科。豆科植物苦参（*Sophora flavescens*）中的生物碱大多属于该类，如苦参碱（matrine）。

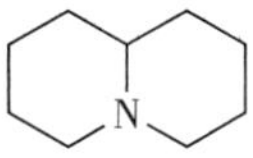

喹诺里西啶

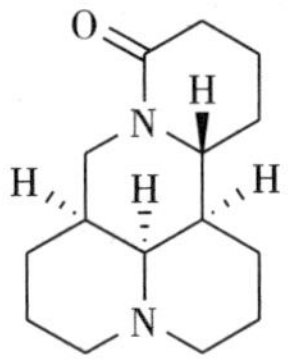

苦参碱

（三）吲哚里西啶类

是指由一个赖氨酸分子起始，生物合成一分子 2－哌啶酸，羧酸端再进一步环合转化而成，具有哌啶和吡咯共用一个氮原子的氮杂环结构生物碱。这类生物碱虽数目不多，但生物活性较强，主要分布于大戟科一叶萩属植物中，如本属植物一叶萩（*Flueggea suffruticosa*）中对中枢神经系统有兴奋作用的一叶萩碱（securinine）。

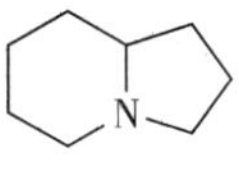

吲哚里西啶

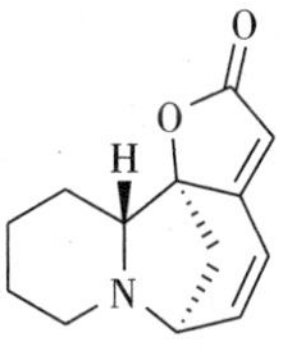

一叶萩碱

三、酪氨酸系生物碱

从生源途径来说，系指由酪氨酸二次代谢，形成苯骈吡啶氮杂环骨架的生物合成途径而来，被归到真生物碱大类中，其分布广泛、数量多（约 1000 多种）、类型复杂、药用价值较高，主要包括异喹啉类和苄基苯乙胺类生物碱。

另外，在酪氨酸生物转化过程中，在磷酸吡哆醛依赖性脱羧作用下，生成的简单苯乙胺类化合物也可被视为生物碱，例如肾上腺素、去甲肾上腺素及酶斯卡灵等，但本书不做详述。

（一）异喹啉类

是指由一个酪氨酸分子起始，生物合成一分子苯骈吡啶（异喹啉）氮杂环骨架结构的生物碱。该类生物碱在植物中分布广泛，数目较多，生物活性较广。根据生物碱化学结构不同分为小檗碱类、原小檗碱类、苄基异喹啉类、双苄基异喹啉类和吗啡烷类。

1. 小檗碱类和原小檗碱类　该类生物碱具两个异喹啉共用氮原子的稠合环母核，根据母核上 C 环的氢化程度不同，又可以分为小檗碱类和原小檗碱类。小檗碱类生物碱多为季胺型生物碱，如存在于三颗针、黄连和黄柏中的小檗碱（berberine）。原小檗碱类生物碱多为叔胺型生物碱，如延胡索（*Corydalis yanhusuo*）中的延胡索乙素（*tetrahydropalmatine*）。

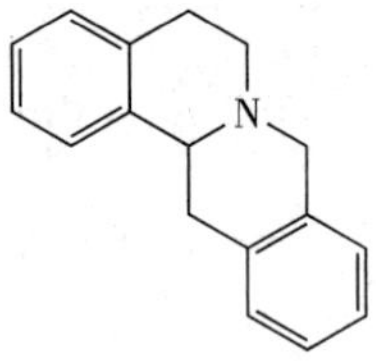

原小檗碱

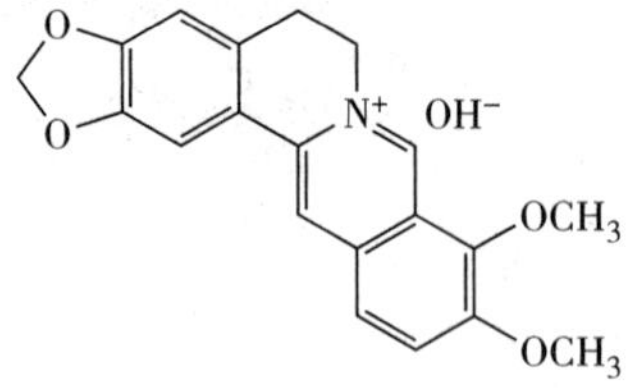

小檗碱

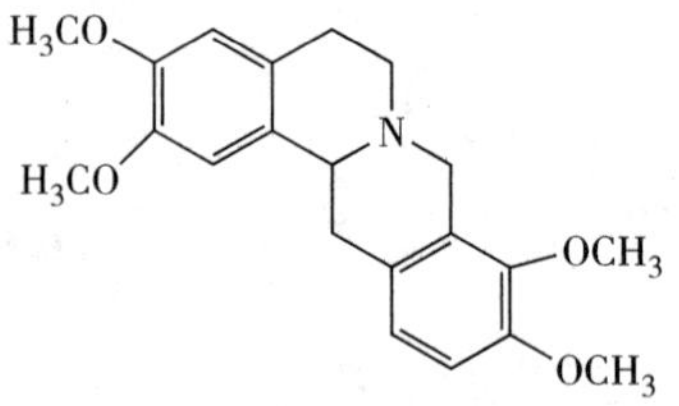

延胡索乙素

2. 苄基异喹啉类　该类生物碱的母核为1位取代有苄基的异喹啉环，主要分布于木兰科、罂粟科、毛茛科、防己科、芸香科、马兜铃科、小檗科、大戟科和樟科等植物中。代表性化合物为罂粟（*Papaver somniferum*）中的罂粟碱（papaverine）。

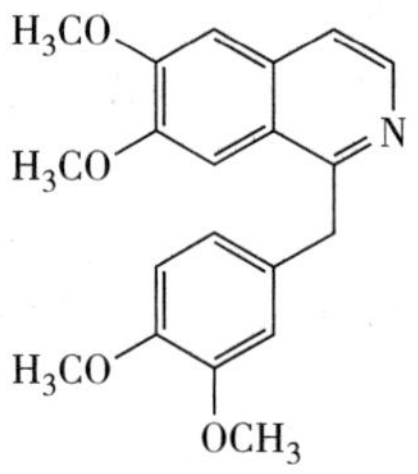

罂粟碱

3. 双苄基异喹啉类　该类生物碱的母核由两个苄基异喹啉通过酚氧化偶联产生的醚氧键连接而成。因连接方式较多，此类生物碱类型也多。例如防己科植物蝙蝠葛（*Menispermum dauricum*）中的蝙蝠葛碱（dauricine）。

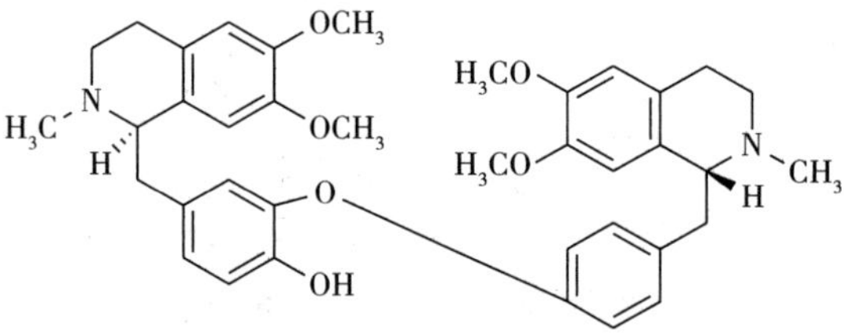

蝙蝠葛碱

4. 吗啡烷类　其生源途径是由苄基异喹啉类进一步生物合成转化而来，又称为改型苄基异喹啉类。这类生物碱又被称为阿片生物碱，其代表性化合物是罂粟科植物罂粟及其制品“阿片”中的主要成分，例如吗啡（morphine）、可待因（codeine）等。

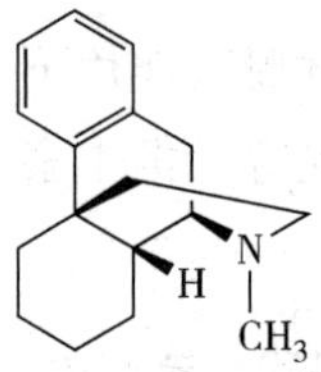

吗啡烷

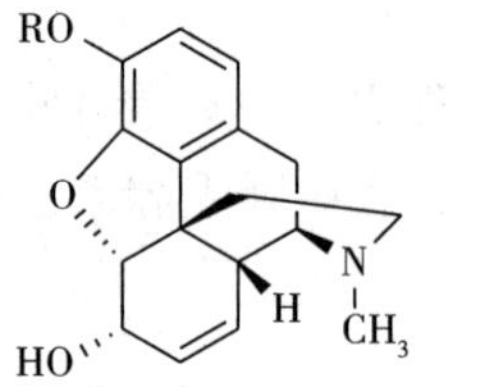

R=H 吗啡　R=CH_3 可待因

（二）苄基苯乙胺类

该类生物碱的生源途径来源于酪胺，而酪胺可由苯丙氨酸和酪氨酸两个途径产生。该类生物碱几乎全部分布于石蒜科的水仙属、石蒜属和 *Haemanthus* 属植物中，故又被成为石蒜生物碱。代表化合物有石蒜碱（lycorine）、加兰他敏（galanthamine）等。

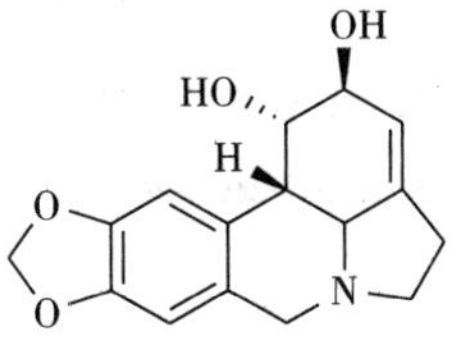

石蒜碱

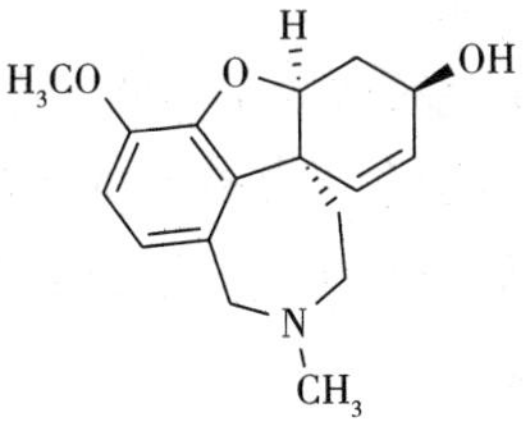

加兰他敏

四、色氨酸系生物碱

从生源途径来说，系指由色氨酸二次代谢生成，母核中含有吲哚氮杂环或喹啉氮杂环骨架的生物碱类。因多数含有吲哚氮杂环母核的特征，故又常被称为吲哚类生物碱。此类生物碱是化合物数目最多、结构较复杂的一类，分布的科也十分广泛，如马钱科、夹竹桃科和茜草科等。根据生源途径的差异，又可以进一步分类为简单吲哚类、色胺吲哚类、半萜吲哚类和单萜吲哚类生物碱。

（一）简单吲哚类

是指由一个色氨酸分子起始，生物转化时去掉同碳上的氨基和羧基后，简单生成的生物碱，因此其结构中只有吲哚母核的氮杂环骨架，而无其他杂环存在。该类生物碱分布广泛，例如常见于豆科和禾本科植物中。代表性化合物如蓼蓝（*Polygonum tinctorium*）中的靛青苷（indican）等成分。

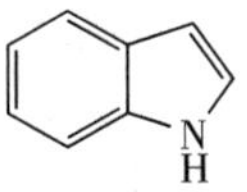

吲哚

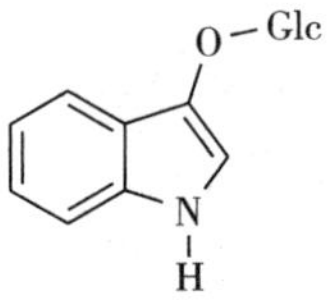

靛青苷

（二）色胺吲哚类

是指由一个色氨酸分子起始，生物转化时脱羧，结构中含有色胺部分的生物碱，因此其分子总氮原子数比简单吲哚类生物碱多。例如芸香科植物吴茱萸（*Evodia rutaecarpa*）中的吴茱萸碱（evodiamine）等。

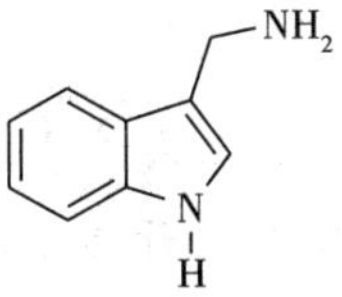

色胺

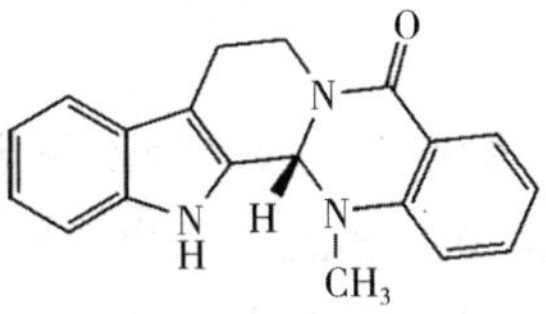

吴茱萸碱

（三）半萜吲哚类

是指由一个色氨酸分子起始，生物转化时在形成色胺吲哚类基础上，进一步连接一个异戊二烯单位形成的生物碱，此类生物碱主要分布于麦角菌类中，故又被称为麦角碱类生物碱。代表性的化合物是麦角新碱（ergometrine）等。

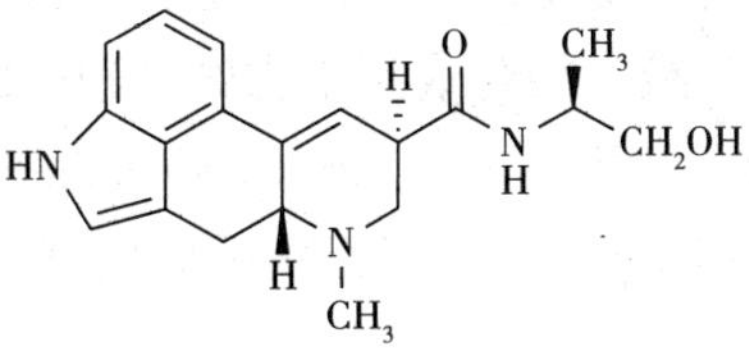

麦角新碱

（四）单萜吲哚类

是指由一个色氨酸分子起始，在生物合成后，分子中具有吲哚母核和一个 C－9 或 C－10 的裂环番木鳖萜及其衍生物的结构单元的生物碱。此类生物碱为色氨酸系生物碱中最重要的一类。例如木鳖（*Momordica cochinchinensis*）种子中的士的宁（strychnine），萝芙木（*Rauvolfia verticillata*）中的利血平（reserpine）等。

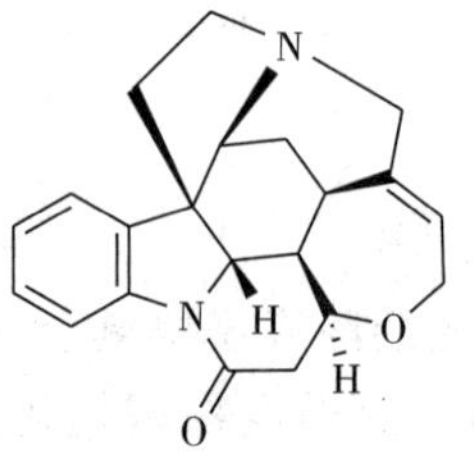

士的宁

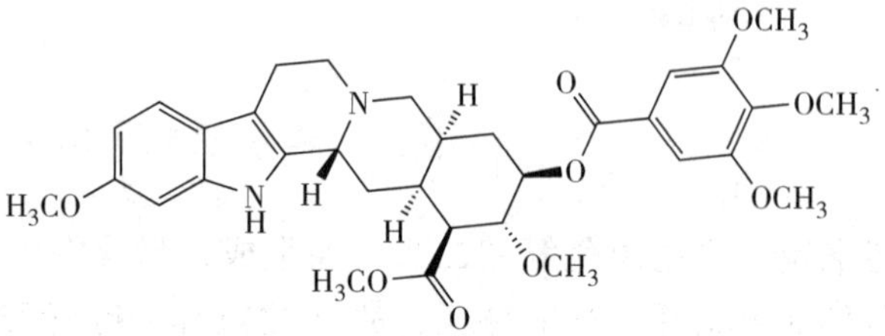

利血平

从生源途径上分析，吲哚类生物碱的生物合成过程中，还有进一步通过重置反应将吲哚环转化成喹啉环的情况。因此有些喹啉类生物碱，虽按照生物碱化学分类法归属喹啉类，但从生源上归类，却归于萜类吲哚生物碱中，例如喜树（*Camptotheca acuminata*）中的喜树碱（camptothecine）、金鸡纳属植物中的奎宁（quinine）等。

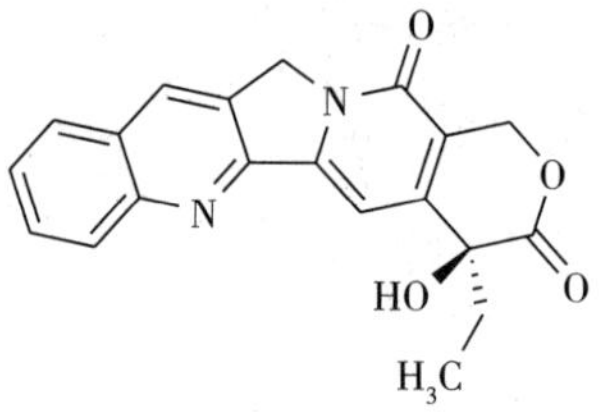

喜树碱

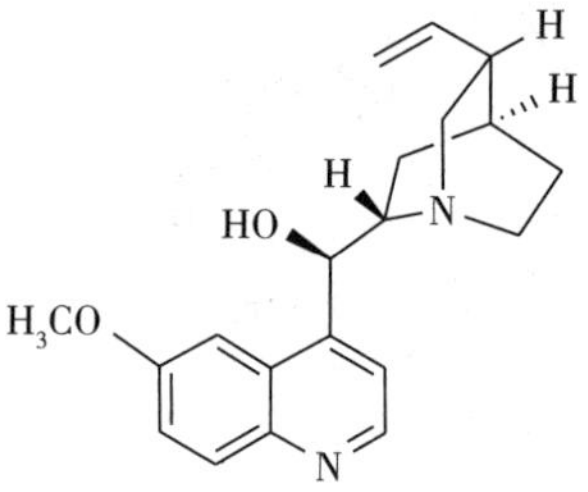

奎宁

>>> 知识链接

人工有机合成染料的发现

人类在 19 世纪中叶仅仅知道奎宁的分子式，并不了解其分子结构。在此条件下 Perkin 大胆尝试数学分析法合成奎宁，合成过程中意外发现苯胺紫这种有机颜料，这一意外发现开启了现代人工合成有机染料的先河，但苯胺紫真实结构的确定却非常曲折且花了近 70 年时间，体现了科学研究求真、严谨以及孜孜以求的精神。

五、邻氨基苯甲酸系生物碱

邻氨基苯甲酸是色氨酸生物合成的关键中间体，因此也可以认为其对由色氨酸生物合成的吲哚类生物碱具有贡献，是邻氨基苯甲酸自身直接生物合成为生物碱类型。此系生物碱主要包括喹啉类和吖啶酮类两种。常见于芸香科植物中，例如山油柑（*Acronychia pedunculata*）中具有显著抗肿瘤活性的山油柑碱（acronycine）、白鲜（*Dictamnus dasycarpus*）干燥根皮中的白鲜碱（dictamnine）等。

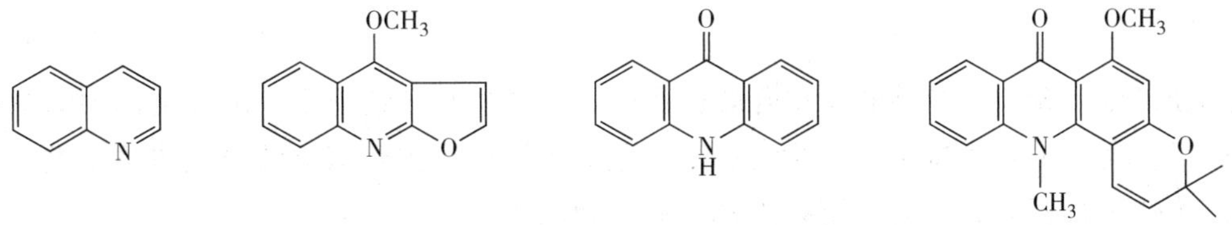

喹啉　　白鲜碱　　吖啶酮　　山油柑碱

六、组氨酸系生物碱

从生源途径来说，系指由组氨酸的二次代谢生成，原组氨酸中的咪唑环作为五元氮杂环骨架的生物碱，被归到真生物碱大类中，但组氨酸系生物碱数目不多，以芸香科植物的毛果芸香碱（pilocarpine）为代表。

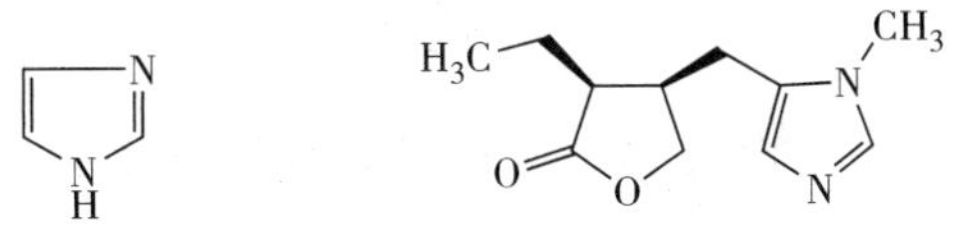

咪唑　　毛果芸香碱

七、氨基化作用生成的生物碱

从生源途径来说，前述各系生物碱皆由氨基酸的二次代谢，将其结构中的氮杂环骨架中的含氮部分生物转化而成为生物碱。而此项下归类的生物碱中的氮多由氨基化作用生物合成而来，不受源头化合物的氮骨架限制。

（一）苯丙胺系生物碱

从生源途径来说，该系生物碱只有苯丙胺类生物碱一类，特指源于苯丙氨酸的，但不供献原氮原子进行生物合成的一类生物碱，其合成途径特点在于苯丙氨酸先脱去氨基，只供献碳环骨架用于发生氨基化作用获得新氮原子而合成的生物碱。所以不包括由苯丙氨酸转化成酪胺，再由酪胺继续生物合成的苄基苯乙胺类生物碱。苯丙胺类生物碱数量较少，典型化合物为麻黄属植物中的麻黄碱（ephedrine）。

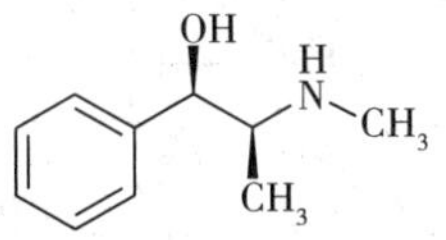

麻黄碱

>>> 知识链接

麻黄碱的发现和新药开发

陈克恢教授是中国药理学的先驱者，他以从中药麻黄中提取分离出止喘有效成分麻黄碱而闻名于世。他从中医药书籍中得知麻黄有治疗哮喘的作用，在短短几周内，即从麻黄中分离出左旋麻黄碱，此后夜以继日工作，发现麻黄的功效成分麻黄碱的生理作用与肾上腺素类似且较持久，其效能完全与交感神经兴奋剂相同，相关研究论文在国际上发表后引起轰动。至此，麻黄碱一跃成为国际瞩目的一个拟交感神经新药。此后，各国学者亦纷纷对麻黄和麻黄碱进行研究，年发表的论文最多时竟达百篇以上，形成国际上研究中药的一次热潮。不久麻黄碱被世界公认为是一个治疗支气管哮喘的重要药物，并和其他交感神经兴奋药一起在教科书中出现。陈克恢和他的同事们进一步研究了很多结构与麻黄碱类似化合物的药理作用，从而推动了无数交感胺类化合物的合成。这项研究是从天然产物中寻找先导化合物，开发新药的一个典范，也为研究和开发中医药宝库指明了道路。

（二）萜类生物碱

从生源途径来说，萜类生物碱的生物合成过程尚未完全总结归纳清晰，但其结构中的萜类特征十分明显，具体的氨基化作用发生规律尚待系统总结。这类生物碱常按照萜类的分类体系归类，分别为单萜生物碱类、倍半萜生物碱类、二萜生物碱类和三萜生物碱类。

1. 单萜生物碱类 从生源途径来说，该类生物碱主要由环烯醚萜生物合成而来，多分布于龙胆科植物中，例如龙胆（*Gentiana scabra*）中的龙胆碱（gentianine）。

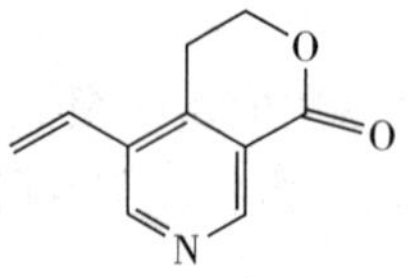

龙胆碱

2. 倍半萜生物碱类 该类生物碱主要分布于兰科石斛属植物中，例如石斛（*Dendrobium nobile*）中的石斛碱（dendrobine）。

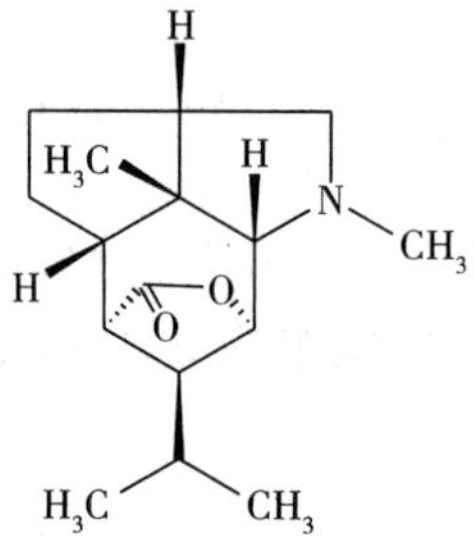

石斛碱

3. 二萜生物碱类 该类生物碱的基本母核为四环二萜或五环二萜结构，主要分布于毛茛科植物中，常见于乌头属、飞燕草属和翠雀属，例如乌头碱（aconitine）。

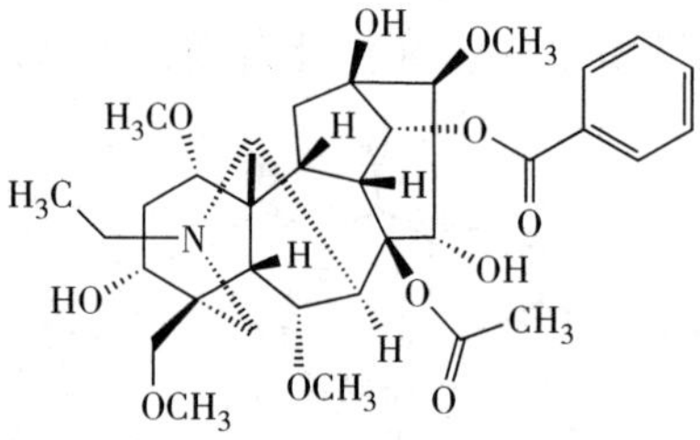

乌头碱

4. 三萜生物碱类 该类生物碱发现较少，主要分布于虎皮楠科交让木属植物中，例如交让木碱（daphniphylline）。

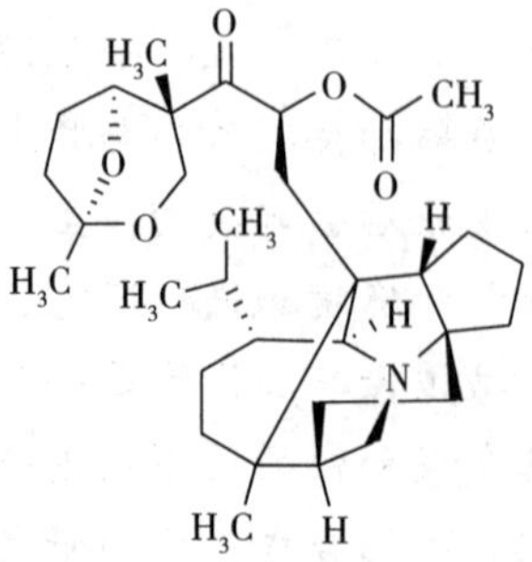

交让木碱

八、甾体类生物碱

甾体类生物碱为含有甾体母核结构的生物碱，其氮原子所处位置较为灵活，且多不在甾核上，氨基化作用的生物合成途径也各有特点。因此常根据甾体母核的不同进一步分类为孕甾烷类、环孕甾烷类、胆甾烷类和异胆甾烷类生物碱。例如百合科植物藜芦（*Veratrum nigrum*）中的异胆甾烷类生物碱，藜芦胺（veratramine）；黄杨科黄杨属植物中的环孕甾烷类生物碱，环常绿黄杨碱 D（cyclovirobuxin D）等。

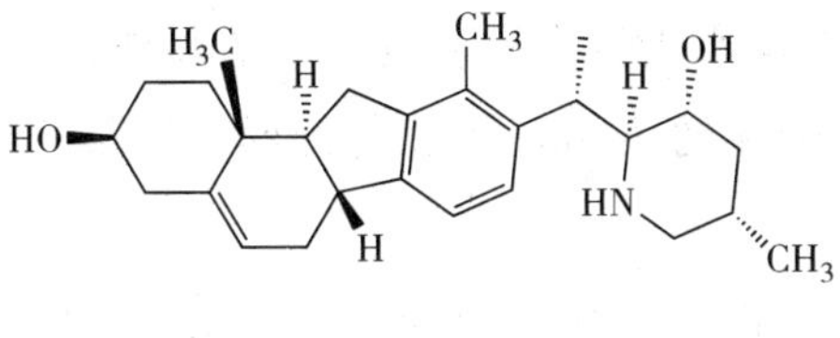

藜芦胺

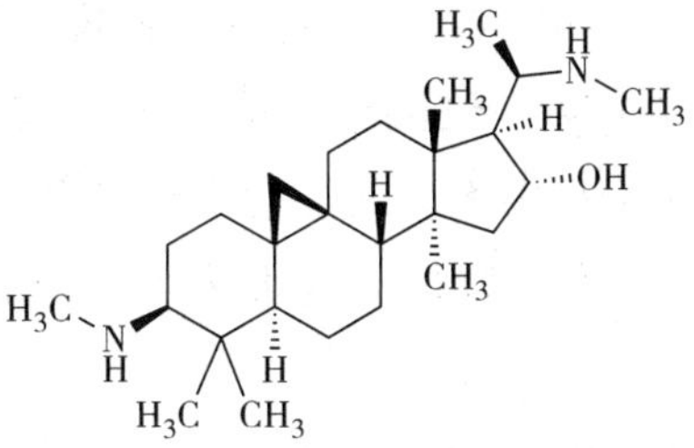

环常绿黄杨碱D

第三节　生物碱的理化性质

微课 1

一、性状、旋光性、溶解度

（一）性状

大多数生物碱为结晶状固体，少数为无定形粉末。极少数生物碱分子较小、结构中无氧原子或氧原子结合为酯键的呈液态，例如烟碱（nicotine）、毒芹碱（coniine）、槟榔碱（arecolin）等。液态生物碱和个别小分子固体生物碱具有挥发性，例如麻黄碱（ephedrine）。极少数生物碱还具有升华性，例如咖啡碱（caffeine）、川芎嗪（ligustrazine）等。生物碱一般都有固定的熔点或沸点，但有的具有双熔点，例如汉防己乙素（fangchinoline）。

生物碱多数具有苦味。极少数具有甜味，例如甜菜碱（betaine）。

绝大多数生物碱无色，仅少数生物碱因具有较长共轭体系及助色团而呈现颜色，例如小檗碱为黄色、药根碱（jatrorrhizine）为红色。有的生物碱在紫外光下显荧光，例如利血平。

（二）旋光性

多数生物碱的分子结构中含手性碳，且结构不对称，故具旋光性，且多为左旋光。生物碱的旋光性受手性碳的构型、测定溶剂、pH、温度及浓度等的影响，例如麻黄碱在水中为右旋光，而在乙醇、三氯甲烷及苯中则为左旋光；烟碱在中性条件下为左旋光，而在酸性条件下为右旋光；北美黄连碱（hydrastine）在95%乙醇中为左旋光，而在稀乙醇中为右旋光，且随乙醇浓度降低而右旋的旋光度增加。有时游离生物碱与其盐类的旋光性也可能不同，例如长春碱为右旋光，但其硫酸盐为左旋光；吐根碱（emetine）呈左旋光，而其盐酸盐则呈右旋光。

生物碱的生物活性与其旋光性紧密相关，通常左旋体生物活性强，右旋体活性弱或无活性。例如 *l*－莨菪碱的散瞳作用比 *d*－莨菪碱强 100 倍，去甲乌药碱（higenamine）的左旋体具有强心作用，而右旋体则没有强心作用。但也有个别生物碱的右旋体生物活性强于左旋体，例如 *d*－古柯碱的局麻作用就强于 *l*－古柯碱。

（三）溶解性

生物碱的溶解性与其分子中氮原子的存在状态、分子大小、结构中功能团的种类和数目等因素有关。多数生物碱的溶解性遵循一定规律，但少数生物碱的溶解性较为特殊。

1. 亲脂性生物碱的溶解性 大多数生物碱为叔胺碱或仲胺碱，不成盐的游离状态极性较小，被称为亲脂性生物碱。易溶于亲脂性有机溶剂，例如苯、乙醚、二氯甲烷、三氯甲烷、四氯化碳等，尤其在三氯甲烷中溶解度较大；可溶于甲醇、乙醇、丙酮、乙酸乙酯等有机溶剂；不溶或难溶于水。

2. 亲水性生物碱的溶解性 有些生物碱的水溶性较好，被称为亲水性生物碱，常分为以下几种。

（1）季铵型生物碱 这类生物碱为离子型化合物，既易溶于水和酸水，也可溶于甲醇、乙醇、正丁醇等极性较大的有机溶剂，还可溶于稀碱水，难溶于亲脂性有机溶剂，例如厚朴碱。

（2）*N*－氧化物型生物碱 这类生物碱具有半极性的 N→O 配位键结构，可溶于水，例如氧化苦参碱。

（3）小分子生物碱 少数分子量较小而碱性较强的生物碱，既溶于水，也溶于三氯甲烷，例如麻黄碱、烟碱、秋水仙碱、苦参碱、氧化苦参碱、东莨菪碱等。

（4）酰胺类生物碱 由于酰胺在水中可形成氢键，所以在水中有一定的溶解度，例如秋水仙碱、咖啡碱等。

3. 具有特殊官能团生物碱的溶解性 生物碱的溶解性除受生物碱母核影响外，一些取代基和官能团的影响不能忽略。

（1）具有酚羟基或羧基的生物碱 这类生物碱都被称为两性生物碱，既可溶于酸水，也可溶于碱水溶液。其中具有酚羟基的生物碱，常称为酚性生物碱，可溶于氢氧化钠等强碱溶液，例如吗啡，但具有隐性酚羟基的生物碱（例如汉防己乙素）却难溶于氢氧化钠溶液；具有羧基的生物碱可溶于碳酸氢钠等弱碱溶液，例如槟榔次碱（arecaidine）。

（2）具有内酯或内酰胺结构的生物碱 这类生物碱在正常情况下，其溶解性类似一般叔胺碱，但在强碱溶液中加热，其内酯（或内酰胺）结构容易开环，进而形成羧酸盐而溶于碱水，酸化后还可环合析出，例如喜树碱等。

4. 生物碱盐的溶解性 生物碱成盐后一般易溶于水，可溶于醇类有机溶剂，难溶或不溶于亲脂性有机溶剂。因此生物碱常在酸水中成盐溶解，调碱性后又游离析出沉淀。但碱性极弱的生物碱不易与酸成盐，仍以游离碱的形式存在。生物碱盐的溶解性因成盐的种类不同而有差异。一般生物碱无机酸盐的水溶性大于有机酸盐，无机酸盐中含氧无机酸生物碱盐水溶性大于卤代酸生物碱盐；有机酸盐中小分子有机酸或多羟基酸（例如酒石酸）盐的水溶性大于大分子有机酸盐。

二、碱性

（一）生物碱的碱性强弱表示方法

生物碱的特点是分子中含有氮原子，氮原子上具有孤对电子。根据 Lewis 酸碱电子理论，凡是能给出电子的供体为碱，能接受电子的受体为酸。生物碱分子中氮原子的孤对电子能给出电子，因而呈现碱性，这是生物碱呈碱性的结构基础。给出电子能力越强的化合物，碱性越强，反之碱性越弱。习惯上常以水作溶剂测定生物碱的碱性强弱，此时生物碱给出电子，与水中质子结合，生成其共轭酸，溶液体系呈现碱性。

$$\underset{\text{碱}}{B} + \underset{\text{酸}}{H_2O} \rightleftharpoons \underset{\text{共轭酸}}{BH^+} + \underset{\text{共轭碱}}{OH^-}$$

生物碱给出电子能力越强，越易接受质子，生成生物碱的共轭酸浓度相对高；或者说，生物碱的共轭酸越稳定，化学反应向右移动，生物碱的碱性越强；反之，生物碱碱性弱。习惯上常采用电离常数 K_b 值，或碱式电离常数 pK_b 值表示碱性强弱。

$$K_b = [BH^+][HO^-]/[B]$$
$$pK_b = -\lg K_b$$

根据表达式，生物碱的碱性越强，反应达平衡时，生成物的浓度越高，K_b 值越大，pK_b 值越小；反之，碱性越弱，K_b 值越小，pK_b 值越大。

另一种表达式，采用生物碱共轭酸的电离常数 K_a 值或酸式电离常数 pK_a 值来表示。

$$BH^+ + H_2O \rightleftharpoons B + H_3O^+$$
$$K_a = [B][H_3O^+]/[BH^+]$$
$$-\lg K_a = -\lg[H_3O^+] - \lg[B]/[BH^+]$$
$$pK_a = pH - \lg[B]/[BH^+]$$

根据第二种表达式，若溶液 pH 条件固定，生物碱的碱性越强，生物碱给出电子而接受质子的能力越强，化学反应平衡时，生物碱共轭酸浓度越高，生物碱浓度越低，则 K_a 值越小，pK_a 值越大；反之，若生物碱的碱性越弱，则 K_a 值越大，pK_a 值就越小。

因此，可根据生物碱的 pK_a 值大小，可将生物碱按碱性强弱分类。依次为强碱，$pK_a > 11$，如季铵碱、胍类生物碱；中强碱，pK_a 8~11，如脂胺类、脂杂环类生物碱；弱碱，pK_a 3~7，如苯胺类、六元芳香氮杂环类；近中性碱，$pK_a < 3$，如酰胺类、五元芳香氮杂环类等。

（二）生物碱的碱性强弱与分子结构的关系

因生物碱的碱性源于氮原子上的孤对电子，因此其碱性强弱与氮原子上孤电子对的杂化方式、孤对电子受到的电子效应、空间效应及分子内氢键形成等因素有关。

1. 氮原子杂化方式与碱性的关系 氮原子有 sp^3、sp^2 和 sp 三种杂化方式。在杂化轨道中，p 电子可作为给出电子的供体，其电子成分所占比例越大，碱性越强。因此，生物碱的碱性随杂化程度的升高而增强，即 $sp^3 > sp^2 > sp$。例如异喹啉的氮原子为 sp^2 杂化，pK_a 5.40，而四氢异喹啉的氮原子为 sp^3 杂化氮，pK_a 9.50，前者碱性弱于后者；同理，罂粟碱（氮原子 sp^2 杂化，pK_a 6.13）的碱性也弱于可待因（氮原子 sp^3 杂化，pK_a 8.15）。烟碱分子中的两个氮原子碱性不同也是由于它们的氮原子杂化不同所致，吡啶环上的氮（N-1）为 sp^2 杂化，其 pK_a 为 3.27；碱性弱于四氢吡咯环上的氮（N-2），因 N-2 为 sp^3 杂化，其 pK_a 达到了 8.02。

另外，生物碱分子中氮原子若以它的孤对电子成键，则生成一价阳离子的季铵型生物碱，此时氮阳离子和羟基以离子键形式结合，呈强碱性，例如小檗碱，其 pK_a 达到了 11.50。

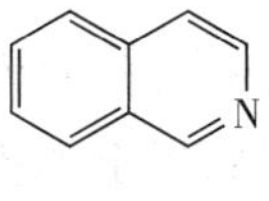

异喹啉

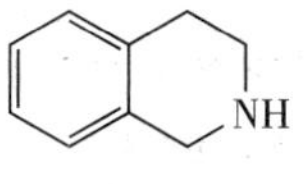

四氢异喹啉

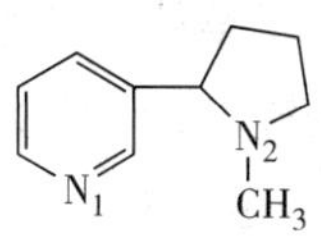

烟碱

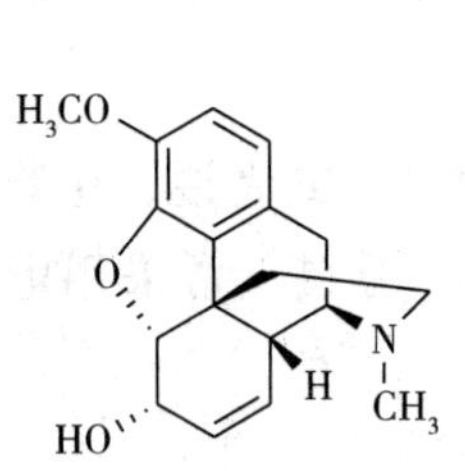

可待因

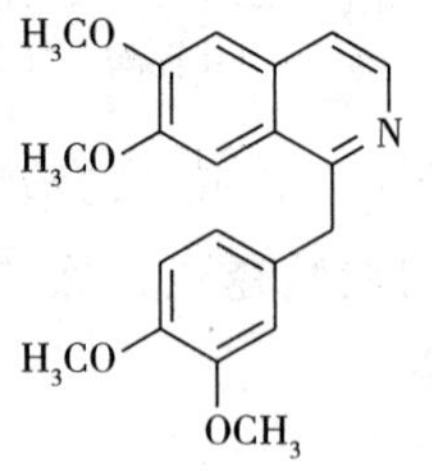

罂粟碱

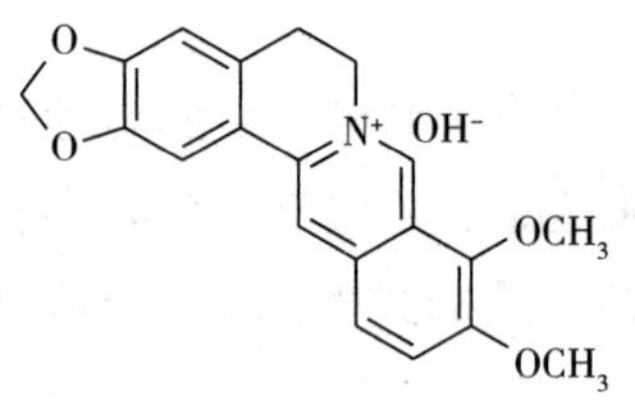

小檗碱

2. 电子效应与碱性的关系　根据 Lewis 酸碱电子理论，结合生物碱氮原子上孤对电子的特点，可以断定，能影响孤对电子上电子云密度分布的因素，都能影响生物碱的碱性，这些因素包括诱导效应、诱导－场效应和共轭效应。

（1）诱导效应　通过碳链传递的诱导效应，使生物碱的碱性受氮原子附近取代基的影响而变化，且随碳链增长而影响逐渐降低。取代基为供电子基团，使氮原子电子云密度增加，碱性增强；取代基为吸电子基团，使氮原子电子云密度减少，碱性降低。常见的供电子基团是烷基；吸电子基团包含苯基、羰基、酯基、醚基、羟基、双键等。例如麻黄碱（pK_a 9.58）的碱性强于去甲麻黄碱（pK_a 9.00），是因为麻黄碱氮原子上的甲基供电子所致；而苯异丙胺（pK_a 9.80）的碱性均强于麻黄碱和伪麻黄碱，是由于后两者氨基碳的邻位碳上羟基的吸电子作用所引起的碱性下降。

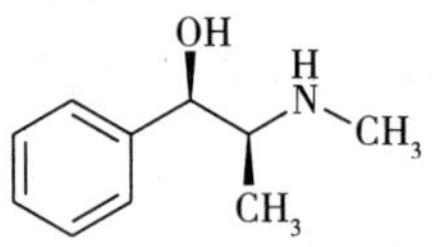

麻黄碱

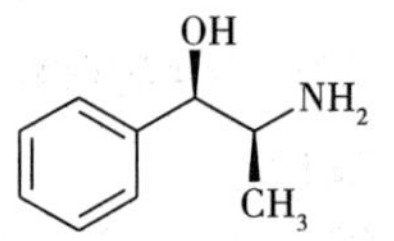

去甲麻黄碱

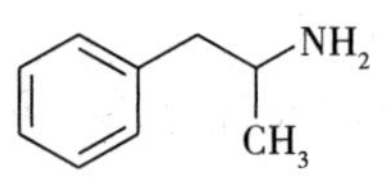

苯异丙胺

通常情况下，羟基和双键产生吸电子诱导效应，使生物碱的碱性减弱。但是，氮原子处于氮杂缩醛结构的生物碱（叔胺型），易质子化，而致使氮原子转变成季铵型的离子状态存在，而显强碱性。例如醇胺型小檗碱氮原子属于氮杂缩醛结构，氮原子上的孤电子对与 α－羟基的 C－O 单键的 σ 电子发生转位，形成稳定的季铵型小檗碱而呈强碱性。

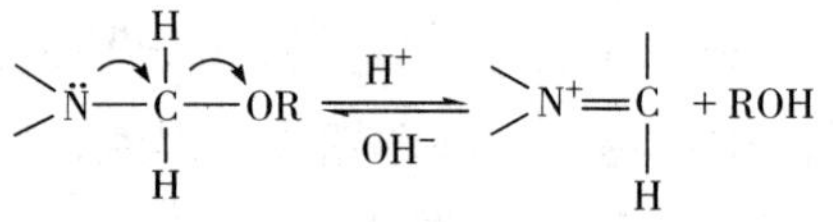

氮杂缩醛

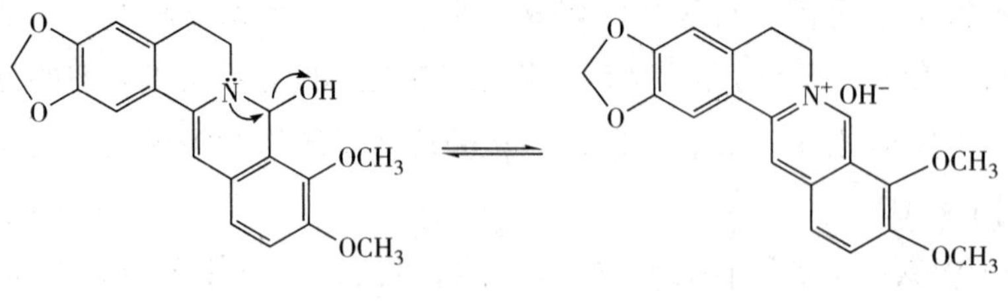

醇胺型小檗碱　　季铵型小檗碱

另外，假如氮杂缩醛体系中的氮原子处在稠环的“桥头”时，虽然有 α－羟基，但由于分子刚性化，而不能发生转位，使叔胺氮不能转变为季铵氮，α－羟基起吸电子诱导效应而使碱性减弱。例如阿马林（ajmaline）虽然有 α－羟基胺结构，但因氮原子位于稠环的“桥头”，氮原子上的孤电子对不能发生转位，故碱性为中等强度（pK_a 8.15）；伪士的宁（pseudostrychnine）的碱性（pK_a 5.60）弱于士的宁（pK_a 8.29）也是由于结构中的 α－羟基只能起吸电子作用，而不能转变成季铵氮。

双键的吸电子诱导效应与羟基的吸电子诱导效应对生物碱碱性影响相似，例如新士的宁碱性较弱（pK_a 3.80）。

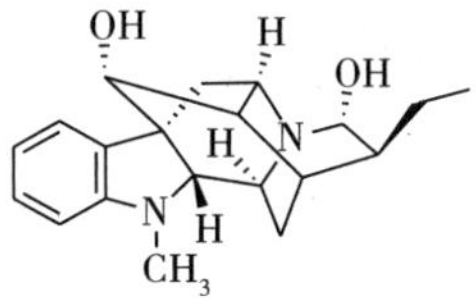
阿马林

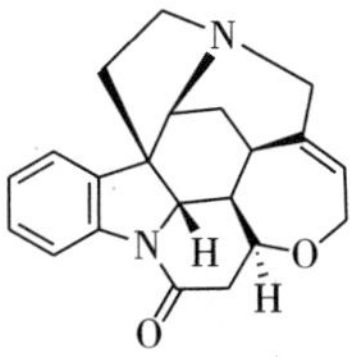
士的宁

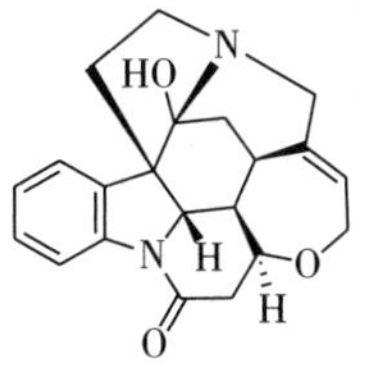
伪士的宁

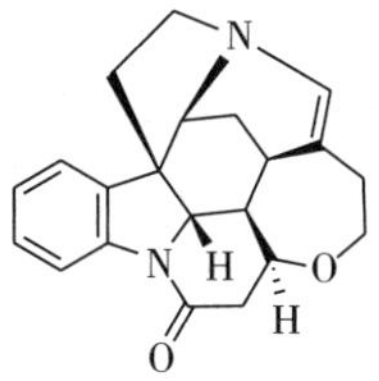
新士的宁

（2）诱导－场效应　分子中含有一个以上氮原子的生物碱，即使是杂化形式、化学环境等完全相同，其各氮原子的碱性也不同。因为，当分子中一个氮原子质子化后，就形成一个强的吸电子基团（$-N^+HR_2$），进而对另外的氮原子产生两种降低碱性的效应，分别是诱导效应和静电场效应。诱导效应前述已论，通过碳链传递间接作用，而静电场效应则通过空间直接作用，故又称为直接效应；二者统称为诱导－场效应。若出现强的吸电子基和第二个氮原子在空间相接近的现象时，直接效应对其碱性的影响更显著。例如吐根碱分子中两个氮原子都在脂杂环体系中，中间相隔五个碳原子，空间上相距较远，彼此受到诱导－场效应的影响较小，故两个氮的 pK_a 值相差 0.87（N－1 与 N－2 的 pK_a 分别为 7.56 和 8.43）。而无叶豆碱（sparteine）分子中两个氮原子碱性相差较大，其 pK_a 值相差 8.10（结构中两个喹喏里西啶氮原子的 pK_a 值分别为 11.40 和 3.30），原因是两个氮原子相隔仅有三个碳原子的距离，并且空间位置很接近，存在着显著的诱导－场效应。

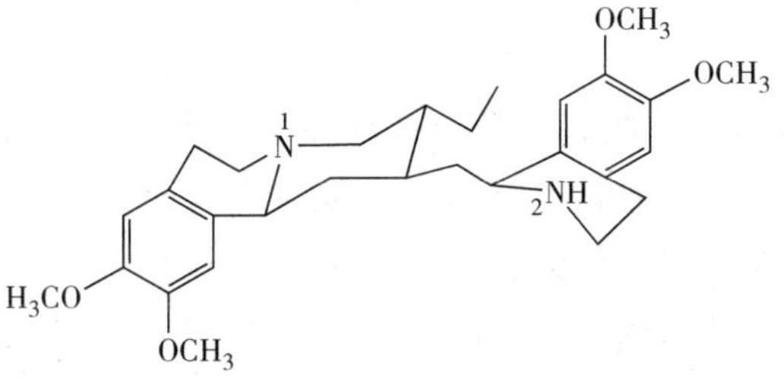
吐根碱

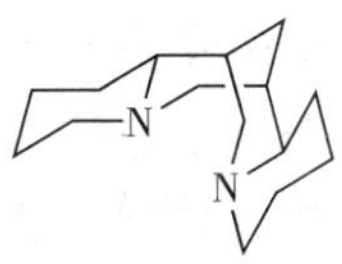
无叶豆碱

（3）共轭效应　生物碱分子中，因氮原子对孤电子的存在，使其与具有 π－电子的基团连接，形成 p－π 共轭体系。这种 p－π 共轭会使生物碱的碱性减弱，常见的 p－π 共轭体系有苯胺型和酰胺型两类。

苯胺型：氮原子上的孤对电子与相连苯环的 π 电子形成 p－π 共轭体系后碱性减弱。例如苯胺的碱性（pK_a 4.58）比环己胺（pK_a 10.14）的碱性弱很多，就是由于 p－π 共轭效应的原因；毒扁豆碱（physostigmine）分子中的两个氮原子（N_1，N_2）碱性相差较大，原因在于 N_1 上孤对电子未形成 p－π 共轭体系（pK_a 7.88），而 N_2 上的孤对电子形成 p－π 共轭体系，碱性减弱（pK_a 1.76）。

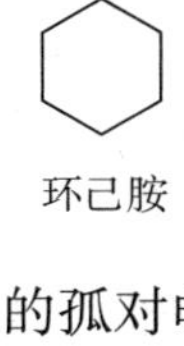
环己胺

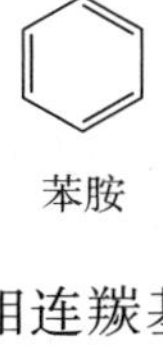
苯胺

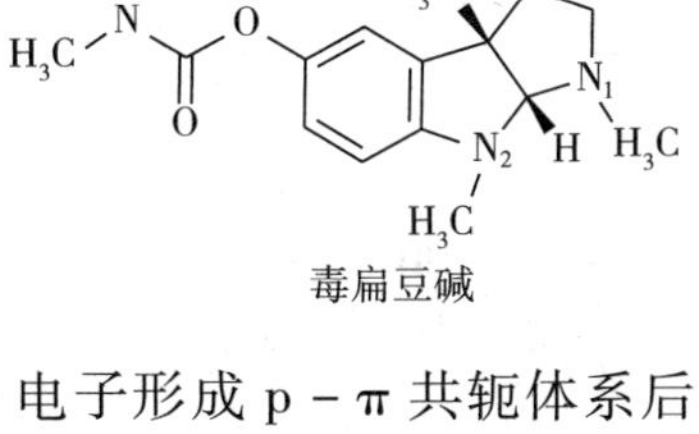
毒扁豆碱

酰胺型：氮原子上的孤对电子与相连羰基的 π 电子形成 p－π 共轭体系后碱性极弱。例如胡椒碱（pK_a 1.42）、咖啡碱（pK_a 1.22）、秋水仙碱（pK_a 1.84）等。毒扁豆碱分子中有三个氮，其中侧链上的氮原子为酰胺型，碱性为最弱。

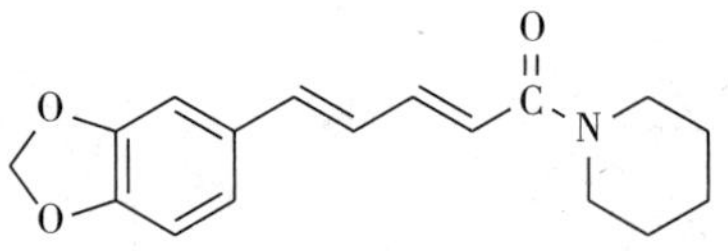

胡椒碱

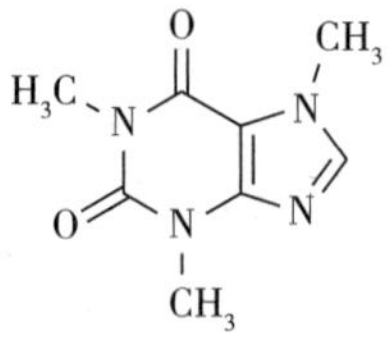

咖啡碱

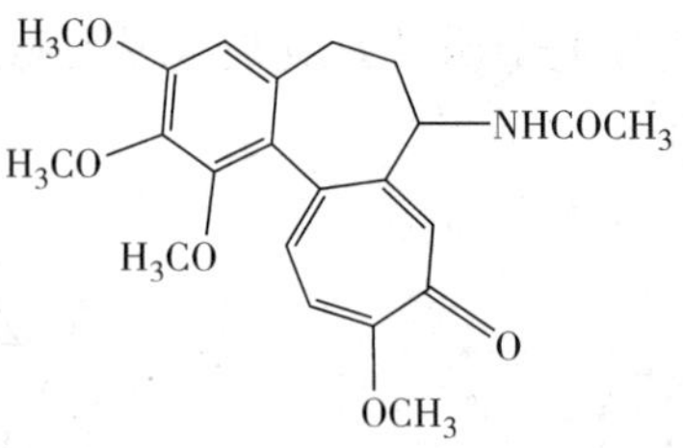

秋水仙碱

另外，吡咯（pK_a 0.40）的碱性弱于吡啶（pK_a 5.52）。是由于吡咯为多 π－N－芳杂环，氮原子孤电子对参与 p－π 共轭，碱性极弱；相反，吡啶氮原子的孤电子对未处在共轭体系内，即孤对电子与环共面，不参与共轭，而碱性较强。

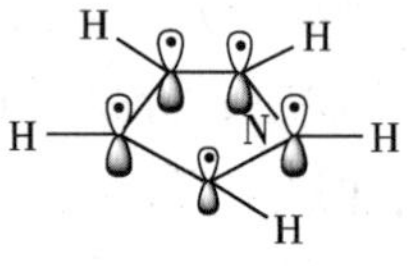

吡咯

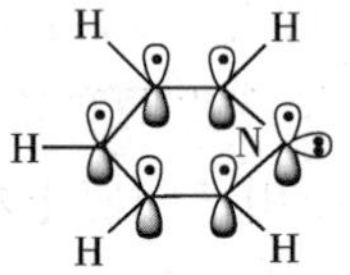

吡啶

但也要注意，并非所有的 p－π 共轭效应都降低碱性，如胍在接受质子后形成季铵离子，产生成更强的 p－π 共轭体系，稳定性也随之增大，故碱性更强（pK_a 13.60）。

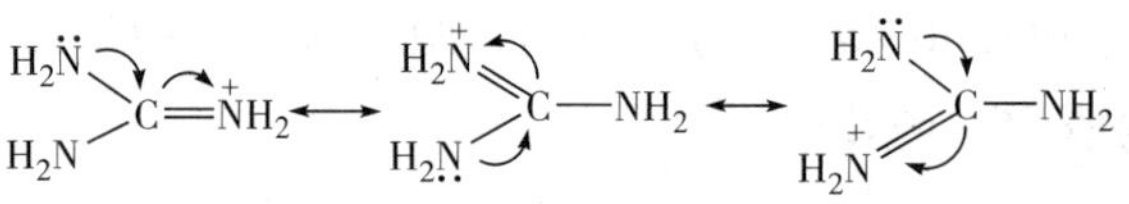

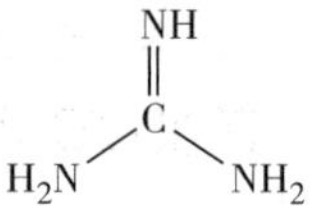

胍

3. 空间效应与碱性的关系 生物碱分子中，如氮原子附近存在取代基的空间位阻或分子构象影响，而使氮原子的孤对电子接受质子的能力减弱，导致碱性降低。例如东莨菪碱分子中 C－6、C－7 位具有环氧基团，对氮原子产生了空间位阻，碱性低于莨菪碱，而山莨菪碱结构中 C－6 位为羟基，对氮原子产生的空间位阻小于环氧基团，其碱性介于东莨菪碱（pK_a 7.50）与莨菪碱（pK_a 9.65）之间。甲基麻黄碱分子中氮原子上比麻黄碱多一个甲基，甲基虽为供电子基团，通过诱导效应可使氮原子的孤对电子的电子云密度增加，但由于空间位阻占主导作用，而造成甲基麻黄碱（pK_a 9.30）碱性不及麻黄碱（pK_a 9.58）强。再如，利血平分子结构中有两个氮原子，其中吲哚氮（N_1）因参与 p－π 共轭，碱性极弱，另一个叔胺氮（N_2）因受 C－19、C－20 竖键的空间位阻影响，造成其碱性较弱（pK_a 2.93）。

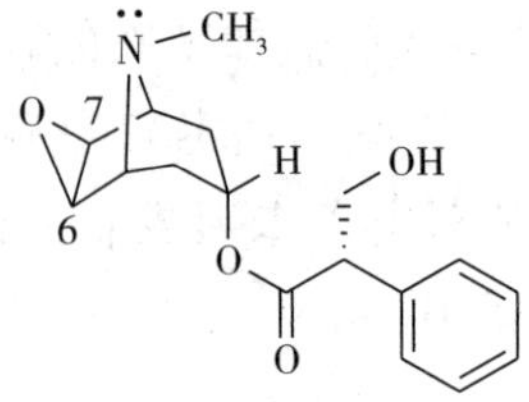

东莨菪碱

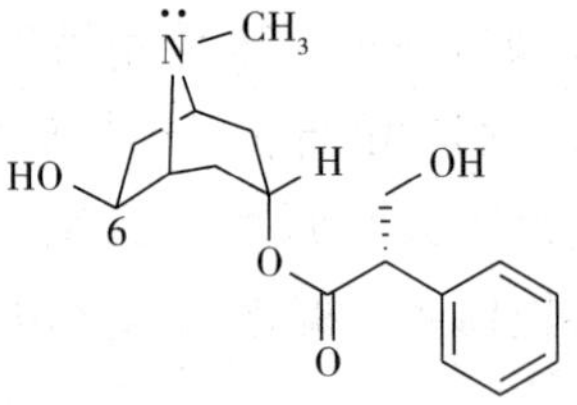

山莨菪碱

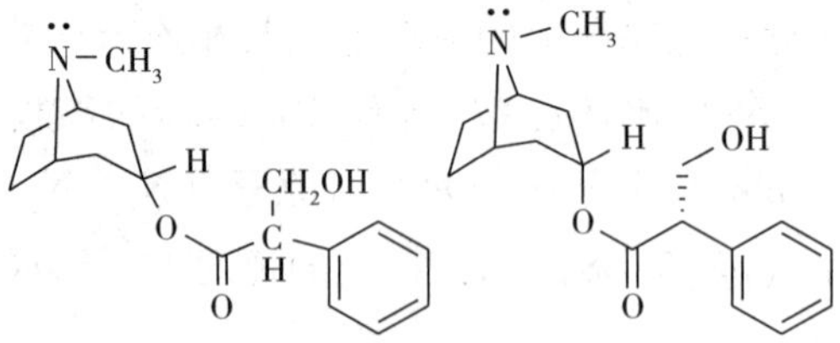

莨菪碱

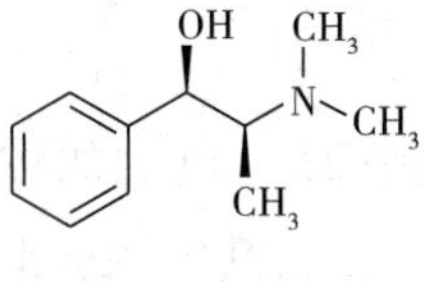

甲基麻黄碱

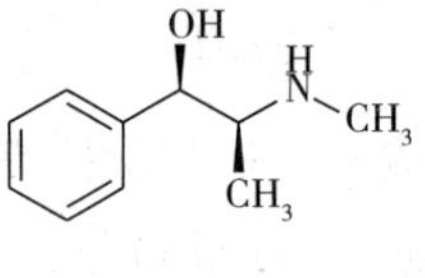

麻黄碱

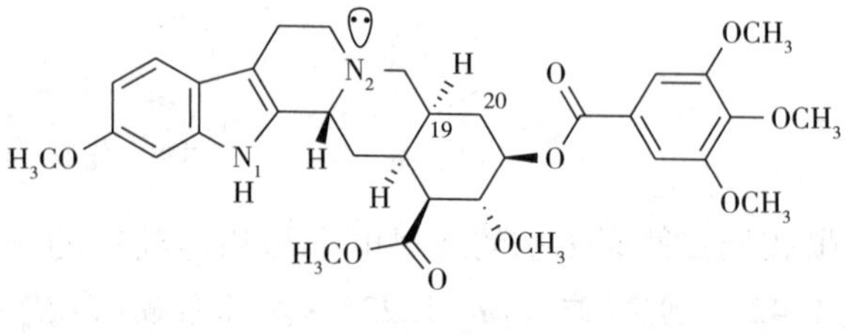

利血平

4. 氢键效应与碱性关系　生物碱氮原子上的孤对电子接受质子后，形成生物碱的共轭酸，若氮原子附近具有羟基或羰基，并处于有利于形成稳定的分子内氢键时，生物碱的碱性增强。例如具有顺反两种异构体的10-羟基二氢去氧可待因，因顺式羟基有利于与其共轭酸中的氢原子形成氢键缔合，故顺式结构的碱性（pK_a 9.41）强于反式结构的碱性（pK_a 7.71）。钩藤碱（rhynchophylline）的分子结构中，羰基有利于与其共轭酸中的氢原子形成分子内氢键缔合，而异钩藤碱（isorhynchophylline）无类似氢键的形成，因此钩藤碱的碱性（pK_a 6.32）强于异钩藤碱（pK_a 5.20）。

生物碱分子结构复杂，其碱性强弱受多种因素的共同影响，所以，在分析其碱性强弱时，应综合考虑。通常情况下，诱导效应与共轭效应同时存在时，共轭效应对碱性的影响相对较强；诱导效应与空间效应同时存在时，空间效应对碱性影响相对较强。

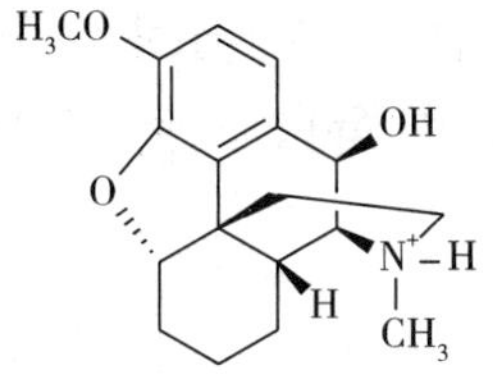

10-羟基二氢去氧可待因（顺式）

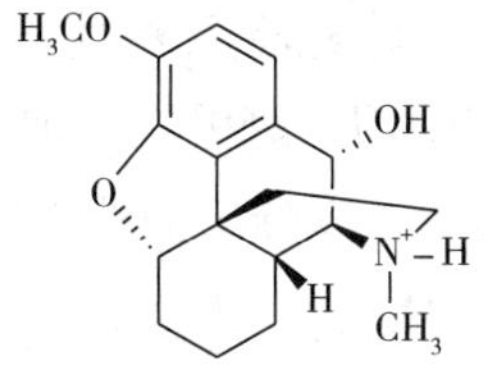

10-羟基二氢去氧可待因（反式）

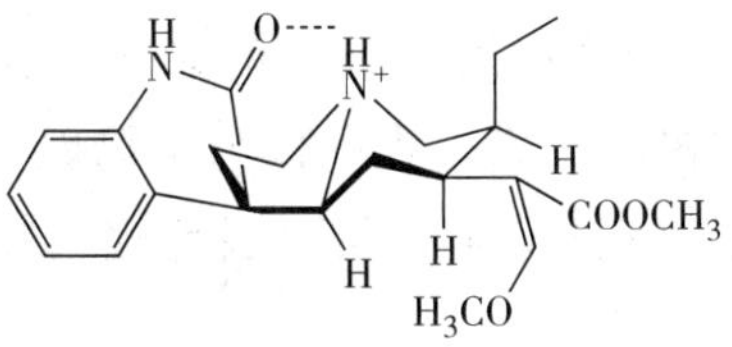

钩藤碱

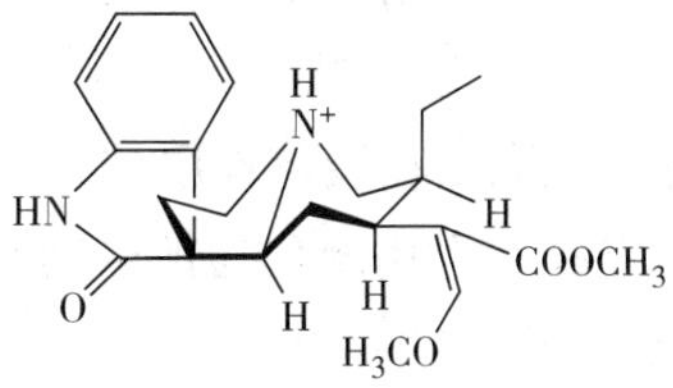

异钩藤碱

三、沉淀反应 微课2

大多数生物碱在酸性水溶液或酸性醇溶液中，可与一些试剂生成难溶性的复盐或分子络合物而形成沉淀，这种反应称为生物碱沉淀反应，所用试剂称为生物碱沉淀试剂。

（一）常见生物碱沉淀试剂

可与生物碱发生沉淀反应的生物碱沉淀试剂有多种，常分为碘化物复盐类、大分子酸类和重金属盐类等。一些常用生物碱沉淀试剂的名称、类别、成分及反应现象见表11-1。

表11-1　常用的生物碱沉淀试剂及反应现象

试剂名称（英文名称）	类别	成分	反应现象
碘化铋钾（Dragendoff reagent）	碘化物复盐类	$KBiI_4$	黄色至橘红色沉淀
碘化汞钾（Mayer reagent）	碘化物复盐类	K_2HgI_4	类白色沉淀
碘-碘化钾（Wagner reagent）	碘化物复盐类	$KI-I_2$	红棕色沉淀
硅钨酸（Bertrad reagent）	大分子酸类	$SiO_2 \cdot 12WO_3 \cdot 26H_2O$	淡黄色或灰白色沉淀
磷钼酸（Sonnenschein reagent）	大分子酸类	$2H_3PO_4 \cdot 20MO_3 \cdot 48H_2O$	白色或黄褐色沉淀
苦味酸（Picric acid reagent）	大分子酸类	2，4，6-三硝基苯酚	黄色沉淀或结晶
雷氏铵盐（Ammonium reineckate reagent）	重金属盐类	$NH_4[Cr(NH_3)_2(SCN)_4] \cdot H_2O$	红色沉淀或结晶

（二）生物碱沉淀反应的条件

生物碱沉淀反应需要在稀酸水溶液中进行，有时也可在酸性醇溶液中发生，但苦味酸试剂在中性条件下进行实验。因为生物碱与酸成盐后易溶解于水，同时生物碱沉淀试剂在酸性水溶液中也比较稳定，最后生物碱与沉淀试剂的反应产物因难溶于酸水（或酸性醇溶液）而沉淀出来。因而稀酸水溶液有利于生物碱沉淀反应的进行和沉淀结果的观察。

（三）生物碱沉淀反应阳性结果的判断

生物碱沉淀反应的结果判断时，应注意假阴性和假阳性现象的发生。一些特殊情况需注意，例如仲胺一般不易与生物碱沉淀试剂发生反应，如麻黄碱。鉴于此，对生物碱进行定性鉴别时，应平行使用三种以上沉淀试剂分别进行反应，如果均能发生沉淀反应，可判断为阳性结果。另外，还有些非生物碱类物质也能与生物碱沉淀试剂产生沉淀反应，如蛋白质、酶、多肽、氨基酸、鞣质等，而且天然药物提取液的较深颜色也会影响对反应结果的观察。为了排除假阳性的干扰，可采用“酸化 - 碱化 - 再酸化”的纯化处理方法，即先将天然药物的酸水提取液碱化，使生物碱由离子型（亲水性强）转为游离型（亲脂性强），再采用三氯甲烷萃取游离生物碱，与水溶性干扰成分（如蛋白质等）分离，三氯甲烷层再酸化提取分液后，以分出的酸水层进行生物碱沉淀反应。

（四）生物碱沉淀反应的应用

生物碱沉淀反应可用于生物碱的定性分析、提取分离和含量测定等几方面，其特点是实验设备简单便捷，现象可被肉眼感知，不用大型设备测定。

1. 生物碱的定性分析 生物碱沉淀反应可用于天然药物中所含成分的系统预试，也可用于天然药物及其制剂生产过程的提取物在线定性质控；在生物碱提取分离过程中作为生物碱的追踪手段。具体操作可采用试管定性反应法（常用碘化铋钾试剂）、试纸片滴样反应法及薄层色谱（或纸色谱）的喷雾显色法（常用改良碘化铋钾试剂）。

2. 生物碱的分离制备 针对一些生物碱的特殊性质，可采用生物碱沉淀试剂沉淀后液固分离的方法分离，但要求生成的沉淀能通过可逆反应重新获得生物碱。例如应用雷氏铵盐试剂沉淀分离季铵碱。

3. 生物碱的含量测定 对于定量误差要求不高的实验，可采用生物碱沉淀反应获得的沉淀重量计算法，进行含量测定。例如硅钨酸试剂能与生物碱生成稳定的沉淀，用于生物碱的含量测定。

四、显色反应

一些生物碱能和一些化学试剂反应而呈现特殊的颜色，此类反应被称为生物碱显色反应，可用于一些生物碱的鉴别和检识。这些显色反应的机制尚不完全清楚，常被认为是氧化反应、脱水反应、缩合反应或氧化、脱水与缩合反应的综合作用。常用显色反应有：

1. 矾酸铵 - 浓硫酸反应 使用1%矾酸铵的浓硫酸溶液，又称 Mandelin 试剂，与生物碱反应，阿托品显红色，可待因显蓝色，士的宁显紫色到红色。

2. 钼酸铵 - 浓硫酸反应 使用1%钼酸钠或5%钼酸铵的浓硫酸溶液，又称 Fröhde 试剂，与生物碱反应，乌头碱显黄棕色，小檗碱显棕绿色，阿托品不显色。

3. 甲醛 - 浓硫酸反应 使用30%甲醛溶液0. 2ml 与 10ml 浓硫酸的混合溶液，又称 Macquis 试剂，与生物碱反应，吗啡显橙色至紫色，可待因显红色至黄棕色。

4. 浓硫酸反应 使用浓硫酸，与生物碱反应，乌头碱显紫色、小檗碱显绿色，阿托品不显色。此反应可以进一步加入其他试剂用于特定生物碱的检查，例如再加入重铬酸钾后，士的宁初显蓝紫色，渐变为紫红色，最后为橙黄色。马钱子碱在此条件下不能产生相似的显色反应过程。

5. 浓硝酸反应 使用浓硝酸，与生物碱反应，小檗碱显棕红色，秋水仙碱显蓝色，咖啡碱不显色。

第四节　生物碱的提取分离

溶剂提取法是生物碱常用的提取法。生物碱的分离常用溶剂萃取法和柱色谱法。随着提取分离技术的快速发展，超声提取法、超临界流体萃取法、微波辅助提取法等也被用于生物碱的提取分离。

一、总生物碱的提取

一般溶剂提取法的溶剂有水、酸水、酸性醇溶剂和亲脂性有机溶剂，但选择酸性溶剂提取应避免生物碱结构的破坏，特别是提取未知生物碱尽量选用乙醇、甲醇、水提取。生物碱溶剂提取法常用有浸渍法、渗漉法、煎煮法、回流法和连续回流法。水或酸水为溶剂宜选择浸渍法、渗漉法和煎煮法；醇溶剂宜选择浸渍法、渗漉法、回流法和连续回流法，但低沸点亲脂性有机溶剂不宜选用渗漉法。当然个别特殊性质的生物碱，可选择其他方法提取，如具有挥发性生物碱（麻黄碱）可用水蒸气蒸馏法提取，有升华性生物碱（咖啡碱和川芎嗪）可用升华法提取。

（一）水或酸水提取法

植物体内生物碱存在形式多样，呈现不同的溶解性。一般地，生物碱与无机酸成盐后易溶于水。绝大多数生物碱在植物体内是以有机酸盐的形式存在，水溶解度较小，利用无机酸水溶液提取，使其转化为无机酸盐，增加在水中的溶解度，有利于生物碱的提取。当然，植物体内生物碱的小分子有机酸盐或个别生物碱的无机酸盐在水中溶解度较大，除了可用水提取外，也可用酸水提取。酸水提取还有利于植物体内少数游离生物碱成盐被提取，但极少数生物碱酯或苷在酸性条件下可能发生结构变化，应当慎用酸水提取。

0.1%～1%的盐酸或硫酸溶液是常用的酸水提取溶剂，采用浸渍法或渗漉法提取，淀粉含量较低者还可用煎煮法提取。这些提取法往往获得提取溶液体积较大，浓缩困难，而且水溶性杂质多，需采用如下方法纯化处理。

1. 阳离子树脂交换法　生物碱无机酸盐溶液可解离出生物碱阳离子，即生物碱共轭酸，能与阳离子交换树脂上的阳离子发生离子交换反应，生物碱阳离子被交换到树脂上，与其他未能发生交换反应的杂质分离。使所有生物碱阳离子被交换到树脂上，应当选择强酸型阳离子交换树脂。

$$\underset{\text{生物碱盐酸盐}}{BH^+Cl^-} \longrightarrow \underset{\text{生物碱阳离子}}{BH^+ + Cl^-} \qquad R^-H^+ + BH^+ \longrightarrow R^-BH^+ + H^+$$

R：离子交换树脂；　B：游离生物碱

将生物碱酸水提取液通过强酸型阳离子交换柱，用蒸馏水或乙醇洗脱，洗除未发生交换反应的杂质。

（1）回流提取法　将交换后的树脂倒出晾干，用氨水碱化至 pH 为 10 左右，使生物碱游离，再用三氯甲烷等合适的弱极性有机溶剂回流树脂，回收提取液，可得到总生物碱。

$$R^-BH^+ + NH_4OH \longrightarrow R^-NH_4^+ + B + H_2O$$

（2）树脂柱色谱法　在交换后的树脂柱上直接用含氨水的乙醇液洗脱，中和洗脱液，回收乙醇，即得总生物碱；有时为了获得总生物碱盐，可用酸水液或酸性乙醇液替代氨水乙醇液进行洗脱，浓缩，即得总生物碱盐。

$$R^-BH^+ + HCl \longrightarrow R^-H^+ + BH^+ + Cl^-$$

2. 萃取法　用氨水碱化生物碱水或酸水提取液至 pH 为 10 左右，使生物碱游离，如有沉淀，过滤即得总生物碱；如不沉淀，可用三氯甲烷等适合的弱极性有机溶剂萃取，回收有机溶剂，即得总生物碱。

（二）醇类溶剂提取法

一般植物体内不同形式的生物碱在乙醇或甲醇中具有较好的溶解度，甲醇溶解性能较乙醇好，且沸点较低，易回收浓缩，但毒性较大，在实验室使用；生产上多采用乙醇作为提取生物碱的溶剂。

醇类溶剂提取，提取液中水溶性大分子杂质（如蛋白质、多糖等）较少，但脂溶性杂质（如树脂、脂溶性色素等）较多，可进一步采用“酸水－碱化－萃取”法除去脂溶性杂质。

将生物碱的醇提取液回收后，加入稀酸水搅拌溶解，放置，过滤，滤液用氨水碱化至 pH 为 10 左右，使生物碱游离，如有沉淀，过滤即得总生物碱；如不沉淀，可用三氯甲烷等适合的弱极性有机溶剂萃取，回收有机溶剂，即得总生物碱。

（三）亲脂性有机溶剂提取法

大多数游离生物碱可溶于亲脂性有机溶剂，如三氯甲烷、苯、乙醚和二氯甲烷等溶剂，采用浸渍法、回流法和连续回流法提取。一般提取前，需将原料用碱水（如石灰乳、碳酸钠溶液或稀氨水）湿润，晾干，再用亲脂性有机溶剂提取，过滤，回收提取液，即得总生物碱。加碱水湿润的目的是使植物体内各种形式生物碱游离，增加生物碱在亲脂性有机溶剂中的溶解度，同时也增加溶剂对植物细胞的穿透力。该法提取液中水溶性杂质少，但溶剂价格高，安全性差，而且对设备要求严格。若提取液中亲脂性杂质较多，可进一步采用“酸水－碱化－萃取”法除去脂溶性杂质。

二、生物碱的分离

一般提取得到的总生物碱是各生物碱的混合物，需进一步分离单体生物碱。对某一含量较高生物碱，通过简单方法（如改变温度等），即可获得单体生物碱；对单一生物碱含量较低，且单体化合物数量较多的混合物，需选用溶剂法初步分离，目的是获得性质相近的生物碱混合物，再分离单体生物碱。

（一）生物碱的初步分离

根据混合物中各生物碱的碱性强弱、酚性有无及是否具有水溶性初步分成五个部分。一般初步分离流程如下。

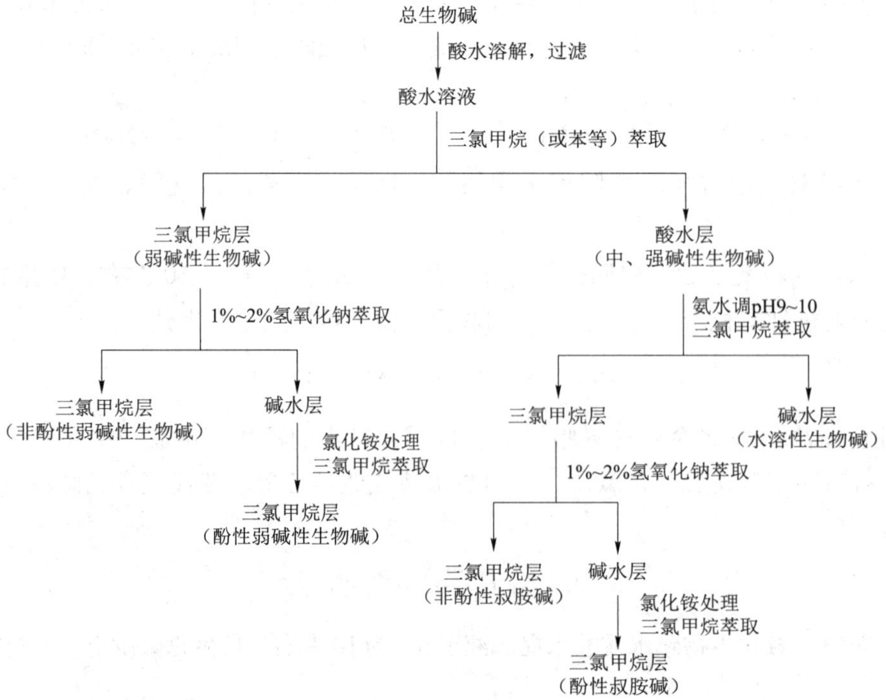

（二）生物碱单体的分离

生物碱混合物可利用生物碱的碱性差异、溶解性差异、具备特殊官能团、极性差异等性质进行单体分离。

1. 利用生物碱的碱性差异进行分离　总生物碱中各游离单体生物碱的碱性差异，加酸酸化，形成各单体生物碱盐的难易不同；或总生物碱盐中各单体生物碱盐的稳定性不同，加碱碱化，形成各游离单体生物碱的难易不同。通过加酸或加碱调节溶液系统的pH，改变生物碱存在状态，进而改变生物碱的溶解性，达到分离的目的，称之为生物碱的pH梯度萃取分离法。一般地，游离生物碱在酸性条件下生成生物碱盐，具有的规律是：碱性强的生物碱在弱酸性条件下，即可生成生物碱盐，溶于水；碱性弱的生物碱需在较强酸性条件下才能生成生物碱盐，溶于水。生物碱盐在碱性条件下转变为游离生物碱，具有的规律是：碱性弱的生物碱盐在弱碱性条件下，即可转变为游离生物碱，溶于亲脂性有机溶剂；碱性强的生物碱盐需在较强碱性条件下才能转变为游离生物碱，溶于亲脂性有机溶剂，如季铵碱可溶于pH小于10的碱性溶液，但在pH大于12的碱性溶液中，小檗碱也转化为亲脂性的醇式或醛式结构，即可溶于三氯甲烷、乙醚等亲脂性有机溶剂。

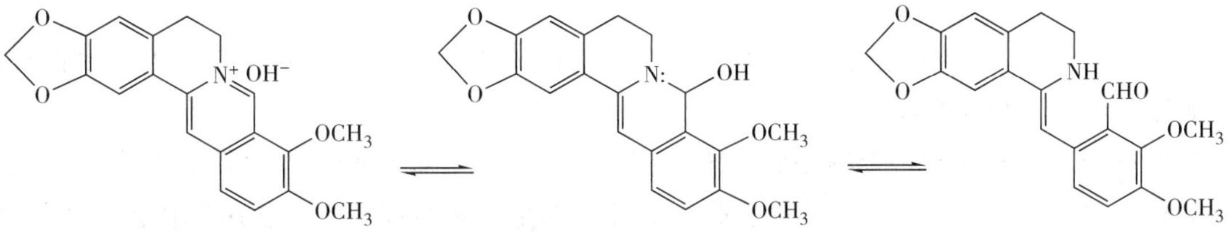

小檗碱（红棕色）　　醇式（黄色）　　醛式（黄色）

生物碱的pH梯度萃取分离法分两种，一是将总生物碱溶于三氯甲烷，以pH由高到低的不同酸性缓冲溶液依次萃取，生物碱碱性由强到弱先后成盐依次被萃取出而分离，再分别碱化后经亲脂性有机溶剂萃取，回收有机溶剂，即可分离。不同pH酸性缓冲溶液的选择是基于多缓冲纸色谱的结果。另一种是将总生物碱溶于稀酸水液，逐步加碱调节溶液系统pH由低到高，每调节一次pH，即可用三氯甲烷等亲脂性有机溶剂萃取，被碱化游离的生物碱，生物碱碱性由弱到强先后被游离萃取，回收有机溶剂，即可分离。例如利用莨菪碱的碱性强于东莨菪碱进行分离，将两种生物碱的三氯甲烷溶液，用稀酸水萃取，使两种生物碱成盐，将此稀酸水用固体碳酸氢钠碱化至pH小于10，以三氯甲烷萃取，东莨菪碱因碱性弱先被游离出来而被三氯甲烷萃取，回收三氯甲烷，即得东莨菪碱；碱水层再用氨水碱化至pH10，用三氯甲烷可萃取出碱性稍强的莨菪碱，回收三氯甲烷，即得莨菪碱。

2. 利用生物碱或生物碱盐溶解度的差异进行分离　利用总生物碱中各单体生物碱极性不同，或一些生物碱盐具有特殊溶解性能，对有机溶剂的溶解度不同进行分离。例如苦参中苦参碱和氧化苦参碱的分离：由于氧化苦参碱极性较苦参碱稍大，难溶于乙醚，而苦参碱可溶于乙醚的性质，将两者混合物溶于三氯甲烷，再加入10倍以上的乙醚，氧化苦参碱即可析出沉淀，过滤，回收有机溶剂，得苦参碱，即可将两者分离。汉防己中汉防己甲素和汉防己乙素的分离：由于汉防己甲素结构中的第7位碳上连接为甲氧基，极性小，可溶于冷苯；汉防己乙素连接则为酚羟基，极性大，难溶于冷苯。将两者混合物溶于适量稀酸水中，碱化后，用苯萃取出汉防己甲素，回收苯，即得汉防己甲素；碱水液再用三氯甲烷萃取出汉防己乙素，回收三氯甲烷，即得汉防己乙素。麻黄中的麻黄碱和伪麻黄碱的分离：由于草酸麻黄碱难溶于水，草酸伪麻黄碱易溶于水。将麻黄碱和伪麻黄碱的水提取液加入一定量的草酸，析出的沉淀为草酸麻黄碱，过滤，滤液含草酸伪麻黄碱，即可将两者分离。

3. 利用生物碱特殊官能团进行分离　有些生物碱分子含有酚羟基或羧基，少数生物碱分子含有内酯或内酰胺结构，可利用这些基团或结构发生可逆化学反应分离生物碱。

具有酚羟基的酚性生物碱表现为弱酸性，能与氢氧化钠生成盐，溶于水，而与非酚性生物碱分离。如吗啡与可待因的分离，两者混合物加入5%氢氧化钠溶液，吗啡有酚羟基成盐溶解，而不溶的沉淀为可待因，即可将两者分离。含羧基的生物碱能与碳酸氢钠生成羧酸盐，溶于水，可与其他生物碱分离。

具有内酯或内酰胺结构的生物碱，在碱性条件下加热皂化开环，生成溶于水的羧酸盐，而与其他亲脂性生物碱分离，羧酸盐溶液在酸性条件下环合成原生物碱而沉淀。如喜树碱与其他生物碱的分离，总生物碱加入10%氢氧化钠溶液，加热，喜树碱溶解，过滤，滤液酸化析出沉淀，经重结晶处理，即得喜树碱。具有内酰胺结构的苦参碱，在碱性溶液中加热溶解，酸化后又环合析出，可与其他生物碱分离。

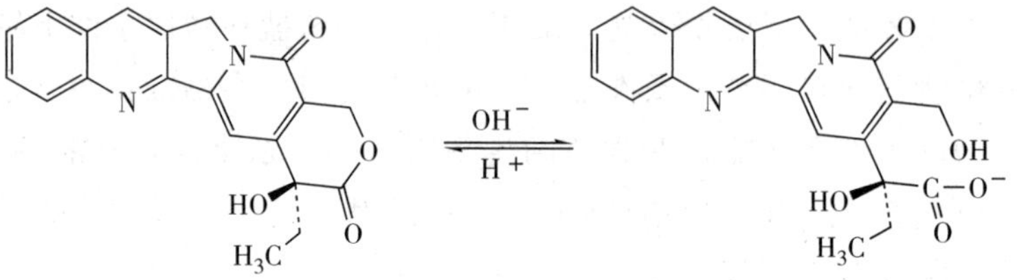

喜树碱

4. 利用柱色谱法分离 柱色谱是生物碱分离的常用方法之一，特别是对结构相近生物碱的分离，可采用吸附柱色谱和分配柱色谱。

（1）吸附柱色谱 利用总生物碱中各单体生物碱极性差异，而被吸附剂吸附的强弱不同达到分离。如正相吸附柱色谱，极性弱的生物碱先被洗脱，极性强的生物碱后被洗脱。常用氧化铝为吸附剂为，也有用硅胶、纤维素、聚酰胺等；以苯、三氯甲烷、乙醚等溶剂或以其为主的混合溶剂系统作洗脱剂。

（2）分配柱色谱 利用总生物碱中各单体生物碱在两相（固定相和流动相）中的分配系数不同而达到分离的目的。虽然利用吸附柱色谱能够使大多数生物碱分离，但对结构十分相近的生物碱分离，分配柱色谱较吸附柱色谱效果更理想。如三尖杉中抗癌生物碱三尖杉酯碱和高三尖杉酯碱的分离，后者结构较前者仅多一个亚甲基，吸附柱色谱分离效果不佳，分配柱色谱能将其分离。具体方法是利用硅胶为支持剂，固定相为pH 0.5缓冲溶液，流动相为被固定相饱和的三氯甲烷。高三尖杉酯碱极性相对较弱而先被洗脱，中间洗脱部分为两者混合物，三尖杉酯碱极性相对较强而后被洗脱。

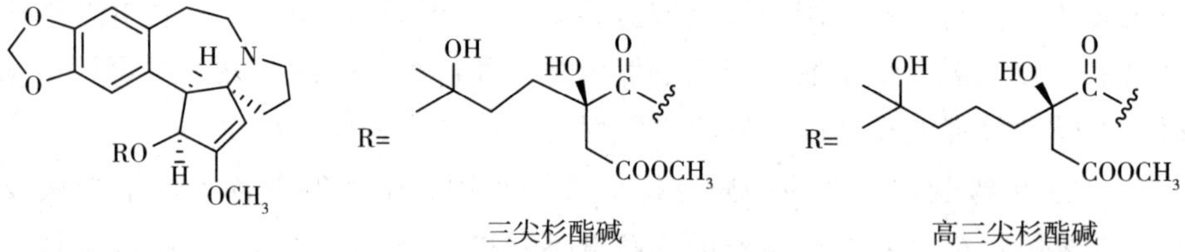

三尖杉酯碱　　高三尖杉酯碱

5. 高效液相色谱法（HPLC） 高效液相色谱法具有分离效果好、灵敏度高、分析速度快等优点，许多其他色谱法无法分离的混合生物碱都可以得到较好分离。HPLC法分离生物碱，可以用硅胶吸附色谱柱，也可以用反相色谱柱。

另外，制备性薄层色谱、干柱色谱、中压或低压柱色谱等也常用于分离生物碱。

当然，许多单体生物碱的分离往往是基于多种分离方法配合应用来完成的，仅靠其中一种方法很难分离出生物碱纯品。

（三）水溶性生物碱的分离

水溶性生物碱主要是季铵碱。总生物碱经初步分离出脂溶性生物碱后，获得水溶性生物碱的碱水层，常混有极性较大的水溶性杂质（如单糖、氨基酸等），需进一步采用沉淀法或溶剂法纯化水溶性生物碱。

1. 沉淀法 水溶性生物碱在酸性条件下与生物碱沉淀试剂生成难溶于水的复盐沉淀，与极性较大的水溶性杂质分离，沉淀物经适当处理后，即可获得纯度较高的水溶性生物碱或其盐。雷氏铵盐沉淀试剂可用于纯化季铵碱，具体方法如下。

（1）水溶性生物碱沉淀 将水溶性生物碱的碱水层，加酸调 pH 为 2～3，加入新配制的雷氏铵盐饱和水溶液，水溶性生物碱雷氏铵盐即沉淀析出，待沉淀完全后，过滤，沉淀经少量水洗，至洗涤液不呈红色为止。

（2）氧化铝柱色谱纯化 丙酮溶解沉淀物，过滤，滤液经氧化铝柱色谱，以丙酮洗脱，并收集洗脱液。氧化铝吸附极性杂质，丙酮洗脱沉淀物。

（3）水溶性生物碱盐生成 在丙酮洗脱液中加入硫酸银饱和水溶液，使沉淀物分解为水溶性生物碱的硫酸盐和雷氏银盐沉淀，过滤，滤液为水溶性生物碱硫酸盐溶液。也可以在滤液中加入与硫酸盐摩尔数相等的氯化钡溶液（剧毒），生成水溶性生物碱盐酸盐和硫酸钡沉淀，过滤，滤液为水溶性生物碱盐酸盐溶液。将水溶性生物碱盐溶液浓缩，即得纯度较高的水溶性硫酸盐或盐酸盐。

以季铵碱说明反应机制：

$$B^+ + NH_4[Cr(NH_3)_2(SCN)_4] \longrightarrow B[Cr(NH_3)_2(SCN)_4]\downarrow$$

$$2B[Cr(NH_3)_2(SCN)_4] + Ag_2SO_4 \longrightarrow B_2SO_4 + 2Ag[Cr(NH_3)_2(SCN)_4]\downarrow$$

$$B_2SO_4 + BaCl_2 \longrightarrow 2BCl + BaSO_4\downarrow$$

B：代表季铵碱

2. 溶剂法 利用水溶性生物碱可溶于能与水分层的中等极性有机溶剂（或相当于中等极性的混合有机溶剂）的性质，经该类试剂（如正丁醇、异戊醇、三氯甲烷－甲醇的混合溶剂）的饱和水溶液与含水溶性生物碱的碱水液反复萃取，使水溶性生物碱与极性较大的水溶性杂质分离。

三、生物碱的提取分离实例

依据天然药物生物碱的性质不同，选择相应的提取分离方法，以苦参、麻黄、黄连为例，分述如下。

（一）苦参

苦参为豆科植物苦参（*Sophora flavescens*）的干燥根，主要生物碱是苦参碱和氧化苦参碱，为《中国药典》（2020 年版）指定的苦参指标成分。此外，还含有羟基苦参碱、*N*－甲基金雀花碱、安那吉碱、巴普叶碱和去氢苦参碱（苦参烯碱）等。

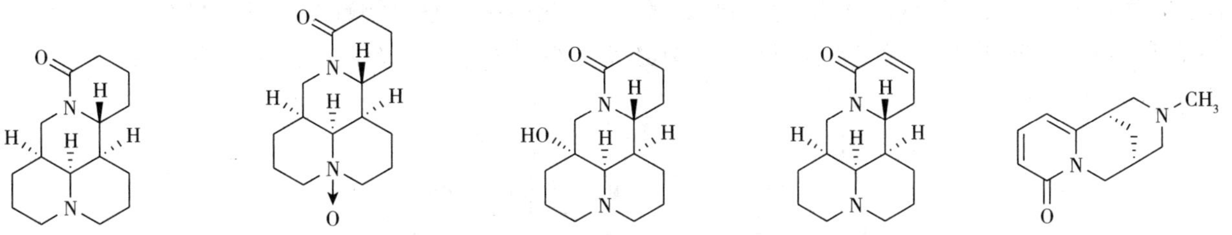

苦参碱 氧化苦参碱 羟基苦参碱 去氢苦参碱 *N*－甲基金雀花碱

苦参碱既可溶于水，又可溶于三氯甲烷、乙醚、苯、二硫化碳等亲脂性溶剂。氧化苦参碱是苦参碱的 *N*－氧化物，具半极性配位键，其亲水性比苦参碱强，易溶于水，可溶于三氯甲烷，但难溶于乙醚。乙醚是两者分离的首选溶剂。这类生物碱因具有内酰胺结构，可在碱性溶液中加热开环，水解皂化成羧酸衍生物，酸化后又环合原生物碱。

极性大小顺序依次为：氧化苦参碱、羟基苦参碱、苦参碱、去氢苦参碱。

1. 苦参生物碱的提取分离 苦参生物碱虽然内酰胺结构的碱性极弱，但叔胺氮仍然表现较强的碱性，因此采用稀酸水渗漉提取苦参总生物碱，再经阳离子交换树脂得以纯化。依据各生物碱极性差异，采用溶剂法和色谱法分离单体生物碱。

（1）苦参总生物碱的提取 总生物碱提取流程如下。

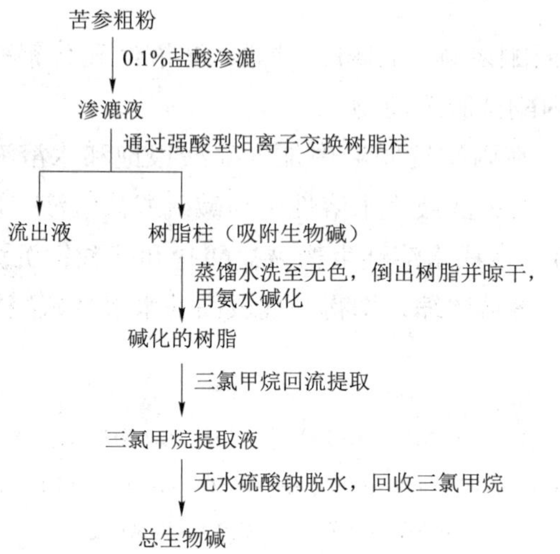

（2）主要生物碱的分离 总生物碱中苦参碱、氧化苦参碱和去氢苦参碱的分离流程如下。

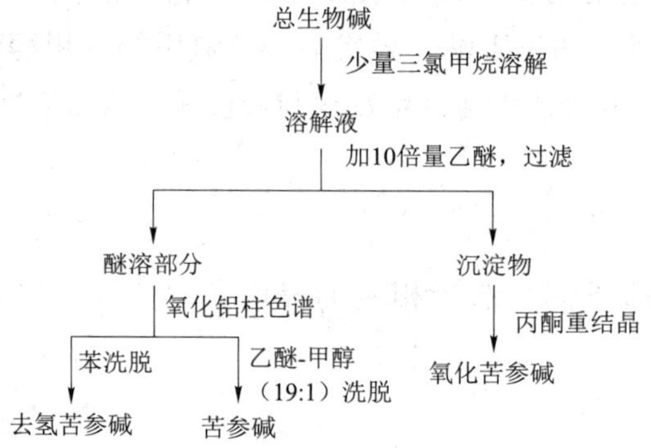

（二）麻黄

麻黄为麻黄科植物草麻黄（*Ephedra sinica*）、中麻黄（*E. intermedia*）或木贼麻黄（*E. equisetina*）的干燥草质茎。主要生物碱是麻黄碱和伪麻黄碱，其中麻黄碱占总生物碱的40%~90%，盐酸麻黄碱为《中国药典》（2020年版）指定指标成分。此外还含有少量的甲基麻黄碱、去甲基麻黄碱、甲基伪麻黄碱、去甲基伪麻黄碱。

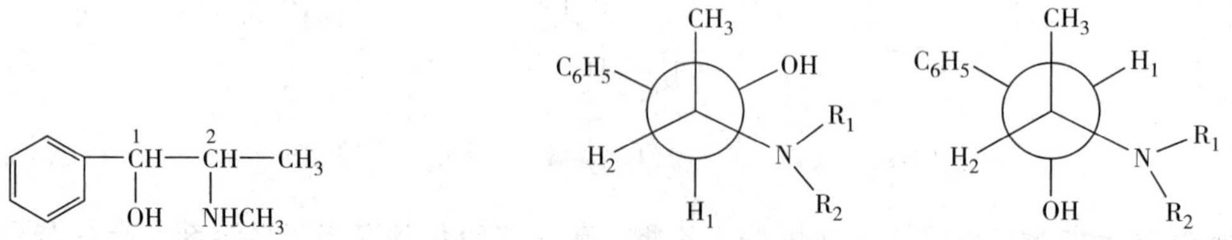

L-麻黄碱（1*R*，2*S*）
D-伪麻黄碱（1*S*，2*S*）

R_1=H，R_2=CH_3 L-麻黄碱 D-伪麻黄碱
R_1=R_2=CH_3 L-甲基麻黄碱 D-甲基伪麻黄碱
R_1=R_2=H L-去甲基麻黄碱 D-去甲基伪麻黄碱

麻黄碱和伪麻黄碱分子较小，其溶解性与一般生物碱不完全相同。游离型：麻黄碱可溶于水，伪麻黄碱在水中的溶解度小于麻黄碱，但两者都可溶于三氯甲烷、乙醚、苯及醇类溶剂。生物碱盐：草酸麻黄碱难溶于水，盐酸麻黄碱不溶于三氯甲烷；草酸伪麻黄碱易溶于水，盐酸伪麻黄碱可溶于三氯甲烷。

麻黄碱和伪麻黄碱均为有机仲胺衍生物，碱性较强，其中伪麻黄碱的共轭酸与1位碳上的羟基形成的分子内氢键稳定性大于麻黄碱，所以伪麻黄碱的碱性稍强于麻黄碱。

根据麻黄碱和伪麻黄碱的性质，对其提取分离主要有溶剂法、水蒸气蒸馏法和离子交换树脂法。

1. 溶剂法　依据麻黄碱和伪麻黄碱及其生物碱盐的溶解度差异，结合两种生物碱具有较强的碱性，进行如下提取分离。

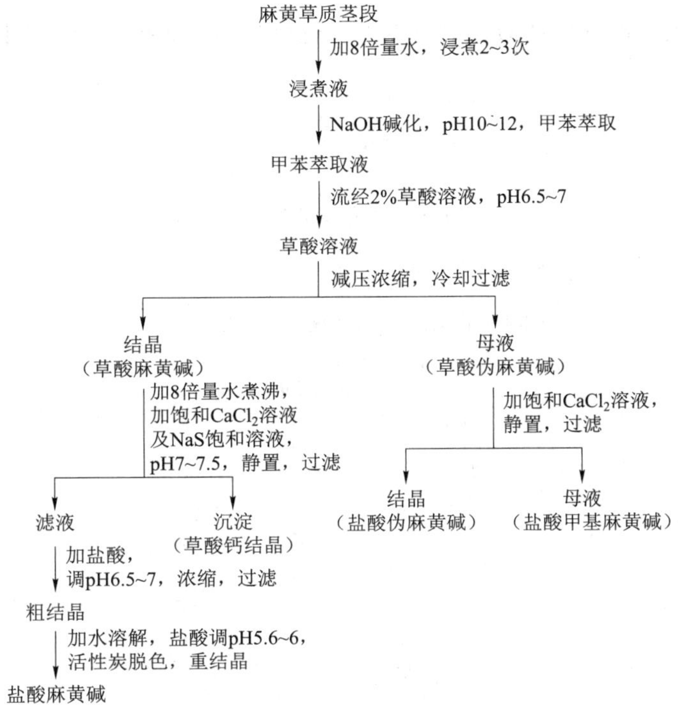

2. 水蒸气蒸馏法　由于麻黄碱和伪麻黄碱具有挥发性，可用水蒸气蒸馏法从麻黄中提取。蒸馏液加入适量草酸溶液，草酸麻黄碱难溶于水而析出，草酸伪麻黄碱留在蒸馏液中。再根据溶剂提取法操作，将其制成盐酸麻黄碱和盐酸伪麻黄碱。该法虽然操作简单，不用使用有机溶剂，但水蒸气蒸馏加热时间过长，部分麻黄碱被分解产生胺和甲胺，影响产品质量和收率。

3. 离子交换树脂法　利用强酸型阳离子交换树脂交换吸附麻黄碱和伪麻黄碱的共轭酸，根据麻黄碱的碱性较伪麻黄碱弱，在洗脱时，麻黄碱和伪麻黄碱按先后顺序被洗脱出柱，从而达到分离的目的。此法多在实验室应用，操作简单，不用特殊设备，只要控制好洗脱液的流量，即可分离麻黄碱和伪麻黄碱。

（三）黄连

黄连毛茛科植物黄连（*Coptis chinensis*）、三角叶黄连（*Coptis deltoidea*）或云连（*Coptis teeta*）的干燥根茎，主要生物碱是小檗碱、巴马丁、黄连碱、甲基黄连碱、药根碱和木兰碱等。其中小檗碱（以盐酸小檗碱计，含小檗碱不得少于5.5%），表小檗碱、黄连碱、巴马汀为《中国药典》（2020年版）指定的指标成分。

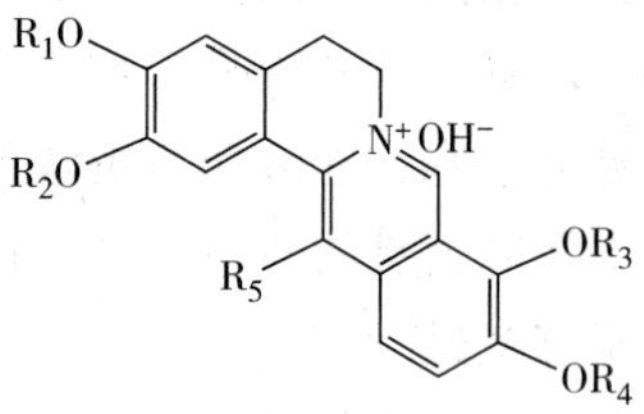

	R_1	R_2	R_3	R_4	R_5
小檗碱	—CH_2—		CH_3	CH_3	H
巴马汀	CH_3	CH_3	CH_3	CH_3	H
黄连碱	—CH_2—		—CH_2—		H
甲基黄连碱	—CH_2—		—CH_2—		CH_3
药根碱	H	CH_3	CH_3	CH_3	H
表小檗碱	CH_3	CH_3	—CH_2—		H

小檗碱为季铵碱，在水或冷乙醇中溶解度不大，却易溶于热水或热乙醇，难溶于三氯甲烷、苯、丙酮等有机溶剂。小檗碱盐酸盐在水中溶解度较小，为1∶500，易溶于沸水，难溶于乙醇。黄连其他生物碱盐酸盐可溶于水，但硫酸盐在水中溶解度不大。

利用小檗碱和甲基黄连碱的生物碱盐溶解度差异进行分离，其提取分离流程如下。

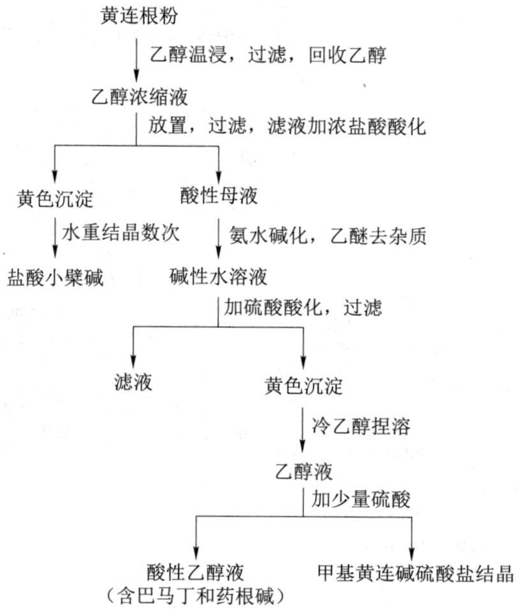

第五节　生物碱的检识

生物碱检识主要用于生物碱的定性和定量分析，常用的有薄层色谱法、纸色谱法和高效液相色谱法，具有挥发性的生物碱还可用气相色谱法。

一、薄层色谱

薄层色谱包括吸附薄层色谱和分配薄层色谱，与吸附薄层色谱比较，分配薄层色谱更多用于分离和检识极性较大的生物碱。

（一）吸附薄层色谱法

吸附薄层色谱法包括正相吸附薄层色谱法和反相吸附薄层色谱法，前者实验室常用。

1. 吸附剂　常用于检识生物碱的吸附剂有硅胶和氧化铝。硅胶因显弱酸性，直接用于分离和检识生物碱，因硅胶与生物碱可形成盐，导致色谱斑点 R_f 值过小、斑点拖尾、复斑等现象，影响检识效果，因此为了提高检识效果，在硅胶薄层板制备时，加入稀碱溶液（0.1～0.5mol/L 的氢氧化钠）或碱性缓冲液代替水制板；或者在展开剂中加入少量碱性试剂，如二乙胺、氨水等；或者在展开槽中放一盛有氨水的小杯，维持处于氨蒸气中进行展开；或者在展开前，将点好薄层板置氨气中饱和15分钟以上。氧化铝本身显弱碱性，不经上述处理直接可用于生物碱的检识和分离。

硅胶和氧化铝薄层吸附色谱适用于分离和检识脂溶性生物碱，与硅胶薄层吸附色谱相比较，氧化铝薄层吸附色谱更适宜用于分离和检识亲脂性较强的生物碱。

2. 展开剂 吸附薄层色谱的展开剂多为亲脂性溶剂为主，展开剂系统选择遵循的原则是：先采用三氯甲烷为展开剂，根据色谱后斑点的 R_f 值调整展开剂极性，若 R_f 值过小，在展开剂中添加极性较大的有机溶剂，如甲醇、丙酮等；若 R_f 值过大，在展开剂中添加极性较小的有机溶剂，如苯、石油醚等。通过添加的有机溶剂，改变展开剂系统的极性，达到获得最佳的分离和检识效果。当然，也可以在展开剂中加入适量的碱性溶剂，如二乙胺、氨水等，提高分离效果。

（二）分配薄层色谱法

若硅胶或氧化铝吸附薄层色谱无法获得理想的生物碱分离和检识效果，需要考虑分配薄层色谱法，特别是分离和检识结构相近的生物碱，获得满意的效果。实验室用得较多的也是正相分配薄层色谱。

1. 支持剂和固定相 支持剂为硅胶或纤维素粉。固定相为甲酰胺或水，一般分离和检识弱极性或中等极性生物碱，宜选择甲酰胺为固定相；分离和检识水溶性生物碱，宜选择水为固定相。具体方法是：将硅胶或纤维素粉的薄层板浸于甲酰胺－丙酮混合溶液中片刻，或将薄层板用此混合溶液展开一次，取出薄层板，于空气中挥干丙酮后，点样，再用适当的展开剂展开。

2. 展开剂 分配薄层色谱的展开剂一定要被固定相饱和。分离和检识脂溶性生物碱，宜选用亲脂性有机溶剂作展开剂，如三氯甲烷－苯（1∶1）等；分离和检识水溶性生物碱，宜选用亲水性的溶剂作展开剂，如BAW系统（正丁醇－乙酸－水=4∶1∶5，上层）。

薄层色谱的展开剂是相应柱色谱洗脱剂选择的重要依据。

（三）薄层色谱的显色观察

薄层展开后，应挥干薄层板上的展开剂，先在可见光下观察有色斑点，再在紫外灯下观察荧光斑点，最后再喷上显色剂，并在可见光下观察显色的斑点，然后再在紫外灯下观察荧光斑点。绝大多数生物碱的薄层显色剂为改良碘化铋钾试剂，显示橘红色斑点。应注意有些生物碱与改良碘化铋钾试剂不显色，需选用某些特殊显色剂，但含有腐蚀性较强的酸性显色剂会炭化薄层板上的纤维素，影响分离和检识的效果。

二、纸色谱

纸色谱也属于分配色谱，目前用得较多的也是正相分配色谱。色谱条件类似薄层正相分配色谱。常用于分离和检识水溶性生物碱、生物碱盐和亲脂性生物碱。

1. 支持剂和固定相 支持剂为纤维素。固定相有三种。

（1）水 滤纸本身含有的6%~7%的水，也可用水浸润滤纸。

（2）甲酰胺 将甲酰胺溶于丙酮，再将滤纸置于其中浸湿片刻，取出，挥干丙酮即可。

（3）酸性缓冲液（也称为缓冲纸色谱） 将pH由高到低的不同酸性缓冲溶液依次分别涂布在自色谱纸起始线间隔为2cm左右距离的间隔带上，晾干即可使用。

2. 展开剂 水为固定相，宜用亲水性展开剂，如BAW系统；甲酰胺和酸性缓冲液为固定相，宜用苯、三氯甲烷、乙酸乙酯等亲脂性有机溶剂为主的溶剂系统作为展开剂。展开剂一定要被固定相饱和。纸色谱展开剂是相应液－液萃取两相溶剂选择的重要依据。

3. 显色剂 纸色谱所用的显色剂及显色观察与薄层色谱法基本相同，含有腐蚀性的酸性显色剂不宜使用。

三、高效液相色谱

高效液相色谱法在生物碱分离和检识上得到广泛应用，特别是分离和检识结构十分相近的生物碱，因分离效果好、灵敏度高，是薄层色谱法和纸色谱法所不及。根据色谱原理不同，可分为分配色谱法、吸附色谱法、离子交换色谱法等，其中分配色谱法中的反相分配色谱法应用最为广泛。

常用反相分配色谱法的色谱柱为：RP－18、RP－8 和 RP－2 硅胶色谱柱，其支持剂为硅胶；固定相为键合在硅胶上的烃基所形成的亲油层；流动相依相应薄层色谱结果进行选定，由于生物碱具碱性，流动相以偏碱性为好。

例如，罂粟壳中的吗啡、可待因和罂粟碱，经 HPLC 分离，结果见图 11－2。分离条件：柱，Waters μ－Bondapak C_{18} 色谱柱；流动相，0.5% 乙酸铵－1% 三乙胺－甲醇（49∶1∶50）；检测波长，230nm；柱温，25℃。流动相偏碱性，分离效果好。由于吗啡、可待因和罂粟碱的极性依次减弱，经反相分配色谱，极性越强，保留时间越短，先出峰，反之，后出峰。

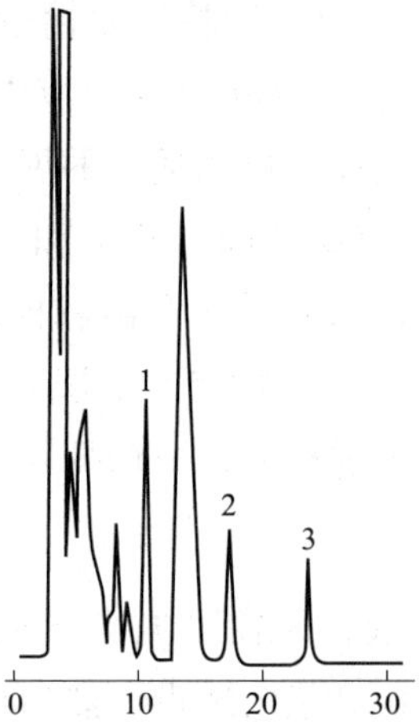

图 11－2 HPLC 法检测罂粟壳中的吗啡、可待因和罂粟碱

1－吗啡；2－可待因；3－罂粟碱

此外，具有挥发性生物碱，如麻黄生物碱和烟碱等，可选择气相色谱法分离和检识，但含有挥发性生物碱较少，气相色谱法较少在生物碱分离和检识中应用。

第六节 生物碱的结构测定

随着波谱技术的发展，波谱技术已成为生物碱结构测定的主要方法。以化学法为主的生物碱结构测定方法基本不再使用。

一、波谱法在生物碱结构测定中的应用

生物碱类化合物种类多，化学结构复杂，多数结构类型缺乏波谱学特征的规律性。单体生物碱结构测定还是基于其本身结构的波谱数据，只有少数部分类型的生物碱化合物显示较为规律性的波谱特征。现有 IR、UV、NMR（^{1}H－NMR、^{13}C－NMR 和 2D－NMR）和 MS 谱中，以 NMR 和 MS 波谱法最常用，

尤其是对未知生物碱类化合物的结构测定，必须利用多种 2D - NMR 的波谱信息。

（一）红外光谱

IR 光谱为单体生物碱结构提供官能团信息，较少应用于单体生物碱的结构测定，或者与已知结构的单体生物碱 IR 光谱信息进行对照鉴定。

（二）紫外光谱

含有共轭双键、发色团和具有共轭体系的助色团的单体生物碱，UV 光谱显示相应的光谱信息。如吡啶类、喹啉类、苄基异喹啉类、莨菪烷类、吲哚类等生物碱具有共轭双键的光谱信息，可辅助推断单体生物碱的结构。

（三）核磁共振氢谱

多数生物碱的 ^{1}H - NMR 与其他类型化合物波谱信息的规律性类似，但由于生物碱的氮原子影响其周围质子化学位移，可用于推断单体生物碱的结构。

1. 生物碱不同类型氮原子上质子的 δ 值范围 脂肪胺 δ 0.3 ~ 2.2；芳香胺 δ 2.6 ~ 5.0；酰胺 δ 5.2 ~ 10。

2. 生物碱不同类型氮原子上甲基的 δ 值范围 叔胺 δ 2.0 ~ 2.6；仲胺 δ 2.3 ~ 2.5；芳叔胺和芳仲胺 δ 2.6 ~ 3.1；杂芳环 δ 2.7 ~ 4.0；酰胺 δ 2.6 ~ 3.1；季铵 δ 2.7 ~ 3.5。可以通过甲基的 ^{1}H - NMR 波谱信息，推断氮原子的结构类型。

3. 生物碱结构式构型判断 麻黄碱与伪麻黄碱在第 1 位碳构型的差异，体现在 ^{1}H - NMR 波谱信息的差异。麻黄碱的第 1 位碳上的氢与第 2 位碳上的氢为邻位交叉，两面夹角约 60°，$J_{1,2}$ = 4Hz，而伪麻黄碱的第 1 位碳上的氢与第 2 位碳上的氢为对位交叉，两面夹角约 180°，$J_{1,2}$ = 8Hz。

（四）核磁共振碳谱

^{13}C - NMR 的基本规律和在确定化合物结构中的应用同样适用于生物碱，但由于生物碱氮原子电负性对邻近碳原子的化学位移产生影响，可用于推断单体生物碱结构。

1. 生物碱结构中氮原子电负性对邻近碳原子化学位移的影响 由于生物碱氮原子电负性强，降低邻近碳原子电子云密度，导致化学位移向低场位移，其化学位移 δ 大小顺序为 α - 碳、γ - 碳、β - 碳。若生物碱氮原子为 *N* - 氧化物和季铵等，其氮原子吸电子诱导效应更强，使 α - 碳的化学位移向更低场位移。

2. 生物碱结构中氮原子对甲基碳化学位移的影响 同样是氮原子电负性使与之相连的甲基碳向低场位移。*N* - 甲基的碳 δ 30 ~ 47。

另外，^{13}C - NMR 波谱信息还可用于生物碱结构甲基差向异构体的研究。

（五）质谱

MS 提供分子量和分子式的信息及其确定化合物结构的应用同样适用于生物碱结构鉴定，不同结构类型的生物碱，其 MS 裂解规律存在较大差异，但生物碱 MS 有其一般的裂解规律。

1. α - 裂解 主要在与氮原子相连的 α - 碳键上发生裂解，其碎片特征峰是来自含氮基团的基峰或强峰；当生物碱结构中有多个氮原子时，若不同氮原子的 α - 碳连接的基团不同，则所连接的大基团易发生 α - 裂解，具有这种裂解的生物碱及其类型很多，如辛可宁、莨菪烷类生物碱、甾体类生物碱等。

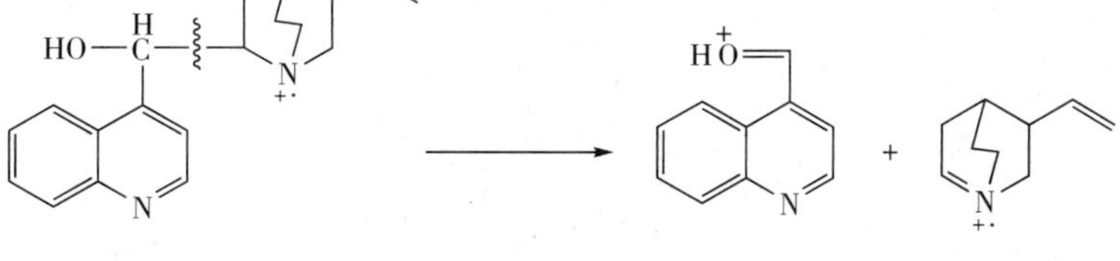

辛可宁 *m/z* 294 M　　*m/z* 158　　*m/z* 136（100）

2. RDA 裂解　具有环己烯结构的生物碱，常发生 RDA 裂解，裂解后，产生一对互补离子，根据碎片 m/z 值，即可推断环上取代基种类和数目。如四氢原小檗碱型生物碱 RDA 裂解产生保留 AB 环和保留 D 环的一对互补离子，进而推断 A 环和 D 环上的取代基种类和数目。

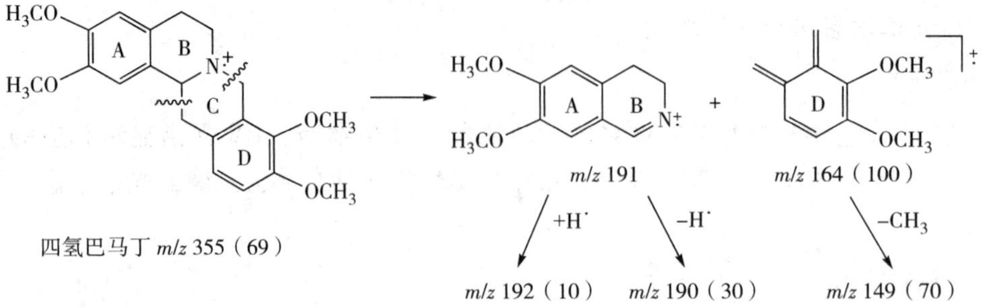

3. 其他裂解

（1）难于裂解或由取代基及侧链裂解产生的离子　当生物碱分子结构稳定，难于产生骨架裂解，这种生物碱分子结构多为芳香体系组成或芳香体系为主、多环系、分子结构紧。裂解一般发生在取代基或侧链上。此种裂解的碎片为 M^+ 或 $[M-1]^+$，且多为基峰或强峰。如喹啉类、苦参碱类、吗啡类、去氢阿朴啡类、萜类及某些甾体生物碱类等可产生此类裂解。

（2）主要由苄基裂解产生的离子　裂解主要发生在苄基上，是双苄基异喹啉和苄基异喹啉的主要裂解类型，裂解后产生的二氢异喹啉离子碎片为基峰。

二、生物碱结构测定的实例

（一）苦参中苦参碱

苦参为豆科植物苦参（*Sophora flavescens*）的干燥根，其性寒，味苦，具有清热燥湿、杀虫、利尿等功效。所含有的生物碱都属于双稠哌啶类，具有喹喏里西啶的基本结构，除 *N*－甲基金雀花碱外，均由两个哌啶环共用一个氮原子稠合而成。分子中有两个氮原子，一个是叔胺氮，一个是酰胺氮。从苦参中分离的苦参碱结构解析如下。

该化合物为白色针状结晶（石油醚），熔点 76℃ ~78℃，碘化铋钾试剂反应阳性。UV λ_{max}（nm）205。EI－MS 给出 $[M]^+$248、$[M-1]^+$247。结合 ^1H－NMR 和 ^{13}C－NMR 数据，与文献对照，推断该化合物分子式为 $C_{15}H_{24}N_2O$。

^1H－NMR（$CDCl_3$）：δ 4.40（1H，dd，J = 12.6Hz，4.2Hz）和 3.05（1H，t，J = 12.6Hz）信号为同碳原子发生偕偶的氢，分别属于 He－17 和 Ha－17。δ 3.82（1H，dt，J = 9.6Hz，6.0Hz）为环上碳原子上的氢信号，且该碳原子与氮原子直接相连，为 11－C。δ 2.43（1H，dt，J = 17.4Hz，4.2Hz）和 2.25（1H，m）信号分别属于 He－14 和 Ha－14，δ 2.08（2H，m）和 2.08（2H，m）为环上直接与氮原子相连的碳原子上的氢信号，分别归属于 H－2a、H－10a 和 H－2e 和 H－10e。δ 1.34 ~1.94（15H，m）为环上其他氢信号。

^{13}C－NMR（$CDCl_3$）：给出 15 个碳信号，其中 δ 169.3 信号提示存在羰基，而 δ 63.8、57.3、57.2、53.1、43.2 为环上与氮原子直接相连的碳原子信号。

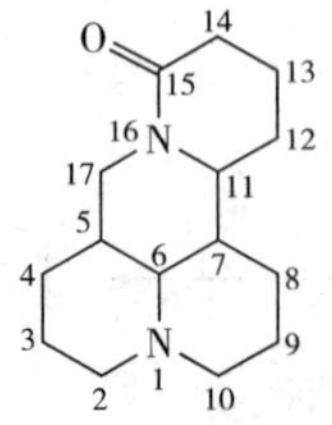

苦参碱

（二）黄连中小檗碱

黄连为毛茛科植物黄连（*Coptis chinensis*）的根茎，其性寒，味苦，具有清热燥湿、泻火解毒的功效。从中分离的生物碱都属于苄基异喹啉类衍生物，除木兰碱为阿朴啡型外，其他都属于小檗碱型，且都是季铵型生物碱。从黄连中分离的小檗碱结构解析如下。

该化合物为黄色针状结晶（甲醇），碘化铋钾试剂显色为橙黄色（阳性反应），酸性水溶液加入适量漂白粉（或通入氯气），水溶液由黄色转变为樱红色。$^{1}H-NMR$ 和 $^{13}C-NMR$ 的波谱信号与小檗碱对照品完全一致。$^{1}H-NMR$（300MHz，DMSO－d_6）谱中，δ 9.92（1H，s）为活泼氢质子信号；δ 8.23～7.15 为 6 个芳氢质子信号；δ 4.13 为两个甲基质子信号；δ 4.91（2H，t，J=6.0Hz）与 δ 3.22（2H，t，J=6.0Hz）构成 A_2X_2 偶合系统。$^{13}C-NMR$（75MHz，DMSO－d_6）谱中，δ 101.4、150.3 和 152.6 的信号表明一个亚甲二氧基的存在；δ 145.6 和 140.2 为两个连氮碳信号；高场区 δ 61.9 和 55.2 分别为两个甲氧基碳信号。

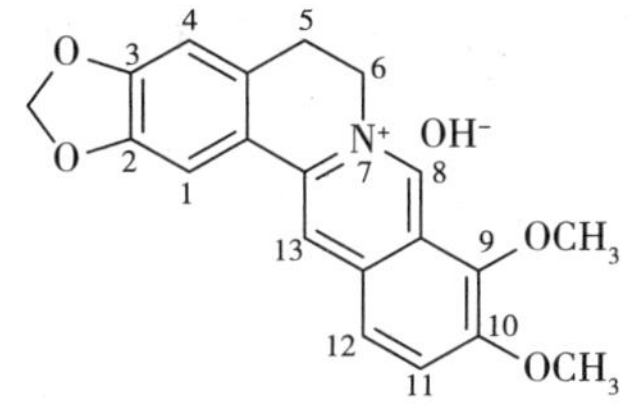

小檗碱

目标测试

答案解析

1. 生物碱为何具有碱性？影响生物碱碱性强弱的因素有哪些？
2. 简述生物碱溶解性的规律。
3. 简述生物碱沉淀反应及其应用。
4. 比较东莨菪碱、莨菪碱和山莨菪碱的碱性大小，并说明理由。
5. 简述采用 pH 梯度萃取法分离不同碱性混合生物碱的两种方法。
6. 如何判断生物碱沉淀反应阳性结果及如何避免假阳性？
7. 以亲脂性有机溶剂提取药材中的生物碱时，一般在提取前需要先采用什么方法处理药材？有何目的？
8. 简述生物碱盐的溶解性与酸和生物碱的类型的关系。
9. 以硅胶为吸附剂进行薄层色谱分离生物碱时，出现 R_f 值过小、斑点拖尾或复斑的原因，如何解决？
10. 影响生物碱旋光性的因素有哪些？并举例说明生物碱生物活性与旋光性的关系。

书网融合……

思政导航　　本章小结　　微课 1　　微课 2　　题库

第十二章　海洋天然药物

PPT

学习目标

知识目标

1. 掌握　海洋天然药物的定义及主要结构类型。

2. 熟悉　大环内酯类、聚醚类、肽类化合物的结构特征。

3. 了解　C_{15}乙酸原化合物、前列腺素类化合物的结构特征及海洋天然药物活性成分研究的方法。

能力目标　通过本章学习，能够认识到海洋药物在天然药物开发中的重要性，加深对海洋药物的认识，逐梦海洋药物研发。

第一节　概　述

海洋天然药物是指以海洋生物（包括海洋植物、海洋动物和海洋微生物）为药源，运用现代方法和技术制得的有效药物。

>>> 知识链接

海洋天然产物之父

Dr. Paul J. Scheuer（1915～2003年）被尊称为“世界海洋天然产物研究之父”。1950年在哈佛大学诺贝尔奖获得者R. B. Woodward的指导下获博士学位，60年代初在夏威夷大学开始了海洋天然产物研究，发表论文500余篇，1973年编著第一本《海洋天然产物化学》专著。他培养了来自超过25个国家的110名博士后和研究学者以及33名博士，这些人有很多成为世界著名的海洋天然产物专家。默默无闻的夏威夷大学成了世界海洋天然产物研究中心之一。

海洋覆盖着地球表层面积的71%，被誉为“生命之源”，80%以上的地球物种栖息在海洋中。海洋高压、高盐度、低营养、低（恒）温、低（无）光照、缺氧等特殊的环境因素造就了极其复杂的生物多样性和独特的化学成分多样性，由此而形成的次生代谢产物表现出复杂、独特的结构及特异、高效的活性，从而引起了化学家、生物学家及药理学家的极大兴趣和广泛关注，海洋生物资源已成为创新药物及药物先导化合物发现的重要源泉。

从1909年河豚毒素（海洋毒素，毒性是氰化钠的1000倍，但局部麻醉作用是普鲁卡因的4000倍）的发现开始，截止到2021年底，全世界已发现约3万个海洋天然产物，其中50%具有各种生物活性。1998～2008年间处于临床前研究阶段的海洋天然产物中，有592个显示抗肿瘤或细胞毒活性，666个显示抗菌、抗病毒、抗炎、抗凝血、驱虫以及作用于心血管、内分泌、免疫和神经系统等其他方面的活性。自1969年阿糖胞苷和1976年阿糖腺苷两个海洋药物开始，到目前为止，已有多个海洋药物研制成功，被美国食品药品监督管理局或欧洲医药管理局批准上市，其中曲贝替定、泊仁妥西布凡多汀、甲磺酸艾日布林在进行性软组织肉瘤、复发性卵巢癌、霍奇金淋巴瘤、难治性乳腺癌等顽固性和难治性疾病的治疗上展现出良好的应用前景。

我国是最早将海洋生物用作药物的国家之一。早在公元前3世纪的《黄帝内经》中就记载有以乌贼骨为丸，饮以鲍鱼汁治疗血枯（贫血）；《神农本草经》《本草纲目》《本草纲目拾遗》等早期的医学文献共收录了海洋药物110种；《全国中草药汇编》（1975年）、《中华本草》（1999年）、《中草药大辞典》（2007年）和《中华海洋本草》（2009年）亦收录了品种丰富的海洋药物。据《中华海洋本草》记载，我国海洋药用生物物种达1479种，海洋中药613种。《中国药典》（2020年版）共收载海马、海龙、昆布、海螵蛸、牡蛎、瓦楞子、石决明、珍珠、珍珠母、海藻等10余种。

知识链接

藻酸双酯钠（PSS）片、甘露寡糖二酸（GV－971）的研制

管华诗，中国工程院院士，我国著名的教育家、海洋药物学家、中国现代海洋药物研究的开拓者与奠基人之一，为中国海洋药物学科的创立和发展，做出了开拓性的贡献。目前，全世界16个海洋药物中，藻酸双酯钠（PSS）和甘露寡糖二酸（GV－971）由管华诗院士领衔团队研制成功并在国内上市。

1985年，我国第一个海洋药物藻酸双酯钠（PSS）片上市。PSS是预防和治疗缺血性心脑血管疾病的安全、高效药物。它是以海藻为原料，通过提取褐藻胶，对褐藻胶分子进行整体硫酸化与酯化修饰后得到的药物。通过引入高负电荷的硫酸酯活性基团，可以防止血细胞的聚集和血小板在血管壁的沉积，从而降低血液黏度、促进血液流动，用于预防和治疗缺血性心脑血管疾病。

2019年，甘露寡糖二酸（GV－971）获批有条件上市后，填补了该领域全球17年无新药上市的空白，引发了广泛的国际关注。GV－971是PSS的"升级版"，通过降解的方式把褐藻胶大部分古罗糖醛酸去掉，只对甘露糖醛酸段进行酯化修饰，获得更低分子量的寡糖，是中国首款原创、国际首个靶向脑－肠轴的治疗阿尔茨海默症（AD）的原创新药。GV－971早期研发源于中国海洋大学，此后历经20余年的砥砺前行，深度研发由上海药物研究所和绿谷制药接续完成。其新颖的作用模式与独特的多靶作用特征，为阿尔茨海默症药物研发开辟了新路径，对提升我国创新药物研究领域的国际地位具有重要意义。

我国医药工作者在继承和发展海洋药物方面开展了大量的工作。1985年，我国第一个海洋药物藻酸双酯钠上市，紧接着，甘糖酯、岩藻糖硫酸酯、海力特、烟酸甘露醇等海洋药物纷纷批准上市。此外，我国科学家还获得了一批针对重大疾病的海洋药物先导化合物，其中20余种针对恶性肿瘤、心脑血管疾病、代谢性疾病、感染性疾病和神经退行性疾病等的候选药物正在开展系统的成药性评价和临床前研究工作。

随着陆地资源的减少、人口的增加和科技水平的提高，人类面临着可持续发展与资源和环境的矛盾，以开发海洋资源为标志的"蓝色革命"正在形成前所未有的浪潮，3.6亿平方千米的浩瀚海洋将成为人类未来的大药房。

第二节　海洋天然药物的结构类型与生物活性 微课

海洋生物的多样性加之特殊的生活环境注定了海洋生物次生代谢产物的多样性。与陆生植物相比，海洋生物次生代谢产物的多样性不仅表现在元素种类、取代基类型等特点上，更主要表现在骨架类型的特殊性方面，海洋天然产物结构的多样性已经远远超出了科学家的想象。除了前面章节涉及的糖类、萜类、皂苷类、甾体类、生物碱类外，一些结构特殊、生物活性显著的类型，如大环内酯类、聚醚类以及

长链多元醇类、多肽类化合物、C_{15}乙酸原化合物、前列腺素类。

一、大环内酯类化合物

大环内酯类（Macrolactone）是海洋生物特别是海洋微生物中常见的一类化合物，也是活性最广的一类化合物。其特点是结构中含有内酯环，环的大小从十元至六十二元不等，通常有抗肿瘤的活性，但作用机制因分子结构不同存在较大差异。

（一）简单大环内酯类

该类化合物的特点是结构中仅有一个内酯环，环上也仅有羟基或烷基取代，为长链脂肪酸所形成的内酯。如从加州海岸深1000米的沉积物中获得的深海菌的发酵液中分离得到的macrolactin A和B，前者对B16 - F10 海洋黑色素瘤 IC_{50} = 3.5mg/ml，对单纯疱疹病毒 IC_{50} = 5.0mg/ml，对 HIV IC_{50} = 10.0mg/ml。

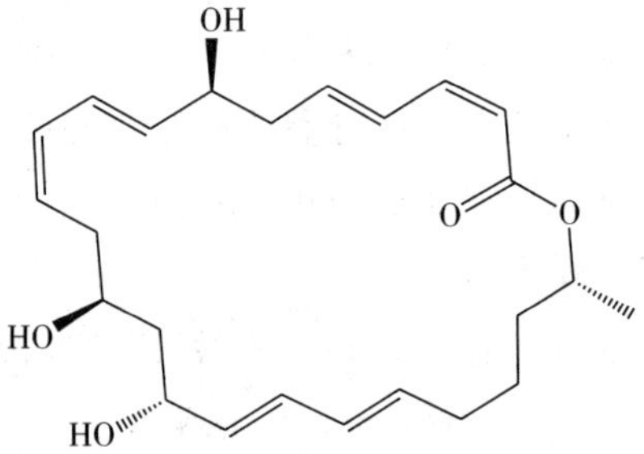

macrolactin A

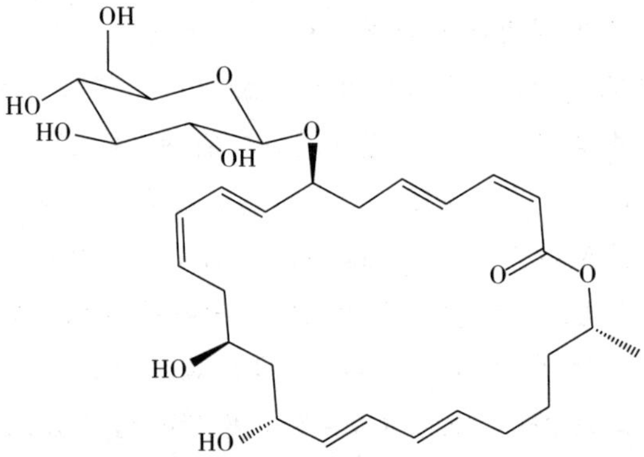

macrolactin B

（二）含有氧环的大环内酯类

由于大环内酯类化合物前体物长链不饱和脂肪酸的结构中常含有双键、羟基等基团，在次生代谢过程中发生氧化、脱水等化学反应，所以大环内酯类化合物结构中会出现各种含氧环，以三元氧环和六元氧环较为常见。如从新西兰海绵 *Mycale* sp. 和 *M. hentscheli* 中分得的 peloruside A 具有一个六元氧环，表现出抗肿瘤细胞毒性且有与紫杉醇类似的作用机制。

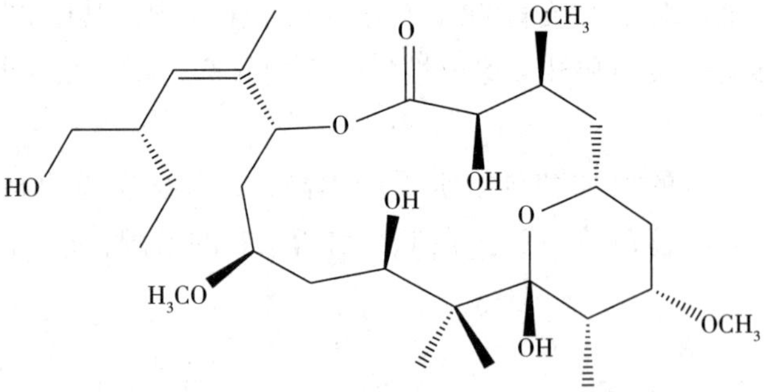

peloruside A

苔藓虫素1（珊瑚虫素1，bryostatin - 1）是从海洋苔藓虫——总合草苔虫中提取的一种具有抗肿瘤活性的大环内酯类化合物。体外实验表明，其对P388淋巴细胞白血病细胞具有显著活性，是一种激酶抑制剂。对于肿瘤细胞短时间可诱导激活蛋白激酶C，长时间暴露则表现为抑制作用。同时，它还具有其他如调节免疫、诱导细胞分化等生物活性，与其他抗癌药（如阿糖胞苷、紫杉醇、他莫昔芬、截尾海兔抑制素、长春新碱、多柔比星和泼尼松）联用时起协同作用。

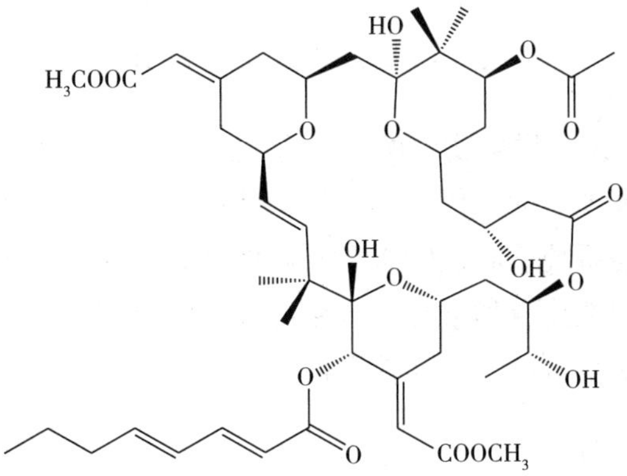

苔藓虫素1

（三）多聚大环内酯类

此类化合物的特点是环内具有两个或两个以上的酯键。海兔毒素（aplysiatoxin）是人类发现的第一种具有抗肿瘤活性的海洋大环内酯类化合物。1974 年，Kato 和 Schener 通过丙酮提取和色谱分离，从夏威夷产长尾柱唇海兔 *Stylocheilus longicauda* 的消化器官中得到海兔毒素，并确定了它的化学结构。后来，Moore 等从细鞘丝藻 *Lyngbya gracilis*、颤藻属 *Oscillaioria nigroviridis* 以及 *Schiyothrix calcicola* 的蓝藻混合物中分离得到一系列的卤代大环内酯类化合物，并确认它们是海兔毒素的衍生物，其中脱溴海兔毒素（debromoaplysiatoxin）与 oseillatoxin 具有较强的抗肿瘤活性。

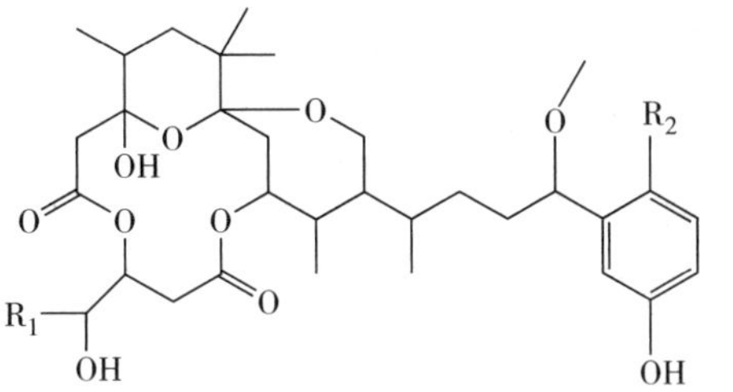

R_1=CH_3，R_2=Br　海兔毒素
R_1=CH_3，R_2=H　脱溴海兔毒素
R_1= H，R_2=H　oseillatoxin

大环内酯类化合物结构类型多样，除上述介绍的外，还有内酯环内含有氮原子、硼原子、镁原子、镍原子或氢化吡喃螺环等类型，如 Ecteinascidin 743（Et－743）是从海洋被囊动物红树海鞘 *Ecteinascidia turbinata* 中发现的含有四氢异喹啉的大环内酯类生物碱。近来研究表明它对晚期软组织癌症如直肠癌、乳腺癌、肺癌、黑色素瘤等有显著疗效，在美国已用于乳腺癌的Ⅲ期临床研究并取得了很好的结果。2007 年 9 月欧盟已批准该药（商品名 Yondelis）用于晚期软组织肿瘤的治疗，成为第一个现代海洋药物。目前已从海洋代谢物中发现 26 个 Ecteinascidin 743 的类似物，并可能有更多新的发现。

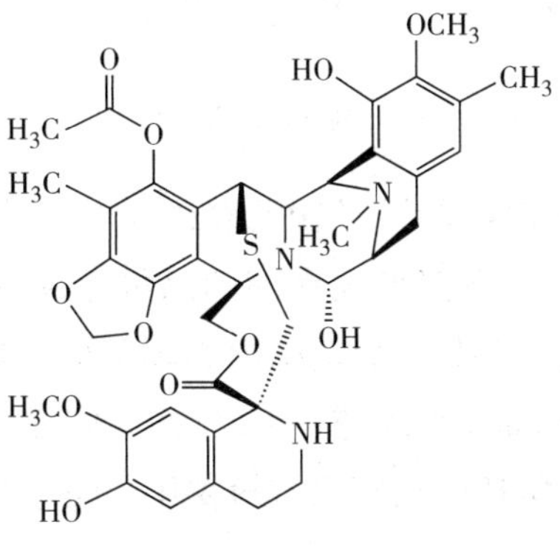

Ecteinascidin 743

二、聚醚类化合物

聚醚类化合物（Polyether）是海洋生物中的一类毒性成分，为海洋天然产物的一个重要分支。该类化合物的结构特点是杂原子对碳原子的比例很高；结构特殊、新颖、分子量大；活性强、剧毒；广谱药效、作用机制独特；多数对神经系统或心血管系统有高度特异性作用，因而可望在研制新型心血管药和抗肿瘤药中发挥重要作用。聚醚类化合物常见的有聚醚梯、线性聚醚、大环内酯聚醚和聚醚三萜等四大类。其中以聚醚梯和线性聚醚因结构巨大、毒性强而著名。

（一）聚醚梯类

聚醚梯类化合物目前发现的有20余种，共同特点是：分子骨架是由一系列含氧的五元至九元醚环邻接稠合而成，形成一种陡坡式的梯形线状分子；分子骨架具有相同的立体化学特征，稠环间以反式构型相连，相邻醚环上的氧原子交替位于环的上端或下端；分子的两端大多为醛酮酯、硫酸酯、羟基等极性基团。聚醚梯类化合物以刺尾鱼毒素、短裸甲藻毒素等为代表。

刺尾鱼毒素（maitotoxin）分子式为 $C_{164}H_{256}O_{68}S_2Na_2$，相对分子质量高达3422，是目前发现的最复杂的一个聚醚梯类化合物，它的结构鉴定代表着现代鉴定技术在天然产物化学结构研究中的最高应用水平。刺尾鱼毒素的毒性极为强烈，$LD_{50}=0.05\mu g/kg$，是非蛋白毒素中毒性最强的物质，其毒性比河豚毒素强近200倍，为岩沙海葵毒素的9倍，1mg的刺尾鱼毒素可以致100万只小鼠于死地。刺尾鱼毒素属于典型的 Ca^{2+} 通道激动剂，可增加细胞膜对 Ca^{2+} 的通透性，是研究 Ca^{2+} 通道药理作用的特异性工具药。

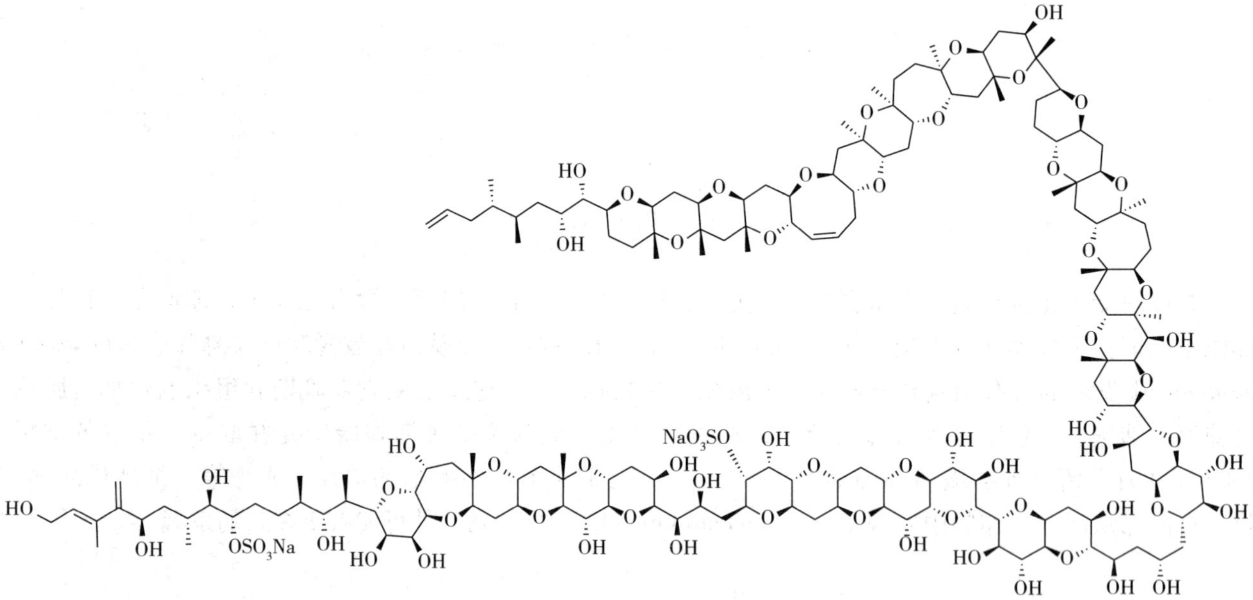

刺尾鱼毒素

短裸甲藻毒素（brevetoxin）属于神经性贝毒，可以诱导 Na^+ 内流，从而导致肌肉和神经细胞的去极化。短裸甲藻毒素A和B从在墨西哥海湾形成赤潮的涡鞭毛藻 *Karenia brevis* 中分离得到，前者是佛罗里达赤潮中最主要的毒素成分，而后者是世界范围内赤潮中最主要的毒素成分。短裸甲藻毒素B是第1个确定结构的聚醚类毒素成分，Nicolaou小组花费12年的时间完成了它的全合成。目前从自然界还发现了2个半短裸甲藻毒素，它们的聚醚环的长度只有短裸甲藻毒素的一半。

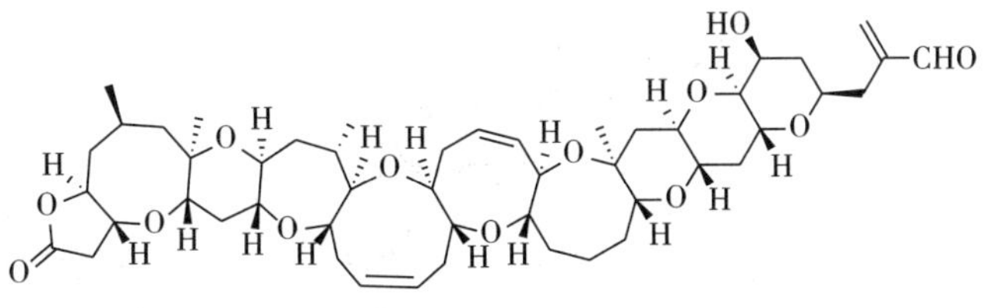

短裸甲藻毒素A

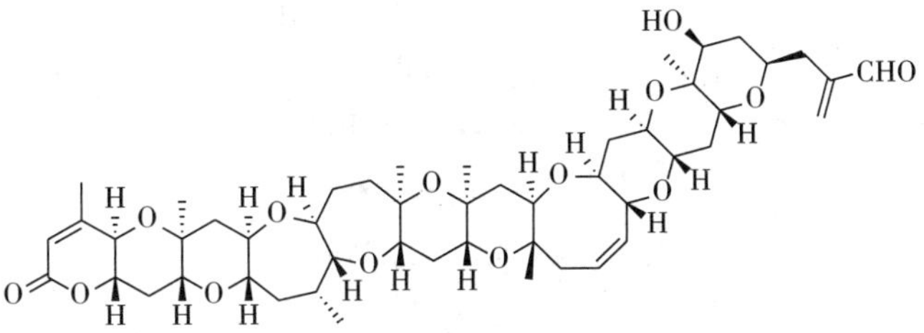

短裸甲藻毒素B

（二）线性聚醚

线性聚醚是另一类型的复杂长链聚醚类化合物，分子中同样含有高度氧化的碳链，但多数羟基呈游离状态，仅部分羟基形成醚环，属于水溶性聚醚。线性聚醚以岩沙海葵毒素和大田软海绵酸为代表。

岩沙海葵毒素（palytoxin）是从岸沙海葵 *Palvthora toxicus* 以及 *P. vestitus*、*P. mamillosa* 和 *P. caribaeorum* 中分离得到的毒性成分，其分子结构的鉴定历经 10 年努力，成为现代光谱技术和化学方法相结合在复杂天然产物结构鉴定中又一经典例证。岩沙海葵毒素的毒性极为强烈（LD_{50} = 0. 15μg/kg），比河豚毒素高一个数量级。它也是目前发现的最强的冠脉收缩剂，作用强度比血管紧张素Ⅱ强 100 倍。研究还表明岩沙海葵毒素具有显著的抗肿瘤活性，当注射剂量为 84μg/kg 时，能抑制艾氏腹水瘤细胞的生长，若增加剂量不但可使瘤体消失而且可使动物存活。同时岩沙海葵毒素还是一种新型的溶细胞素，它能使 Na^+ 通道开放，对离子通透性的作用正好与河豚毒素相反。

岩沙海葵毒素的分子式为 $C_{129}H_{223}O_{54}N_3$，相对分子质量高达 2680，含有 64 个手性碳和 8 个双键，理论上共有 2^{71} 个立体异构体。哈佛大学的岸义人小组历经 14 年的努力终于在 1994 年完成了其全合成，该化合物是目前完成全合成的相对分子质量最大、手性碳最多的天然产物，其全合成过程堪称攀登有机化学界的珠穆朗玛峰。

大田软海绵酸（okadaic acid）最初是从海绵 *Halichondria okadai* 中分离得到的、含有 38 个碳脂肪酸的多醚结构化合物。1976～1982 年在日本有 1000 多人因食用了扇贝肉而发生腹泻性中毒，同时在墨西哥、西班牙、斯坎德维亚半岛、荷兰、法国和南非也发生了类似的中毒现象，通过研究表明其毒性成分就是大田软海绵酸。大田软海绵酸具有较强的细胞毒性，其对 P388 和 L1210 细胞的 ID_{50} 分别为 1. 7μg/L 和 17μg/L。它还能抑制由钙激活的磷脂依赖的蛋白激酶，是一种特殊的蛋白质磷酸酯酶 -1、2A 和 2B 的抑制剂，可用作研究细胞调控的工具药。

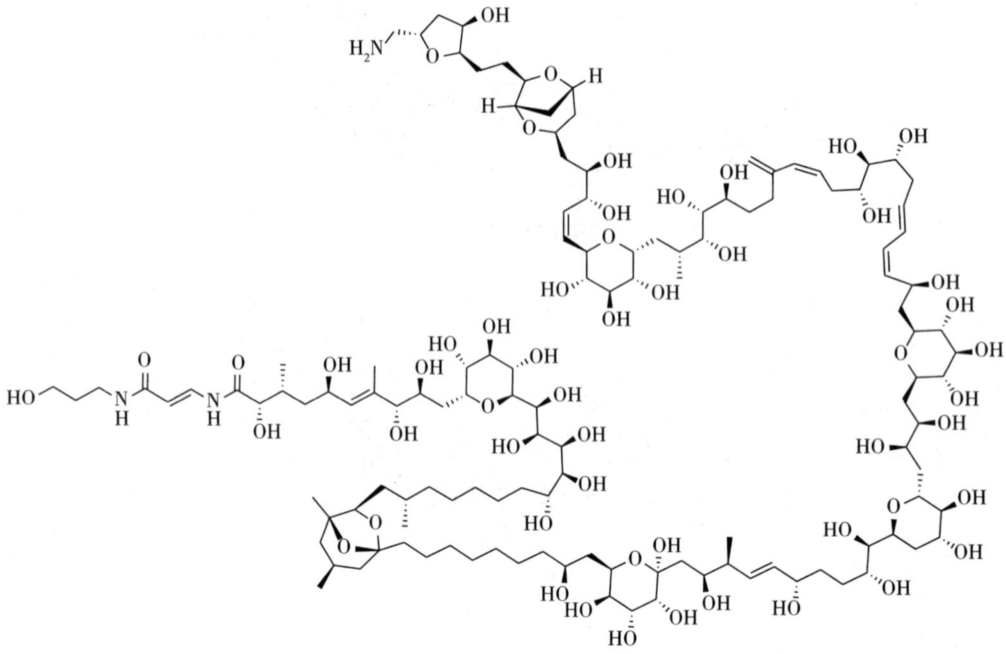

岩沙海葵毒素

目前大田软海绵酸类化合物共发现20余个，其中大田软海绵酸及其类似物 dinophysistoxin－1～3 是引起人类食用贝壳类发生腹泻性中毒的主要毒素，dinophysistoxin－4 为大田软海绵酸的硫酸酯衍生物，毒性较小。

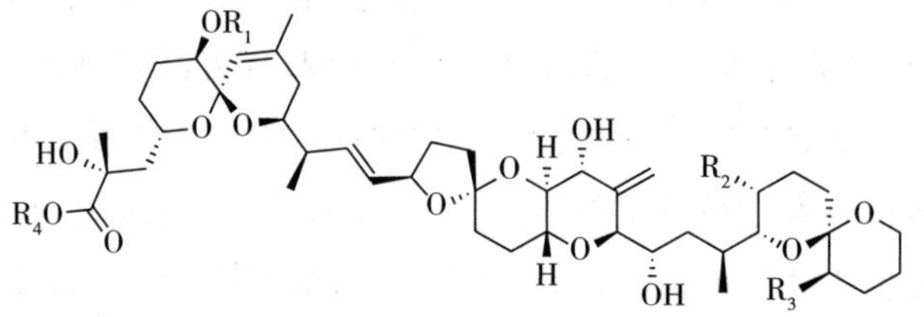

R_1=R_3=R_4=H, R_2=CH_3	大田软海绵酸
R_1=R_4=H, R_2=R_3=CH_3	dinophysistoxin-1
R_1=R_2=R_4=H, R_3=CH_3	dinophysistoxin-2
R_1=palmitoyl, R_2=R_3=CH_3, R_4=H	dinophysistoxin-3
R_1=R_3=H, R_2=CH_3, R_4=alkyl sulfate	dinophysistoxin-4

三、肽类化合物

肽类化合物（peptides）是海洋生物中所含的另一大类生物活性成分，来源于进化程度较低的动物，如海绵、水母、海兔、海葵、芋螺等。由于海洋环境的特殊，组成海洋多肽类的氨基酸除了常见的种类外，还有大量的特殊氨基酸。国内目前研究较多的芋螺毒素（conotoxins）是一类由 7～41 个氨基酸残基组成的、具有神经药理活性的多肽，其对受体具有高选择性和亲和性，为神经生理学科中研究鉴定受体及其分子调控机制提供了丰富的分子探针。

海洋肽类化合物按骨架是否成环可分为环肽和线形肽。

（一）环肽

目前已从海洋生物中分离出300多种环肽类化合物，如膜海鞘素类化合物（didemnin）是一组从加

勒比海被囊动物 *Trididemnum solidum* 中分离出来的具有抗病毒和细胞毒活性的环状缩肽化合物，其中膜海鞘素 B 的体内筛选结果表明其具有强烈的抗 P388 白血病和 B16 黑色素瘤活性，还可诱导 HL-60 肿瘤细胞的迅速完全凋亡以及许多转化细胞的凋亡，但对静息的正常外周血单核细胞不起作用。它目前已经完成人工全合成，是第 1 个在美国进入临床研究的海洋天然产物，并作为一种新型抗肿瘤尤其是抗乳腺癌药物即将推向市场。脱氢膜海鞘素 B（dehydrodidemnin B，商品名 Aplidin）是来自地中海海鞘 *Aplidium albicans* 的一种抗肿瘤环肽，被认为是膜海鞘素中一个羰基被还原的二级代谢产物，但毒性和活性已发生很大变化。

脱氢膜海鞘素在对甲状腺癌、直肠癌、结肠癌、淋巴瘤、肾癌等的体内外试验中均表现出广泛的抗肿瘤活性，其特点是可以直接杀死癌细胞，活性是膜海鞘素的 20 倍、紫杉醇的 80 倍且没有心脏毒性。1991 年 Aplidin 被投入到抗实体肿瘤和非霍奇金淋巴瘤的Ⅰ期临床试验，目前正进行治疗前列腺癌和膀胱癌的Ⅱ期临床试验。西班牙的 Pharmamar 公司于 2005 年 2 月曾宣布 Aplidin 是第 2 个最有希望进入医药市场的海洋药物。

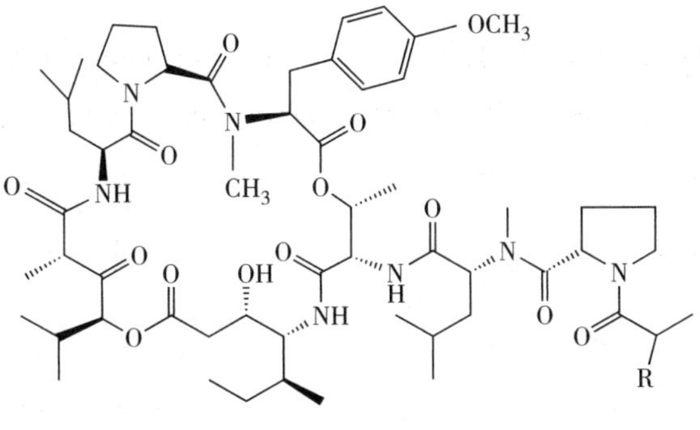

R= OH，膜海鞘素 B
R=carbonyl，脱氢膜海鞘素 B

（二）线形肽

线形肽是由氨基酸以肽键连接形成的链状分子。海兔中抗肿瘤的活性成分，除前面介绍的大环内酯外，还有多肽成分—海兔毒肽类。如已从海兔中分得 18 个含有特殊氨基酸的短链状肽类化合物—海兔毒肽（dolastatins-1～18），它们都具有强烈抑制肿瘤细胞生长的活性，是目前已知来源的抗肿瘤剂中活性最强的一类，其中 dolastatins-10、15 的 IC_{50}值分别为 0.59、2.9nmol/L。

Dolastatin-10 是一种五肽，能与微管蛋白结合在一个特殊的位点，从而抑制微管蛋白的聚合，曾用于治疗乳腺癌、肝癌、实体肿瘤和白血病等。其治疗恶性 B16 黑色素瘤相应的使用剂量只需 11μg/kg，对 P388 白血病细胞的 IC_{50}为 0.104ng/ml。除抗肿瘤活性外，又发现 dolastatin-10 具有强烈的抗真菌活性。Dolastatin-15 是另一个已经进入前期临床研究的多肽，对 P388 白血病细胞的 ED_{50}为 2.4ng/ml。

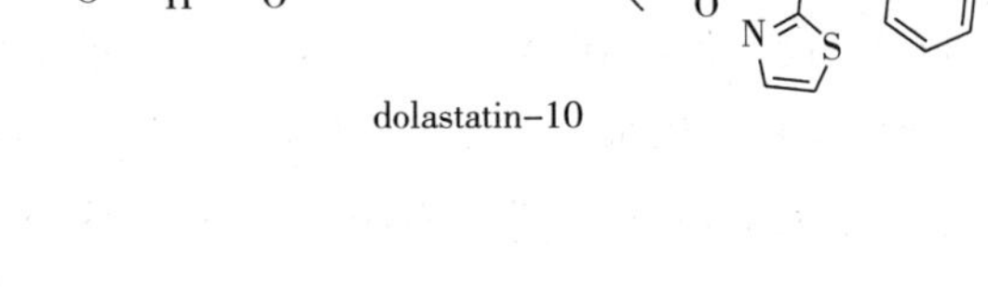

dolastatin-10

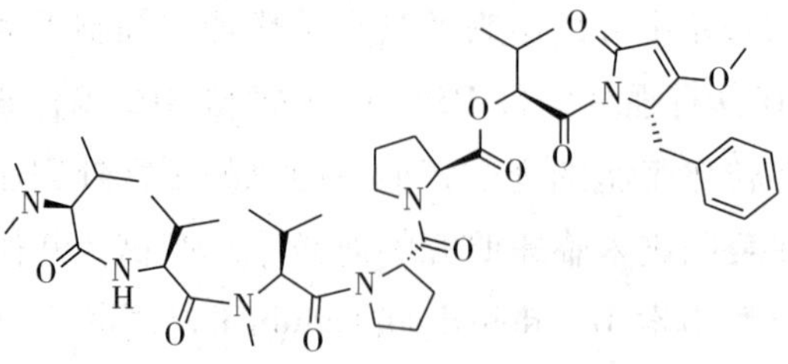

dolastatin-15

四、C_{15}乙酸原化合物

C_{15}乙酸原化合物是指从乙酸乙酯或乙酰辅酶 A 生物合成的一类非萜类天然产物，主要发现于红藻 *Laurencia* 属中，分子中多含有氧原子和卤素原子。按骨架是否成环可分为直链型和环状 C_{15}乙酸原化合物。

（一）直链型 C_{15}乙酸原化合物

从红藻 *Laurencia okamurai* 中分离得到的 laurencenyne、neolaurencenyne、*trans*-laurencenyne、*trans*-neolaurencenyne，它们结构中含有较多的双键或叁键，属于高度不饱和的脂肪烃类。

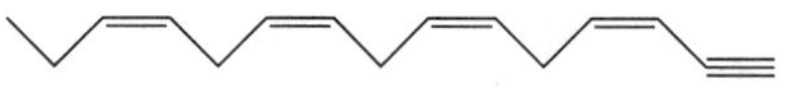

laurencenyne

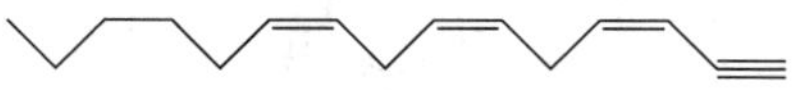

neolaurencenyne

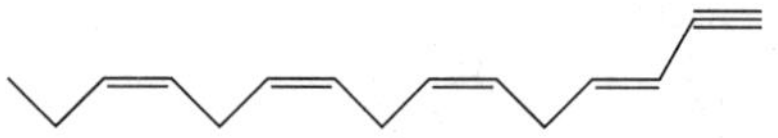

trans-laurencenyne

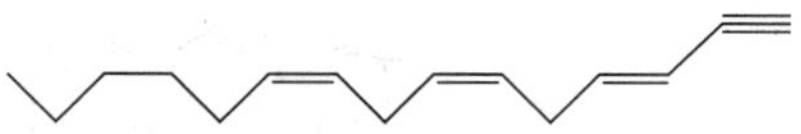

trans-neolaurencenyne

（二）环状 C_{15}乙酸原化合物

直链型 C_{15}乙酸原化合物结构中的不饱和键在代谢过程中可被氧化形成不同大小的氧环，环的大小从三元到十二元不等。此类环状 C_{15}乙酸原化合物往往有卤素原子如溴、氯的取代，说明海洋中的卤素原子在此类物质的生物合成途径中很可能起到非常重要的作用。

从红藻 *Laurencia decumbens* 中得到的 laurendecumallenes A、B 及 laurendecumenynes A、B 均属于 C_{15}乙酸原类化合物，其中 laurendecumenyne A 还含有过氧基团。

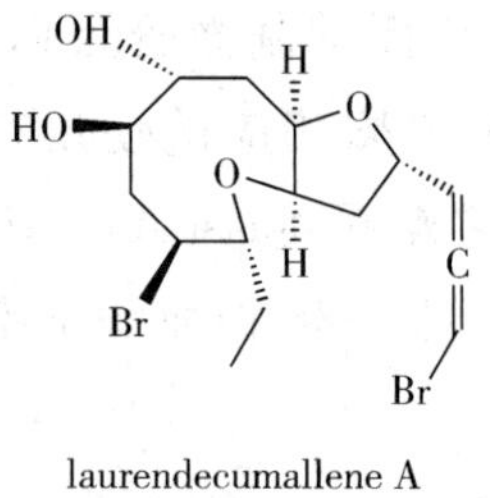

laurendecumallene A

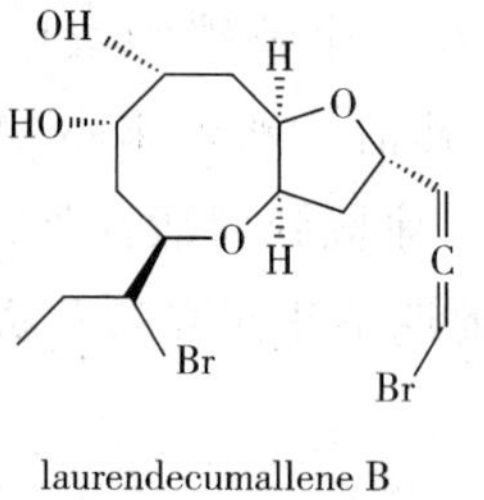

laurendecumallene B

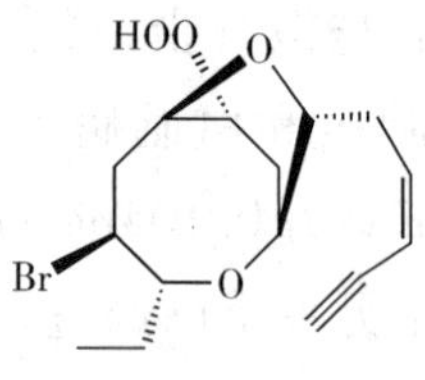

laurendecumenyne A

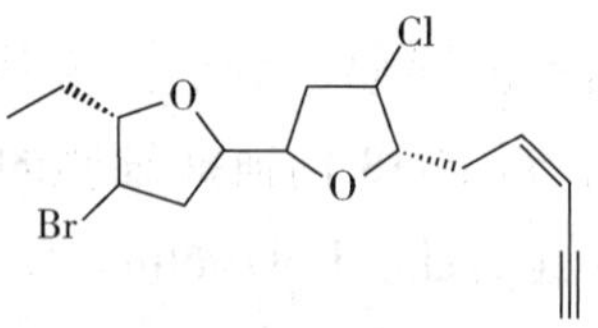

laurendecumenyne B

五、前列腺素类似物

前列腺素（prostaglandins，PG）是一类含 20 个碳原子的非二萜不饱和脂肪酸衍生物，一般由 1 个环戊烷骨架与 1 个七碳侧链、1 个八碳侧链组成。作为一类具有广泛生理活性的内源性物质，前列腺素是参与炎症反应的重要脂质介质，临床上可作为消化系统、心血管系统、生殖系统疾病用药及治疗青光眼。

>>> 知识链接

前列腺素

前列腺素（PGs）存在于人体及其他哺乳动物的许多重要组织和体液之中，具有广泛的生物活性。它由一系列不饱和二十碳脂肪酸组成，以前列酸为基本骨架，根据环上取代基和双键的位置不同可分为九型——PGA、PGB、PGC、PGD、PGE、PGF、PGG、PGH、PGI，又根据所含双键数目不同分为三类——PGⅠ、PGⅡ、PGⅢ。瑞典的生物化学家 Sune Bergström 和 Bengt Samuelsson，英国的药理学家 John Vane 因提纯和确定了前列腺素结构，阐明前列腺素的生物合成及代谢途径，分离到环内过氧化物，PGG_2、PGH_2，前列腺素 PGE_2，$PGF_{2\alpha}$、PGD_2，血栓素 A_2 及白细胞三烯，以及发现血管上皮产生强烈的阻断血小板聚集的物质——前列环素，并证明阿司匹林及类似的非固醇类消炎药物能阻断花生四烯酸转变成前列腺素，而获得了 1982 年的诺贝尔生理学或医学奖。

20 世纪 30 年代，前列腺素由 Von Euler 和 Goldblatt 等首次在人体精液中发现。约 30 年后，Bergström 和 Samuelsson 等提纯得到前列腺素，阐明了“经典”前列腺素的结构，证明它们是由前体物质——花生四烯酸（arachidonic acid）产生的。前列腺素类化合物根据其环戊烷环的结构及其碳氢结构中的双键数目进行分类及命名。大多数前列腺素类化合物表现出明显的结构活性特异性，这主要取决于环戊烷环的取代和侧链的不饱和程度。

许多海洋生物能够产生经典的前列腺素以及在陆地动物中没有发现过的新衍生物，显示出对炎症、肿瘤和病毒的有效药理活性。在海洋环境中，前列腺素在脊椎动物如鲤鱼、棘鱼和豹鲨，无脊椎动物如海鞘、贻贝、扇贝、小龙虾、蓝蟹和海葵以及一些大型藻类如亚洲红藻中都有报道，其中在无脊椎动物珊瑚中研究最多，也最为常见。

1969 年，Weinheimer 和 Aproggins 等从海洋生物加勒比柳珊瑚 *Plexaura homommalla* 体内首次分离得到前列腺素类似物（15*R*）- PGA_2 及其甲酯的乙酰化物，也是这些化合物在自然界中的主要来源。海洋动物中发现的前列腺素的 C15 位多呈 *R* 构型，与哺乳动物中发现的 *S* 构型不同，原因主要是生物合成途径不同。从柳珊瑚中发现丰富的前列腺素是海洋天然产物最大的研究成果之一，促进了前列腺素在制药和生物医学领域的研究和应用快速发展，也推动了海洋次生代谢产物的研究。

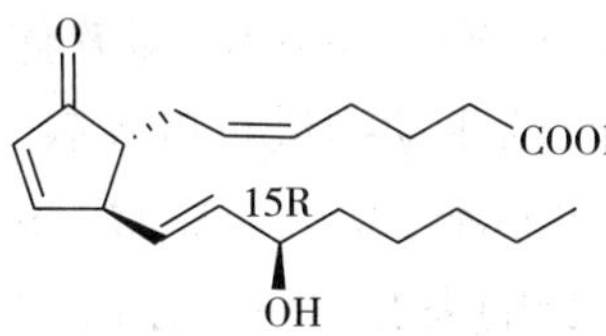

（15R）-PGA_2

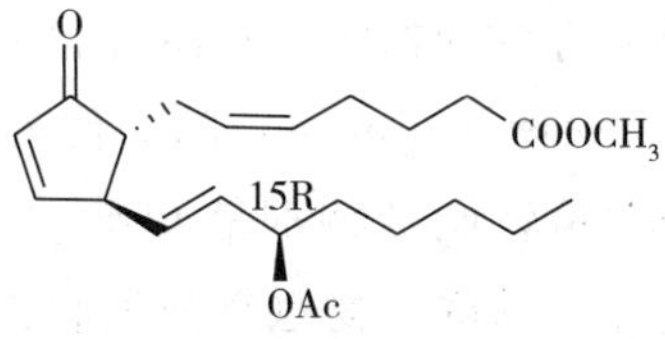

（15R）-PGA_2甲酯的乙酰化物

1982 年，从日本软珊瑚 *Clavularia Viridis* Quoy and Gaimard 中分离出几个结构和生物活性特殊的前列腺素类化合物 Clavulone（或 Claviridenone）Ⅰ-Ⅳ。1985 年，Scheuer 等从夏威夷的珊瑚 *Telesto riisei* 中分离得到 4 种前列腺素类化合物，珊瑚素（Punaglandin，PUG）Ⅰ-Ⅳ，这些化合物具有明显的抑制白血病细胞增殖的活性。从日本软珊瑚 *Clavularia viridis* 中分离出含有罕见的碘、溴取代的和一些特殊结构骨架的前列腺素类化合物，其中碘取代的具有较强的细胞毒活性。除了从珊瑚中鉴定出前列腺素外，还首次从 *P. homomalla* 和 *G. fruticosa* 中分离并鉴定了前列腺素的合成酶环氧化酶（cycloxygenase）。

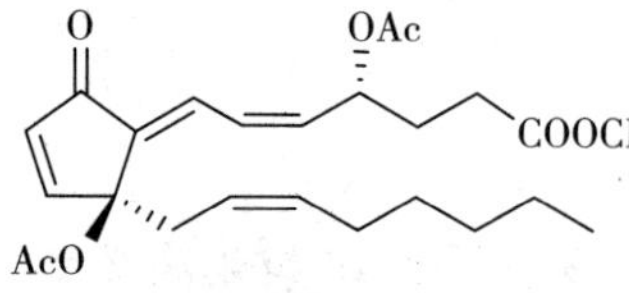

Clavulone Ⅰ

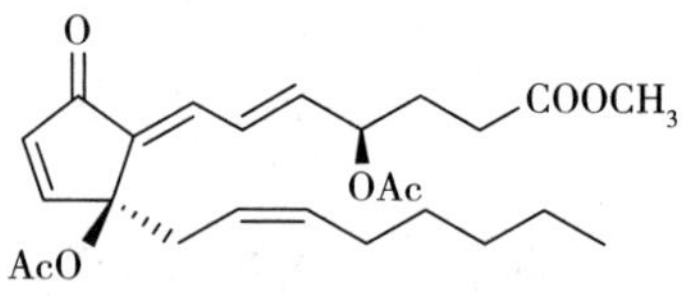

Clavulone Ⅱ

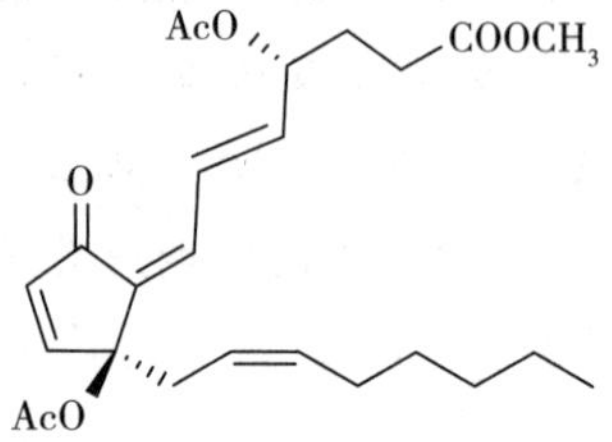

Clavulone Ⅲ

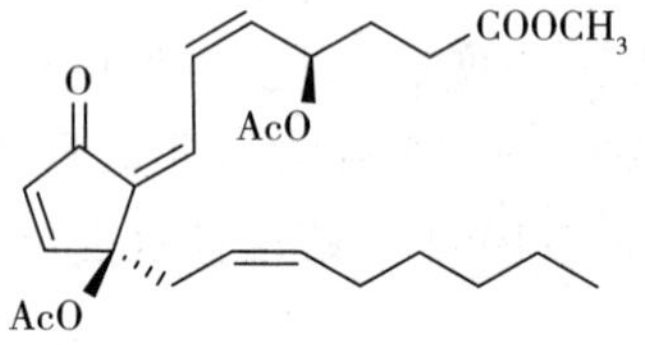

Clavulone Ⅳ

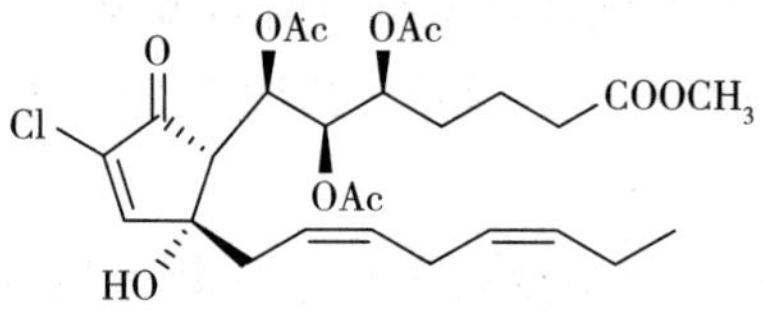

Punaglandin Ⅰ

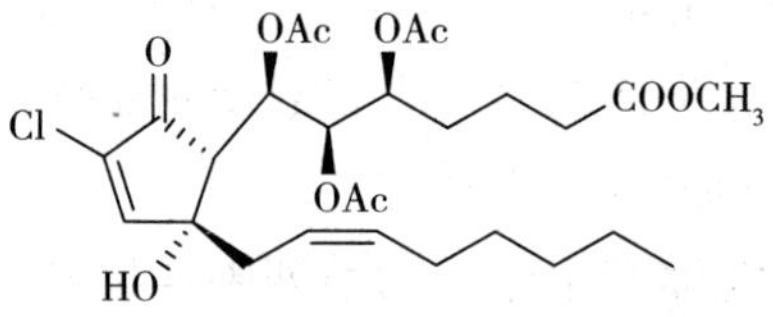

Punaglandin Ⅱ

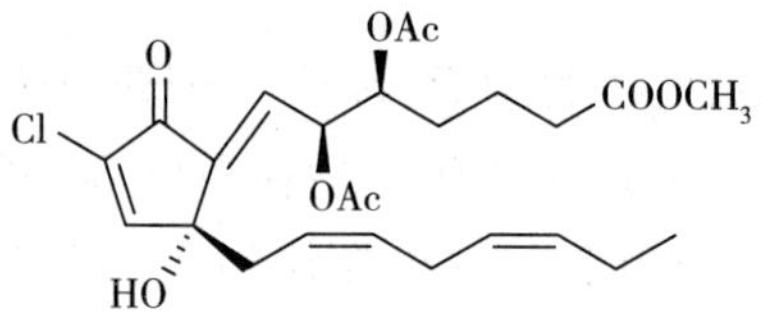

Punaglandin Ⅲ

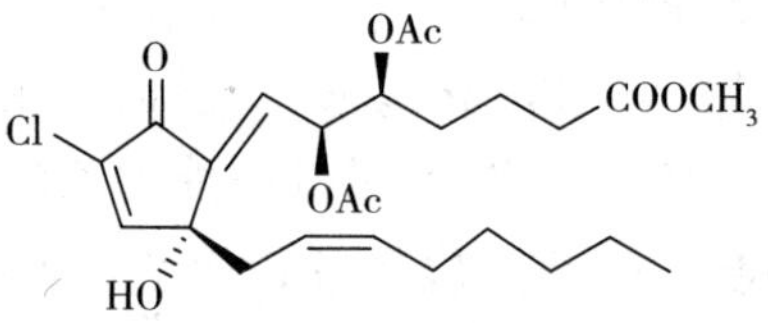

Punaglandin Ⅳ

除珊瑚外，对海洋无脊椎动物的最早研究是 Christ E. 和 Van Dorp D. 对软体动物（Mytilus）、甲壳动物（Homarus）和刺胞动物（Cyanea）门的代表性物种与陆生动物进行的比较分析，这些动物中存在前列腺素类化合物，但含量较低（特别是 $PGF_{1\alpha}$）。PGE_2 和 $PGF_{2\alpha}$ 存在于虾 *Marsupenaeus japonicu* 的卵巢中，参与卵巢成熟。此外，棘皮动物也是前列腺素类化合物的来源之一。在所有棘皮动物中，海星 *Patinia pectinifera* 中的前列腺素 PGE_2、PGA_1、$PGF_{2\alpha}$ 含量最高。

在海洋脊椎动物中，前列腺素参与了鱼类排卵产卵、渗透调节和心血管系统的调节。PGE_1 在淡水鱼中含量适中，在 *Salmosp* 鳃匀浆中含量较低。从鲨鱼 *Triakis scyllia* 的胃肠道和皮肤中分离和鉴定出 PGE_2。PGE_2 和 $PGF_{2\alpha}$ 在鳟鱼 *Salvelinus fontinalis* 成熟卵母细胞的卵泡壁中合成，但在卵泡外组织中含量更高。

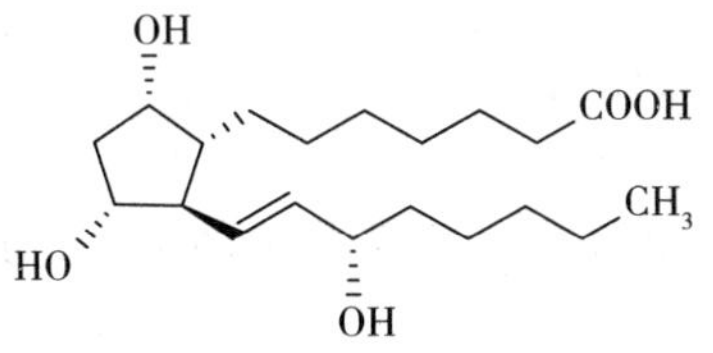

PGF_{1a}

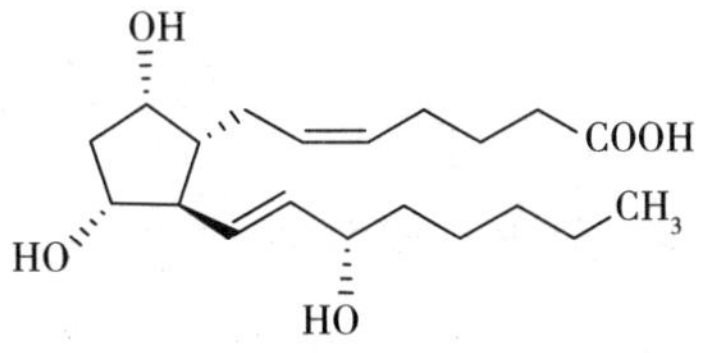

PGF_{2a}

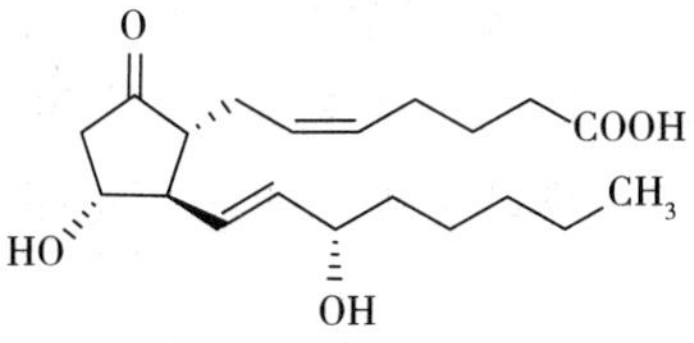

PGE_2

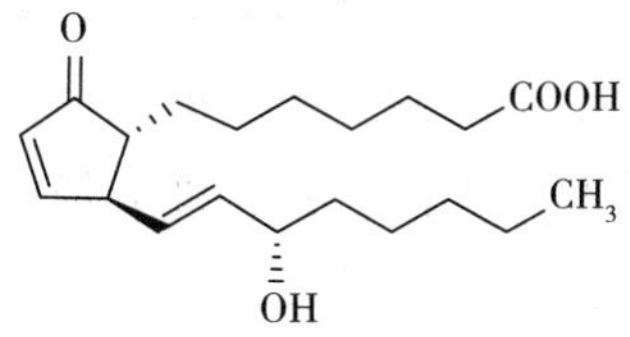

PGA_1

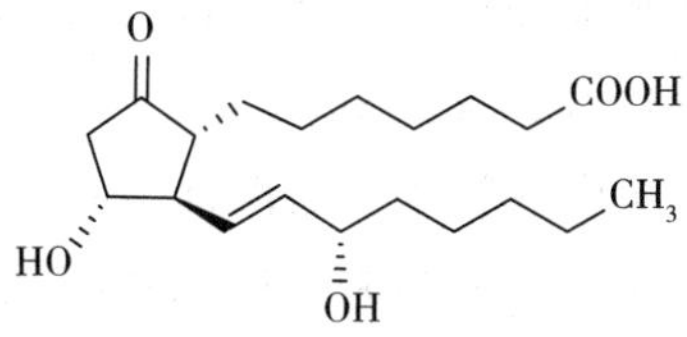

PGE_1

复杂的海洋光合生物如棕藻、绿藻和红藻中的一些属（海带藻和葛尾藻等）表达环氧化酶基因，合成 PGE_2、$PGF_{2\alpha}$和其他功能尚不清楚的前列腺素。海洋红藻中富含前列腺素、血栓素和其他类二十烷的前体——C20 多不饱和脂肪酸。1830 年，在大型红藻类 *Gracilaria lichenoide* 中首次鉴定出前列腺素 PGE_2和 $PGF_{2\alpha}$。在褐藻中首次鉴定出 PGE_1、PGD_1以及 PGJ_2、PGA_2、15 - keto - PGE_2和 PGB_2。

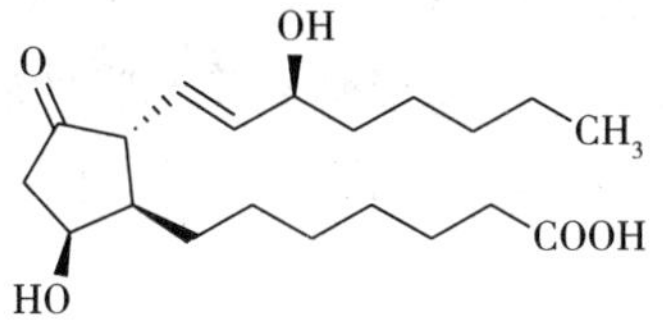

PGD_1

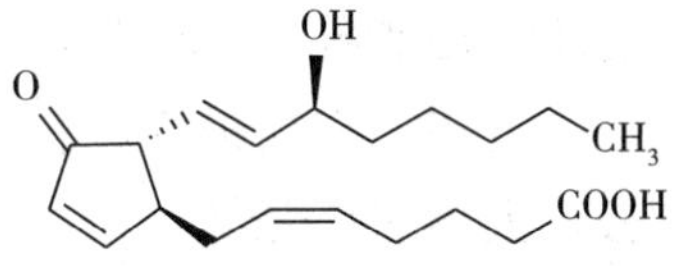

PGJ_2

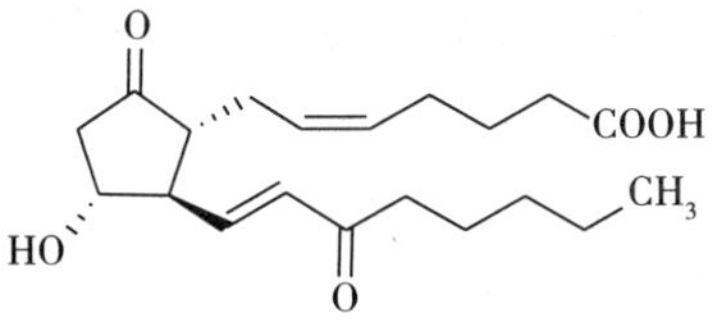

15-keto-PGE_2

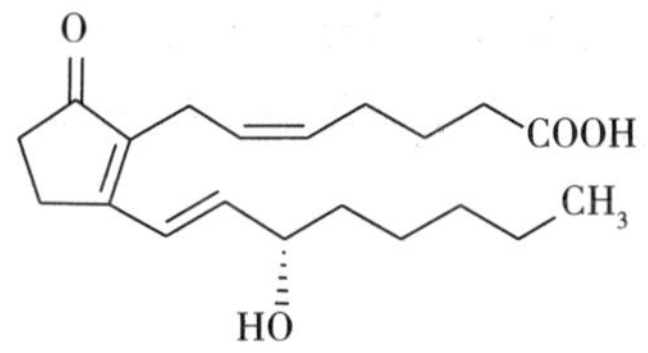

PGB_2

2017 年，在硅藻（浮游海洋微藻）中首次发现前列腺素，可能是生物活性前列腺素的潜在来源，作为化学合成的替代品，可以产生足够数量的抗炎化合物。1883 年，Klebs 等在单细胞绿藻 *Euglena gracilis* 中发现前列腺素类化合物，在黑暗中生长的细胞产生的 PGE_2和 $PGF_{2\alpha}$水平比在光照下生长的细胞高 3 倍。PGA、PGE 和 PGF 系列及其酯类在蓝藻细菌 *Oscillatoria* 和 *Microcystidaceae* 中也有报道。

第三节　海洋天然药物研究

海洋天然药物的结构类型多样，既有小分子的大环内酯类、萜类、甾体、生物碱类以及聚醚类等，又有多糖、肽类、蛋白质等大分子物质。这些物质在理化性质上相差较远，提取分离方法也差异较大。目前，现代分离分析技术如高效液相色谱、亲和色谱结合荧光检测、免疫化学检测等运用于海洋天然产物的分离纯化；各种核磁共振、质谱、X 射线衍射等技术运用于海洋天然产物的结构鉴定，使得化合物的分子结构和立体结构测定更加准确和快速。此外，海洋基因工程等生物技术、高通量测序技术和以酶为靶点的活性筛选技术也正在逐步渗入海洋天然药物的研究领域。

一、海洋天然药物的提取与分离

海洋天然产物分离纯化，首先是试样的采集和贮存，而后进行试样的品种鉴定，最终进行天然产物的提取和分离纯化，以获取单一的有机化合物。

对于海洋天然产物而言，试样采集和试样贮存这两项工作几乎是同时进行的，因为海洋生物从潮汐地带到水深数千米的世界各大海洋均有存在，样品的采集比陆地生物困难得多。同时由于海洋天然产物的含量较低，海洋生物经人工采集、晒干或工业酒精浸泡贮存直到使用，这些过程中也损失了部分有效成分，所以要特别注意海洋生物样品的贮存工作。有条件的最好是海洋生物试样被采集后，立即用干冰冷冻干燥，运回实验室后仍然需贮存在低温贮藏室内。

在进行海洋天然产物的提取分离之前，应先将所采集到的海洋生物试样送交有关专家进行生物种属的鉴定，随后还应对有关海洋生物物种和采集地点的资料进行查阅工作，以便对前人的工作有所了解，避免与前人的工作重复，并吸取借鉴别人的经验。

用组织搅碎机或其他工具将海洋生物试样粉碎，用亲水性或亲脂性溶剂提取其中的活性成分。具体方法可采用水提取法、有机溶剂提取法和超临界流体提取法等。水作为一种经济、方便和安全的极性溶剂，可用以提取海洋天然药物中亲水性的物质如多糖、肽类、蛋白质、皂苷、生物碱盐等，但是水提液要及时处理，注意防止发霉变质。大环内酯类、萜类、甾体类以及聚醚类等亲脂性较强的海洋药物可用亲脂性溶剂进行提取与富集，不同极性的化合物应用系统溶剂法的模式用极性由低到高的溶剂进行提取，从而得到不同极性大小的化合物。

通常海洋生物样品的粗提物是一种胶状混合物，需要经过多次的分离纯化，进一步地除去杂质。除了柱色谱、透析法等经典分离方法，高效液相色谱、高速逆流色谱等现代分离技术已普遍用于海洋药物的分离。对于肽类和蛋白质等生物大分子，则可运用凝胶色谱、离子交换色谱等纯化技术，特别要注意冷热、酸碱等因素对目标化合物活性的影响。

二、海洋天然药物的研究实例

（一）舟山黄海葵兴奋性毒素 AX－1 的分离纯化及鉴定

舟山黄海葵（*AnthopLeura xanthogrammica*）属于海葵科侧花海葵属，其体内富含多种毒素分子，是研究肽类毒素的结构与功能、进行海洋生物药物开发的理想对象。对舟山黄海葵进行反复冻融法提取粗毒液，采用丙酮分级沉淀，结合反相高效液相色谱，从舟山黄海葵中分离到一种相对分子质量 5018. 2Da 的毒素多肽，由 48 个氨基酸残基组成，命名为 AX－1；通过氨基酸序列分析等，初步研究了 AX－1 的结构与功能，为深入了解 AX－1 的活性机制以及将来的药物研发提供参考。

1. 海葵粗毒的提取 用去离子水冲洗净海葵，浸在双蒸水中，迅速在－80℃条件下冷冻，12 小时后取出冷冻的海葵，在室温下解冻，待全部融化后，再次将样品放置在－80℃冷冻 12 小时，在室温下充分融化。上述步骤重复 2～3 次。将融化后的海葵样品用纱布包裹对其进行粗过滤，去掉海葵躯体等杂质，取其滤液；将滤液置于高速冷冻离心机中，在 4℃、14000r/min 条件下，离心 20 分钟，取其上清液；重复离心 2 次后，上清液即为海葵粗毒样品，置于 4℃保存。

采用丙酮分级沉淀法对海葵粗毒液进行初步抽提。丙酮事先在－20℃条件下进行预冷，之后在海葵粗毒液中分别加入 20%、50%、80% 的丙酮进行分级沉淀，每一步所得沉淀在 4℃、12000r/min 条件下，离心 10 分钟，所得沉淀收集后冷冻干燥。

2. 海葵粗毒的高效液相层析分离 取 80% 丙酮所得沉淀，样品以去离子水溶解，经 0. 45μm 孔径滤头过滤后，采用反相高效液相色谱进行分离。所有分离步骤均在 Waters 600 E 型高效液相色谱仪上完成，检测波长为 280nm。

第一步：采用 XBridge TMc_8 半制备型反相柱（10mm×250mm，美国 Waters 公司），洗脱液分别为含 0.1% TFA（三氟乙酸）的水（A 液）以及含 0.1% TFA 的乙腈（B 液）；采用线性梯度洗脱，30 分钟内 B 液由 5% 上升到 45%；流速为 2.5ml/min，收集各洗脱峰经冷冻干燥置于冰箱中保存备用。

第二步：对上述步骤中主要洗脱峰组分进行进一步反相高效液相色谱分离，反相色谱柱 218TP54 C_{18}（4.6mm×250mm，Vydac 公司），洗脱液分别为含 0.1% TFA 的水（A 液）和乙腈（B 液）；采用线性梯度洗脱，50 分钟内 B 液从 20% 上升到 40%，流速为 1ml/min，收集各洗脱峰经冷冻干燥后进行相对分子质量检测。

3. 海葵毒素 AX－1 的鉴定　利用基质辅助激光解吸电离飞行时间质谱（MALDI－TOF）质谱（美国 Applied Biosystems 公司）测定毒素多肽的精确相对分子质量。采用线性阳离子模式；N_2 光源 337nm；离子加速电压为 20000V。基质为 α－氰基－羟基－肉桂酸（CCA），通过以下方式制备样品：取 1μl 样品液加入到 9μl CCA 的 50% 乙腈饱和溶液（含 0.1% TFA），混匀后取 1μl 点样，室温干燥后进行质谱测定，相对分子质量以内标法进行校正。毒素多肽的氨基酸序列测定采用 Edman 降解法在蛋白质测序仪上进行。采用仪器配备的标准程序测序，测 50 个循环，在线反相高效液相色谱检测并结合氨基酸标准图谱判断氨基酸种类，最终准确读出所测样品的氨基酸序列。

序列分析结果表明，该毒素多肽由 48 个氨基酸残基组成，其氨基酸序列为：GGVPC LCDSDgPS-VRgNTLSgIIWL RGCPSgWHNC KAHGP TIGWCcKQ，该毒素多肽命名为 AX－1，其序列理论相对分子质量为 5025.7Da，等电点为 8.35，是一种碱性蛋白。

通过在线分析毒素多肽的理论相对分子质量和等电点，多肽序列同源性分析利用 BLAST 软件进行；序列比对分析利用软件 ClustalW1.83 进行。

序列同源性搜索结果表明，与 AX－1 序列同源性最高的海葵毒素为来自海葵 *A. fuscoviridis* 的毒素多肽 AFT－Ⅱ；其次为来自海葵 *A. elegantissima* 的毒素 Ap－C，来自海葵 *A. elegantissima* 的 APE2－1，以及来自 *Anemonia viridis* 的毒素 Neurotoxin－2；此外，来自黄海葵 *A. xanthogrammica* 的毒素 Ap－A，与本研究中的海葵毒素多肽 AX－1 序列同源性也很高。这表明上述海葵毒素均来自同一祖先分子，且具有相似的结构与功能。

（二）海洋来源小单孢菌 *Micromonospora Rosaria* SCSIO N160 中大环内酯类化合物的分离鉴定

放线菌是发现微生物药物的一个重要源泉。在迄今报道的 13000 多个有生物活性的代谢产物中，超过 70% 的来源于放线菌。源自南海沉积物的小单孢菌 *Micromonospora rosaria* SCSIO N160 能产生抗菌活性的次级代谢产物，对其发酵液进行分离纯化，得到了四个大环内酯类抗生素 rosamicin（1）、6108B（2）、M4365－A1（3）和 M4365－G1（4），具有广谱抗菌活性。

将 *Micromonospora rosaria* SCSIO N160 菌种接种至培养基上培养后，加入 XAD－16 大孔树脂，24 小时后收集大孔树脂，用 4L 水洗脱盐，后用丙酮洗脱，旋转蒸发回收丙酮，水相用丁酮萃取，旋转蒸发丁酮萃取液得到 4g 粗品。粗品用三氯甲烷－甲醇溶解拌样上硅胶柱（100～200 目），线性梯度洗脱，收集馏分，结合 HPLC 分析，抑菌活性检测合并馏分，得 4 个馏分 Fr.1～Fr.4，Fr.2 上 Sephadex LH－20，三氯甲烷－甲醇洗脱收集馏分，结合 HPLC 分析，抑菌活性检测合并馏分，得馏分 Fr.2－A～Fr.2－H，馏分 Fr.2－C 上中压液相柱，甲醇－水线性梯度洗脱得到 rosamicin（1），馏分 Fr.2－D 上中压液相柱，甲醇－水线性梯度洗脱得到 6108B（2），馏分 Fr.2－E 用高压液相制备，流动相为乙腈－水，制备得 M4365－A1（3），馏分 Fr.2－F 用高压液相制备，流动相为乙腈－水，制备得 M4365－G1（4）。

其中化合物 1 为白色粉末，ESI－MSm/z 582 $[M+H]^+$，604 $[M+Na]^+$，确定其分子量为 581。结

合[1]HNMR 和[13]CNMR 分析，确定其分子式为 $C_{31}H_{51}NO_9$。[1]H－NMR（$CDCl_3$，500MHz）δ：9.72（1H，s，H－20），6.54（1H，d，J＝16.0Hz，H－11），6.44（1H，d，J＝16.0Hz，H－10），4.87（1H，m，H－15），4.22（1H，d，J＝7.5Hz，H－1′），3.90（1H，brd，J＝10.0Hz，H－3），3.70（1H，brd，J＝10.0Hz，H－5），3.45（1H，m，H－5′），3.19（1H，dd，J＝10.0，7.5Hz，H－2′），3.07（1H，m，H－19a），2.82（1H，d，J＝9.0Hz，H－13），2.65（1H，dd，J＝17.0，10.0Hz，H－2a），2.56（1H，m，H－8），2.43～2.47（3H，m，H－6，H－19b，H－3′），2.27（6H，s，H－7′，H－8′），2.09（1H，d，J＝10.5Hz，H－2b），1.76－1.82（2H，m，H－16a，H－4），1.63－1.72（2H，m，H－7，H－4′a），1.48－1.54（2H，m，H－14，H－16b），1.42（3H，s，H－22），1.24（1H，m，H－4′b），1.19（3H，d，J＝9.0Hz，H－6′），1.15（3H，d，J＝7.0Hz，H－21），1.14（3H，d，J＝2.5Hz，H－23），1.12（3H，d，J＝7.5Hz，H－18），0.88（3H，d，J＝7.0Hz，H－17）；[13]C－NMR（$CDCl_3$ 125MHz）δ：173.4（C，C－1），39.6（CH_2，C－2），66.7（CH，C－3），41.2（CH，C－4），81.1（CH，C－5），31.1（CH，C－6），31.7（CH_2，C－7），37.8（CH，C－8），200.4（C，C－9），122.7（CH，C－10），150.9（CH，C－11），59.7（C，C－12），67.9（CH，C－13），45.1（CH，C－14），76.8（CH，C－15），24.7（CH_2，C－16），8.9（CH_3，C－17），9.0（CH_3，C－18），43.7（CH_2，C－19），203.1（CH，C－20），17.4（CH_3，C－21），15.0（CH_3，C－22），14.5（CH_3，C－23），104.3（CH，C－1′），70.3（CH，C－2′），65.7（CH，C－3′），28.4（CH_2，C－4′），69.6（CH，C－5′），21.1（CH_3，C－6′），40.2（CH_3，C－7′，8′）。该化合物 1 鉴定为 rosamicin。

化合物 2 白色粉末，ESI－MSm/z 598［M＋H］$^+$，620［M＋Na］$^+$，提示其分子量为597。结合[1]H－NMR 和[13]C－NMR 分析，确定其分子式为 $C_{31}H_{51}NO_{10}$。[1]H－NMR（CD_3OD，500MHz），δ：8.37（1H，s，H－20），6.73（1H，d，J＝15.7Hz，H－11），6.48（1H，d，J＝15.7Hz，H－10），4.86（1H，m，H－15），4.31（1H，d，J＝6.6Hz，H－1′），3.97（1H，br d，J＝10.0Hz，H－3），3.78（1H，br d，J＝10.0Hz，H－5），3.43－3.49（2H，m，H－19a，H－5′），3.65（1H，m，H－13），2.93（1H，m，H－2′），2.92（1H，m，H－6），2.87（1H，m，H－19b），2.86（6H，s，H－7′，8′），2.67（1H，m，H－8，H－3′），2.38（1H，d，J＝17.0Hz，H－2a），2.29（1H，d，J＝17.0Hz，H－2b），2.03（1H，d，J＝11.0Hz，H－4），1.84－1.97（3H，m，H－16a，H－4′a，H－7），1.79（1H，m，H－14），1.56（1H，m，H－16b），1.50（3H，s，H－22），1.47（1H，m，H－4′b），1.33（3H，d，J＝6.0Hz，H－6′），1.20（3H，d，J＝7.0Hz，H－21），1.15（3H，d，J＝6.0Hz，H－23），1.10（3H，d，J＝6.0Hz，H－18），0.93（3H，J＝7.0Hz，H－17）；[13]C－NMR（CD_3OD，125MHz）δ：174.0（C，C－1），41.0（CH_2，C－2），67.4（CH，C－3），42.7（CH，C－4），82.2（CH，C－5），32.5（CH，C－6），34.5（CH_2，C－7），39.1（CH，C－8），203.4（C，C－9），124.5（CH，C－10），152.5（CH，C－11），61.2（C，C－12），69.0（CH，C－13），46.6（CH，C－14），78.0（CH，C－15），25.6（CH_2，C－16），9.4（CH_3，C－17），9.6（CH_3，C－18），39.1（CH_2，C－19），174.0（C，C－20），17.6（CH_3，C－21），15.3（CH_3，C－22），14.7（CH_3，C－23），104.6（CH，C－1′），70.3（CH，C－2′），66.9（CH，C－3′），31.2（CH_2，C－4′），69.6（CH，C－5′），21.0（CH_3，C－6′），41.1（CH_3，C－7′，8′）。化合物 2 鉴定为 6108B。

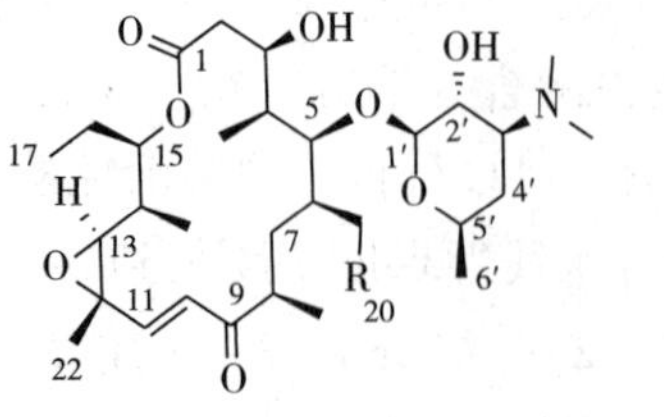

R=CHO　rosamicin（化合物1）
R=COOH　6108B（化合物2）

答案解析

目标测试

1. 什么是海洋天然药物？它们的药源是什么？
2. 海洋天然药物的结构多样性主要表现在哪些方面？举例说明。
3. 大环内酯类化合物是海洋天然药物中常见的一类化合物，它们的特点是什么？有哪些类型？分别举例说明。
4. 聚醚类化合物是海洋生物中的一类毒性成分，它们的结构特点是什么？有哪些作用机制和药用价值？
5. 我国在海洋药物方面的发展历史和现状，以及面临的挑战和机遇如何。
6. 什么是线性聚醚？它们的结构特点是什么？
7. 岩沙海葵毒素是一种什么类型的线性聚醚？它的毒性和药理作用有哪些？
8. 大田软海绵酸是从哪种海洋生物中分离得到的？它对哪些疾病有治疗作用？
9. 简述大环内酯类化合物的结构特点和生物活性。
10. 简述海洋天然药物在治疗顽固性和难治性疾病方面的应用前景。

书网融合……

思政导航　　本章小结　　微课　　题库

第十三章　天然药物的研究与开发

PPT

学习目标

知识目标

1. 掌握　天然药物研究开发的一般程序。
2. 熟悉　天然药物的思路和方法。
3. 了解　天然化合物的结构修饰与合成。

能力目标　通过本章学习，能够掌握天然药物研究开发的一般程序，熟悉天然药物的思路和方法，为天然药物的研究与开发奠定基础。

天然药物是指从植物、动物、微生物以及矿物等天然资源中开发出来的药物，在中国，天然药物主要是指中草药。中草药（包括民间药、民族药）在我国已有数千年的使用历史，而且资源非常丰富，现有的中草药种类已达一万二千多种，其中植物类药物达到一万一千多种，这些丰富的动、植物等天然资源，结合长年积累的临床用药经验，使得从中研制新药具有成功率高、投资少、周期短等特点。因此从中草药着手研发新药是我国创新药物研究的主要途径之一，天然药物也为我们科技工作者提供了非常广阔的用武之地。

中药及天然药物有三种方式入药。①原生药（多为中药饮片）。中药饮片是中药材根据中医药理论，经过加工炮制而成，可直接用于中医临床的药物。临床上医生可以根据病情发展及个体差异辨证施治，故针对性强，灵活机动，效果较好。可是这种方式存在不易保存，质量难以保证，流通和使用不便等缺点。②提取物或有效部位。指采用现代科学技术，对传统中药材进行提取加工而得到的具有相对明确药效物质基础以及严格质量标准的一种中药产品，可作为中药制剂的原料药。中药提取物或有效部位具有相对明确的物质基础、特定的药理活性和明确的质量标准等特点，药品质量有一定保证，且加工生产工艺不太复杂，成本也低，比较适合我国国情。③有效成分。在明确有效成分或活性成分的基础上，采用现代科学方法从中药或天然药物中经提取、分离出有效成分，再做成适当剂型入药。其生产过程及质量监控均有严格管理措施，故可确保用药质量，但研究的周期较长、费用较高。

我国中药及天然药物化学的近代研究和开发是从20世纪20年代研究麻黄碱开始，至50年代建立了天然麻黄素提取工业。新中国成立后，特别是改革开放30多年来，中药及天然药物化学的研究及开发取得了丰硕成果。已对500余种常用中药进行过系统的化学成分研究，发现了近万余种化合物，其中活性成分600余个，从中已成功开发出一批新药。例如从黄花蒿中研制成功的治疗疟疾的青蒿素和衍生的蒿甲醚、青蒿琥酯；从五味子得到对治疗肝炎有活性的五味子素衍生物，抗肝炎新药—联苯双酯和双环醇；从千层塔中分离到治疗早老性痴呆病的石杉碱甲；治疗肠道感染性疾病的黄连素（小檗碱）；镇痛作用的延胡索乙素；改善微循环、治疗有机磷农药中毒的山莨菪碱；治疗青光眼药物包公藤甲素；治疗心血管病药物葛根素；治疗急性、慢性肝炎和肝硬化的水飞蓟素；抗肿瘤药物斑蝥素、β-榄香烯、冬凌草甲素、人参皂苷 Rg_3 等。研制成功由麝香酮、芳活素、海可素Ⅰ、海可素Ⅱ等配制成的人工麝香；以及治疗自身免疫性疾病系统性红斑狼疮的雷公藤皂苷；从银杏叶中提取分离的多种银杏黄酮苷和银杏内酯用于治疗脑缺血及外周血管病变。

知识链接

人工麝香代替天然麝香，扩大珍稀药材的应用

人工麝香作为濒危动物药材麝香的替代品，等同天然麝香配方使用。是国家重大科研成果和保密品种，用人工麝香生产中成药品种近400种，涵盖中成药常用剂型。是珍稀动物药材代用品研究的重大突破，中医药专家为珍稀动物药材的应用开辟了一条重要的新途径，为其他科研成果推广创立了可借鉴的模式，促进中医药事业可持续健康发展。

知识链接

不断发展创新，银杏产业走在世界前列

银杏 *Ginkgo biloba* L. 是冰川时期存活在地球上的孑遗植物，素有“活化石”之称。目前从银杏叶中已发现有160多种化合物，研究证实其主要有效成分为银杏黄酮类和银杏萜内酯类，以及银杏酸类化合物。从《神农本草经》开始就有银杏的记载，银杏叶医药价值始于中国宋代。

1929年，日本人首先从银杏叶中分离到一些黄酮类化合物。我国从20世纪末以来，对银杏叶及其制剂进行大量的创新研究，取得了瞩目成绩，形成了产业优势。目前银杏叶提取物及其制剂产业已成为医药产业的杰出代表。

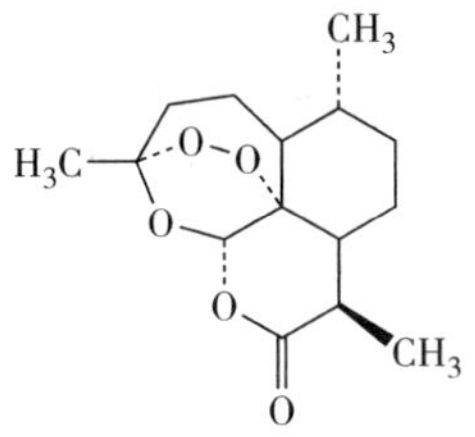
青蒿素

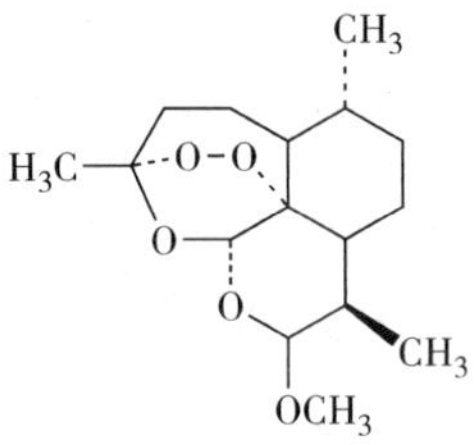
蒿甲醚

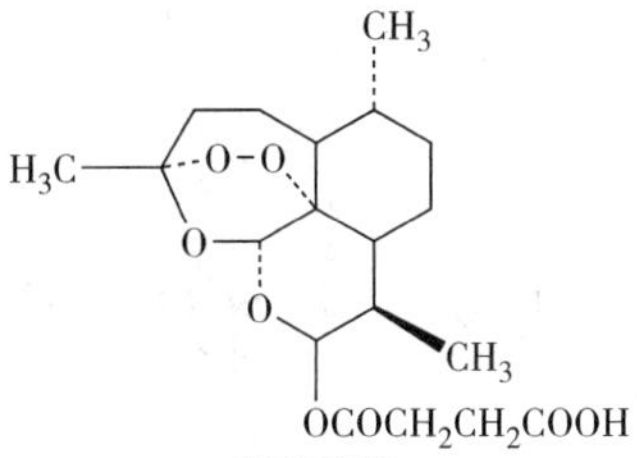
青蒿琥酯

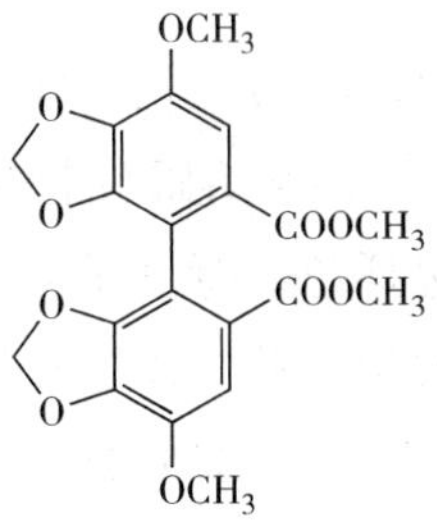
联苯双酯

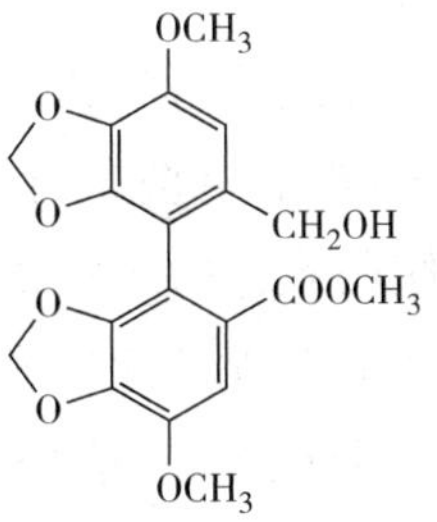
双环醇

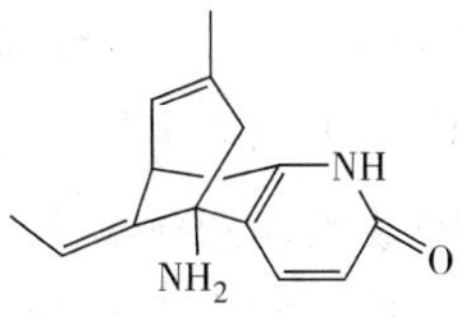
石杉碱甲

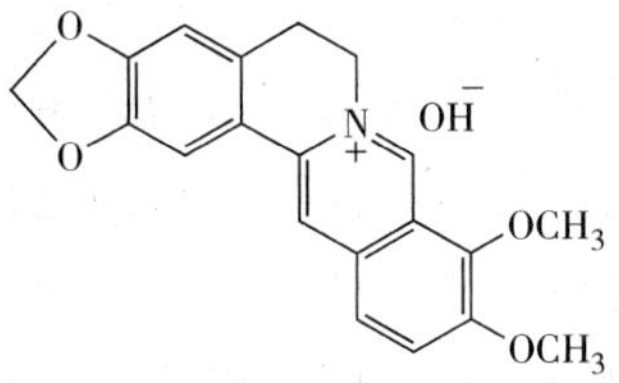
小檗碱

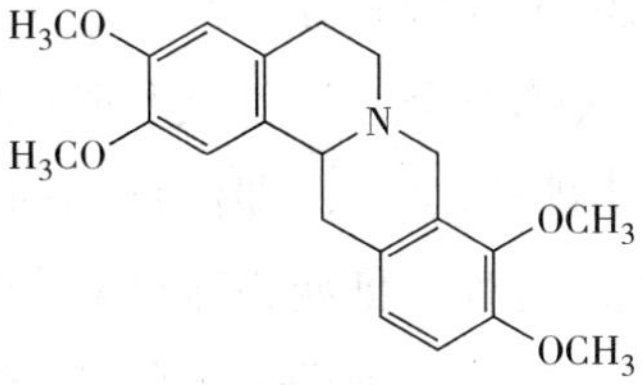
延胡索乙素

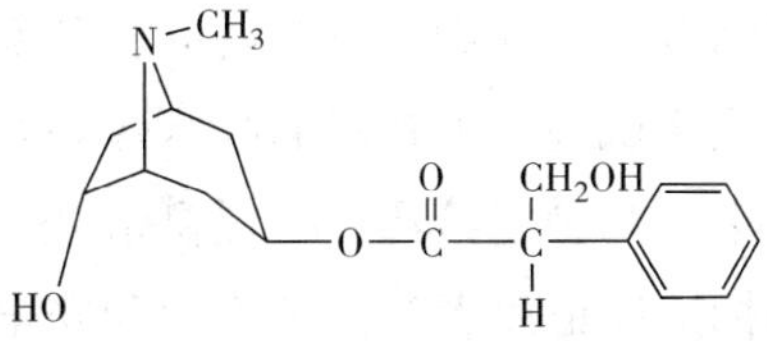
山莨菪碱

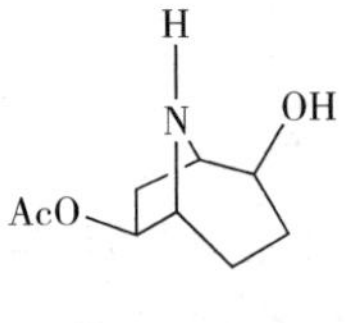

包公藤甲素

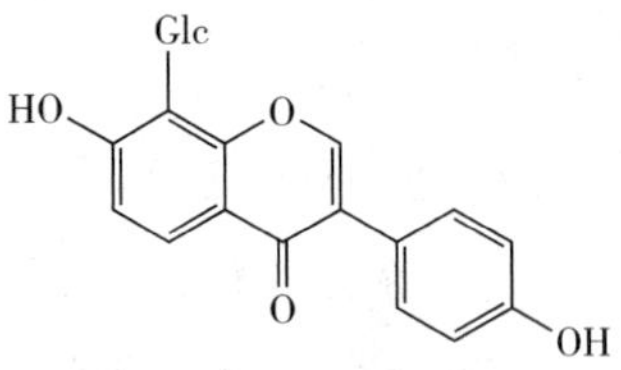

葛根素

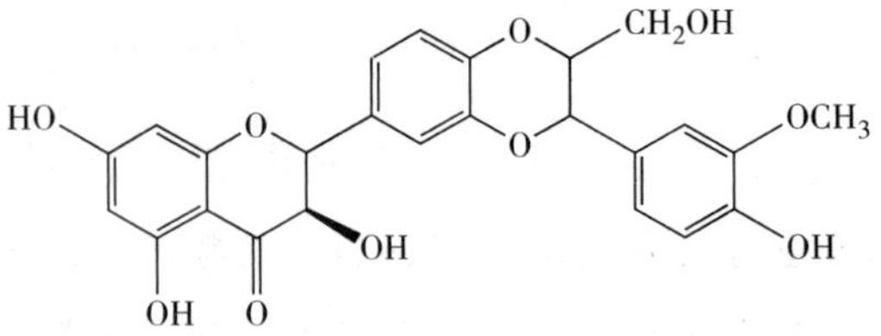

水飞蓟素

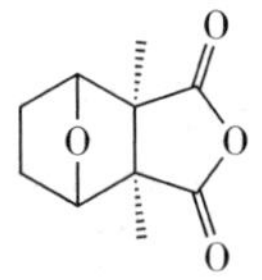

斑蝥素

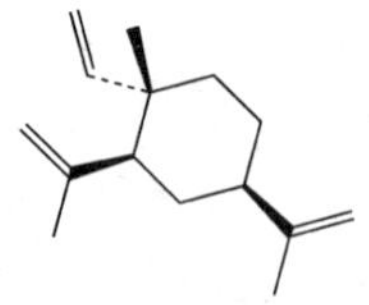

β-榄香烯

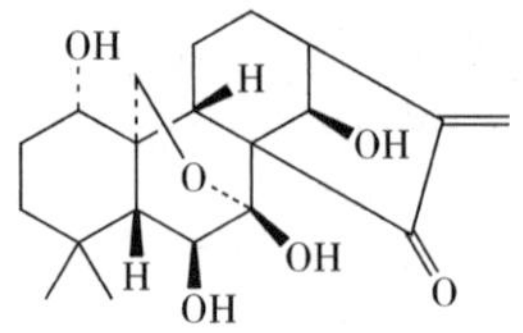

冬凌草甲素

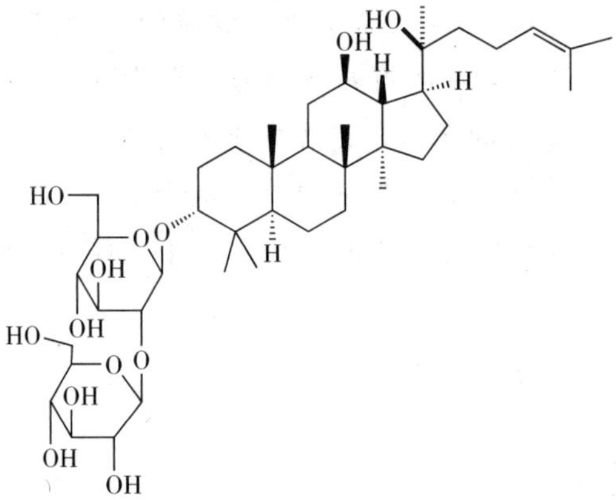

人参皂苷Rg_3

第一节　天然药物开发的一般程序 微课1

新药研发分为临床前研究和临床研究两个阶段。

临床前研究阶段主要包括：①基于中医方证理论等医学典籍，民间用药经验，临床实践经验等来选定研究对象。②收集原料，建立适当的体内外药效学模型进行活性筛选，分离追踪活性成分，确认结构，对活性成分进行作用机制研究。③进行系统药效试验，毒性试验（包括急性毒性试验、长期毒性试验、特殊毒性试验，即致畸、致癌、致突变、依赖性等试验）和药代动力学试验。④进行原料保障供应研究（即资源调查、栽培研究、组织培养和人工合成等）。⑤制剂工业化研究（即处方及工艺研究、临床及生产用药品质量研究、原料及制剂稳定性研究等）。

完成临床前研究后，可向药品管理部门申报临床研究。获得临床研究批文后开始临床研究。主要包括：Ⅰ期临床试验，即初步的临床药理学及人体安全性评价试验阶段。观察人体对于新药的耐受程度和药代动力学，为制定给药方案提供依据。Ⅱ期临床试验，即治疗作用初步评价阶段。其目的是初步评价药物对目标适应证患者的治疗作用和安全性，同时为Ⅲ期临床试验研究设计和给药剂量方案的确定提供依据。Ⅲ期临床试验，即治疗作用确证阶段。其目的是进一步验证药物对目标适应证患者的治疗作用和安全性，评价利益与风险关系，最终为药物注册申请的审查提供充分的依据。申请新药证书及生产批文号后，新药开始上市销售。Ⅳ期临床试验，即上市后应用研究阶段。其目的是考察在广泛使用条件下的药物的疗效和不良反应，评价在普通或者特殊人群中使用的利益与风险关系以及改进给药剂量等。最后才能进行正式生产。

第二节　天然活性化合物的研究方法

天然活性成分的研究方法一般如图 13－1 所示。

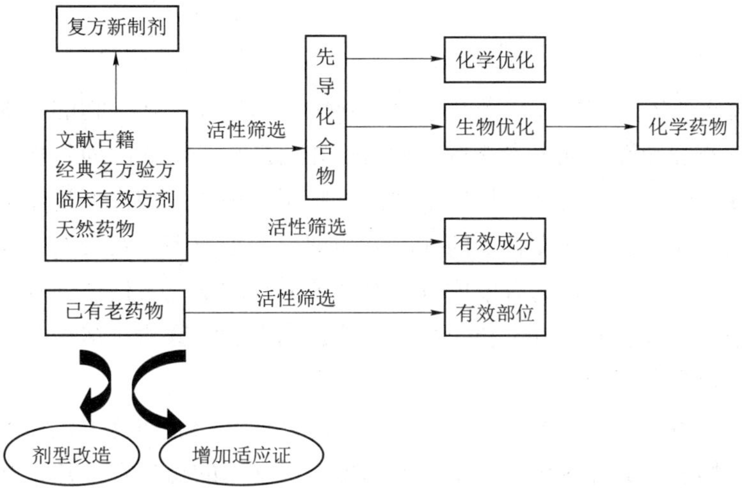

图 13－1　天然活性化合物的研究方法示意图

一、研究思路与方法 微课 2

为了研制出中药及天然药物的新药，要更加重视和加强多学科间的密切合作，做到立题新颖，立项依据充分，在研制过程中既要抓住中医药的优势和特色，又要充分借鉴当今生物医药学研究的新成果、新技术、新方法，根据不同药物的特性和特点，全面、合理、科学、规范地设计实验，研制出具有中国特色的创新药物，推动我国创新药物研究与开发的进程。在研发过程中，选定新药的研究对象和研究模式非常重要。在确定研究对象时，首先应进行临床调查、传统古方的调查和药材资源调查，保证研发对象的有效性和可行性，进而选择研发的模式。

开发新药是一个非常复杂的高技术密集性系统工程，涉及化学、药理、制剂、临床医学、毒理等多个学科领域。根据经验，大约平均合成与筛选 1 万个化合物才可能有希望研制成功一个一类创新药物上市，周期至少 10～12 年，多则 15 年，投资为 2 亿～2.5 亿美元，而且成功率极低、风险极大，对此必须有清醒的认识。

目前从天然药物或中草药中研究新药的模式主要有以下六种。①通过对中草药或其他天然药物的生物活性成分的研究（包含其代谢产物等），从中发现有药用价值的活性单体或经结构修饰的活性单体，然后按上述的新药研发途径将其开发成新药。②在基本上明确了中草药中的有效成分和有效部位的基础上，将有效部位开发成新药。③在不明确中草药有效成分的基础上，将临床疗效明确的经典方、经验方或经药效学研究具有开发价值的复方中药开发成新药。④已知某种中草药成分或某类成分具有药用价值或已成为新药，根据动植物的亲缘关系，寻找含有这种或这类成分的动植物替代品，将其开发成新药。⑤经过文献资料或民间用药的调研或通过现代药理学的筛选研究，发现某种植物、动物、微生物或矿物质具有潜在的药用价值，将其开发成新药。⑥为了提高药物的生物利用度、稳定性，或降低毒性等原因，将现有药物改变剂型，开发为新药。

其中模式①是目前国内外的新药研发过程中普遍采用的方法。模式②～⑥是根据中医药几千年的临床研究经验，我国目前较多采用的新药研发的方法，在日本、韩国、印度等民族药有悠久使用历史的国家也较常采用。我国药品监督管理部门对新药的研究有严格的规定，制定了《新药管理办法》等法律法规来规范新药的研究。2020 年 3 月 30 日，国家市场监督管理总局发布了新修订的《药品注册管理办法》(国家市场监管总局令第 27 号)，自 2020 年 7 月 1 日起实行。

天然药物的研究方法既遵循一般新药的研究方法，又有其自身的一些特点，目前国内外常见的研究方法有以下几种。

（一）以寻找活性成分为目标的追踪方法

传统的天然药物化学研究往往以发现新化合物为目的，以发现新化合物的多少来判断科研水平的高低，而不管其是否具有药理活性，加上未能按生物活性导向进行分离，因而发现天然产物中的活性成分概率低，致使绝大多数中药和复方的药效物质基础尚未阐明。现代药理模型指导下的活性追踪筛选思路和方法，俗称生物活性导向筛选，即在合适的体内外药理模型指导下，对天然药物化学成分进行系统的提取、分离和结构研究，以探寻其中的有效成分，对有效成分的研究不仅包含以往经常涉及的小分子成分，同时也包含近年来研究较多的大分子和大极性成分，如皂苷、鞣质、多糖等，所采用的药理模型也包含了体外和体内试验两个方面。

在明确筛选模型后，活性追踪下的提取分离一般方法是根据天然药物中化学成分的性质将其粗分成几个部分，对每个部分均进行活性测试，确定有效部位。最常用的粗分方法是根据天然药物中含有的化学成分的极性大小不同分成几个部分。如将天然药物依次用石油醚、二氯甲烷、丙酮、水等提取，获得不同的粗分部位。或先采用水或一定浓度的乙醇提取，然后将水浓缩液或乙醇浓缩液依次用石油醚、三氯甲烷/二氯甲烷、乙醚/乙酸乙酯、正丁醇萃取后分成不同的粗分部分供活性筛选。如果每部分均有活性，但活性均不强，则需要重新设计粗分方法，如利用不同类型化学成分的酸碱性不同，将化学成分进行粗分等。

明确化合物的活性部位后，可进一步利用各种色谱方法进行分离。注意首先选用不易引起不可逆吸附或不易造成样品损失的色谱分离材料，如各种交换树脂和凝胶等。将分离得到的各部分再次进行活性测试。活性部分进一步分离和活性测试，直到获得有效单体。有时中草药成分间存在协同作用，往往不能得到一个作用最强的有效单体，但可以得到一组化合物组成的有效部位，因为有效部位的化学成分与含量已明确或基本明确，故有效部位开发的新药，具有药品质量易于控制、临床疗效稳定等特点。

（二）从体内代谢产物中发现天然药物新药

中药或天然药物的成分在体内极易发生代谢，从其代谢产物中发现活性成分，也是创新药物发现的一个重要途径。天然药物化学成分虽然多种多样，但是当作为口服药物应用时，只有那些能被吸收的成分才是活性成分研究的目标。具体的研究方法是将天然药物的水或醇提取物给大鼠灌胃，随后在间隔一定时间后分别收集血清、尿及胆汁样品，测定它们的 HPLC 指纹谱，比较给药前后的差别。随后分离纯化给药之后在血清、尿及胆汁样品中出现的新成分，鉴定它们的结构，探讨它们的活性，从而确定有效单体或有效部位，开发成新药。

二、从天然药物中追踪分离活性成分的实例

（一）抗疟新药蒿甲醚与青蒿素

青蒿（即黄花蒿）治疟自东晋《肘后备急方》起的诸多中医药典籍中均有记载。青蒿素是我国科学工作者从传统抗疟中药黄花蒿（*Artemisia annua*）中分离得到的含过氧桥键的新型的倍半萜内酯。它的发现打破了抗疟药必须为含氮的化合物的框框。青蒿素对抗氯喹原虫有明显效果，作用快，毒性低，

抢救严重的恶性疟有独特的效果，对世界治疗疟疾起了巨大的作用。

青蒿素的提取分离如下。

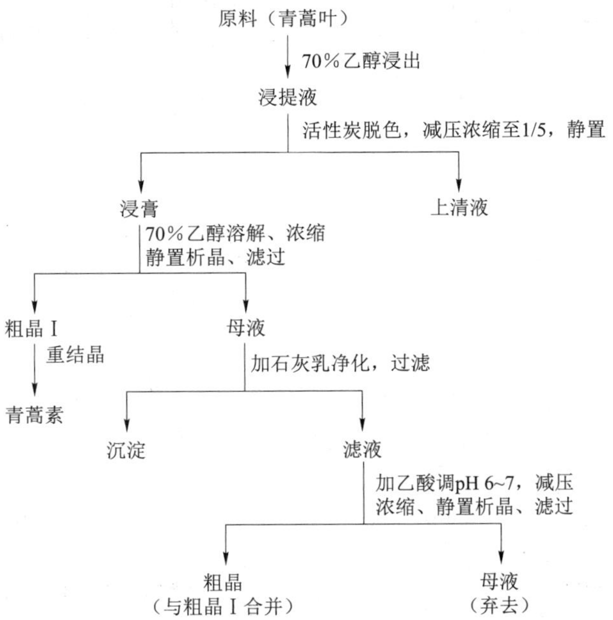

青蒿素在临床应用中发现一些不足的地方，包括口服吸收差，水和油均不溶，难以制成合适的制剂，临床复发率高达48%。为了克服这些不足，需研究其体内代谢过程、构效关系和结构修饰，期望提高其疗效。

青蒿素人体口服后，大部分以原型药从大便排出，证明其口服吸收不好，部分吸收进入血液，经体内代谢后的代谢物均失去抗疟活性。这些代谢物从结构上看均无过氧基团，提示青蒿素代谢是失活化过程，过氧基团是抗疟活性基团。人体口服青蒿素后的代谢转化及其机制如图13－2和图13－3所示。

青蒿素经接触催化氢化后得到失去过氧基的氢化青蒿素（图13－4），无抗疟活性，进一步证明过氧基团是抗疟活性基团。青蒿素在甲醇中用硼氢化钠还原得二氢青蒿素（dihydroartemisine），抗疟效价比青蒿素高一倍。在盐酸催化下得蒿甲醚（图13－5）。蒿甲醚比青蒿素的抗疟作用更为显著，如抗疟效果高6倍。口服青蒿素临床近期复发率为50%，而蒿甲醚复发率降为7%。

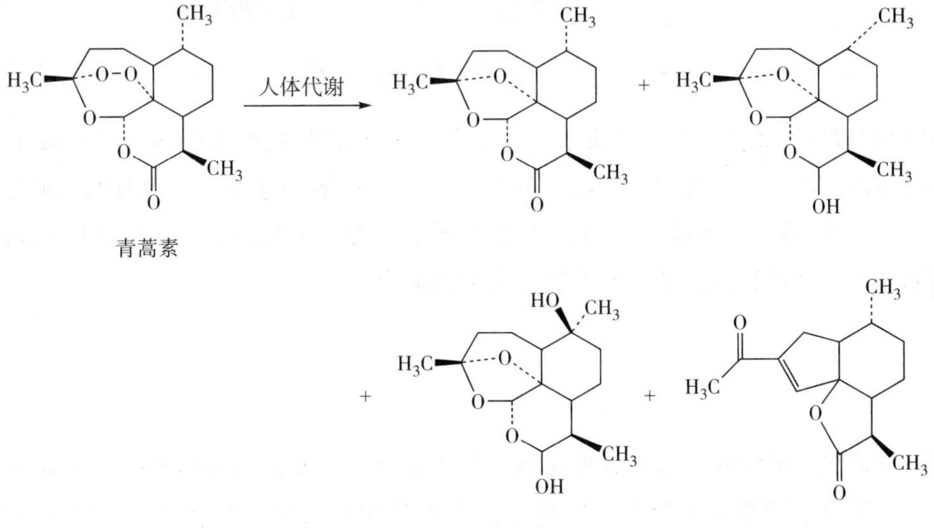

图13－2 青蒿素人体内代谢转化方式

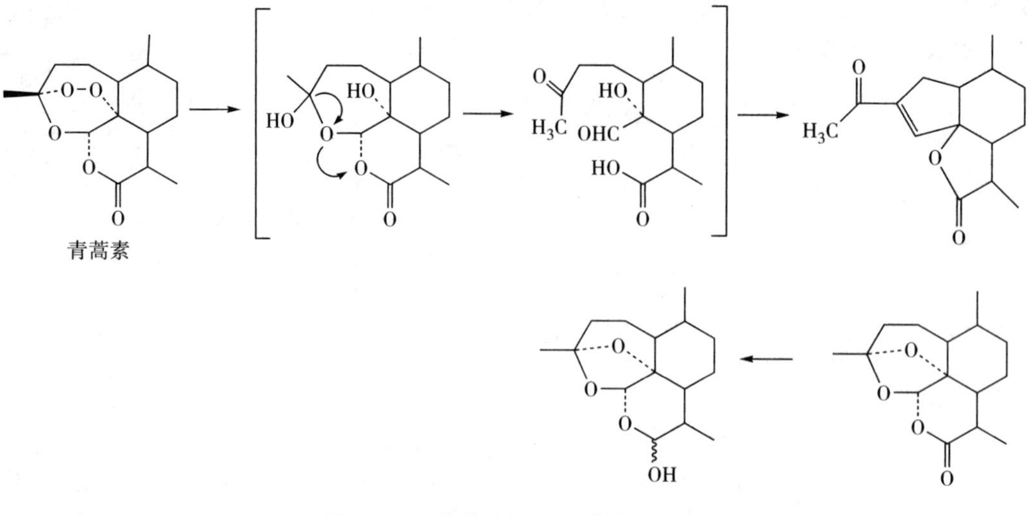

图 13－3 青蒿素体内代谢转化机制

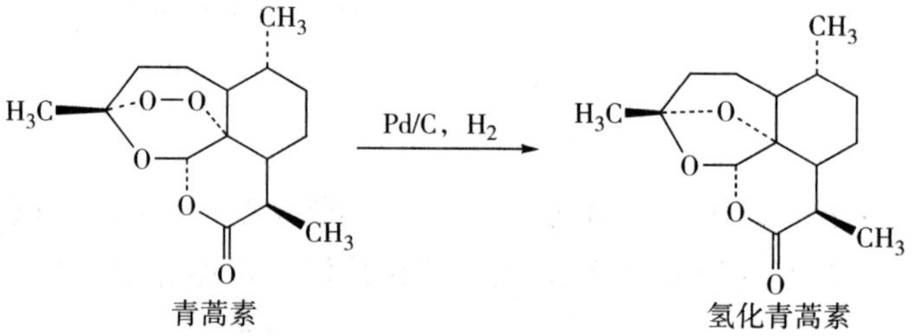

图 13－4 青蒿素催化氢化

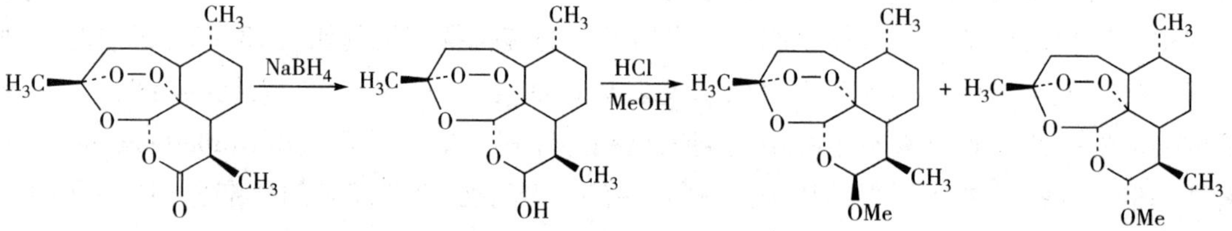

图 13－5 由青蒿素制备蒿甲醚反应路线

蒿甲醚注射剂 1987 年被批准为一类新药，同年九月卫生部在北京首次向全世界宣布蒿甲醚是治疗各种危重疟疾的高效、速效、低毒的新型抗疟药。1990 年，世界卫生组织（WHO）颁布文件向世界各国推广抗疟新药——蒿甲醚。目前该药已在二十多个国家注册，成为国际公认的我国创制的新药。1995 年，被载入国际药典，这是我国药物研究中的一项创新成果。

>>> 知识链接

创新药物蒿甲醚的研究

青蒿素在胃肠道中不易吸收，生物利用度低，复发率高。此外，它在水及油中的溶解度均小，难以制成适当剂型。1976 年，中科院上海药物所对青蒿素的化学结构进行改造研究。研究人员原希望通过一系列化学反应发现有效化学基团，但实验证明将分子结构进行剧烈的改变后即失去疗效。研究人员还进行了青蒿素体内代谢转化的研究，希望发现有效结构的线索。但证明口服吸收不好，多以原型药排出体外。青蒿素在人体内代谢后的转化物均无抗疟活性。研究人员注意到青蒿素分子内的过氧基团，它会起什么作用？他们用钯碳氢化还原制成脱氧青蒿素，用锂铝氢还原制成二氢青蒿素，发现缺少了过氧基团也就失去了抗疟活性。以后他们又合成了一些简单的过氧化合物，但抗疟效果很低，表明青蒿素母核也是不能忽略的。二氢青蒿素的抗疟效果是青蒿素的二倍，但它的溶解性能没有改善。为此研究人员设计和合成了二氢青蒿素的醚类、羧酸酯类及碳酸酯类三类衍生物。经抗鼠疟试验证明，多数衍生物的抗疟活性超过了青蒿素，如醚类中的甲醚衍生物活性是青蒿素的6倍，乙醚衍生物是3倍；而羧酸酯和碳酸酯类中有不少在10倍以上。于是，研究人员在上述三类衍生物中各选出一个抗疟活性最好的化合物，进行大动物毒性试验。根据毒性试验结果及它们的稳定性、溶解度及生产成本等因素，选出甲醚类化合物作为候选药，定名为“蒿甲醚”。蒿甲醚的油溶性大，易制成油针剂。研究人员还研究了蒿甲醚的吸收、分布、排泄、药物代谢动力学、对免疫功能的影响、对胚胎毒性和无致畸性以及蒿甲醚在体内的化学转化等，这些资料为蒿甲醚的临床试用提供了依据。

（二）葛根中葛根素的研究

葛根来源于豆科植物野葛（*Pueraria lobata*）的干燥根。葛根中主要含有葛根素、大豆素、大豆苷等异黄酮类化合物。大豆素具有类似罂粟碱的解痉作用，葛根总黄酮具有扩张冠状动脉，增加冠状动脉血流量以及降低心肌耗氧量等作用。

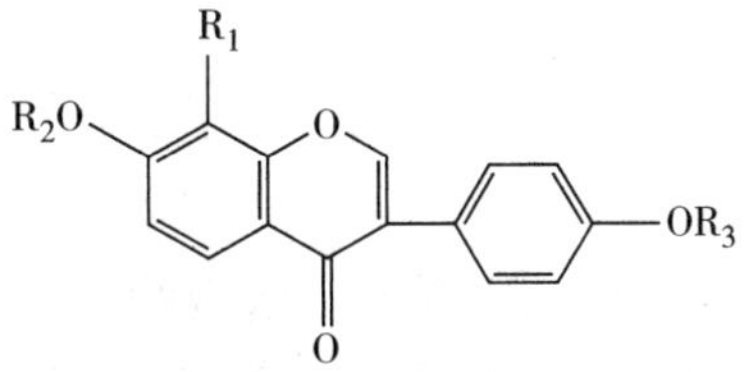

大豆素 $R_1=R_2=R_3=H$
大豆苷 $R_1=R_3=H$，$R_2=Glc$
葛根素 $R_2=R_3=H$，$R_1=Glc$

葛根中分离葛根总黄酮流程如下。

葛根粉末
↓ 甲醇渗漉提取
甲醇提取液
↓ 回收甲醇
浸膏
↓ 加水溶解，加正丁醇萃取
正丁醇提取液
↓ 减压回收正丁醇
葛根总黄酮

（三）丹参总酚酸提取物的制备

丹参为唇形科丹参（*Salvia miltiorrhiza*）的干燥根及根茎，味苦、性微寒，入心、肝经，具有活血化瘀、养血安神、调经止痛、凉血消痈等功效。丹参具有改善外周循环、提高机体耐缺氧能力，扩张冠状动脉与外周血管、增加冠脉血流量、改善心肌收缩力等药理作用，临床上用以治疗冠心病。此外，丹参还具有抗菌、抗肿瘤、镇静、镇痛、解热、祛痰和保肝等多种作用。

丹参的化学成分可分为脂溶性和水溶性两大类，脂溶性成分为菲醌衍生物，例如丹参醌Ⅰ（tanshinone Ⅰ），丹参醌Ⅱ$_A$、Ⅱ$_B$（tanshinone Ⅱ$_A$、Ⅱ$_B$），羟基丹参醌（hydroxytanshinone），丹参酸甲酯（methyl tanshinonate)，隐丹参醌（cryptotanshinone），次甲基丹参醌（methylene tanshinone），二氢丹参醌（dihydrotanshinone），丹参新醌甲、乙、丙（neotanshinone A、B、C）等。水溶性成分主要为丹参素［D－(＋)－β－(3，4－dihydroxyphenyl)－lactic acid］，丹酚酸 A、B、C（salvianolic acid A、B、C），迷迭酸（rosmarinic acid），原儿茶醛（protocatechuic aldehyde）和原儿茶酸（protocatechuic acid）等。

丹参总酚酸提取物的制备流程如下：

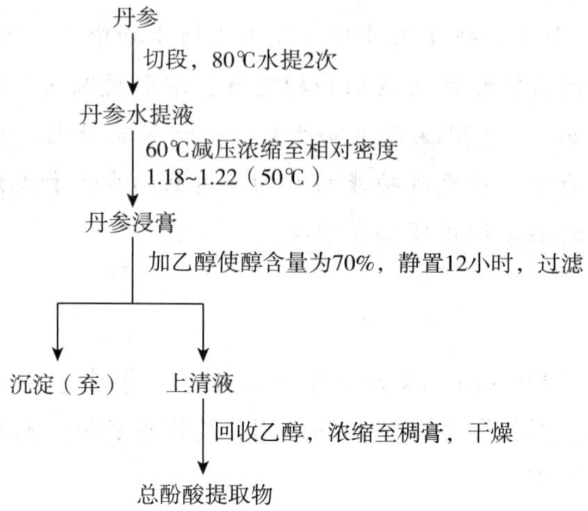

（四）银杏叶有效部位群制备

银杏叶为银杏科植物银杏 *Ginkgo biloba* 的干燥叶。银杏叶中含有黄酮、萜内酯、酚酸、聚异戊烯醇等成分，其中银杏叶黄酮、萜内酯和聚异戊烯醇是其主要的药效成分。银杏叶中主要有槲皮素、山柰酚、异鼠李素等单黄酮类成分，以及芹菜素 3′，8″位碳相连而成的双黄酮类成分，主要的萜内酯类成分有银杏内酯 A、B、C、J、K、L、M 和白果内酯等。

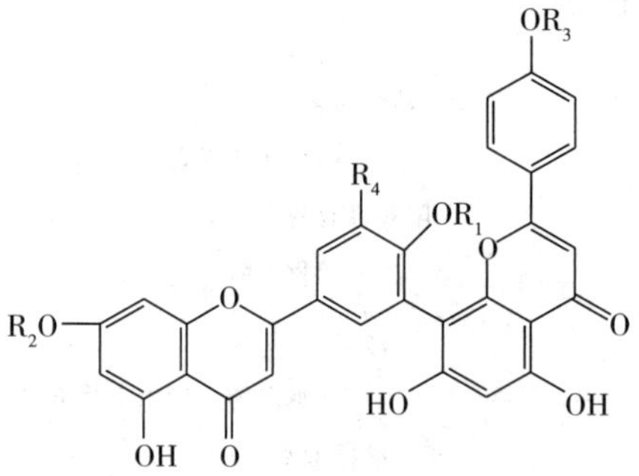

	R_1	R_2	R_3	R_4
穗花杉双黄酮	H	H	H	H
去甲银杏双黄酮	CH_3	H	H	H
异银杏双黄酮	CH_3	H	CH_3	H
银杏双黄酮	CH_3	CH_3	H	H
金松双黄酮	CH_3	CH_3	CH_3	H
1,5′－甲氧基去甲银杏双黄酮	CH_3	H	H	OCH_3

银杏叶有效部位群制备流程如下：

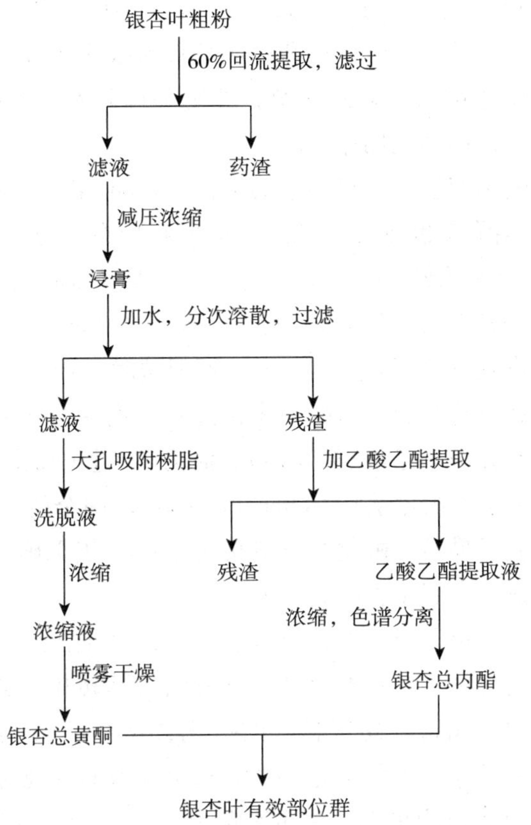

第三节　天然活性成分的合成与结构修饰

作为次生代谢产物的天然物质，由于具有化学结构和生物活性的多样性和独特性，一向是新药创制的重要来源，为新药研发提供了许多重要的药物分子或先导化合物。但是一部分天然来源的药物在原植物中含量很低，故对这些微量活性成分进行合成或半合成就非常必要。此外，天然产物中发现的部分化合物往往存在活性不够强、作用特异性低、药代动力学性质不理想或毒副作用大等缺点，没有直接临床应用价值。因此，以天然产物作为先导化合物，利用化学反应进行结构修饰，再通过活性筛选和构效关系研究，确定结构中的药效团，然后对药效团以外的部位进行优化，使活性或生物利用度提高、毒副作用降低，进而发现具有临床应用价值的化合物，是新药研发的一条重要途径。现代临床上应用的许多化学药物来源于天然产物或通过对活性天然产物进行结构改造而获得的，如抗肿瘤药物紫杉醇、喜树碱和我国自主研发的保肝药物联苯双酯与双环醇都是典型代表。

（一）抗肿瘤药物紫杉醇的开发

红豆杉在植物分类学上归属于裸子植物亚门松杉纲红豆杉目红豆杉科（Taxaceae）的红豆杉属（Taxus L.）植物。红豆杉是远古第 4 纪冰川后遗留下来的珍稀植物之一，在地球上已有 250 万年的历史，被称为植物王国的“活化石”。

1967 年 6 月，美国科学家 Wall 博士从太平洋红豆杉（*Taxus brevifolia*）的树皮中得到了一种白色的结晶单体紫杉醇（Taxol）。1971 年，Wall 博士、Wani 博士以及 McPhail 博士利用核磁共振和单晶 X 衍射技术确定了紫杉醇的化学结构，发现其结构骨架含有 6/8/6 – taxane 环状体系，即 2 个六元碳环中间夹着 1 个八元碳环并连在一起构成了核心骨架，此外骨架上还连有 1 个四元含氧环以及 1 个带有酰胺等基团的苯丙酸酯侧链构成“尾巴”侧链；分子中共有 11 个立体中心和多个官能团。后继研究发现紫杉醇具有独特的抗肿瘤作用机制：其可使微管蛋白和组成微管的微管蛋白二聚体失去动态平衡，诱导与促进微管蛋白聚合、微管装配、防止解聚，从而使微管稳定并抑制癌细胞的有丝分裂和防止诱导细胞凋亡，进而有效阻止癌细胞的增殖，起到抗癌作用。

紫杉醇的结构一经发表，便引起了全球科学家的关注。1984 年，紫杉醇被美国 FDA 批准进入Ⅰ期临床试验。1985 年，紫杉醇Ⅱ期临床也按计划开展。但紫杉醇在红豆杉树皮中的量极低，仅 1989 年，就砍伐了大约 6000 棵红豆杉树，从大约 27，300 千克树皮中仅仅提取到了 1.9 千克的紫杉醇（0.007% 得率）。并且天然红豆杉树生长极其缓慢且不易繁殖，一棵直径 22cm，高度 9m 的紫杉树大约 125 年树龄。从砍伐树木、收集紫杉树皮到分离萃取出紫杉醇，不但费时、费力，还会导致树木死亡、资源枯竭和生态环境的破坏。因此，寻找可持续的紫杉醇新来源途径具有十分重要的意义。全球有 30 多个顶尖实验室投入到紫杉醇的全合成研究中，竞争非常激烈，成为 20 世纪后期有机合成化学领域的焦点。经过 20 多年的艰苦努力，在 1994 年美国化学家 Holton 和 Nicolaou 两个研究组几乎同时报道完成了紫杉醇的全合成。紫杉醇全合成的研究成果为有机化学合成历史上的一座丰碑，但紫杉醇全合成由于步骤多、产率低、反应条件苛刻等导致成本高而无法商业化生产。

在紫杉醇结构复杂而不能实现化学全合成、天然来源又非常有限和社会需求极大的状况下，在红豆杉中寻找量较高的紫杉醇前体化合物，然后再通过化学方法将其转化为紫杉醇是非常有效的解决途径。通过研究发现：从红豆杉植物中分离得到的紫杉醇前体化合物 baccatin Ⅲ与紫杉醇具有相同的母核结构，并可经 4 步化学反应得到紫杉醇，产率高达 80%。这个惊喜的发现为解决紫杉醇新来源途径取得了重大进展，使得半合成生产紫杉醇成为可能。更可喜的是，从一种欧洲红豆杉枝叶中发现存在较多的 10 - deacetylbaccatin Ⅲ（10 - DAB）。由于 baccatin Ⅲ和 10 - DAB 在植物中的含量相对较高，且枝叶是一种可以再生的资源，因而半合成的研究工作主要集中在对这两种物质上。半合成为解决紫杉醇供应问题提供了一条很有希望的途径，一条高效且商业化的半合成路线在 1990 年（Holton 和 Ojima）被开发出来。1992 年，紫杉醇被美国 FDA 批准上市。目前紫杉醇的半合成原料主要来源于人工培育种植的红豆杉，包括一种欧洲红豆杉与东北红豆杉的杂交品种——曼地亚红豆杉。

紫杉醇是目前已发现的最优秀的天然抗癌药物之一，同时也是全球销量第一的来自植物的抗癌药。其新颖复杂的化学结构、显著的生理活性、全新独特的作用机制、奇缺的自然资源使其受到了植物学家、化学家、药理学家、分子生物学家的极大关注，成为 20 世纪下半叶举世瞩目的抗癌明星和研究重点，包括寻找新的生物资源、化学全合成、半合成、衍生物制备、生物转化、生物合成、生物工程、构 - 效关系研究、作用机制研究、药理学和药效学等研究，它的发现激发了人们对天然药物研究的兴趣与信心。紫杉醇半合成路线如图 13 - 6 所示。

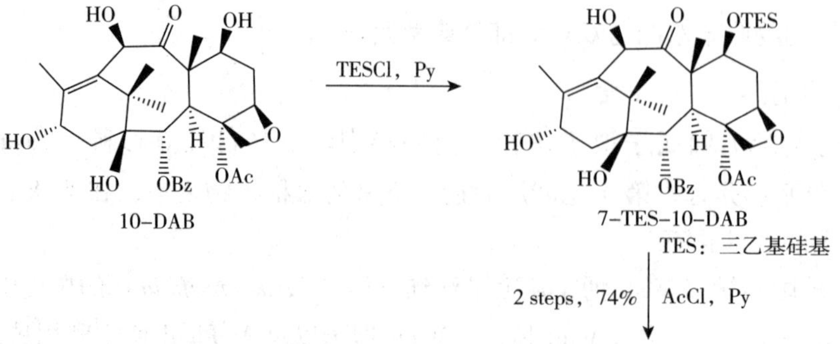

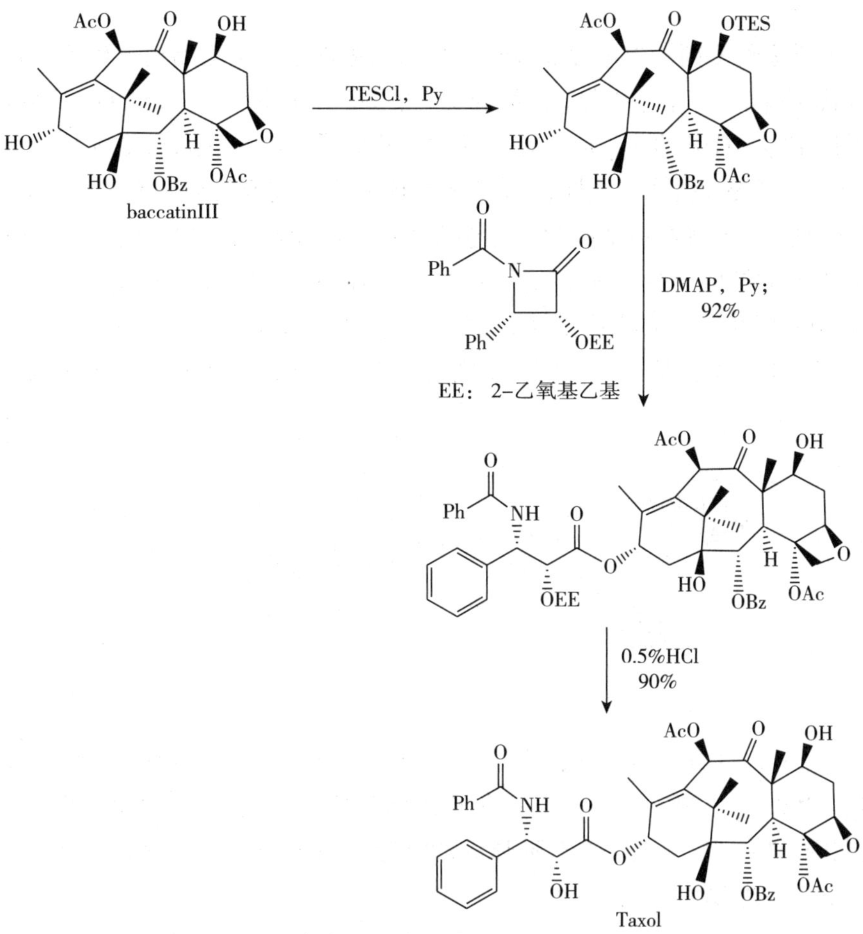

图 13－6　紫杉醇半合成路线

（二）喜树碱的结构修饰与药物研发

喜树碱（Camptothecin，CPT）为吡咯并喹啉类生物碱，存在于我国特有的珙桐科植物喜树的果实或根中。1966 年，美国科学家 Wall 博士等首次从我国引种的喜树（*Camptotheca acuminata*）茎皮中分离得到了喜树碱这一天然成分。喜树碱结构由五个环骈合而成，其中 A 与 B 为喹啉环，C 为吡咯环、D 为共轭吡啶酮结构、E 为具有 *S* 手性碳的 α－羟基内酯环。

喜树碱具有良好的细胞毒活性：研究者发现该五环生物碱在体外对 Hela 细胞（宫颈癌细胞的细胞系）、L1210 细胞（小鼠淋巴细胞白血病细胞）及啮齿类动物显示出较强的抗肿瘤活性，对胃癌、直肠癌和白血病等多种恶性肿瘤均有一定的疗效。在喜树碱发现之前，很多抗癌药物都是通过抑制拓扑异构酶Ⅱ（Topo Ⅱ）而发挥抗癌作用，而喜树碱能够独特的作用于拓扑异构酶Ⅰ（Topo Ⅰ）。这一发现在当时很快便引起了药学界的轰动，引发了科学界对植物喜树和喜树碱类化合物的研究热潮。但喜树碱对消化系统及泌尿系统强烈的毒副作用，如引发腹泻、出血性膀胱炎、严重的骨髓抑制等，使研究一度停滞不前。

中国科学家徐任生等人紧随国际研究热点，开展喜树化学成分的研究，成功地从喜树中发现多个喜树碱类的天然成分。1969 年，中科院上海药物所发现 10－羟基喜树碱（HCPT）抗癌活性高而毒性低。其抗癌作用相当于喜树碱的 30 倍，对胰腺癌、前列腺癌、膀胱癌、胃癌等均有较好疗效，具有抗瘤谱广且无交叉耐药性等优势。与喜树碱相比，羟基喜树碱显著降低了泌尿系统的副作用。10－羟基喜树碱在 1986 年取得了批准文号，成为 20 世纪中国自主研制的抗肿瘤药物，2001 年 3 月冻干粉针剂型在国内上市。

在此基础上，科学家们不断的努力尝试改进喜树碱水溶性差、半衰期短、生物利用度低的缺点。构效关系研究发现（图 13－7），喜树碱类衍生物分子中的 20（*S*）构型、E 环的 α－羟基内酯和 D 环的氢化吡啶酮是必需活性结构；C 环的 5 位取代将会导致活性降低，7、9 位极性或非极性取代基取代后活性增加，7 和 10 位双取代可提高代谢稳定性；10 位上小体积取代基取代后活性增加，11 位上引入吸电子取代基同样能使活性增加；E 环羟基的酯化，能够大大减小喜树碱的毒性，但是也伴随着抗癌活性的降低。因此，喜树碱 A 环的结构改造是研究的重点之一。喜树碱 10 位引入羟基后，可以使 9 位活化，有利于结构修饰。如 10－羟基喜树碱可通过 Mannich 反应在 9 位引入不同的氮取代基，可以制备系列喜树碱衍生物。其中一个衍生物拓扑替康，在 9、10 位上进行了取代，是 A 环取代衍生物的典型代表。

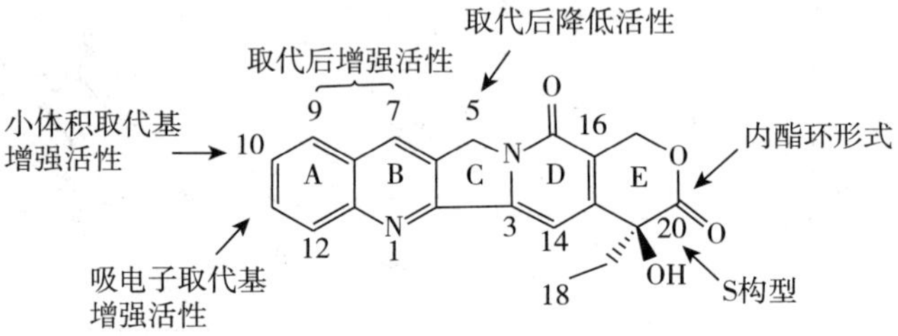

图 13－7　喜树碱的主要构效关系

拓扑替康（Topotecan，TPT）首先在日本上市，1996 年 5 月经美国 FDA 批准上市，用于卵巢癌患者的二线治疗药物。1999 年，FDA 又批准其用于小细胞肺癌的二线治疗。2007 年，拓扑替康的一种口服制剂被 FDA 批准用于临床上复发性小细胞肺癌的治疗。目前拓扑替康多用于神经细胞瘤、乳腺癌、结肠癌、小细胞肺癌以及卵巢癌的化疗。

伊立替康（Irinotecan，CPT－11）1994 年在日本上市。1996 年美国 FDA 批准其用于晚期大肠癌的治疗，与 5－氟尿嘧啶联合作为一线用药，此后共有 7 个国家陆续批准伊立替康用于治疗对 5－氟尿嘧啶标准治疗无效的晚期结肠直肠癌。

贝洛替康（Belotecan，CDK－602）2004 年在韩国被批准上市，主要用于卵巢癌以及肺癌的临床治疗，对铂敏感和耐受的卵巢癌患者也具有治疗作用。

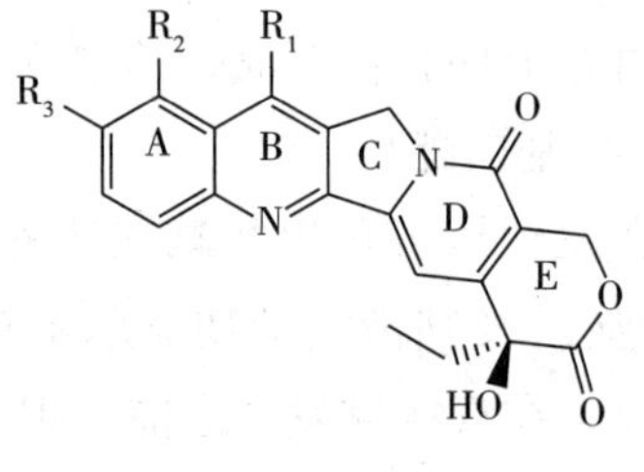

HCPT	$R_1 = H$	$R_2 = H$	$R_3 = OH$
Topotecan	$R_1 = H$	$R_2 = CH_2N(CH_3)_3$	$R_3 = OH$
Irinotecan	$R_1 = CH_2CH_3$	$R_2 = H$	$R_3 =$ 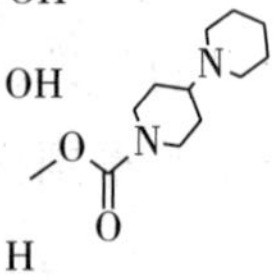
Belotecan	$R_1 = CH_2CH_2NHCH_2CH_3$	$R_2 = H$	$R_3 = H$

科学家们通过 20 多年细致耐心的研究，历经喜树碱的发现、活性测试、作用机理研究、结构修饰等过程，才成就了这一类抗癌药物。喜树是中国特有植物，其药用功效和应用也多有记载，从传统中药典籍和中药应用中汲取灵感，有助于拓宽天然药物研发领域和研究思路，有利于开发源于中药的单体有效成分。此外，对现有或新发现的活性有效成分进行合理的结构改造和修饰，获得成药性更好的化学结

构也是我们天然药物化学重点关注的研究内容。

（三）五味子有效成分的药物开发

五味子是中医常用的滋补强壮药，从20世纪五十年代开始，国内外一些学者对五味子展开现代药理学研究。20世纪六十年代末和七十年代初，我国临床首先发现五味子粉剂或蜜丸对病毒性肝炎患者有降血清谷丙酶及改善某些症状的效果。我国在五味子的临床疗效、有效成分、药理作用（主要对肝脏）以及植物资源方面作了大量研究，并取得了重要进展。从北五味子（*Schisandra chinensis*）种子的乙醇提取物中分离提纯得到七个有药理活性的成分，经鉴定后确定为五味子甲素、乙素和丙素，五味子醇甲及醇乙，五味子酯甲和酯乙。我国科学家在进行人工合成五味子丙素的研究中，对合成五味子丙素的中间体进行了降谷丙酶作用的筛选，结果发现中间体之一联苯双酯对四氯化碳中毒小鼠有降谷丙酶作用。研究显示，联苯双酯对多种化学性肝损伤动物模型均有保护作用。后经临床试验肯定了联苯双酯对病毒性肝炎患者有降谷丙酶作用及改善主要症状的效果，成为我国首创的一种治疗肝炎的新药。广泛应用于病毒性肝炎、药物损伤性干预及其他慢性迁延性肝炎伴丙氨酸氨基转移酶升高治疗中。

二十世纪八十年代末，中国医学科学院药物研究所化学和药理学家紧密合作，对联苯类化合物进行了结构－活性关系的研究，合成了一系列结构新颖的衍生物。经不同类型的化学和药物性肝损伤模型的活性筛选，发现联苯类衍生物的保肝活性与两个苯环上次甲二氧基的位置、侧链羧酸的长度、两个羧酸基团被羟基还是羧基取代，以及两个苯环间的杂环密切相关。最终设计并成功合成了一个侧链被羟甲基取代、活性优于联苯双酯的新化合物——双环醇［4，4′－二甲氧基－5，6，5′，6′－双（亚甲二氧基）－2－羟甲基－2′－甲氧羰基联苯，Bicyclol］。由于在联苯结构中引入了不同侧链取代基羟甲基和甲氧羰基，促进了体内吸收，提高了药物生物利用度及生物活性。2004年，双环醇在我国获批上市。

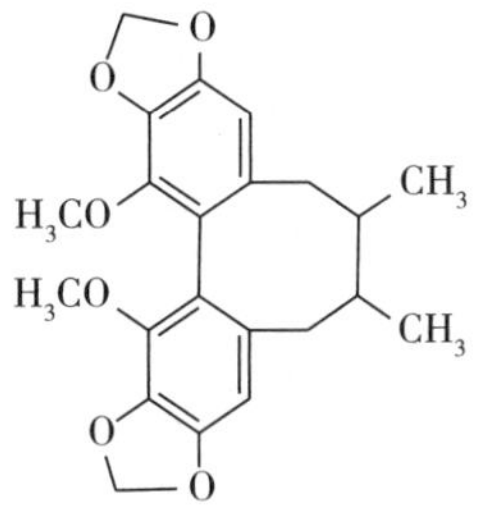

Schizandrin C

五味子丙素

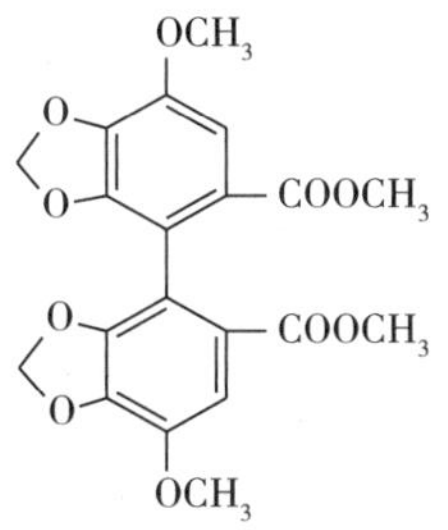

联苯双酯

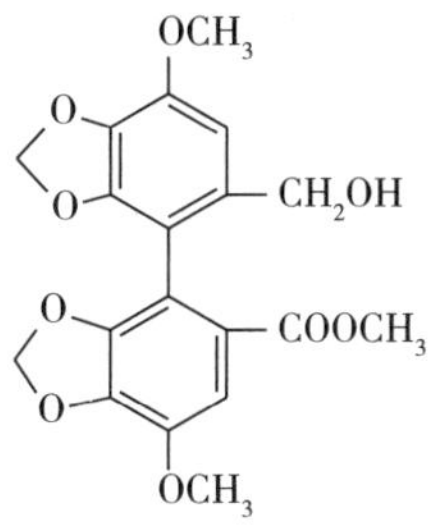

双环醇

由此可见，新药的研发是周期长、投入高、风险大的科研工作，从五味子丙素的活性发现到联苯双酯和双环醇的开发，充分体现了化学合成、药理、制剂、质量控制等不同专业的专家通力合作和呕心沥血的艰辛研制历程，体现了多学科的科研人员共同努力与合作是创新药物研究重要途径。

目标测试

答案解析

1. 举例说明新中国成立后，中药及天然药物化学的研究及开发成果。
2. 新药研发的临床前研究主要包括哪些？
3. 新药研发的临床研究主要包括哪些？
4. 举例说明以寻找活性成分为目标的追踪方法。
5. 简单说明从体内代谢产物中发现天然药物新药过程。

6. 先导化合物的结构改造或修饰有哪些方法？
7. 根据新药研发过程，简述从天然药物中开发新药的一般程序。
8. 简述天然药物中生物活性成分的研究方法。
9. 简述青蒿素结构修饰的目的。
10. 简述喜树碱结构改造的目的。

书网融合……

思政导航　　本章小结　　微课 1　　微课 2　　题库

附录　常见天然活性化合物及来源

一、生物碱类

中文名	英文名	熔点（℃）	主要来源	作用与用途
苦参碱	matrine	α：76 β：87	豆科植物苦参（*Sophora flavescens*）和山豆根（*Sophora tonkinensis*）	清热燥湿、杀虫、抗癌
山莨菪碱	anisodamine	62～64	茄科植物唐古特山莨菪（*Anisodus tanguticus*）	抗胆碱
阿托品	atropine	195～196	茄科植物莨菪（*Hyoscyamus niger*）和白曼陀罗（*Datura metel*）	抗胆碱
小檗碱	berberine	145	毛茛科植物黄连（*Coptischinensis*）、小檗科植物阔叶十大功劳（*Mahonia bealei*）	抑菌
咖啡因	caffeine	234～237.5	茜草科植物咖啡（*Coffea arabica*）山茶科植物茶（*Camellia sinensis*）	中枢兴奋
厚朴碱	magnocurarine	180～181	木兰科植物厚朴（*Magnolia officinalis*）	松弛肌肉、降压
千金藤碱	stephanine	131～133	防己科千金藤属植物千金藤（*Stephania japonica*）	清热解毒、利尿消肿、祛风止痛
药根碱	jatrorrhizine	208～210	毛茛科植物黄连（*Coptis chinensis*）和芸香科植物黄皮树（*Phellodendron chinense*）	对鳞斑霉属真菌具有弱至中等程度的抗真菌活性、对白血病P338细胞系具细胞毒活性
石蒜碱	lycorine	（+）262～264	石蒜科植物石蒜（*Lycoris radiata*）	抗阿米巴原虫
士的宁	strychnine	270～271	马钱科植物马钱（*nux－vomica*）及长籽马钱（*Strychnos wallichiana*）	中枢兴奋药
乙氧基白屈菜红碱	5－ethoxychelerythrine		芸香科植物两面针（*Zanthoxylum nitidum*）或罂粟科植物博落回（*Macleaya cordata*）	抗菌、抗炎、抗肿瘤
长春胺	vincamine	232～233	夹竹桃科植物小蔓长春花（*Vinca minor*）	扩张脑血管、改善血液循环
依波加明	ibogamine	162～164	夹竹桃科植物狗牙花（*Ervatamia divaricata*）	制备防治阿片类物质依赖性药物或食品或镇痛药物
白坚木辛碱	apparicine	208	夹竹桃科植物络石（*Trachelospermum jasminoides*）	祛风湿
金鸡宁	cinchonine	264	茜草科植物金鸡纳树（*Cinchona ledgeriana*）	抗疟疾、解热
石斛碱	dendrobine	134～136	兰科植物金钗石斛（*Dendrobium nobile*）	清热、降压
乌头碱	aconitine	204	毛茛科植物乌头（*Aconitum carmichaelii*）	局部麻醉、镇痛
次乌头碱	hypaconitine	197～198	毛茛科植物乌头（*Aconitum carmichaelii*）	抗炎、神经－肌肉拮抗剂
去甲基乌药碱	higenamine	260	毛茛科植物乌头（*Aconitum carmichaelii*）	强心、利尿、兴奋、镇痛
喜树碱	camptothecine	264～267	珙桐科植物喜树（*Compototheca acuminate*）	抗肿瘤
可待因	codeine	235	罂粟科植物罂粟（*Papaver somniferum*）	止咳
盐酸可卡因	cocaine hydrochloride	197	古柯科植物古柯（*Erythroxylum coca*）	局麻、用于表面麻醉
秋水仙碱	colchicine	157	百合科植物丽江山慈姑（*Iphigenia indica*）和秋水仙（*Colchicum autumnale*）	抗肿瘤、抗痛风

续表

中文名	英文名	熔点（℃）	主要来源	作用与用途
血根碱	sauguinarine	278 ~ 280（水）	罂粟科植物白屈菜（*Chelidonium majus*）	抗菌、抗锥虫病、抗肿瘤、麻醉中枢神经
紫堇定	corydine	149	番荔枝科植物番荔枝（*Annona squamosa*）	抗癌
麦角新碱	ergometrine	162	麦角菌科麦角菌（*Claviceps purpurea*）寄生在黑麦（*Secale cereale*）子房中形成的菌核	收缩子宫
麻黄碱	ephedrine	37 ~ 39	麻黄科植物草麻黄（*Ephedra sinica*）	拟肾上腺素药、松弛支气管平滑肌、收缩血管、兴奋中枢
异钩藤碱	isorhynchophylline	144	茜草科植物钩藤（*Uncaria rhynchophylla*）	降压、舒张血管、抗惊厥、抗炎
虫草素	cordycepin	230 ~ 231	麦角菌科真菌冬虫夏草（*Cordyceps sinensis*）	抗病毒、抗菌、抗癌
毒扁豆碱	physostigmine	102 ~ 104	豆科植物毒扁豆（*Physo-stigma venenosum*）	抗胆碱酯酶
加兰他敏	galanthamine	126 ~ 127	石蒜科植物黄花石蒜（*Lycoris aurea*）	抗胆碱酯酶
高三尖杉酯碱	homoharringtonine	144 ~ 146	粗榧科植物三尖杉（*Cephalotaxus fortunei*）等	抗肿瘤
石杉碱甲	huperzine A	230	石松科植物千层塔（*Huperzia serrata*）	抗老年痴呆症
吗啡	morphine	254	罂粟科植物罂粟（*Papaver somniferum*）	镇痛
奎尼丁	quinidine	174 ~ 175	茜草科植物红金鸡纳树（*Cinchona succirubra*）或黄金鸡纳树（*Cinchona ledgeriana*）	抗心律失常
罂粟碱	papaverine	147	罂粟科植物罂粟（*Papaver somniferum*）	血管扩张药
奎宁	quinine	57	茜草科植物红金鸡纳树（*Cinchona succirubra*）或黄金鸡纳树（*Cinchona ledgeriana*）	抗疟疾
利血平	reserpine	262 ~ 265	夹竹桃科植物萝芙木（*Rauvolfia verticillata*）	降血压
四氢巴马亭	*l* – tetrahydropalmatine	147	防己科植物华千金藤（*Stephania sinica*）	镇痛
东莨菪碱	scopolamine	59	茄科植物东莨菪（*Scopolia japonica*）和莨菪（*Hyoscyamus niger*）	抗胆碱
一叶萩碱	securinine	137 ~ 139	大戟科植物一叶萩（*Securinega suffruticosa*）	用于小儿麻痹后遗症、面神经麻痹
延胡索乙素	tetrahydropalmatine	147	罂粟科植物延胡索（*Cory-dalis yanhusuo*）等	止痛、镇静、抗菌
川芎嗪	ligustrazine，tetramethylpyrazine	80 ~ 82	伞形科植物川芎（*Ligusticum chuanxiong*）或姜科植物温郁金（*Curcuma wenyujin*）	解除血管平滑肌痉挛、扩张血管、改善血液循环、活血化瘀、健全睫状肌的调节功能
粉防己碱	tetrandrine	217 ~ 218	防己科植物粉防己（*Stephania tetrandra*）	镇痛、消炎、降压、肌肉松弛以及抗菌、抗癌
槐定碱	sophoridine	108 ~ 109	豆科植物苦豆草（*Sophora alopecuroides*）或苦参（*Sophora flavescens*）	静注血压先升后降、收缩血管、抑制肿瘤细胞生长
可可碱	theobromine	290 ~ 295 升华	梧桐科植物可可（*Theobroma cacao*）或山茶科植物茶（*Camellia sinensis*）	扩张冠状动脉、兴奋心肌及松弛支气管平滑肌、利尿
茶碱	theophylline	270 ~ 274	山茶科植物茶（*Camellia sinensis*）	利尿、扩冠
巴豆苷	crotonoside	243 ~ 245	大戟科植物巴豆（*Croton tiglium*）	刺激肠道蠕动
长春碱	vinblastine	211 ~ 216	夹竹桃科植物长春花（*Catharanthus roseus*）	抗肿瘤
氯化两面针碱	Nitidine chloride		芸香科植物两面针（*Zanthoxylum nitidum*）	抗肿瘤、抗真菌
紫堇灵	corynoline	218 ~ 219	罂粟科植物刻叶紫堇（*Corydalis incisa*）	抑制细胞黏着、抗真菌
甲基莲心碱	neferine	95 ~ 99	睡莲科植物莲（*Nelumbo nucifera*）	扩血管、降压、抗心律失常、抗血栓生成
长春新碱	vincristine	278 ~ 281	夹竹桃科植物长春花（*Catharanthus roseus*）	抗肿瘤

续表

中文名	英文名	熔点（℃）	主要来源	作用与用途
贝母素乙	peiminine	212～213	百合科植物贝母（*Fritillaria roylei*）或浙贝母（*Fritillaria thunbergii*）	局部麻醉、升血压
贝母素甲	peimine	223～224	百合科植物川贝母（*Fritillaria cirrhosa*）或浙贝母（*Fritillaria thunbergii*）	升血压
石松碱	lycopodine	116	石松科植物高山扁枝石松（*Diphasias-trum alpinum*）和蕨类植物石松（*Lycopodium japonicum*）	兴奋小肠及子宫
石榴碱	pelletierine	195	石榴科植物石榴（*Punicagranatum*）	杀绦虫
猕猴桃碱	actinidine	100～103（1.20kPa）	猕猴桃科植物猕猴桃（*Actinidia chinensis*）	降血糖、抗肿瘤，促进唾液分泌
秦艽碱（甲素）	gentianine	82～83	龙胆科龙胆属植物秦艽（*Gentiana macrophylla*）	升高血糖、降低血压和利尿
茄碱	solanine	285 分解	茄科植物龙葵（*Solanum nigrum*）	抗癌、抗真菌
紫杉醇	taxol	213～216（分解）	红豆杉科植物红豆杉（*Taxus chinensis*）	抗癌
贝母碱	peimine	223～224	百合科植物浙贝母（*Fritil-laria thunbergii*）	扩张支气管平滑肌、兴奋子宫
西贝母碱	sipeimine	265～267	百合科植物平贝母（*Fritil-laria ussuriensis*）或花格贝母（*Fritillaria meleagris*）	松弛平滑肌、短暂抗高血压、抗炎
益母草碱	leonurine	238（分解）	唇形科植物益母草（*Leonurus japonicus*）	收缩子宫、降压
水苏碱	stachydrine	235	唇形科植物益母草（*Leonurus japonicus*）	祛痰、镇咳
肉苁蓉碱	boschniakine	BP：10.6～12/12.4kp	列当科植物肉苁蓉（*Cistanche deserticola*）	强壮
槟榔碱	arecoline	BP_{17}：94 BP_{7}：74	槟榔科植物槟榔（*Areca catechu*）	导泻、杀虫、调节低血压
关附甲素	guanfubase A	198	毛茛科植物黄花乌头（*Aconitum coreanum*）	抗心律不齐
防己诺林碱	fangchinoline	240～242	防己科植物防己（*Stephania tetrandra*）	抗肿瘤、抗炎、降压、抗血栓
芥子碱硫氰酸盐	sinapine thiocyanate		十字花科植物白芥（*Sinapis alba*）	抗炎、降血压
吴茱萸内酯	evodine	153～154	芸香科植物吴茱萸（*Euodia rutaecarpa*）	抗炎、镇痛、抗肿瘤
吴茱萸次碱	rutaecarpine	259～260	芸香科植物吴茱萸（*Euodia rutaecarpa*）	抗血栓、抗缺氧、抗炎
吴茱萸碱	evodiamine	278	芸香科植物吴茱萸（*Euodia rutaecarpa*）	强心、抗缺氧、抗炎、抗肿瘤、松弛血管
辛弗林	synephrine	184～185	芸香科植物酸橙（*Citrus aurantium*）	升压、抗休克、减肥
青藤碱	sinomenine	161	防己科植物青藤或金线吊乌龟（*Stephania cepharantha*）	堕胎药（大剂量）、抗炎、抗风湿、免疫抑制剂、镇痛
苦参碱	matrine	77	豆科植物苦豆子（*Sophora alopecuroides*）或苦参（*Sophora flavescens*）或小叶槐（*Sophora microphylla*）	抗菌、抗炎
氧化苦参碱	oxymatrine	208	豆科植物苦参（*Sophora flavescens*）或黄榆（*Sophora macrocarpa*）、苦豆子（*Sophora alopecuroides*）	利尿、抗病原体
葫芦巴碱	trigonelline	218	豆科植物葫芦巴（*Trigonella foenum－graecum*）	温肾、驱寒、止痛
胡椒碱	piperine	129	胡椒科植物胡椒（*Piper nigrum*）	兴奋剂、杀菌
环维黄杨星 D	cyclovirobuxine D	205～210	黄杨科植物黄杨（*Buxus sinica*）、小叶黄杨（*Buxus microphylla*）和杨柳科植物皂柳（*Buxus wallichiana*）	改善微循环、增强心肌收缩力

续表

中文名	英文名	熔点（℃）	主要来源	作用与用途
氢溴酸槟榔碱	arecoline，hydrobromide	172	棕榈科植物槟榔（*Areca catechu*）	抗绦虫作用
盐酸小檗碱	berberine hydrochloride		毛茛科植物黄连（*Coptis chinensis*）	抗菌
盐酸巴马汀	palmatine hydrochloride	205	毛茛科植物黄连（*Coptis chinensis*）或防己科植物掌叶防己（*Jatrorrhiza palmate*）	杀菌、抗心律失常、抗胆碱酯酶、镇痛
盐酸水苏碱	stachydrine hydrochloride	116～118	唇形科植物益母草（*Leonurus japonicus*）	祛痰，镇咳、兴奋子宫作用
盐酸伪麻黄碱	pseudoephedrine hydrochloride	182～182.5	麻黄科植物草麻黄（*Ephedra sinica*）	肾上腺素受体激动药
盐酸药根碱	jatrorrhizine hydrochloride		防己科植物掌叶防己（*Jatrorrhiza palmate*）或毛茛科植物狭叶唐松草（*Thalictrum lucidum*）	抗菌
盐酸益母草碱	leonurine hydrochloride	229～230	唇形科植物细叶益母草（*Leonurus sibiricus*）	子宫收缩剂
盐酸麻黄碱	ephedrine hydrochloride	218	麻黄科植物草麻黄（*Ephedra sinica*）	松弛平滑肌、兴奋心脏、收缩血管、升高血压
盐酸罂粟碱	papaverine hydrochloride	221～222	罂粟科植物罂粟（*Papaver somniferum*）	血管扩张药
原阿片碱	protopine	207	罂粟科植物罂粟（*Papaver somniferum*）等	镇痛、解痉、扩张血管、抗心律失常、降压、抑制血小板凝聚
雪上一枝蒿甲素	bullatine A	251～253	毛茛科植物短柄乌头（*Aconitum brachypodum*）	祛风、抗炎、镇痛
野百合碱	monocrotaline	202～203	豆科植物凹叶野百合（*Crotalaria retusa*）或紫花野百合（*Papilionum Crotalaria spectabilis*）	肝毒素、抗肿瘤
荷叶碱	nuciferine	165.5	睡莲科植物莲（*Nelumbo nucifera*）	抑制腺苷酸环化酶、镇静、解痉
莨菪碱	hyoscyamine	200	茄科植物颠茄（*Atropa belladonna*）	副交感神经抑制剂
甜菜碱	betaine		藜科植物甜菜（*Beta vulgaris*）	细胞质渗透调节剂、与胍乙酸合用引发肌萎缩
蝙蝠葛苏林碱	daurisoline	96～102	防己科植物蝙蝠葛（*Menisper-mum dauricum*）	肌肉松弛剂
蝙蝠葛碱	dauricine	115	防己科植物蝙蝠葛（*Menispermum dauricum*）	抗心律失常、抗高血压、抗炎、麻醉剂、抗血小板聚集
靛玉红	indirubin	>400	爵床科植物马蓝（*Baphicacanthus cusia*）、蓼科植物蓼蓝（*Polygonum tinctorium*）或十字花科植物菘蓝（*Isatis indigotica*）	抗白血病、抗癌
腺苷	adenosine	234～236	冬青科植物枸骨（*Llex cornuta*）	抗心律失常、镇静剂
腺嘌呤	adenine	360～365	车前科植物平车前（*Plantago depressa*）、豆科植物紫云英（*Astragalus sinicus*）或茄科植物茄（*Solanum melongena*）	抗病毒、粒细胞拮抗剂

二、萜类

中文名	英文名	熔点（℃）	主要来源	作用与用途
柴胡皂苷 a，d	saikosaponin a，d	a：225～232 d：212～218	伞形科植物柴胡（*Bupleurum chinense*）和狭叶柴胡（*Bupleurum scorzonerifolium*）	抗炎、抗病毒、抗癌、提高免疫力
青蒿素	artemisinin	156～157	菊科植物黄花蒿（*Artemisia annua*）	抗疟疾

续表

中文名	英文名	熔点（℃）	主要来源	作用与用途
商陆皂苷	esculentoside		商陆科商陆（*Phytolacca acinosa*）	促进白细胞的吞噬功能、诱生γ－干扰素
美商陆皂苷 E	phytolaccoside E	257～258	商陆科垂序商陆（*Phytolacca americana*）	弱的镇静作用、并有舒筋、解热、镇痛和对副交感神经的抑制作用
美商陆皂苷 B	phytolaccoside B	266～269	商陆科垂序商陆（*Phytolacca americana*）	抗炎、抗风湿
合欢皂苷 J_1，J_9	julibroside J_1，J_9	J_1：170～172	豆科植物合欢（*Albizia julibrissin*）	抑制人癌 KB 细胞活性
紫罗兰酮	ionone	α 146～147 β 150～151 （3.02kPa）	凤仙花科指甲花（*Impatiens balsamina*）	配制高级香料和作为维生素 A 的原料
龙胆苦苷	gentiopicrin	191	龙胆科植物条叶龙胆（*Gentiana manshurica*）或龙胆（*Gentiana scabra*）	抗炎、抗疟原虫幼虫、促进胃液分泌
甘松新酮	nardosinone	108～110	败酱科植物甘松（*Nardo-stachys chinensis*）	镇静、抗疟疾
桃叶珊瑚苷	aucubin	181	车前草科植物车前草（*Plantago asiatica*）	清湿热、利小便
芍药苷	paeoniflorin		芍药科植物芍药（*Paeonia albiflora*）	镇静、镇痛、抗炎、防治老年性痴呆
梓醇	catalpol	207～209 （分解）	玄参科植物地黄（*Rehmannia glutinosa*）	降血糖、利尿
莪术二酮	curdione	61～62	姜科植物温莪术（*Curcuma wenyujin*）或莪术（*Curcuma zedoaria*）	抗真菌，抗革兰阳性菌、革兰阴性菌及白色念珠菌
莪术醇	curcumol	141～142	姜科植物温莪术（*Curcuma wenyujin*）或莪术（*Curcuma zedoaria*）	抗革兰阳性菌、白色念珠菌
川续断皂苷 VI（木通皂苷 D）	asperosaponin VI（akeboside D）	218～220	木通科植物木通（*Akebia quinata*）或川续断科植物川续断（*Dipsacus asperoides*）	补肝肾、止血、促进骨损伤愈合、降低子宫收缩
α－香附酮	α－cyperone	Bp：177	莎草科植物香附（*Cyperus rotundus*）	前列腺素生物合成抑制剂
京尼平苷	geniposide	163～164	茜草科植物栀子（*Gardenia jasminoides*）	清热泻火、泻下、利胆
栀子苷	gardenoside	118～120	茜草科植物栀子（*Gardenia jasminoides*）	清热泻火
瑞香毒素	daphnetoxin	194～196	瑞香科植物瑞香狼毒（*Stellera chamaejasme*）	抗癌
土木香内酯	alantolactone	78～80	菊科植物土木香（*Inula helenium*）根和大旋覆花（*Inula grandis*）叶	驱虫、抗菌、抗肿瘤，降血压
竹节香附素 A	raddeanin A	242～244	毛茛科植物多被银莲花（*Anemone raddeana*）	抗肿瘤、抗炎
土贝母苷甲	tubeimoside Ⅰ	250～252	葫芦科植物土贝母（*Bolbostemma paniculatum*）或盒子草（*Actinostemma tenerum*）	抗肿瘤
瓜子金皂苷己	polygalasaponin F		远志科植物瓜子金（*Polygala japonica*）	抗抑郁、镇静、抗焦虑、催眠
土荆皮乙酸	pseudolaric acid B	165～167	松科植物金钱松（*Pseudolarix amabilis*）	抗菌、抗早孕
七叶皂苷钠	sodium aescinate		七叶树科植物天师栗（*Aesculus wilsonii*）	用于脑水肿、创伤或手术所致肿胀，也用于静脉回流障碍性疾病
白茅素	cylindrin	269～270	禾本科植物白茅根（*Imperata cylindrica* Var. major）	利尿、止血、抗菌
常春藤皂苷元	hederagenin	334	毛茛科植物白头翁（*Pulsa-tilla chinensis*）、木通科植物木通（*Akebia quinata*）或五加科植物常春藤（*Hedera nepalensis*）	抗菌、抗病毒、抑制致癌物
熊果酸（乌苏酸）	ursolic acid	291	杜鹃花科植物熊果（*Actostaphylos uvaursi*）、蔷薇科植物山里红（*Crataegus pinnatifida*）	利尿、抗肿瘤、抗溃疡、抗 HIV

续表

中文名	英文名	熔点（℃）	主要来源	作用与用途
银杏内酯	ginkgolide		银杏科植物银杏（*Ginkgo biloba*）	拮抗血小板活化因子和治疗心脑血管疾病
白果内酯	bilobalide	300	银杏科植物银杏（*Ginkgo biloba*）	保护神经系统、抗精神病、抗菌
穿心莲内酯	andrographolide	229～232	爵床科植物穿心莲（*Andrographis paniculata*）	抗菌、消炎
脱水穿心莲内酯	dehydroandrographolide	204	爵床科植物穿心莲（*Andrographis paniculata*）	抗炎、抗癌、抗衰老
鹰爪甲素	yingzhaosu A	95～96	番荔枝科植物鹰爪（*Arta-botrys hexapetalus*）	抗疟疾
冰片（龙脑）	borneol	204～208	樟科植物樟（*Cinnamomum camphora*）	发汗、兴奋、解痉挛、防虫蛀
异土木香内酯	isoalantolactone	115	菊科植物土木香（*Inula helenium*）	驱虫、抗菌
樟脑	camphor	179.8	樟科植物樟（*Cinnamomum camphora*）和菊科植物菊蒿（*Tanacetum vulgare*）	用于神经痛、炎症和跌打损伤的擦剂，也可用作强心剂
芳樟醇	linalool	（左旋）198	樟科植物樟（*Cinnamomum camphora*）	解痉、抗菌、抗病毒、镇静
桔梗皂苷 D_2	platycodin D_2	227～235	桔梗科植物桔梗（*Platycodon grandiflorum*）	抗炎镇痛、祛痰镇咳
甘草次酸	glycyrrhetinic acid	292～295	豆科植物甘草（*Glycyrrhiza uralensis*）	抑制疱疹性口炎病毒
冬凌草甲素	oridonin	248～249	唇形科植物毛果香茶菜（*Isodon trichocarpus*）和毛叶香茶菜（*Isodon japonicus*）	抗菌、抗肿瘤
甘草酸	glycyrrhizic acid	220（分解）	豆科植物甘草（*Glycyrrhiza uralensis*）	具肾上腺皮质激素样作用、抗炎、抗免疫、抗肿瘤、镇咳、祛痰、利尿
甘草酸铵	ammonium glycyrrhizinate	212～217	豆科植物甘草（*Glycyrrhiza uralensis*）	解毒、抗炎、抗过敏
愈创木醇	guaiol	91	桃金娘科植物柠檬桉（*Eucalyptus citriodora*）	镇咳、祛痰
鸡矢藤苷	paederoside	122～123	茜草科植物鸡矢藤（*Paederia scandens*）	镇痛及抗惊厥、降压、抗微生物
薄荷脑	menthol	42～43	唇形科植物薄荷（*Mentha haplocalyx*）	清凉和弱的麻醉作用、用于镇痛和止痒，亦有防腐和杀菌等作用
斑蝥素	cantharidin	216～218	芫青科南方大斑蝥（*Mylabris phalerata*）或黄黑小斑蝥（*Mylabris cichorii*）	可作为皮肤发赤、发泡或生毛剂；合成抗癌药 N－羟基斑蝥胺的原料
崖柏素	thujaplicin	164.2	柏科植物欧洲崖柏（*Thuja plicata*）北美崖柏（*Thuja occidentalis*）	抗菌、多有毒性
齐墩果酸	oleanolic acid	310	木犀科植物齐墩果（*Olea europaea*）和女贞（*ligustrum lucidum*）	抗炎、抗 HIV、抗过敏、抗菌、抗溃疡
松醇	pinitol	186～188	松科植物糖松（*Pinus lambertiana*）、豆科植物夜门关（*Lespedeza cuneata*）或野葛（*Pueraria lobata*）	镇咳、祛痰
α－山道年	α－santonin	170～173	菊科植物山道年蒿（*Artemisia cina*）或滨蒿（*Artemisia maritima*）	驱蛔虫
黄芪甲苷	astragaloside Ⅳ	247～249	豆科植物膜荚黄芪（*Astragalus membranaceus*）	增强免疫、抗病毒、抗应激
莽草毒素	anisatin	227～228	木兰科灌木莽草（*Illicium lanceolatum*）	兴奋中枢神经、致惊厥
川楝素	toosendanin	244～245	楝科植物川楝（*Melia toosendan*）	驱蛔虫药
地肤子皂苷 Ic	momordin Ic	240	藜科植物地肤（*Kochia scoparia*）	抗瘙痒、抗炎、抗过敏
雷公藤甲素	triptolide	226～227	卫矛科植物雷公藤（*Triptery-gium wilfordii*）和昆明山海棠（*Tripterygium hypoglaucum*）	抗白血病和抑制肿瘤
芫花酯甲	yuanhuacin A	204～206	瑞香科植物芫花（*Daphne genkwa*）和瑞香（*Daphne odora*）、大戟科植物草乌柏（*Stillingia sylvatica*）	中期妊娠引产药、抗癌

续表

中文名	英文名	熔点（℃）	主要来源	作用与用途
龙胆苦苷	gentiopicroside	191	龙胆科植物龙胆（*Gentiana scabra*）或坚龙胆（*Gentiana rigescens*）	利胆、抗炎、健胃、降压
泽兰苦内酯	euparotin	199～200	菊科植物圆叶泽兰（*Eupatorium rotundifolium*）	抗癌
天人菊内酯	gaillardin	199～200	菊科植物天人菊（*Gaillardia pulchella*）	抗癌
维生素A	vitamin A	62～64	皱唇鲨科白边真鲨（*Carcharhinus albimarginatus*）或丝鲨（*Carcharhinus falciformis*）	防治夜盲症
远志酸	polygalacic acid		远志科植物远志（*Polygala tenuifolia*）或桔梗科植物桔梗（*Platycodon grandiforum*）	抗念珠菌、细胞毒性
长梗冬青苷	pedunculoside	213～214	冬青科植物冬青（*Ilex chinensis*）和铁冬青（*Ilex rotunda*）	清热解毒、消肿止痛
栀子苷	gardenoside	163～164	茜草科植物栀子（*Gardenia jasminoides*）	抗炎、抗肿瘤、利胆、降血糖
乌药醚内酯	linderane	190～191	樟科植物乌药（*Lindera aggregata*）或丛花厚壳桂（*Cryptocarya densiflora*）	抗肿瘤
土荆酸	pseudolaric acid		松科植物金钱松（*Pseudolarix kaempferi*）	抗真菌、抗生育
海参皂苷A	holothurin A	228～230	刺参科动物仿刺参（*Apostichopus japonicus*）	较强溶血活性
去氢木香内酯	dehydrocostus lactone	60.5	菊科植物木香（*Aucklandia lappa*）	对抗组胺、乙酰胆碱与氯化钡引起的支气管收缩
水晶兰苷	monotropein	175	鹿蹄草科植物水晶兰（*Monotropa uniflora*）或锡杖花（*Monotropa hypopithys*）	食品调味剂和稳定剂
人参皂苷 Rg_1	ginsenoside Rg_1	194～196.5	五加科植物人参（*Panax ginseng*）或三七（*Panax notoginseng*）	轻度中枢神经兴奋及抗疲劳
人参皂苷 Rb_1	ginsenoside Rb_1	197～198	五加科植物人参（*Panax ginseng*）或三七（*Panax notoginseng*）	中枢神经抑制及安定；增强核糖核酸聚合酶的活性
酸枣仁皂苷A，B	jujuboside A，B	A：211～216 B：222～225	鼠李科植物酸枣（*Ziziphus jujuba* Var. *spinosa*）	能够用于治疗神经衰弱、失眠多梦、心悸、冒汗
雪胆甲素，乙素	cucurbitacin Ⅰa，Ⅱb	a：157～171 b：184～186	葫芦科植物雪胆（*Hemsleya amabilis*）	用于急性痢疾肺结核慢性气管炎
白头翁皂苷 A_3，B_4	pulchinenosideA_3，B_4		毛茛科植物白头翁（*Puls-atilla chinensis*）	抑制溶组织阿米巴原虫的生长
雷公藤酮	tripterygone	286～287	卫矛科植物雷公藤（*Tripterygium wilfordii*）	抑制附睾精核蛋白的生物合成
多叶唐松草皂苷c	foetoside C	212～214	毛茛科植物多叶唐松草（*Thalictrum foliolosum*）	抗肿瘤
α－常春藤皂苷	α－hederin	214～216	五加科植物中华常春藤（*Hedera nepalensis*）	抗真菌
鸦胆子素	bruceine		苦木科植物鸦胆子（*Brucea javanica*）	抗阿米巴原虫
闹羊花毒素Ⅲ	rhodojaponin Ⅲ		杜鹃科植物黄杜鹃（*Rhodo-dendron molle*）	减慢心率、降压
驱蛔素	ascaridole	3.3	藜科植物土荆芥（*Chenopodium ambrosioides*）	驱蛔虫
β－丁香烯	β－caryophyllene	118～119	桃金娘科植物丁香（*Eugenia caryophyllata*）	抗菌和镇痛
桉叶素	cineole	1.5	姜科植物姜花（*Hedychium coronarium*）或唇形科植物罗勒（*Ocimum basilicum*）	解热、抗炎、抗菌、平喘、镇痛
马桑毒素	coriamyrtin	229～230	马桑科植物马桑（*Coriaria sinica*）	抗精神分裂症
姜黄酮	turmerone	125～126	姜科植物姜黄（*Curcuma longa*）	利胆
奇壬醇	kirenol	190～192	菊科植物豨莶（*Siegesbeckia orientalis*）、腺梗豨莶（*Siegesbeckia pubescens*）、毛梗豨莶（*Siegesbeckia glabrescens*）	镇痛、抗风湿
罗汉果皂苷Ⅴ	mogroside Ⅴ	197～201	葫芦科植物罗汉果（*Siraitia grosvenorii*）	镇咳、祛痰、解痉、
细叶远志皂苷	tenuifolin	298～300	远志科植物远志（*Polygala tenuifolia*）、卵叶远志（*Polygala sibirica*）	祛痰、镇咳、降压

续表

中文名	英文名	熔点（℃）	主要来源	作用与用途
哈巴苷	harpagide		玄参科植物玄参（*Scrop-hularia ningpoensis*）	免疫促进作用、抗关节炎、抗炎
穿心莲内酯	andrographolide	230～231	爵床科植物穿心莲（*Andrographis paniculata*）	清热解毒、抗菌消炎
积雪草苷	asiaticoside	235～238	伞形科植物积雪草（*Centella asiatica*）	抗菌、抗结核、抗麻风、抗生育
羟基积雪草苷	madecassoside	220～223	伞形科植物积雪草（*Centella asiatica*）	治疗抑郁症、抗癌、预防冠心病
獐牙菜苦苷	swertiamarin	110～112	龙胆科植物当药（*Swertia pseudochinensis*）或条叶龙胆（*Gentiana manshurica*）	抗胆碱、抗溃疡、解痉、镇痛、抗肿瘤、抑制中枢

三、苯丙素、黄酮类

中文名	英文名	熔点（℃）	主要来源	作用与用途
绿原酸	chlorogenic acid	208	忍冬科植物忍冬（*Lonicera japonica*）	抗菌、利胆、防癌
阿魏酸	ferulic acid		伞形科植物阿魏（*Ferula assafoetida*）或川芎（*Ligusticum chuanxiong*）	抗衰老、缓解糖尿病、降低胆固醇、防癌、延缓脑部退化
异阿魏酸	isoferulic acid		毛茛科植物小升麻（*Cimicifuga acerina*）、玄参科植物轮叶纳（*Veronica sibirica*）	抗炎、抗病毒、镇痛、降血糖、增强记忆
咖啡酸	caffeic acid	223～225	菊科植物一枝黄花（*Solidago decurrens*）、蔷薇科植物山里红（*Crataegus pinnatifida*）	抗肿瘤、抗 HIV、利胆保肝、抑制中性粒细胞弹性蛋白酶、抗氧化
丁香酚	eugenol	248	唇形科植物丁香罗勒（*Ocimum gratissmum*）	局部止痛、防腐
厚朴酚	magnolol	101～102	木兰科植物厚朴（*Magnolia officinalis*）	抗炎、镇痛、止泻、抗肿瘤
肉桂酸	cinnamic acid	133	安息香科植物白花树（*Styrax tonkinensis*）	麻醉剂、驱虫剂
芒柄花素	formononetin	265～266	豆科植物刺果甘草（*Glycyrrhiza pallidiflora*）或多序岩黄芪（*Hedysarum polybotrys*）	雌激素促进剂、抑制唾液酸酶
丹参素	danshensu（tanshinol）	R 构型 84～87	唇形科植物丹参（*Salvia miltiorrhiza*）	耐缺氧、抗冠状动脉硬化、增加冠脉流量、抑制凝血
异槲皮苷	isoquercitrin	238～242	广泛分布于多种植物中	利尿剂、抗真菌
亮菌甲素	armillarisin A	250～255	白蘑科真菌假蜜环菌（*Armillariella tabescens*）	促进胆汁分泌
紫丁香苷	syringoside	191～192	木犀科植物欧丁香（*Syringa vulgaris*）或五加科植物刺五加（*Acanthopanax senticosus*）	免疫调节、抗增殖、抗血小板聚集、抗肿瘤
王不留行黄酮苷	vaccarin	209～211	石竹科植物麦蓝菜（*Vaccaria segetalis*）	对艾氏腹水瘤、人体肺癌细胞有抑制作用
当归内酯	angelica lactone	18	伞形科植物当归（*Angelica sinensis*）	补血活血、调经止痛、润肠通便
补骨脂内酯	psoralen	161～162	豆科植物补骨脂（*Psoralea corylifolia*）	增加皮肤黑色素、活血通络
七叶内酯	esculetin	268～270	木犀科植物苦枥白蜡树（*Fraxinus rhynchophylla*）或小叶白蜡树（*Fraxinus bungeana*）	抗炎和一定的抑菌活性、治痢疾
异鼠李素	isorhamnetin	305	胡颓子科植物沙棘（*Hippo-phae rhamnoides*）	保护心血管、抗氧化、抗肿瘤、抗炎、抗过敏及调节免疫
滨蒿内酯	scoparon	145～146	菊科植物茵陈蒿（*Artemisia capillaris*）	松弛平滑肌、解痉利胆
汉黄芩素	wogonin	203	唇形科植物黄芩（*Scutel-laria baicalensis*）	抗菌、利尿、抗氧化

续表

中文名	英文名	熔点（℃）	主要来源	作用与用途
鬼臼毒素	podophyllotoxin	114～118	小檗科植物盾叶鬼臼（*Podophyllum peltatum*）	抗癌、抑菌、抗病毒
对甲氧基桂皮酸乙酯	ethyl－p－methoxycinnamate	49～50	姜科植物山柰（*Kaempferia galanga*）	抗癌、谷胱甘肽抑制剂
花旗松素	taxifolin	240～242	松科植物花旗松（*Pseudo-tsuga taxifolia*）	抗肿瘤、抗菌
（＋）－细辛脂素	（＋）－asarinin		马兜铃科植物华细辛（*Asa-rum sieboldii*）	祛风散寒
芫花素	genkwanin	293～296	瑞香科植物芫花（*Daphne genkwa*）	催产、抑制子宫出血
芝麻脂素	sesamin	123～124	胡椒科植物荜拨（*Piper longum*）或菊科植物洋艾（*Artemisia absinthium*）	抗癌、抗病毒、杀菌、抗氧化
五味子酯甲	schisantherin A	122～124	木兰科植物华中五味子（*Schisandra sphenanthera*）	保肝、降低血清谷丙转氨酶（SGPT）、治疗慢性肝炎
荭草苷	orientin	265～267	蓼科植物红蓼（*Polygonum orientale*）	具有细胞毒性
柚皮苷	naringin	82	芸香科植物柚（*Citrus grandis*）	抗炎、抗菌、抗病毒
蒙花苷	buddleoside	272～276	菊科植物野菊（*Chrysanthemum indicum*）	抗衰老、抗氧化、抗缺氧
五味子甲、乙素	deoxyschizandrin、schisandrin B	甲：114～116 乙：128～129	木兰科植物五味子（*Schi-sandra chinensis*）	清除体内过氧自由基、保肝、护肝
山姜素	alpinetin	218～220	姜科植物草豆蔻（*Alpinia katsumadai*）	抗菌、抗癌、抗血栓、止吐、镇痛
高良姜素	galangin	214～215	姜科植物高良姜（*Alpinia officinarum*）	杀菌、抑制酪氨酸酶
斯皮诺素	spinosin	258～259	鼠李科植物酸枣仁（*Ziziphus jujuba* Var. spinosa）	镇静
桂皮醛	cinnamaldehyde		樟科植物肉桂（*Cinnamomum cassia*）或土肉桂（*Cinnamomum osmophloeum*）	退热、镇静、杀虫
乔松素	pinocembrin	192～193	松科植物瑞士五叶松（*Pinus cembra*）或桃金娘科植物桉树（*Eucalyptus robusta*）	抗菌、类固醇、还原酶抑制剂
海风藤酮	kadsurenone	62～65	胡椒科植物风藤（*Piper kadsura*）	抑制血小板活化因子
厚朴酚	magnolol	103	木兰科植物厚朴（*Magnolia officinalis*）	抗菌、镇静中枢神经、肌肉松弛、抗溃疡、防龋
和厚朴酚	honokiol	87.5	木兰科植物日本厚朴（*Ma-gnolia obovata*）	抗菌、镇静、肌肉松弛、抗溃疡、防龋、抗肿瘤
乙酰透骨草脂素	leptostachyol acetate		透骨草科植物透骨草（*Phry-ma leptostachya*）	胃毒作用
牛蒡苷	arctiin	110～112	菊科植物牛蒡（*Arctium lappa*）	抗病毒、抗肿瘤、抗炎
黄芩苷	baicalin	223～225	唇形科植物黄芩（*Scutellaria baicalensis*）	清热、解毒、消炎
花椒毒内酯	xanthotoxin	144～148	芸香科植物芸香（*Ruta graveolens*）	解痉、抗菌；用于治疗心绞痛、白癜风、牛皮癣和银屑病
紫花前胡苷	nodakenin	218～219	伞形科植物紫花前胡（*Peucedanum decursivum*）	抗细菌和真菌；治疗病毒性心肌炎
岩白菜素（虎耳草素）	bergeninum	232～240	虎耳草科植物岩白菜（*Bergenia purpurascens*）	镇痛、镇静、催眠及安定
槐角苷	sophoricoside	297	豆科植物槐（*Sophora japonica*）	抑制 IL－5
叶下珠脂素	phyllanthin	96	大戟科植物叶下珠（*Phyllanthus urinaria*）	抗病毒和肿瘤

续表

中文名	英文名	熔点（℃）	主要来源	作用与用途
连翘脂素	phillygenin	（+）133~134	木犀科植物连翘（*Forsythia suspensa*）	抗病毒、消炎
连翘苷	forsythin	154~155	木犀科植物连翘（*Forsythia suspensa*）和玄参科植物地黄（*Rehmannia glutinosa*）	抗氧化、减肥
灯盏花素	breviscapine		菊科植物短亭飞蓬（*Erigeron breviscapus*）	增加脑血流量
大豆素(苷元)	daidzein	323	豆科植物红车轴草（*Trifolium pratense*）	雌激素样作用、解痉、抗缺氧
双香豆素	dicoumarin	285~293	豆科植物紫苜蓿（*Medicago sativa*）的腐草和红车轴草（*Trifolium pratense*）	抗凝血
秦皮乙素	esculetin	270	木犀科植物苦枥白蜡树（*Fra-xinus rhynchophylla*）	抗炎、抗菌
木犀草素	luteolin	328~330	豆科植物落花生（*Archis hypogaea*）和忍冬科植物忍冬（*Lonicera japonica*）	抗菌、抗炎、解痉、祛痰、抗癌
葛根素	puerarin	187~189	豆科植物野葛（*Pueraria lobata*）	扩张冠脉、改善冠脉循环、脑循环及周围血管微循环
芦丁	rutin	214~215	豆科植物槐（*Sophora japonica*）	抗炎、抗血栓、抗低血压、解痉
水飞蓟素（宾）	silymarin	167	菊科植物水飞蓟（*Silybum marianum*）	抗肝炎
槲皮苷	quercitroside	182~185	七叶树科植物欧洲七叶树（*Aesculus hippocastanum*）或菊黄花（*Solidago decurrens*）等	抗炎、抗病毒、抗癌、解痉、利尿
槲皮素	quercetin	313~314	豆科植物槐（*Sophora japonica*）	扩张冠脉、抗病毒
（+）-儿茶素	（+）-catechin	175~177	豆科植物儿茶（*Acacia catechu*）	抗炎、抗溃疡、保肝、抗氧化
小豆蔻明	cardamonin	199~200	姜科植物草豆蔻（*Alpinia katsumadai*）	抗菌
白杨素	chrysin	290~291	紫葳科植物木蝴蝶（*Oroxylum indicum*）	抗真菌、抗炎、抗铜绿假单胞菌和白色念珠菌、抑制脂氧化酶和黄嘌呤氧化酶
营实苷 A	multiflorin A		蔷薇科植物营实（*Rosa multiflora*）	致泻
茵陈色原酮	capillarisin	226~228	菊科植物茵陈蒿（*Artemisia capillaris*）	利胆、抗炎
羟基红花黄色素 A	hydroxysafflor yellow A	300	菊科植物红花（*Carthamus tinctorius*）	抗炎、抗血小板聚集、抗肿瘤
淫羊藿苷	icariin	231~235	小檗科植物淫羊藿（*Epimedium brevicornu*）	免疫刺激剂、神经损害抑制剂、抗肿瘤、钙调节剂
杜鹃素	farrerol	229~232	杜鹃花科植物兴安杜鹃（*Rhododendron dauricum*）	祛痰止咳
金丝桃苷	hyperoside	232~233	蔷薇科植物山楂（*Crataegus pinnatifida*）或藤黄科植物贯叶金丝桃（*Hypericum perforatum*）	血管舒张、降压
京尼平苷酸	geniposidic acid		杜仲科植物杜仲（*Eucommia ulmoides*）	防癌抗癌、抗氧化、增强记忆、降压
黄芩苷	baicalin	223~225	唇形科植物黄芩（*Scutellaria baicalensis*）	泻实火、除湿热、止血
黄芩素	baicalein		唇形科植物黄芩（*Scutellaria baicalensis*）	抗菌、抗病毒、抗过敏及抑制炎症反应
高良姜素	galangin	214~215	姜科植物高良姜（*Alpinia officinarum*）	抗致畸、抗突变、抗病毒、抗菌、抗癌及止痉
山柰酚	kaempferol	276~278	姜科植物山柰（*Kaempferia galanga*）	抗癌、抑制生育、抗癫痫、抗炎、抗氧化剂、解痉、抗溃疡、利胆利尿、止咳

续表

中文名	英文名	熔点（℃）	主要来源	作用与用途
银杏素	ginkgetin	347～349	银杏科植物银杏（*Ginkgo biloba*）	解痉、降压、扩张冠状血管
橙皮苷	hesperidin	251	芸香科植物酸橙（*Citrus aurantium*）	治疗高血压的辅助药、止血
甘草苷	liquiritin	212～213	豆科植物甘草（*Glycyrrhiza uralensis*）	抗炎、抑制消化性溃疡
儿茶素	catechin	175～177	豆科植物儿茶（*Acacia catechu*）	抗癌
异芒果素	isomengiferin	240	漆树科植物芒果（*Mangifera indica*）	止咳祛痰
芹菜素	apigenin	345～350	伞形科植物旱芹（*Apiumgraveolens*）	抗肿瘤、抗病毒、镇静、抗焦虑、降压
杨梅苷	myricitrin	194～197	杨梅科植物杨梅（*Myrica rubra*）	抗菌、抗癌
野黄芩苷（灯盏花乙素）	scutellarin	300	唇形科植物半枝莲（*Scutellaria barbata*）	改善脑血循环、降低脑血管阻力、增加脑血流量
异欧前胡素	isoimperatorin	109～110	伞形科植物兴安白芷（*Angelica dahurica*）或芸香科植物芸香（*Ruta graveolens*）	解痉、降压、抗肿瘤
仙鹤草酚 B	agrimol B	167～169	蔷薇科植物龙芽草（*Agrimonia pilosa*）	收敛止血、截疟、止痢、解毒
次野鸢尾黄素	irisflorentin	175	鸢尾科植物薄叶鸢尾（*Iris leptophylla*）或射干（*Belamcanda chinensis*）	抗炎、抗病毒、抗肿瘤、雌性激素样作用
牡荆苷	vitexin	269～270	马鞭草科植物牡荆（*Vitex negundo*）	抗菌
松果菊苷	echinacoside	220	菊科植物狭叶松果菊（*Echinacea angustifolia*）或苍白松果菊（*Echinacea pallida*）	抗氧化
刺五加苷 E	eleutheroside E	269～270	五加科植物刺五加（*Acanthopanax senticosus*）或木犀科植物日本女贞（*Ligustrum japonicum*）	抗疲劳、提高机体适应能力、改善血液循环、双向调节血压
香蒲新苷	typhaneoside	185～188	香蒲科植物水烛香蒲（*Typha angustifolia*）或东方香蒲（*Typha orientalis*）	低剂量可促进血管平滑肌细胞凋亡、高剂量抑制血管平滑肌细胞凋亡
迷迭香酸	rosmarinic acid	204	唇形科植物迷迭香（*Rosmarinus officinalis*）或香蜂花（*Melissa officinalis*）	抗氧化、抗血栓、抗血小板聚集、抗炎、抗 HIV、抗菌
染料木苷	genistin	254～256	豆科植物染料木（*Genista tinctoria*）或黄羽扁豆（*Lupinus luteus*）	雌激素样活性、抗肿瘤
柳穿鱼叶苷	pectolinarin	254～255	玄参科植物柳穿鱼（*Linaria vulgaris*）和菊科植物蓟（*Cirsium japonicum*）	止血作用、镇咳祛痰
落新妇苷	astilbin	179～180	百合科植物光叶菝葜（*Smilax glabra*）	抗炎、利尿、镇痛
射干苷	belamcandin（tectoridin）	257	鸢尾科植物鸢尾（*Iris tectorum*）、白花射干（*Iris dichotoma*）或射干（*Belamcandachinensis*）	抗炎、降糖、细胞毒性
橙皮苷	hesperidin	258～262	芸香科植物橘（*Citrus reticulata*）	抗炎、兴奋冠状动脉、抗螺旋状病毒、镇静、催眠
穗花杉双黄酮	amentoflavone	300	卷柏科植物卷柏（*Selaginella tamariscina*）	缓激肽拮抗剂、抗 HIV、抑制人体组织蛋白酶 B
蔓荆子黄素	vitexicarpin	186～187	马鞭草科植物蔓荆（*Vitex trifolia*）	抑制细胞凋亡、抗菌、抑制淋巴细胞增殖、细胞毒性

四、甾体类

中文名	英文名	熔点（℃）	主要来源	作用与用途
薯蓣皂苷	dioscin	275～277	薯蓣科植物穿龙薯蓣（*Dioscorea nipponica*）或百合科植物七叶一枝花（*Paris polyphylla* Var. chinensis）	改善心肌缺血、降血脂、抗动脉粥样硬化、抗凝血

续表

中文名	英文名	熔点（℃）	主要来源	作用与用途
薯蓣皂苷元	diosgenin	204～207	薯蓣科植物盾叶薯蓣（*Dioscorea zingiberensis*）	抗炎、雌激素样活性
铃兰毒苷	convallatoxin	235～242	百合科植物铃兰（*Convallaria keiskei*）	强效强心药
去乙酰毛花洋地黄苷C（西地兰）	deslanoside（cedilanid）	265～268	玄参科植物毛花洋地黄（*Digi-talis lanata*）	速效强心药
洋地黄毒苷	digitoxin	256～257	玄参科植物毛花洋地黄（*Digi-talis lanata*）	强心药
鲁斯可皂苷元	ruscogenin	198～202	百合科植物麦冬（*Ophiopogon japonicus*）	抗炎、治疗痔疮
千金子甾醇	euphorbiasteroid	199～200	大戟科植物续随子（*Euphorbia lathyris*）或血桐（*Mac-aranga tanarius*）	抑制黑色素生成、祛斑、美白
红海葱苷	scilliroside	168～170	百合科植物红海葱（*Urginea maritima*）	急性杀鼠剂
地高辛	digoxin	260～265（分解）	玄参科植物毛花洋地黄（*Digitalis lanata*）	强心药
重楼皂苷Ⅰ，Ⅱ	polyphyllin Ⅰ，Ⅱ		百合科植物云南重楼（*Paris polyphylla* Var. yunnanensis）	抗肿瘤、雌激素样作用、调节免疫、治疗妇科子宫功能性出血
伪原薯蓣皂苷	pseudoprotodioscin	174～176	百合科植物天冬（*Asparagus cochinchinensis*）或蒺藜科植物蒺藜（*Tribulus terrestris*）	细胞毒活性
薤白皂苷	macrostemonoside		百合科植物小根蒜（*Allium macrostemon*）或薤（*Allium chinense*）	抑制血小板聚集、抗癌
β-谷甾醇	β-Sitosterol	136～137	存在于多种高等植物	降血脂和胆固醇、类雌激素样作用
K-毒毛旋花子苷	K-strophanthoside	195	夹竹桃科植物毒毛旋花（*Strophanthus kombe*）	强心
青阳参苷Ⅰ	qing yang shenside Ⅰ		萝藦科植物青阳参（*Cynanchum otophyllum*）	抗惊厥
夹竹桃苷	oleandrin	250	夹竹桃科植物黄花夹竹桃（*Thevetia peruviana*）	强心、抗肿瘤
万年青苷	rhodexin		百合科植物万年青（*Rohdea japonica*）	增强心肌的收缩力、减慢心率
龙舌兰皂苷	hecogenin		龙舌兰科植物龙舌兰（*Agave americana*）	抗稻瘟霉菌、抗癌
知母皂苷	timosaponin		百合科植物知母（*Anemarrhena asphodeloides*）	清热泻火、生津润燥、止渴除烦
杠柳苷	periplocin	232～233	萝藦科植物杠柳（*Periploca sepium*）	用于Ⅱ度心力衰竭、抗放射、延长微波照射小鼠的生命
β-蜕皮甾酮	β-ecdysterone	237.5～239.5	蚕蛾科昆虫家蚕（*Bombyxmori*）和鸭跖草科植物蛛丝毛蓝耳草（*Cyanotis arachnoidea*）	蜕皮激素、抗炎、抗心律失常、抗溃疡
知母皂苷B	timosaponin B	232～235	百合科植物知母（*Anemarrhena asphodeloides*）	降血糖
短葶山麦冬皂苷C	liriope muscari baily saponins C	279～282	百合科植物山麦冬（*Liriope spicata*）	抗缺氧、增强免疫

五、其他类

中文名	英文名	熔点（℃）	主要来源	作用与用途
海藻酸	alginic acid	300	海带科植物海带（*Laminaria japonica*）、翅藻科植物昆布（*Ecklonia kurome*）	抗肿瘤
鹤草酚	agrimophol	138.5 ~ 139.5	蔷薇科植物仙鹤草（*Agri-monia pilosa*）	抗菌、驱绦虫
咖啡酸	caffeic acid	194 ~ 198	菊科植物一枝黄花（*Soli-dago decurrens*）	抗菌、抗病毒和蛇毒
原儿茶酸	protocatechuic acid	195 ~ 196	唇形科植物荔枝草（*Salvia plebeia*）或冬青科植物四季青（*Ilex chinensis*）	抗衰老、抗菌、祛痰、平喘
南瓜子氨酸	cucurbitine	260	葫芦科植物南瓜（*Cucurbita moschata*）和西葫芦（*Cucurbita pepo*）	驱虫药
鱼腥草素	decanoyl acetaldehyde	164 ~ 167	三白草科植物蕺菜（*Houttuynia cordata*）	抗菌消炎药
白花前胡甲素	praeruptorin A	156 ~ 158	伞形科植物白花前胡（*Peucedanum praeruptorum*）	舒张肠管平滑肌、钙拮抗、具细胞毒活性
叶酸	folic acid	250	伞形科植物东当归（*Angelica acutiloba*）和北海当归（*Angelica acutiloba*）	用于叶酸缺乏而引起的巨幼细胞贫血
巴西苏木素	brazilin	250	豆科植物苏木（*Caesalpinia sappan*）	治疗脑缺血或脑出血、消肿
三白草酮	sauchinone	224 ~ 226	三白草科植物三白草（*Saururus chinensis*）	清热解毒、利尿消肿、镇痛、保肝
广藿香酮	pogostone	41 ~ 41.6	唇形科植物广藿香（*Pogostemon cablin*）	抗菌
没食子酸	gallic acid	235 ~ 240	五倍子鞣质水解而得	抑菌、抗肿瘤
大蒜素	allicin		百合科植物蒜（*Allium sativum*）	抗肿瘤、预防心脑血管疾病、抗衰老、抗微生物、抗溃疡、提高机体免疫力
天麻素	gastrodin	156 ~ 157	兰科植物天麻（*Gastrodia elata*）	镇静、抗惊厥、降压
海柯皂素	hecogenin	245	龙舌兰科植物剑麻（*Agave sisalana*）	制药工业合成甾体激素原料
靛玉红	indirubin	356 ~ 358	豆科植物木蓝（*Indigofera tinctoria*）或十字花科植物菘蓝（*Isatis indigotica*）	抗肿瘤
对羟基苯乙酮	4 – hydroxyacetophenone	109	菊科植物茵陈蒿（*Artemisia capillaris*）和滨蒿（*Artemisia scoparia*）	抗菌、利胆退黄、降血脂
甘露醇	mannitol	166 ~ 170	玄参科植物水蔓青（*Veronica spuria*）	镇咳、祛痰、平喘
土大黄苷	rhaponticin	236 ~ 237	蓼科药用大黄（*Rheum officinale*）	治疗高脂血症
银杏酸	ginkgolic acid	41 ~ 42	银杏科植物银杏（*Ginkgo biloba*）	抗炎
水杨酸	salicylic acid	157 ~ 159	毛茛科植物升麻（*Cimicifuga foetida*）、百合科植物郁金香（*Tulipa gesneriana*）	外用作防腐剂和抗真菌剂
瓜氨酸	citrulline	222	葫芦科植物西瓜（*Citrullus lanatus*）	抗衰老、增强免疫力、防治前列腺疾病
棉酚	gossypol	184	锦葵科植物棉（*Gossypium spp*）	杀精子
大车前苷	plantamajoside		车前科植物车前（*Plantago asiatica*）	抗菌
大叶茜草素	mollugin	132 ~ 134	茜草科植物茜草（*Rubia cordifolia*）或猪殃殃（*Galium aparine*）	抗细胞增殖、防癌
丹皮酚	paeonol	52 ~ 53	毛茛科植物牡丹（*Paeonia suffruticosa*）	抗菌、镇静、解热镇痛
去氧胆酸	deoxycholic acid	187 ~ 189	存在于鹅、猪、熊等多种动物的胆汁	抗炎、促进胆汁分泌
山梨醇	D – sorbitol	93	蔷薇科植物乌梨（*Pyrus aucuparia*）	渗透性利尿药

续表

中文名	英文名	熔点（℃）	主要来源	作用与用途
金丝桃素	hypericin	320	藤黄科植物贯叶连翘（*Hypericum perforatum*）	抑制中枢神经、抗病毒
芦荟苷	barbaloin（aloin）	148	百合科植物芦荟（*Aloe vera*）	致泻
柯桠素	chrysarobin	203.4～204	蓼科植物羊蹄（*Rumex japonicus*）或虎杖（*Polygonum cuspidatum*）	治疗疥癣
丹参酮 $Ⅱ_A$	tanshinone $Ⅱ_A$	209～210	唇形科植物丹参（*Salvia miltiorrhiza*）	治疗冠心病、心肌梗死
红根草邻醌	saprorthoquinone		唇形科植物红根草（*Salvia prionitis*）	抗菌、对 P388 白血病细胞有细胞毒性
大黄素	emodin	266～268	蓼科植物药用大黄（*Rheum officinale*）和掌叶大黄（*Rheum palmatum*）	抗菌、抑制肝癌
番泻苷	sennoside		豆科植物狭叶番泻（*Cassia angustifolia*）或尖叶番泻（*Cassia acutifolia*）	泻下、止血、抗菌
仙茅苷	curculigoside	159～161	仙茅科植物仙茅（*Curculigo orchioides*）	调节免疫
白藜芦醇	resveratrol	E：265～267	蓼科植物虎杖（*Polygonum cuspidatum*）	降低血液黏稠度、抑制血小板凝结、舒张血管、预防癌症
胡桃醌	juglone	154～155	胡桃科乔木胡桃（*Juglans regia*）	抗菌、抗癌及中枢神经镇静
蓝雪醌	plumbagin	77	茅膏菜科植物茅膏菜（*Drosera peltata*）	抗结核杆菌
毛兰素	erianin		兰科植物玫瑰毛兰（*Eria rosea*）	抗菌、抗病毒、抗白血病、抗肿瘤
芍药苷	paeoniflorin	196	毛茛科植物芍药（*Paeonia lactiflora*）	抗炎、抗溃疡、抗过敏、抗高血压、解痉、镇痛、镇静
凯林	khellin	154～155	伞形科植物凯刺（*Ammi visnage*）	扩张冠状动脉
大黄酸	rhein	321～322	蓼科植物掌叶大黄（*Rheum palmatum*）或何首乌（*Polygonum multiflorum*）	抗菌和抑制肝癌
吉马酮	germacrone	53～54	杜鹃花科植物兴安杜鹃（*Rhododendron dauricum*）和马兜铃科植物双叶细辛（*Asarum caulescens*）	止咳平喘及细胞毒作用
苦地胆素	elephantopin	262～264	菊科植物高地胆草（*Elephantopus elatus*）	抑制肿瘤
五加前胡素	steganacin		伞形科植物五加前胡（*Steganotaenia araliacea*）	抗白血病 P388 细胞
辣椒红素	capsorubin	201	茄科植物辣椒（*Capsicum annuum*）	类胡萝卜素的一种、抗氧化
叶黄素	lutein	183	禾本科植物玉米（*Zea mays*）	构成人眼视网膜黄斑、对光氧化和光破坏具有保护作用
番茄红素	lycopene	172～173	茄科植物番茄（*lycopersicon esculentum*）	抗氧化、辅助抑制肿瘤、延缓衰老、调节血脂
珊瑚素	punaglandin		印度软珊瑚（*Sarcophytoncrassocaule*）	前列腺素样活性、抗肿瘤
乙酰哈巴苷	acetylharpagide	154～156	唇形科植物蜜蜂草（*Melissa officinalis*）或匍匐筋骨草（*Ajuga reptans*）	清热解毒、防癌抗癌
莽草酸	shikimic acid	185～191	木兰科植物莽草（*Illicium lanceolatum*）	抑制血小板聚集、抗炎、镇痛、作为抗病毒和抗癌药物中间体
α-亚麻酸	α-linolenic acid		唇形科植物紫苏（*Perilla frutescens*）和亚麻科植物亚麻（*Linum usitatissimum*）籽油	多种保健作用
异嗪皮啶	isofraxidin	148～149	楝科植物印度苦楝树（*Azadirachta indica*）	抗疟疾、杀虫

续表

中文名	英文名	熔点（℃）	主要来源	作用与用途
番红花苷	crocin	215	鸢尾科植物番红花（*Crocus sativus*）	降血脂、降血压、抗动脉粥样硬化
西瑞香素	daphnoretin	244～247	瑞香科植物了哥王（*Wikstroemia indica*）	抗真菌和HIV、抑制血小板聚集
华蟾酥毒基	cinobufagin	213～215	蟾蜍科动物中华大蟾蜍（*Bufo bufo gargarizans*）	强心作用、局部麻醉和呼吸兴奋、镇痛、抗肿瘤
血竭素高氯酸盐	dracorhodin perochlorate		棕榈科植物麒麟竭（*Daemonorops draco*）	保护早期糖尿病肾病的肾损伤
安五脂素	anwuligan	70～72	肉豆蔻科植物肉豆蔻（*Myristica fragrans*）或木兰科植物五味子（*Schisandra chinensis*）	治疗白血病和乙肝
红景天苷	salidroside	159～160	景天科植物大花红景天（*Rhodiola crenulata*）	抗缺氧、抗疲劳、保护心血管、保护神经细胞、抗肿瘤、抗肾损害
苍术素	atractylodin	54	菊科植物北苍术（*Atractylodes chinensis*）	利胆、抗菌
呋喃二烯	furanodiene	74～75	姜科植物蓬莪术（*Curcuma phaeocaulis*）	抗革兰阳性菌和白色念珠菌
羌活醇	notopterol	90～92	伞形科植物羌活（*Notopterygium incisum*）	镇痛
补骨脂素	psoralen	171	豆科植物补骨脂（*Psoralea corylifolia*）	抗肿瘤、止血
异补骨脂素	isopsoralen	138～139	伞形科植物当归（*Angelica sinensis*）	镇静、抗真菌
苦杏仁苷	amygdalin	214	蔷薇科植物山杏（*Prunus armeniaca*）	抗炎、镇咳平喘、抗肿瘤
苯甲酸	benzoic acid	122	安息香科植物白花树（*Styrax tonkinensis*）	防腐、祛痰、抗真菌
杯苋甾酮	cyasterone	164～166	苋科植物头花杯苋（*Cyathula capitata*）	抗原感应抑制剂，防癌，昆虫蜕皮激素
欧前胡素	imperatorin	102	伞形科植物欧前胡（*Imperatoria ostruthium*）或芸香科植物山黄皮（*Clausena dentata*）	抗HIV、细胞激素释放抑制剂、解痉、抗炎、抗菌
虎杖苷	polydatin	130～140	松科植物西伯利亚红松（*Pinus sibirica*），蓼科植物虎杖（*Polygonum cuspidatum*）	抗氧化、清除自由基、镇咳、调血脂、抗休克
岩白菜素	bergenin	138～139	虎耳草科植物岩白菜（*Bergenia purpurascens*）	止咳
茴香醛	p－methoxybezaldehyde	2.5	伞形科植物茴香（*Foeniculum vulgare*）	杀虫剂
耐斯糖	nystose	129～131	茜草科植物巴戟天（*Morinda officinalis*）	改善肠道菌群
哈巴俄苷	harpagoside	117～121	玄参科植物玄参（*Scrop-hularia ningpoensis*）	促进免疫、降压、抗心律失常
香荆芥酚	carvacrol	3.5	唇形科植物牛至（*Origanum vulgare*）、麝香草（*Thymus vulgaris*）或橄榄科植物橄榄（*Canarium album*）	防腐、抗菌
香草酸	vanillic acid	210	紫葳科植物梓白皮（*Catalpa ovata*）	抗真菌
姜黄素	curcumin	183	姜科植物蓬莪术（*Curcuma phaeocaulis*）	抗炎、抗菌、抗肿瘤、抗氧化
瑞香素	daphnetin	255～256	瑞香科植物瑞香（*Daphne odora*）	扩张冠脉、增加冠脉流量、抗血栓、抗心绞痛
秦皮乙素	esculetin	270	木犀科植物苦枥白蜡树（*Fraxinus rhynchophylla*）	抗炎、抗真菌

续表

中文名	英文名	熔点（℃）	主要来源	作用与用途
秦皮甲素	esculin	205	木犀科植物苦枥白蜡树（*Fraxinus rhynchophylla*）或小叶白蜡树（*Fraxinus bungeana*）	抗炎、皮肤保护、抗肿瘤、调节免疫
秦皮素	fraxetin	230～232	木犀科植物苦枥白蜡树（*Fraxinus rhynchophylla*）或小叶白蜡树（*Fraxinus bungeana*）	镇静、抗氧化
枸橼酸	citric acid		芸香科植物柠檬（*Citrus limon*）	收敛、防腐
柠檬苦素	obaculactone	298	芸香科植物柠檬（*Citrus limon*）或枳实（*Citrus aurantium*）	抗炎镇痛、抗癌、抗焦虑、镇静
梣酮	fraxinellon	116	芸香科植物白鲜（*Dictamnus dasycarpus*）	抗癌
桤木酮	alnustone	63～63.5	桦木科垂桤木（*Alnus pendula*）或姜科植物黄根姜黄（*Curcuma xanthorrhiza*）	抗炎
原儿茶醛	protocatechuic aldehyde	153～154	冬青科植物四季青（*Ilex chinensis*）或唇形科植物地参（*Lycopus lucidus*）	抗菌、扩张冠脉、抑制血小板凝聚、改善微循环
党参炔苷	lobetyolin		桔梗科植物党参（*Codonopsis pilosula*）或素花党参（*Codonopsis pilosula* Var. modesta）	清除自由基
脂蟾毒配基	resibufogenin	108～120	蟾蜍科动物中华大蟾蜍（*Bufo bufo gargarizans*）或黑眶蟾蜍（*Bufo melanostictus*）	强心剂、兴奋呼吸
黄柏酮	obacunone	229～230	芸香科植物黄皮树（*Phellodendron chinense*）	增强细胞毒性
梓醇	catalpol	207～209	玄参科植物地黄（*Rehmannia glutinosa*）	利尿、泻下
吉马酮	germacrone	56～57	牻牛儿苗科植物大根老鹳草（*Geranium macrorrhizum*）	镇咳、平喘
隐丹参酮	cryptotanshinone	182	唇形科植物丹参（*Salvia miltiorrhiza*）或迷迭香（*Rosmarinus officinalis*）	抗革兰阳性菌、产生超氧自由基、抑制血小板聚集
辣椒素	capsaicin	200～210	茄科植物辣椒（*Capsicum annuum*）	杀菌
缬草三酯	valepotriate		败酱科植物缬草（*Valeriana officinalis*）	镇静
橙黄决明素	aurantio-obtusin	265～266	豆科植物决明（*Cassia obtusifolia*）	降血脂
藁本内酯	ligustilide		伞形科植物当归（*Angelica sinensis*）或川芎（*Ligusticum chuanxiong*）	平喘、抑制中枢神经
麝香草酚	thymol	51.5	唇形科植物百里香（*Thymus mongolicus*）	防腐、抑菌、抗真菌
麝香酮	muscone		鹿科动物林麝（*Moschus berezovskii*）、马麝（*Moschus sifanicus*）或原麝（*Moschus moschiferus*）	神经保护、抗脑缺血、抗早孕
路路通酸	liquidambraric acid	253	金缕梅科植物枫香树（*Liquidambar formosana*）、干燥成熟果实路路通（*Liquidambaris Fructus*）	抗肝毒、抗病毒

参考文献

[1] 国家药典委员会．中华人民共和国药典［M］（2020年版）．北京：中国医药科技出版社，2020.

[2] 彭成．中药学专业课程思政教学指南［M］. 北京：中国医药科技出版社，2022.

[3] 匡海学．中药化学［M］. 北京：中国中医药出版社，2022.

[4] 邱峰．天然药物化学［M］. 北京：清华大学出版社，2021.

[5] 尹莲．天然药物化学［M］. 北京：中国中医药出版社，2017.

[6] 杨世林，热娜·卡斯木［M］. 北京：科学出版社，2014.

[7] 陈梦涵，杨鸣华，孔令义喜树碱类药物的研究与开发［J］. 世界科学技术：中医药现代化，2016，18（5）：724－730.

[8] Min L, Han JC, Zhang W, et al. Strategies and Lessons Learned from Total Synthesis of Taxol. Chem［J］. Rev. 2023, 123（8）：4934－4971.

[9] 刘耕陶，张纯贞，李燕．抗肝炎新药双环醇的研究［J］. 医学研究杂志，2010，39（7）：1－2.

[10] Peiyuan Zeng, Jianguo Wu, Lianming Liao, et. In vitro antioxidant activities of endophytic fungi from liverwort Scapania verrucosa Heeg［J］. Genetics and Molecular Research, 2011, 10（4）：3169－3179.

[11] 周袁博，麦沐秋，黄紫薇，等．药用植物内生菌在天然药物开发中的研究进展［J］. 现代园艺，2022，18：170－172.

[12] 梁正，徐强，张倩，等．五倍子化学成分和药理作用的研究进展［J］. 中草药，2022，53（18）：5908－5919.

[13] 张春霞，陈刚，李娟．白藜芦醇的延缓衰老作用及应用前景［J］. 中国老年学杂志，2015，35（23）：6915－6918.